中华医学会医师培训工程（高级系列）

国家级继续医学教育项目教材

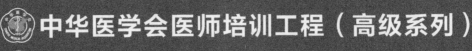

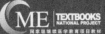

超声医学
高级教程

主 编 / 姜玉新　张　运

中华医学会组织编著

中华医学电子音像出版社
CHINESE MEDICAL MULTIMEDIA PRESS

北　京

图书在版编目（CIP）数据

超声医学高级教程 / 姜玉新，张运主编. —北京：中华医学电子音像出版社，2021.6
ISBN 978-7-83005-216-4

Ⅰ．①超… Ⅱ．①姜… ②张… Ⅲ．①超声波诊断－资格考试－教材 Ⅳ．① R445.1

中国版本图书馆 CIP 数据核字（2019）第 273319 号

超声医学高级教程
CHAOSHENG YIXUE GAOJI JIAOCHENG

主　　编：	姜玉新　张　运
策划编辑：	裴　燕　史仲静
责任编辑：	赵文羽
文字编辑：	周寇扣
校　　对：	朱士军
责任印刷：	李振坤
出版发行：	中华医学电子音像出版社
通信地址：	北京市西城区东河沿街 69 号中华医学会 610 室
邮　　编：	100052
E - mail：	cma-cmc@cma.org.cn
购书热线：	010-51322677
经　　销：	新华书店
印　　刷：	北京虎彩文化传播有限公司
开　　本：	889 mm×1194 mm　1/16
印　　张：	29.5
字　　数：	945 千字
版　　次：	2021 年 6 月第 1 版　2023 年 5 月第 3 次印刷
定价（含习题卡）：	250.00 元

内 容 提 要

　　本书根据对高级卫生专业技术资格人员的要求，结合目前的学科发展状况，系统地介绍了涵盖技术与临床应用的经典方法和学科发展新理论。全书分为26章，着重介绍超声医学的基础理论、基本知识和基本技能，同时适度地介绍了超声影像技术的新技术和新进展。其中包括超声诊断的物理基础、多普勒超声及其临床应用、超声诊断仪、超声临床诊断基础、超声新技术，以及超声在心血管、消化系统、泌尿系统、妇产科、浅表器官及骨骼肌肉系统的检查方法、声像图特点、诊断与鉴别诊断要点和临床价值，并介绍了介入超声的临床应用。本书具有权威性、实用性和指导性，可作为超声科医师专业知识的培训教程，也可作为相关专业医师提高临床诊疗水平的工具书和参考书。

《超声医学高级教程》

编委会

主　　编	姜玉新　张　运	
副主编	王金锐　陈敏华　唐　杰　田家玮　王建华　李建初	
编　　委	（以姓氏笔画为序）	

王金锐	北京大学第三医院
王建华	北京军区总医院
尹立雪	四川省医学科学院四川省人民医院
田家玮	哈尔滨医科大学附属第二医院
任卫东	中国医科大学附属盛京医院
华　扬	首都医科大学宣武医院
李建初	中国医学科学院北京协和医院
李胜利	深圳市妇幼保健院
杨文利	首都医科大学附属北京同仁医院
张　运	山东大学齐鲁医院
陈敏华	北京大学肿瘤医院
苗立英	北京大学第三医院
赵　博	北京大学第三医院
郝玉芝	中国医学科学院肿瘤医院
胡　兵	上海交通大学附属第六人民医院
姜玉新	中国医学科学院北京协和医院
姚克纯	中国人民解放军空军总医院
袁建军	河南省人民医院
高云华	第三军医大学附属新桥医院
唐　杰	中国人民解放军总医院
常　才	复旦大学附属肿瘤医院
崔立刚	北京大学第三医院
谢明星	华中科技大学同济医学院附属协和医院
薛恩生	福建医科大学附属协和医院
戴　晴	中国医学科学院北京协和医院
学术秘书　张一休	中国医学科学院北京协和医院

序

我国现有的医师培养过程分为医学院校教育、毕业后医学教育和继续医学教育三个阶段。专科医师规范化培训是毕业后医学教育的重要组成部分，是在住院医师规范化培训的基础上，继续培养能够独立、规范地从事疾病专科诊疗工作临床医师的必经途径。2017年7月，国务院办公厅印发《关于深化医教协同进一步推进医学教育改革与发展的意见》（国办发〔2017〕63号），文件中提出把医学教育和人才培养摆在卫生与健康事业优先发展的战略地位，为建设健康中国提供坚实的人才保障……支持行业学（协）会参与学科专业设置、人才培养规划、标准制（修）订和考核评估等工作，相关公共服务逐步交由社会组织承担。2015年发布的《关于开展专科医师规范化培训制度试点的指导意见》（国卫科教发〔2015〕97号）中明确提出：探索建立有关行业协（学）会协助政府部门做好专科医师规范化培训制度试点的业务指导、组织实施与日常管理监督的工作机制。根据需要，可组建由有关专家和医疗卫生机构、高等医学院校、相关事业单位、行业组织和政府相关部门等多方面代表组成的专科医师规范化培训专家委员会，协助开展有关工作。

中华医学会成立于1915年，经过百年的励精图治，已经成为党和政府联系医学科技工作者的桥梁和纽带、中国科协学会的翘楚、全国医学科技工作者的家园，其宗旨是团结医务工作者，传播医学科学知识，弘扬医学道德，崇尚社会正义。由中华医学会第二十五届理事会第四次会议审议通过的《中华医学会章程》中明确将"参与开展毕业后医学教育及专科医师培训、考核等工作"作为学会的业务范围之一。鉴于我国适用于专科医师规范化培训的教材存在系统性较差、内容质量参差不齐、学科覆盖不全面等诸多不足，中华医学会所属中华医学电子音像出版社依托学会91个专科分会的千余名专家力量，配合出版社三十余年传统出版和数字出版相结合的出版经验，策划了《中华医学会医师培训工程（高级系列）丛书》，旨在通过本丛书引导医学教育健康发展和卫生行业人才的规范化培养。本套丛书的内容不仅包括专科医师应该掌握的知识，更力求与时俱进，反映目前本学科发展的国际规范指南和前沿动态，巩固和提高专科医师的临床诊治、临床会诊、综合分析疑难病例及开展医疗先进技术的能力，同时还增加了测试题，作为考查专科医师对专业知识掌握情况的依据。除此之外，本丛书还充分利用新兴媒体技术，就部分内容配备了相应的多媒体视频，以加强医务人员对理论知识和实际操作技术的理解。

在 2016 年举办的"全国卫生与健康大会"上，习近平总书记发表重要讲话，强调"没有全民健康，就没有全面小康"；在第十八届中共中央政治局常委会同中外记者首次见面会上，习近平总书记表达出对人民健康福祉的密切关注：我们的人民热爱生活，期盼有更可靠的社会保障、更高水平的医疗卫生服务、更优美的环境……实现全民健康离不开高水平医疗卫生服务的保障，开展高水平的医疗卫生服务离不开一支高素质、高水平的医疗队伍，这也是中华医学会组织国内各学科学术带头人、知名专家编写本丛书的目的所在。

本丛书在编写过程中多次召开组稿会和定稿会，各位参编的专家、教授群策群力，在繁忙的临床和教学工作之余高效率、高质量地完成了编写工作，在此，我表示衷心的感谢和敬佩！

中华医学会副会长兼秘书长

出 版 说 明

　　为引导我国医学教育的健康发展，加强卫生人才培养工作，助力健康中国战略的实施，在中华医学会及所属 91 个专科分会的支持下，我们精心策划出版了《中华医学会医师培训工程（高级系列）丛书》暨《国家级继续医学教育项目教材》。

　　本套丛书的内容不仅包括医学各专业高年资从业者应该掌握的基本知识，更力求与时俱进，反映本学科发展的前沿动态，侧重医务人员临床诊治技能、疑难病例处理以及开展医疗先进技术能力的培养，具有专业性、权威性和实用性，因此既可作为正在试点推动的专科医师规范化培训的工具用书，又可作为医务人员或医疗行政管理部门开展继续医学教育的必备教材。同时，本套丛书在系统梳理专业知识的基础上均配备练习题库和模拟考试情境，有助于检验专业知识的掌握情况，亦可作为拟晋升高级职称应试者的考前复习参考用书。

　　限于编写时间紧迫、经验不足，本套教材会有很多不足之处，真诚希望广大读者谅解并提出宝贵意见，我们将于再版时加以改正。

目　录

第 1 章

超声诊断的物理基础

学习超声成像的物理基础犹如学习医学基础一样重要,是超声医学工作者不可缺少的一门基础课程。声学与病理学关系极为密切,可以说,有什么样的病理变化,就有什么样的声像图改变。本章主要介绍与超声医学成像有关的物理基础,包括超声波的概念、基本物理量、在生物组织中的传播特点,超声多普勒效应,人体血流动力学基本知识及生物效应。

第一节　超声波的一般性质

一、超声波的概念

自然界中有各种各样的波,但根据波的性质(力的作用),通常将波分为两大类,即电磁波和机械波。声波、水波和地震波等属于机械波;X线、红外线、微波等属于电磁波。

机械波是由于机械力或弹性力的作用,机械振动在弹性介质内的连续的传播过程,其传播的为机械能量。电磁波是在电磁场中由于电磁力的作用而产生的,是电磁场的变化在空间的传播过程,其传播的是电磁能量。机械波与电磁波的传播方式不同,机械波只能在介质中传播,不能在真空中传播;电磁波可以在介质中传播,也可以在真空中传播。两者的传播速度也不同,机械波比电磁波传播速度要慢得多,如声波在空气中传播速度是 $340m/s$,而电磁波在空气中传播的速度是 $3 \times 10^5 km/s$。机械波与电磁波相同的地方,就是可按其频率分类,机械波分类,见表 1-1。

人们能听到的声音是有一定范围的,16Hz 和 $2 \times 10^4 Hz$ 是正常健康人能听到声音的极限频率,16Hz 是人耳能听到的最小频率,$2 \times 10^4 Hz$ 是人耳能听到的最大频率,故把高于 $2 \times 10^4 Hz$ 的声音称为"超声"(ultrasound wave)。医学上超声诊断所用频率范围为 $(1 \sim 40)MHz$。

超声波在自然界中是很常见的,蝙蝠和海豚是利用超声波的反射功能来判断物体远近的。现代超声医学也是利用超声波的反射性质进行超声医学诊断的。当发射超声波进入人体内,遇到组织器官会产生反射,收集反射波的影像,分析判断,即可了解组织器官的形态结构,进行超声医学诊断。

二、超声波产生的必要条件

(一)声源及波源

人类及动物发出的声音是由于声带振动而产生的,这种振动是一种机械振动。我们把能发出声音的物体称为声源(acoustic source)。振动是产生声波的根源,即物体振动后产生声波。做机械振动的物体称为波源(wave source)。在超声成像过程中,探头的晶片做机械振动产生超声,故探头的晶片是声源。机械振动的能量在弹性介质中传播开来,形成了机械波。比如超声波,由超声探头的晶片产生振动,引起耦合剂的振动,耦合剂振动又

表 1-1　机械波分类

分类	次声波	声音	超声波	高频	宽高频
频率(Hz)	<16	$(16 \sim 2) \times 10^4$	$2 \times 10^{4 \sim 8}$	$10^8 \sim 10^{10}$	$>10^{10}$

引起了人体皮肤、皮下脂肪层、肌层及靶器官部位的振动,超声波的能量就这样进入人体。

(二)介质

固体、液体、气体都是弹性介质,是传播超声波的媒介物质,称为介质。声波必须在弹性介质中传播,真空中没有介质存在,故不能传播声波。在医学超声成像中,人体的组织、器官都是介质。介质的声学特性与超声图像的关系密切。

三、超声波的分类

(一)根据质点振动方向

相对于声波的传播方向,质点的振动方向可以不同。如果质点的振动方向和声波的传播方向相垂直,称这种波为横波(transverse wave),比如表面水波。如果质点振动方向与声波传播方向相平行,就称这种波为纵波(longitudinal wave)(图1-1)。在液体和气体中因不存在切变力,故不存在横波,只有纵波。声波的本质是力的作用。横波是由于切变力的作用产生的,而纵波是由于压力或拉力的作用产生的,纵波可以在固体、液体、气体中传播。在医学超声成像中主要应用纵波,它通过激励电压迫使探头晶片做厚度方向振动,对人体组织施加压力或拉力而产生的。纵波在人体中传播时,使有的部位质点密集,有的部位质点稀疏,密集与稀疏交界的部位,产生的声压最大。

(二)根据波阵面的形态

从波源出发,声波在介质中向各个方向传播。在某一时刻,介质中周相相同的各点所组成的面称为波面。声波在介质的传播过程中,形成的波面有无数个,最前面开始的一个波面即波源,最初振动状态传播的各点组成的面称为波阵面。波面有各

种各样的形态,波面是平面的称为平面波,波面是球面的波称为球面波(图1-2)。

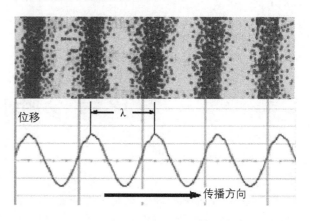

图1-1 超声在人体中的传播方向

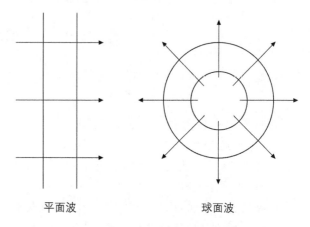

图1-2 平面波及球面波

(三)根据发射超声的类型

发射超声可分为连续波和脉冲波两种。连续波目前仅在连续多普勒超声仪中使用;A型、M型、B型及脉冲多普勒超声仪均采用脉冲波。

第二节 超声波的基本物理量

一、波长、频率和声速

波长(λ)、频率(f)和声速(c)是超声波的三个基本物理量,三者之间的关系为:

$$c = \lambda \cdot f \ 或 \ \lambda = \frac{c}{f} \qquad (式 1\text{-}1)$$

这一公式适用于电磁波和机械波等所有的波。

波长:声波在介质中传播时,介质中质点在一次完全振动时间内,波所通过的距离。它等于同一波线上相邻周期中两个振动状态相同的点之间的距离,单位为mm。

频率:单位时间内任一给定点上通过的波或声源振动的次数,单位为Hz,1Hz=1/s,1MHz=1 000 000Hz。

声速:超声波在介质中的传播速度,即单位时间内超声波传播的距离,单位为m/s。声速反映了振动传播的快慢。

例如:某台超声仪检查肾时,发射频率为3.5MHz,超声波在肾中传播的速度为1 560m/s,求该台超声仪声波的波长。

解：$\lambda = \dfrac{c}{f} = \dfrac{1\,560\,000\,\text{mm/s}}{3\,500\,000\,\text{Hz}} \approx 0.45\,\text{mm}$

由于振动的传播是通过介质中质元间的弹性联系而实现的，故声速必然与介质的性质有关，而与超声波的频率无关。就超声波而言，它在介质中的传播速度除受介质密度（ρ）和弹性（K）影响外，还与温度有关，即 $c = \sqrt{\dfrac{K}{\rho}}$

实际情况下，生物组织的弹性模量难以测量，通常是用直接方法测量组织中的声速的。超声波诊断中有关的各种介质传播时的声速（纵波），见表1-2。

表 1-2　超声诊断有关的各种介质的声速

介质	声速（m/s）	介质	声速（m/s）
空气（0℃）	332	大脑	1 540
肺	333	胎盘	1 541
空气（15℃）	340	角膜	1 550
液状石蜡	1 420	肾	1 560
小脑	1 470	肌肉	1 568
羊水	1 474	肝	1 570
脂肪	1 476	血液	1 570
前房房水	1 495	巩膜	1 630
玻璃体	1 495	晶状体	1 641
体液	1 495.6	有机玻璃	2 720
胎体	1 505	颅骨	3 360
脑脊液	1 522	钢铁	5 800
生理盐水（37℃）	1 534	铝	6 400
软组织（平均值）	1 540		

从表1-2得知，通常 $c_固 > c_液 > c_气$。由于研究者采用的方法不同，各种报道的声速稍有出入，但无统计学差别。

超声医学工作者应熟记公式（式1-1），熟练掌握以下结论：

1.同一介质的声速只与介质的性质有关，与频率无关。也就是说，超声波不管频率高低，在同一介质里传播时声速都相同。例如：探查皮下脂肪层，5MHz 的探头与 15MHz 探头的超声波的声速都是 1 476m/s。

2.相同频率的超声波在不同的介质中的声速是不同的。例如：2MHz 超声波在颅骨中为 3 360m/s，在大脑组织中为 1 540m/s。

3.在同一介质内传播时，不同频率的超声波的波长与频率成反比。如：我们常用 3MHz 和 5MHz 的探头在人体软组织中的波长是不同的，分别为：

3MHz 的超声波在人体软组织中传播时，其波长

$$\lambda = \frac{c}{f} = \frac{1\,540\,000\,\text{mm/s}}{3 \times 10^6\,\text{Hz}} \approx 0.5\,\text{mm}$$

5MHz 的超声波在人体软组织中传播时，其波长

$$\lambda = \frac{c}{f} = \frac{1\,540\,000\,\text{mm/s}}{5 \times 10^6\,\text{Hz}} \approx 0.3\,\text{mm}$$

由此可知，频率越高的超声波在同一人体软组织中传播时其波长越短。临床上常用的各种超声频率与波长的关系，见表1-3。

表 1-3　常用超声波的频率与波长

频率（MHz）	1	1.25	1.5	2.5	3	5	7.5	8	10	12	15
波长（mm）	1.5	1.23	1	0.6	0.5	0.3	0.2	0.19	0.15	0.125	0.1

4.在不同的介质内传播时，相同频率的超声波因声速存在差异，其波长是不一样的。如 3MHz 的超声波在人体软组织（$c = 1\,540$m/s）、空气中（$c = 340$m/s）及钢铁（$c = 5\,800$m/s）中的波长为：

3MHz 的超声波在人体软组织中传播时，其波长

$$\lambda = \frac{c}{f} = \frac{1\,540\,000\,\text{mm/s}}{3 \times 10^6\,\text{Hz}} \approx 0.5\,\text{mm}$$

3MHz 的超声波在空气中传播时，其波长

$$\lambda = \frac{c}{f} = \frac{340\,000\,\text{mm/s}}{3 \times 10^6\,\text{Hz}} \approx 0.11\,\text{mm}$$

3MHz 的超声波在钢铁中传播时，其波长

$$\lambda = \frac{c}{f} = \frac{5\,800\,000\,\text{mm/s}}{3 \times 10^6\,\text{Hz}} \approx 1.9\,\text{mm}$$

5.超声检查　人体软组织，通常采用超声波速度为 1 540m/s，所以超声波传播 1mm 组织所需的时间为 $0.649\mu s \left(\dfrac{1\text{mm}}{1\,540\,000\,\text{mm/s}}\right)$，往返 1mm 需 1.298$\mu s$。探测 1cm 深度目标往返需 12.98～13$\mu s$；探测 10cm 深度目标往返需 130$\mu s$；成人心脏超声成像时，通常深度不少于 18cm，而对于腹部器官的超声检查，一般在 20cm 深度，故获取一条超声信息线所需要的时间为 234～260μs。探测深度与所需时间如图 1-3 所示。

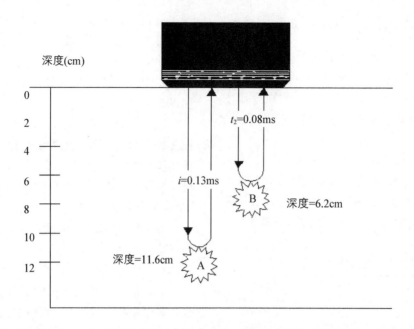

图 1-3　探测深度与所需时间

二、声压和声强

(一)声压

对于平面波来说,超声波在介质中的传播,介质的质点密度疏密不均,导致平衡区的压力强弱不等,即产生了一个周期性压力变化。声压就是单位面积上介质受到的压力,用 P 表示。

$$P = \rho c v \qquad (式 1\text{-}2)$$

这里 ρ 为介质密度,c 为声速,v 为质点振动速度。

声压的单位为微巴(μbar,$1\mu bar = 0.1Pa$),其关系为:

$1dyn / cm^2$(达因 / 厘米²)$= 1\mu bar$

$1nt / m^2$(牛顿 / 米²)$= 10dyn/cm^2$

$1kg / cm^2 \approx 1.013 \times 10^6 dyn / cm^2 \approx 1.013 \times 10^6 \mu bar$

$1bar = 10^6 \mu bar$

声压在日常生活中可以计算出来,例如,在室内大声说话,其声压约 $1\mu bar$,微风吹树叶声压约 $10^{-3} \mu bar$。

(二)声强

超声波在单位时间内,通过与声波传播方向相垂直的单位面积上的超声能量称为超声强度,简称声强(声功率)。声强等于能流密度,是衡量超声强弱的一个重要物理量,用 I 表示。

相对于平面波,声强为:

$$I = \frac{P^2}{\rho c} \qquad (式 1\text{-}3)$$

声强的单位为 W / cm^2 或 mW / cm^2 或 $\mu W / cm^2$。

$1W / cm^2 = 10^3 mW / cm^2 = 10^6 \mu W / cm^2$

例:人耳对 $f = 1\,000Hz$ 声波所能忍受最大的声强近似为 $1W/m^2$,求声压。

解:$I = 1W/m^2$

$Z = \rho c = 439kg/(m^2 \cdot s)$

$P^2 = 2\rho c I$

$P = \sqrt{2 \times 439 \times 1} = 29.6nt/m^2 = 296\mu bar$

对于平面波而言,超声总功率(W)为超声强度(I)和超声通过某截面的面积(S)的乘积。

$$W = IS \qquad (式 1\text{-}4)$$

超声强度大小对超声诊断的安全性是极为重要的。有关安全性见生物效应。

三、声学特性阻抗

声学特性阻抗(acoustic characteristic impedance)是声学中一个非常重要的物理量,表征超声波在不同介质中传播时的特征,用 Z 表示。其定义为介质密度和声速的乘积。

$$Z = \rho c \qquad (式 1\text{-}5)$$

声学特性阻抗 Z 是通过声学公式和电学公式类比得出来的。

我们在声学中得知,声强 $I = \dfrac{P^2}{\rho c}$,在电学中学过，电功率 $I=\dfrac{U^2}{R}$，其中 U 是电压，R 是电阻。由此可以看出，这两个公式很相似。如果把声强 I 类比为电功率 I，声压 P 类比为电压 U，那么 ρc 可以类比为电阻 R，所以声学中把 $Z=\rho c$ 称为声学特性阻抗，它类似于电学中一个无限长、无损耗传输线的特性阻抗。

声学特性阻抗的单位是瑞利。

1 瑞利 $=1\mathrm{dyn}\cdot \mathrm{s}/\mathrm{m}^3=1\mathrm{g}/(\mathrm{cm}^2\cdot \mathrm{s})$

$\mathrm{kg}/\mathrm{m}^3\times \mathrm{m}/\mathrm{s}=\mathrm{kg}/(\mathrm{m}^2\cdot \mathrm{s})=\mathrm{g}/(\mathrm{cm}^2\cdot \mathrm{s})=$瑞利。超声医学临床常用的各种介质的声学特性阻抗，见表 1-4。

从表 1-4 可以得出：①介质的密度与声学特性阻抗成正比；②软组织的声阻抗大约是空气声阻抗的 3 800 倍，颅骨声阻抗大约是软组织声阻抗的 3.6 倍；③人体软组织及实质性器官的声阻抗是各不相同的，但差别较小。

声学特性阻抗对介质的交界面上超声传播特性起决定因素。我们从超声图像所看到的回声强与弱，是入射超声穿过不同的声学界面时，由界面两边介质的声阻抗差所决定。

四、声强级及声压级

声强级的定义为两个声强的对比数。声强级是一个无量纲的量。声强级的单位是贝尔(B)。

$$\text{声强级 } L_I=\log \frac{I}{I_0}(\mathrm{B})\qquad (式 1\text{-}6)$$

公式中 I 为所求声强，I_0 为参考声强。由于单位过大，所以目前国际上通用 dB 作为声强级单位，$1\mathrm{B}=10\mathrm{dB}$(分贝)。

$$\text{声强级 } L_I=10\log\left(\frac{I}{I_0}\right)(\mathrm{dB})\qquad (式 1\text{-}7)$$

当 $I=10I_0$，$\therefore L_I=10\log\dfrac{10I_0}{I_0}=10\times 1=10$(dB)

$I=1\,000I_0$，$\therefore L_I=10\log=\dfrac{1000I_0}{I_0}=10\times 3=30$(dB)

$L_I=10\log\dfrac{10^{-4}}{10^{-16}}=10\log 10^{12}=120\mathrm{dB}$

在实际工作中，常常不测量超声强度而是测量回声的振幅(声压)。故不是比较两个声强的大小，而是比较两个声压的大小。

声压级的定义为两个声压的对数比，即：

$$\text{声压级 } L_p=20\log \frac{P}{P_0}(\mathrm{dB})\qquad (式 1\text{-}8)$$

公式中 P 为所求声压，P_0 为参考声压。式 1-8 是由式 1-7 推导出来的，因为 $I=\dfrac{P^2}{\rho c}$，所以 $10\log\dfrac{I}{I_0}=10\log\dfrac{P^2}{P_0^2}=20\log\dfrac{P}{P_0}$。

引起听觉最小所需能量为闻阈：$I_0=10^{-12}\,\mathrm{W}/\mathrm{m}^2=10^{-16}\,\mathrm{W}/\mathrm{cm}^2$。

引起听觉最大所需能量为痛阈：$I=1\mathrm{W}/\mathrm{m}^2=10^{-4}/\mathrm{cm}^2$。

例：在放鞭炮处测得空气中声强级为 120dB，求该处空气中实际声音强度。

表 1-4　超声医学常用介质声学特性阻抗比较

介质名称	$\rho(\mathrm{g/cm^3})$	$c(\mathrm{m/s})$	$Z(1\times 10^5$瑞利$)$
空气(22℃)	0.001 18	344	0.004 07
液状石蜡(33.5℃)	0.835	1 420	1.186
脂肪	0.955	1 476	1.410
羊水	1.013	1 474	1.493
水(37℃)	0.9934	1 523	1.513
脑脊液	1.000	1 522	1.522
人体软组织(平均值)	1.016	1 540	1.524
生理盐水(37℃)	1.002	1 534	1.537
胎体	1.023	1 505	1.579
肝	1.050	1 570	1.648
血液	1.055	1 570	1.656
肌肉(平均值)	1.074	1 568	1.684
晶状体	1.136	1 641	1.874
颅骨	1.658	3 360	5.570

依据 $L_I = 10\log\dfrac{I}{I_0}$(dB)，$I_0 = 10^{-16}\,\text{W/cm}^2$

解：$120 = 10\log\dfrac{I}{10^{-16}\,\text{W/cm}^2}$

$I = 10^{-16}\,\text{W/(cm}^2 \cdot 10^{12}) = 10^{-4}\,\text{W/cm}^2$

实际生活工作中和实验表明：人耳正常听觉范围所需声强为 $60\sim80$ dB。声强达到 120 dB 时，人耳有痛感；声强达到 150 dB 时，人耳就会震聋；声强达到 160 dB 时，老鼠就会震死。

第三节　超声波的传播

由于超声医学诊断与治疗中使用的超声波大多是平面波，所以，超声波在介质中传播时像光线一样，通常遵循几何声学的原则。也就是：①在均匀介质中以直线传播；②遇到两种不同介质的分界面时就会发生反射（reflection）和折射（refraction）。但是，如果物体尺寸很小（如血液中红细胞），超声波的波长与此物体的尺寸相当甚至还要大时，就会发生散射和绕射现象。

一、反射与折射

超声波在介质中传播时与光一样，当一束平面超声波入射到两个比波长大很多的介质的分界面时，就会发生反射和折射现象（图 1-4）。i、r、t 分别表示入射、反射和折射波，θ_i、θ_r、θ_t 分别表示入射、反射和折射角。介质 1 和介质 2 的声阻抗分别为 $\rho_1 c_1$ 和 $\rho_2 c_2$。其反射性能受到介质特性阻抗的影响。界面反射是超声波诊断的基础，只要有 1‰ 的声阻抗差异，就会发生反射。

声学的反射与折射定律与光学是一致的。

反射定律：入射角等于反射角，即

$$\theta_i = \theta_r \qquad \text{（式 1-9）}$$

折射定律：入射角的正弦与折射角的正弦之比等于入射边与透射边介质中声速之比，即

$$\frac{\sin\theta_i}{\sin\theta_t} = \frac{c_1}{c_2} \qquad \text{（式 1-10）}$$

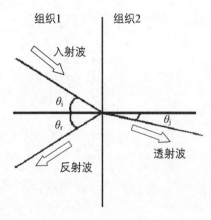

图 1-4　超声波的反射和折射

为了保持平衡，介质分界面交点处必须满足以下两个条件：①在介质分界面上两边的总压力应该相等；②在介质分界面上两边质点的速度应该连续。

从条件①可知：

$$P_i + P_r = P_t \qquad \text{（式 1-11）}$$

从条件②可知：

$$v_i\cos\theta_i - v_r\cos\theta_r = v_t\cos\theta_t \qquad \text{（式 1-12）}$$

公式中 P_i、P_r、P_t 分别为入射、反射、折射声压；v_i、v_r、v_t 分别为入射、反射、折射时质点振动速度。式 1-12 中的负号表示反射波与入射波的方向相反。

因为 $P = \rho c v$，所以 $v = \dfrac{P}{\rho c}$ 将其代入式 1-12：

$$\frac{P_i\cos\theta_i}{\rho_1 c_1} - \frac{P_r\cos\theta_r}{\rho_1 c_1} = \frac{P_t\cos\theta_t}{\rho_2 c_2} \qquad \text{（式 1-13）}$$

根据式 1-11 及式 1-13，可求得声压的反射系数 R_p 和折射系数 T_p：

$$R_p = \frac{P_r}{P_i} = \frac{\rho_2 c_2\cos\theta_i - \rho_1 c_1\cos\theta_t}{\rho_2 c_2\cos\theta_i + \rho_1 c_1\cos\theta_t}$$
$$\text{（式 1-14）}$$

$$T_p = \frac{P_t}{P_i} = \frac{2\rho_2 c_2\cos\theta_i}{\rho_2 c_2\cos\theta_i + \rho_1 c_1\cos\theta_t}$$
$$\text{（式 1-15）}$$

因为 $Z = \rho c$，将其代入式 1-14 及式 1-15：

$$R_p = \frac{Z_2\cos\theta_i - Z_1\cos\theta_t}{Z_2\cos\theta_i + Z_1\cos\theta_t} \qquad \text{（式 1-16）}$$

$$T_p = \frac{2Z_2\cos\theta_i}{Z_2\cos\theta_i + Z_1\cos\theta_t} \qquad \text{（式 1-17）}$$

当超声波是垂直入射，即 $\theta_i = \theta_r = \theta_t = 0$，则 R_p 和 T_p 分别为：

$$R_p = \frac{Z_2 - Z_1}{Z_2 + Z_1} \qquad \text{（式 1-18）}$$

$$T_p = \frac{2Z_2}{Z_2 + Z_1} \qquad \text{（式 1-19）}$$

因为 $I = \dfrac{P^2}{\rho c}$，所以同样可求得超声强度的反射系数 R_i 和折射系数 T_i：

$$R_i = \frac{I_r}{I_i} = \left(\frac{P_r}{P_i}\right)^2 = \left(\frac{Z_2\cos\theta_i - Z_1\cos\theta_t}{Z_2\cos\theta_i + Z_1\cos\theta_t}\right)^2 \quad \text{(式 1-20)}$$

$$T_i = \frac{I_t}{I_i} = \left(\frac{P_t}{P_i}\right)^2 \cdot \frac{Z_1}{Z_2} = \left(\frac{2Z_2\cos\theta_i}{Z_2\cos\theta_i + Z_1\cos\theta_t}\right)^2 \cdot \frac{Z_1}{Z_2} = \frac{4Z_1Z_2\cos^2\theta_i}{(Z_2\cos\theta_i + Z_1\cos\theta_t)^2} \quad \text{(式 1-21)}$$

当超声波是垂直入射，即 $\theta_i = \theta_r = \theta_t = 0$，则有

$$R_i = \left(\frac{Z_2 - Z_1}{Z_2 + Z_1}\right)^2 \quad \text{(式 1-22)}$$

$$T_i = \frac{4Z_1Z_2}{(Z_2 + Z_1)^2} \quad \text{(式 1-23)}$$

从式 1-22 和式 1-23，可以得出：

1. $R_i + T_i = 1$，说明入射超声波能量等于反射超声波能量和折射超声波能量之和，符合能量守恒定律。

2. 从反射系数 R_i 得知，反射超声波能量的大小取决于两种介质的声学特性阻抗差。如果声阻抗差越大，则反射的能量越多，折射的能量越少，这就可解释为什么超声波在固体-气体、液体-气体分界面上成像时反射强的原因。例如在水和空气的界面上，其中 $Z_水 = 1.492 \text{kg}/(\text{m}^2 \cdot \text{s})$，$Z_气 = 0.004\,28 \text{kg}/(\text{m}^2 \cdot \text{s})$，则反射回声的能量比为：

$$R_i = \left(\frac{1.492 - 0.004\,28}{1.492 + 0.004\,28}\right)^2 = 0.99$$

由此可以看出，入射超声波能量中有 99% 被反射，因此，超声波从液体或固体向气体中传播几乎是不可能。相反，如果两种介质的声阻抗越接近，则反射能量越少，折射能量越多。软组织的声学特性阻抗彼此非常接近，例如肝-肾超声波检查时，垂直于肝-肾分界面上的入射超声波中反射能量回肝中的部分大约只占入射超声波能量的 6%，其余 94% 折射入肾。如果声阻抗 $Z_1 = Z_2$，则 $R_i = 0$，$T_i = 1$，这种情况下，超声图像就没有反射，只有折射。理论上有下列情况满足 $Z_1 = Z_2$ 条件：①材料性质为均匀介质。例如水是一种均匀介质，超声波在水中传播时没有反射，只有折射；超声诊断中常常利用这一特性诊断病变组织是实质性或囊性，同时利用水的特性，如饮水充盈膀胱或充盈胃来观察其后方的组织器官及病变。但有时实质性组织也是较为均匀的，超声图像可能表现为无回声区，若增大增益或调节 TGC 可加以鉴别。②两种介质的声阻抗相等。例如，探头的结构中的背衬层与晶片，根据 $R_i = 0$，也没有反射，只有折射，这样才能保证背向辐射的超声波全部进入背衬层。

超声波的入射定律、反射定律是超声医学诊断与治疗的理论基础，还应熟记 R_i、T_i 这两个公式。人体组织器官不同界面在垂直入射时的声压反射系数，见表 1-5。

例：试求超声波垂直入射时空气-水，脑脊液-颅骨交界面上的声强反射系数。

已知空气、水、脑脊液、颅骨的声阻抗分别为 $0.000\,407 \times 10^5$ 瑞利、1.513×10^5 瑞利、1.522×10^5 瑞利、5.570×10^5 瑞利，利用 R_i 公式，可求得：

空气-水界面上

$$R_i = \left(\frac{0.000\,407 - 1.513}{0.000\,407 + 1.513}\right)^2 \approx 0.998\,9$$

脑脊液-颅骨界面上

$$R_i = \left(\frac{5.570 - 1.522}{4.570 + 1.522}\right)^2 \approx 0.325\,8$$

表 1-5　人体组织器官不同界面声压反射系数

介质	水	脂肪	肌肉	皮肤	脑	肝	血液	颅骨
水	0	0.047	0.020	0.029	0.007	0.035	0.007	0.570
脂肪		0	0.067	0.076	0.054	0.049	0.047	0.610
肌肉			0	0.009	0.013	0.015	0.020	0.560
皮肤				0	0.022	0.006 1	0.029	0.560
脑					0	0.028	0.000	0.570
肝						0	0.028	0.550
血液							0	0.570
颅骨								0

从所得结果得知,在空气和水的界面上,入射超声波能量中有 99.89% 被反射回来,脑脊液和颅骨的界面上有 32.58% 的入射超声波能量被反射回来。由此可见,超声波从液体(或固体)向气体中传播几乎是不可能。液体或软组织到空气的分界面上有 99.89% 的入射超声能量被反射,在组织到肺的分界面上入射超声能量有 50% 以上被反射,在组织到骨的分界面上有 30% 以上入射能量被反射。这就是超声诊断仪在人体诊断中对含气器官(如肺、胃肠道)及头颅检查困难的原因。

从计算结果看,液体或软组织和空气界面上有 99.89% 的入射超声能量被反射,有时称此界面的超声反射为全反射(total reflection),这在理论上不叫全反射。全反射的理论依据由折射定律得知 $\sin\theta_t = \dfrac{c_2 \cdot \sin\theta_i}{c_1}$,设 $c_2 > c_1$,并不断增大 θ_i 的角度,当 θ_i 达到一定值 θ_{ia},可有 $\sin\theta_t = 1$,即 $\theta_t = 90°$。其理论意义是,这样的折射波沿着界面进行,在第二种介质中没有折射波存在。这种现象称为全反射现象,此时的入射角 θ_{ia} 为全反射的临界角。

全反射现象在超声诊断与治疗中是可以遇到的。介入性超声诊断或治疗时,有时用生理盐水作为探头和皮肤的耦合剂,则探头-生理盐水界面上发生全反射的临界角为 76°30′。如果液体石蜡作为耦合剂,则探头-液状石蜡界面上发生全反射的临界角为 67°10′(软组织平均声速为 1 540m/s,生理盐水声速 1 534 m/s,液状石蜡声速 1 420m/s)。超声波实际应用时,探头的探测角度一般不 > 45°,这样的探测角度不会导致全反射现象。

二、超声波的散射和绕射

(一)散射和绕射

入射超声波在传播过程中,遇到障碍物的界面不大(障碍物大小与波长相近似)或小界面(障碍物大小明显小于波长),前者如胆囊结石,后者如红细胞,超声波与障碍物相互作用后,会使得一部分超声波偏离原来的行进方向传播,这种现象称为超声波的散射(scattering)和绕射(diffraction)(图 1-5,图 1-6)。

散射和绕射的发生是有所区别的,其主要区别有:①发生散射的条件为障碍物的大小明显小于波长,发生绕射的条件为障碍物的大小与波长相当。②发生散射时,小障碍物又将成为新的声源,并向四周各个方向上发射超声波;发生绕射时,超声波

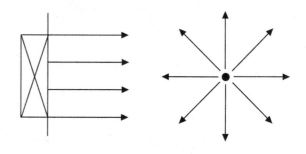

图 1-5　超声波的散射

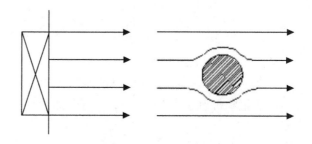

图 1-6　超声波的绕射

仅绕过障碍物的边缘行进。根据散射发生的条件,散射时探头接收到的散射回声强度与入射角无明显关系。一般来说,大界面上超声波的反射回声幅度较散射回声幅度大数百倍。所以,利用超声波的反射只能观察到器官、病变的轮廓,而利用超声的散射才能显示器官、病变内部回声变化。

波长越长,绕射现象越显著;波长越短,绕射现象就不明显。绕射现象在医学超声诊断疾病时也是常常遇到的。例如,胆囊或膀胱结石,由于结石密度大,超声波与其相互作用,在结石正前面发生反射,在结石边缘就发生绕射,于是在结石后方出现"声影"。但绕射现象是比较复杂的,它与障碍物的大小、超声束直径的粗细直接有关。通常情况下,结石较大时,边缘才发生绕射,结石后方出现声影;当结石太小,则可能发生完全绕射,后方可能没有声影。所以,在诊断结石,不能只以"声影"作为判断结石的依据。因绕射不产生反射,影响分辨力。提高分辨力可用探头频率高的超声波。

(二)背向散射(back scattering)

人体中能够发生超声波散射的物体主要有血液中的红细胞和器官内部的微小组织结构,微小组织结构的大小与超声波波长比较接近或比之更小,超声波的散射对形成软组织的二维超声图像起着重要作用,是超声成像法研究器官病变内部结构的

重要依据。标志背向散射的数量和定量参数称为背向散射系数(S_b),定义为:

$$S_b = \frac{微小组织中背向散射的能量}{参考能量 \times 立体角 \times 距离}$$

(式1-24)

参考能量＝脉冲的总能量。

由于血液中的红细胞的直径与超声波波长相比是较小的,所以红细胞为散射体。尽管血液中的红细胞背向散射波振幅比较弱,但它却是研制超声多普勒血流仪的依据,而且是多普勒频移信号的主要组成部分。入射超声束内红细胞的数量越多,散射源就越多,超声探头接收的背向散射信号的强度就越大。血液中红细胞产生的背向散射对多普勒超声成像是极其有用的超声信息。

三、超声波的吸收和衰减

超声波在介质中传播时,超声强度会随着传播距离的增加而减少(或振幅逐渐减少),这种现象称为超声波的衰减(attenuation)。衰减是超声波的一个重要物理特性。

导致超声波衰减的因素

1. 超声强度分散

超声波在传播过程中发生反射、折射及散射等现象,从而使原来传播方向上的超声强度减弱。在这种情况下,超声波的总能量并没有减少,而只是将能量分散到其他方向了(图1-7)。

2. 超声波的吸收(absorption)　超声波的振幅由于"内摩擦"或黏滞性而转变成热能,使超声波总能量逐渐减弱,这种现象称为超声波的吸收。吸收的多少与超声波的探头频率、介质的黏滞性、导热性、温度及传播距离等因素有关。超声波的吸收有两种情况,一种是黏滞吸收,另一种是热传导吸收。超声波在介质中传播时,介质的质点沿其平衡位置来回振动,由于介质的质点之间的弹性摩擦作用,使得一部分声能转换成热能,这种现象就是黏滞吸收。通过介质的质点之间的热传导,把一部分热能向空中辐射,这种现象就是热传导吸收。黏滞吸收和热传导吸收都会使超声波的总能量减小,从而引起超声波的衰减。从超声波的能量损失看,衰减指的是超声波的总能量的损失,而吸收则是超声波的能量通过各种方式转变成热能的这一部分的损失。人体组织对超声波的吸收系数,见表1-6。

各种原因导致的超声波的衰减是不一样的。弹性摩擦产生的超声波的能量的损失与频率成正比,黏滞吸收和热传导吸收产生的超声波能量损失与频率的平方成正比,而散射使超声波的能量损失与频率的四次方成正比。所以,超声波能量的减少,一般可用下式表示:

$$a = Af + Bf^2 + Cf^4$$

(式1-25)

公式中f为频率,A、B、C分别为各项吸收系数。

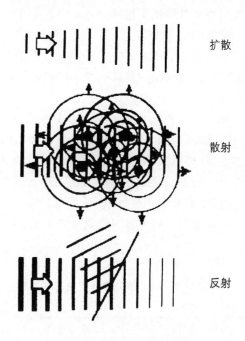

图1-7　超声能量的衰减

表1-6　人体组织对超声波的能量吸收系数

人体组织介质	吸收系数(dB/cm)	超声频率(MHz)
体液(水)	0.002	1.0
血液	0.200	1.0
血浆	0.380	2.0
脂肪	0.600	1.0
玻璃体	0.700	3.0
软组织	0.800	1.0
肝	0.900	1.0
大脑	0.900	1.0
肾	1.000	1.0
肌肉	2.300	1.0
肺	4.800	1.0
颅骨	5.000	1.0

从表1-6中可以看出体液(水)的吸收系数最小,所以超声波可在水中传播距离较远。由于超声波能量在传播过程中被人体组织吸收,因此,传播距离会受到一定的限制。颅骨的吸收系数最大,故

～ 9 ～

超声波很难在骨组织中传播。在医学超声中,对于吸收衰减的研究有重要意义。由于不同的组织有不同的吸收特性,因而要根据其吸收特性的变化,了解器官内部组织结构及其病变,才能作出正确的临床诊断。

3.超声波的衰减系数 超声波衰减的大小与许多因素有关,如探头的频率、传播的距离、介质的内摩擦力、导热系数、温度等。通常把1MHz频率在介质中传播1cm距离后,超声波能量的损失称为衰减系数,用分贝每兆赫每厘米[dB/(MHz·cm)]表示。人体组织对超声波的能量衰减系数,见表1-7。

表1-7 人体组织对1MHz超声波的能量衰减系数 [dB/(MHz·cm)]

介质	衰减系数
体液(水)	0.00
血液	0.18
软组织	0.70
脂肪	0.83
肝	0.90
肾	1.00
平滑肌	1.20
横纹肌	3.30
骨	5.00

从表1-7及临床试验得知,人体软组织对超声波的吸收不仅与介质的物理特性有关,而且与其生理状态有关。正常组织与病变组织对超声波的吸收衰减不同,如癌组织对超声波的吸收较大,炎性组织次之。液体(胸腹水、羊水、尿液、前房液和血液)对超声波的吸收最小,肌肉组织的声吸收有所增加,纤维组织和软骨对超声波能吸收大量能量,骨组织对超声吸收能量更大。

人体组织声衰减程度的一般规律:骨>软骨>肌肉>肝>脂肪>血液>尿液。组织中含胶原蛋白和钙质越多,声衰减越大;体液中含蛋白质的成分越多,声衰减越大。

4.半衰距 半衰距是表示超声波衰减大小的另一种参数,其定义为超声波在介质中传播到其超声强度减弱1/2的距离,人体常见组织超声参数半衰距值,见表1-8,其临床意义与人体组织对超声波的能量衰减系数一致。

表1-8 人体常见组织超声半衰距

介质	半衰距(cm)	超声频率(MHz)
血浆	100.0	1.0
血液	35.0	1.0
脂肪	6.9	0.8
肌肉	3.6	0.8
脑	2.5	0.8
肝	2.4	1.0
肾	1.3	2.4
颅骨	0.2	0.8

5.超声衰减的表达式 超声强度(I_0)与其超声波穿透介质距离(x)的关系为:

$$I_x = I_0 e^{-2\alpha x} \quad 或 \quad \frac{I_0}{e^{+2\alpha x}} \qquad (式1-26)$$

式中I_x为距离声源x点的超声强度,x为测定点与声源之间的距离,以厘米(cm)表示,$e = 2.71828\cdots\cdots$为自然对数的底。I_0是$x=0$处的声强,α为介质衰减系数,为吸收和散射的总和,即$\alpha = \alpha_a + \alpha_s$,它几乎随频率呈线性增加。$\alpha$与声速有关,与介质有关。$\rho \cdot c$小,$\alpha$大,吸收多;因空气中$\rho \cdot c$小,所以空气对声吸收最大,因此涂耦合剂越薄越好。

四、超声波的透射(transmission)

超声成像过程中,声波要通过多层特性阻抗不同的介质传播。例如,检查心脏时,超声波在穿过探头和皮肤间的耦合层进入人体后,要透过胸壁的皮肤层、脂肪层、肌层,最后再进入心脏。假定平面超声波垂直入射,通过皮肤层、脂肪层、肌层三层介质,它们的声学特性阻抗分别为$Z_1 = \rho_1 c_1$、$Z_2 = \rho_2 c_2$、$Z_3 = \rho_3 c_3$。如图1-8所示。

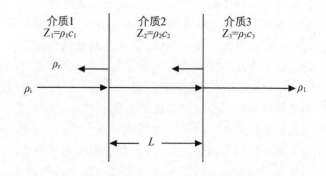

图1-8 超声波的透射

当超声波穿过皮下脂肪层的强度透射系数为：

$$T_i = \frac{4Z_3 Z_1}{(Z_3 Z_1)^2 \cos^2\theta + \left(Z_2 + \frac{Z_1 Z_3}{Z_2}\right)^2 \sin^2\theta}$$

（式 1-27）

式中 $\theta = \frac{2\pi L}{\lambda_2} = K_2 L$，$L$ 为皮下脂肪层的厚度，$K_2 = \frac{2\pi}{\lambda_2}$。

下面对几种特殊情况下超声波通过各层介质的传播情况进行讨论。

1. 当皮下脂肪层的厚度 L 比所传播的超声波波长小得多时，即 $L \ll \lambda_2$ 而且 $Z_1 = Z_3$ 时，由于 θ 很小，视作 $\sin\theta \approx 0$，$\cos\theta \approx 1$，此时 $T_i = 1$。也就是说假如皮下脂肪足够薄，超声波几乎可以全部通过皮下脂肪层而没有反射。因此，超声在临床诊断中，耦合剂的厚度尽可能薄，过厚的耦合剂层无助于超声波束的穿透，做到把探头与皮肤间的气泡排除即可。

2. 假如介质皮肤层与肌层相同，介质皮下脂肪层的厚度恰好为其中超声波 1/2 波长的整倍数时，即 $Z_1 = Z_3$，$L = n \cdot \frac{\lambda_2}{2}$（$n = 1、2\cdots\cdots$），则 $K_2 L = n\pi$，$\sin\theta = 0$，$\cos\theta = \pm 1$，此时 $T_i = 1$，超声波也可全部透过。

3. 假如 Z_2 比 Z_1 和 Z_3 都小得多，例如，中间夹一层空气薄层，则 $\frac{Z_1 Z_3}{Z_2}$ 变成很大，式 1-27 的分母变成很大，然而 T_i 变成很小。所以超声在临床诊治中一定要涂上适当的耦合剂，排除体表空气，否则超声波能量不能进入肌层介质。

4. 假如介质皮下脂肪层的厚度为 1/4 波长的奇数倍，$L = (2n+1)\frac{\lambda_2}{4}$，$n = 0, 1, 2\cdots\cdots$ 而且 $Z_2 = \sqrt{Z_1 Z_3}$，则 $K_2 L = (2n+1)\frac{\pi}{2}$，$\sin\theta = \pm 1$，$\cos\theta = 0$。此时 $T_i = 1$，超声波也全部透射过去。在此条件下，对于制造超声波探头是十分有用的。

五、超声波的衍射

超声波在介质中传播的过程中，如遇到声阻抗不同的障碍物时，则超声声束方向和声强将发生改变，其变化程度与障碍物的大小及声阻抗有关。当障碍物的尺寸 $\geq \frac{\lambda}{2}$，超声波则在该障碍物表面产生回声反射，在障碍物边缘产生少量绕射。当障碍物的尺寸 $< \frac{\lambda}{2}$ 时，超声波可绕过该障碍物而继续行进，此时反射回声都很少，这种现象称为衍射（diffraction）。因此，超声波波长越短，就能发现更小的病变。

超声波在介质中传播过程中发生衍射时，在障碍物（病灶）的后方不出现"声影"区。如 <2mm 的结石可导致两侧衍射声束在其后方相遇重叠，从而抵消结石后方的原"声影"区。

六、超声波的干涉

当两个或两个以上频率相同的声源同时向介质周围传播或在空间相遇时，介质内有些质点因为两个声波的叠加作用，使振幅增强，有些质点则可产生相互减弱作用，这种现象称为超声波的干涉（interference）。超声波干涉的产生一定要频率或波长相同，波峰与波峰相遇或波谷与波谷相遇使振幅加强（图 1-9）；波峰与波谷相遇或波谷与波峰相遇使振幅减弱（图 1-10）。

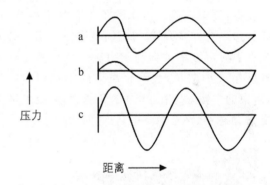

图 1-9　波的干涉（振幅加强）

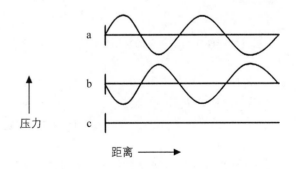

图 1-10　波的干涉（振幅减弱）

第四节　超声波的能量分布

一、超声场

超声波在弹性介质中传播时,介质中充满超声波能量的空间称为超声场(ultrasound field)(图1-11)。不同的超声波声源,以及不同的传播条件将形成不同的超声场。对于超声医学诊断,被超声扫查的范围,实际上只是超声场的一部分。超声波在传播时与人体组织相互作用的结果决定超声场的状态。

当探头发出超声波后,超声波呈狭窄的圆柱形分布,其直径与探头压电晶体的大小相接近,有明显的方向性,这称为超声束(ultrasound beam)。对于在声束轴线上声强分布是不均匀的,近探头表面(近场 near field),声强起伏变化较大;在离开表面一段距离后(远场 far field),随着距离增大,声强起伏变化较小。对于非轴线上的声强,在近场区,声强分布不均匀,声束可能较探头直径小,但声束宽度接近相等且平行。在远场区,声强分布虽然均匀,但因声束的扩散角(angle of divergence),声束开始发散,逐渐增宽。声束除了中心的主瓣外,在主瓣旁边还有许多旁瓣。通常,把主瓣与第一旁瓣间没有辐射声波的方向与声束轴线的夹角 θ 称为半发射角或扩散角,表示超声束的集中程度。显然,声束的主瓣限定在 2θ 内,θ 角越大,声束发散越严重;θ 角越小,声束越集中,且方向性越好。

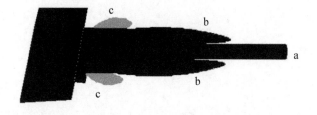

图1-11　探头的声场分布
a.主瓣;b、c副瓣

扩散角 θ 的正弦与波长 λ 及晶片半径 a 有关:

$$\sin\theta \approx 0.61\frac{\lambda}{a} \qquad (\text{式 1-28})$$

从式中可以看出,探头的频率越高(λ 越短),半径越大,则 θ 角越小,即声束的指向性越好,其超声波能量大部分集中在轴线方向上。因此,增大超声波的发射频率可改善横向分辨力。

二、超声场表达式

当超声波的发射处于稳态时,该声场可用惠更斯(Huygens)原理来计算。其发射声源的表面可以看成由无数个小的声源组成,每个小的声源均发出一个均匀的球面子波(spherical wave)。各子波间互相干涉便构成超声束。设 I_0 是探头表面的声强,I_x 是沿中心轴上距探头 x 处的声强,则有:

$$\frac{I_x}{I_0} = \sin^2\left\{\left(\frac{\pi}{\lambda}\right)\left[(a^2+x^2)^{\frac{1}{2}}-x\right]\right\}$$

$$(\text{式 1-29})$$

式中 a 为探头的半径。

三、声场的旁瓣对超声医学图像的影响

超声成像中,旁瓣是造成图像伪像的主要影响因素之一,但又不可避免,因为:

1. 任何探头都会产生旁瓣,但产生旁瓣的数目与探头直径及发射超声波的波长有关。探头越小,产生的旁瓣就越多。

2. 每个探头的两个边缘都有旁瓣,晶片越多,对图像的干扰就更严重。

3. 旁瓣在介质中传播时,不仅速度与主瓣相同,而且各种传播特性也相同,尽管旁瓣的强度一般比主瓣声束强度小得多,但由于人体内介质特性阻抗不同,有可能造成旁瓣区组织或病变回声高于主瓣声束回声,导致超声图像上出现各种失真现象。

第五节　超声波的分辨力

分辨力是衡量超声波仪性能、质量优劣的最重要的参数指标。一台分辨力高的超声波仪图像清晰,能显示器官内组织或病变的细微结构,这就便于早期发现病变,为临床治疗提供便捷、准确的信息。分辨力指的是辨别两种物体的能力。超声波的分辨力系指在荧光屏图像上能把两点鉴别开来的最小间距。如用标准检测方法,此两点的最小间距的声波恰好在"-6dB"处分离点上。依声束方向

不同可分为纵向分辨力、横向分辨力和侧向分辨力三种。

一、纵向分辨力

纵向分辨力又称轴向分辨力（axial resolution）、距离分辨力或深度分辨力。它指声束穿过介质中辨别位于声束轴线上两点的最小间距。纵向分辨力与超声波的频率成正比。对于连续波超声，其波长就是纵向分辨力的最大理论值，两点间相距小于一个波长就不能分辨。如果是反射型超声，其分辨力理论值不大于 λ/2。由于人体组织内介质特性阻抗差异，实际上达不到理论分辨力的数值，只有 2～3 个波长。例如，3MHz 的超声波在人体软组织中的波长为 0.5mm，则最大理论分辨力为 0.25mm。但由于显示器分辨能力限制，实际纵向分辨力为 1.0～1.5mm，是理论分辨力的 1/5～1/8。纵向分辨力由脉冲长度决定，脉冲长度越小，纵向分辨力越大（同等波数时频率越高分辨力越高）。表 1-9 为纵向分辨力与频率之间的关系。

表 1-9　纵向分辨力与频率的关系（反射型）

频率（MHz）	纵向分辨力（mm）		
	2 个波长	3 个波长	最大理论值
1.0	3.0	4.5	0.75
2.5	1.2	1.8	0.30
5.0	0.6	0.9	0.15
10.0	0.3	0.45	0.075
15.0	0.2	0.30	0.05

从表 1-9 得知，增大超声波发射频率可以提高纵向分辨力。但是，根据式 1-1，频率高，穿透深度就降低。现在一般的超声诊断仪，其纵向分辨力均可达到 1.0～2.0mm。图 1-12 为超声波的纵向分辨力实图。

二、横向分辨力

横向分辨力（transverse resolution）又称水平分辨力或方位分辨力。指与声束轴线相垂直的直线或平面上，能在荧光屏上被分别显示的两点间的距离。它用声束恰好能够加以分辨的两点间的距离来量度，故认为就等于声束宽度，即与声束的宽窄有关。当声束直径小于两点间的距离时，此两点可以分别显示；当声束直径大于两点间的距离时，则两个点（物体）在荧光屏上显示为一点。通常医

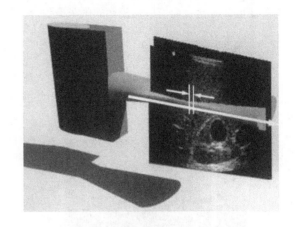

图 1-12　超声波的纵向分辨力

学超声诊断仪的横向分辨力不如纵向分辨力，凡横向分辨力好的超声仪器，图像就细腻，微小的结构显示清楚；相反，横向分辨力差的超声仪器，图像欠清晰，回声光点呈横向线条状，使单层结构变为多层结构。医学超声仪器的图像质量主要取决于横向分辨力。横向分辨力由晶片的形状、发射频率、电子聚焦及离探头的距离等因素决定。目前，医学超声仪器横向分辨力可以达 2mm 以下。为了提高横向分辨力，可以细化声束，也可调整聚焦。图 1-13 为横向分辨力实图。

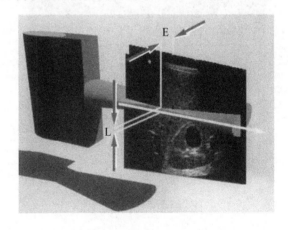

图 1-13　横向分辨力

三、侧向分辨力

侧向分辨力（lateral resolution）是指垂直于二维扫查切面的相邻两点的识别能力。超声扫查切面具有一定的厚度，这个厚度范围的所有信息（相当于多个二维切面信息）最终显示在一个二维平面上，导致伪像，称为容积伪像。

为了提高侧向分辨力,要在侧向上进行物理聚焦或电子聚焦,1.5 维探头可以实现侧向电子聚焦。

四、分辨力的测量

通常采用生物模块来测量超声波的纵向分辨力和横向分辨力。图 1-14 为测量分辨力的实图。

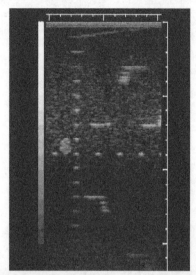

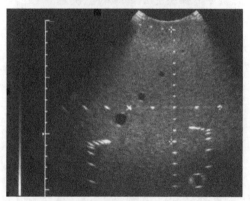

图 1-14 测量分辨力

五、穿 透 性

提高频率可以改善图像的纵向分辨力和横向

分辨力,分辨力的增加将以穿透力的损失为代价。人体器官组织都随超声波探头频率增加而图像衰减也增加。假设衰减系数为 0.5dB/(MHz·cm),则 10MHz 探头可达到的最大穿透性,在一个 80dB 的动态范围大约为 50mm;60MHz 探头可达到最大穿透性约 5mm(图 1-15)。

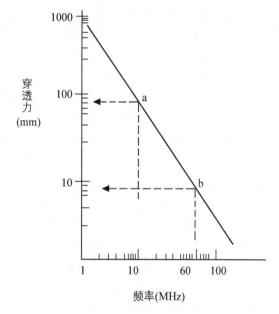

图 1-15 穿透性相对频率的关系

由于人体器官组织对超声的吸收衰减系数不同,故在临床诊断中,要根据患者及器官的特点,对探头频率进行选择。针对不同部位的诊断,可选择不同频率的超声探头。检查心脏时,采用 2~4MHz(相当于波长 0.8~0.4mm,最大穿透深度为 200~100mm)能获取最佳图像;检查腹部时,采用 2~5MHz(波长 0.8~0.3mm,穿透深度 200~50mm),这样在穿透性与分辨力之间求得较好的平衡;检查眼部时,采用 8~20MHz(波长 0.2~0.1mm,穿透深度 40~20mm);经颅超声检查时,通常采用 1~2MHz 探头可穿透较薄部位颅骨。

第六节 超声多普勒效应

多普勒效应是自然界中普通存在的一种现象,C·Doppler 是奥地利的物理学家和数学家,1842 年,他注意到在地球上观察星星能看到不同的颜色。因为观星者和星星相对移动,光的波长产生改变,即频率发生改变,物理学上称为多普勒效应。

身边类似这样的体验很多:在火车站站台,一

辆正在行驶的火车鸣笛,当其从远而近时,人感到鸣笛声由粗变尖,远离人时,则由尖变粗。这种变化是因为火车的声音具有一定的频率,由于火车与人之间发生相对运动,人所接受到的频率与火车鸣笛声的振幅频率不同,即有一个频率的移动(频移现象)。由于声源和收听者之间的相对运动,使接

收的频率较原来频率发生变化,这种现象称为多普勒效应(Doppler effect)。在超声波上也是相同的;首先静止反射体的反射波频率是不变的。反射体由近及远的移动时,接收到的脉冲信号周期延长,即频率变低。反射体由远及近移动时,接收的信号周期变短,频率升高。这一效应可用于进行多普勒超声诊断。

1. 假定收听者静止,即 $v_L=0$;声源静止,即 $v_S=0$

$$f_L=\frac{c}{\lambda}=f_S \qquad f_L=f_S \text{(式 1-30)}$$

式中 f_L 表示接收的频率,f_S 表示声源的频率。

2. 假定收听者以 v_L 的速度运动;声源静止,即 $v_S=0$

(1)趋近波源,波速相当于 $c+v_L$

$$f_L=\frac{c+v_L}{\lambda} \qquad \because\lambda=\frac{c}{f}$$

$$\therefore f_L=\frac{(c+v_L)f_S}{c}=(1+\frac{v_L}{c})f_S$$

$$\therefore \qquad f_L>f_S \qquad \text{(式 1-31)}$$

式中说明频率变高了。

(2)远离波源,波速相当于 $c-v_L$

$$f_L=\frac{c-v_L}{\lambda}=\left(1-\frac{v_L}{c}\right)f_S$$

$$\therefore f_L<f_S \qquad \text{(式 1-32)}$$

式中说明频率变低了。

3. 假定收听者静止,即 $v_L=0$;波源以 v_S 速度运动

(1)声源趋近收听者,相当于波长变短了(λ')

$$\lambda'=\lambda-v_S t$$

$$f_L=\frac{c}{\lambda'}=\frac{c}{\lambda-v_S t} \qquad \because\lambda=c\cdot t$$

$$\therefore f_L=\frac{c}{ct-v_S t}=\frac{c}{c-v_S}\times\frac{1}{t}=\frac{c}{c-v_S}f_S$$

$$\therefore \qquad f_L>f_S \qquad \text{(式 1-33)}$$

式中说明频率变高了。

(2)波源远离收听者,相当于波长变长了(λ')

$$\lambda'=\lambda+v_S t$$

$$f_L=\frac{c}{\lambda'}=\frac{c}{\lambda+v_S t}=\frac{c}{ct+v_S t}=$$

$$\frac{c}{c+v_S}\times\frac{1}{t}=\frac{c}{c+v_S}f_S$$

$$\therefore \qquad f_L<f_S \qquad \text{(式 1-34)}$$

式中说明频率变低了。

4. 假定收听者以 v_L 速度运动,波源以 v_S 速度运动

(1)相互趋近时,波速 $c+v_L$,波 $\lambda'=\lambda-v_S t$

$$f_L=\frac{c+v_L}{\lambda'}=\frac{c+v_L}{\lambda-v_S t}=\frac{c+v_L}{ct-v_S t}=$$

$$\frac{c+v_L}{c-v_S}\times\frac{1}{t}=\frac{c+v_L}{c-v_S}f_S$$

$$\therefore \qquad f_L>f_S \qquad \text{(式 1-35)}$$

式中说明频率变高了。

(2)相互远离时,波速 $c-v_L$,波长 $\lambda'=\lambda+v_S t$

$$f_L=\frac{c-v_L}{\lambda'}=\frac{c-v_L}{\lambda+v_S t}=\frac{c-v_L}{ct+v_S t}=$$

$$\frac{c-v_L}{c+v_S}\times\frac{1}{t}=\frac{c-v_L}{c+v_S}f_S$$

$$\therefore \qquad f_L<f_S \qquad \text{(式 1-36)}$$

式中说明频率变低了。

不论是收听者运动、声源运动,还是两者同时运动,只要是趋近时,频率就变高;远离时,频率就变低。

多普勒超声诊断原理

在进行人体血流检测时,探头发射频率作为声源,血液中的红细胞作为收听者,当两者同时以一定的速度运动时,就有:

$$相互趋近时,f_L=\frac{c+v_L}{c-v_S}f_S \quad \text{(式 1-37)}$$

$$相互远离时,f_L=\frac{c-v_L}{c+v_S}f_S \quad \text{(式 1-38)}$$

(一)血流方向与声束方向平行

不考虑角度情况下,血流方向与声束方向一致(图 1-16)。

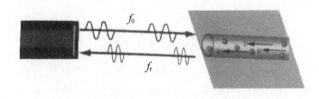

图 1-16　无角度情况下的多普勒血流检测

当 $v_S=0$,$v_L=v$,$f_S=f$,那么入射超声频率 $f_i=\frac{c+v}{c}f\cdots\cdots(1)$

当 $v_L=0$,$v_S=v$,那么反射超声频率 $f_r=\frac{c}{c-v}\times f_i$ $\cdots\cdots(2)$

将(1)代入(2)得:$f_r=\frac{c}{c-v}\cdot\frac{c+v}{c}f=\frac{c+v}{c-v}f$

$f_\mathrm{d} = f_\mathrm{r} - f$ 式中表示发射频率和接收频率之间的变化量。

$$f_\mathrm{d} = \frac{c+v}{c-v}f - f = \frac{c+v}{c-v}f - \frac{c-v}{c-v}f = \frac{2v}{c-v}f$$

$\because c \gg v,v$ 可忽略不计。

$$\therefore f_\mathrm{d} = \frac{2v}{c}f \qquad v = \frac{f_\mathrm{d}c}{2f} \qquad (式1\text{-}39)$$

(二)超声束与血流方向成角

如果两者方向不一致,超声束与血流方向之间夹角为 θ(图1-17)。

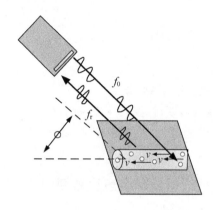

图1-17 成角度情况下的多普勒血流检测

$$\because \cos\theta = \frac{邻边}{斜边} \quad \therefore \cos\theta = \frac{v_r}{v} \quad v_r = v\cos\theta \cdots\cdots(1)$$

$$\because v = \frac{f_\mathrm{d}c}{2f} \quad \therefore v_r = \frac{f_\mathrm{d}c}{2f}\cdots\cdots(2)$$

将(2)代入(1)得:$\dfrac{f_\mathrm{d}c}{2f} = v\cos\theta$

$$那么\ v = \frac{cf_\mathrm{d}}{2f\cos\theta} \qquad (式1\text{-}40)$$

式中:v 为血流速度,单位为 m/s 或 cm/s;

c 为超声波在人体中传播速度,1 540m/s;

f_d 为多普勒频移,单位为 Hz 或 MHz;

f 为超声波的发射频率,单位为 Hz 或 MHz;

$\cos\theta$ 为入射或反射超声束与血流方向之间夹角的余弦函数。

由式1-40可以得知:

1. 多普勒效应发生的基本条件是声源与接收者发生相对运动。

2. 多普勒频移 f_d 的大小与发射频率 f,相对运动速度 v 及余弦函数 $\cos\theta$ 成正比。

3. 在 v、c、f 一定条件下,f_d 的大小取决于 $\cos\theta$。当 $\theta = 0$ 时,$\cos\theta = 1$,f_d 最大;当 $\theta = 90°$ 时,$\cos\theta = 0$,$f_\mathrm{d} = 0$。所以,应用多普勒超声仪时,要注意探头的位置,使声束与血流方向的夹角尽可能小。

超声多普勒技术可以检测人体心血管内血流方向,并计算血流速度和血流量等血流动力学的信息。频谱多普勒技术主要用于:测量并计算心脏及动、静脉的血流速度、血流量;确定血流方向;确定血流性质,如层流或湍流等;获得血流速积分、压力阶差、阻力指数、搏动指数、流速曲线上多种指数等有关血流动力学参数。超声多普勒技术已广泛用于心脏、血管各种疾病的诊断。

第七节 人体血流动力学基本知识

一、理想液体的流动

1.理想液体 众所周知,液体具有流动性。实际上液体的可缩性是很小的,生物体的体液或血液也是如此。例如,水在10℃时每增加一个大气压,体积的减小只不过是原来体积的1/20 000。因此,我们可近似认为液体是不可压缩的。另外,液体流动时,在相邻液层之间,总会不同程度地出现内摩擦力,造成液体的黏滞。但许多常见液体(如水和乙醇)的内摩擦都不明显。为了简化,提出理想液体模型,即理想液体就是不可压缩的、无黏滞性的液体。由于不考虑上述情况,就不涉及液体内部机械能转化为热能问题,所以理想液体流动时,应遵守机械能守恒定律。

2.稳定流动 液体流动时,液体粒子都有它的运动轨迹,在同一时刻,液粒在各点的速度和方向并不相同。在液体流动的空间里,我们可以做些曲线,使这些线上任何一点的切线方向和通过该点时的液粒速度方向一致,这些曲线就称为这一时刻的流线(图1-18)。

液体在流动时,如果液流中各点的速度都不随时间而变,或者说流线在空间的位置都保持不变,这样的流动就称为稳定流动。如在图1-18所示的流动中,虽然 A,B,C 处液体粒子速度不同,但液体经过这三点的速度都不随时间而改变。也就是说,任何时刻位于 A 点液粒的速度总是 v_A,位于 B 点

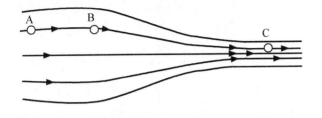

图 1-18　流线

液粒的速度总是 v_B，位于 C 点液粒的速度总是 v_C，这种流动就是稳定流动，这时流线的形状就不会变化。由于其速度方向始终和流线的切线方向一致，因此就沿着流线运动，流线也就是液体粒子的运动轨迹。由于液体粒子在每点都有确定的流速，因此流线是不会相交的。

由流线所围成的管状体称为流管。流线不会相交，所以流管内液体是不能流出管外的，管外的液体也不能流入管内。如果液体在一根固体管内做稳定流动，则固体管壁也就是流管。

3.液流连续原理　液体在流管中流动，流管中取一横截面，把单位时间内流过该截面液体的体积叫做流量。在流管中任意取两个与管轴垂直的截面 S_1 及 S_2（图 1-19）。设液体在这两处的流速分别为 v_1 及 v_2，则在单位时间内流过截面 S_1 的液体体积为 $S_1 v_1$，通过 S_2 的液体体积为 $S_2 v_2$。对于不可压缩的理想液体，在同一时间内流过两截面的液体体积应该相等。故

$$S_1 v_1 \Delta t = S_2 v_2 \Delta t$$

两边同除以 Δt 得

$$S_1 v_1 = S_2 v_2 \qquad (式 1-41)$$

或

$$\frac{v_1}{v_2} = \frac{S_2}{S_1}$$

式中所表示的液体性质称为液流连续原理。它指出理想液体在流管内做稳定流动时，液体的流速与流管的截面积成反比。流管粗处流速小，流管细处流速大。

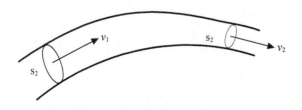

图 1-19　液流连续原理

在人体血液循环系统中，血液自心脏流出后，动脉经过多次分支再分支，运输血液经毛细血管到组织，毛细血管直径 $7 \sim 9 \mu m$，虽然十分细小，但数量非常多，总截面积为主动脉的数百倍。血管的截面积自主动脉至毛细血管截面积逐渐增大，到毛细血管达到最大值。随后，毛细血管汇合静脉，经过汇合再汇合，总截面积又逐渐减少。单位时间内流回心脏的平均血流量应等于自心脏所流出的血流量，这样就可用液流连续原理求血流速度或求血管截面积，在直径 10mm 的动脉中血流速度为 $0.5 \sim 1.0m/s$，而毛细血管中血流速度小于 $1mm/s$，这样慢的流速，有利于 O_2 和 CO_2 在毛细血管中的交换。

二、Bernoulli 方程

Bernoulli 方程是理想流体做稳定流动时所遵从的基本定律。它指出了液体在流管内各处的压强、流速和高度之间的关系。下面就根据功能关系来导出这一基本定律。

图 1-20 表示理想液体在流管中做稳定流动。先考虑 XY 段内液体的流动，经过时间 Δt 后，它的位置从 XY 流动到 $X'Y'$。假设流管很细，在任一截面处的液体的压强、流速和高度可以看成是均匀一致的。液体在 X 处的压强为 P_1，流速为 v_1，高度（距离水平参考面）为 h_1；在 Y 处的压强为 P_2，流速为 v_2，高度为 h_2。现在来看在 Δt 时间内，外力对这段液体所做的功，以及由此而引起的机械能（动能和势能）的变化。

对这段液体做功的一种外力就是这段以外的液体在两端对它的作用力（流管壁的压力垂直于液体流动方向，故不做功），在图中以 F_1 及 F_2 表示。设 X 及 Y 处的截面积分别为 S_1，S_2，则有：

$$F_1 = P_1 S_1 \qquad F_2 = P_2 S_2$$

其中 F_1 和位移 $v_1 \Delta t$ 的方向一致，作正功；F_2 和位移 $v_2 \Delta t$ 的方向相反，作负功。当液体从 XY 流动到 $X'Y'$ 时，F_1 和 F_2 所做的总功为：

$$W = F_1 v_1 \Delta t - F_2 v_2 \Delta t$$
$$= P_1 S_1 v_1 \Delta t - P_2 S_2 v_2 \Delta t \qquad (式 1-42)$$

式中 $S_1 v_1 \Delta t$ 和 $S_2 v_2 \Delta t$ 分别等于在 XX' 及 YY' 之间的液体体积，按照液流连续原理，这两个体积是相等的。用 V 表示这个体积，则有：

$$W = P_1 V - P_2 V \qquad (式 1-43)$$

设 XX' 间液柱质量为 m，那么液柱 XX' 具有的能量是：

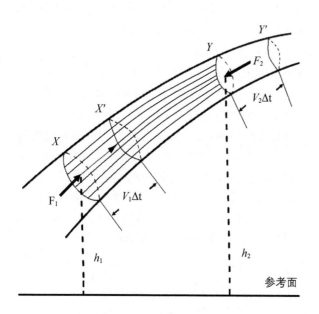

图 1-20　Bernoulli 方程的推导

$$\frac{1}{2}mv_1^2 + mgh_1$$

液柱 YY' 具有的能量是：

$$\frac{1}{2}mv_2^2 + mgh_2$$

由于理想液体不存在内摩擦力，可以不考虑耗散内力所做的功，因此外力所做的总功应该等于物体的动能和重力势能的增量。即：

$$W = \left(\frac{1}{2}mv_2^2 + mgh_2\right) - \left(\frac{1}{2}mv_1^2 + mgh_1\right)$$

$$\therefore P_1V - P_2V = \left(\frac{1}{2}mv_2^2 + mgh_2\right) - \left(\frac{1}{2}mv_1^2 + mgh_1\right)$$

（式 1-44）

移项可得：$P_1V + \frac{1}{2}mv_1^2 + mgh_1 = P_2V + \frac{1}{2}mv_2^2 + mgh_2$

等号两边除以 V，将质量换成密度，则得：

$$P_1 + \frac{1}{2}\rho v_1^2 + \rho gh_1 = P_2 + \frac{1}{2}\rho v_2^2 + \rho gh_2$$

（式 1-45）

式中 $\rho = \dfrac{m}{V}$，是液体的密度。X 和 Y 两个截面是任意选取的，可见对同一流管的任一截面来说，

$$P + \frac{1}{2}\rho v^2 + \rho gh = C \quad （式 1-46）$$

式 1-45 和式 1-46 称为 Bernoulli 方程，这个方程式是数学家 Bernoulli 在 1726 年确立的。它说明对于在流管中任何两截面处，单位体积液体的动能 $\left(\frac{1}{2}\rho v^2\right)$、重力势能（$\rho gh$）与压强之和都是相等的。

从公式可知，压强 P 与单位体积液体的动能 $\left(\frac{1}{2}\rho v^2\right)$ 及重力势能（ρgh）具有相似的物理意义，因此把它看成单位体积液体的压强能。而 Bernoulli 方程就说明：在同一流管中任何截面处，单位体积液体的动能、重力势能和压强能三者之和为一常量 C。

Bernoulli 方程是在理想液体做稳定流动这些具体条件下导出的，任何实际液体不可能完全满足这些条件，所以在应用时要注意它的近似性。Bernoulli 方程应用于不易压缩和内摩擦较小的液体（如水）时，是很接近事实的。

在许多情况中，液体常常是在不均匀水平或接近水平的管中流动的（图 1-21），如心血管中血液的流动。Bernoulli 方程可应用于上述情况中的液体的流动，此时式 1-46 简化为：

$$P_1 + \frac{1}{2}\rho v_1^2 = P_2 + \frac{1}{2}\rho v_2^2 \quad （式 1-47）$$

即 $P + \dfrac{1}{2}\rho v^2 = C$（常量）　（式 1-48）

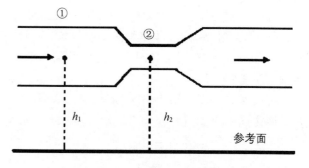

图 1-21　水平管内液体的流动

心血管中血液是一种黏性液体，黏性液体流动时由于流体与管壁之间的摩擦，会造成压强的损失，故式 1-48 必须加以修改。图 1-22 表示血流通过狭窄处的流动。设血流由管腔 1 经过狭窄处流到管腔 2，其压强损失为 $\delta\rho$，则 Bernoulli 方程为：

$$P_1 + \frac{1}{2}\rho v_1^2 = P_2 + \frac{1}{2}\rho v_2^2 + \delta\rho （式 1-49）$$

式中 P_1 和 v_1 为管腔 1 处的血流压强和流速，P_2 和 v_2 为管腔 2 处的血流压强和流速。

在稳定流动时，造成压强损失的原因是黏滞损失 $R(\bar{v})$。由于人体血流是脉动血流，血流喷射是一种加速过程，例如舒张期二尖瓣狭窄的射血，收缩

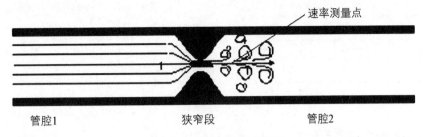

图 1-22　血流经过狭窄管道

期主动脉瓣或肺动脉瓣口狭窄的射血等。获得流体加速度需要力,在狭窄管中血流获得的加速度是由管口两边的压力差得到的,即血流的加速度也造成了压强的损失 $\rho \int_{1}^{2} \frac{\Delta \vec{v}}{\Delta t} \Delta \hat{s}$。因此,脉动血流情况下,$\delta \rho$ 由两部分组成:

$$\delta \rho = R(\vec{v}) + \rho \int_{1}^{2} \frac{\Delta \vec{v}}{\Delta t} \Delta \hat{s} \qquad (式 1\text{-}50)$$

由式 1-49 与式 1-50 可得:

$$P_{1} - P_{2} = \frac{1}{2}\rho(v_{2}^{2} - v_{1}^{2}) + R(\vec{v}) + \rho \int_{1}^{2} \frac{\Delta \vec{v}}{\Delta t} \Delta \hat{s} \qquad (式 1\text{-}51)$$

将式 1-51 应用于二尖瓣口狭窄,理论估算和实际计算表明,$R(\vec{v})$ 和 $\rho \int_{1}^{2} \frac{\Delta \vec{v}}{\Delta t} \Delta \hat{s}$ 的数值较小,可以忽略不计。心脏舒张期血流通过二尖瓣口狭窄处时,狭窄口的左心房侧血流速度为 0.2~0.4m/s,狭窄口左心室侧血流速度为 1.5~5.0m/s,其血流速度与狭窄口程度成正比。因此,就有 $v_{2}^{2} \gg v_{1}^{2}$,所以 v_{1}^{2} 可以忽略不计。故式 1-51 可简化为:

$$P_{1} - P_{2} = \frac{1}{2}\rho v_{2}^{2} \text{ 或 } \Delta P = \frac{1}{2}\rho v_{2}^{2} \qquad (式 1\text{-}52)$$

血液 $\rho = 1.055$g/cm^3,v 以 m/s 代入,1mmHg≈1 333dyn/cm^2,1kg/cm$^2 \approx 1.013 \times 10^6$ dyn

则　　　　$\Delta P \approx 4v_{2}^{2}$(mmHg) 　　(式 1-53)

式 1-53 是超声多普勒血流检测常用的简化的 Bernoulli 方程。该方程是一个十分有用的公式,利用它可以求得瓣口狭窄或血管腔狭窄的压力阶差。

三、实际流体的流动

(一)液体的黏滞性

在实际流体元素流动时都具有黏滞性。Bernoulli 方程只适用于理想液体,对于许多黏滞性很大的实际液体,例如甘油、血液等,超出了 Bernoulli 方程的应用范围。由于黏性作用,必须在流体小单元上施加一个力,以克服流体阻力(图 1-23)。

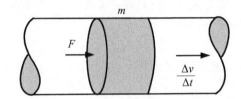

图 1-23　作用力下克服黏滞阻力

实验表明,血液在心血管腔内是分层流动的(图 1-24)。液体的分层流动称为片流或层流,在片流的情况下,相邻液层做相对滑动时有相互作用力。这种力的性质类似固体表面间的摩擦力,因此称为内摩擦力。液体的这种性质称为黏滞性。

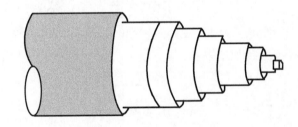

图 1-24　黏滞液体的分层流动

(二)Poiseuille 公式

19 世纪,Poiseuille 为了研究血管中的血液流动,首先实验研究了液体在细玻璃中的流动,得出了实际液体在圆管内做定常流动时的定量规律。

1. Stokes 关系式　实际液体在管中做稳定流动时是以不同速度分层流动的。附着在管壁的一层速度为零,在管轴上流速最大。先来研究流速离管轴不同距离处的变化,设实际流体在内径为 r_0 的管中流动,在管中取半径为 r,长度为 L,与管共轴的圆柱流体元(图 1-25)。该体积元左端受的力 $F_1 = P_1 \cdot \pi r^2$,右端受的力 $F_2 = P_2 \cdot \pi r^2$,因为所受的合力 F 为

$$F = (P_1 - P_2)\pi r^2 \qquad (式 1\text{-}54)$$

当这个力与该圆柱流体元表面受的内摩擦阻

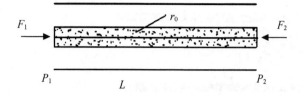

图 1-25 圆柱形流体及所受的力

力 F' 相平衡就可以得到定常流动,由于内摩擦力的作用面积 $S=2\pi rL$,所以

$$F'=2\pi rL \cdot \tau \qquad (式 1\text{-}55)$$

定常流动时 $F'=F$

$$2\pi rL \cdot \tau = \pi r^2(P_1-P_2)$$

$$\tau = \frac{P_1-P_2}{2L}r \qquad (式 1\text{-}56)$$

式 1-56 为 Stokes 公式,它说明在一定的压力梯度 $\frac{(P_1-P_2)}{L}$ 下,切应力 τ 与轴距 r 成正比。

2.圆管中流速、流量、切变率 在圆管中流体的流动随着轴距 r 的增加,流速减小,速度梯度为负值,即

$$\dot{\gamma}=\frac{\Delta v}{\Delta x}=-\frac{\Delta v}{\Delta r} \qquad (式 1\text{-}57)$$

将式 1-57 与 Stokes 公式代入 $\tau=\eta\dot{\gamma}$,其中 η 为黏度,$\dot{\gamma}$ 为切变率

$$-\frac{\Delta v}{\Delta r}=\frac{r}{2\eta}\frac{(P_1-P_2)}{L}$$

$$\Delta v=-\frac{P_1-P_2}{2\eta L} \cdot r\Delta r \qquad (式 1\text{-}58)$$

$$\int_{\Delta v} = -\frac{P_1-P_2}{2\eta L}\int r\Delta r + C$$

定常流动时,流体无径向运动,故 P 与 r 无关。对 r 求积分有:

$$v=-\frac{r^2}{4\eta} \cdot \frac{P_1-P_2}{2\eta L}+C$$

$$v=-\frac{P_1-P_2}{2\eta L} \cdot \frac{r^2}{2}+C \qquad (式 1\text{-}59)$$

C 为积分常数,它可由边界条件确定,当 $r=r_0$ 时,$v=0$,故

$$0=-\frac{P_1-P_2}{2\eta L} \cdot \frac{r_0^2}{2}+C$$

$$\therefore \quad C=\frac{P_1-P_2}{2\eta L}r_0^2 \qquad (式 1\text{-}60)$$

将式 1-60 代入式 1-59,得

$$v=\frac{P_1-P_2}{2\eta L}(r_0^2-r^2) \qquad (式 1\text{-}61)$$

式 1-61 为一个抛物线方程,如图 1-26 所示,这种流动称为 Poiseuille 流动。因为流速 v 是轴对称的,对式 1-61 积分可算出流量:

$$Q=\int_0^{r_0} v2\pi r\Delta r$$

$$=\int_0^{r_0} \frac{P_1-P_2}{2\eta L}(r_0^2-r^2)2\pi r\Delta r$$

$$=\frac{\pi(P_1-P_2)}{2\eta L}\int_0^{r_0}(r_0^2-r^2)r\Delta r$$

$$=\frac{\pi(P_1-P_2)}{2\eta L}\int_0^{r_0}(r_0^2 r-r^3)\Delta r$$

$$\because r^2=-2\left(\frac{2\eta}{P_1-P_2}\right)\left(v-\frac{P_1-P_2}{4\eta L}r_0^2\right)$$

$$Q=\frac{\pi(P_1-P_2)}{2\eta L}\left(r_0^2\frac{r^2}{2}\int_0^{r_0}-\frac{r^4}{4}\int_0^{r_0}\right)$$

$$=\frac{\pi(P_1-P_2)}{2\eta L}\left(\frac{r_0^4}{2}-\frac{r_0^4}{4}\right)$$

$$=\frac{\pi(P_1-P_2)}{2\eta L} \cdot \frac{r_0^4}{4}$$

$$\therefore \quad Q=\frac{\pi r_0^4(P_1-P_2)}{8\eta L} \qquad (式 1\text{-}62)$$

式 1-62 称为 Poiseuille 公式,它表示管子的流量与两端的压强差及管半径的四次方成正比,与管长及黏滞系数成反比。

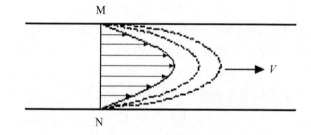

图 1-26 实际流体的速层分布

根据流速公式 1-62,尚可导出最大流速 $v_{\max}$ 与平均流速 $\bar{v}$。

$$v_{\max}=\frac{r_0^4(P_1-P_2)}{4\eta L} \qquad (式 1\text{-}63)$$

将流量 Q 除以圆管截面积得平均速度 $\bar{v}$

$$\bar{v}=\frac{Q}{\pi r_0^2}=\frac{r_0^4(P_1-P_2)}{8\eta L} \qquad (式 1\text{-}64)$$

$$\therefore \quad \bar{v}=\frac{1}{2}v_{\max} \qquad (式 1\text{-}65)$$

在稳定层流中,平均流速恰是最大流速的一半。在人体静脉血流中,各液层之间的速度快慢呈现规则性逐渐变化,流速分布常为层流状呈抛物线形曲线。血液流动越快,抛物线曲度越大,流速逐

渐变慢,抛物线则逐渐变平坦。由于层流的形成,使得血细胞向轴向集中。在人体动脉血流中,由于心脏收缩和舒张的关系,血流失去稳定性,流速分布不符合 Poiseuille 公式的流动规律。动脉系统流速分布的决定因素有血流加速度、血液流经的几何形态、血液的黏度等。

3.压强差、流量和流阻的关系 将 Poiseuille 公式换一种写法,可有

$$Q=\frac{P_1-P_2}{8\eta L/\pi r_0^4}$$

根据电学中的欧姆定律,令 $R=8\eta L/\pi r_0^4$,则 R 的大小是由液体的黏滞性和管子的几何形状这两方面因素决定的。当管子几何形状一定时,液体的黏滞系数越大则 R 越大;当液体的黏滞系数不变时,管子越长或越细则 R 越大。R 值的大小可以用来代表实际液体流过管子时所表现的阻滞程度。作为一个物理量,称为流阻。

这样 Poiseuille 公式可表示为实际流体在均匀的管子里流过时,其流量 Q 与管子两端的压强差 P_1-P_2 成正比,与流阻成反比。即

$$Q=\frac{P_1-P_2}{R} \qquad (式1-66)$$

流阻的单位为牛·秒/米^5(N·s·m^{-5})。

(三)加速度

当心脏收缩时,在动脉系统中,血流在收缩早期产生加速度,在收缩晚期产生减速度(图1-27)。

当血流为稳定流动时,压强差与流阻相平衡,速度分布为抛物线形。当血流加速时,流体的两端压强逐渐增大,黏性摩擦力的作用不断减弱,边界层越来越薄,出现平坦化的流速分布,呈活塞型;当血流减速时,液体的两端压强差逐渐减小,黏性摩擦力的作用不断增强,边界层越来越厚,近管壁处甚至出现逆向血流,出现尖峰形的流速分布。于舒

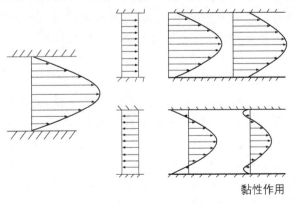

黏性作用

图1-27 血流加速度与减速度

张期恢复到抛物线形的流速分布。

对于动脉系统,血流的加速度对流速分布的形成起主要作用。舒张期流速分布近似于抛物线形。在收缩早期,血流的加速度使流速分布变为平坦形,在收缩晚期,血流的减速可导致管壁附近的血流逆转。

对于静脉系统,流速分布一般为抛物线形。

(四)血流容积

血流容积是指在单位时间里流经心脏瓣口或大血管某一截面的血流量。流量是指流体小单元在一段时间里通过管腔横截面的体积。由于血管腔是圆形的,利用多普勒超声技术测量血流量的原理为:设血流以均匀的流速 v 流经横截面积为 A 的圆形管腔,那么在时间 t 内,血流在管腔中流经的距离为 $v×t$,而通过管腔的血流量 Q 可近似为一圆柱体,其血流量为

$$Q=A \cdot v \cdot t \qquad (式1-67)$$

如果流速随时间变化而变化,应引入流速剖面变化血管腔截面积两项变数求解。而不能将瞬时速度 v_i 对时间 t 加以积分,即

$$Q=A\int_0^t v_i[t]dt=Av_i \qquad (式1-68)$$

血流量单位为 ml。

(五)血流流率

流率(%)是指单位时间里的流体体积。即

$$q=A \cdot V \qquad (式1-69)$$

当血流流体匀速流动且流速剖面呈活塞型者,流率等于血管腔横截面积与流速的乘积。在血液非匀速流动时,流率不等于血管横截面积和瞬时流速的乘积。因为在实际测算中,取自多普勒频谱曲线上包络线为流层中的最高流速(即空间平均流),而非空间平均流速。v_{max} 仅代表空间最高流速的时间平均值。

流率的单位常用 ml/s 或 L/min 表示。

(六)湍流与 Reynolds(Re)

黏性流体的流动有两种基本流动状态:层流(片流)和湍流。在日常生活和自然现象中,我们所遇到的流体运动大多是湍流,例如管道中的水流、血管中的血流、大气的流动等。圆管中的流体做湍流时,液体互相掺混的结果,使截面中部各点的流速几乎都相等,即速度梯度很小,而在管壁处速度却非常大(图1-28)。

为了了解湍流在什么情况下产生,必须研究临界速度与哪些因素有关。

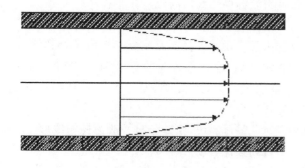

图 1-28　湍流的速度分布

实验发现临界速度 v_c 与流体的黏滞系数 η、流体的密度 ρ 和圆管的直径 d 有关，即 v_c 是 η、ρ 及 d 的函数。

$$v_c = f(\eta, \rho, d) \qquad (\text{式 1-70})$$

应用量纲来分析这个函数应用有怎样的形式。设

$$v_c = Rec\eta^\alpha \rho^\beta d^r \qquad (\text{式 1-71})$$

其中 Rec 为一个无量纲的常数。v_c 的量纲式为 Lt^{-1}，η 的量纲式为 $ml^{-1}t^{-1}$，ρ 的量纲式为 ml^{-3}，d 的量纲式为 l。要使式 1-71 在量纲上成立，应有

$$-\alpha - 3\beta + \gamma = 1$$
$$\alpha + \beta = 0$$
$$-\alpha = -1$$

故 $\alpha = 1$　$\beta = -1$　$\gamma = 1$

于是对临界速度 v_c 得

$$v_c = Rec\frac{\eta}{\rho d} \quad \text{或 } Rec = \frac{\rho v_c d}{\eta} (\text{式 1-72})$$

常数 Rec 为临界 Regnolds，它的数值与流体的性质及管径无关。根据实验数据，对各种流体，Rec 在 1 000～1 500，若以直径代半径则在 2 000～3 000。

相对于 Rec，对于实际情况下的某一流速 v，还引入所谓实际 Regnolds（Re）。

$$Re = \frac{\rho v d}{\eta} \qquad (\text{式 1-73})$$

这样就可用 Rec 和 Re 作为流体在流动时属于层流还是湍流的判断依据。因为流速 v 低于临界速度 v_c 时流动为层流，所以 Re＜Rec 时，流动为层流；在 Re＞Rec 的情况下，一般为湍流。因此，知道了流速、管径、流体的黏滞系数及流体的密度，就可以求得 Re，比较 Re 和 Rec 的值就能判断流体的流动类型。在相同的条件下，黏滞性小的流体比黏滞性大的流体容易产生湍流。例如水和甘油在同一

直径的管子以同一速度流动，由于两者的密度和黏滞系数不同，故实际雷诺数不同，水在该管中的流动为湍流，而甘油则在该管中的流动为层流。

四、复杂管内的液体流动

循环系统是一个非常复杂的血管系统，各部分血管的性质很不相同。一般来说，血管的各种物理特性对血流的影响较大，如血管的弹性、血管壁的粗糙程度、血管狭窄、狭窄后扩张、血管弯曲及分支等。

（一）入口效应

当血液流经横截面积突然变小处，会产生汇聚作用，形成汇聚形的流速截面，例如锥形状管道内血流流速分布（图 1-29）。由于通过管腔的流量不变，面积的缩小必然导致流速的增加，血流获得较大的动能，黏性摩擦力的作用相对较弱，出现平坦形的流速分布逐渐向活塞形改变。这种现象称为入口效应（inlet effects）。

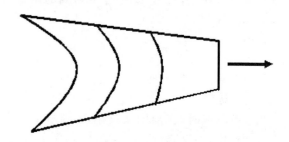

图 1-29　锥形管中顶端速度分布为平坦

在生理情况下，入口效应产生的汇聚形的血流截面积见于动脉分支血流，如当大动脉血流流经小动脉分支时，小动脉入口处出现平坦形流速分布。于舒张期从心房流入房室瓣口的血流以及收缩期从心室流入半月瓣口处的血流也出现平坦形流速分布。在病理情况下，所有的狭窄性病变（心瓣膜狭窄及血管狭窄）均导致汇聚形的血流截面，在狭窄口处形成平坦形的流速分布。

（二）出口效应

当血液流经一个横截面积突然扩大处，会产生扩散现象，形成扩散形的血流截面，称为出口效应（exit effects）。由于通过管腔的流量不变，管腔面积的扩大必然导致流速降低。这种流速下降主要发生于血流的边缘部位，而中心部位的血流仍以原来的速度流动一段距离，因而形成尖峰形的流速分布（图 1-30）。

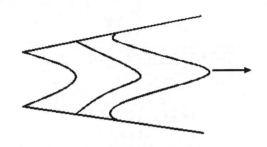

图 1-30　锥形管中底端速度分布为尖峰

如果血流扩散速度比较大,则可造成血流与管壁的分离,从而引起涡流(图 1-31)。

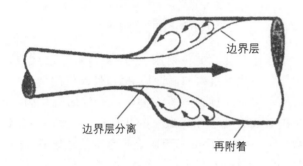

图 1-31　扩散较大的血流变为湍流

出口效应在生理情况下,常见于小静脉回流到大静脉的血流,腔静脉和肺静脉回流入心房的血流以及房室瓣和半月瓣下游的血流。在病理情况下,血流在通过先狭窄后扩张处,瓣膜反流及房、室隔缺损分流等,可形成明显的湍流。

(三)血管壁内表面粗糙

血管壁内表面状态在以下三方面对血流流动产生影响。

1.血管壁的内表面是黏附有纤维蛋白原的,流经此类血管时,其血液表观黏度减少,血液易于流动。

2.当附着血管内表面的蛋白变质后,将会形成链状分子结构,能使血管表面粗糙,从而增加流经血液的表观度与流阻。

3.血管壁的内表面带有负电荷,而血液中红细胞膜亦带有负电荷。所以,当血液沿血管表面流动时,同性电荷要产生相互排斥力,从而引起血液表观黏度下降,有利于流量增加。

因此,当血管内皮细胞损伤、变性以及粥样硬化等病理变化,可使血管壁内表面粗糙以及负电荷减少,导致血液表观黏度增加,血流速度减慢,流阻增加,且管壁负电性的降低,又可进一步引起红细胞、血小板黏附其上,易形成血栓。

(四)血管的狭窄

根据液流连续原理及 Bernoulli 方程,在血管狭窄部位流速加快,考虑血管处于水平状态,或势能变化影响很小可以忽略时,该处压强下降,有利于狭窄进一步的发展。在狭窄部位的上游处,血流压力稍有增高。

当狭窄发生在微血管时,还要考虑红细胞在狭窄部位相互的碰撞作用,红细胞在通过微血管狭窄部位前后红细胞会重新分布。

当红细胞进入狭窄部位对在管壁附近流动的红细胞不能够在同一流线上继续运动,它就向主轴方向移动,这因为流经狭窄部位时,可能引起碰撞,从夹缝流出时,它们不能返回到原来的流线上,引起红细胞分布变化。

根据流体力学的理论,可对局部狭窄的血管进行研究。流体在等截面的均匀流管中有一定的压强降落。在狭窄管中,流线沿流动方向先是收缩然后发散,当流线收缩时,流体加速运动,要消耗更多能量,这部分管中的压强要比均匀管大,压强降落的方面与流动方向一致。反之,当流线发散时,流体做减速运动,动能又转换为压强能,压强逐渐增加,压强降落较均匀管小,当流体流动超过一定限度后,压强降落与以前相反,可使管壁附近运动较慢的流体发生倒流,于是出现液流分离。

(五)弯曲血管

人体的血管很少是笔直的,大多数是弯曲的,但弯曲程度又有所不同。在弯曲管中流体除有沿轴线方向的运动外,还有所谓二次流动(图 1-32)。二次流动随血管弯曲程度而有所不同。二次流动的原因,是由于在弯曲管内,当流速较大时,液体受到离心力的作用,中部流体由 A 向 B,即由管内侧向管外侧运动,左右两侧流体回流,而形成管内的漩涡运动,管内能量耗损增加,与直管相比较,压强降低会有所增加。

在弯曲管中,流体的运动是沿轴线的主运动同二次流动之合成,实际上是一种螺旋运动。容易使流体在低 Regnolds 下产生湍流。人体主动脉弓模型表明,流体到弧形部分保持层流进入直管后就变成湍流了。

流体通过 S 形管时,Regnolds 不是 2 000,而在 550 时就发生湍流。临床实践证实弯曲的动脉易发生湍流,当流体在弯曲管内流动时,如果 Regnolds 很小,且为层流,则不会发生漩涡区;Regnolds 较大,则管壁的某些特定处发生漩涡(图 1-33)。

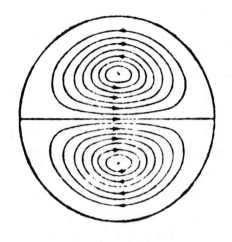

图 1-32　弯曲管内的二次分流

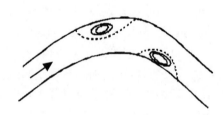

图 1-33　虚线部分为弯曲管中的旋涡区

(六)分支血管

分支血管在某些特定部位,亦容易产生漩涡区,血流在正常颈动脉分叉部位血管中流动时,形成涡流区(图 1-34)。肾动脉分叉口起始端的血流分布,分叉口两边血流呈涡流区(图 1-35)。

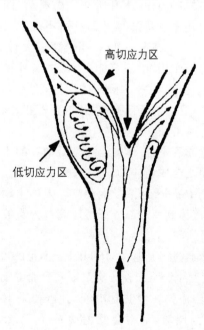

图 1-34　正常颈动脉分叉处血流状况

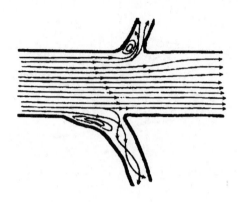

图 1-35　肾动脉分叉口两侧血流状况

五、动脉血管弹性

人体动脉管壁由内膜、中层和外膜三层构成。中层含有弹力组织和血管平滑肌,是动脉的主要支持层。所以动脉血管具有弹性。血管的流体阻力是由血液的黏滞性和血管的几何形状这两方面因素决定的,其大小会随着血管两端压差的增减而改变,流量与压强之间不成直线,而成一定的曲线关系。

动脉特别是大动脉的弹性对血压影响也较明显。血液在血管内流动的动力是血管两端的压强差,而血管内侧及血管外侧的压强差,即跨壁压强是引起血管扩张的动力。只有跨壁压强为正值时血管才会扩张,若血管内外压强相等,那么血管容量就保持不变。血管壁弹性状态的主要标志是受力后的扩张程度,容量扩张度(volume distensibility,D)与容量增值(ΔV)成正比,与血管跨壁压强增值(ΔP)成反比,即

$$D = \frac{\Delta V}{\Delta \rho} \qquad \text{(式 1-74)}$$

由式 1-74 说明,动脉的弹性越大,容纳脉动性血流的能力就越强。

如果式 1-74 用临床术语表示可改写为:

$$动脉扩张度 = \frac{心搏量}{脉压} \qquad \text{(式 1-75)}$$

式 1-75 说明心排血量不变时,扩张度越大,脉压越小,反之弹性越差、扩张度越小,脉压就越大。因此,动脉弹性降低时会引起收缩压的增加,舒张压降低和脉压的增大。动脉弹性改变时由于收缩压和舒张压的变化方向相反,所以平均动脉压基本不变。

六、平均动脉压

收缩压、舒张压和脉压都是血压的重要指标，但对于血液循环来说，平均动脉压具有更重要的意义。因为平均动脉压是血管内平均血流速度的决定因素。所谓平均动脉压就是一个心动压力波动周期的血压平均值。如果动脉压力曲线是正弦波，即升支和降支相同的话，收缩压和舒张压的平均值就是平均动脉压，但实际上并非如此，在每一个心动周期里收缩期要比舒张期短，而且波形也有明显差别。整个心动周期，各瞬时动脉压的总平均值（平均动脉压 $\overline{P}$）等于一个完整周期的压强曲线下的积分面积 $\int_0^t P(t)\Delta t$ 除以周期 T，即

$$\overline{P} = \frac{1}{T}\int_0^t P(t)\Delta t \qquad (式 1\text{-}76)$$

第八节　超声的生物效应

尽管诊断超声医学以其可靠的临床安全历史著称，但人们还是早就知道超声医学成像在某种程度上仍会影响生物系统。美国超声医学生物效应委员会描述了两种可能引起超声的生物效应基本机制：热机制及非热机制或称机械效应。国内有不少学者在超声的生物效应方面进行了大量的动物实验和临床探索性工作。

所谓超声生物效应，也就是一定强度的超声波（由辐照声强和辐照时间两个因素决定）在生物体系内传播时，通过它们之间一定的相互作用机制（热生物效应、机械生物效应）致使生物体系的功能和结构发生变化。

一、超声生物效应的机制

（一）机械生物效应与"空化"现象

机械生物效应是由超声波声束穿过或擦过组织引起其膨胀或收缩所造成。这类机械作用的绝大部分即空化作用，其牵涉到组织内微气泡的形成、扩大、振动和萎陷。空化现象就是指在强超声传播时，会出现一种类似雾状的气泡。空化现象的产生取决于许多因素，如超声波的压力和频率，声场（聚焦或散焦、脉冲波或连续波），组织及界面的状态和性质。该类机械生物效应具有阈值现象即当超声波声能输出超过一定值之后才可能发生，当然随着组织的不同其阈值也不相同。一般认为机械效应的潜在发生率随着超声波峰压增加而增加，随着超声波频率增加而下降。

尽管人体暴露于诊断超声波之中尚未发现有害的机械效应，但对哺乳动物而言，空化现象产生的阈值尚不明了。

由于生物组织大多数属于软组织，因此，在空化作用下，其细微结构多少会发生形变。此形变将随着超声强度的增大而增加。在较小强度超声的作用下，虽然产生形变，只要不产生破坏性形变，在超声医学诊断与治疗中所使用剂量均在允许范围。在较大强度超声的作用下，如超声治疗所用的 $1W/cm^2$ 以上的剂量，则生物组织会由于超声空化作用而产生不可恢复的破坏性形变，以致使细胞、组织坏死。这种强度的剂量用于超声治疗中，如碎石、溶栓等。在外科手术中，用更强的超声作为非侵入性手术刀。这种剂量在常规超声诊断中是禁止使用的。

（二）热生物效应

热生物效应即当组织暴露于超声能量之中其温度上升的现象。这是因为生物组织在超声波机械能的作用下，由于黏滞吸收，使部分声能转换成热能。若在某一特定局部能量堆积超过其热能散发能力，该局部温度上升，温度上升的值取决于超声声能、接触面积及该组织的热物性。如频率 $1MHz$，声强为 $1W/cm^2$，则超声波辐照 1s 导致温度上升 $0.012℃$，辐照 1min，温度上升 $0.75℃$，辐照 5min，温度上升 $3.5℃$。

当超声用于治疗疾病，即达到治疗的强度时，热生物效应明显，并能使能量深入人体器官组织，甚至还有可能随着血液循环传导热能。从超声治疗中得知，频率为 $800kHz$，剂量为 $4W/cm^2$ 的超声持续辐照 20s 后，就在器官组织 $0.2\sim3.0cm$ 的部位产生热生物效应，从而达到治疗效果。目前，高强度聚焦超声（HIFU）在临床中用于治疗肿瘤，由于聚焦部位组织或病变内温度瞬间上升至 $65℃$ 以上，焦点处能量能使焦点处病变组织瞬间产生凝固性坏死，但对周围组织或声通道上的组织没有损伤，达到手术切除病变组织的目的，对有适应证的肿瘤患者有一定的治疗效果。HIFU 治疗频率为 $0.8\sim2.4MHz$，焦域声强范围为 $5000\sim25\,000W/cm^2$，系统噪声 $\leqslant 65dB$。

(三)应力效应

在生物介质中存在某些非热效应和非空化作用时出现的某些超声生物效应现象,此现象与声场中的机械应力有关,它们是辐射压、辐射力、辐射转力和超声波的流力等。其引起生物学效应的机制目前还不清楚。

以上三种作用机制常常会同时存在,但其中必然存在一种导致生物效应的主导机制。在各种作用机制之间会产生相互影响。例如,瞬时空化会产生局部高温,而温升又会影响空化强度等。诊断超声以空化作用最为重要,空化时可产生大量氧自由基,尤其在液态环境如羊水和血浆中。

二、超声生物效应的影响

(一)超声对成年人人体组织的影响

治疗剂量的超声强度对人体组织有着不同程度的损伤,至于损伤的程度,与频率辐射的时间有关。实验表明,对于1MHz脉冲持续期为7.3s的脉冲波,强度为35W/cm^2,只要辐射一次,就可引起致伤的效果。在同样的频率下,脉冲宽度为10ms时,即使辐射120s,也没有引起致伤的效果。

超声对组织的损伤与探头的构造也有一定关系,如矩阵探头,此类探头相当于一个微型计算机,其内有数十个微波束形成器(芯片),芯片需要通电,电流就会产热,使用时间过长,可能会对人体组织产生损伤。

(二)诊断超声对胚胎及胎儿的影响

1. 对胚胎绒毛形态结构的影响 经腹超声持续辐照,可致妊娠囊收缩,绒毛板呈细锯齿状,变厚,回声增强。辐照5min病理组织学变化不明显,辐照>10min绒毛上皮细胞出现不同程度损坏。经阴道超声辐射时间相同,但病理形态学改变更明显。

2. 对胚胎组织化学的影响 诊断超声辐照孕囊20min,过氧化氢细胞化学反应为阳性,丙二醛(MDA)值随超声剂量增加而升高,而超氧化物歧化酶(SOD)及谷胱甘肽过氧化物酶(GPX)活性随超声辐照剂量增加而下降。

3. 对绒毛细胞凋亡的影响 诊断超声对孕囊照射20min以上可能引起绒毛滋养层细胞bcl-2蛋白表达率和Fas-Fasl蛋白表达率下降,可能与细胞凋亡增加有关。

4. 对绒毛分子生物方面的影响 诊断超声对孕囊辐射20min以上可引起绒毛细胞单、双链DNA裂解。经阴道诊断超声对孕囊辐照10min以上,DNA单链、双链断裂,微绒毛扭曲,个别出现断裂、丢失现象,胞质内空泡化明显,粗面内质网扩张。

5. 对胎儿的影响 美国超声生物物理研究所的学者认为,超声在胎儿体内传播过程中产生的次级振动波可被胎儿的内耳结构所接收,该波辐射力能产生一个小范围的"噪声",相当于空气作为介质的85～120dB。但由于声束聚焦于非常微小的数毫米小点,胎儿可通过调整姿势来避开该"噪声",故对胎儿是否造成危害仍没有结论,但建议超声医学工作者行胎儿检查时要尽量避免把探头直接对准胎儿的耳朵。

三、超声医学的生物安全

就目前超声诊断仪器工作所需的超声声能输出强度而言,未见肯定的对患者及超声医学工作者的生物副作用的报道。尽管一些生物效应的存在可能在将来被认为有临床副作用,就目前的数据表明,患者谨慎使用超声诊断仪的利处远远大于其可能存在的潜在危险性。

(一)应用最低能量输出原则

应用最低的有效辐射量(as low as reasonably achievable,ALARA)原则是诊断用超声波仪器使用的指导性原则:超声检查时,应以尽可能低的能量输出获得必需的临床诊断信息,也就是,在能够获得诊断图像的同时尽可能地少暴露在超声波之下,可以将超声波对使用者的生物效应减至最小。由于诊断用超声波的生物效应阈值尚未确定,所以,超声医学工作者有责任对患者接受的总能量加以控制,还必须兼顾患者在超声波下的暴露时间和诊断图像的质量。为了保证诊断图像的质量并限制暴露时间,超声诊断仪提供了在超声检查过程中可操纵的控制键,以使检查结果最优化。

诊断类超声仪所应用的成像模式是由所需的信息决定的。二维及M模式成像提供解剖信息,而多普勒成像、彩色能量图及彩色多普勒成像则提供与血流有关的信息。二维、彩色能量图及彩色多普勒等扫描模式将超声能量在扫描区域内分散;而M模式或多普勒成像等非扫描模式则将超声能量聚集。了解所用成像模式的特点将使超声仪器操作者能够用有依据的判断来应用ALARA原则。使用者可以通过多种系统控制来调整图像的质量,并限制超声强度。控制的方法分为三类:直接控制、间接控制和接收器控制。

1.直接控制 应用选择和 Output Power 控制直接影响超声强度。对于不同的检查部位,可有不同范围的允许使用超声强度和能量输出。在任何一项检查开始之前,首先要做的第一件事就是为该项检查选择合适的超声强度范围。例如,对外周血管检查时的超声强度就不适用于对胎儿的检查。有些超声仪能够自动为某一应用选择合适的超声强度范围,而有些超声仪则要求进行手工选择。

Output Power 对超声强度有直接影响。一是确定了应用类型,就可以使用 Output Power 控制键来增加或降低输出强度,在保证获得高质量图像的前提下,选择最低的输出强度。

2.间接控制 间接控制指的是对超声强度产生间接影响的控制。成像模式、脉冲重复频率、聚焦深度、脉冲长度及探头选择对超声强度可产生间接影响。

(1)成像模式:成像模式的选择决定了超声波束的性质。二维是扫描模式,多普勒是非扫描模式或静止模式。一束静止的超声波束将能量聚集在一个位置上,而移动或扫描模式的超声波束则将能量分散在一个区域上,而且超声波束聚集在同一区域的时间比非扫描模式的时间要短。

(2)脉冲重复频率:脉冲重复频率指的是在某一时间段内猝发超声能量的次数。其频率越高,单位时间内发生的能量脉冲就越多。与聚焦深度、采样容积深度、血流优化、标尺、聚焦数量及扇面宽度控制等因素有关。

(3)聚焦深度:超声波束的聚焦情况影响图像分辨力。为了在不同的聚焦情况下维持或增加分辨力,就需要改变对该聚焦带的输出。这种输出变化是系统优化的结果。不同的检查部位需要不同的聚焦深度。设置合适的聚焦深度可以提高检查部位的分辨力。

(4)脉冲长度:脉冲长度是指超声波猝发的开启时间长度。脉冲越长,时间平均强度值就越大,造成温度升高和空化的可能性也越大。在脉冲多普勒中,脉冲长度是指输出脉冲的持续时间。多普勒取样容积大小的增加会使脉冲长度增加。

(5)探头选择:探头选择对超声强度有间接的影响。组织衰减随频率而变化。探头工作频率越高,超声能量的衰减越大。对于较深的部位,采用较高的探头工作频率会需要使用更高的输出强度进行扫描。要想用相同的输出强度扫描更深的部

位,需要采用较低的探头频率。

3.接收器控制 超声诊断仪操作者可以使用接收器来提高图像的质量。这些控制并不对输出产生影响,接收器控制只影响超声波回声的接收方式。这些控制包括增益、TGC、动态范围和图像处理。相对于输出来说,重要的是在增加输出之前应先对接收器控制进行优化。例如,在增加输出之前对增益进行优化,可提高图像的质量。

(二)应用最低能量输出原则的举例

对一个患者的肾进行超声扫描,首先选择适当的探头频率,之后就应对输出功率进行调节,从而保证以尽可能低的设置采集图像。在采集图像之后,调整探头的聚焦,并增大接收器增益,以保证探头在继续对其他组织进行扫描时能够获得相同的图像质量。如果单纯增大增益就足以保证图像的质量,那么就应将输出功率调低。

在获取肾的二维图像之后,可采用彩色模式对肾进行血流成像,与二维图像显示相类似,在增大输出之前,必须对增益和图像处理控制进行优化。

完成了对肾彩色血流成像后,应用多普勒控制取样容积在血管中的位置。在增大输出之前,调整速度范围或标尺及多普勒增益,以获得最佳的多普勒频谱。

总之,应用最低的有效辐射量,首先选择合适的探头频率和应用类型;从低的输出能量等级开始;通过调节聚焦、接收器增益和其他成像控制,使图像达到最优;如果此时还不能得到具有诊断价值的图像,才考虑增大输出功率。

(三)声能输出显示

超声诊断仪的声能输出显示包括两个基本指数,机械指数(MI)和热指数(TI)。热指数又由下列指数组成:软组织热指数(TIS)、骨热指数(TIB)、头盖骨颅内热指数(TIC)。三个热指数中的一个指数会显示出来,至于显示哪一个,由超声诊断仪的预设或使用者的选择而定。MI 在 0.0~1.9,以 0.1 的增量连续显示。三个热指数根据探头和应用类型,以 0.1 的增量,在 0.0 到最大输出的范围内连续显示 TIS、TIB、TIC。TIS 用于对软组织进行成像,TIB 用于骨骼或骨骼附近聚焦,TIC用于颅内或近皮肤的头盖骨进行成像。

1.机械指数 MI 用于评估潜在的机械生物效应。定义为超声波峰值(膨胀)压力 MPa[按组织衰减系数 0.3dB/(MHz·cm)降低后]除以探头中心频率 MHz 平方根。

MI 值越高,潜在发生机械生物效应的可能性就越大。并不是在某一个特定的 MI 值时就会发生机械生物效应。

2.热指数 TI 用于向使用者在某些特定假设状况下可能导致身体表面、身体组织内部或超声波束在骨骼上的聚焦点发生温度的上升,定义为总声能输出能量与组织温度升高 1℃ 所需声能之比。

(1)TIS 评估软组织或相似组织内的温度上升状况。

(2)TIB 评估超声束穿过软组织或液体聚焦于较深体内处骨头或邻近骨头部位的温度上升状况,如在 4～6 个月胎儿的骨头或其周围的温度上升的可能性。

(3)TIC 评估颅内或近体表头骨等处的温度上升状况。

类似于 MI、TI 为组织温度上升的相对参数,TI 高代表着升高的温度,但只是作为一种可能性,并不作为温度已经升高的指示。

(四)声能输出控制

在对超声诊断仪的各种控制进行调整之后,MI 和 TI 值可能会发生改变,尤其对输出功率控制进行调整后,指数的变化尤为明显。

1.输出功率 输出功率控制诊断仪的超声输出。屏幕上显示出 MI 和 TI 值,并随超声诊断仪对输出功率的调整作出相应的变化。在三同步组合模式中,每个模式都对总的 TI 施加影响,其中会有一个模式成为影响总指数的主要因素。所显示的 MI 取决于峰值压力最高的那个模式。

2.二维控制

(1)扇区宽度:减小扇角可使帧频提高,将使 TI 值增大。采用软件控制可以自动将脉冲发生器电压下调,使 TI 值低于仪器的最大值。脉冲发生器电压的降低将导致 MI 值降低。

(2)局部缩放:提高局部放大倍数可提高帧频,将使 TI 值增大,聚焦的数量也将自动增加,以提高分辨力。由于峰值强度可能在不同的深度出现,可能会使 MI 值发生改变。

(3)聚焦数量及聚焦深度:较多的聚焦可能会自动改变帧频或聚焦深度,从而使 TI 和 MI 值均改变。降低帧频会使 TI 值降低。所显示的 MI 值将与具有最大峰值强度的区域相对应。通常情况下,当聚焦深度接近探头的自然焦点时,MI 值将升高。

3.彩色模式控制

(1)彩色扇区宽度:较小的彩色扇区宽度将提高彩色帧频和 TI 值。仪器将自动降低脉冲发生器电压,导致 MI 值降低。如果同时启用了脉冲多普勒,其将成为主导模式,TI 值的变化将很小。

(2)彩色扇区深度:扩大彩色扇区深度将自动降低彩色帧频。一般而言,TI 值将随彩色扇区深度增加而减小。MI 值将与主导的脉冲类型(彩色脉冲的峰值强度)相对应。

(3)彩色标尺:用标尺控制来增大彩色速度范围可能会使 TI 值增大。超声诊断仪将自动调整脉冲发生器电压,其电压降低也将使 MI 值减小。

4.M 模式和多普勒控制

(1)多同步模式:几种模式组合使用将通过不同脉冲类型的合成对 MI 和 TI 产生影响。在同步模式下,TI 是相加的,在两种图像显示时,将显示主导脉冲类型的 TI 值,MI 取决于峰值压力最高的那个模式。

(2)取样容积深度:当多普勒取样容积深度增加时,多普勒的脉冲重频率(PRF)将自动减少。PRF 的增加将导致 TI 值的增加。超声诊断仪将自动降低脉冲发生器电压,其电压降低导致 MI 降低。

(五)超声强度的定义及界值

1.声场强度的计算 在决定超声波束对人体组织可能会造成的有效作用时,必须计算人体组织上所遭受的强度。因为人体上超声波束的衰减及组织上的超声波强度可能是 10～100 倍少于在水中同样位置上的测值。根据临床经验,当超声波束通过人体组织时,衰减的量是由以下三个因素决定:①超声波束路径通过的组织类型;②超声波的频率;③超声波束所传播的距离。

由于这三个因素要获得一个近似的衰减量,美国 FDA 要求按下列公式计算强度:

$$I_d = I_w \exp^{(-0.23afz)} \tag{式 1-77}$$

式中 I_d 在人体组织上估算的强度;I_w 为距离 Z 在水中测量的强度,单位为 cm;α 为衰减系数,用 dB/(MHz·cm) 表示;f 为超声波的频率,单位 MHz。

2.空间平均峰值时间强度(I_{spta}) 凡在脉冲平均强度为最大时,I_{spta} 是整个时间周期上声场点上的超声强度。单位为 W/cm^2。

3.空间平均峰值脉冲强度(I_{sppa}) 凡在脉冲平均强度为最大时,I_{sppa} 是整个脉冲传送时间上声场点上的超声强度。单位为 W/cm^2。

4.最大超声强度(I_{max}) I_{max} 是脉冲期间在最

高振幅时半周期内的时间平均声强。单位 W/cm^2。

5. 真实声束声强 ($I_0 b$)。

6. 峰值膨胀压力 是在规定点上振幅的暂存的峰值膨胀压力，单位为 MPa。

7. 脉冲强度积分 是任何一个规定点的任何规定的脉冲的瞬间速率时间积分，规定脉冲中声频压力包络或水下音频信号包络在非零区域内。每个脉冲等于能量密度焦耳。

1987 年 10 月，美国超声医学会（AIUM）批准了其下属的生物效应委员会所提出的报告：对于 MHz 频段的超声波，需要非聚焦的超声波临床应用于胎儿 $I_{spta} < 94$ mW/cm^2，新生儿头颅 $I_{spta} < 94$ mW/cm^2，心脏 $I_{spta} < 430$ mW/cm^2，外周血管 $I_{spta} < 720$ mW/cm^2，其他应用 $I_{spta} < 94$ mW/cm^2。

国际电工委员会 IEC1157-92 同样作出了规定，诊断类超声波声强为：$I_0 b < 20$ mW/cm^2，$I_{spta} < 100$ mW/cm^2（其中胎儿 < 50 mW/cm^2，眼球视网膜 < 17 mW/cm^2）。

如果医学超声诊断仪超出了这些限制值，必须公布其声输出的实际值。超声强度超出规定，可能造成若干生物效应，例如女性早熟排卵、胚胎发育不全、胎儿体重减轻、儿童发育迟缓等。值得注意是：当使用彩色多普勒血流成像、组织多普勒成像、谐波成像等超声检测时，I_{spta} 可上升至 500 ～ 800mW/cm^2，此时必须将 I_{spta} 调低，以获得超声波安全。

8. 超声波辐射时间及波的类型 通常采用脉冲超声波的短波脉冲宽度，其平均峰值超声强度较低，与连续波超声相比，脉冲超声波较安全。

超声波辐射时间过长对生物组织可能产生一定的影响，超声波在临床诊断中一次应 < 10min，脉冲波声源可以辐射的时间在 10min 合适；对于特定部位的观察，以 < 1min 较为合适，对于早孕的检测，以 < 2min 合适。对于妊娠全过程期间超声检查次数应 < 5 次为好。

（姚克纯）

■ 参考文献

[1] 唐 杰,姜玉新. 超声医学. 北京:人民卫生出版社,2009.

[2] 侯双双,姚克纯,吴 迪,等. 心肌声学造影评估左室室壁瘤瘤壁血供的临床研究. 中国超声医学杂志,2008,24(8):902-904.

第 2 章

多普勒超声及其临床应用

多普勒超声技术是研究和应用超声波由运动物体反射或散射所产生的多普勒效应的一种技术，主要用于动目标的检测，特别是血流动力学的评价。它可以提供包括血流起源、方向、速度、路径分布、时相变化、血流状态等丰富的信息，已广泛用于心脏和血管的功能评估及疾病诊断。此外，还可以提供组织运动特征的信息。多普勒技术的正确使用是超声科医生必须掌握的基本技能。

根据电路结构和工作方式，分为连续波式、脉冲波式、高脉冲重复频率多普勒；根据其应用目的，分为高通滤波和低通滤波，后者主要用于组织运动评价；其结果通过声音（听诊型）、速度（频移）-时间曲线、图像显示。近期研发的向量速度标测技术还可动态显示血流中存在的涡流，并予以量化评价。

第一节 多普勒频谱及血流参数

一、多普勒频谱与血流方向

心血管内的血流方向能通过频谱信息相对于零基线显示的位置决定。通常血流方向朝向探头被显示在零基线的上方，即正向多普勒频谱，而血流方向背向探头则显示在零基线的下方，即负向多普勒频谱。但是可以通过设置改变。

在实际检测时，多普勒频谱有时会包括正向和负向的血流信息，需要加以区分并同时作独立处理。由于正向血流信号的频率比发射频率高，可以得到相位领先的输出信号血流信息，而负向血流信号可以得到相位落后的输出信号血流信息。频谱的血流方向相当于探头流向，即使探头固定不动，但由于超声束（取样位置不同）方向的改变，血流信息的曲线显示也不尽相同。

二、多普勒频移信号的处理

脉冲多普勒超声取样门是一个小时间范围，其内有许多红细胞，且所有红细胞的运动速度却不尽相同，在同一时刻，产生的多普勒频移也不相同。因此，散射回来的超声脉冲多普勒信号是一个由各种不同频率合成的复杂信号，它有一定的频宽，如果取样容积内红细胞速度分布小，则频谱窄，反之频谱宽。由于血流脉动的影响，信号频率和振幅必然随时间而变化；所以血流信息是空间和时间的函数。把形成复杂振动的各个简谐振动的频率和振幅分离出来，形成频谱，称为频谱分析。只有对这种信号经过频谱分析，并加以显示，才有可能对取样部位的血流速度、方向和性质作出正确的诊断。

（一）快速傅里叶变换

处理脉冲多普勒超声信号，进行频谱分析，有过零检测和快速傅里叶变换（fast Fourier transform，FFT）两种方法。但过零检测技术方法简单，只能大致反映血流速度分布。所以现代的多普勒血流仪都不采用这种方法。目前主要采用 FFT 方法。该方法是通过微机来执行的，是把时域信号转换成频域信号的方法。复杂信号通过 FFT 处理，就能鉴别信号中各种各样的频移和这些频移信号的方向，将复杂的混合信号分解为单个的频率元素。FFT 处理信号，能自动地实时实现频谱显示和分析。由于超声诊断仪要求获取数据的速度较快，这就要求利用快速傅立叶变换器 FFT。FFT 器的输出正是我们所需的 FFT 波形，即多普勒频谱图。FFT 处理准确可靠，其频谱分析具有真实的临床价值。

（二）频谱显示

频谱显示有多种方式，最常用的显示方式为速度/频移－时间显示。该显示谱图上 X 轴代表时间即血流持续时间,单位为 s,它能够扩大或缩小频谱显示中的频谱比例;Y 轴代表速度/频移大小,单位为 cm/s。

1.收缩峰是指在一个心动周期内达到收缩顶峰频率,即峰值血流速度的位置(v_S)。

2.舒张末期是将要进入下一个收缩期的舒张期最末点(v_d)。

3.窗为无频率显示区域。频窗为典型的抛物线形流速分布中,流速曲线下部出现无回声信号区。当血流分布不全,这种典型的抛物线形频谱可能增大、缩小或消失。

4.水平轴线代表零频移线,又称基线。在基线上面的频移为正向频移,表示血流方向朝向探头;在基线下面则为负向频移,表示血流方向背离探头。也可上为负,下为正,可根据使用者习惯调节。

5.频谱(带)宽度表示频移在垂直方向上的宽度,即某一瞬间取样血流中血液红细胞速度分布范围的大小。速度分布范围大,频谱宽;速度分布范围小,频谱窄。人体正常血流是层流,速度梯度小,频谱窄;病理情况下,血流呈湍流,其速度梯度大,频谱宽。频谱宽度是分析血流动力改变的重要参数。

三、多普勒血流参数

(一)血管多普勒血流参数

1.A 为收缩期峰值血流速度(v_S),B 为舒张末期流速(v_d)。

2.时间平均峰值速度(time-avg PK),受检血管取样容积中一个完整的心动周期中空间最高血流速度的时间平均值。选取一个心动周期的曲线包络,由仪器直接计算出包络下的面积,即血流速度-时间积分(VTI)。

3.阻力指数 RI(resistive index):
$$RI = \frac{(A-B)}{A}$$

4.搏动指数 PI(pulsatility index):
$$PI = \frac{(A-B)}{\text{Time-Avg PK}}$$

5.收缩/舒张比值 SD:
$$S/D = |A/B|$$

6.压力差 PG:
$$PG = 4v^2$$

7.加速时间(acceleration time,AT):
$$AT = A'_t - B_t$$

8.减速时间(deceleration time,DT):
$$DT = A_t - C_t$$

(二)心脏多普勒血流参数

1.峰值流速

2.峰值压力差(peak gradient,PG)
$$PG = 4v^2$$

3.速度时间积分 VTI

4.平均速度(mean velocity,MV)
$$MV = \frac{VTI}{duration\ of\ flow}$$

5.平均压力差(mean gradient,MG)
$$MG = \frac{PTI}{duration\ of\ flow}$$

$PTI = sum\ of\ Pi\Delta t$;$duration\ of\ flow =$ 血流间期

Pi 是速度频谱区域每 Δt 内压力(由 $4v_i^2$ 计算)。

6.压力减半时间(pressure half-time,PHT)
$$PHT = DT \times (1-0.707)$$

7.E 峰峰值速度 peak E　velocity

8.A 峰峰值速度 peak A　velocity

第二节　多普勒效应影响因素

一、发射频率和脉冲波重复频率

超声波换能器晶片在电激励通过负压电效应所能产生的机械振动频率就是超声波的发射频率(transmitting frequency),通常指单位时间内换能器晶片振动的次数。该频率的高低直接影响到多普勒效应的产生。通常,较低的超声波发射频率能够测得较高的血流速度;反之,较高的超声波发射频率能够测得较低的血流速度或组织运动速度。在临床实际应用中,应当依据观测对象不同的血流速度范围选用不同的超声波发射频率,以获取最为可靠的血流和组织运动速度测量。

超声波的脉冲重复频率(pulse repeat frequency,PRF)是与超声波发射频率完全不同的概念。

超声脉冲波重复频率是指单位时间内由电激励造成的换能器晶片振动所发射的超声脉冲波个数。超声脉冲波重复频率的高低也与其所能够检测的血流或组织运动速度范围有关。通常超声波脉冲重复频率越高,其所能检测到的血流和组织运动速度越高;反之,其所能够检测的血流和组织运动速度越低。因此,在临床实践中对高速血流或组织运动速度的检测应当选用较高的超声波脉冲重复频率;而对低速血流或组织运动速度的检测应当选用较低的超声波脉冲重复频率。

上述超声波发射频率和脉冲波重复频率的不恰当使用,均会导致不准确的多普勒效应检测结果。

二、Nyquist 极限与频率混迭

由于现代超声诊断设备均采用反射式成像原理,即:通过超声波的发射与接收反射回来的超声波获取回波强度(灰度值)和频率变化(频移值)进行二维灰度和速度成像。因此,从超声脉冲波发射至返回的时间也决定了超声波的探测深度。超声波脉冲重复频率越高,其检测深度越低;反之,超声波脉冲重复频率越低,其检测深度越深。因此,脉冲波多普勒技术检测血流的最大取样深度(R_{max})也是由脉冲重复频率决定的。两者有如下关系:

$$R_{max}=c/2PRF$$

而 PRF/2 被称为尼奎斯特(Nyquist)极限。

当多普勒频移大于这一极限值时,所检测的血流速度频谱方向就会发生反转。由于受到尼奎斯特极限的限制,通常脉冲多普勒不能测量高速血流的速度。

三、角度、频移信号强度

超声波声束与血流或组织运动方向间的夹角通常被称为多普勒角(θ)。该角度的大小直接影响接收反射回来的超声波频移值(多普勒效应)的大小。从多普勒频移计算公式可以看出血流速度v与超声波声束和血流红细胞运动方向间的夹角θ密切相关:

$$当\theta=0°时,\cos\theta=1,f_d最大$$
$$当\theta=90°时,\cos\theta=0,f_d=0$$

角度θ越大,f_d越小,因此,在测量血流速度时,必须使超声波声束方向与血流方向的夹角θ尽可能小。当该角度增大时,超声波频移值就会变小。当该角度增大至90°时,超声波频移值将为零。因此,在临床实际应用多普勒超声技术进行血流或组织运动速度检测时,是超声波发射的声束方向应当尽量与血流或组织运动的方向平行。当该角度为零时,检测到的血流或组织运动速度才是真实的血流速度或组织运动速度。

在临床实践中,多普勒角度等于零的可能性非常小。因此规定:在进行心脏血流检测时,该角度应当<20°;而在进行外周血管血流检测以及腹部器官血流检测时,该角度应当<60°。

目前,在多数多普勒超声诊断设备上均具有多普勒的角度校正功能。该功能有助于校正由于超声波声束方向与血流或组织运动速度方向夹角过大所导致的测得速度大大低于真实速度的情况。但是在该夹角已经较小的情况下使用这一功能反而会导致所测速度大大高于真实速度。

多普勒超声频移信号强度也是影响观测多普勒频移效应的一个重要因素。在多普勒取样门未能取到血流或组织运动中心较高散射强度频移信号时,由于血流边缘该散射信息号强度相对较小,可能会导致显示和测得的速度明显低于真实血流和组织运动速度。因此,在观测血流或组织运动速度频谱时,判断频谱是否饱满完整,频移信号是否足够强,对确定所测血流或组织运动速度是否真实具有重要意义。通常,如果所测得频谱不饱满完整、频移信号强度弱小时测得血流和组织运动速度不可靠。

第三节　多普勒超声对血流的评价

一、血流状态

在多普勒超声的临床应用中血流状态的评价是最为基本的观测内容。正常血流状态通常指:稳流和层流;而异常血流状态通常指:湍流和涡流。血流的漩流状态可存在于正常和异常血流状态。

(一)稳流

稳流是指血流横截面从中心点至边缘的流速完全相同。这是一种理想的流体状态,在现实中由于血液流体自身存在的黏滞阻力以及与边缘结构

间存在摩擦阻力,通常会导致不同程度的流速差异。只有在流体动能巨大,足以忽略上述阻力时,此种稳流状态才会出现。

(二)层流

层流是指血流横截面从中心点至边缘的流速呈现均匀递减梯度分布。这是一种正常的血流状态。如前所述,此种流体状态是由流体自身以及流体与边界结构间摩擦阻力所导致。采用脉冲波多普勒以较小取样门检测时,血流频谱的频带通常较窄。这一种血流状态通常见于心脏各瓣膜口及心腔内、大动脉及其外周动脉腔内。实质器官的动脉供血,由于其动脉血流阻力通常较小,血液流速分布较大,常形成一种较宽的单向血流速度频带。

通常采用雷诺系数(Re)来反映流体状态。当雷诺系数≤2 000时,一般为层流状态。

(三)湍流

湍流是指血流主体方向一致,但是在流体内存在不均匀分布的血液流动速度和不同的血流方向。这一种血流状态常见于狭窄的心脏瓣膜口以及狭窄的动脉管腔内。在心腔内的湍流有时也被称为"射流",如二尖瓣狭窄时舒张期的高速过瓣血流。

(四)涡流

涡流是指血液流体的方向和流速大小完全不一致。这一种流体状态常见于射流周边,是一种由于血流水锤效应、推挤效应和文丘里效应(Venturi effect)综合导致的血液涡旋运动状态。此一血液运动状态,可以是血液动能损耗的一种形态,也可以是血液动能存储和传输导向的一种形式。同时高速旋转的涡流也可能造成心内膜或血管内皮的损伤,从而导致一系列的与内皮损伤相关的临床事件链。

(五)漩流

漩流是指血液经由一相对较小的孔道进入较大腔室所形成的往返血流状态。这一种流体状态常可见于正常的左心室腔内,当舒张期血流通过二尖瓣口进入相对较大的左心室腔内时,在左心室腔内可形成流入道与流出道的往返血流状态。这一种血流状态也可见于病理状态,如假性动脉瘤时瘤体腔内的血液流进和流出状态。

二、血流路径与分布

彩色多普勒超声血流成像的最为重要的观察内容就是血流的起始点、流经路径和血流的分布。彩色多普勒超声血流成像能够较为可靠地观察到血流的起始、流经路径和分布及血流的终点。此点在先天性心脏病或心脏瓣膜病等结构性心脏疾病心腔内异常血流评价时对判断异常分流或反流的起始部位和血流路径是否异常非常重要,有助于上述疾病结构和功能的超声准确诊断。

三、连续方程式

连续方程式是基于能量守恒原理所建立的血液流量计算公式。其基本的概念是在密闭循环体内,流入量应当等于流出量。例如:具体到心脏和血管,二尖瓣舒张期流入左心室的血流量应当等于收缩期经由主动脉口射出的血流量。

$$VTImv \times Amv = VTIao \times Aao$$

其中 VTImv:舒张期二尖瓣过瓣速度时间积分;Amv:舒张期二尖瓣口面积;VTIao:收缩期主动脉口速度时间积分;Aao:收缩期主动脉口面积。

当上述两个流量存在差异时,通常表明在收缩期存在二尖瓣反流或心室水平分流。因此,这一连续方程式可以被应用于计算二尖瓣的反流量,也可在先天性心脏病的血流量化评价中用于计算分流量。

该技术方法的局限性为:当合并有轻度(Ⅰ/Ⅳ)以上主动脉瓣反流时,测量结果可能会不可靠。

四、分　　流

血液分流是指血流经由异常通道(室间隔缺损、房间隔缺损、动脉导管未闭和动静脉瘘等)进入正常引流腔室以外腔室的血流状态。

分流是一种明显异常的血流状态,会加重异常被引流腔室的血流负荷量,增高被引流腔室的容量和压力负担,同时也会减少正常被引流腔室的血液流量。彩色多普勒超声血流成像技术能够十分清晰地显示分流的存在、部位以及引流路径。分流血流通常表现为异常血流起源部位的流体会聚成较窄的高速度血流,其可以表现为射流(如室间隔缺损和动脉导管)。通过对血流会聚点的确认,有助于确定分流通道的空间位置和数量。分流两侧腔体内的压力相对平衡,压力差值较小时,分流速度和分流量将会明显减少,可表现为特定短暂时相的分流或者双向以及反向分流。

五、反　　流

血液反流是指当心脏或血管瓣膜的结构和功能病变异常时,血流在不同的心动周期时相出现反向流动的现象。

心脏和血管的瓣膜均为单向阀门,即:只允许心脏和血管内的血流朝向一个方向流动。反流也是一种明显异常的血流状态。其可以导致受累瓣膜相关腔室的血流量异常增大,增加心脏房室或血管的容量负荷并最终导致压力负荷的增加。与分流血流相同,反流血流在起始部位也存在血流会聚为较窄的高速血流。通过对血流会聚点的确认,有助于确定反流通道的空间位置与数量。

六、血 流 会 聚

当血流通过狭窄口时,趋向于狭窄口的层流血流将会出现加速成像,并形成多个同心"壳"或等速半球。质量守恒定律认为:所有通过这些"壳"的血流最终必将通过狭窄口。因此,在任意"壳"面的血流率将等于最终通过的血流率。对这些血流会聚区域的彩色多普勒血流进行分析,将提供一个准确的在距狭窄口任一距离处测量最终通过狭窄口血流量的方法,即:

血流 1＝血流 2

因此:

$$狭窄口血流率(ml/s) = A_壳 \times V_壳$$
$$= 2\pi r^2 \times V_壳$$
$$= 6.28 r^2 \times V_壳$$

其中 $A_壳$:选定壳的面积;$V_壳$:选定壳面的速度;r:选定壳面距离狭窄口的半径。

在使用此方法时应当注意以下技术细节:

1. 使用局部放大功能优化狭窄口的二维图像。

2. 优化血流会聚区域的彩色血流细节。

3. 向下移动彩色血流基线以消除彩色血流的混叠。

4. 观察并测量混叠边缘的血流速度 $V_壳$。

5. 测量混叠边缘至狭窄口的半径 r。

通过此方法还可计算狭窄口的面积:

$$狭窄口面积(cm^2) = (6.28\ r^2 \times V_壳)/V_{max}$$

其中 V_{max}:连续波多普勒获取的最大过口血流速度。

这一方法可广泛应用于心脏瓣膜狭窄口的血流或房室间隔缺损处分流量计算,也可用于瓣膜反流有效瓣口面积和缺损面积或反流量的计算。

七、高速和低速血流观测方法

在进行心血管血流速度测定时,一个非常重要的原则就是:依据预估的血流速度选用不同的多普勒超声技术进行测量。

在对高速血流进行测量时,通常应当采用连续波多普勒技术。应当选用适当高的能够包含所测血流最大速度的量程。如果血流速度过快,还应调节血流频谱基线以获得最大的血流测量范围。如果要获取真实的最大血流速度值,通常还需要以不同的声束入射位置和方向进行检测。例如:要获取主动脉瓣狭窄收缩期最大血流速度,常需要利用胸骨上凹或胸骨旁右侧检测区域,以获得瓣口最大血流速度等。

在对低速血流进行检测时,通常采用脉冲波多普勒技术。选用适当低的能够包含所测低速血流最大速度的速度量程。如果选用较高的速度量程,将导致所观测低速血流的测量出现较大误差。如果血流速度过慢,还应同时调低频谱滤波值。过高的滤波设置将滤除拟检测的低速血流信号。对取样门的设置也应当予以高度重视。检测时,应当将取样门放置于血流中心位置,并设置适当的取样门大小。针对不同的检测指标,取样门的大小设置有所不同。例如:获取阻力指数时,取样门宜小;获取搏动指数时,取样门宜大。

正常心脏和血管血流通常表现为:单向搏动性(心腔内和动脉血流,随心动周期波动)血流或单向周期性(静脉血流,随呼吸周期波动)血流。其中动脉血流在外周和实质器官的血流速度频谱有明显差异。外周动脉表现为所谓三相波频谱,而实质器官供血动脉则表现为所谓单相血流频谱。

八、心肌血流灌注成像

目前临床和基础实验多采用彩色多普勒能量图对心肌或其他人体实质器官的血流灌注进行成像。通过检测超声造影微泡散射回来的多普勒频移能量信号能够较常规超声检测更为敏感地获得心肌或其他人体实质器官的血流灌注相关信息。

该项技术多被应用于心肌缺血或梗死,以及人体实质器官肿瘤病变的血供状态评价等领域。

九、组织运动成像

(一)心肌收缩功能评价

心肌运动的速度主要由心肌的收缩和舒张产生。心肌收缩功能的异常可直接表现为心肌运动速度大小、方向和分布的异常。组织多普勒成像速度模式为评价这一运动速度的异常提供了一个直观和敏感的方法。

现在采用的量化评价方法有两种,其一为 M 型显示格式;该方法为一半定量方法,只能显示取样线上的一维心肌运动速度分布。其二为多普勒频谱显示格式。

多普勒频谱显示格式常被应用于定量评价某一特定部位长轴方向上的运动速度和方向。目前常用的取样部位为房室瓣环、心室中部和心尖部在室间隔、左心室后壁和前侧壁的相应部位,以确定某一部位心肌收缩期运动的最大速度、速度积分、速度频谱形态和时相等与该部位心肌收缩性能和除极的瞬间关系。目前的研究表明:当心室收缩功能减低时,心肌收缩期运动速度也随之减低,收缩时相可相对延长、速度频谱可表现为多峰形态(正常情况下为单峰)。

由于组织多普勒成像技术仍是一种多普勒技术,其必将受到声束与被观察结构表面之间角度的影响。因此,在心室壁心肌运动速度方向与声束之间角度较大或垂直时,就会造成心脏运动速度被低估或缺失的情况。

(二)心肌舒张功能评价

与心肌的收缩功能相似,心室心肌的舒张功能主要由心室心肌在舒张期的运动速度大小、方向和分布所决定。

采用组织多普勒成像的 M 型和多普勒频谱显示格式,可直接定量或半定量地显示心室壁特定部位舒张期的心肌运动速度大小、方向和分布。心室的舒张功能同样具有方向性(长轴和短轴)。因此,在评价不同方向的心室舒张功能时,在技术上略有不同(例如:所采用的引导心室二维切面等)。对于评价长轴方向的心室舒张功能,目前最常使用的是房室瓣环的舒张期运动速度频谱。该部位舒张期运动速度频谱的速度测值和方向与心室壁其他部位的心肌舒张期运动速度的测值和方向密切相关。因此可以代表心室心肌长轴方向上的整体舒张功能情况。从理论上讲,由于绝大部分心室心肌均附着于心脏纤维支架中的房室瓣环上,并以此为支点进行舒缩活动。因此,测取该部位的运动速度频谱亦可以反映心室整体在该长轴方向上的功能情况。

在舒张期,房室瓣环运动速度频谱呈负向双峰。正常人第一峰(Em 峰)高于第二峰(Am 峰)。当心室舒张功能受损时,Em 峰低于 Am 峰;限制性心室舒张功能减低时,Em 峰和 Am 峰均明显减低,Em 峰高于 Am 峰,Am 峰矮小。当二尖瓣口舒张期血流多普勒速度频谱假性正常化时,二尖瓣环的组织多普勒成像舒张期运动速度频谱仍为异常表现,即:Am 峰高于 Em 峰。这一发现对于鉴别心室舒张功能受损时,常规二尖瓣口舒张期多普勒血流频谱的假性正常化具有极为重要的意义。

有研究表明:心室壁心肌舒张期的运动速度与心室舒张末期压力之间有较好的相关性。二尖瓣口血流多普勒频谱 E 峰与二尖瓣环组织多普勒成像运动速度频谱 Em 峰的比值(E/Em)与肺毛细血管楔嵌压(PCWP)之间亦有较好的相关性($r=0.87$)。其回归公式为:

$$PCWP=1.24(E/Em)+1.9$$

(三)组织多普勒成像在冠心病诊断中的应用

心肌缺血和(或)梗死后将会由于心肌细胞功能的丧失和心肌细胞结构的破坏,从而导致局部缺血和(或)梗死区域的心肌运动出现异常表现。这一异常的心肌运动在心肌缺血后 15s 就可出现。因此,检测这一心肌的异常运动,可以早期敏感地诊断心肌缺血并确认其部位和范围。

组织多普勒成像技术能够准确地反映心室壁心肌运动的速度、加速度、能量和张力的大小、方向和分布。因此为心肌缺血和(或)梗死的确认和量化分析提供了一个新的手段。

1. 心绞痛 心肌缺血的组织多普勒表现可分为若干类型。在急性心肌缺血区域,心肌运动的速度、加速度、张力和能量均明显减低。在二维及 M 型格式上,表现为某一时相的色温减低和(或)缺如;在多普勒频谱格式上,心肌缺血区域的运动速度频谱变化,以舒张期 Em 峰的明显减低和(或)Am 峰的相对增高和(或)代偿性增高为其主要表现。在慢性心肌缺血区域,心肌运动异常类型依心肌缺血的程度、范围和部位,可表现为速度、加速度、张力和能量减低伴或不伴速度方向异常;速度、加速度和能量增高伴或不伴速度方向异常等若干组合。其中速度、加速度、张力和能量的减低又可分为若干个等级。在二维和 M 型格式上,表现为局限性色温的减低或色温异常增高伴或不伴有速度方向的异常。在多普勒频谱格式上,心肌缺血区域的运动速度频谱变化通常表现为 Em 峰和 Am 峰的减低或增高伴或不伴速度方向异常。

2. 急性心肌梗死 急性心肌梗死的组织多普勒表现主要为:小范围急性心肌梗死区域的速度、加速度、张力和能量明显减低。在二维和 M 型格式上各时相内色温明显减低或缺失;多普勒频谱格式上,舒张期 Em 峰和 Am 峰峰值明显减低,与此同时收缩期 S 峰也明显减低。大范围急性心肌梗死区域可出现心肌运动速度方向的异常。

3. 陈旧性心肌梗死 陈旧性心肌梗死的组织多普勒成像表现主要为:陈旧性心肌梗死区域心肌运动速度、加速度、张力和能量的不同程度减低,可伴有速度方向的异常。在二维和 M 型格式上表现为色温减低或缺血伴或不伴有速度方向异常。由于陈旧性心肌梗死部位心肌纤维化变薄,可导致陈旧性心肌梗死部位心室壁着色范围变窄。合并室壁瘤或血栓时表现为:瘤壁的色温明显减低或颜色缺失;血栓通常与附着室壁的颜色相同或不同,但色温较低。在多普勒频谱格式上,陈旧性心肌梗死区域心肌运动速度频谱表现为:收缩期 S 峰和舒张期 Em 峰 Am 峰峰值的减低,伴或不伴有速度方向异常。在心肌梗死区域内可检出加速度值相对较高的带状或岛状分布。这一局限性的较高加速度值分布提示该陈旧性心肌梗死区域内仍有心肌存活。在二维格式上,在陈旧性心肌梗死区域周围的相对正常心肌内可检出树枝状的流动色块;采用多普勒频谱格式可检出动脉的血流频谱,提示纤曲增粗、血流速度减低的冠状动脉。

4. 超声心动图药物负荷试验 组织多普勒成像技术能够判断目测法不能区别或确认的心室壁心肌轻微异常运动、小范围异常运动和复杂异常运动。在药物负荷试验中,组织多普勒成像技术还为顿抑心肌的检出,提供了一个可行的方法。在药物负荷试验中,基础图像色温较低或缺失伴或不伴速度方向异常的区域,在一定剂量的药物负荷后,该区域色温增高速度方向转变为正常,则提示该区域心肌为顿抑心肌。对顿抑心肌检测的重要价值在于可为各种冠状动脉手术的术前疗效评价提供参考标准。

在正常心肌区域心肌运动速度在药物负荷后增加;在心肌缺血区域心肌运动速度在药物负荷前后无显著性差异。

5. 组织多普勒成像评价心律失常 由于组织多普勒成像能够提供心肌运动的速度和加速度在瞬间心室切面上的分布、大小和方向。因此,该技术可被应用于检测由于心肌细胞电兴奋而导致的心肌收缩运动在瞬间心室切面上的变化情况。

心肌电兴奋与组织多普勒成像检测出的心肌收缩运动之间在部位和时相方面有很好的相关性。组织多普勒成像所显示的心肌收缩运动,间接反映

了心肌电兴奋的起始部位和分布情况。由于心肌电兴奋及其诱导的心肌收缩运动是一个非常快速的过程。因此需要一个对心肌收缩运动非常敏感的手段,在心室心肌尚未完全达到有序收缩之前,即能检出心室壁局部的心肌收缩运动。只有这样,才能准确地反映心肌收缩运动的起始位置和随后的全部变化过程。加速度主要由速度和时间这两个因素确定。对速度因素,主要由仪器的两个方面功能决定加速度的检测,其一为对低速度的检测能力,亦即能否反映组织的低速度运动;其二为对低速度的分辨能力,亦即对组织运动的速度变化(速度差)的表现能力。对于时间因素,其主要由仪器采集图像的帧频所决定,亦即较高的帧频不仅可以获得较高的时间分辨力,而且还能够在极短的时间内获得不同的加速度表现。

(1)正常心室壁心肌收缩顺序的检测:正常人心室电兴奋由房室结传入,经结希区、希氏束和左右束支传导至浦肯野纤维系统,从而导致整个心室心肌的机械收缩。由于正常人心肌电兴奋与机械收缩偶联关系正常,因此组织多普勒成像加速度模式所检测到的心室心肌机械收缩起始点和顺序能够反映心室心肌电机械兴奋起始点和顺序。

心室壁心肌加速度起始和分布在传统的舒张末期中具有以下变化过程:①在心电图 P 波终末,有一轻微的心室心肌加速度发生。这一加速度由心房收缩造成,因此这一加速度的分布为整个心室壁心肌,其方向为离心性,以左心室后壁最为明显。②在这一加速度发生后,有一短暂时间,整个心室壁心肌处于相对静止的状态。③在心电图 R 波之前,室间隔上部出现局部心肌的加速度分布,其方向为向心性。对于正常人心室壁心肌加速度起始位置、传导顺序和出现的时相的正确认识将为室性心律失常异位起搏点、预激综合征旁道和束支传导阻滞的检测打下坚实的基础。

(2)室性心律失常异位起搏点的检测:由于组织多普勒成像技术不仅能够检测心室壁心肌收缩所产生的加速度,与常规灰阶成像技术相结合还可以确认这一局部心肌收缩所产生加速度起始点在心室结构中的具体位置。该技术不仅可以用于单源性的室性心律失常的单个异位起搏点的定位,而且还可以应用于多源性的室性心律失常的多个异位起搏点的定位。该技术的另一重要临床应用价值为可以区分异位起搏点在心室壁心肌各层次(心内膜下心肌、中层、心外膜下心肌)中的位置。从而

弥补了心脏电生理检查只能检测异位起搏点在心室结构中位置,而不能检测异位起搏点在心室壁内心肌各层次中位置的缺陷。这一点在决定室性心律失常患者治疗方法方面具有重大意义。

室性心律失常在心室壁的异位起搏点在组织多普勒加速度图像上表现为在正常的心室心肌加速度起始点以外的其他位置的异常初始加速度。该初始加速度的分布范围和加速度值大小不一。其主要由以下两个方面因素决定:其一电兴奋与观察时相之间的时间间隔,其二异位电兴奋的强度和范围。因此,在电兴奋与观察时相之间的时间间隔固定的情况下,异位的初始加速度分布范围和加速度值能够反映异位起搏点兴奋的范围和强度。

由于该技术的若干影响因素(尤其是呼吸因素)的干扰以及右心室壁形态的复杂性,对起源于右心室的室性心律失常其检测难度较大。在进行检测时,正确控制呼吸并进行多角度和多切面的观察,是准确检出右心室源异位起搏点位置的技术保障。

(3)预激综合征旁道的检测:目前临床所采用的检测预激综合征旁道的方法为,在X线透视的辅助下采用心内电标测导管插入冠状静脉窦标测预激电位,并根据预激电位与标测电极之间的位置关系推断旁道的位置。该方法为一介入性和放射性的检测方法。与此同时缺乏心室结构与标测导管以及标测导管与消融导管之间的准确位置关系。因此,长期以来临床血管介入治疗需要一个既能准确检出旁道位置,又能引导消融导管到达旁道位置并提供准确的解剖位置关系,同时还能随时评价消融效果和并发症、确认终止治疗时机以及术后随访的无创性的检测方法。组织多普勒技术的若干特点能够基本上满足上述要求。首先,组织多普勒成像技术能够正确评价心室心肌的局部收缩运动;其次,该技术能够提供心室解剖结构和功能以及导管在心内确切位置的图像;最后,该技术无创,可在手术前、术中和术后随时随地进行检测。因此,组织多普勒成像技术不仅能够在术前确认旁道位置,而且在术中能够准确引导射频消融导管至旁道位置进行消融治疗并随时评价消融效果、确立终止治疗时机。在术后可以不受限制地进行随访评价。同时可进一步评价射频消融治疗的长期疗效,以及有无旁道残留或多条旁道并存等。

组织多普勒成像应用于预激综合征旁道检测的前提条件是旁道必须是前向传导的,也就是心室心肌必须由旁道前传的电兴奋首先诱导收缩,并在心室壁内心肌产生一个局限性的收缩区域。从目前情况来看,只有显性预激综合征(W-P-W综合征)能够满足这一条件。

(4)束支传导阻滞的评价:在束支传导阻滞时,被阻滞束支所分布的心室心肌区域其心肌电兴奋和机械收缩的时间将出现延迟。采用组织多普勒成像技术检测束支传导阻滞患者心室心肌的加速度的起始位置及其分布,并与正常人在相同的时相和心室切面进行比较,就可以评价受束支传导阻滞影响的心室壁心肌的位置和范围。

在心室壁心肌运动功能正常时,通过对束支传导阻滞所致局部心室壁心肌机械收缩异常的位置、范围和程度的评价,可以为各种不同类型束支传导阻滞对心室局部或整体功能的影响,提供分类评价的准确依据。但是,在冠心病患者,其束支传导阻滞往往与心肌缺血和(或)心肌梗死合并存在。由心肌缺血和(或)梗死导致的心室心肌节段性运动异常,将会干扰组织多普勒成像技术对束支传导阻滞所致心室心肌机械收缩延迟现象的观察。

(5)起搏电极起搏效果的评价:起搏器人工起搏心室心肌将导致心室局部异位的心肌电兴奋和机械收缩。该异位的心室心肌电兴奋和机械收缩起始点与正常的心室心肌电兴奋和机械收缩起始点相比较具有以下特点:①心肌电兴奋直接由起搏电极诱导;②心室心肌电兴奋与机械收缩的起始点往往位于右心室心尖部;③起搏电极所接触到的心肌性质和分布将影响起搏效果;④起搏电极所释放的电刺激脉冲的各种参数的改变将导致异位起搏点心肌电兴奋与机械收缩初始分布范围和加速度值的变化。将组织多普勒成像技术应用于评价人工异位起搏点的心肌电兴奋和机械收缩状态,能够反映人工异位起搏点的心肌分布和性质以及起搏电极的效能。

6.组织多普勒成像在心肌疾病中的应用 任何原因所导致的心肌病变,都将使受累的心肌结构和功能发生改变。不同类型的心肌病变,其病变心肌的结构和功能改变也会有所不同。这就为通过评价病变心肌的结构和功能变化,反映心肌病变性质提供了可能。多普勒血流信号分析和常规的灰阶超声已成为超声波评价心肌病变时心室整体异常血流动力学状态、功能和解剖结构变化的主要手段。但是这些方法所提供的均为心室整体的功能和结构变化,不能进一步评价心肌病变局部的功能和结构异常。

组织多普勒成像技术可以在病理解剖结构的基础之上评价局部心肌病变所导致的功能异常。从而使心肌病变性质的评价成为可能。

(1)肥厚型心肌病的评价:组织多普勒成像在肥厚型心肌病中的主要发现包括:①舒张期局部病变心肌 Em 峰峰值时间延长;②早期心肌舒张的不同步现象;③舒张期室间隔 Em/Am 值的反转;④在所有的收缩时相,局部病变心肌的速度梯度明显减低或反转。在应用组织多普勒成像评价肥厚型心肌病时,应当注意到由于其心肌病变在心室分布的不均匀性,仅对某一两个局部进行分析不能代表整个心室的心肌病变情况。全面的评价应包括肥厚区域和非肥厚区域。

(2)扩张型心肌病的评价:组织多普勒成像在扩张型心肌病中的主要发现包括,在收缩期病变局部心肌和二尖瓣环的组织多普勒运动速度频谱 s 峰峰值明显减低,峰值时间延长并出现了 s 峰的多峰现象。多峰现象与心室整体的 EMF 值有明显的相关性。舒张期局部病变心肌和二尖瓣环的组织多普勒成像运动速度频谱的 Am 峰和 Em 峰峰值均明显减低,但 Em/Am 值未见明显改变。s 峰峰值的明显减低和峰值时间的明显延长,反映了心肌收缩性能的减低;s 峰多峰现象的出现代表了心室心肌收缩的不均匀性和不协调性。尽管在心室舒张功能明显异常的情况下,Em/Am 值仍未反转,这并不代表心室舒张功能正常。其主要原因可能为心房心肌同样受累,导致 Am 峰峰值亦明显减低所致。与此同时,由于心室壁心肌在收缩期和舒张期运动的不协调性和运动速度减低,在组织多普勒成像二维和 M 型格式上可出现心室壁心肌运动速度、加速度和张力分布的不均匀性和速度、加速度和张力的减低。

(3)限制性心肌病和心肌淀粉样变:组织多普勒成像在限制型心肌病中的主要发现包括,采用组织多普勒成像频谱格式所检测到的二尖瓣环运动速度较正常人和缩窄性心包炎患者明显减低。该指标较少受到心室负荷的影响。与此同时二尖瓣环运动速度频谱 Em 峰的峰值时间较二尖瓣口血流频谱 EM 峰峰值时间短。

组织多普勒成像在心肌淀粉样变中的主要发现包括:组织多普勒成像速度模式二维格式上表现为心室壁的中层心肌缺乏心肌运动速度表现,其速度分布呈特征性的所谓"三明治"改变。组织多普勒成像频谱格式发现:与正常人心肌运动速度频谱相比较,淀粉样心肌运动的峰值速度均较平坦,提示心肌运动的加速度和减速度均有明显减低。与此同时,其峰值速度亦明显减低,减低的幅度与心肌淀粉样变性的程度有一定的相关性。病变心肌局部的 Em/s 值均低于-1.3,在正常人该比值范围为-1.5~-2.0。在淀粉样变性的心脏,其心肌舒张中期的与舒张早期运动速度相反的速度表现消失。在舒张晚期,心肌运动速度亦明显减低。必须提出的是:上述改变在心肌淀粉样变性的不同阶段可显示不同的表现形式。在心肌淀粉样变性早期,可仅仅表现为某一舒张期时相的心肌运动速度减低。心肌淀粉样变性的其他组织多普勒成像表现还包括:其整体的心脏运动速度高于正常人等。

(4)高血压性心脏病的评价:组织多普勒成像在高血压病中的主要发现包括,心室壁肥厚的局部心肌其多普勒运动速度频谱表现为舒张早期 Em 峰峰值速度减低;舒张晚期 Am 峰峰值速度增高;Am/Em 值>1.0(正常人群 Am/Em<1.0)。与此同时,局部心肌的等容舒张时间亦明显延长。组织多普勒成像技术还能为早期轻微左心室舒张功能异常的评价和高血压病某些阶段二尖瓣口多普勒血流频谱的假性正常化的鉴别等提供有用的指标。这些指标主要包括等容舒张时间、舒张期峰值速度(Em 峰和 Am 峰)、峰值时间和 Am/Em 值等。进一步研究速度、加速度和张力在心室壁内心肌组织中的分布和变化情况,将有可能揭示心肌组织结构与功能异常的关系。

7.组织多普勒成像在限制性心包疾病中的应用 组织多普勒成像在限制性心包疾病中的主要发现包括:心室长轴方向上的扩展速度则无明显改变。心室长短轴方向的舒张早期峰值速度和主动脉瓣第二心音距舒张早期峰值速度的时间分别高于和短于正常人组;短轴方向上的舒张期室间隔运动方向向后,在舒张早期峰值速度之前表现为一个尖锐的峰值或舒张早期运动速度频谱为双峰;在长轴方向上右心室前壁、室间隔和左心室后壁在舒张期最大峰值速度之后有一个方向向后的运动速度。这些组织多普勒成像的特殊表现在任何正常人中均未能发现。因此,这些特殊表现可以作为诊断限制性心包疾病的依据。

8.组织多普勒成像在心脏移植排斥反应中的应用 在排斥反应时舒张早期心肌运动的峰值速

度减低。这一心肌运动峰值速度减低可以在中等程度的心脏移植排斥反应时,采用组织多普勒成像频谱检测出来。在抗排斥反应有效治疗后,心室心肌舒张早期峰值速度均有回升。在有急性排斥反应的患者其心肌运动速度在收缩期和舒张期均呈持续性减低。其中,中度和重度排斥反应的心室心肌运动速度较轻度排斥反应的心室心肌运动速度明显减低;舒张早期左心室后壁心肌运动速度的减低具有最高的检测心脏移植排斥反应的敏感度。

十、外周血管疾病临床评价

外周动脉粥样硬化性疾病发病率高,占相当大的比重。多普勒超声检查外周动脉粥样硬化性疾病主要定量分析动脉血流动力学改变及动脉狭窄程度等。外周动脉的主要功能之一是运输血液至全身各器官,狭窄程度的诊断直接关系到疾病程度判断,指导临床治疗抉择,因此外周动脉狭窄程度诊断是多普勒超声检查的重点。静脉疾病以静脉血栓形成最常见,多普勒超声为首选诊断方法。

(一)颈椎动脉多普勒超声临床应用

多普勒超声是了解患者动脉疾病的一种非常好的无创检查方法,多普勒超声研究最早、最深的外周动脉即是颈椎动脉。在超声研究动脉粥样硬化、狭窄程度、预测脑缺血事件发生原因,只有颈动脉狭窄程度是唯一被证明的相关因素。

临床上一般根据二维及多普勒超声检查结果,选择介入或手术治疗。如果选用介入治疗,一般在介入治疗的同时进行颈椎动脉造影;如果选用手术治疗,则在手术前进行颈椎动脉造影。近年来,多数血管外科已经不再进行常规的术前颈椎动脉造影,而是根据超声检查结果直接对部分患者进行颈椎动脉腔内介入治疗术,如颈动脉内膜剥脱术、经皮动脉内支架置放术相当普及,日趋成熟。对于颈内动脉狭窄(有症状的)患者,是否需要外科治疗,主要根据患者颈内动脉直径狭窄率及最大血流速度。

(二)肢体血管多普勒超声临床应用

与颈椎动脉超声检查相同,内中膜增厚与否、斑块有无仅能对肢体动脉粥样硬化进行定性诊断;当下肢动脉直径狭窄率达50%以上、多普勒频谱改变时,狭窄远端的血管内压力和血流量都会下降,患者可能会出现间歇性跛行。外科决定是否需要治疗主要根据临床症状,采用何种治疗方法要参照狭窄程度、病变范围及最大血流速度。

1. 肢体动脉闭塞性疾病　超声检查包括肢体动脉的二维形态学观察、多普勒超声频谱分析、彩色多普勒血流观察。正常肢体动脉的多普勒频谱具有典型高阻血流的特征,通常为三相波或双相波。动脉狭窄处血流速度增快并出现湍流。灰阶超声能显示肢体动脉形态和动脉内斑块,但动脉狭窄程度的判断仍依靠多普勒频谱分析。

超声检查为最常用的肢体动脉无创性检查方法。临床上一般根据超声检查结果,选择介入或手术治疗。如果选用介入治疗,一般在介入治疗的同时进行动脉造影;如果选用手术治疗,则在手术前进行动脉造影。近年来,多数血管外科已经不再进行常规的术前动脉造影,而是根据超声检查结果直接对部分患者进行动脉腔内介入治疗术。尽管以超声结果为依据的肢体动脉腔内介入治疗术不如颈动脉内膜剥脱术、经皮颈动脉内支架置放术那么普及,但也日趋成熟。

2. 肢体静脉回流障碍　肢体静脉通畅度的超声检查一般采用仰卧位或头高足低位,以增加被检静脉的充盈度。正常静脉具有可压缩性,用超声探头可压瘪。正常静脉的多普勒血流频谱具有自发性和周期性,即随吸气增强;这一特征对于近心端的大、中静脉较为明显,而对远心端的较小静脉则不甚明显,静脉血流频谱也随其远端肢体的挤压而增加,随近端肢体挤压或 Valsalva 动作而减弱。

静脉血栓形成的超声诊断主要根据正常静脉的可压缩性、多普勒频谱可检出及彩色多普勒充盈情况。检查时,先显示被检静脉的横断面,然后用超声探头按压被检静脉。如果静脉可压瘪,提示静脉内无血栓形成;静脉受压后前后径无任何变化、多普勒频谱及彩色多普勒血流消失,则提示静脉内充满血栓。静脉受压后前后径缩小但前后壁没有接触、彩色多普勒充盈缺损,提示静脉内部分血栓形成。其他静脉血栓形成的超声诊断标准包括:①超声显像显示静脉附壁血栓;②静脉口径不随呼吸运动或 Valsalva 动作而变化;③静脉瓣固定,不随呼吸运动;④缺乏正常的静脉血流信号(正常静脉血流信号具有自发性和周期性,并随呼气及远端肢体挤压而增加)。

超声检查是诊断肢体静脉血栓形成最常用的方法,目前已经取代静脉造影成为肢体静脉血栓形成诊断的首选方法。

3. 肢体静脉瓣膜功能不全　肢体静脉瓣膜功能的超声检查一般采用坐位下肢下垂或站立位。

检查时,先显示被检静脉,检测静脉内脉冲多普勒频谱并观察彩色多普勒血流信号,以判断静脉瓣膜功能。正常静脉血流(上行性)信号随其远端肢体的挤压而增强。突然放开挤压后血流信号消失。放开远端肢体挤压后,静脉反流(下行性)信号持续1s以上提示静脉瓣膜功能不全。脉冲多普勒的静脉流速波将上行性和下行性血流分别记录与零为基线的上、下方,下行性血流持续的时间(a~b所代表的时间)即为静脉反流时间,可采用超声仪的测量工具测得。正常静脉的反流时间不超过0.5s。一般认为静脉瓣膜功能不全的超声诊断标准为静脉反流时间>1s。同样原理,可应用彩色多普勒判断静脉反流。彩色多普勒采用不同的颜色(通常为蓝色和红色)表示不同的血流方向,挤压远端肢体后,静脉内出现代表上行血流的颜色,放开远端肢体挤压后,静脉内如果出现颜色变化(由蓝色变为红色,或由红色变为蓝色)并持续1s以上提示静脉反流。

超声检查是诊断肢体静脉瓣膜功能不全首选的无创性检查方法。目前临床上已不采用静脉造影诊断肢体静脉瓣膜功能不全。

(三)腹部与盆腔血管多普勒超声临床应用

腹部与盆腔血管超声检查一般采用仰卧位。

检查前,要求患者禁食4~8h,上午检查效果好。检查时,先用灰阶超声显示被检血管,脉冲多普勒检测血管血流动力学改变,彩色多普勒观察血流信号,以判断血管功能及其病变。

在腹部、盆腔血管检查中,主要应用脉冲多普勒检查。在灰阶超声检查基本确定或可疑异常时,显示清楚被检血管的长轴切面,应用彩色多普勒显示血流的分布及异常血流,再进行脉冲多普勒检查,获取各项参数,进一步对疾病的血流动力学进行定量分析;此外,可同时监听多普勒声音的改变,对估计血流速度、层流和湍流有重要价值。彩色多普勒超声能提供血流空间特征信息,可以提示血流的存在、方向、轮廓、层流、湍流和分流。对病变本身的血流特征和病变周围及相关血管的形态与血流动力学进行定性评价,如血管的空间位置和分布情况,血流速度改变及血流性质等。

超声检查是诊断腹部、盆腔血管疾病最常用的方法,部分疾病如动脉瘤、静脉血栓形成、动静脉瘘等,不需要血管造影即可确定诊断。临床上一般根据超声检查结果决定是否对患者进行血管腔内介入或手术治疗。

(尹立雪　姚克纯)

■ 参考文献

[1] Carol M. Rumack, Stephanie R. Wilson, J. William Charboneau, Jo-Ann M. Johnson. Diagnostic Ultrasound. 3th edition. Elsevier(Singapore):Pte. Ltd,2007.

[2] Harvey Feigenbaum, William F. Armstrong, Thomas Ryan. Feigebbaum's Echocardiography. 6th edition. Lippincott Williams & Wilkins,2005.

[3] 王新房. 超声心动图学. 4版. 北京:人民卫生出版社,2009.

[4] 周永昌,郭万学. 超声医学. 5版. 北京:科学技术文献出版社,2009.

第 3 章

超声诊断仪

超声成像技术已广泛应用于临床,其发展速度是日新月异。虽然临床上已使用的超声诊断仪型号繁多,品牌不一,但根据工作原理可分为反射型、多普勒型及透射型。B 型(B-mode)超声诊断仪是在 A 型(A-mode)基础上发展起来的,其工作原理与 A 型有许多相同之处,故 A 型超声诊断仪就不赘述了。

第一节 超声诊断仪的类型、基本原理及结构

一、灰阶超声诊断仪的基本原理和结构

(一)基本原理

灰阶超声诊断仪又名 B 型(B-mode)超声诊断仪,它是灰度 brightness 的首写字符的简称,它是用显示器的灰阶(gray scale)来相对地显示声束扫描人体切面各点的回波信号的振幅,最终呈现为二维图像。它不仅利用了组织界面的回波,而且组织的散射回波也被用于显像。这些回波用来显示人体组织和器官的解剖形态和结构方面的信息。

医学超声波的工作原理与声纳有一定的相似性,即将超声波发射到人体内,当它在人体内遇到界面时会发生反射及折射,并且在人体组织中可能被吸收而衰减。因为人体各种组织的形态与结构是不相同的,因此其反射与折射以及吸收超声波的程度也就不同,超声医学工作者正是通过仪器所反映出的波形、曲线或影像的特征来辨别它们。此外再结合解剖学、生理学与病理学的改变,便可诊断所检查的器官是否存在病变。

人体结构对超声而言是一个复杂的介质,各种器官与组织,包括病理组织有它特定的声阻抗和衰减特性。因而构成声阻抗上的差别和衰减上的差异。超声射入人体内,由表面到深部,将经过不同声阻抗和不同衰减特性的器官与组织,从而产生不同的反射与衰减。这种不同的反射与衰减是构成超声图像的基础。

人体器官表面有被膜包绕,被膜同其下方组织的声阻抗差大,形成良好界面反射,超声图像上出现完整而清晰的周边回声,从而显出器官的轮廓。根据周边回声能判断器官的形状与大小。

目前使用的超声诊断仪都是建立在回波的基础上,其物理基础便是人体内的声阻抗值是不同的,当声波穿过不同的组织器官时,其回声产生相应的变化,将接收到的回声,根据回声强弱,用明暗不同的光点依次显示在荧光屏上,则可显出人体的切面超声图像,从而可提取各种诊断信息。

超声经过不同正常器官或病变的内部,其内部回声可以是无回声、低(弱)回声或不同程度的强回声。

1.超声信息线 超声信息线的形成是由脉冲波产生。为了采用脉冲超声波来获取图像,需要发射短促的高频超声波以形成超声波束,然后停止发射相当长一段时间(具体时间依探测的深度而定)。

在发射一短促的高频脉冲后,此时超声波束进入人体内,在遇到不同声阻抗组织的两个界面时,部分能量反射,其中的一小部分能量就返回至探头;原发射的超声束的其余部分能量进入至深的组织界面上依次产生另外的回声(图 3-1)。

从人体内发射回来的超声波能量到达探头,将超声能量转变成电信号,经过放大处理后显示成一条超声波信息线,表示不同组织界面沿超声波束上的相对位置。

2.二维超声回声图像 二维超声回声图像也就是二维平面图,使超声波束沿身体表面或体腔内做直线或扇形扫描,即使超声波束按照一定的规律不断地改变探测部位,便可获取相应位置的超声信息线,若干条超声信息线组合形成一幅二维超声图像,即可显示人体组织器官的结构空间方位和形态等。

3.超声图像显示的同步控制 同所扫描的超声波束瞬时位置相应的另一电信号经过处理后,就会产生水平和垂直控制信号,其作用是控制显像管的电子束运动方向,使之与返回的超声波束的瞬时位置相重合,经过多次定位的很多超声信息线所组成的一幅完整的图像表示人体组织器官切面超声图像,显示器上所显示的图像与探头扫查的任何瞬时位置保持严格同步。

4.实时动态扫查成像 二维图像的形成需要一定的时间,其所需时间取决于超声波束在人体组织中的传播速度,探测部位的深度及超声波束穿透一定深度时的扫描速度。

超声在人体软组织中速度为 1 540m/s,探测的深度一般在 18~20cm,形成一条扫描线数所需时间为 234~260μs(即超声在人体中往返的时间)。要产生二维图像就需要超声穿过身体扫描。扫描速度将取决最后的图像会包含多少条超声信息线(超声线密度)。

如每帧图像为 120 入射超声波束线,所需时间为 28.0~31.2ms。

帧速度一般在 30~50f/s。

一般可遵循:

最大探测深度(D)×每帧最大超声线数(N)×最大帧速度(v)= $\frac{1}{2}c$(声速)。

例如:探测心脏深度 20cm,帧速度 50f/s,声速 1 540m/s,那么 $\frac{1}{2}c = 77\ 000$cm/s,则最大超声线 $N = \frac{1}{2}c \times \frac{1}{D} \times \frac{1}{v} = 77\ 000$cm/s $\times \frac{1}{20\text{cm}} \times \frac{1}{50\text{f/s}} = 77$ 条。

显然,超声信息越多,则图像越平滑,但缓慢地扫描心脏运动的心内结构会引起图像的时间失真。因此必须采用高速扫描以获取实时二维的心脏切面超声回声图像。目前,心脏扫描的帧频在 50f/s 左右,这样图像稳定而失真很小。所谓高速扫描就是采用数字扫描变换器(digital scan converter,

DSC)可以避免由于帧频低而出现的闪烁,并可采用插补处理,增加线密度。

5.扫描和时间 超声系统沿着不同方向发射接受超声波形成切面图像。探头阵元不能同时接收发送信号,超声波发射、接收交替工作,交替的频率就叫做脉冲重复频率。

6.扫查线数 接收发送信号往返的次数。在超声诊断装置中,形成切面图像大约需要 300 条扫查线。

7.脉冲重复频率(pulse repetition frequency,PRF) PRF 是 1s 探头发出超声短脉冲的个数。用于超声诊断声波除了连续多普勒模式使用连续波外,几乎都使用间隙性发出的持续时间很有限的短促声波(图 3-1),称作脉冲波。短脉冲超声波的频率称脉冲频率(pulse frequency),即探头发射的超声频率。脉冲波所占的时间称脉冲持续时间或脉冲期(τ),此期内通常包含 2~3 个波长;声速与脉冲期的乘积称为空间脉冲长度(spatial pulse length,SPL),也称脉冲宽度,简称脉宽。不发射波的间隔时间,用于接收发出超声波的反射回波,此间隔称为静止期(quiescence,q)。此后再发射,再间歇,如此往复。一个脉冲开始发射到下一个脉冲开始发射所需时间称为脉冲重复周期(pulse repetition period,PRP);脉冲重复频率为 PRP 的倒数;脉冲期与脉冲重复周期之比称为占空因素(duty factor,DF)。

PRF 对成像时间有较大的影响。深部反射,接收信号所需时间长,也就是发出脉冲信号的间隔时间也会长,换句话就是说 PRF 低;如果扫查的深度浅,接收信号需要时间短,则 PRF 高。

例如:PRF 为 3.7kHz 的时候,往返周期由以下公式可以得到:$\frac{1}{3\ 700\text{Hz}} = 270\mu$s 超声波在人体内 1cm 往返约 13$\mu$s,所能扫查视野深度值为 $\frac{270\mu s}{13\mu s} = 21$cm

所以超声扫查时要计算出适应不同视野深度的 PRF 值,即扫查深度确定后,相对应的 PRF 也被确定。

8.PRF 和帧频率的关系

帧频率:1s 扫描并显示出几幅图像为帧频率。

例如:扫查线数为 $N = 121$ 条,扫查深度 $D = 20$cm,扫描一帧图像所需的时间 T:

$$T = N \times \frac{2D}{c} = \frac{121 \times 2 \times 200}{1\ 540 \times 1\ 000} = 31.4\text{(ms)}$$

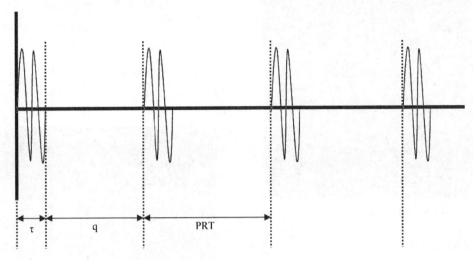

图 3-1　脉冲重复频率

1s 扫描的帧频数为 R：

$$R = \frac{1}{T} = \frac{1\text{s}}{31.6\text{ms}} = 31.8 \text{ 帧}$$

上例说明了帧频与所扫查的深度成反比的关系，即：扫查深度大，帧频低，反之亦然。

9.扫描线与帧频　对于帧频的影响与很多因素有关；如扫描线减少，帧频变高。

帧频高有两种方法：一种是扫描线密度低，另一种是扫查深度浅。

10.决定帧频的因素　扫描线密度、扫描角度和扫查深度。

11.电子扫描式探头　电子扫描方式中，探头前端阵列通过电子开关和延迟电路来控制发射接收，控制方式的不同形成不同的扫描方式。二维成像目前常用的有电子线阵扫描、电子扇形扫描、电子凸型扩展扫描。与其相对应的探头分别为线阵探头、扇扫探头或相控阵探头、凸阵探头。

电子扫描方式的特点：

优点：声束方向和聚焦易于控制；B/M、Doppler 模式较易成像。

缺点：设备复杂，价格高。

(1)线阵探头：阵元成直线型顺序排列。一个阵元被驱动，阵元的口径相对于波长不十分大，声波成球面状扩展。当多数阵元被驱动形成阵元组，阵元组的所有阵元同时加脉冲电压时，根据惠更斯原理，组成的波面带有声束的方向性。

线阵扫描在一组阵元发射接收信号后，再进行下一组阵元的发射接收工作。线阵扫描方式是通过切换电子开关来驱动不同的阵元组进行扫描，每一回的发射接收信号都会切换电子开关(图 3-2)。

(2)凸阵探头：基本与线阵的相同。凸阵探头是把阵元做成凸形排列，工作方式与线阵相同。

(3)扇扫探头：阵元呈直线排列，和线阵探头排列方式相同。扇形扫描时，给不同的阵元设置不同的延迟时间以形成倾斜方向的波面，通过特定的延时来改变声束的方向(图 3-3)。

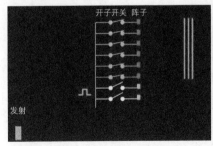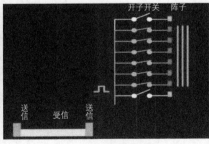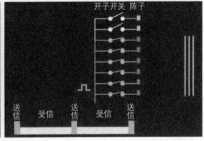

图 3-2　线阵扫描

图 3-3 所示，扇扫通过改变阵元与阵元之间的时间差来改变声束角度的大小。扇扫与凸阵扫描、线扫不同，它是驱动所有的阵元工作来形成具有方向的声束。由于帧频的限制，通常阵元数为 64、96 或 128 个。

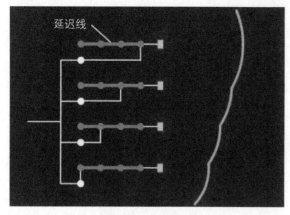

图 3-3　扇扫探头

12.超声波的电子聚焦

(1)超声波的电子发射聚焦:在光学中,要使平行的光聚焦的话就要利用透镜使各点的光聚焦在一点上,同样超声脉冲波同时驱动各阵元所形成的波面无法聚焦;但使用延迟线来定时驱动各阵元,中心阵元延迟时间长,两边阵元延迟时间依次减少,最终超声波就会形成电子凹面的聚焦。如图3-4所示,但一次发射信号只能在一点上设定聚焦。这就是超声波的电子发射聚焦。

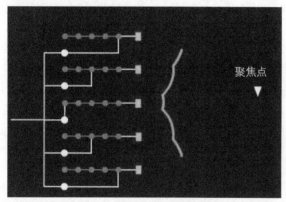

图 3-4　超声波的电子聚焦

(2)电子动态接收聚焦(dynamic focus):在不同深度接收聚焦,为得到从各聚焦点反射回的球面波,在相同的相位接收信号,延迟回路产生相应的延迟。也就是说各阵元接收的信号根据接收到的时间不同(即深度的不同)产生相应的延迟后进行累加,就会增加接收信号的聚焦性。这就是超声波的电子动态接收聚焦。

动态聚焦与数字化技术的关系:

现在已不用模拟的延迟电路而用数字延迟电路,这样能够形成非常细的动态聚焦,并且抑制了许多外界的干扰信号,升级容易,延时精准,不易老化导致图像失真。

13.分辨与声场及动态孔径

(1)分辨力:用超声图像进行更加准确的诊断,分辨力是非常重要的。

现在有两艘船,从现在的位置可以识别这两艘船。但是,随着两艘船靠近,就变得不能识别了(图3-5)。

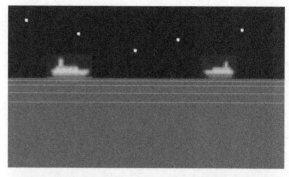

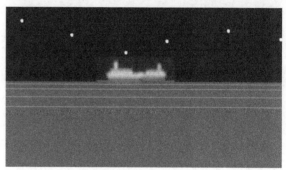

图 3-5　分辨力

超声波诊断仪是用识别两点之间的最小距离的能力来表示分辨力。

距离分辨力有三种,一种是纵向分辨力,一种是横向分辨力,还有一种是侧向分辨力。

(2)描述超声成像灵敏度的两个重要参数——对比分辨力与细微分辨力。

对比分辨力:超声诊断仪能够显示出的最小声阻抗差值的能力。

细微分辨力:超声诊断仪能够显示出的最小背向散射信号的能力。

(3)电子动态孔径技术(dynamic aperture):超声设备中为了提高分辨力有许多方法。电子动态孔径技术就是其中的一种,就是对近场区用较少的阵元组合发射、接收,以缩小近场区的声束;对远场区用较多的阵元组合发射、接收,以增大近场区,减小声束发散,以提高近场区分辨力。为此我们分析一下声场,从阵元发射的超声波从平面波转换成球面波,从而扩散。

当阵元直径一定时,频率越高,声束越不易扩散。所以高频探头分辨力高和这个原因是密不可分的;相反,超声波频率一定时,阵元直径越大,声束越不易扩散(图3-6)。

故在接收回波的过程中,随着接收深度的变化驱动的晶片数也随之变化,远场驱动晶片数多,近场驱动晶片数少,这就是电子动态孔径技术(图3-7)。

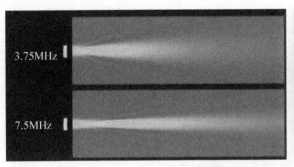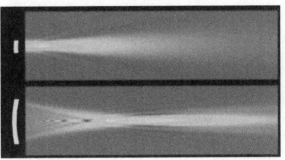

图 3-6 不同频率声场及不同阵元直径声场

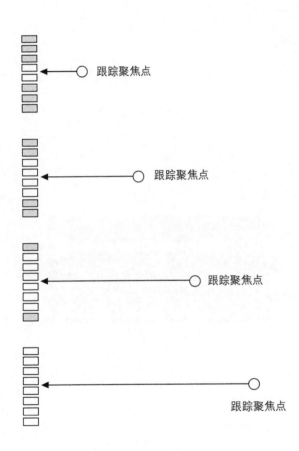

图 3-7 电子动态孔径

14. 旁瓣与动态变迹技术(dynamic aperdization) 由声场图可以看出,超声波具有位于中央的主瓣和偏离中央位置的旁瓣,超声波诊断仪利用主瓣在主瓣传播方向进行成像,但同时旁瓣也会在相应的传播方向获得信息并显示在主瓣成像位置上,形成旁瓣伪像。

在超声工程上,与主瓣方向即扫查线对应的阵元为中央阵元,在每一点的接收过程中,中央阵元的增益最大,两边阵元的增益依次减少,从而抑制旁瓣伪像,这一技术就叫做动态变迹技术(图3-8)。

综上所述,超声波诊断仪的接收是动态变化的,主要由上述的动态接收聚焦技术、动态孔径技术以及动态变迹技术组成。

15. 多点聚焦 发射的超声波在聚焦点附近能够得到分辨力高的图像,但是在声束不聚焦的地方分辨力较差。为了在更宽的领域得到更高的分辨力,超声波要尽可能的细,聚焦范围要尽可能的长,多点聚焦就是这个目的。

每次发射信号分别在一点形成聚焦。所以随着深度的改变,多次发射信号,然后将聚焦处的接收信号分别存于图像存储器中。把在多处发射聚焦点接收的信号加以合成就叫做多点聚焦(图3-9)。

多点聚焦的缺点:在一条扫描线上数次发射接收信号,帧频变低。

16. 衰减与补偿、放大(动态范围) 超声在人体内传播时,振幅对应传播距离即深度呈对数衰减,这样深部传出的信号比较弱,难以接收(图3-10)。

因此在超声诊断设备中将接收的信号用对数放大器进行放大,才能够将接收的弱信号和细小差别表现出来(图3-11)。

这个对数放大器的一个主要参数就是动态范围,通俗地说动态范围是超声诊断仪能接收到的最小信号(灵敏度)到能解调的最大信号之间的范围,

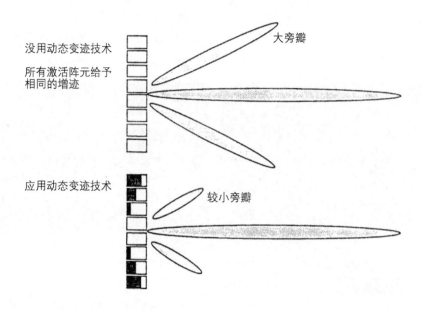

图 3-8　动态变迹

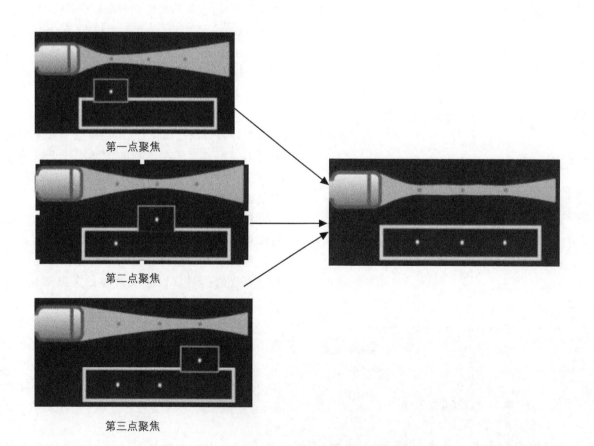

图 3-9　多点聚焦

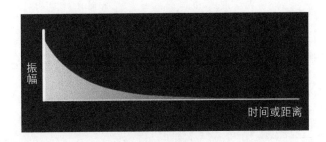

图 3-10　振幅随时间距离的变化

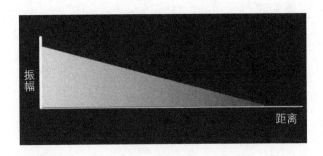

图 3-11　经对数放大器处理后的振幅随距离变化

当然越大越好。对应深度改变放大倍数叫做灵敏度时间控制(STC)功能,使从浅到深呈现均一信号(图 3-12)。

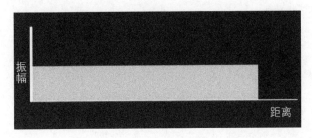

图 3-12　经 STC 处理后的振幅与距离

有的超声诊断仪还具备侧向补偿增益的功能,使从左到右呈现均一信号。

(二)基本结构

超声诊断仪主要由三大部分组成:扫描器、扫描转换器、显示部分。其中扫描器的主要部分是声束形成器(图 3-13)。

图 3-14 为灰阶超声诊断仪的基本原理框图。下面我们分别阐述它们的结构组成。

1.射频获取部分(扫描器)　中央控制器产生发射时钟延时,从而产生发射聚焦,延时调制在高压发射脉冲上,再通过探头发射声波。发射完成

后,诊断仪进入接收阶段,接收的增益、TGC(时间增益补偿)、电子动态孔径技术、动态变迹技术、动态接收聚焦技术等在这里完成,并完成了声束形成器的功能;聚焦后得到的射频信号经检测部分进行解调,得到人体视频信息信号,经对数放大器进行压缩放大(动态范围的调节正是在此完成的),最终传送到数字扫描转换器(digital scan converter)部分(图 3-15)。

在这里值得一提的是,信号最终会被进行模数A/D 转换,如果 A/D 转换器放在信号解调以后,即对视频信号进行模数转换,这就是我们常说的模数型超声诊断仪;如果 A/D 转换器放在射频部分,对射频信号进行 A/D 转换,这就是常说的全数字化超声诊断仪。

M 型及二维灰阶成像技术,电路基本相同,只不过 M 型为单取样线上人体信息随时间变化的描绘;二维灰阶成像为多取样线在相对同一时刻组成的平面图形。

2.扫描转换器　扫描转换器的主要功能是将各种超声扫描的格式转换为最终显示的 TV 格式。扫描转换器的组成,见图 3-16。

(1)视频信号进入扫描转换器首先进行插补。

(2)关于插补:二维图像由无数取样线组成,而超声系统只能获得一定量的取样线,为使二维图像连续,在没有取样线的位置上填入相邻取样线的平均值,此为非人体真实信息。

(3)控制系统针对每一信号产生地址,信号存储在存储器的相应地址上。

(4)控制系统读取相应位置的信号,从而实现扫描转换,即超声由上至下扫描,显示由左至右扫描的转换。

(5)电影回放功能、冻结功能等都是在这里完成的。

3.显示部分　将从存储器读出的信号转换成相应的显示信号。在灰阶成像中是将振幅信号转换成不同的灰阶,在显像管中显示出不同的亮度(图 3-17)。

字符、标记信号等后处理在这里与灰阶信号混合成 TV 信号,经过数模转换,模拟 TV 信号经过视频前置放大器放大后显示在显示器上。由此可见,绝对的全数字化是没有的。伪彩正是在此把不同强度的显示信号对应不同的红、蓝、绿三基色比例,从而产生不同颜色的伪彩。

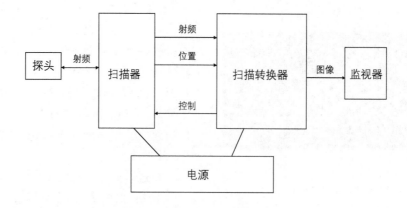

图 3-13　超声诊断仪基本结构

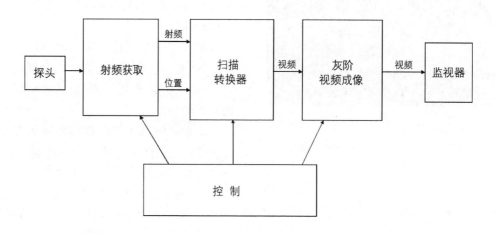

图 3-14　二维成像功能

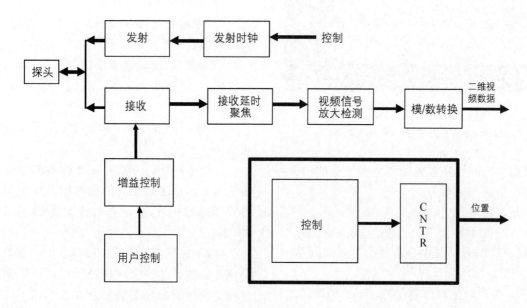

图 3-15　扫描器

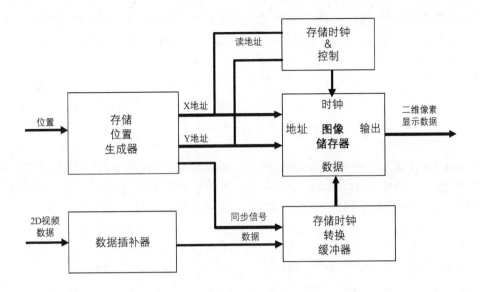

图 3-16　扫描转换器

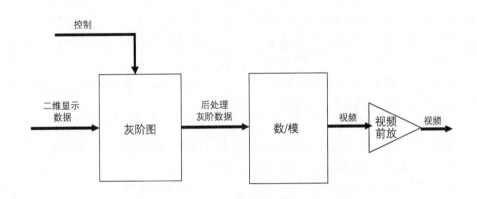

图 3-17　二维灰阶显示部分

二、频谱多普勒超声诊断仪的基本原理及结构

(一)基本原理

超声多普勒技术是研究和应用超声波由运动物体反射或散射所产生的多普勒效应的一种技术。它在医学临床诊断中用于心脏、血管、血流和胎儿心率的诊断,相应的仪器有超声血流测量仪、超声胎心检测仪、超声血管成像仪以及超声血压计、超声血流速度剖面测试仪等。根据电路的结构,超声多普勒成像大致可分为听诊型、指示记录型、电子快速分析型和成像型 4 类,每一类中又可分为连续波式和脉冲波式。

1. 多普勒频谱的血流方向　血流方向能通过频谱资料相对于零基线显示的位置决定。通常血流方向朝向探头被显示在零线(基线)的上面,即正

向多普勒频谱,而血流方向背向探头则显示在零线(基线)的下面,即负向多普勒频谱。

在临床检测中,多普勒频谱有时会包括正向和负向的血流信息,需要加以分开并同时作独立处理。由于正向血流信号的频率比发射频率高,可以得到相位领先的输出信号血流信息,而负向血流信号可以得到相位落后的输出信号血流信息。频谱的血流方向相当于探头流向,即使探头固定不动,但由于超声束(取样位置不同)方向的改变,血流信息的曲线显示也不尽相同。

2. 多普勒频移信号的处理　脉冲多普勒超声取样容积是一个小体积,其内有许多红细胞,且所有红细胞的运动速度不尽相同,在同一时刻,产生的多普勒频移也不相同。因此,散射回来的超声脉冲多普勒信号是一个由各种不同频率合成的复杂信号,它有一定的频宽,如果取样容积内红细胞速

度分布小,则频谱窄,反之频谱宽。由于血流脉动的影响,信号频率和振幅必然随时间而变化,所以血流信息是空间和时间的函数。把形成复杂振动的各个简谐振动的频率和振幅分离出来,形成频谱,称为频谱分析。只有对这种信号经过频谱分析,并加以显示,才有可能对取样部位的血流速度、方向和性质作出正确的诊断。

处理脉冲多普勒超声信号,进行频谱分析,有过零检测和快速傅立叶变换(fast Fourier transform,FFT)两种方法。但过零检测技术方法简单,只能大致反映血流速度分布。所以现代的多普勒血流仪都不采用这种方法。目前主要采用FFT方法。该方法是通过微机来执行的,是把时域信号转换成频域信号的方法。复杂信号通过FFT处理,就能鉴别信号中各种各样的频移和这些频移信号的方向,将复杂的混合信号分解为单个的频率元素。FFT处理信号,能自动地实时实现频谱显示和分析。由于超声诊断仪要求获取数据的速度较快,这就要求利用快速傅立叶变换器FFT。FFT器的输出正是我们所需的FFT波形,即多普勒频谱图。FFT处理准确可靠,其频谱分析具有真实的临床价值。

3.连续式多普勒 连续式多普勒(continuous wave Doppler,CW)可测量高速血流,缺点是不能提供距离信息,缺乏空间分辨能力,故不能进行定位诊断。

通常采用两个超声探头获得有关血流信息。一个探头发射频率及振幅恒定不变的超声波时,而另一个探头接收其反射波。

4.脉冲式多普勒 脉冲式多普勒(pulsed wave Doppler,PW)具有距离分辨能力,增加了血流定位探查的准确性,主要缺点是不能测量深部血管的高速血流,高速血流可能错误地显示为低速血流(倒错现象)。

当超声源与反射或散射目标之间存在相对运动时,接收到的回波信号将产生多普勒频移,频移大小与相对运动速度幅值和方向有关。在医学超声Doppler技术中,发射和接收换能器固定,由人体内运动目标,如运动中的血细胞和运动界面等,产生多普勒频移,由此可确定运动速度大小和方向及其在切面上的分布。

5.高脉冲重复频率多普勒 高脉冲重复频率多普勒(high pulsed repetition frequency Doppler,HPRF)是在脉冲多普勒技术的基础上,通过提高PRF,从而提高最大可测Doppler频移,它是通过探头发射一组超声脉冲后,不等取样容积部位回声返回探头,又继续发射一组或多组超声脉冲,这样在一超声束方向上,沿超声束的不同深度可有一个以上的取样门,这就提高了脉冲重复频率,从而提高了最大可测血流速度。高脉冲重复频率多普勒是介于脉冲式多普勒和连续式多普勒之间的一种技术。

多普勒频移信号包括:血流速度的大小和方向、血管深度及内径尺寸、血流速度的二维分布等指标。

(二)基本结构

脉冲多普勒是超声探头沿某一固定方向发射接收超声波,即在一条超声声束线获取图像,将这条声束线的射频信号进行正交解调,从而获取视频信号,在这条声束线某一部分取样(取样容积SV),采集视频信息,进行傅立叶变换,从而获取频移信号(图3-18,图3-19)。

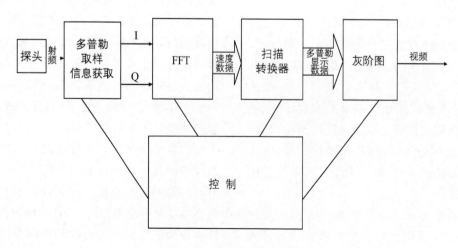

图3-18 脉冲多普勒功能

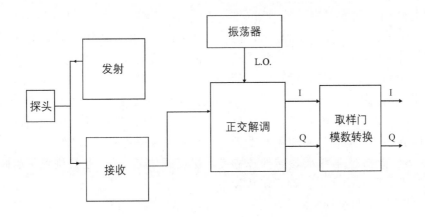

图 3-19　脉冲多普勒取样信息

上述多普勒成像技术的发射与接收是在脉冲重复的情况下进行的,具有脉冲重复频率 PRF,故此定名为脉冲多普勒。但它受到尼奎斯特频率极限的限制,即最大可测多普勒频移为 $\frac{1}{2}\mathrm{PRF}$,超出这个值就会出现混叠现象(图 3-20)。

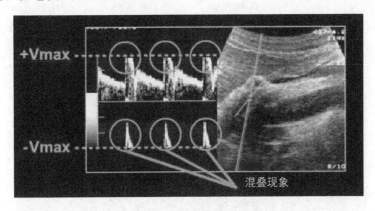

图 3-20　脉冲多普勒混叠现象

连续多普勒是连续地发射和接收超声波的一种多普勒成像技术,发射和接收分别用不同的晶片,这样最大可测多普勒频移不受尼奎斯特极限制,但所获得的速度信息是整个超声扫描线上运动物体的频移写照,不具定位能力。原理框图与脉冲多普勒相同,只是在发射与接收部分要有所不同。

三、彩色多普勒超声诊断仪的基本原理及结构

(一)基本原理

彩色多普勒血流成像是采用脉冲超声多普勒与二维超声图像混合成像的系统装置。其原理是:利用多道选通技术可在同一时间内获得多个取样容积上的回波信号,结合相控阵扫描对此切面上取样容积的回波信号进行频谱分析或自相关处理,获得速度大小、方向及血流状态的信息;同时滤去迟缓部位的低频信号,再将提取的信号转变为红色、蓝色、绿色的色彩显示。不仅可以展现解剖图像,还可以显示在心动周期不同时相上的血流情况。

目前大多数彩色多普勒血流成像设备由脉冲多普勒系统、自相关器和彩色编码及显示器等主要部分组成。人体和血流的反射信号经结构分析和血流分析处理后,可在显示屏上显现黑白的实时二维声像图上叠加彩色的实时血流成像。

1.彩色多普勒血流成像的主要特点

(1)彩色血流图像是显示在二维图像上的,所以二维多普勒血流取样必须与二维图像的信息重合。

(2)二维彩色多普勒中,要在一条声束的多个水平上取样,即做多次取样,而且相邻两个取样信号所包括的血流信息都不相同。因此,二维彩色多普勒目前广泛采用自相关技术做信号处理。

（3）血流图像是叠加在二维图像上的，原二维图像是以黑白显示的。血流必须以彩色显示才能与脏器组织区分开。因此，经频谱分析或自相关技术得到的血流信息，必须送入一个彩色处理器，经过编码后再送彩色显示器显示。

2.信号输出的显示方式　彩色多普勒的血流显像采用了彩色编码的方式，将通过自相关技术处理的多普勒频移信号经频率-色彩编码器转换成彩色，实时地叠加在二维的黑白图像上。彩色多普勒血流显像仪采用国际照明委员会规定的彩色图。

彩色多普勒血流成像可得到的信息：方向、平均速度、能量、分散（方差）等。它们重新组合就成为不同的表现模式。如速度图、能量图、方向能量图、加速度图，根据扫查的目的来选定模式。

用红色表示正向血流；用蓝色表示反向血流。并用红色和蓝色的亮度分别表示正向流速和反向流速的大小，此外用绿色及其亮度表示血流出现湍流或发生紊乱的程度，彩色多普勒血流显像有 3 种输出方式。

（1）速度方式：速度显示在腹部检查时通常用速度图，速度方式用于显示血流速度的大小和方向。血流速度在二维超声中表现为与扫描声线平行和垂直两个分量。在平行方向上的血流速度分量朝探头流动，用红色表示，背向探头的流动用蓝色表示，与扫描线垂直的血流速度分量无色彩显示。血流速度大小以颜色的亮度来显示，流速越快，色彩越亮；流速越慢则色彩越暗；无流动则不显色。

（2）方差方式：在检查心脏时，血流方向用红和蓝表示，血流速度用色度表示流向的混乱程度，对应混乱状态填加绿色，产生从红到黄，从蓝到蓝绿的变化。心瓣膜狭窄及关闭不全、湍流等异常血流，在高速流动时混乱大，所以适合使用，易于发现异常血流。

镶嵌现象：在瓣膜狭窄和关闭不全时，血流混入，流向较乱，这种流动现象称为马赛克现象，也叫镶嵌现象。这是黄色和蓝绿色互相掺杂，看到的血流是镶嵌式的（图 3-21）。

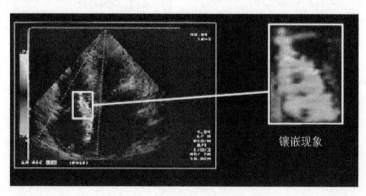

图 3-21　镶嵌血流现象

在血液流动过程中，当速度超过所规定的显示范围或血流方向发生紊乱时，彩色血流图像中会出现绿色斑点。这是利用了方差显示的结果。

在彩色血流成像中，方差大小表示血流紊乱或湍流的程度，即混乱度，用绿色色调表示。湍流的速度方差值越大，绿色的亮度就越大；速度方差值越小，绿色亮度越小。

彩色多普勒血流成像利用三原色和二次色表示血流速度的方向和湍流。如果朝向探头方向运动的红色血流出现湍流，则表现为红色为主，红黄相间的血流频谱。如果湍流速度很快，会出现色彩逆转，图面显示为以红色为主、五彩镶嵌状的血流图像。背离探头方向的蓝色血流在流速、方向改变

后也会出现以蓝色为主的五彩镶嵌状图像。

（3）功率方式：功率方式表示的是多普勒频移功率的大小，即对多普勒信号频率曲线下的面积（功率）进行彩色编码。血流速度大小及方向的色彩表达与速度方式一致，色彩亮度则表示功率的大小，功率越大，色彩亮度越大；功率越小，亮度越暗。

3.血流速度信号的获取（自相关技术）　彩色多普勒血流图需要处理的信息量远远大于多普勒频谱图。每帧图像要处理约 1 万以上个像素。在实时显示时，要在 30ms 内处理如此多采样点的频谱分析十分困难，因此必须采用一种快速频谱分析的方法来代替 FFT，即自相关技术。

图 3-22 所示，从给电车照的照片来看，电车是

静止的还是运动的？仅凭一张照片不知道是静止还是运动的；如果连续拍两张照片再看，就知道电车变得小了处于运动状态。如上所示同等状态下对两个以上的信息比较，不仅知道电车的静止和运动，还能知道电车运动的方向，这就叫做自相关；彩

色多普勒血流成像血流信号的检出正是用这一方法。

同一原理，超声反复发射接收信号时，相同深度的信号变化正好对应多普勒频率的相位变化，通过这个变化就可获得速度信息（图 3-23）。

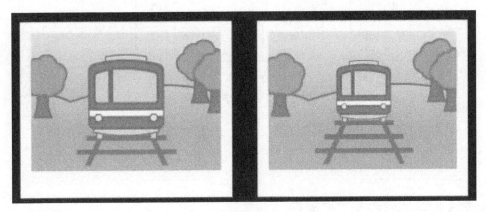

图 3-22 自相关

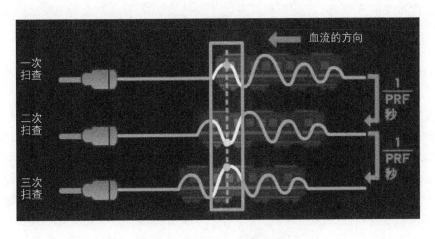

图 3-23 超声获取速度信息

不难理解，用自相关技术获取的是平均速度。

在同一方向上，利用两次以上的发收信号，可以求得不同深度血流的平均速度；在相同方向上，发收信号的次数越多，所测流速越精确。每条线检查出的速度信息相互连接形成图像，就是彩色多普勒血流图；在同一条扫描线上大约要有数十次发射接收信号，才能形成一条彩色多普勒成像信息线，所以彩色多普勒成像的帧频要远小于二维灰阶成像。

4.滤波器 由于是频率信号，就可以利用滤波器对速度成像进行筛选显像。有高通滤波器、带通滤波器、低通滤波器。高通滤波器主要用于显示高速运动的靶标，如心腔内的血流运动速度显示出

来，而心肌的运动速度却不显示。而低通滤波器却相反，显示低速的心肌组织运动，而不显示心腔内的血流运动信息，这就是我们常说的组织多普勒成像技术。

5.彩色多普勒能量图 利用颜色的亮度来表示多普勒信号的反射强度即能量，这就是彩色多普勒能量图。

由于反射强度不依赖角度，多普勒能量图角度依赖性较小；另外，由于来自细小血管的能量很弱，微弱的信号被噪声所掩盖，在滤掉噪声的时候也滤掉了血流信号，所以微小血流不能表示出来。但是如果把多次获取的信号加在一起算平均处理，由于噪声信号的随机性，微小血流信号就会突现出来，

从而提高了血流成像的灵敏度。

如果把方向信号与之合成成像,即形成了方向性能量图。

（二）基本结构

如图 3-24 所示。

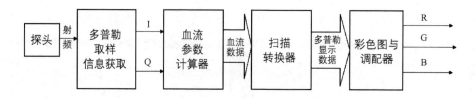

图 3-24　彩色多普勒功能

第二节　超 声 探 头

一、医学超声探头的结构和工作原理

医学超声探头（probe）是医学超声波诊断设备的关键部件之一,它和波束形成器、后处理和显示系统一起构成超声波诊断系统的主要部分。医学超声探头的作用是在系统的激励下产生超声波,超声波在进入人体以后,因人体组织声阻抗的不同而产生反射超声波,这些带有人体信息的反射波被探头接收,转化成电信号传给系统,用于后处理和显示。可见,超声探头是超声波的发生和接收器件,也就是电-声转换和声-电转换器件,它的核心部分是压电超声换能器（transducer）。探头阵元不能同时接收发送信号,它是以脉冲重复频率来工作的,超声波发送接收一次信号后,发送的方向顺时针移动,再次发送接收信号,图像显示方向同样顺时针移动,如此反复,最终形成切面图像。

（一）基本原理

1. 超声波的发射和接收　换能器把一种能量形式转化成另一种能量形式,超声换能器把电能转化成超声能,反之亦然。即,加在换能器上的电压,产生超声波,这是超声波的发射过程;反过来,超声波传播至换能器产生电压,这是超声波的接收过程。这和电喇叭把电信号转化成可听声,麦克风把可听声转化成电信号类似。

超声换能器的工作原理是基于压电现象（piezoelectricity）。这个原理是说,有一些材料（陶瓷、石英及其他材料）,当它受力作用变形时,产生电压,反过来,当加电压于其上时,会使其变形。图 3-25 所示,a 为压电元件的正常外形,不带电荷;b 为当其受力被压缩时,对应的两表面产生电荷,反过来,如果给其两表面加上该方向的电荷,它即被压缩;c 为当其受力被膨胀时,对应的两表面产生相反的电荷,反之,如果给其两表面加上该方向的电荷,它即被膨胀。

由受力变形而产生电的效应,称为压电效应;由电产生变形的效应称为逆压电效应。

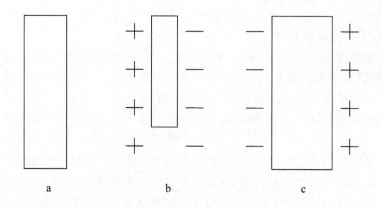

图 3-25　压电效应与逆压电效应

利用逆压电效应,在压电元件上加电信号,压电元件随着电信号极性的变化,不断压缩膨胀,这种振动产生声波,其频率取决于电信号频率,如果在超声频段,即产生超声波。发射超声波利用了逆压电效应。

利用压电效应,超声波传播至压电元件,压电元件不断地被压缩和膨胀,就产生不断变化的电信号,这就是超声波的接收。接收超声波利用了压电效应。

医学超声探头的压电元件广泛采用的是多晶陶瓷材料,压电陶瓷较脆,因此探头保养中应避免磕碰、跌落。压电多晶陶瓷的压电性不是天然的,是在高温条件下加强电场极化,然后慢慢冷却而成,它在某个特定的温度以上,压电性能会消失,这个温度称为该压电材料的居里温度。正常情况下,压电陶瓷也会随着温度等条件的变化、时间的推移,压电性能逐渐减弱,这就是探头的老化现象,因此,探头保养中也包括避免高温,在扫查患者的间隙,让超声诊断系统处于冻结状态,此时,探头不工作,可延缓其老化过程。

在医学探头压电材料中,应用最广泛的是压电陶瓷锆钛酸铅(PZT),除此之外,还有钛酸钡(BaTiO₃)等压电多晶陶瓷、石英(SiO₂)等压电单晶、聚偏二氟乙烯(PVDF)等压电高分子聚合物也被采用,复合压电材料的应用也逐渐增多,近年来,纯净波晶体探头已应用于临床。

2. 超声换能器的工作频率 医学超声换能器,一般采用压电材料的厚度振动模式。当它工作时,超声波沿厚度方向传播,到达表面时,除非与其接触的介质的声阻抗与其完全相同,否则就会有反射波被反射回来,反射波与入射波相互叠加,根据声波的叠加原理,当两个波的相位相同时,其合成振幅最大,振动加强,当两个相位相反时,其合成振幅最小,振动减弱。因此,当压电元件的厚度恰好等于半个波长时,或者说波长等于厚度两倍的超声波,两个方向的超声波同相,振动加强,这叫谐振,该波长对应的频率,叫基本谐振频率,厚度为半波长的奇数倍,也发生谐振,称为高次谐振,对应的频率称为高次谐振频率(三次谐振频率、五次谐振频率等),其他波长对应的两个方向的超声波不同相,尤其是当压电元件的厚度为半波长的偶数倍时,两个方向的波反相,相互抵消,振动最弱。

若压电元件的声波纵波(沿波的传播方向振动的波)传播速度为 c,压电元件的厚度为 L,则当:

$$L = \frac{\lambda}{2}、\frac{3\lambda}{2}、\frac{5\lambda}{2}\cdots\cdots\frac{(2n-1)\lambda}{2} \quad n=1,2,3\cdots\cdots$$
(式 3-1)

或者

$$\lambda = \frac{2L}{2n-1} \quad n=1,2,3\cdots\cdots \quad (式 3-2)$$

时发生谐振,相应的频率为:

$$f = \frac{c}{\lambda} = \frac{(2n-1)c}{2L} \quad (式 3-3)$$

对于基频,$n=1,f=\frac{c}{2L} \quad n=1,2,3\cdots\cdots$

$$fL = \frac{c}{2} \quad (式 3-4)$$

可见,对于一种压电材料来说,其基频和厚度的乘积是常数,称为频率常数,不同材料,频率常数不同。

医学超声换能器,为了产生较强的超声波,为了有更好地接收灵敏度,通常让其工作在基波频率。也就是合理选择压电元件的厚度,得到符合应用需要的工作频率,频率越高,厚度越薄。厚度减小,加工制作的难度急剧增加。

在医学超声成像中,超声波的频率越高,分辨力就越高,但衰减也越快,人体软组织的声衰减大概为 0.3dB/(MHz·cm),因此,高频的超声波衰减快,穿透深度浅。所以,根据不同的应用,选择不同频率的超声波,医学超声诊断的常用频率范围为 1~12MHz,随着技术的进步,60MHz 的探头已经出现并用于实验研究。

(二)阵列探头的结构及功能

早期的超声诊断仪仅有 A 型超声,其探头的换能器为单元式,它的压电元件为压电薄圆片,它产生一束超声波,接收其反射波。后来,为了产生二维超声图像,即 B 型超声,人们在超声探头中装一机械微型马达,带动上述压电薄圆片绕垂直于超声波的传播方向旋转一个角度,从而让超声波扫过一个扇形区域,这种探头称为机械扇扫探头,它实现了二维扫查,加工也不复杂,缺点是机械定位精度不高,机械部分的稳定性差,也无法动态聚焦,图像质量的提高受限。

少数特殊的探头,为了获得特定的声场分布,其压电元件还采用球壳圆片形、圆筒形、圆环形等。

现在,医学超声诊断设备的探头普遍采用阵列式,其压电元件为矩形压电薄片的一维阵列,通过电子的方式控制这个阵列各个矩形压电薄片的发射与接收,实现超声的二维扫描,同时控制波束的聚焦等行为,图像质量不断提高。二维阵列探头也在不断发展中,它可实现超声的三维扫描,从而显示人体的三维图像。

在一维阵列式探头中,有电子线阵(linear array)、电子凸阵(convex linear array)和相控阵(phased array)等几种形式。

无论是单元式探头,还是机械扇扫探头、阵列式探头,其换能器的基本结构都大致相同,主要由压电元件、背衬层、匹配层、声透镜、电极引线等部分组成。

这里需要明确几个概念,我们把切割成一定几何形状的压电材料称为压电元件,把压电元件与其他辅助功能材料及电极引线组成较完整的压电换能功能的器件,称为超声换能器,简称换能器,也称声头。把换能器、电缆、调谐电路、与系统接口的接插件共同组成的超声诊断系统的一个完整部件,称为超声探头。图3-26为线阵探头的典型结构。

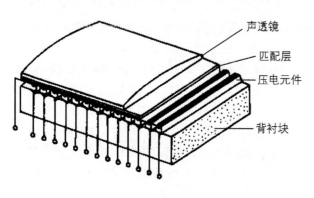

图3-26 线阵探头结构

声透镜
匹配层
压电元件
背衬块

1. 压电元件 压电元件是超声换能器的核心部件,它完成声-电和电-声的能量转换,实现超声波的发射和接收,因此,它的性能决定了换能器的性能,如它的厚度决定了换能器的频率等。压电元件普遍采用锆钛酸铅类压电陶瓷多晶体 PZT 制成,也被称为晶片。

从制作上来说,压电陶瓷首先经一个较复杂的过程被烧制出来,然后经过高温高压极化,使其具有压电效应,之后,根据应用频率的需要,切割成一定厚度的薄片,再在厚度的上下两表面镀金或涂银,作为压电元件的电极。然后,根据换能器的设计,切割成长方形薄片,最后,再沿着长方形的长度方向切割成若干等份,就成了阵列式换能器。

如图3-26所示,每一等份称为一个阵元(element),阵元的上表面为公共电极,可以合并引出,

下表面为信号电极,每一阵元都单独引出,使每一阵元都可以单独控制其发射和接收。阵元的上表面为发射接收面,贴有一层或多层匹配层。阵元的下表面贴有背衬层。

如果把一个阵元拿出来单独看,它是一个长方体,其长度方向和阵列的排列方向垂直,一般为6~13mm,这个尺寸的谐振频率很低,远超过我们感兴趣的范围,不会对我们应用的超声波产生影响,因此,这个方向尺寸的确定主要是根据设计灵敏度的需要和波束在这个方向聚焦的需要。如前所述,厚度方向的尺寸确定超声波的频率。宽度方向,阵元的宽度和切割缝的宽度的和是阵元与阵元的间距(pitch),这个尺寸的确定是根据超声诊断系统波束形成的需要,因为这个方向的尺寸和厚度方向可以比拟,其谐振波会对厚度方向的振动产生影响,为了得到振动模式比较单一的超声波,通常需要在这个方向上再等份切割,使其成为相同的几份,每一份称为微元(sub element),每一阵元的两个或多个微元的电极是并联在一起的,它们同时发射,同时接收,不能单独控制。

2. 背衬层(backing) 为了提高超声图像的分辨力,需要发射短脉冲超声波,而为了得到较强的超声波发射和接收,压电元件工作在厚度谐振状态,振动后不易停下来(图3-27)。

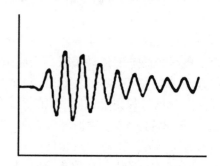

图3-27 厚度谐振状态

为了让其尽快停下来,需要在压电元件的背面贴上背衬层,加大阻尼,从而得到短的脉冲(图3-28)。

另一方面,压电元件产生超声波以后向前后两个方向传播,向前传播的超声波正是我们所需要的,向后传播的超声波希望尽快衰减掉,以减少反射的杂波的影响,为此,背衬层的另一作用是尽快地衰减掉向后方向的超声波。

如果背衬材料的声阻抗和压电元件的声阻抗

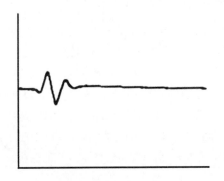

图 3-28 短脉冲

相同,压电元件和背衬之间的界面无超声反射,向后方向的超声波完全进入背衬层,然后被衰减掉,这会得到纯净的短脉冲,但因为向后方向的超声波能量完全被衰减,换能器的灵敏度较低。如果背衬材料的声阻抗和压电元件的声阻抗相差太大,大部分向后的超声波被反射回去,少量进入背衬被衰减,换能器的灵敏度就会大大提高,但脉冲会被加长。所以,实际应用时,根据需要找一个折衷。

3. 匹配层(matching) 压电陶瓷 PZT 的声阻抗较高,约为 33Mrayls,而人体软组织的声阻抗在 1.5Mrayls 左右,若把压电陶瓷直接贴在人体上,巨大的声阻抗差异将使得压电陶瓷产生的超声波大部分被反射回去,很少部分进入人体,超声成像无法进行。理论分析表明,在压电陶瓷和人体负载之间加入一层或多层合适的匹配层,使超声波有效地进入人体,实现对人体组织、器官的检查。

所谓合适的匹配层,其要求有三个方面,一是超声衰减系数要低,尽量减少能量损失;二是厚度为 1/4 波长的奇数倍,一般为减少衰减,厚度采用 1/4 波长,称为 1/4 波长匹配;三是特定的声阻抗,对于单层匹配层来说,其声阻抗应为:

$$Z = \sqrt{Z_0 Z_L} \qquad (式3-5)$$

对于双层匹配来说,第一匹配层的声阻抗为:

$$Z_1 = \sqrt[4]{Z_0^3 Z_L} \qquad (式3-6)$$

第二匹配层的声阻抗为

$$Z_2 = \sqrt[4]{Z_0 Z_L^3} \qquad (式3-7)$$

匹配层层数越多,制作难度越大,因此,一般采用双层匹配结构。

超声波的频率越高,波长越短,那么匹配层就越薄。假定某种匹配层的超声波传播速度为 2 000m/s,对于 2MHz 的超声波,1/4 波长为 0.25mm,对于 10MHz 的超声波来说,1/4 波长为 0.05mm,对于 50MHz 的超声波来说,1/4 波长为 0.01mm。这里可以看出随着换能器频率的提高,制作难度越来越大。

4. 声透镜(lens) 阵列探头的阵元发出或接收超声波,在阵列排列的方向上是通过电子聚焦的方式收敛波束的,也就是控制一组阵元的发射或接收时机,使它们的超声波在空间合成叠加成收敛的波束,提高图像的侧向分辨力。在与此平面垂直的方向上,波束的收敛是靠声透镜聚焦实现的,它的原理是超声波在经过声速不同的介质界面时发生折射,让折射的波束收敛汇聚。一般选用声速小于人体声速的材料作声透镜材料,此时声透镜是凸的柱面,探头设计时,通过简单的计算可以得到一定聚焦深度对应的凸面曲率半径。可见对于某一探头来说,这个聚焦深度是固定的。如腹部凸阵探头的聚焦深度一般为 70mm。

也有的探头,其压电元件被做成曲面的(凹面的),其发出和接收超声波在这个方向上是聚焦的,无需声透镜,可以看出其声窗表面是平的。

声透镜是探头的最外层,是接触人体的部分,因此需选用人体安全材料,耐磨性要好。因为声透镜材料通常为高分子材料,探头保养中应包括用湿软布及时清理透镜表面的耦合剂等。

5. 电极引线 每个阵元的信号电极都单独引出,公共电极合并引出。所有阵元的引线希望阻抗尽可能相同。

凸阵探头和相控阵探头的结构和线阵探头的类似。其中,凸阵探头的阵元不是排列在一条直线上,而是排列在一个圆弧上,这样,其扫描的图像是一个扇形,显著增加了视场范围(图3-29)。

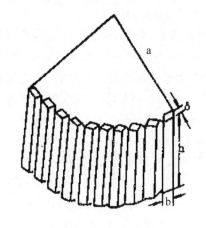

图 3-29 凸阵探头

相控阵探头的阵元做得更窄，为 1/2 波长，整个探头接近方形，其发出的超声波可以透过肋骨间隙，用于心脏检查。相控阵的电子扫查方式不同于线阵和凸阵，线阵和凸阵的阵元发射和接收的时间延迟仅根据波束聚焦确定，而相控阵在此基础上增加了波束方向控制延迟，使扫描线在一个角度内旋转，得到扇形图像。这增加了系统的复杂程度，对探头的制作精度也要求更高。

（三）探头的主要规格和性能参数

1.探头的主要规格参数

（1）类型：如电子凸阵、电子线阵、电子相控阵，详见本章探头的分类。

（2）半径（凸阵）：指凸阵探头的所有阵元排列所在的圆弧的曲率半径，如 10mm 的腔内探头、20mm 的心脏微凸探头、40mm 或 50mm 或 60mm 的腹部探头等。

（3）阵元数：所有能独立控制的阵元数目，如低档探头的 80 阵元，中档探头的 128 阵元，高档探头的 192 阵元、256 阵元等。

（4）标称频率：探头设计的中心工作频率，如 3.5MHz 的凸阵探头、7.5MHz 的线阵探头、6.5MHz 的腔内探头等。

（5）阵元间距：阵元与阵元的距离，一般从 0.1～0.6mm。

（6）视场：对于凸阵或相控阵探头来说，是扇形图像的张角（扫查线扫过的张角），如 70°等；对于线阵来说，是图像的宽度（扫查线扫过的宽度），如 38mm 等。

（7）聚焦深度：声透镜的聚焦距离，如 70mm 等。

2.探头的主要性能参数

（1）灵敏度（sensitivity）：灵敏度是反映超声换能器电-声和声-电的转换效率的重要性能参数，可以通过它的测量方法来理解它的含义，它的测量方法是这样的：首先，测量阻值与电源内阻相同的负载两端的峰值电压 Vpp_0，然后用该电源激励换能器，将换能器放入水中，使其声束垂直入射于一全反射面，用该换能器接收反射信号，测量该反射信号的峰值电压 Vpp，忽略水的声衰减及其他损耗，可以认为反射信号 Vpp 是换能器电-声和声-电两次转换得到的，则换能器的灵敏度 S：

$$S = 20\lg \frac{Vpp}{Vpp_0} \qquad （式 3-8）$$

单位是分贝，如某个换能器的灵敏度是-50dB

等。

（2）频带宽度（band width）：频带是换能器响应的频率范围，频带宽度表明它的宽度，简称带宽，有绝对值和百分比两种表示方法，它是这样计算的。在换能器的频谱曲线中，最大幅值对应的频率记为 f_{max}，比最大幅值低 6dB 对应的两个频率记为 f_h 和 f_l，则换能器的中心频率（central frequency）记为 f_c：

$$f_c = \frac{f_l + f_h}{2} \qquad （式 3-9）$$

绝对频带宽度为：$(f_h - f_l)$，相对频带宽度为：

$$\frac{(f_h - f_l)}{f_{max}} \times 100\% \qquad （式 3-10）$$

这也称为-6dB 带宽，常用的还有-20dB 带宽，计算方法类似。

（3）余响（ring down）：超声图像的轴向分辨力是换能器发出的脉冲的长度决定的，希望越短越好（当然极限是一个周期，再短就只有提高频率了），衡量脉冲长度的性能参数就是余响。

（4）互耦（crosstalk）：阵列式换能器的各个阵元是独立控制的，当一个阵元受激励振动发射超声波时，与其邻近的阵元虽未受激励，但也从受激振动阵元耦合得一定的能量作微小振动，发射超声波，这就是互耦。互耦对图像是不利的，尤其对相控阵来说，需要控制在一定范围之内。

（5）一致性：阵列式换能器希望所有阵元的性能一致，其中最重要的是各阵元灵敏度的变化范围和阵列位置偏离。好的换能器希望阵元灵敏度的差异在 2dB 之内，阵列位置偏离在 $20\mu m$ 左右（取决于频率）。

二、超声探头的分类及其临床应用

随着微电子技术、高分子聚合物材料的迅速发展，超声探头技术，材料性能，制作工艺都有了很大改进和提高，获得了高质量的实时超声成像。

（一）超声探头的分类

1.根据扫描方式

（1）机械式（机械扇扫）探头：探头前端将阵子像摇篮一样摇动，形成扇状扫描；构造简单设备便宜，但使用寿命短。

（2）机械式（环阵扫描）探头：将探头阵子放到马达上，使之旋转，呈放射状扫描；尿道、直肠等腔内使用。

机械扫描方式探头的特点。

优点:构造简单,设备便宜,易于做成高频探头。

缺点:B/M模式表示和多普勒表示很难,焦点可变性差。

(3)手动扫描方式探头:利用手来进行超声扫描线位置的变化。

(4)电子扫描方式探头:电子扫描方式中,探头前端阵列通过电子开关和延迟电路来控制发射接收,控制方式的不同形成不同的扫描方式,大体分以下三种:线扫、扇扫、凸型扩展扫描。与其相对应的探头分别线阵探头、扇扫探头或相控阵探头、凸阵探头。

电子扫描方式的特点。

优点:声束方向和聚焦易于控制;B/M、Doppler模式较易成像。

缺点:设备复杂,价格高。

2.根据探头的构造原理　根据探头的构造原理,可分为:①电子相控阵探头;②电子凸阵探头;③电子线阵探头;④机械扇形或相控阵探头;⑤频谱多普勒探头;⑥导管探头;⑦显微镜探头;⑧矩阵探头。

3.根据探头发出脉冲长度

(1)单频探头:即单一频率,发射时标称频率的振幅最强,即声强最强。接收回声信号的频率也是标称频率。采用长脉冲。

(2)变频探头:同一探头可变换2~5种频率,如2.0MHz、2.5 MHz、3.0 MHz、3.5 MHz、4.0 MHz。采用长脉冲。

(3)宽频探头:采用短脉冲,发射的频带很宽。

4.根据探头阵元的空间排列和维数

(1)1维阵元探头:包括1维相控阵、1维凸阵、1维线阵、常规探头阵元数有:80阵元、96阵元、128阵元。256阵元、512阵元高密度探头也属于1维阵元探头。

(2)1.5维阵元探头:128×8阵元,即1 024阵元,主要用于腹部检查。

(3)2维阵元探头(矩阵探头):50×60阵元(3 000阵元)或更多,用于实时心脏三维成像。

5.根据探头制作的材料　可分为:①压力陶瓷探头;②压力薄膜探头;③压力厚膜探头;④压力单晶体探头;⑤复合材料探头;⑥微机械加工的电容式探头;⑦微机械加工的压力式探头;⑧纯净波晶

体探头。

6.根据临床用途　可分为:①体表探头(用于经体表皮肤探查);②腔内探头(经体腔探查,如食管探头、直肠探头、阴道探头、尿道探头、内镜探头、腹腔镜探头、鼻腔探头);③血管内探头;④心内探头;⑤术中探头;⑥穿刺探头(目前探头均配有穿刺导向装置,原在探头中央有圆形或楔形孔的穿刺探头已不生产使用了)。

(二)超声探头的临床应用

1.经颅超声检查　选用电子相控阵或机械扇形扫描探头,频率≤2.0 MHz;宽频探头应具备谐波技术。

2.眼超声检查　选用电子线阵探头,频率5.0~12.0 MHz或6.0~18.0 MHz。

3.颈部超声检查　选用电子线阵探头,频率5.0~12.0 MHz。

4.心脏超声检查　选用电子相控阵或机械扇形扫描探头,频率2.0~5.0 MHz。选用矩阵探头(2维阵元探头)用于实时心脏三维成像,探头频率1.0~5.0 MHz。

5.腹部超声检查　选用电子凸阵探头,频率2.0~6.0 MHz。选用1.5维阵元探头,频率2.0~5.0 MHz。

6.妇产科及盆腔超声检查　选用电子凸阵探头,频率2.0~5.0 MHz。选用容积凸阵探头,频率2.0~5.0 MHz。选用小半径电子凸阵探头,频率5.0~9.0 MHz。

7.外周血管超声检查　选用电子线阵探头,频率5.0~12.0 MHz。

8.浅表组织及器官超声检查　选用电子线阵探头,频率5.0~12.0 MHz或3.0~8.0 MHz。

9.腔内超声检查　选用专用腔内超声探头(小半径电子凸阵),频率5.0~9.0 MHz或3.0~8.0 MHz。

10.血管内超声检查　选用电子相控阵或机械扇形扫描探头,频率20.0~40.0 MHz。

11.心腔内超声检查　选用电子相控阵或机械扇形扫描探头,频率5.0~10.0 MHz。

12.术中超声检查　选用电子"T"线阵或"I"微凸阵探头,频率5.0~9.0 MHz。

上述探头多数具有自然组织谐波成像及造影谐波成像技术。

第三节 超声仪器控制面板的操作和调节

一、系统通用控制功能

(一)系统特性

1. 扫描方式 ①电子线阵扫描;②电子凸阵扫描;③电子扇形扫描;④机械扇形扫描;⑤相控阵扇形扫描;⑥环阵相控扫描。

2. 显示方式 ①B型(灰阶二维);②B/M型;③M型;④Doppler型;⑤B/Doppler型;⑥M/Doppler型;⑦CDFI型(彩色二维及彩色M型);⑧三功同步型(三功能显示模式)或四功同步型(四功能显示模式)。

3. 灵敏度控制

(1)增益(二维、M型、M/Doppler型、彩色血流成像),调节各型图像的接收增益。顺时针旋转控制键可提高增益;逆时针旋转控制键则减低增益。接收增益(gain)是对探头接收信号的放大,其值越大,图像的相对亮度越大,同时噪声信号也会被同时显示出来。所以要有一个适当的值,通常应放在中间位置为佳。其值的调节要与发射功率以及时间增益补偿TGC的调节联系起来考虑。

(2)功率输出:调节超声功率输出,按压此控制键增加或减少声功率输出;此可由热力指数和机械指数值的增减反映。发射声功率(accoust power 或 transmit power)可优化图像并允许用户减少探头发射声束的强度,可调范围从0%~100%,通常调节时屏幕同时显示TIS热力指数和MI机械指数;功率越大,穿透力强,但是图像也会显得较粗(注意:产科检查以及眼睛检查值应越低越好)。

(3)时间增益补偿(TGC):与深度对应,可分段调节,滑动控制。每处滑动控制调节特定深度的二维和M型图像、接收增益。当滑动控制设在中央时,将全部图像指定一均匀的增益默认曲线。屏幕上TGC曲线不对应于TGC滑动控制线位置。彩色多普勒和能量成像不受TGC滑动控制的影响,这些模式假定一平坦的TGC曲线。

(4)帧率或帧频(frame rate):又称帧数。在单位时间内成像的幅数,即每秒成像的帧数。按压下标键和此键可改变二维图像帧数,确保系统不在冻结状态。当系统处于冻结状态时,不能改变余辉、动态范围或帧率。帧数越多,图像越稳定而不闪烁,但帧数受到图像线密度、检查脏器深度、声速、

扫描系统制约。帧频调节可以优化B模式时间分辨力或空间分辨力,以得到更佳的图像。时间分辨力和空间分辨力二者是矛盾的,其一为高,另一值则为低。目前,高档彩色多普勒超声诊断仪要求:电子扇形探头(宽频或变频),85°,18cm深度时,在最高线密度下,帧率≥60f/s;而在彩色血流成像方式下,85°,18cm深度时,在最高线密度下,帧率≥15f/s。电子凸阵探头(宽频或变频),全视野,18cm深度时,在最高线密度下,帧率≥30f/s;而在彩色显示方式下,全视野、18cm深度时,在最高线密度下,帧率≥10f/s。

提高彩色多普勒帧频的方法:减小扫描深度、减小彩色取样框、降低彩色灵敏度(扫描线密度)、增加PRF、应用高帧频彩色处理、应用可变2D帧频。

4. 动态范围 动态范围(log compession 或 dynamic range)是指最大处理信号幅度(A_1)和最小处理信号幅度(A_2)比值的对数。

$$信号动态范围 = 20 \log \frac{A_1}{A_2}$$

20dB 相当于 $\frac{A_1}{A_2}$ 为 10 倍

40dB 相当于 $\frac{A_1}{A_2}$ 为 100 倍

60dB 相当于 $\frac{A_1}{A_2}$ 为 1 000 倍

80dB 相当于 $\frac{A_1}{A_2}$ 为 10 000 倍

100dB 相当于 $\frac{A_1}{A_2}$ 为 100 000 倍

120dB 相当于 $\frac{A_1}{A_2}$ 为 1 000 000 倍

所以,一台仪器动态范围为100dB就相当大了。显然,动态范围越大,接收强信号和弱信号的能力就越强,这是衡量仪器性能优劣的一个重要指标。

由于显示器的亮度动态范围一般只有30dB左右,所以接收的回声信息必须经过对数压缩才能与显示器的动态范围相匹配。

改变动态范围设定,确保系统不在冻结状态。动态范围可以从0~100dB选择,高档仪器可进行微调或分档调节。一般动态范围设置在60~80dB

可获得较好的图像。

动态范围控制着信号的显示范围,其值越大,显示微弱信号的范围越大,反之则越小。增加动态范围会使图像更加平滑细腻;减小动态范围会增强图像对比度,丢失信息。如要实现静脉血管内红细胞的自发显影,就要把动态范围增到足够大。

5. 灰阶参数　①二维B型256级;②M型256级;③多普勒256级。

6. 图像处理　①二维灰阶图形;②三维彩色能量造影及灰阶显示;③彩阶图形;④多普勒灰阶图形;⑤动态范围;⑥彩色图形;⑦动态移动差异。

7. 数字化信号处理　①选择性动态范围;②自动系统频带宽度调节;③患者最佳化选择性接收频带宽度;④软件控制的频带宽度、滤波和频率调节;⑤并行信号处理及多波束取样。

8. 图像修改　①实时或冻结二维图像的局部和全景;②多达数倍的二维图像修饰;③高分辨力局部放大;④多达数倍的M型局部放大;⑤彩色及二维余辉。

9. 程序化　①应用方案与探头最优化;②组织特异成像患者最优化;③通过应用方案和探头设定的用户条件快速存储;④在屏幕上程序化内设和外设的硬拷贝设施。

10. 图像显示　①上/下方位;②左/右方位;③局部放大及位移。

11. 自动显示　自动显示日期、时间、探头频率、帧率、动态范围、体表标志、显示深度、聚焦位置、各种测量数据、多普勒取样深度和角度、灰阶刻度等。

12. 测量与计算功能　距离、面积、周长、速度、时间、心率/斜率、容积、流量、心排血量、可选择钝角、可选择的 $d:D$ 比值、可选择的缩窄直径百分比、可选择的缩窄面积百分比。

13. 设备用途及临床选项　成人心脏、腹部、妇科与产科、儿童/胎儿心脏、外周血管、前列腺、骨关节肌肉、浅表组织与小器官、组织谐波成像、经食管心脏、经颅多普勒及脑血管。

(二)监视器模块

视频监视器的控制影响亮度、对比度、背景色彩以及光栅的亮度。按压控制键时,屏幕上显示提供有关亮度、对比度、背景色彩以及光栅的亮度相对水平的消息。这些屏幕显示保留在屏幕上直至暂留时间结束,通常是末次按键后3s。欲恢复监视器的控制设置到系统赋值设定,请同时按压增加降

低控制键。目前,高档彩色多普勒超声仪要求视频监视器大小为 $17''$ 以上,具备高分辨力逐行扫描的纯平或液晶彩色显示器。

1. 亮度　调节全部屏幕的光线输出。

2. 对比度　调节屏幕上明亮部分与黑暗部分间光线输出的差别。对比度调节要适当,长期使用对比度会损伤屏幕。

3. 背景色彩　选择屏幕的背景颜色,从中可选择数种彩色背景。

4. 光栅亮度　调节指示控制面板的光栅的亮度。

5. 活动性　高档仪器视频监视器可被倾斜或旋转及升降。

二、超声成像模式选择、优化及操作概要

超声仪主要的成像控制键均位于控制面板,也有一些成像控制位于MENU控制键。

(一)二维成像

二维成像显示解剖结构的切面。显示在二维成像中解剖的形态、位置和动态均为实时的。高分辨力、高帧频、差异性线密度设定、多种扇扫宽度,以及多幅成像处理技术的应用有助于优化二维成像。

二维成像也应用于指示探头进行M型、多普勒、彩色和能量成像。在M型局部放大中,二维成像允许操作者定位欲放大的感兴趣区。在多普勒成像中,二维成像提供取样门宽度、部位、深度,以及多普勒角度校正的参照。在彩色和能量成像中,二维成像提供彩色显示的参照。结合使用二维显示,滚动多普勒显示可提供血流方向、速度、性质及时相等信息。对于正常与异常血流动力学和时相的理解,可使超声医师应用多普勒显示进行病理诊断。

1. 二维图像深度调节　按深度(DEPTH)控制键可增加或减少二维图像显示深度。二维图像、深度标尺、深度指示和帧频将随二维图像深度的变化而变化。

2. 二维图像增益和TGC调节

(1)旋转二维增益控制钮,可改变整体二维图像的总增益,TGC时间增益补偿曲线移动可反映二维增益的改变。

(2)向左推动TGC控制杆,可降低二维图像特点区域TGC的总量,该区域TGC与控制杆的上下位置相对应。

3. 聚焦深度和数量调节

聚焦是运动声学或电子学的方法,在短距离内使声束声场变窄,从而提高侧向分辨力。数字式声束形成器采用连续动态聚焦,可变孔径,$A/D \geqslant 8 \sim 12$bit。聚焦深度标尺右侧的三角形符号可知聚焦带位置。使用 ZONES 可改变聚焦带数目及聚焦带之间的距离或伸展。使用 FOCUS 控制键可在深度标尺上移动聚焦带预定其位置。

焦点数目和位置的调节可以改善感兴趣区的分辨力,但是会影响帧频。增加发射焦点数目或向深部移动焦点会降低图像帧频,扫查高速运动的组织时,焦点数目越少时间分辨力越高,实时性越好,特别是对心脏瓣膜运动的观察,聚焦点数目为一点最佳。

4. 二维图像局部放大(ZOOM)的调节　转动轨迹球可纵览与观察感兴趣区。按 ZOOM 控制键,可放大图像或使放大的图像按比例缩小。

5. 二维灰阶图像(gray maps)　选择与调节将回声信号的强度(亮度)以一定的灰阶等级来表示的显示方式,使图像富有层次。根据仪器的控制灰阶可从 $64 \sim 256$ 级不等。灰阶标尺显示在图像的右侧,描绘灰阶分布;它对应于 2D/M 型 MENU 中选择的 Chroma 或用下标键加 2D Maps 键可获得不同灰阶的图形。选择仪器的扫查选项,预设置了不同的灰阶显示。选择灰阶图像有利于优化二维图像。

6. 选择余辉水平　余辉(persistence)是一种帧平均功能,可消除二维图像的斑点。余辉设置越高,被平均用来形成图像的帧数越多,应用 2D/M 型 MENU 或下标键加 2D P 可获得低、中、高三种余辉设置。改变余辉必须确保图像是实时动态。叠加或余辉是在目前显示图像上叠加以前图像的信息,分时间叠加和空间叠加。在高叠加的情况下,图像平滑细腻,但如果病人或探头移动将会导致图像模糊。扫查心脏的叠加值为低或无最佳。

7. 二维图像扇扫宽度和倾斜度　按 SEC WIDTH 键,扩大扇扫宽度或缩小扇扫宽度,帧频也随之改变。

8. 组织谐波成像　根据所选患者情况,尤其是在显像困难的患者中,利用 OPTIMIZE 控制键(优化功能键)调整图像质量。心脏探头状态下按 THI 键,可对图像进行常规和组织谐波两种状态优选,而腹部探头则有多种谐波状态可选,系统将自动改变系统内参数设置。

9. 边缘增强(edge ehancemant 或 preprocessing 或 △)　超声系统把接收信号进行滤波等处理,从而使接收波形"尖锐化",提高了边缘的对比分辨力。其值越高,图像对比度分辨力越高,其值越低,图像越平滑。

10. 灰阶曲线(gray maps 或 postprosessing)　重新安排不同的灰阶对应不同的图像信号幅度,使图像美观,但不能增加真实信息。

11. 变频键　上下调节可以改变发射频率的高低以改善图像的穿透率或分辨力。

12. 线密度(line densty)　与帧频调节相近,调节可以优化二维图像。

(二)多普勒图像

1. 脉冲多普勒显示

(1)按 Doppler 控制键,显示屏上出现多普勒显示方式。

(2)用轨迹球移动取样线和取样门至二维图像上所要求获得多普勒信号的位置。

(3)按 UPDATE 控制键,即可在二维和多普勒两种显示模式之间选择。

2. 静态连续多普勒显示

(1)确定仪器装有连续波形探头。

(2)按 SCANHEAD 键,用轨迹球选定笔式探头。选定探头和组织特征预制后,仪器将自动开始静态连续多普勒显示。

(3)欲退出静态连续多普勒显示,选择另外一个探头即可。

3. 脉冲多普勒取样门深度　在多普勒成像过程中,可根据需要用轨迹球移动取样门深度标记和取样线。取样门标记随深度改变而改变。移动取样门标记时,多普勒显示停止更新。完成取样门定位后多普勒图像将自动更新显示。

4. 多普勒增益　旋转 DPGAIN 钮即可改变多普勒总增益。

5. 脉冲多普勒取样门大小调节　在脉冲多普勒中,沿超声束有一特定宽度或长度被取样,称为取样门(sample volume 或 gate size)。取样门宽度表示取样覆盖的范围,取样门越小,所测速度越准确。其值以 mm 显示在图像注释区。操作者可用 gate size 操作键或轨迹球改变取样门的位置和大小。

6. 壁滤波　用于多普勒、彩色和能量成像中消除血管壁或心脏壁运动产生的高强度低频噪声。FILTER 控制键用于改变壁滤波值,设置分为低、中、高。最大滤波设置在彩色和能量多普勒成像中可获得。提取多普勒信号,滤除血管移动等引起的额外噪声,提高信噪比。滤波设置为125Hz适用血管,250Hz适用于大血管,500~1 000Hz适用于心脏。

消除混叠的方法:减少深度、PRF增加、增大Scale标尺、改变基线位置、降低探头频率、使用连续多普勒(CW)。必要时也可以适当增加声束与血流方向的夹角。

7. 多普勒显示的标尺单位选择及标尺调节 按SCALE控制键,增加或降低多普勒显示比例。

8. 选择多普勒显示的灰阶图像 多普勒灰阶图可通过Doppler Gray Maps子MENU或通过下标键加Dop Maps改变。灰阶图的选择取决于个人的偏好。在每一种应用中,所选择的多普勒灰阶图将优化显示多普勒数据,一般仪器有多种灰阶图可供选择。

9. 调节多普勒功率输出 多普勒实时动态时,按OUTPUT控制键可增加或减少仪器多普勒功率输出。

10. 多普勒扫描速度调节 扫查速度(sweep speed):控制多普勒频谱速度在屏幕上的显示时间。按SELECT键改变扫描速度,共有三种扫描速度供选择:慢、中、快。连续按SELECT键选定一种扫描速度。

11. 多普勒反转调节 按INVERT键,即可使多普勒显示反转,同时多普勒显示比例也将改变。超声医师应该熟悉这些变化并要了解其对多普勒的值,多普勒显示的正或负所产生的影响。再按INVERT键,多普勒显示恢复正常。

12. 多普勒基线的调节 按BASELINE键,基线上移或下移。基线是多普勒速度为零的一条直线。通常,基线以上信号为朝向探头,基线以下信号为背向探头,按INVERTI翻转键,可进行翻转,如果有混叠观象,调节基线或标尺。

13. 倾斜角度的调节 仅限于线阵探头。其多普勒彩色和能量成像与其他探头有所不同,超声束的指向对于获得很有意义的图像是非常必要的。为适应这种情况,多普勒声束的方向可进行调节。STEER(转向)控制键允许在依赖声束方向性的多种设置中小范围调节声束角度,以尽可能减小声束与血流方向的夹角。

14. 取样门角度校正 角度校正(angle)调节的实质是利用所获得的取样门声束方向上的血流

分速度,通过多普勒计算公式中夹角的余弦计算真实的血流速度,并以速度标尺显示。当多普勒标记活动时的任何时候这种调节均可进行,其范围是$-70°~+70°$,间距$2°$。通过选择不同的成像窗口可建立血流方向和检查声束间可接收的夹角。在定量速度时,夹角不得$>60°$。当夹角不得$>60°$时,角度的轻微增加即可使$\cos\theta$值显著减小,导致结果的很大误差。

15. 多普勒回放 按FREEZE键后,用轨迹球回放显示存储的最后数秒钟的多普勒图像。在双功模式中欲选择回放二维与多普勒图像时,按SELECT键,显示轨迹球MENU。

用轨迹球选定其功能:二维电影回放和多普勒回放。再分别选择二维回放或多普勒回放。

16. 速度量程(velocity scale、PRF或velocity range) 其实他是在调节脉冲重复频率,以确定最大显示血流速度PRF/2。此键针对所检查脏器的血流速度范围做相应调整,保证血流频移的最佳显示。增加速度范围,以探测高速血流,避免产生混叠,降低速度范围以探测低速血流。

17. 伪彩的运用 在多普勒信号微弱时,如增加增益,噪声信号背景较强,不利观察血流信息,这时可打开较亮的伪彩,降低增益,抑制噪声背景。这对微弱血流信号的识别有一定帮助。

(三)彩色血流成像及彩色能量成像

在彩色血流成像中,彩色与速度和方向有关,而能量成像中,彩色与血细胞运动的动力和能量有关,此信息被用于在二维灰阶显示上叠加彩色图像。彩色血流成像提供有关血流方向、速度、性质和时相等信息,不仅有助于定位紊乱的血流,还有助于准确放置脉冲多普勒频谱分析的取样门。能量成像提取的是红细胞运动的强度在比多普勒和彩色脉冲重复频率低的范围内生效,因此对于血细胞运动更敏感。

1. 二维彩色及能量取样框的位置与大小的调节 取样框大小表示显示的彩色血流成像范围。按SELECT键选择彩色或能量图取样框位置和大小。用轨迹球建立所需要的彩色和能量图取样框位置与大小;取样框的高度和宽度均可以用轨迹球来调节。调节时,尽量使之和采样组织或血管大小接近(太大降低彩色帧频),以取得满意的血流显示效果。

2. 彩色及能量图声能输出调节 按OUTPUT控制键增加或减少声能输出。

影响彩色灵敏度的调节因素：彩色增益（color gain）、输出功率（output）、脉冲重复频率（PRF）、聚焦（focus）。

3. 二维彩色及能量增益调节　旋转 COL GAIN 钮即可改变二维彩色或能量图取样框的总增益（TGC 控制钮不直接影响二维彩色图像增益）。

4. 彩色及能量图的反转调节　按 INVERT 控制键，即可在代表血流方向是否朝向探头的两种主色彩间进行转换或控制能量图色标。图像右侧的彩色标尺反映彩色编码的变化。

5. 二维彩色及能量图壁滤波的调节　按 FILTER 键，增加或减少壁滤波，显示屏上壁滤波值也随之改变。共有低、中、高三种设定。

多普勒工作频率：低频通常可得到更好的多普勒和彩色充盈度，并会产生更少的彩色多普勒伪像。

6. 二维彩色及能量标尺调节　按 SCALE 键，加大或减少彩色或能量显示标尺范围。Nyquist 值、帧频和脉冲重复频率将随二维彩色速度范围或能量的变化而变化。

7. 彩色及能量优先阈值的调节　彩色优先权（priority）：二维图像与彩色多普勒图像均衡方案的调节。增加 priority，彩色多普勒信息增多，二维信息减少；减小 priority，彩色多普勒信息减少，二维信息增多。在彩色不充盈时，可增加 priority。显示微小血流时，此设置值要高。

在彩色或能量成像中，灰阶标尺上彩色对黑白回声优先显示，阈值决定了在其上二维回声幅度将被系统显示为灰阶阴影。如果图像中特定的回声密度没有超过此阈值，则将指定此点为彩色值或彩色能量值；升高比例将在明亮的回声部分显示彩色。此阈值有助于控制二维图像上不需要的彩色，并有助于确定血管壁内的颜色。

按 priority 键，可提高或降低回声幅度阈值，优先选择标志将随之改变显示彩色或能量/灰阶标尺阈值。

8. 二维彩色及能量图灵敏度　提高彩色多普勒对慢速血流成像的能力：降低彩色速度范围（PRF）（1 500 Hz 或更少）、降低彩色壁滤波（50 Hz 或更少）、提高彩色灵敏度（线密度）、提高彩色优先权。

9. 动态活动分辨的调节　动态活动分辨（DMD）是彩色和能量成像中的一种活动伪像抑制特性，与壁滤波接近。壁滤波仅被设置为滤过特定频率范围内伴有组织壁运动信息的速度信号。DMD 在进行任何滤过之前先测量进入信号，然后适应性滤过反射组织壁运动的频率信号使血流得到良好显示。

10. 彩色或能量图余辉（persistence）水平的调节　余辉能平均彩色或能量帧频，使高速血流或高速能量维持在二维图像上。余辉能更好地探测短暂性射流，为判断有无血流提供良好基础，并能产生更鲜明的血管轮廓。

11. 彩色速度标尺基线的调节　按 BASELINE 键，升高或降低彩色标尺上的基线位置，并改变基线上下的彩色值。

12. 能量标尺的调节　按 SCALE 键，加大或降低能量显示范围。帧频和 PRF 将随之而变化。

13. 二维彩色及能量图像的线密度调节　利用彩色或能量 MENU 中的线密度，可调节二维/彩色或二维/能量的线密度比值，有多种设置具有探头依赖性。

选择线密度设置时，应综合考虑彩色叠加范围，二维扇扫宽度以及帧频率。

14. 彩色图形及能量图形的选择　彩色标尺模式位于图像的一侧，用彩色描绘血流速度图形。在彩色标尺的每一端均有速度或频率单位的数据，该数据指示 Nyquist 极限。SCALE 控制键用于改变彩色重复频率及所差速度或频率的显示范围。在彩色 MENU 中 UNITS 选择切换显示速度和频率单位，此外，要注意由黑区或基线分割的彩色标尺。基线代表被壁滤波滤过的速度范围并且随着彩色壁滤波设定的改变而变化：基线以上的彩色通常代表朝向探头的血流，而基线以下的彩色代表背离探头的血流。

能量成像彩色标尺用色彩描绘能量图形，色彩可通过选择不同图形而改变，其彩色标尺从顶端到底端是连续的。能量成像注重血流的能量而不是方向。

15. 使用三同步功能显示模式

（1）二维成像时按彩色控制键，彩色成像开始。

（2）按频谱控制键，多普勒显示。

（3）按 Doppler MENU 控制键，出现 Doppler MENU。

（4）用轨迹球按亮二维 update。

（5）按 SELECT 控制键。

（6）按亮 simul。

（7）再按 SELECT 键。

（8）选择 close 或按 Doppler MENU 键移除 MENU，三同步功能显示模式开始。

16. 能量图背景的选择   背景能关闭能量叠加中的彩色背景，由此可观察能量叠加中的灰阶信息。对于每一像素，要么显示灰阶信息，要么显示能量信息，这种显示状态可能产生边缘伪像或闪烁伪像。blend（混合）设置可在能量信息和灰阶信息之间产生平滑过渡，从而降低边缘或闪烁伪像。当选择 blend 为背景时，灰阶和色度将联合产生像素。能量数据的显示有赖于优先（PRIORITY）控制设置，其显示结果是血管边缘混合到灰阶组织周围，这种混合增强了灰阶彩色过渡图像的视觉稳定性。blend 可在特定临床应用中增强小血管的空间分辨力，可改善图像质量并有助于解剖定位。

17. 彩色叠加 color persistence   把一段时间内的彩色多普勒信息叠加到现有帧上显示更多的信息。高设置会使血流较为充盈，关掉之，可显示真实信息，尤其在心脏的扫查中，此设置要低。

18. 彩色血流编码图   选择不同的彩色标尺图，以取得不同流速下满意的血流显示效果。

必须指出，这里罗列的是较多应用的功能键及其调节。但是不同制造商和不同仪器的操作和功能标识存在较大差别，同一功能可能有几种不同的称谓和标识。这就需要仔细阅读操作说明。

（姚克纯）

■ 参考文献

[1] 袁光华,张　武,简文豪,等.超声诊断基础与临床检查规范.北京:科学技术文献出版社,2005.

[2] 周永昌,郭万学.超声医学.5 版.北京:科学技术文献出版社,2006.

第 4 章

超声临床诊断基础

超声医学的飞速进展已经使许多新技术不仅很快应用于临床,而且性能越来越完善,普及速度越来越快。如彩色多普勒成像已经完全普及,组织谐波成像、超声造影、三维成像、弹性成像等新技术集成许多高端超声诊断仪器。但是,二维声像图诊断技术,依然是现代超声影像医学的主体。因此,超声科医师必须掌握正确的扫查方法,熟悉正常声像图及其变异,识别超声伪像及相关限制。此外,坚实而宽泛的医学基础和临床知识、正确的诊断思维也是得出正确超声诊断结论所必需的。

第一节　超声检查适应证

随着超声仪器功能的不断提升,探头技术的进步,超声工作者经验的积累,超声检查的应用范围拓展迅速。目前,超声诊断几乎覆盖了人体全身各部位,只是有些部位和器官超声是首选的影像检查方法,适应证多,如涎腺、甲状腺、心脏、肝脏、胆囊、产科、乳腺、浅表淋巴结、外周血管等;而有些部位和器官超声检查的适应证较少,如骨骼、肺、胃肠道、成人颅脑等。此外,在某些特殊情况下,超声是最便捷而有效的辅助工具,如介入性超声、术中超声等。因此,可以说超声束能传播的部位,几乎都是超声检查的范围,这些部位的病变都是超声检查的适应证。

一、常 规 超 声

1. 弥漫性疾病　实质性器官的急、慢性炎症、肿大、纤维化等。
2. 局限性病变　组织和器官的局限性炎症、囊肿、结石、异物、肿瘤、外伤等,空腔脏器穿孔。
3. 体腔积液　腹腔、胸腔、心包腔等。
4. 产科　早孕、胎儿发育评估或畸形诊断、胎盘或羊水异常等。
5. 心脏疾病　各种先心病、瓣膜病、心内膜炎、冠心病、心肌病、心包疾病、心脏肿瘤等。
6. 血管疾病　动脉硬化斑块、狭窄或闭塞、动脉瘤、动静脉畸形、血栓、创伤等。

二、介入性超声诊断或治疗

1. 超声引导下穿刺抽吸细胞学检查或组织学活检。
2. 超声引导经皮穿刺囊肿或脓肿抽液、置管引流等。
3. 超声导向肿瘤消融治疗(化学、物理)、局部注药等。
4. 穿刺造瘘、造影等。

三、手术中超声

1. 定位或寻找小病灶。
2. 引导切除,如颅脑、肝内深部小病灶的切除。
3. 活体肝移植时供体肝的监视切除。
4. 体表或经食管超声引导球囊扩张术、分流封堵或栓堵术、支架或滤器置入术等。
5. 手术效果的即刻评估,如血管吻合后是否通畅、置入物位置是否正确,功能是否有效等。

四、器官功能评价

1. 心脏功能评价(包括负荷试验)。
2. 胆囊收缩功能评价。
3. 胃肠蠕动功能的观察。
4. 肌肉的收缩功能。
5. 阴茎勃起功能。

五、血流灌注评估

利用超声造影时间强度曲线评价器官的血流灌注。

六、实质性器官或组织病变的硬度评估

利用超声弹性成像技术获取器官或病变的相对硬度信息,以增加诊断信息。

第二节　超声检查方法

一、常规超声检查

无论任何形式的超声检查,二维声像图是超声诊断的基础。经体表扫查是获取人体断面声像图的常规检查方法,正确的扫查方法,不仅有利于显示组织病变的解剖部位及毗邻关系,而且能充分凸显组织及其病变的声像图特征,减少伪像,使声像图所表现的诊断信息丰富而清晰,有助于提高超声诊断的准确性。

(一)检查前患者准备

除下列几种情况外,通常检查前无需特殊准备。

1. 消化系(胆道、胃肠道、胰腺等)检查需空腹,前一天晚餐后禁食,必要时检查前饮水 500～1 000ml 充盈胃腔,不仅便于显示胃黏膜及胃壁、十二指肠病变,而且将胃作为声窗可以清楚显示其后方的胰腺、肠系膜淋巴结、血管等。对胰腺的显示尤为有效。

2. 泌尿系(输尿管和膀胱)、前列腺、早孕、妇科肿块及盆腔深部病变检查均应充盈膀胱。

3. 经阴道检查通常需要排空膀胱。

(二)超声仪器准备

1. 探头选择　根据检查的部位、器官等不同,选择探头及使用频率,通常成人心脏和腹部脏器检查使用 3.0～5MHz 探头,浅表器官 7.5～10MHz 探头,婴幼儿心脏及腹部检查用 5.0～10MHz 探头。颅脑及肥胖者可选用 2.0～2.5MHz 探头。

2. 仪器的优化　基础条件由总增益、近场抑制、远场补偿或时间深度增益控制(TGC)、动态范围、聚焦区调节。以图像清晰、结构显示清楚为原则。

3. 扫查范围和深度　需根据探测部位的深度选择,原则是使声像图包括尽可能多诊断信息的同时,图像足够大。

4. 多普勒功能的设置

5. 某些特殊功能的使用和优化　随着超声仪器功能的完善和新技术的研发,不同制造商的超声仪器不同程度地都采用了超声医学的最新技术,但是其商业称谓或设置和调节方式各不相同。如声束偏转技术,就有多种名称。在使用这些技术时,必须了解其对声像图的有利方面和可能造成的不良影响。如声束偏转融合技术可以使病变的侧壁显示更清楚,图像感觉更细腻美观,但是不利于声影的显示,还可能使显示微钙化的能力明显下降。又如组织谐波成像,可以有效提高声像图信噪比,但是却影响近场和深部图像的分辨力。

(三)患者体位

患者的体位因检查脏器及部位的不同而定,以能够清楚显示目标器官的组织解剖结构和病变特征为宜。在需要时,采用多种体位,以利于从不同方位和断面观察病变的声像图表现及其与周围组织的关系。常用体位有:

1. 仰卧位　是常用的体位,是超声检查的最常用基本体位。较大多数头颈部、腹部器官及肢体血管等检查都可在这一体位完成。

2. 侧卧位　除了更方便对某些器官扫查外,还可以使目标器官轻微移动或避开肠管、肺气等干扰,增加扫查窗口。左侧卧位常用于检查心脏、肝右后叶、胆总管、右肾、右肾上腺;右侧卧位常用于检查脾、左肾及左肾上腺;饮水后检查胰头部也非常有效。

3. 俯卧位　常用于检查双侧肾脏。

4. 坐位或半坐位　常用于空腹饮水后检查胃、胰腺和胸腔积液。

5. 站立位　常用于检查内脏下垂、疝、下肢静脉功能等。

6. 胸膝卧位　在卧位显示胆总管困难时,采用此体位可能有效,如可疑有胆总管下段结石或肿瘤。

(四)扫查途径

1. 直接扫查　经体表检查多采用探头直接与被检查部位的皮肤接触。

2. 间接扫查　当病变过于表浅时,在探头与被检查器官的表面皮肤间放置厚度 2～3cm 的水囊,

使病变处于探头的聚焦区,以提高病变区的分辨力。现在高频探头的近场分辨力显著提高,已经很少使用。

3.经体腔扫查 包括经食管、阴道、直肠、内镜超声等。由于避开了气体干扰,使用特殊的高频探头贴近目标扫查,所以显著提高了分辨力。

4.血管内超声 使用末端装有超声晶片的导管对血管壁进行扫查,获取血管壁和血流动力学的精确信息,被视为评价血管的金标准。

5.术中超声 手术中用特殊探头在器官表面扫查,寻找或定位病变、引导或监视手术过程,以提高手术成功率、减少损伤、增加手术的安全性。

(五)扫查部位

通常超声探头应放置在距被检查脏器或病变解剖部位最近处的体表。但是,往往需要在多个不同部位从不同方向和角度扫查。遵循的原则是:

1.便于获得脏器或病变的空间解剖结构和内部回声特征。

2.选择的部位能够避开骨骼与气体的影响。如心脏前方有肋骨、胸骨,外侧及外上有肺覆盖。所以采用肋间、心尖、剑下、胸骨上不同部位作为声窗扫查。肝、脾、肾前后外侧受肋骨影响,顶部被肺气覆盖,所以除肋间检查外,还需在肋缘下检查。

3.干扰和伪像最少。尽量选择能够使探头声束与被检查目标界面垂直的部位扫查,以增加回声强度,减少伪像。

(六)扫查方法

超声诊断中操作方法和技巧十分重要,目的是根据人体解剖特点,避开各种影响超声传播的因素(如骨骼、气体等),将欲扫查目标及其与其周围组织的相互关系显示清楚,并根据扫查部位和探头的方位、声束指向判断目标的空间解剖位置和回声特征,提供可供诊断分析的信息。训练有素的扫查技巧可以准确而快捷地显示所需观察的结构。

1.固定部位扫查 不同器官的解剖部位及周围组织性质限定了对其超声扫查的声窗。在某一部位及某一声束扫描方位可以显示某一结构,如胸骨左缘第3肋间声束沿心脏长轴扫描,显示左心室长轴断面;探头在右侧第7肋间腋前线向内侧倾斜,是显示胆囊及肝门部结构的较理想部位;经颞部扫查,能够较清晰地显示大脑中动脉的彩色血流信号。

2.顺序滑行法 在无骨骼或气体遮挡的部位,如颈部、四肢、乳腺等检查时,探头可在皮肤上纵、横或倾斜方向缓慢滑行,获取组织的连续性系列结构,迅速建立器官的空间解剖位置和回声特征。

3.扇形扫查法 探头保持不移动,侧向摆动探头,获取序列断面,形成空间解剖概念。此法为最常用的扫查方法之一。

4.旋转扫查法 以病变区为中心旋转探头获取不同断面的声像图,以确定病变的解剖部位、大小、形态及其与周围组织的关系。

5.追踪扫查法 常用于长管状结构或长条状病变的扫查,如血管、胆管、肠管病变的检查。寻找病变的来源、范围、及其与周围结构的关系。对血管检查,需要加用彩色多普勒判断管腔内的血流状态。

6.加压法 在腹部检查中,遇被检测物表面有肠气遮挡时,用探头逐渐加压的方法驱散气体以显示后方结构。如经腹部检查肝外胆管、胰腺、肾等经常应用加压扫查。此外,也常用加压法评估实性肿物的可压缩性和囊性物的张力。

二、扫查模式

(一)二维灰阶超声扫查

二维灰阶超声是最基础的扫查方法,显示病变后,必要时再进行其他模式的进一步检查,以获取更多的诊断信息。

(二)M型超声检查

M型超声检查通常在二维切面图上选定检查部位,以取样线进行取样,显示该部位运动随时间变化的曲线。

(三)多普勒超声检查

多普勒超声检查血流,声束与血流平行时散射信号最强,声束与血流夹角<20°,误差较小。心内血流检测时,必须选择适当切面,使夹角<20°。血管检查时应使夹角<60°,回声信号明显减低时,需要调整入射角度,或使用线偏转(linear steering)功能。

1.频谱多普勒(包括PW和CW) 在二维声像图上取样,原则同上。使用CDFI,将取样门置于彩色血流图明亮处(流速快)显示频谱,是显示最高血流速度的最常用方法。

2.彩色多普勒成像 在二维声像图基础上,叠加显示彩色血流图。二、三尖瓣血流用心尖四腔切面,二尖瓣血流亦可用心尖左心室长轴切面,主动脉瓣血流采用心尖五腔或心尖左心室长轴切面,显示血流含正常、狭窄、反流血流。肺动脉瓣血流在主动脉根部短轴切面显示。外周和内脏血管检查要尽可能减小声束与血管长轴的夹角,必要时加用多普勒线偏转功能。

3. 能量多普勒　受声束与血流方向夹角的影响较小,显示小血管的敏感性更高。

4. 组织多普勒　多用于心脏检查,获取心肌或瓣环随心动周期的运动信息。

(四)谐波成像

1. 自然组织谐波成像　能更有效地抑制基波回声噪声,使二维图像更清晰。但是可能使近场和远场图像受影响。

2. 超声造影(对比增强超声成像)

(五)弹性成像

1. 基于力-应变的弹性成像

2. 基于剪切波传播速度的弹性成像

(六)三维超声成像

主要用于显示病变或器官的空间结构关系和形态。图像的细微分辨力将明显下降。

(七)其他技术

目前,各超声仪器制造商推出很多有效的新技术。如微血管构架成像、速度向量成像、应变/应变率成像、"萤火虫"技术、ET(血管壁弹性评价)等。这些新技术能够提供非常丰富的诊断信息。

第三节　基本扫查断面和声像图方位识别

声像图即超声断层图(ultrasonictomography),反映人体不同部位断面解剖结构的回声特征。因此,正确的超声断层扫描方法是获取清晰而准确的人体断面声像图的最基本要求。

超声不同于 CT 和 MRI,后两者为标准的横断面,并经过计算机进行重建获得矢状断面和冠状断面。而超声的断面非常灵活多变,其随意性和实时性可以在瞬间从不同角度显示多个有利于显示器官解剖结构及其回声特征的断面声像图,这一方面成为超声成像的巨大优势,而另一方面也给图像信息的交流带来困难和麻烦,给临床医师阅读声像图造成困难。但是,确定基本的扫查断面和统一的图像方位仍然是必需的。

(一)腹部及浅表器官的基本扫查断面

显示器显示的声像图方位不仅与扫查体位(仰卧位、侧卧位、俯卧位)有关,而且和探头位置及其声束扫查平面的方向有关。因此,在多数情况下,需要在声像图标记探头的体表位置(body mark),并以此识别声像图的方位,同时结合声像图显示的组织结构回声特征,才能正确判断对应的人体解剖断面。常用超声扫查断面探头的体表参考位置。

1. 横断面　声束扫查平面与身体长轴垂直的系列断面。需要标明断面的水平,如剑突水平、脐水平、髂前上棘水平、耻骨联合上缘等。

2. 矢状断面　声束扫查平面与人体冠状面垂直的系列断面。需要标明断面经过的体表位置,如腹部正中线、锁骨中线、腋前线、肩胛线等。

3. 冠状断面　声束扫查平面与人体矢状面垂直的系列断面。

4. 斜断面　超声检查的最大特点是扫查断面的随意性。断面由能够清楚显示病变的部位和特征而定,不是机械的固定断面。在实际扫查中,不同部位和角度的斜断面反而是最常用的成像断面。这些断面往往与身体斜交,不能与标准的矢状断面或横断面一致。如沿右侧或左侧肋间斜断面,沿门静脉长轴的断面,沿胆囊长轴的断面,沿胰腺长轴断面等。必须根据探头位置结合声像图显示的器官回声特征识别其解剖断面。其原则是至少在两个断面显示病变的部位和特征。

(二)心脏的扫查的基本断面

1. 胸骨旁长轴断面　探头垂直置于胸骨旁第 3 肋间,声束平行于左心室长轴扫查,显示左心室的长轴断面(包括右心室流出道、室间隔、左心室、二尖瓣、主动脉瓣、升主动脉和左心房)。

2. 左心室短轴断面　心前区垂直于心脏长轴的系列断面,包括心尖水平、乳头肌水平、腱索水平、二尖瓣水平和心底部短轴断面。

3. 心尖部长轴断面　探头置于心尖部,声束指向心底部扫查,包括心尖四腔断面、心尖二腔断面和心尖五腔断面。

(三)声像图方位的识别

在分析声像图之前,首先要明确声像图是从体表哪一个部位扫查获得的图像,进而确认是哪一个器官的解剖断面,显示的是器官哪一个结构的断面。

关于超声断面图像方位的辨认方法,国内外学者的看法基本一致。总的来说,腹部实时超声横断面与 CT 横断面完全一致;其他断面包括矢状断面、冠状断面等则采用经协商统一的标准(美国超声医学会 AIUM 1976 年 8 月)。例如:将横断声像图理解为,患者仰卧位,检查者从患者足底朝其头端方向观察;将纵断图理解为,患者仰卧位,检查者总是从患者的右侧向其左侧观察。现在通用的声像图方位如下。

1. 腹部和浅表器官声像图

(1)横断面(仰卧位,与 CT 相同)

声像图上方代表患者腹侧;下方代表患者背侧。

声像图左侧代表患者右侧(R);右侧代表患者左侧(L)。

(2)纵断面

仰卧位上方代表腹侧,下方代表背侧;

俯卧位上方代表背侧,下方代表腹侧(少用)。

声像图左侧代表患者头侧(H);右侧代表患者足侧(F)。

(3)冠状断面

右侧腹部冠状断面:

声像图上方为右侧;下方指向左侧;

声像图左侧为头侧;右侧为足侧。

左侧腹部冠状断面:

声像图上方为左侧;下方指向右侧;

声像图左侧为头侧;右侧为足侧。

(4)斜断面:斜断面声像图接近于横断面(例如沿胰腺长轴的断面),则按上述横断面规定进行识别。

斜断面角度过大,声像图接近于纵断面,则应按纵断面规定识别。

2. 心脏声像图

(1)胸骨旁长轴断面:图像右侧为心底部,左侧为心尖部;上、下分别为前、后。

(2)心脏短轴断面:图像左为患者的右、图像右为患者的左;上、下代表前、后。

(3)心尖长轴断面:①心尖四腔断面,图像的前、后分别为心尖与心底,左、右为患者的右、左;②心尖五腔断面,图像的前、后分别为心尖与心底,左、右分别为患者的前、后;③心尖二腔断面,前、后同五腔断面,左、右分别为患者的左前和右后。

必须强调的是,超声扫查的途径取决于病变位置,扫查断面不仅与病变位置有关,而且取决于病变形状和需要显示的相关结构。扫查时探头在不断移动,扫查角度在随时变化,加之扫查范围的局限,超声断面在绝大多数情况下不是 CT 和 MRI 显示的标准断面,必须结合声像图显示的组织结构判断其显示的真实人体断面。例如右肋缘下扫查获得的声像图,其上方为右肋缘,下方为右后上的膈面,左侧和右侧分别为左上和右下。因此,在更多的情况下是以脏器的解剖断面命名声像图断面。如心脏的胸骨长轴断面、二尖瓣水平短轴断面等;肾脏的冠状断面、横断面等。这些声像图断面虽然与前述的人体基本断面并不一致,但是是更标准、规范和实用的公认重要断面,这将在相关章节介绍。

第四节　人体组织的回声表现

人体声像图是由人体器官组织构成的大界面反射和小界面散射回声组成。其回声强度大小不同,差别可高达 120dB。超声仪器将回声强度以灰阶(明暗)层次显示于屏幕,并在一侧显示相对应的灰阶标记。先进的超声仪器可以提供的灰阶层次高达 256 级以上,但肉眼能够分辨的灰阶仅为 8~10 个。根据临床超声诊断和声像图描述的需要,对人体组织回声的强度进行分级,以反应正常或病变组织的回声规律及其声像图特征。

一、回声强度的表述

对于组织回声强度的表述,国内尚未完全统一。常用的表述术语为:

高水平回声(high level echo,),也可称为强回声。

中等水平回声(medium level echo),亦称等回声。

低水平回声(low level echo),也可称低回声。

无回声(echo-free,anechoic)。

为了更客观而准确地对组织回声特征进行描述,我国部分学者主张根据人眼可分辨的回声强度(灰阶),结合监视器屏幕的灰阶标记,将达到亮度饱和(标记的最亮端)的回声称为"强回声";将与灰阶标记中间相等的回声称为"等回声";间于强回声与等回声之间的称为"高回声";将灰阶标记的最暗端称为"无回声";间于等回声和无回声之间者称为"低回声";或将比低回声更暗的亮度称为"弱回声"。

在实际描述中,也可将接近于无回声的弱回声可用"极低水平回声"来描述,高水平回声可用很强、较强、稍强回声来形容。人体组织的回声强度,见表 4-1。

表 4-1 回声强度的表述

表述	人体组织
高水平回声/强回声	骨骼、结石(钙化)、胸膜/肺组织
高水平回声/高回声/较强回声	多数脏器的包膜,囊肿壁,肾窦,肝血管瘤
中等水平回声(等回声)	肝、脾实质,甲状腺、乳腺、睾丸实质
低水平回声(低回声)	肌肉、皮下脂肪、淋巴结
极低水平回声/弱回声	流动缓慢的血液、液体内的组织碎屑
无回声	正常的胆汁、尿液、脑脊液、玻璃体

需要指出的是,声像图表现的"强回声""等回声"和"低回声"均是相对的。在多数情况下,是与被观察的组织或脏器回声比较而言。并且与仪器的性能和调节有关,如探头频率、动态范围、增益、组织谐波的使用等。

二、人体组织的声像图表现

1. 均质性液体,如胆汁、尿液、羊水、体腔内的漏出液为无回声。血液通常呈无回声或弱回声。某些非常均质的组织如透明软骨、小儿肾锥体,可以表现为无回声或接近无回声,改用较高频率探头或增加动态范围又可呈弱回声。

2. 液体内混有血细胞或组织碎屑等微小散射体,使回声增多,则由无回声(或接近无回声)变成弱回声,如囊肿合并感染、体腔内渗出液、妊娠中晚期的羊水、脓液等。内部原本极少界面的均匀组织,如果发生病变或纤维化、钙化等。

3. 人体组织回声强度的一般规律:骨骼＞肾窦＞胰腺＞肝、脾实质＞肌肉＞肾皮质＞肾髓质(肾锥体)＞血液＞胆汁和尿液。

组织回声强弱的实质是组织内部不同成分的多少和声特性阻抗差别的大小。如皮下脂肪层内纤维结缔组织成分较少,呈低水平回声;但是肾周脂肪囊、网膜、肠系膜脂肪组织和多数脂肪瘤内的成分复杂,呈高回声。

皮肤组织呈高水平回声。回声强度以表皮组织(表皮-凝胶界面)较强,真皮次之。

4. 病理组织中,单纯的炎症水肿可因水分增加和组织成分相对减少而回声减弱;肝组织纤维化或细胞内脂肪浸润可使其回声增高。结石、钙化回声最强,纤维化次之,大块瘢痕回声反而降低。肝内小血管瘤、肾的血管平滑肌脂肪瘤多呈高回声;典型的淋巴瘤回声最弱,甚至接近无回声,但是用高频率探头扫查淋巴瘤内会出现明显的弱回声。

5. 某些组织的回声强度还与声束的入射方向、声束经过的组织形态、声特性阻抗、界面特性有关。如肾、肌肉和肌腱可因各向异性产生的伪像而回声改变(减低或增高);胰腺回声可因其前方腹直肌透镜效果而高低不均匀;子宫、前列腺回声由于前方充盈膀胱内尿液的低衰减特性而明显增强,而高衰减瘢痕组织或高反射界面后方的组织回声明显减弱。因此,对某一局部组织的回声特征判断,必须综合分析才能客观准确。

6. 组织声衰减特性对回声强弱有影响。水的衰减系数几乎为 $0 dB/(cm \cdot MHz)$,可以认为无衰减。因此,组织内含水分愈多,声衰减愈低,其后方组织的回声相对较高。但是,血液因为血细胞对声束的散射和蛋白对声能的吸收,比尿液、胆汁、囊液等衰减程度相对较高,声像图表现为其后方回声增强程度远不及尿液、胆汁显著,某些黏液性囊肿的后方可能不出现回声增强。人体不同组织的回声衰减比较:

骨骼、钙化、结石＞瘢痕、软骨、肌腱＞肝、肾、肌肉、脑＞脂肪、血液＞尿液、胆汁、囊液、胸腔积液、腹水。

根据人体组织对声能的衰减特性,可以提供分析正常或异常声像图的重要参数信息,对复杂的声像图表现作出正确解读。

第五节　声像图的分析方法

对于任何器官和组织病变进行声像图分析之前,必须了解患者的病史,仔细询问临床症状;有手术史的患者,尚需了解手术方式和结果,特别是有无器官部分切除、腔道吻合、植入物等;视情况进行必要的体检。

分析声像图首先需要确定解剖位置,通常要 2 个以上不同的断面声像图,依据其显示的解剖关系建立空间定位。而后观察其形态和回声特征。

一、正常人体器官的回声特点

人体组织和器官均有其各自的回声特征。熟悉并掌握人体正常解剖及其组织的回声特征,是识别有无异常或病变的基础。

(一)皮肤、皮下组织、肌肉和骨骼

1. **皮肤**　皮肤(包括耦合剂-表皮界面和真皮)呈整齐的条带状高回声,厚度均匀,它和下方的皮下组织分界清晰。

2. **皮下结缔组织**　皮下脂肪通常呈低回声,其间有纤细的不均匀高回声分隔,为纤维组织分隔。

3. **肌肉组织**　肌肉整体回声低于肌腱和皮下组织,其中肌束表现为低回声,肌束外周包绕的肌束膜、肌外膜、肌间隔及薄层纤维脂肪组织,均呈较强的线状或条状高回声。纵断面轻度倾斜于肢体长轴,两者互相平行,排列有序,成羽状、带状或梭形。横断面,每条肌肉略呈圆形、梭形或不规则形,肌束呈低回声,肌束间可见网状、带状及点状高回声分隔。肌肉中较大的血管呈管状无回声。实时超声可见肌肉的运动。肌肉收缩时,肌束直径增加,长度缩短,回声强度常减低。

4. **肌腱、韧带**　肌腱的纵断面呈束带形高回声,外层由两条光滑的高回声线包绕,内部为排列规则的纤维状回声。有腱鞘的肌腱,腱鞘呈一薄层低回声,厚度<1~2mm。在做相关运动时,可见肌腱在腱鞘内自由滑动。肌腱的骨连接处为边界清楚的低回声。韧带内的胶原纤维呈交织分布。除膝交叉韧带外,韧带的纵断面呈束状或带状高回声。

5. **骨骼和软骨**　骨膜(骨表面)与骨骼界面呈连续的线条状强回声,其后方伴有明显的声影。软骨一般位于骨骺端关节表面,呈薄层弱回声或无回

声。

当以上各层组织由于炎症、外伤、肿瘤等发生病理改变时,通过声像图观察并注意左右两侧对应部位进行比较,容易发现病变。

(二)心脏和血管

见第 7 章和第 23 章。

(三)实质性器官

1. **大小和形态**　实质性器官各自均有典型的外形和相近的大小。如 95% 正常人肝在锁骨中线处自膈肌向下的右叶斜径<15cm。超过 15cm 提示肝增大。肝增大时边缘常变钝;肝硬化时右叶与左叶和尾叶的比例失常,表面不平滑,呈结节状。肝尾叶异常增大提示肝静脉或肝段下腔静脉狭窄。又如正常肾冠状断面似"蚕豆"形,大小约 11cm×5cm×4cm;包膜呈细线样回声,完整,光滑。脾断面呈新月形,厚度<4cm。若形态失常、外形增大或缩小,提示先天性变异或存在病变。

2. **内部回声**　由于人体器官各自的组织成分不同,其回声各具特点。如正常肝为中等回声的均质脏器,回声较肾略高而低于胰腺的回声,与脾回声类似或稍低。由于镰状裂隙引起的回声衰减使尾叶回声稍低。弥漫性回声增高或减低可见于脂肪肝、慢性肝炎、肝硬化等;局限性异常回声见于肿瘤、脓肿、增生和外伤等。正常肾皮质回声略低于肝,髓质为低回声,肾窦为高回声。肾实质弥漫性回声增高可见于慢性肾炎、肾萎缩等;局限性回声异常见于肿瘤、脓肿、外伤等。

3. **实质器官回声的衰减特性**　衰减特性取决于实质器官组织成分。衰减的增加或减少提示组织成分的改变或分布异常。如典型的脂肪肝出现明显的声衰减,后方回声减低;而水肿则使衰减减小,内部透声好,后方回声较正常增高。

4. **血管的分布**　每一器官都有其供血特点。如肾动脉分支为段动脉,段动脉再分支为叶间动脉沿髓质边缘进入皮质,在皮质和髓质分界处吻合成弓状动脉,而后发出细小的小叶间动脉进入皮质。这种有序血管分布的紊乱和破坏提示肾存在肿瘤或其他局限性病变。又如肝的动脉和门静脉双重供血特点及肝静脉的引流分布,不仅是肝病变解剖定位的参考标志,而且是诊断某些肝疾病的重要线索。应根据器官血管的解剖,辅以 CDFI,从不同的

断面上观察其分布,注意血管壁回声是否正常;有无异常变细、增宽、不规则等征象。必要时使用频谱多普勒测定血流动力学信息。

5.**毗邻关系**　正常器官的毗邻关系固定,并构成特定的声像图断面。如胆囊颈总是指向门静脉右支;胰腺的前方为胃,后方上方为脾静脉,头部被十二指肠包绕,尾部与脾和左肾上腺相邻。器官病变常波及毗邻组织或脏器,产生压迫变形、移位、浸润等。毗邻关系的变化对判断病变的存在及其程度有重要价值。

(四)空腔器官

胆囊、膀胱、胃肠是腹部典型的空腔器官,其内容物的来源和性质各不相同,流入道和流出道各具特点。因此,其超声扫查方法和声像图表现也差别较大。对于含气的胃肠,需要使用特殊的检查前准备和扫查方法。但是对它们的声像图分析,有其遵循的共同原则。

1.**单纯含液器官**　如胆囊和膀胱,需要在自然充盈状态下检查。而含气的胃肠道,需人为地使其充盈对比剂(如水、显影剂等),以排除干扰,建立良好的声窗。观察的内容有:

(1)大小和形态:正常空腔器官在适度充盈状态下,保持其固有的正常形态和大小。异常增大或缩小可能是自身病变所致,炎症、功能障碍等;也可能是脏器之外的原因使然。如正常胆囊呈长茄子形,长径通常<8.0～10.0cm,横径<3.5～4.0cm。异常增大可能是流出受阻(胆总管狭窄、梗阻),也可能是长期禁食、使用减痉挛药物或某些全身疾病的表现;胆囊缩小可能是先天性、慢性炎症性萎缩,也可能是重症肝炎等原因导致的胆汁充盈减少。

(2)壁回声:单纯含液空腔脏器充盈时,壁具有相似的声像图特征,回声清晰、平滑,厚度均匀;利用高分辨力的超声仪器,能分辨胆囊壁、膀胱壁的结构。当部分排空时,厚度和层次结构格外明显。要注意观察壁的厚度有无变化,结构是否连续,是否有肿物、结石等异常征象。

(3)内部回声:正常内部呈无回声。当内部有回声,提示病理状态,应当改变体位,观察回声的变化。

(4)后方回声:含液器官后方回声增强。当后方回声过强时,会影响后壁结构的显示。要调节TDC抑制远场回声强度。

(5)功能评估:利用脂餐试验可以观察胆囊排空功能和胆总管远端梗阻;利用排尿后残余尿量测定推断尿路阻塞和膀胱排空功能。

2.**含气胃或肠管的声像图**　尽管胃肠道由于腔内含有气体和实质性内容物严重干扰超声检查。但是胃、小肠、结肠也具有各自的声像图特点。特别是在液体充盈的情况下,其声像图特征与单纯含液空腔器官相似。

(1)经腹壁超声检查:在胃肠道含气和内容物时,仅可以辨认出层次清晰的前壁。并可见正常的蠕动。若用液体充盈胃肠腔(禁食后饮水或清洁灌肠)驱散胃肠气体后高频探头扫查,则可显著改善胃和十二指肠的声像图质量,更加清晰地显示胃或肠壁的层次。一旦胃壁或肠壁出现异常增厚,层次破坏,蠕动异常,应考虑有无肿瘤、炎症等病变。

(2)正常胃肠道以张力低,壁柔软,加压扫查易变形为重要特征。胃窦部或乙状结肠在排空状态下壁较厚,可能被误认为肿瘤,充盈后恢复正常特征。这与腹部炎性包块、胃肠肿瘤的声像图有明显区别。

(3)胃肠腔出现异常扩张和液体积聚伴蠕动异常(亢进或消失)提示梗阻;剧烈腹痛伴腹腔内出现游离气体回声提示穿孔或腹膜炎;肠壁增厚呈"假肾征",提示肿瘤。

(五)浅表小器官

甲状腺、腮腺,浅表淋巴结,乳房,阴囊等小器官需要使用高频探头扫查,它们各有其声像图特征(见相关章节),对这些小器官进行声像图分析,应注意双侧腺体的形态、大小、边界回声、内部回声,有无弥漫性或限局性回声异常,是否有肿物(结节),血供特征等。还要注意腺体或肿物与相邻器官如气管、颈部血管的关系等。

二、异常回声

(一)位置异常

如内脏转位、异位肾、胸骨后甲状腺等。

(二)形态异常

1.**先天性**　主要为器官的先天性变异。

(1)正常变异(功能正常):如肝左叶长径增大、驼峰肾等。

(2)代偿性:如肝左叶缺如,右叶代偿性增大;一侧肾缺如对侧肾体积增大。

(3)病理性(功能异常):如融合肾、多囊肝、环状胰腺等。

2.**后天性**　多数为病理性。

(1)外伤(包括手术):功能可能正常,也可能异常。

(2)代偿性:如一侧肾切除对侧肾代偿性增大;肝叶切除后剩余肝叶体积增大等。

(3)病理性:如高血压引起左心室肥厚,房间隔缺损引起右心房、右心室扩大,肝大,脾大,较大肿瘤等。

(三)回声异常

1. 弥漫性　如重症肝炎引起的弥漫性肝回声减低;脂肪肝引起弥漫性回声增高;慢性肾炎时,肾皮质回声增高等。

2. 局限性　局限性回声异常多数为病理性,其中以肿瘤最为重要,其次为炎症。以其回声特征,大致可以分为囊性、实性和混合性三大类型。每一类型都有良性或恶性。

(1)囊性:在超声诊断术语中,"囊性"意指任何内含液体的结构,不特定指囊肿。囊肿是囊性回声中最常见的病变。根据其内部回声,又分为单纯性囊肿和复杂性囊肿。单纯性囊肿是指囊壁薄而均匀,无实性结节;囊液透声好,内部无回声;后方回声增强。复杂性囊肿是指病变具有囊性的主要特征,即有明确的壁,内部以液体为主。但是不完全具备单纯囊肿的特征。如囊壁较厚或不均匀,有实性回声(钙化、软组织、沉积物等),薄厚不均匀的分隔等。复杂囊肿有恶性的可能。

(2)实性:完全实性或以实性成分为主(占75%以上)。局限性实性回声病因复杂如肿瘤、炎症、瘢痕、钙化等。其声像图特点是内部有回声。但是,注意内部有回声者不一定都是实性的。

(3)混合性:病变内既有液体无回声,也有实质性回声。可为肿瘤(包括实性肿瘤坏死液化、含实性成分较多的囊性肿瘤)、脓肿、血肿等。

囊肿与实性肿物可以根据两者的声像图特点加以区别(表4-2)。

典型的囊肿和实性肿物是容易鉴别的。但是如果囊肿合并感染或出血,内部可以出现回声;部分囊肿的囊液内蛋白含量较多,可能后方回声增强不明显;有的淋巴瘤呈圆形、椭圆形,边界清晰、平滑整齐,内部回声极低,有时酷似囊肿声像图;部分回声实性肿瘤因有假包膜,其边界清晰、光滑,呈圆形,可有轻度后方回声增强等。因此,尚需对声像图综合分析才比较可靠。

对于肿物良、恶性的鉴别,必须结合临床病史和其他检查结果综合判断。声像图表现为典型的囊性肿物,通常属于良性。声像图上所见实性肿物或结节,其形态特征如外形、边界、内部回声、后方回声、毗邻关系,是否有周围浸润及肿瘤转移征象,对于临床诊断和鉴别可能提供一定的帮助。彩色多普勒和超声造影、弹性成像还可进一步提供血供特征和质地硬度方面的诊断信息。

(四)血管和血流异常

1. 异常血管

(1)先天性:动静脉瘘表现为扩张的动脉和静脉间连续的高速血流信号,阻力很低;脏器的血管供应变异;血管瘤高回声或低回声软组织团块,可压缩,超声造影见内部为流速极低的静脉血流,廓清明显延迟。

(2)后天性:动静脉瘘也可以由后天性原因引起,如血管狭窄后的侧支循环血管等。

2. 血流异常

(1)血管狭窄:动脉狭窄表现为血管局部狭窄,血流速度明显增快,呈"马赛克"状,其近端血流阻力指数增大,远端血流速度变低、阻力指数减小、加速时间延长、加速度减慢;静脉狭窄引起远端静脉扩张、血流速度明显减低,侧支静脉血管形成。

(2)血栓:引起近端阻力增加,远端血流灌注减少。

(3)动脉瘤:扩张的血管腔内出现涡流。

(4)肿瘤新生血管:超声造影呈动脉早期快速增强,提前廓清。

表 4-2　囊肿和实性肿物的声像图特征

	囊 性	实 性
边界回声	清晰而光整,多数有囊壁回声	无囊壁回声,少数可见假包膜回声较清晰或欠清晰,有包膜者可光滑、整齐
内部回声	无回声为主,可有分隔	有回声为主(增强,减弱或等回声)
后方回声	多数增强	增强不明显甚至有衰减
侧壁回声失落	常有	较少,有包膜者可有
CDFI 或超声造影	无血流	有血流

第六节　超　声　伪　像

声像图伪像(artifact),也称伪差,是指声像图中回声信息的增添、减少或失真,即超声显示的图像与其相应断面之间存在的任何不相符表现,皆属伪像。伪像可能严重干扰声像图,产生假性异常或掩盖病变,误导对图像的正确解释,造成不利影响。但有时可以帮助超声医师鉴别某些结构或确认某些病变。产生伪像的原因是声束在人体内传播的过程中,其固有的物理性质与人体的复杂界面、仪器的性能、扫查者的技术因素等综合作用导致的图像失真。它表现为实物断面结构在图像上的移位、变形、消失或断面外回声的添加等,有的容易觉察和识别,有的不易或无法识别。通常称谓的伪像只是可识别的伪差。明白各种超声伪像的原因,对正确解释图像或规避有害伪像、诱发有用伪像至关重要。

一、超声伪像产生的物理基础

(一)人体声学界面的复杂性

人体器官及其断面的组织结构非常复杂,不同的组织如脂肪、肌肉、骨骼、含液器官等的声阻抗(密度×声速)和衰减系数有很大的差别。这些组织构成异常复杂的声学界面,其中有规则的,但更多的是排列无序的不规则界面。而入射声束的反射和折射有明显的角度依赖性,不可能使声束与每一界面的夹角一致。这一方面造成组织相同,而回声强度不同;另一方面造成声束方向的偏移(折射)。

(二)声束固有的物理性质

尽管超声仪器在不断进步,成像技术在不断改进,但是,超声成像的基础是超声波的基本物理原则。超声声束在人体内传播的过程中,其固有的物理性质(反射、折射、散射、衰减、扩散等)在复杂的声学界面中会表现无遗。特别是遇到足够大的倾斜界面时,不仅其回声强度和方向发生改变,而且其继续传播的方向也发生改变。而仪器无法对其识别和校正,导致回声的方位和强度明显失真。

(三)仪器性能的限制

超声仪器的设计和性能(发射、聚焦、接收、旁瓣、信号处理等)不可能达到理想的水平。声场中不仅有主瓣,还会有无法消除的旁瓣,聚焦声束也有一定的厚度。这必然引起扫查断面内组织的重叠显示。

为了实现超声图像的解剖定位,超声仪器的成像设计基于如下设定:

1. 人体组织平均声速为 1 540m/s(所有的软组织、液体、甚至骨组织都一样)。

2. 发射声束呈理想的直线传播,反射体的空间位置由初始发射声束回声时间的长短和偏转角度决定。

3. 人体各种组织的声衰减相同,一律按衰减系数 1db/(cm·MHz)进行深度增益补偿,并可用 DGC 人为地进一步调节,使得正常图像的远近强度显示均匀一致,给人视觉"无衰减"的假象。

然而,上述设定在人体器官组织这一复杂介质中实际都是不能满足的,而仪器只能按预定的设计成像,无法矫正异常复杂的界面对声波传导及其反射回声的影响,故超声图像中不可能没有伪差。

(四)操作者的技术因素

操作者的技术也是产生伪像不能忽视的因素,特别是使用多普勒成像、弹性成像等功能时,更需注意。如仪器优化不合理,扫查位置和方向选择不当等,都可能产生更多甚至严重的人为超声伪差或伪像。如果超声诊断医师缺乏超声成像的基础理论,对仪器功能设置的操作没有足够的理解,不但不能有效减少伪像,而且有增加伪像的可能,甚至严重误导诊断。

二、常见超声伪像

(一)灰阶超声伪像

1. 多次反射　发生于靠近探头的平滑大界面与探头表面之间,声束垂直地发射到平滑的高反射性界面时,反射回来的声波遇到探头表面,再由探头表面反射到同一界面,如此来回反射。每一次往返的回声都会在这一界面的远侧成像,逐渐向远侧延伸,直至完全衰减。探头每一次发射的脉冲都会重复这种往复反射,在声像图上特征性地表现为平滑界面远侧等距离排列的多条回声,其强度依次递减。多次反射的名称由此而来。由于多次反射影响声束向深方传播,在混响后方可能形成边界模糊的声影(dirty shadow)。多重反射最常见于以下情况。

(1)充盈液体的空腔脏器:如膀胱和胆囊前壁,

使原本不该有回声的液体内出现回声,以至可能掩盖前壁的小病变。

(2)气体与软组织界面:如肠管外腹膜壁层下的多重反射,是腹膜游离气体的特异性超声征象,此征象强烈提示腹腔内有游离气体;而正常肺表面应该出现的典型"气体多次反射"消失或显示不清,提示肺实变或不张;这些征象具有诊断意义。

(3)光滑的大界面远侧:如肝包膜或脾包膜的后方可能因为多重反射的叠加而回声增强或结构模糊,可能掩盖病变的显示,或使较小的无回声囊性病变酷似实质性肿瘤。

(4)强反射体的多重反射:如接近体表的金属异物,可能显示在与实物等距离的部位,易造成异物位置的误判。

使用组织谐波成像能够有效抑制多次反射伪像,降低多次反射伪像的干扰,获得清晰的图像。

2. 振铃伪像(ring-down artifact) 振铃伪像也被称为"内部混响""彗星尾",出现于体内的强反射体之后。如肝内胆管内的气体、胆囊壁内的结晶体、眼球内的异物、子宫内节育器、置入的人工瓣膜等,其后产生很长的强回声,似"彗星尾"状。对振铃伪像的最初解释是强反射界面与探头间的多次反射,类似于多次反射伪像。但是更合理的解释是强回声界面受到脉冲声波的激励后发生震荡,好似敲响的钟,或敲击后的音叉。这些很强的震荡紧随被激励的反射体返回到探头,在声像图上形成反射体之后的强回声带,并逐渐减弱直到消失。有趣的是振铃伪像不发生于结石和钙化。也不是所有的气体都产生振铃伪像。对于后者的可能解释是小气泡集聚成"泡沫四面体",才会被声波激励而震荡。此外,胆囊壁内的层状胆固醇结晶彗星尾常常较短,仅有 2~3 个"圈",而且远侧总是小于近侧,被称为"V"形伪像。据认为声束必须垂直于胆固醇晶体面才能引起振铃伪像。

振铃伪像可以帮助超声医生识别子宫内的节育环、眼内异物,还可以利用这种伪像敏感地发现胆道系统积气,还可以提示产气杆菌感染性脓肿,如肝脓肿、肠间脓肿等。具有很高的敏感性和特异性。

3. 镜面伪像(mirror image artifact) 镜面伪像的成因类似于多次回声伪像。后者是声脉冲在探头与皮肤之间多次往复反射,而镜面伪像是额外的回声(伪像)来自人体自身内部。即内部的反射体在光滑大界面的另一侧成像。其产生的原理与光学中的镜像原理相同。当扫描声束遇到高反射界面(如膈肌顶部与含气肺的界面)时,声波在该界面的反射回声又在人体内的界面产生反射,并返回到同一高发射界面,该高反射界面将携带的信息沿原路返回到探头,被探头接受成像,由于其往返增加的时间正好等于人体内界面与该光滑大界面之间声波传导时间的 2 倍,因此在声像图上形成以该反射界面为对称轴的图像(虚像)。镜面伪像的典型例子是膈下肝实质或脾实质回声对称地出现在膈上方。如肝内的肿瘤除了正常显示在膈下外(实像),同时以膈肌为对称轴,在膈上显示。又如,高度充盈的膀胱,其前壁及前壁前方的组织以光滑的后壁为对称轴显示在盆腔内。由于声波被反射,后壁后方的子宫和直肠不能显示,酷似盆腔大囊肿。与混响伪像不同,镜面伪像不但几乎不能对诊断提供有用帮助,反而对正常成像造成干扰,应该设法避免。

4. 折射伪像 产生折射伪像的原因是声束遇到两种相邻声速不同的组织所构成的倾斜界面时,由于折射使透射的声束发生方向改变,造成界面回声在声像图上的位置偏移,亦称棱镜效应。如经腹壁横断面扫查时,声束通过腹直肌与腹膜外脂肪层时,由于声波的折射发生传播方向改变,使腹主动脉可能形成重复(2 个)伪像。折射引起的声束方向偏移除了引起反射体的位置偏离,还可能使透射声能减少,导致后方的实质脏器回声减低。如肝横断时,钝圆形的尾状叶常出现回声减低区,容易误认为肿瘤。

回声失落现象的发生也与折射有关。当入射声束与界面夹角达到足够大时,因折射而偏移的声束所产生回声将不能返回到探头(回声失落)。如囊肿的侧壁、有明显包膜的肿瘤可出现侧壁声影;细管状结构(胆管、胰管、导尿管等)的横断面,声像图呈现无侧壁的"小等号"("=")等。

5. 声影 意指后方回声显著减少或消失的声像图表现。产生声影伪像的原因有:①显著的声衰减,见于结石、瘢痕、软骨等衰减系数很大的介质;②声阻抗差很大的界面,如骨骼、气体等;③入射声束与较光滑的界面夹角过大,造成全反射,如囊肿的侧壁声影。这些因素使其后方的入射声能显著减小,回声显著减低甚至消失,后方组织机构几不能显示,类似物体遮挡光线形成的影子,谓之"声影"。

声影对于诊断有其积极的一面,利用声影有助于判辨人体组织或异物的声学特征,发现结石、识别肿瘤有无包膜等。如胆囊内充满结石合并胆囊萎缩时,胆石本身的强回声有时不显著。此时仔细寻找来自胆囊窝的声影和"WES"征对诊断有重要价值。某些非均质性的肿瘤如乳腺导管内癌、畸胎瘤内的毛发球或骨骼常有明显的声影;有包膜的囊性或实性肿物常伴有侧边声影,无包膜的实性肿物不会伴有侧边声影。这些表现能够对诊断和鉴别诊断提供重要信息。而不利的影响是较宽的声影遮挡了后方组织的回声,造成漏诊。如大量胆囊结石的声影可以完全掩盖胆囊癌的回声。

6. 后方回声增强 当介质声衰减值低于假定声衰减值时,出现后方回声增强。例如,囊肿后壁及其后方组织回声显著增强。胆囊、膀胱、饮水后充盈的胃,以及胸腹水等均有类似的现象。透声性好的囊肿后方回声增强,还因为囊肿的"凸透镜"效果使穿透过囊肿的声束产生汇聚,回声增强。

对于无回声囊肿,后方回声增强的程度与液体的性质有关,含蛋白多的囊液后方回声增强较低。

7. 声束厚度伪像(beam width artifact) 亦称为断层厚度伪像(slide artifact)、声束宽度伪像。尽管通过聚焦的扫描超声声束可以在聚焦范围内变得较细,但是仍然有一定的厚度,在非聚焦区内(近区和远区)内更加明显。因此,超声扫描所获取得声像图,是一定厚度体层内组织回声信息在厚度方向上的叠加。扫描声束愈厚,回声叠加的横向信息愈多,横向分辨力越低。声束厚度伪像在声像图中很常见,如小囊肿内或大囊肿近囊壁处出现低水平回声,是由于一定厚度的声束同时通过囊肿及其周围的实性组织。在超声导向下对小病变穿刺时,贴近病变但不在病变内的穿刺针若同时在声束厚度内,两者在声像图上重叠显示为穿刺针在病变内,这种伪像常对操作者产生误导。

8. 旁瓣伪像 探头发射的声束除了声轴方向的主瓣,周围尚有旁瓣。超声扫查在主瓣回声进行成像同时,旁瓣也会产生回声,并与主瓣回声叠加。由于旁瓣回声很弱,通常并不会对主瓣成像造成可以被觉察的干扰。但是当这些旁瓣遇到强回声界面时,其回声将被探头接收,叠加在主瓣回声内。由于旁瓣距声轴较远,其回声往往是远离主瓣断面外的强回声结构,常表现为同一扫查深度内的"披纱样"模糊回声。令人难以解释其来源。这种伪像在使用质量低劣的超声设备时可能更为明显。如在胆囊、膀胱和囊肿的后壁,常见模糊的低水平回

声,有时酷似腔内"沉积物"。当旁瓣回声较强时,可能掩盖胆囊或膀胱壁的病变。较大的胆囊或膀胱结石、含气的肠管、宫内节育环、骶骨胛等常引起旁瓣伪像。

改变探头位置,调整聚焦点区的深度或聚焦点的数量,加用组织谐波技术可以减少旁瓣伪像干扰。

9. 声速伪差或伪像 超声仪器的成像和测量都是按照人体软组织的平均声速(1 540m/s)设置的。对于一般肝、脾、肾、肌肉等软组织,超声成像和测量都不会产生明显影响,可以忽略不计。但是,对于声速过慢或过快的组织,却可能造成不可忽视的影响。如脂肪的声速较慢,肝内或腹膜后较大脂肪瘤在声束方向上的成像假性变长,使其后方肝的包膜回声向后移位,产生中断的伪像;若脂肪瘤靠近边缘,产生边界伸入横膈或腹壁背侧的假象。同时导致声束方向的测值过大。而角膜、晶状体、骨骼等声速过快的组织,如果利用普通仪器测量,会导致测值小于真实值,造成误导。因此,进行胎儿长骨测量时,应使声束与长骨尽可能垂直,进行眼科晶体的测量,应使用眼科专用超声仪器。

(二)多普勒超声伪像

临床常用的多普勒超声有脉冲多普勒(pulse Doppler)、彩色多普勒血流成像(CDFI)、多普勒能量图(CDE或DPI)。与灰阶超声一样,上述多普勒超声均可产生不同程度的伪像。认识多普勒超声伪像,理解其产生的原因,对正确应用多普勒功能,合理解释多普勒超声表现至关重要。

1. 脉冲多普勒伪像 脉冲多普勒频谱伪像主要有两种类型。一是频率混叠,二是频谱缺失。

(1)脉冲多普勒混叠:是指PRF≤2倍多普勒频移时,频移谱线峰出现在基线的另一侧,即最高速度的血流频移发生方向倒错。类似于高速转动的车轮在达到某一速度时,看似发生倒转。这种伪像外观似一个被截断的锥,位于基线另一侧但顶点朝上。尽管常与其上面的低速部分频移谱重叠,但是容易识别,通常不会引起诊断困难。在仪器设置正确的情况下,出现混叠伪像提醒超声医师在取样门处有血管存在狭窄的可能。消除混叠伪像的方法有:①提高PRF,即增加检测速度范围;②降低多普勒发射频率,即使用低频声束检查;③适当增加声束与被检查血管的角度;④调节基线的位置,使基线移向血流方向的背侧;⑤使用高重复频率脉冲波多普勒(HPRF)功能,在一条取样线上同时设置

多个取样门以提高超声波发射和接收的脉冲重复频率;⑥使用连续波(CW)多普勒。

(2)频谱缺失:脉冲多普勒的另一类伪像是有血流而无血流频移显示。使超声医师不能判断血管内是否有血流存在。其原因是:①声束与血管的夹角过大时,cosθ值很小或等于零(即θ角为90°),使血流速度在声束方向的分速度过小或无分速度。探头声束与血流方向夹角过大时,频谱和CDFI均无血流信号显示,即使大血管如主动脉也无例外。通常至少应将角度调整在60°以下。若θ=60°,频移降低50%,θ>60°,θ角的轻微变化都将引起cosθ值显著变化,使频移值发生严重误差,结果不可信。可见,利用Doppler技术测定血流速度,调整取样线与血流夹角极为重要。宜保持θ<30°并加以校正,误差较小。②血流速度过慢而滤波设置过高,使低速血流信号被滤掉。③多普勒增益设置过低,弱信号不能显示。④检测速度范围过大。对上述成因进行调整,可以提高对低速血流信号的显示能力。

(3)基线对称的频谱:除了上述两类伪像外,由于脉冲多普勒的取样声束也有其超声传播时固有的物理特性,因此,在理论上,灰阶声像图出现的某些伪像也可能成像在多普勒图像中。其中较重要的还有基线对称的频谱。多普勒频谱对称地显示在基线的另一侧。对其成因,有如下的两种解释:①当声束与血管的角度过大时,其宽度或旁瓣将同时接收到一侧朝向声束的血流和另一侧背向声束的血流,致使基线两侧同时显示方向相反的对称血流频谱。这种伪像在使用相控阵探头时容易出现。②声束与血管角度足够大时,多普勒频谱在光滑的血管壁产生反射,形成以基线为对称轴的镜面伪像。减小声束与血管的夹角,能够有效地消除这种伪像。

2. 彩色多普勒伪像 彩色多普勒超声伪像的表现复杂,原因较多,有声学特点固有的限制,但是更多的是仪器使用条件设置不当等人为的因素。大致可归纳为有血流的部位无彩色血流信号、无血流的部位出现彩色信号、彩色信号混叠、彩色信号的颜色或其色度(shade of color)改变、彩色外溢等五类。较重要的伪像有以下几种。

(1)彩色信号衰减伪像:在原本血流分布一致的区域显示彩色血流信号分布不均,表现为浅表血供多,深方血供少,或器官深部血流较难显示。如甲状腺功能亢进时,甲状腺深方的血流信号较浅方明显减少,产生浅部多血供(血管)、深部少血供(少血管)或无血供(无血管)的错觉。其原因为多普勒频移信号来自微弱的红细胞背向散射。它通过组织时,距离越长,衰减亦越多。可见探头频率越高,衰减伪像越明显。适当降低多普勒频率或选用频率较低的探头,可以改善深方血流的显示。此外,将聚焦区置于取样门(感兴趣区)水平、提高取样门深度的彩色增益也能提高深方的彩色血流检测敏感性。静脉注射微量声学造影剂,能够显著提高彩色血流信号的显示,但是会严重影响脉冲多普勒频谱。

(2)壁滤波(filter)或检查速度设置过高:滤波频率过高会严重降低低速血流信号的敏感性,使低速血流信号不能显示。

(3)彩色增益过低:无论是高的或低的弱频移信号都不能显示。

(4)闪烁(clutter rejection)伪像:心脏或大血管搏动、呼吸、肠管蠕动或肠管内容物的流动等引起周围组织震动,其频率正好在多普勒频移的范围内,而且强度较大,如肝左叶近膈面、高速血流周围的组织、患者说话等,都可以引发与血流无关的彩色信号显示,其诱因明确,容易确认。闪烁伪像在能量多普勒成像时更为明显,这与能量多普勒对弱信号较敏感有关。由于人体生理活动产生的振动无时不在,所以使用常规方法消除闪烁伪像相当困难。利用造影谐波成像有助于消除闪烁伪像。这是因为造影提取的非线性谐波信号的频率远远超过了组织机械运动产生的多普勒频移信号频率。

(5)镜面反射伪像:彩色多普勒镜面伪像的发生机制与二维成像和脉冲多普勒相同。表现为以高反射性界面为对称轴的彩色"倒影"。如以颈动脉后壁为对称轴,深方又出现一条并行的颈动脉彩色血流信号(虚像)。镜面反射伪像可能对深方的血流显示造成遮挡,或误认为存在血流。减小声束与血管的夹角可能有助于减弱彩色镜面伪像。

(6)快闪伪像(twinkling artifact):多见于肾盂、输尿管、膀胱表面有结晶的不光滑尿路结石。快闪伪像的成因可能为声束遇到不光滑的尿路结石界面时,其反射声波发生相位改变,并在粗糙的小界面间来回反射,由于相位的差频在多普勒频移的频率范围内,所以在结石表面显示为很高频率的彩色噪声,并向声束入射方向延伸。快闪伪像对于发现和确认不典型尿路结石有很大帮助。快闪伪像为何在胆结石较少见的原因,目前还没有确切的解释。

（7）混叠（aliasing）伪像：表现为彩色血流信号呈多色镶嵌的"马赛克"（mosaic）状，亦称"彩色镶嵌"，使血流方向、速度表达错乱，甚至检查者完全不能识别血流的方向。其成因与脉冲多普勒混叠伪像相同。仪器设置不当（如过分降低脉冲重复频率）和使用不正确（如采用较高多普勒频率的探头）都会产生彩色混叠伪像。在设置正确的情况下，混叠处的血流速度最快，提示存在血管狭窄。

（8）声束角度不当：与脉冲多普勒频谱一样，彩色多普勒血流成像提取的也是血流在声束方向的速度分量，所以也取决于声束（取样门）与血流方向的角度。探头声束与血流方向夹角过大时，频谱和CDFI均无血流信号显示，即使大血管如主动脉也无例外。通常至少应将角度调整在60°以下。

常规CDFI彩色血流（幅度）显示对角度依赖性过大，易产生血管内"无血流"或"流速不均"伪像。采用多普勒能量图CDE（color Doppler energy）也称DPI（Doppler power imaging）方法，可以显著改善血流检查的敏感性。

（9）彩色血流信号"外溢"：如果彩色增益、彩色优先过高，或脉冲重复频率（PFR）、滤波设置过低，常引起彩色血流信号从血管腔内"外溢"的伪像。甚至使伴行的动脉和静脉混为一体，严重时会掩盖血管内的血栓或血管壁的斑块。针对其产生原因，可以减少或消除彩色外溢伪像。

（10）开花伪像（blooming artifact）：静脉注射微泡造影剂，血液内的微泡强散射可以使彩色血流信号显著增强，特别是不断破裂的微泡会产生强大的声流。致使彩色血流信号的强度显著增强，呈开花状，无法分辨血管形态和血流方向。开花伪像可以显示血管较多的肿瘤，现在很少使用。

第七节　超声诊断常用术语与报告书写

对于超声检查所获取的图像描述，必须采用科学而规范的术语，并且要遵循准确、简练的原则。描述顺序通常为：部位（解剖定位）、大小、形态、边界（清楚与否）、边缘（有无包膜等）、总体回声强度、内部回声特点、后方回声、血管分布及血流特征、与周围组织的关系（或对周围组织的影响）等。必要时简要描述临床医师关心的相关内容，如淋巴结大小、有无转移征象等。

回声特征的描述

（一）回声的部位、大小和形态

对于异常回声，首先要明确并写出其解剖部位。如左肾上前段、肝右前叶下段（S_5）、第2腰椎水平右侧腹膜后等。然后描述其大小和形态。

1. 点状回声（回声点）　又可再分为细点状回声和粗点状（直径2～3mm）回声。因为过小，不能分辨其内部是否均质，强度可高可低。描述时前面冠以分布特征，如"弥漫分布的（或密集的）细点状强回声，部分见彗星尾征"；又如"胆汁内显示密集细点状弱回声，随体位改变移动"。

2. 斑片状回声（回声斑）　斑片状回声代表稍大的结构。可以分别其内部结构是否均匀，要说明是单发抑或多发，其回声强度和分布特征。如"颈动脉窦后壁约3mm×5mm高回声斑，突入颈动脉腔，表面不光滑，内部有不规则低回声"。

3. 团块状回声（回声团）　常用来形容较大的肿瘤、结石等结构。要写明大小和形状（圆形、分叶状、不规则）。如子宫右侧附件区直径6cm圆形无回声团块，左肾后段3.5cm×3.0cm×3.0cm大高回声团块。

4. 结节状回声（回声结节）　常指直径＜3cm的小团块状回声。如"膀胱三角区直径2.0cm的低回声结节，有窄蒂，表面不光滑，不随体位改变移动"。

5. 线条状回声（回声线）　细线状或较粗线状、条带状回声，平滑或不规则，均匀或不均匀，连续或不连续。常用来形容脏器表面的包膜、囊肿内的分隔。

6. 弧形回声、环状回声（回声环）　多用来形容较大的结石表面、胎儿颅骨、钙化的囊壁、宫内节育环、血管和空腔器官的横断面等。

7. 管状回声　血管、胆管、胰管或空腔器官的纵断面。

（二）回声的强度

声像图是组织界面反射和散射回声共同组成，回声强度是介质内界面声阻抗差大小与界面密集程度的反映。因此，对其确认的表述术语应限于声学范畴，不可用"光点""光团"等描述。

（三）回声的分布

通常按回声分布均匀程度来描述，是组织内部结构是否均一的反应。如"均匀"反映组织结构均一,界面较少而小,以散射回声为主,如肝、脾;"不均匀"反映组织内部组成复杂,界面多而大,如肾窦、乳腺等。对某一特征的回声分布,还可以用"密集""稀疏""散在"等来形容。例如乳腺肿块内的微钙化强回声点,可以用"散在""密集"或"簇状"来描述,后者对诊断乳腺癌具有较高特异性。在肿块内的血流信号,可用稀疏散在的彩色信号表述,代表血管稀少。

(四)边界和边缘

边界通常指病变(特别是肿瘤)与正常组织的分界是否清晰可见或模糊不清。边缘是指如脏器的包膜、囊肿壁、病变的外缘回声特征,是否整齐、平滑,是否有"侧边声影",是否成角、呈"毛刺"状等,有无增强抑或减低的晕环等。如右乳外上象限2点距乳头约4cm处腺体内可见约3.3cm×2.5cm低回声团块,纵径大于横径,边界欠清楚,边缘呈毛刺状,周边有较厚的不均匀高回声包绕,内部无明显微钙化征象,后方回声衰减明显。边界和边缘特征对鉴别诊断有较大的帮助,应该重点描述。

(五)内部回声

内部回声是重点描述的内容。包括回声强度及其分布是否均匀、有无钙化强回声或液性无回声等。

(六)后方回声

后方回声有无增强或减弱(衰减);还可引自超声伪像的常用术语,如"声影""后方回声增强"等。

(七)病变内血流信号

病变有无血流信号,血管来源,进入病变的部位,血流多少及分布,阻力指数等。如颈部肿大淋巴结,血流从门部进入抑或从周边进入。病变血供的特征可能为疾病诊断的重要信息。

(八)对毗邻组织的影响

有无挤压、浸润、包绕等。

(九)质地评估

探头加压是否变形,即质地的软硬。必要时使用弹性成像功能评价其弹性特征。后者目前主要用于乳腺、甲状腺等表浅器官肿瘤的评价。

(十)活动性

探头或用手推压有无移动,有无随体位改变的运动。

(十一)功能评价

如脂餐试验、残余尿量测定等。

(十二)心脏和血管的血流动力学评价和描述

既要有直接的数据信息,如时相、速度、加速度、加速时间等特征,又要有相关的间接征象。

(十三)超声造影

规范的描述术语为"增强"和"消退",应以时相分别描述其增强模式、程度和持续时间。增强方式有"均匀性增强""不均匀性增强""自周边向中央增强""自中央向外周增强"等;增强程度的分级应与器官自身为参照,分为"高增强""等增强""低增强""无增强"。如动脉期自周边向中央呈不均匀高增强,晚于延迟期缓慢消退。

(十四)声像图的某些形态特征

1. 靶环征(target sign)或牛眼征(bull's eye sign) 主要指声像图表现为中央高回声周围低回声的肿物,形似"靶环"或"牛眼",多见于转移性肝肿瘤。

2. 假肾征 是胃肠肿瘤的特征性声像图表现。增厚的胃肠壁包绕肠内容物,表现为周围较厚的低回声包绕中央强回声区,酷似肾的横断面声像图,谓之"假肾征"。

3. 彗星尾征 为内部混响所致。多见于胆囊壁内胆固醇结晶或微小结石,甲状腺胶样囊肿内的结晶体、体内金属异物,宫内节育器,胆管内或脓腔内的微气泡等,在声束的激励下产生强烈的"内部混响"(internal reverberation),表现为自反射体向深方延伸的强回声带,逐渐衰减消失,酷似彗星尾,具有特征性。

4. 套袖征 肠套叠时套入部肠管纵断面的特异性声像图表现,形状似套袖。其横断面似同心圆,称"同心圆征"

5. 飞鸟征 肾上腺肿瘤与肝和肾构成的声像图,似飞鸟展开的双翅。也称"海鸥征"。

6. 越峰征 腹膜后肿瘤患者做呼吸动作时,肠管在肿瘤前方滑过的征象。对鉴别肿瘤的位置有帮助。

7. 低回声征 肝肿瘤周围的薄层低回声带,可能为组织水肿的表现。是恶性肿瘤的征象。

8. 脂液分层征 囊腔内脂肪液与水质囊液分层的声像图表现。是畸胎瘤的特异性征象。

9. 双泡征 胎儿十二指肠闭锁的声像图征象。类似的形象特征的描述还有很多,是公认的惯用术语,简洁、形象而实用。但是,不可随意杜撰。

(十五)描述声像图的注意事项

1. 突出对诊断和鉴别诊断有重要价值的声像图表现,特别是具有特征性的阳性表现。

2. 对鉴别诊断有价值的阴性结果也要描述。如乳腺肿瘤内未见微小钙化征象;复杂囊肿内未见血流信号等。

3. 要注意描述临床医师关心的问题。如胰腺癌对周围血管的影响;腹主动脉瘤对腹腔动脉、肾动脉的影响等。因为这些内容对临床方案的选择有重要指导或参考价值。

4. 忌用"B 超""彩超"等不规范的口语,可以统称为"超声表现"(ultrasound findings),或分别称为"二维超声(声像图)""灰阶超声""彩色多普勒超声"等规范术语。

(十六)超声诊断

1. 超声诊断的思维方法　超声检查所获得的形态学、组织声学特征和功能信息,只是超声诊断的影像学依据。而超声诊断必须结合患者的病史(包括既往史、症状、体征)和其他检查结果进行综合分析。这是一个复杂的逻辑思维过程。这一过程需要融入超声医师相关的宽泛基础理论(声学、医学)、临床知识和丰富的经验积累。通过与超声信息的关联、比对、甄别、排除和萃取,对超声表现给予客观的合理解释,得出最可能的诊断印象。这一思维过程是否正确,取决于多种因素,而最终将直接影响到超声诊断的正确性。如一个 45 岁女性,超声检查在肝 S_8 段发现一个直径 2cm 的低回声结节,边界清楚,边缘欠光整,无侧壁回声失落,周围无低回声晕,内部回声均匀,后方回声不衰减。CDFI 未显示内部血流信号。超声造影结节在动脉期快速高增强,实质期缓慢消退。对此超声表现,若没有临床病史,我们很难提出最可能的诊断意见。因为不同的病史,首先需要考虑的疾病完全不同。就此病例而言,若患者有乙型肝炎病史,HCC 的可能性在 95% 以上;如果过去肝正常,良性病变的可能性在 80% 以上;在良性病变中,如果患者长期服用避孕药,腺瘤的可能性较大;当然炎性病变也不能排除。

此例患者既往健康,未服任何药物。无任何临床症状。超声提示"良性病灶"。穿刺活检为"炎性病变,有肉芽肿组织"。上述分析,更多地是结合了流行病学的知识。可见,一个正确的诊断,不是光靠超声表现能够提出的。

2. 超声诊断结论　超声诊断属于医学影像学诊断,它不同于病理组织学诊断。超声诊断的结论,应当根据综合分析印象的可信程度,对结论进行较肯定、可能、不确定等不同层面的分级,并按照加以描述。

(1)定位诊断:即病变的解剖部位或器官、组织的定位,确定某一器官的哪一部位有异常。如心脏的二尖瓣、肝的外叶上段、肾的上极/下极或皮质/肾窦等。超声对于病变的解剖部位或器官、组织的定位诊断具有高度准确性,因而容易肯定诊断。当遇到不能确定的情况时,可进行大概描述。如肾上腺区、左/右附件区、肝门部等。

(2)病变特征的诊断:应区分为弥漫性或局限性,囊性(或含液性)、实性,或混合性。超声对病变物理性质的判断通常也是准确的。

(3)良性或恶性的诊断:只有在具有高度特异性超声表现的情况下,通过综合判断,超声才可提示肯定而明确的诊断。例如胆囊结石、死胎、肝囊肿、肾囊肿等。必须强调,超声影像诊断不是病理组织学诊断。由于大多数疾病的超声表现是非特异的,只能结合病史综合分析,提示某一或某些疾病的可能性。对此,也要特别慎重。因而,在提示病理诊断时,可以是肯定的,也可以是不确定的。如"胆囊颈部结石""右肾下段实性团块,恶性可能性大""甲状腺左叶低回声结节,性质不确定"。还可以描述为"疑似"或"可疑"的。如"肝右叶上段实性病变,可疑血管瘤,局限性脂肪肝不除外"。必要时,可以提出进一步的诊断建议,如穿刺活检,CT 检查、甲状腺功能检查等。也可以提出随访建议。

在超声检查报告中,诊断结论是临床医师最关注的部分,是临床诊断和处理的重要参考信息,甚至可能承担法律责任,如对胎儿致死性畸形的诊断,关系到是否终止妊娠,一旦误诊,后果严重。因此,超声诊断应严格遵循科学、客观的原则,写成"提示"或"印象"可能更为恰当。

(王金锐)

■ 参考文献

［1］ McGaham JP, Goldberg BB. Diagnostic ultrasound. 2th edition. Philadelphia；Lippincott Raven, 2008.

［2］ 唐　杰, 姜玉新. 超声医学. 北京：人民卫生出版社, 2009.

［3］ 张　武. 现代超声诊断学. 北京：科学技术文献出版社, 2008.

［4］ 曹海根, 王金锐. 实用腹部超声诊断学. 第 2 版. 北京：人民卫生出版社, 2006.

［5］ Tempkin BB. Ultrasound Scanning Principles and Protocols. 3th ed. Saunders Elsevier, 2009.

［6］ 姜玉新, 王志刚. 医学超声影像学. 北京：人民卫生出版社, 2010.

第 5 章

超声新技术

第一节　超声组织谐波成像

一、超声组织谐波成像原理

(一)谐波的发生

1.超声波的非线性传播　超声波在组织中传播的过程中,对组织产生正负压交替的机械作用。在声波正压区,组织密度增加,声波传播速度加快,而在声波负压区,组织密度减小,声波传播速度减慢。因此,随超声波传播距离的延长,声波峰值正压区逐渐接近峰值负压区,声波波形出现畸变。当超声波能量较低时,这种畸变尚可忽略。当超声波能量较高时,就会产生明显的波形畸变。这种现象称作超声波的非线性传播。

2.谐波的形成　非线性传播引起的波形畸变,通过傅立叶转换就会发现波形的畸变使得超声波的频率发生改变。在原有频率 f 的基础上出现 2f、3f、4f 等频率的超声波。这里 f 为基波,2f、3f、4f 等相应称为二倍(二次)谐波、三倍谐波、四倍谐波,其中二次谐波的能量相对较高,频率处于探头频段内,可用于成像。

同样,在超声波发生界面反射时也包括非线性因素,特别在非线性比较强的场合,例如使用造影剂的时候,反射波的波形和入射波的波形不同,从而出现较强的谐波。

此外,实际超声成像过程中,每次探头发射的为含有一定频段的脉冲波而非单一频率的正弦波,该脉冲中心频率为 f。同时,不同脉冲间的声波幅度和持续时间并不完全相同。频谱分析显示除中心频率为 f 的频段外,尚含有以 2f、3f 等为中心频率的不同频段。这些不同倍频声波的线性反射亦参与谐波的组成。

(二)组织谐波成像

1.组织谐波成像的原理　谐波成像技术应用于非超声造影时称为自然组织谐波成像(nature tissue harmonic imaging,NTHI)或组织谐波成像(tissue harmonic imaging,THI)。

THI 是用一定频率的探头向组织发射单一频率为 f_0 的超声波,组织界面回声中有谐波成分,其中二次谐波的强度相对较大,接收时通过窄带滤波器滤除基波信号 f_0,提取二次谐波($2f_0$)成分。由于发射和接收的频率相差 2 倍,因此通常要求使用宽频探头和宽频信号处理技术。

2.THI 的优势和局限性　由于接收回声信号时滤过了基波信号,因此显著提高了成像的信噪比,明显降低了噪声,减少了斑点等伪像及旁瓣干扰,增强了组织对比度,提高了空间分辨力。但是,近场的谐波信号很弱,远场信号距探头距离远,频率相对较高的谐波信号衰减较大,原本较弱的谐波信号回到探头时,强度更弱,以致 THI 声像图的近场和远场的分辨力下降。降低基波信号,可以改善远场的分辨力。

二、组织谐波成像的临床应用

(一)提高病变或含液空腔的边缘分辨力

使用 THI 可以明显增加病变与周围组织分界的对比度,有利于发现病变并确定其范围。THI 使胆囊和膀胱黏膜、心内膜边缘更为清晰,减少含液腔内的伪像。对提高黏膜病变和腔内异常回声的鉴别能力、提高心脏功能评价的诊断准确性有很大帮助。此外 THI 对提高左心房血栓、瓣膜损害的诊断敏感性亦有明显的作用。

(二)提高实质脏器病灶的检出率

实质器官内部分病灶与周围组织的回声差别较小,对比度较差,如肝硬化背景下的早期肝癌、胰腺内的小肿瘤等,常规声像图不容易发现,THI可以明显增加病变与周围组织的对比度,提高诊断的敏感性。

(三)消除超声伪像

THI对基波形成的多重反射、旁瓣伪像、斑点噪声有很好的滤除效果,对提高图像的清晰度,改善分辨力有重要价值。

第二节　超声造影

超声显像技术以它的无创、便捷、实用等诸多方面的优势,已成为所有医学影像检查中使用频度最高的一线诊断技术。然而,常规超声显像也同样存在它的局限性。在灰阶声像图上,诸多病变和正常组织的声学特性单靠组织的回声表现无法分辨它们的异同特征。在多普勒显像中,也不易显示小血管和低速血流信号。多年来超声诊断一直缺乏造影增强显像技术,不能像所有其他影像学技术(DSA、CT、MRI、核素等)可以借助造影增强方法获得更丰富的诊断信息。

事实上,自1968年Gramiak发现使用吲哚菁蓝染料(indocyanine green dye)心内注射,在超声心动图上产生"云雾"状回声,首先提出超声造影(contrast-enhanced ultrasound)的概念之后,人们为了改善超声显像存在的局限性,提高超声诊断的能力,就开始不断地研发可用于增强超声显像的方法。研究几乎同时从两个方面进行:一是造影剂(ultrasound contrast agent,UCA),二是造影剂散射信号的显示。前者关注造影剂微泡的物理特性(体积、稳定性),即在血循环中的持续时间,其发展经历了自由微泡至包裹微泡,并且其包被材料不断改进。同时,微泡内的气体成分也由早期的空气发展到最新一代的惰性气体。而后者则致力于研究血液中造影剂微泡反射信息的提取,即微泡的成像技术。这一技术的发展和逐渐成熟基于充分认识微泡在声场中的特殊散射模式。在早期的研究中,来自造影剂和组织的基波散射信号同时被探头接收,结果造影剂信号和组织信号同时显示,不能被突显。近年来,通过对超声与微气泡相互作用的研究,促进了超声成像系统的研发。数字化程序系统和宽频带探头的出现,使调控声波发射、信号接受的能力和后处理技术逐步完善。造影剂在超声成像方面的优势已突显出来,使得超声造影越来越被临床医师重视和接受,成为了超声应用和研究的热点。将超声造影剂与专用的造影剂散射成像新技术相结合,能够有效地增强心肌、肝、肾、颅脑等器官灰阶超声图像的对比分辨率和血管内血流多普勒信号的敏感性。随着分子影像学的迅速发展,特异性或功能性超声造影剂也在迅速进展,将对疾病诊断及治疗带来新的希望,被称之为超声医学第三次革命。

一、声学造影成像的物理基础

(一)超声造影剂的发展简史

1972年,Ziskin研究认为心腔内注射产生云雾状回声(造影)的机制是由于注射在液体内形成了气体微泡所致,并认为造影效果取决于液体的理化性质。从此,人们开始寻找各种较为理想的液体进行超声造影,包括生理盐水、右旋糖酐、山梨醇、泛影葡胺、葡萄糖溶液、蔗糖溶液、甘露醇,乙醚、双氧水、碳酸氢钠加盐酸等都曾作为研究的对象。利用物理震荡、化学反应等方法使液体内产生微气泡。由于游离微气泡无成膜物质包裹,稳定性很差,且粒径较大,无法通过肺毛细血管,因此,经静脉注射仅能够产生短暂的右心显影,或要通过心导管插入主动脉或左心腔内来实现左心室和大动脉显影。其应用受到了很大的限制。这些方法当时主要被用于发现先天性心脏病心内分流或反流。但是,因为游离微泡有阻塞肺循环造成病人不良反应或严重并发症,甚至死亡。使得造影剂的研发进展非常缓慢。直到1984年美国的Feinstein发明了能成功通过肺循环并可使左心显影的人体白蛋白包裹微泡,有关超声造影剂的研究才找到了新的途径。即出现了以包裹空气的人血清白蛋白微泡为代表的第二代超声造影剂。其构造为非常薄的外壳包裹的微气泡,经静脉注射后可通过肺循环使左心及动脉系统显影。Albunex是第一个商品化的第二代造影剂的典型代表,1993年和1994年分别在日本和美国被批准上市,成为世界上第一个能通过肺循环使左心显影的商品化超声造影剂。其后,研究者们以全氟化碳等高分子量气体取代空气作为填充物,显著提高了微泡在血流中的稳定性,可在心血管系统中反复循环,甚至能够通过冠状动脉循环获得心肌显影。同时,微泡的膜层材料也逐步多样化,包括表面活性剂、磷脂、聚电解质、蛋白质、多糖等多种材料。显著改善了微泡的反射性能,能够显著增强超声散射信号,被认为是最好的血管性造影微泡的原材料成分。近年来,基于不同材料和不同制备方法的超声造影剂纷纷出现并逐步投入临床使用,如 Optison、SonoVue、Definity、Sonazoid、Sonovist、全氟显等有人将其称为第二代超声造影剂。

造影剂必须具备下列条件:①无毒性,最终可降解或排出体外,对人体安全。②具有很强的散射特性;③其直径应足够小,小于红细胞的直径($7\mu m$),确保能通过肺毛细血管,到动脉循环,达到造影效果而不会产生栓塞;④具有足够的稳定性,在血液内保留的时间允许超声成像显示其在组织内的灌注(增强)和廓清(消退)过程;⑤有明确的破坏阈值,具有可预测性及可重复性,能够被较快地清除;⑥易于生产,便于储存,价格适宜。

(二)超声造影剂的物理特性

超声造影的物理基础是利用血液中气体微泡在声场中的非线性特性和所产生的强烈背向散射来获得对比增强图像。作为增强剂的造影微泡可以通过静脉注入,随血流分布到全身,以血液的示踪剂形式反映正常和异常组织的血流灌注情况。

血液中虽然含有红细胞、白细胞、血小板等有形物质,但其与血液的声阻抗差很小,散射信号强度很微弱,仅为软组织的 $1/10\,000 \sim 1/1\,000$,所以,在普通灰阶图像上,心血管内的血液有形成分通常无法显示。此外,由于各种噪声和图像分辨率的限制,组织内的微小血管也无法显示。当在血液中加入声阻抗值与血液相差巨大的造影剂(即气体微泡)时,则会发生强背向散射,其散射的强度与散射体的大小、形状及与周围组织的声阻抗匹配度相关,这就是超声造影增强显像的基本原理。但是,传统成像模式下造影微泡带来的背向散射增强与血管周围组织比较强度相近,不但起不到明显的对比增强效果,反而使血管的结构还不及未使用造影剂清楚,不能达到"血管造影"的效果。超声场中的微泡表现行为受多种因素的影响和制约,包括入射频率、共振频率、脉冲重复频率、声能、微泡内的气体特性、衰减系数和包被膜的性质等。但是最重要的是造影微泡的非线性谐波特征。利用造影谐波成像技术能够显著提高血流信噪比,显示体内

小血管构架和组织灌流特征等信息。因此,研究者在深入了解造影剂微泡在声场中特性的基础上,研发了更特异的成像方法。

1. 造影微泡的理论模型和参量 理论模型可以帮助预测包膜微泡的声学响应或破坏阈值。De Jong 和 Hoff 最初假设微泡超声造影剂是由一个稳定外膜外壳包裹的球形对称的气体微泡悬浮在液体中。若忽略外壳厚度的影响,将微泡壳层的弹性参数和摩擦参数进行描述。之后,外壳模型由 Church 进一步改进,并给出声学参量(如散射和衰减系数)与物理参量(如带壳微泡的表层厚度和硬度)的对应关系。Stride 根据球形极坐标动量守恒和质量守恒定律进一步建立了一个广义的理论模型用以描述单个包膜微泡在外加超声场中的响应模型。由于微泡包膜材料已有很多种类。因此,尽管在低的振幅下将某些材料的特性看成线性是合理的,但并不具有普遍性。一些包膜材料在本质上具有流动性,将它们看成是液体或者厚度可忽略不计的二维层包膜可能更为合理。例如,磷脂单层是通过范德华力结合在一起的单分子层。脂质的熔点较低,这决定了膜中脂质分子在一般体温条件下是呈液态的,即膜具有某种程度的流动性,允许脂质分子在同一分子层内做横向运动。脂质单层在热力学上的稳定性和流动性,使它可以承受相当大的张力和外形改变而不致破裂。而且即使包膜发生较小的断裂,也可以自动修复,仍保持连续的单分子层结构。此外,像血清白蛋白一类的聚合物由更大的相互缠绕的分子链构成,并且可以共价键交联,阻止了包膜的连续变形性,因此聚合物包膜更容易褶皱和(或)破裂。在这两种情况下,由于分子间作用力阻止了分子偏离它们平衡位置的运动,从而增强了包膜抵抗拉伸和压缩的能力。如果认为表面活性剂层具有单分子厚度,则把这种抵抗力看做单个界面上表面张力的变化更合适。反之,将厚的聚合物胞膜看做具有弹性的有限固体层则比较合理。

2. 造影剂的声学特性

(1)微气泡的散射:造影剂微气泡能够在周围液体(如血液)和有包膜的气体之间产生很大的声阻差,是很强的声波散射体。微气泡与组织不同的是在超声波作用下振动时它同时成为声波的发射体(微小声源)。根据 Rayleigh 声散射理论,发自一个小的散射体的散射,声波可以被认为其远场的球面波(即波恩近似)。因此,散射声强 Is 是入射声

强 I_0 和散射体的散射截面积两者的函数：

$$Is = I_0\sigma/4\pi z^2 \qquad (式 5-1)$$

式中 z 是散射声强的测量点离开散射体的距离。散射截面积（σ）取决于散射体和周围媒介之间的可压缩性系数 κ 和密度 ρ：

$$\sigma = \frac{4\pi}{9}\kappa^4 R^6 \left[\left(\frac{\kappa_a - \kappa}{k}\right)^2 + \frac{1}{3}\left(\frac{3(\rho_s - \rho)}{2\rho_s + \rho}\right)^2\right] \qquad (式 5-2)$$

对于一个体积 V 中有多个同样大小的散射体，散射声强和入射声强的关系为：

$$\frac{I_s}{I_0} = \frac{1}{9}nV\frac{\kappa^4 - R^6}{z^2}\left[\left(\frac{\kappa_s - \kappa}{k}\right)^2 + \frac{1}{3}\left(\frac{3(\rho_s - \rho)}{2\rho_s + \rho}\right)^2\right] \qquad (式 5-3)$$

式中 n 是同样大小的散射体的数量密度。要注意公式（式 5-2）和（式 5-3）表明散射截面积正比于散射体半径（R）的 6 次方。这样的关系对于不同材料的造影剂都是适用的。因此，上面的方括号中的表达式（在式 5-2 或式 5-3 中）是用于比较不同造影剂的关键。理论上，通过简单的计算就可以看到气体微泡的散射截面要比同样大小的固体粒子大近 1 亿倍。这是气体微泡造影剂的造影效果比其他的固体散射体强得多的原因。

（2）造影微泡与声衰减：强散射所带来的必然是强的衰减，这是造影剂消极的一面。计算绝对的散射分数还需要知道声衰减系数。已有文献表明，依赖于频率的声衰减代表了一种对微泡的浓度和大小分布的指标：

$$\alpha(f) = \int_{R_{min}}^{R_{max}} n(r)\sigma(r)dr \qquad (式 5-4)$$

式中 R_{max} 和 R_{min} 是最小和最大的微泡半径，$n(r)$ 是微泡的浓度。式中假定在某一频率 f 测量的衰减值和对应的正比关系。

声散射和声衰减是相互依存的，两者皆取决于造影剂中散射体的浓度，然而上述关系并非线性的正比关系。在理论上，当散射体直径远小于波长，且呈松散分布时，背向散射强度与散射体的数目（浓度）呈线性相关。因此，在低浓度下，声散射和衰减都随浓度增长而增强；当浓度升高时，由于微泡之间的多重散射，声衰占了支配地位。这就限定了一个可用的造影剂浓度上限，超过这一浓度，造影剂便失去了它的造影功能。

此外，微泡的背向散射强度还与包膜的厚度有关。微泡的包膜虽然可以降低微泡的散射强度，但

又是延长微泡造影剂的体内存留时间所必需的。衰减必然带来超声回波信号的变化，使超声图像发生明显的改变，给图像分析造成困难。

（3）造影微泡的共振特性：当某一特定入射超声波的频率等于微泡的固有振动频率时，在声场交替声压的作用下可产生共振，这种能引起微泡共振的入射频率称为共振频率。这种共振效应将入射声波的能量最有效地被微泡吸收，形成共振散射。这个频率，微泡产生的声学能量最高，其振幅会被显著放大，使共振微泡的有效声散射截面比其几何截面增加百倍甚至千倍，远大于其实际散射面积。例如，共振中 $3\mu m$ 微泡的散射截面积达到其几何截面的 135 倍。共振散射产生很强的回声信号（谐波），使血液与组织的回声强度比显著提高，达到造影效果。

共振频率与微泡的直径成反比，即微泡越小共振频率越高。对于一个在水中的空气微泡，由 Anderson 和 Hampton 给出一个估算共振频率的简单表达式：

$$f_0 \approx \frac{1}{2\pi R}\sqrt{\frac{2\gamma P_0}{\rho_0}} \qquad (式 5-5)$$

式中 γ 为绝热气体常数，R 为微泡的半径。假设微泡周围液体的阻尼黏滞可以被忽略，并且微泡表面张力和热传导的影响也被略去不计。不同大小的微泡的共振频率可参照表 5-1。

表 5-1　不同大小微泡的共振频率

微泡直径(μm)	1	3	5	8
共振频率(MHz)	9.5	2.4	1.3	0.8

然而，微泡共振频率还与微泡的弹性密切相关，弹性包膜增加了微泡振动的恢复力。de Jong 等为计算有薄弹性包膜的空气微泡的共振频率，在公式 5-5 中加入了壳的弹性参数 Se。为了提高在较小（$<5\mu m$）微泡计算中理论和测量的一致性，壳层中的摩擦参数也应被引入，即：

$$f_0 = \frac{1}{2\pi r}\sqrt{\frac{3\gamma}{\rho}\left(P_0 + \frac{\pi}{3\gamma}\frac{S_e}{r}\right)} \qquad (式 5-6)$$

公式 5-6 计算的共振频率的测量值略高于公式 5-5 得出估计值。

必须指出的是某一造影剂所包含的微泡直径并不均一，如造影剂 SonoVue 的微泡直径为 1～8μm。因此，不同造影剂的瞬时共振行为取决于其

全部微泡的粒径分布和每一个个体微泡当时的共振行为。声场频率越接近造影剂微泡分布的平均直径的共振频率，微泡的散射性越强。因此，预知造影微泡的共振频率对探头频率的选择很有必要。此外，估测造影剂的共振频率对评估此造影剂的衰减值与频率的关系也是必需的。

（4）非线性效应：共振是超声造影微泡的最重要的特性。在低声强（MI）的声场中，微气泡直径无明显变化，可认为是处于静止状态，仅作为散射体。在足够声强的共振频率下（诊断超声频率内），随入射声强逐渐增加，微气泡在入射声压的交替变化下，与入射声压进行同步膨胀（负压）和收缩（正压）振动，在一定声压范围内，二者间频率仍呈线性关系，即在正性声压下微泡半径压缩的程度与在负性声压下微泡半径膨胀的程度是一致的。随着声强进一步加大，微泡的气体成分和包膜的物理弹性使得微泡更趋于膨胀。在声波周期的正压相，较小容积内微泡压力增加，微泡包膜僵硬度限制微泡的进一步压缩，压缩到一定小的容积所需时间较长；而在声波周期的负压相，由于被压缩微泡的回复和伸展需要的能量较压缩小，伸展比收缩更容易，所以所需的时间相对短，即微气泡的膨胀速度大于收缩速度。这就导致了从微泡散射的声波发生畸变，与入射声波产生非同步振动。这就是超声造影微泡的非线性效应。在更高压力下微泡共振变得更加复杂，偏离简单的球形改变，进一步成为非线性性质的超声散射体。微气泡在强烈声压交替振动下破裂，发射短暂、强烈的非线性信号。

非线性信号包含在散射信号的频谱中，可看做是原始超声入射频率（基波）的谐频波，可以经快速傅里叶转换进行分解。在分解的非线性谐波中，主要是基波频率 2 倍的二次谐波信号，其次是三次、四次等谐波，其信号强度递减。此外，尚有频率为基波频率 1/2 倍的次谐波。充分认识和利用微泡的非线性等声学特性，对开发新型的造影剂及相关的超声造影成像新技术至关重要。

（5）造影剂与声速：超声造影剂注入血管后不仅改变了血液和组织的超声特性（如背向散射系数、衰减系数、声速及非线性效应），产生造影效果，而且超声波传播速度也发生很大变化，视介质的可压缩性及密度而异。在入射频率低于游离微泡的共振频率时，声速与微泡浓度有较大关系；而在高入射频率（远高于共振频率）时，声速几乎不随微泡浓度而变化。造影微泡的这一声学特性可能应用

于人体中通过声速测量来计算微泡的浓度，甚至可能用于无创性测量心腔内以及血管内压力。

（三）超声造影剂的分类

超声造影可以根据微泡气体成分和成膜材料分类。但是目前几乎所有微泡都使用氟碳气体做充填，几乎不用空气，因此，造影剂主要以其包膜的材料分类。大致分为白蛋白、非离子表面活性剂、糖类、磷脂类化合物和高分子多聚物等五大类。

1. 白蛋白为成膜材料的造影微泡　最早期的造影剂微泡以人血白蛋白作为包膜，是 20 世纪 80 年代由 Feinstein 等采用超声声振的方法获得。由于蛋白质分子中的羧酸基与氨基之间形成了氢键，增强了分子间的相互作用力，可以形成具有一定机械强度的薄膜。此类造影剂容易制备，但是稳定性较差，而且在一些人体中会产生异体蛋白的免疫反应。其商品以 Optison® （FS069）为代表，为变性后的血清蛋白包被的全氟丙烷。由于氟碳气体分子量大，在微球中不易扩散，同时变性的白蛋白作为包膜可以有效阻止气体泄漏，而且无免疫反应。这都决定了 Optison® 可以作为血池示踪剂随血流分布到全身得到良好的显影效果。于 1997 年由美国 FDA 批准率先上市。主要用于心脏超声增强左心室的显像。推荐剂量 0.5～3ml。

2. 以表面活性剂为成膜材料的造影微泡　表面活性剂类物质具有降低溶液表面张力的特性，因此均具有良好的起泡性能，被广泛用于微泡的制备。目前的超声造影剂中大都或多或少含有一些表面活性剂成分。在形成微泡的过程中，表面活性剂的疏水端伸向气体，亲水端伸向液体，形成一层牢固的膜。受破坏后有自我修复的能力。目前的 ST 系列造影剂基于一些非离子表面活性剂成膜材料，S 指的是 Span 类表面活性剂，T 指的是 Tween 类表面活性剂。ST 系列中常见的是 ST44 和 ST68。

3. 以糖类为成膜材料的造影微泡　单糖和寡聚糖用来制备微泡时采用了微泡形成的基本物理原理：在任何被气体过饱和的液体中，微泡首先在液体中的一些固体表面形成，如容器表面和分散在液体中的糖类物质的固体粉末位点，而且形成的微泡可以存在很长时间。采用这一原理制备出的微泡粒径分布集中，微泡也有足够的存活时间。多聚糖如淀粉可被加入到一些配方中用来提高微泡的稳定性。基于糖类物质的微泡造影剂一般均具有很好的安全性和生物相容性。德国 Schering 公司

开发出了两种基于半乳糖的微泡造影剂 Echovist® 和 Levovist®，可以通过肺循环而进入动脉循环，持续时间 1～5min。

4. 以磷脂类化合物为成膜材料的造影微泡 脂类化合物包被的造影微泡膜分两种形式：一种是脂类分子形成单分子层，包裹气体微泡；另一种是脂质形成类似于细胞膜的双分子层结构。此类造影剂具有更多的优势性。一是具有一定靶向性，脂质体进入人体后，易被富含网状内皮细胞的组织如肝、脾及骨髓所摄取；二是稳定性好，一方面常温下可保存数月不变化，易于商品化；另一方面在血液循环中更能耐压，且造影持续时间长，能显著增加造影效果；三是使用安全，脂质体的磷脂膜可生物降解，对人体无害。

Definity® 为外覆单层磷脂类壳的八氟丙烷微泡，平均直径 2.5μm，可经静脉注射。美国和加拿大等国家通过审批，用于临床心脏和腹部超声造影检查。

Sonazoid® 是磷脂类壳内包含全氟丁烷微泡，粒径相对均匀（平均 3μm），特点是微泡谐波频带宽、嗜网状内皮系统、增强效果好。电子显微镜下显示，Sonazoid® 在肝延迟相具有特殊的亲 Kupffer 细胞特性。于 2006 年在日本首先批准临床使用。

SonoVue® 是意大利 Bracco 公司研制的造影剂产品，膜材料由聚乙二醇 4 000 和磷脂组成，内填充六氟化硫气体，采用冻干干燥法制得。微泡平均直径约为 2.5μm，90％的微泡<8μm，微泡浓度为(1.0～5.0)×10^8/ml。数个表面活性剂保证了微泡的稳定性，包括聚氧乙烯，磷脂和棕榈酸，在小瓶内可稳定数个小时(<6 h)，但放置 2min 后，由于浮力作用微泡就上升到液体表面，注射前小瓶应该上下摇动以获得均匀的悬浮液。SonoVue® 对声压抵抗性好，回声反射强，持续时间长，半衰期为 6min，超过 80％的成分 11min 后由肺呼出。在欧洲和中国，SonoVue® 被批准用于心脏和腹部造影检查，为目前临床中较为常用的一种造影剂。

5. 以高分子多聚物为成膜材料的造影微泡 随着高分子化学的发展，人们可以利用可生物降解聚合物材料来替代人血白蛋白和磷脂等自然物质作为微泡的包膜，从而可以使超声造影剂更符合临床诊断和治疗的要求，是近年来超声造影剂的研究重点。Sonovist®（SHU 563A）是由乳液聚合体产生的平均直径 2μm 的气体微泡，微泡的壳为 100 nm 厚的可生物降解的丁基--氰基丙烯酸盐黏合剂

聚合体，在血池循环中保持 10min，最终在延迟相被网状内皮系统（主要是 Kupffer 细胞）俘获，是具有特异性显像功能的造影剂。该造影剂研发较早，但未能进入临床应用。聚合物的缺点是微泡外壳较硬，弹性差，因此需要较高的声能输出才能引起微泡的非线性振动和造影效果；而在高声能输出时，可能引发不良的生物学效应，如引起细胞溶解、毛细血管破裂等。

（四）靶向超声造影剂

靶向性微泡造影剂是指微泡表面有特异性配体的微泡，这种微泡可以通过血循环积聚到特定的靶组织上，从而使靶组织在超声影像中得到特异性增强。与普通造影剂相比，由于靶向造影剂能够从分子水平识别并结合于病灶，在靶点产生特异性显影，因而能够提高超声诊断的敏感性和特异性。理想的靶向微泡应具有以下特点：①微泡能够到达靶目标，在靶目标聚集，与靶结合牢固，能耐受血流的剪切力的作用；②在超声检测期间微泡具有足够的稳定性。

1. 靶向造影微泡的制备 目前常用的靶向配体包括：单克隆抗体及其碎片、蛋白多肽（peptides）、去唾液酸糖蛋白（asialoglycoprotein, AS-GP）和多聚糖（polysaccharide）、适体（aptamers）等。制备靶向超声造影剂的关键是将靶向配体连接到微泡的表面上。连接方式有赖于微泡的化学组成，常用的方法主要有 3 种。

(1)静电吸附法：这种方法相对简单，但是配体和微泡结合往往不够牢固，在实际应用上受到限制。例如利用脂质微泡外壳固有的电荷特性和抗体的两性特性，通过静电吸附法将靶向配体或者靶向配体混合物直接连接到泡壁成分上。

(2)共价连接法：在制备好的造影微泡上将功能活性化学物（如醛等）与造影剂表面相结合，作为一种化学桥与靶向性配体结合。

(3)亲和素-生物素连接法：亲和素与生物素间有高度亲和力。在生理条件下两者即可发生快速而稳定的结合。制备造影剂时，首先，获得生物素标记的配体如单克隆抗体，它能与特异性的分子表面抗原决定簇进行靶向结合；然后将亲和素与配体的生物素标记部分相结合；最后，加入生物素标记的造影微泡，并使之与亲和素上的生物素结合区相结合，从而制备出似"三明治"样的配体-亲和素-造影微泡结构。

2. 纳米靶向造影微泡 纳米级的粒径可赋予

超声造影剂极强的组织穿透力和在血循环中更长的半衰期。纳米级微泡的出现为高效、特异性超声造影剂的研制开拓了新的思路,为超声造影在超声分子成像领域中开辟了崭新的天地。不同于微米级造影剂的成像原理,纳米级造影剂为聚集显像,即只有当大量造影微泡聚集于病灶后,才会在靶区产生明显增强的回声信号,从而在清晰的背景环境下有效地探测到增强的靶病灶。因此,纳米微泡高度符合分子显像对造影剂的要求。

靶向造影微泡是进行超声分子显像的物质基础,目前超声分子成像是建立在以单克隆抗体修饰造影微泡基础上的血管内分子成像。这种以单克隆抗体-微泡复合物构筑的靶向超声造影剂具有分子量大、组织穿透力弱、静脉注入后局限于血管内、实际到达靶组织的浓度低、显像效果不理想等缺陷。寻找高效、特异性强、稳定性好、穿透力强的靶向造影剂已成为目前超声分子成像领域最为重要的研究方向。纳米抗体的化学结构简单,能被单基因编码,可大规模生产,价格低廉,易于普及应用。Cortez-Retamozo 等以纳米抗体作为靶向分子构建的造影剂穿透性好,亲和力高,在数小时内肿瘤组织的显像效果明显提高,在正常组织中没有发现显影剂的存在。因此,纳米抗体是构建理想靶向超声造影剂的良好靶向分子。最近,特异性短肽及小分子叶酸等物质因具有分子量小、组织穿透力强等优点,也被证实是构建理想靶向超声造影剂的良好配体。纳米级超声造影剂的出现有力地推动了超声分子显像与靶向治疗向血管外领域拓展。若将纳米抗体、短肽及叶酸等小分子配体作为纳米级超声造影剂的靶向分子,定会使它们的优势得到更好的体现,从而制备出新型高效的靶向超声造影剂,更好地实现血管外组织的靶向显影与治疗。

3. 靶向造影微泡在诊断和治疗中的应用前景　最近的研究表明,将亲炎症(磷脂酰丝氨酸、内皮细胞黏附因子)、血栓(特异性寡肽)、肿瘤(αvβ3)的特异性配体等物质结合于微泡表面,可以通过血循环靶向性积聚到上述特定的病变部位,从而使病变在超声影像中得到特异性增强。这对提高诊断敏感性和特异性具有重要应用前景。此外,靶向微泡还可以携带基因或者药物作定点靶向治疗,在溶栓治疗、基因治疗,以及抗肿瘤治疗等方面具有重要的应用价值。

未来的超声靶向造影剂可能向多功能方向发展,既"聪明"又"能干"的超声造影微泡不但能够在多种成像技术条件下很好显像,而且兼具治疗功能。

二、超声造影成像方法和临床应用

(一)超声造影成像方法

1. 常规灰阶、频谱及彩色多普勒成像　静脉注射造影剂后,血管内的信号可增加 20dB。应用常规超声仪器及普通探头也可获得心脏和大血管增强的有益的信息。特别是心脏超声,二维声像图造影剂微气泡能够清晰勾画出心腔的边界,使得评价心脏收缩功能和射血能力更加准确。但是,与周围组织的背向散射信号比较,仍然较低。因此,对于组织器官内微小血管的显示,造影剂增强在常规灰阶声像图并不理想。如果增加造影剂剂量,则带来显著的后方声衰减,干扰血管及周围组织结构的显示。而且常规声像图的造影剂增强信息,很大部分来源于微气泡破坏所产生的强烈背向散射。组织器官内的小血管和微循环处的血流速度缓慢,微气泡破坏后由血液流动补充的速度远远小于实时超声的帧频,造成造影剂缺失。

造影剂带来的背向散射增强,使传统的频谱、彩色及能量多普勒信号明显增强,位置深的小血管得以显示并可进行血流速度测量,有学者称之为"多普勒援救(Doppler rescue)"。然而,微气泡带来多普勒信号增强的同时也带来诸多伪像。同样,微气泡的破坏使超声无法连续显示血管内多普勒信号,因而无法实时观察和评价组织的血流灌注。

2. 高通滤波谐波灰阶成像(窄频带谐波技术)　由于普通探头的发射和接收频率相同,因此无法有效地分辨微气泡谐波频率的信号成分。为了凸显造影剂谐波信号,抑制基波回声,在接收回声时采用高通滤波,将探头的接收频率设定为发射频率的 2 倍,即只接收二次谐波频率,滤除基波回声。如探头发射频率为 3.0MHz 时,其接收谐波频率则为 6.0MHz。虽然实性的组织颗粒也能在声压下产生谐波信号,但比起微气泡则要小得多。因此,利用超声系统抑制和滤过组织反射信号,能达到增强显示造影剂信号的目的,使有气泡和无气泡区域产生在声像图上显示强烈的对比效果。

最初,二次谐波成像使用窄频带技术以减低和滤除基波信号,这种窄频带技术的缺点是声像图的空间分辨率低于常规超声成像,限制了组织结构的显像。为了克服这一缺点,采用宽频复合脉冲谐波技术,目前,成为超声造影的主流方法。由于不同的造影剂气泡有其特有的谐波共振频率范围,主要与气泡的直径和外壳的材料有关。当使用某一种造影剂时,应考虑到探头的基波频率,以便获得最佳造影效果。

3. 彩色和能量多普勒谐波成像(color and power Doppler harmonic imaging) 注射造影剂后,应用彩色或能量多普勒谐波成像对于造影剂微泡产生的谐波信号更敏感,可提高信噪比达 35dB。由于谐波信号主要来自于局限在血管内的气泡反射,因此,多普勒谐波成像技术不但增强了血流显示和抑制了组织反射信号,同时也减少了血管壁搏动产生的运动伪像和彩色溢出现象。但是,微泡破裂对彩色和能量多普勒谐波成像会产生严重干扰,必须使用很低的机械指数。

4. 间歇发射谐波灰阶成像(intermittent harmonic gray-scale imaging) 也称触发成像(trigger imaging)。在连续声波作用下,微气泡的非线性振动在产生二次谐波的同时,微气泡在声场中也不断地爆破和消失。由于实时超声波的帧率每秒达 10 幅以上,声束断面下的微气泡不断破坏,造成瞬间单位面积的微气泡达不到高浓度。结果不仅影响到造影的持续性,也影响到造影增强程度。间歇发射谐波灰阶成像技术正是用于补偿和减少在声压作用下微气泡的破坏,克服连续声波发射造成的造影剂显像不佳问题。其原理和方法是通过间歇地发射超声波,当声波发射停止时,断面外的微气泡可即时流入断面组织,从而获得高造影剂浓度。显然,这种技术失去了实时显像的优点,但明显提高了增强效果。

5. 闪烁成像技术(flash echo imaging) 也类属于间歇成像范畴。Burns 用闪烁成像技术改善了血管探测的敏感性和持续性。研究发现,气泡爆破时二次谐波显示的回声放大峰值较常规回声峰值高 50%。造影增强信号的持续时间是常规实时成像的 5 倍。Moriyasu 等的研究表明当声能低于可导致微气泡破裂的阈值以下时,信号强度取决于声波发射的时间间隔,门控式瞬间闪烁超声技术直接影响其造影的效果,并且认为每秒一幅的帧率成像效果最佳。闪烁成像用于心脏时,先利用一个或数个高 MI 脉冲击碎心肌组织内的造影剂微泡,然后使用低 MI 状态下显示造影剂再充填过程,这种方法可估测局部组织血流灌注的差异。

6. 低 MI 成像 传统的成像方法使用高 MI,造成造影剂微泡大量破坏,间歇扫查法使得超声

检查失去了实时性的优势,滤波谐波成像限制了带宽,降低了图像轴向分辨力并且滤过了大量微气泡谐波信息。因此,研究者们设法降低入射超声波能量(低 MI),减少微气泡的破坏,同时有效地提取微气泡的谐波信息。由于不同造影剂微气泡包膜的强度和柔韧性不同,使得目前尚无统一接受的标准来定义高 MI 或低 MI。一般认为 MI 数值达 1.0 即为高 MI,而当其数值为 0.2 认为是低机械指数。

(1)反向脉冲谐波成像(pulse inversion harmonic imaging,PIHI):PIHI 基本原理是,当超声波发射的第一个脉冲信号与第二个脉冲信号呈相反位相时,线性(组织)和非线性(微气泡)散射体的表现是不同的。组织散射体在脉冲的正压相和负压相所产生的组织谐波信号几乎等于零,而其线性反射回来的基波信号叠加后,由于相位相反,叠加为零,被抑制。而微气泡在脉冲的正压相和负压相表现与组织颗粒则截然不同。在负压相峰值时,微气泡可膨胀数倍,而正压相则快速缩小,结果使微气泡散射体在脉冲的正负压相之间产生很强的谐波信号,两个脉冲之间的谐波信号相位并非反向,信号叠加后得以保留。当使用宽频带反向脉冲谐波成像技术时,可充分利用其较高空间分辨率,抑制组织反射的同时特异性显示微气泡的强信号,获得高质量造影效果。显然这种技术和造影效果优于单纯二次谐波成像方法。但是,由于超声探头需要同时发射两个脉冲,增加了图像处理时间,降低了帧频。

(2)相干造影成像(coherent contrast imaging):为提高成像速度,发展了相干造影成像(coherent contrast imaging)方法,此时每条超声扫描线上并未同时发射两个相位相反的脉冲,而是在一条扫描线发射一个脉冲后,相邻的扫描线发射相位相反的脉冲,将相邻扫描线的回波信号叠加,亦可抑制基波信号。该技术同样属于宽频反向脉冲谐波的范畴,可有效提高时间分辨力,但是由于不同扫描线存在时间差异,使得回波叠加后,基波信号抑制的效果不如 PIHI。

(3)功率调制的反向脉冲成像(power-modulated pulse inversion imaging,PMPI):反向脉冲(PI)可以同功率调制(PM)结合起来称为功率调制的反向脉冲成像,也称造影脉冲序列成像(contrast pulse sequence CPS)。这种方法将两个脉冲的相位和振幅均被调制,低幅的回波信号幅度也被重新调整,然后与高幅的回波信号相加以提取造影的非

线性信号。利用 PMPI 方法,从多个发射脉冲中处理多种信号,以提取其一阶或多阶的非线性信号。从造影剂回声的基频波频带中提取出基波的非线性能量。为了获取发射超声基频波中的非线性能量,在扫描过程中利用脉冲编码技术向同一方向发射多个脉冲,并在发射脉冲数中插入振幅调制和相位调制信息,每次发射的脉冲有不同的幅度或相位。每次发射后把接收到的波形存储起来,一并处理,提取非线性基频波,从而获得比二次谐波更强的造影微泡信息。这样得到的非线性信号能够利用探头的最佳频带,同时兼顾了分辨力和灵敏度。这一技术的最大优势是可以改变脉冲的个数和各个脉冲的幅度,设计不同的专门的脉冲编码技术,达到提取某一阶的反射波或抑制某一阶的反射波等不同目的。近年来编码脉冲超声成像技术发展很快,发射波已经完全数字化,可以控制发射脉冲的各种性质。同时建立在相关成像基础上的组合波束技术,能够实现比较高的帧频。由于超声成像使用的脉冲大多具有振荡性质,因此也可以通过调节各个脉冲的相位。例如可以发射两个相反的脉冲,它们的相位相差 180°。这时得到的两个反射波信号中偶数阶反射波的作用是相同的,奇数阶反射波的作用是相反的。如果把这两个信号相加,得到的是偶数阶反射波的成分。这些技术能够满足造影剂的应用和对探测非线性反射波提出的更高要求,达到较高的空间分辨力和灵敏度。

(二) 临床应用

1. 心脏 超声造影最先应用于心脏。早在 1969 年 Gramiak 首先发现使用吲哚菁蓝染料(indocyanine green dye)心内注射会在超声心动图上出现"云雾"状回声,并提出超声造影的概念以来,人们就开始了心腔超声造影的研究。开始是将可以产生回声的物质经导管或外周静脉注入心腔,使血管、心腔和心内膜显影。根据造影剂出现的部位、时间、顺序、方向、心内膜直至心肌显影的情况等,对心脏分流性疾病、心功能不全、心瓣膜病、心腔占位等提供诊断依据。经过几十年的发展,特别是各种稳定而安全的左心造影剂的面世以及超声成像技术的进步,心脏超声造影已经成为一门比较成熟的、广泛应用于心血管疾病诊断的无创伤性检查技术。

超声造影显著改善了心腔心内膜缘的清晰度,为精确评价室壁运动、定量心功能提供了方便,特别是对肥胖、肺气肿、胸壁畸形等声窗差的患者更

为重要。为诊断、随访和治疗心血管疾病提供了具有独特价值的有效工具。

2. 肝 尽管超声显像在探测肝疾病方面起到非常重要的作用,但是,对于病变的定性和鉴别诊断有时比较困难。原因之一是无法像 CT 和 MR 显示病变的血流特征。超声造影技术弥补了常规超声的这一缺憾,能实时显示肝病变的血流特征,而且比增强 CT 和 MR 更敏感,为鉴别诊断提供了重要帮助。特别是在①肝局灶性病变的显示;②肝肿瘤的鉴别诊断;③肝肿瘤消融治疗的术中监控和术后随访;④药物治疗的疗效评价;⑤肝血流动力学的评价;⑥肝移植术前对肝血管解剖的评估、术中引导和监视、术后并发症的诊断等方面发挥了非常重要的作用。

3. 前列腺 前列腺癌的主要病理学行为是病灶呈多中心性发生并主要发生在周边腺体。由于前列腺癌病灶的多发性和声像图不易显示病灶的特点,超声引导下多点穿刺活检是临床常用的诊断方法。超声造影能明显提高前列腺癌的显示率。引导对异常增强部位穿刺,前列腺癌的检出率比常规灰阶超声引导明显提高。

超声造影剂能够清楚显示前列腺血管走向和血流分布形式,并可获得组织/血流灌注增强图像。在超声造影引导下进行前列腺癌的消融治疗,对彻底灭活肿瘤和保护周围正常组织发挥重要作用。

4. 淋巴结 临床上,确定恶性肿瘤患者淋巴结有否受累,对于肿瘤的分期、治疗方案和预后有着重要意义。其中最重要的是了解前哨淋巴结(sentinal lymph node,SLN)的情况。利用皮下注射特异性网状内皮系统造影剂对淋巴超声造影显像,通过淋巴引流很容易追踪到前哨淋巴结。充盈造影剂的前哨淋巴结在灰阶谐波声像图上表现为均匀回声增强,发生转移的前哨淋巴结表现为不均匀性增强。与淋巴核素显影相比,淋巴超声造影用来对肿瘤前哨淋巴结的定位有诸多优越性。

5. 泌尿系 自超声造影显像技术面世以来,人们很快就开始探索其在肾疾病诊断中的应用,并且已经积累了一定的经验,在某些方面取得了较好的效果。通过造影不仅为病变的诊断和鉴别诊断提供更多有用信息,也为肾超声显像提供了新的研究领域。

(1)肾实性肿瘤的鉴别:超声造影有助于区分肿瘤与发育异常,如肾柱肥大、分叶肾、脾侧隆凸等"假肿瘤"。后者的血流灌注与正常肾组织的相同,

表现为同步等增强并同步廓清。超声造影在良性和恶性肾肿瘤可能出现相同的增强表现。因而，到目前为止，仍然缺乏区分良恶性肿瘤的可靠超声造影标准，对肾细胞癌与血管瘤、肾嗜酸细胞瘤以及平滑肌瘤的鉴别有时存在困难。尽管如此，根据超声造影增强的特点，仍有助于提高肾肿瘤的定性诊断能力。如超声造影还能够有效地显示恶性肿瘤假包膜和内部囊性变的特征，这对鉴别肿物的良恶性比增强模式更重要。

（2）复杂肾囊性的分级：超声造影能显著改善超声对肾囊性病变囊壁和分隔血供的显示能力，对复杂性肾囊肿的分级与基于增强 CT 的 Bosniak 分级有高度一致性。对恶性囊性肾病变的诊断敏感性、特异性、阳性预测值与增强 CT 无统计学差异，有较大的临床应用价值，超声造影可能成为对肾囊性病变危险分级的可靠方法。

（3）肾外伤：对于肾外伤，通过造影能够：①显著提高诊断肾损伤的敏感性；②准确评价损伤程度，包括损伤范围、深度、有无合并症等；③准确显示肾活动性出血的部位和出血的严重程度；④用于临床采取保守治疗过程中的监测及评价术后伤肾恢复程度；⑤超声导向止血剂注射治疗。超声造影对于评价肾外伤具有重要价值，有待于应用和推广。

（4）评价肾血管疾病：超声造影可以提高肾动脉狭窄的检出率，发现较小的肾静脉瘤栓或血栓。

（5）膀胱输尿管超声造影：这一方法已经成为诊断儿童膀胱输尿管反流的最敏感的影像诊断方法。对反流的敏感性明显高于传统的 X 线逆行尿路造影，可作为 X 线逆行膀胱尿路造影和核素膀胱显像的替代方法。避免了使用 X 线造影或核素显像的辐射，这对小儿十分重要，值得推广。

6. 妇科疾病 妇科疾病超声造影同样也引起广泛兴趣，包括对子宫肌瘤、腺肌瘤及子宫内膜癌增强特点的研究，对卵巢肿瘤与附件包块良恶性鉴别诊断的研究都表明了超声造影在这一领域的临床应用潜力。研究发现，根据肌瘤的增强特点，造影能明显提高不典型子宫肌瘤诊断的准确率；通过肌瘤与腺肌瘤不同的增强方式可以帮助二者的鉴别；造影还能够提供更多的卵巢肿瘤和附件包块的血流信息，对常规超声表现类实性的囊肿、鉴别部分附件包块的良恶性都有较大临床价值。此外，在子宫肌瘤的 HIFU 消融治疗中，超声造影也是一个很好的评价消融疗效的影像方法。

7. 其他

（1）外周血管：在外周血管超声检查中，超声造影作为常规超声（包括 CDFI）的补充，不仅可清楚勾勒斑块形态，提高颈动脉内——中膜厚度测量的准确性，发现常规超声易漏诊的斑块及斑块溃疡和出血；而且能实时动态观察颈动脉粥样硬化斑块内的新生血管，无创性评价粥样硬化斑块的易损性。由于超声造影可以显著提高多普勒信号的强度，使低流速或深部小血管得以显示，因而在评估血管狭窄程度、侧支循环等方面将发挥重要的作用。

（2）妇产科：超声造影在妇产科的应用已进行了多方面研究。在盆腔囊性或实性病变的鉴别诊断中，造影能够提供更丰富的血流信号信息。超声造影对输卵管通畅性的评估较其他方法有更大的优势。

（3）腹部外伤：超声造影技术的出现为腹部实质脏器创伤的诊断提供了方便、快捷、准确的影像学方法。可清楚显示肝、脾及肾创伤的部位、范围及程度，并确定创伤后活动性出血，显著提高了诊断水平。超声造影引导经皮治疗技术为创伤的早期救治开拓了新途径。

（4）术中超声造影：术中超声造影发挥了术中超声和超声造影两种技术的优点，能进一步提高诊断的敏感性及准确性，对诊断术前未发现的病变和引导手术治疗有重要实用价值。

8. 血流动力学研究

（1）组织灌注研究：微泡功能学方面的研究借用了由核医学 CT、MRI 发展起来的分析技术。其原理是基于超声造影增强的强度与微泡在血液中的浓度呈线性关系。造影增强随时间的改变可被描记为时间-强度曲线，在这个曲线中包含了两个部分信息：一是时间相关联的改变，二是造影剂量关联的改变。前者是机械的，受心脏功能等影响。后者依赖于感兴趣区微泡浓度和增强强度之间的固定关系。在线性情况下，不同浓度间的这种固定关系是正确的。因此，在低浓度情况下，超声造影用于组织灌注的评价是有效的。评估组织血流灌注的数学函数较多，目前，多数超声造影定量分析软件使用了两个函数公式。

一是击破再灌注。Wei 等根据背向散射强度随时间的变化规律提出时间与增强强度的负指数幂函数表达公式：

$$y = A(1 - e^{-\beta t}) + C \qquad (式 5-7)$$

式中，A 为曲线上升的幅度，β 为曲线的起始斜率,C 为本底强度。

这一公式的前提是确保循环中的造影剂浓度低于饱和水平。采用稀释后的造影剂持续滴注法,血循环中的造影剂浓度将逐渐增加,并达到一稳定状态,此时造影剂进入和离开感兴趣区域的速度恒定,其速率取决于血流速度。利用超声间歇高能脉冲发射技术,使成像层面内的微泡被高能脉冲发射连续爆破。微泡破坏后,组织微泡再灌注的速度依赖于破坏性脉冲之间的间隔时间以及微泡的流速。当施加下一个破坏性声束时,回声强度依赖于流入成像层面内的微泡的数目,并且随着间隔时间的延长而增强。如果将这个过程持续反复进行几个间隔,就可以获得时间-强度曲线。在理论上,微泡在微循环中的平均流速与斜率直接相关,平台期回声增强强度 A 与局部血流量相关。该方法对于探头和组织间位置的相对移动十分敏感,因为这种相互移动会出现一个新的成像层面,而该层面内的微泡并没有被之前的声波所破坏,故而产生误差。因此,这个指数模型只有在破坏性脉冲发射链后立即进入 ROI 内的微泡浓度恒定时才适用。从时间-强度曲线可以提取以下参数来反映组织的血流灌注变化:①"本底"背向散射强度;② 峰值背向散射强度;③达峰时间(是指由开始增强到峰值强度所需的时间);④峰值背向散射强度变化;⑤曲线斜率(灌注斜率 β);⑥强度减半时间(背向散射强度从峰值下降一半所需的时间)。

二是团注法。团注法是目前超声造影最常用的方法,也是研究血流灌注最常用的方法,这种方法的原理是根据指示剂稀释定理和中心容积定律:血流量＝血容量/平均通过时间。Heidenreich 等据此提出超声造影团注法计算组织血流灌注量的公式:

$$F_v \approx \frac{AUC_R}{2AUC_i(mTT_R - mTT_i)} \quad (式 5-8)$$

式中 F_v 为单位组织的灌注量,AUC_R 为组织内时间强度曲线的曲线下面积,AUC_i 为输入曲线的曲线下面积,mTT_R 为指示剂在组织内的平均通过时间,mTT_i 为输入曲线的平均通过时间。

要获得式中的 mTT_R 和 mTT_i,必须在同一断面显示输入和输出血管,这在超声断面几乎是不可能的。通常是团注超声造影剂后,连续测量组织内感兴趣区造影剂浓度随时间的变化,获得其时间-强度曲线,然后通过函数公式对原始曲线进行拟合:

$$I(t) = \alpha_0 + \alpha_1 \frac{e^{-\alpha_2 t}}{1 + e^{-\alpha_s(t-t_0)}} \quad (式 5-9)$$

从函数可以获得反映组织血流灌注的参数:峰值强度、达峰时间、曲线下面积等灌注信息。这种评价组织血流灌注的方法是间接的,尽管是半定量参数,但是与放射性微球测量(目前的金标准)的组织血流灌注参数有很好的相关性。加之团注法是超声造影最常用的方法,因此被广泛用于评价组织的血流灌注。

必须指出的是,对于非线性成像模式下的新型造影剂,这种信号强度与造影剂浓度间的关系非常复杂,影响因素很多,有些尚不十分明确。但是可以肯定的是当微泡浓度增高到一定限度时,期望的线性关系必然会破坏。此外,显而易见的因素除了简单的衰减之外,这种关系还随着感兴趣区的深度、聚焦区的不同而改变。因此在不同深度和不同聚焦情况下比较时是不真实的,甚至是错误的。在利用超声造影进行组织灌注临床评价和科学研究时必须注意。

(2)渡越时间(transit time):血管型超声造影剂经外周静脉注射后与红细胞一样在血液循环中流动,由于其不能进入组织间隙,所以是理想的血池示踪剂。团注法注入超声造影剂后,通过检测其在肝动脉、门静脉、肝实质和肝静脉相继显影的时间关系,了解肝的血流动力学变化。如果发生肝内动静脉短路,就会使造影剂到达肝静脉的时间提前。利用超声造影测定肝静脉渡越时间或肝动静脉渡越时间可以用于纤维化程度的评估和肝转移癌的诊断。

(3)肿瘤血管生成和抗血管生成治疗的疗效评价:现代肿瘤治疗学最重要的进步之一就是抗血管生成靶向药物的临床应用。由于抗血管生成治疗最终导致肿瘤坏死,但并不一定引起肿瘤体积的显著变化,因此,评价治疗前后肿瘤组织内血流微灌注改变,是临床上监测抗肿瘤血管生成治疗效果的最重要指标。团注超声造影剂后,用增强灰阶超声比较肿瘤及其周边组织在治疗前后的血流灌注变化,可以敏感地显示对肿瘤的治疗反应,为临床医师选择抗肿瘤药物提供参考依据。

第三节 三维超声成像

一、概　述

三维超声成像(three-dimensional ultrasound image)是一项近年发展起来的超声成像方法,它所获取、存储和显示的是三维空间(体积)参数,能够更好地显示组织结构的解剖特征和空间关系,允许从各个任意角度观察,为医生提供非常直观的立体图像。晚近进展迅速。

早在 1961 年,Baum 和 Greewood 首先提出三维超声成像的概念,并在采集一系列平行的二维超声断面的基础上,用叠加的方法获得器官的三维图像。之后,人们尝试用多种方法进行了三维重建的研究。有代表性的有机械臂方法(Dekker,1974)、回声标记定位方法(Moritz,1976)、电磁场定位方法(Raab,1979)以及 Duke 大学研制的二维面阵探头体积射束方法(Vonn Ralnm 等,2001)等。Dekker 在 1974 年完成了首例心脏三维重建。1976 年奥地利克雷茨公司制作了一台 16 阵元旋转鼓扫查仪,获得深度为 75mm、16 层断面图像组合的立体图。1986 年,Martin 利用经食管超声探头(IEE)获得了心脏静态的三维图像。但是,当时由于计算机处理速度太慢和超声换能器等技术的限制,三维超声成像的研究和应用进展缓慢。直至 20 世纪 90年代后期,在计算机技术飞速发展的带动下,又重新激起人们对三维超声成像技术的研究兴趣。以德国 TOMTEC 公司推出 Echo Scan 体元模型成像软件为代表的多种三维重建方法应运而生。重建速度的大幅度提升使三维超声成像在临床的应用变得可行。进入 21 世纪后,随着二维面阵探头技术的成熟和大容量高速计算机的应用,三维超声成像技术无论在成像速度还是像素密度方面都取得了实质性进展,发展为容积成像技术,已经实现了高分辨力的动态三维成像,有人称其为“四维”超声成像,并且迅速得到临床的青睐,在心脏、腹部、妇产科等领域的超声诊断中显示出独特的优势。与彩色多普勒血流成像、能量多普勒、超声造影融合的动态三维超声成像技术,使其功能进一步强大。正像世界著名的超声医学家 B. B. Goldberg 曾经预言的,三维超声成像已成为当代超声医学三大进展之一。

二、三维超声成像的基本原理

三维超声成像是通过灰阶和(或)彩色多普勒超声诊断仪从人体某一部位(脏器)的几个不同位置获取若干数量的灰阶图像和彩色多普勒血流显像,然后将这些图像信息和它们之间的位置和角度信息一起输入计算机,由计算机进行快速组合和处理,最后在屏幕上显示该部位(脏器)的立体图像,描绘出脏器的三维自然分界面和血管树。既可以显示组织的结构层次和血管分布,又可以人为地做任意剖面,了解内部结构的细节。三维超声成像的方法大致分以下四个步骤:

(一)三维超声的数据采集

1. 手动扫查(freehand scanning)　最初是手持探头在目标脏器表面匀速平行滑动或扇形摆动,获取一系列二维断面图像。但是由于图像不稳定,即每帧图像的间距或相互夹角都不一致,很难获得理想数据供计算机处理,一直未能真正实用。

2. 机械驱动扫查(motorized drive scanning)　将探头固定于机械臂,由马达带动探头做平行(parallel scanning)、扇形(fan-scanning)或旋转扫查(rotational scanning),扫描范围可覆盖近似长方体或四棱锥体的空间,顺次获得空间内以极坐标形式连续排列的一组二维断面信息。由此构成三维重组的二维超声扫描数据流。机械驱动扫查现已很少使用。

3. 磁场空间定位扫查　由空间电磁发生器和感知磁场的接受器及相应的电子装置构成。将磁场发生器固定于检查床或贴附于患者体表,产生空间变化的电磁场。接收器固定于探头,接收器内有 3 个正交的线圈用于感知探头在三维空间内的运动轨迹。如同常规超声随意扫查,就可以实现对探头位置和方向的实时跟踪,来确定所获得的每帧二维图像的空间坐标(x, y, z)及图像方位(α, β, γ)。将带有空间坐标和图像方位信息的数字化图像储存于计算机中,为精确地重组三维图像备用。电磁式定位系统的缺点是对噪声和误差比较敏感。

4. 容积探头扫查(volume transducer scanning)　原理与机械驱动扫查相似。不同的是将微型马达或电磁驱动器与一组晶片(多为微型线阵探头)共同组装在一个电子控制的探头内(容积探头），在不启动驱动器时可做二维超声扫查。需要采集三维数据时，操作者只需启动驱动器摆动内部的线阵探头，即可自动采集到连续的断面图像，获得三维重建数据。

5. 二维阵探头　动态三维超声成像所用矩阵排列换能器（matrix array transducer）由美国 Duke 大学提出，换能器由纵向、横向多线均匀切割为矩阵排列的正方形的阵元（elements），阵元非常微小，置于探头的前端。所有阵元分别通过上万条通道与探头内的微型线路板及主机相连接。矩阵换能器由计算机控制，每一阵列阵元的扫描方式类似相控阵探头，依据多方位声束快速扫描原理进行工作。探头虽然固定不动，但所发出的声束却能自动偏转扫查，沿 z 轴方向扇形摆动。由于声束在互相垂直的 3 个方向进行扫描，覆盖靶目标的三维空间结构，获得"金字塔"形图像数据。

晚近的二维阵探头又有了新的进展，探头阵元密度（晶片数）进一步增加，通道数也随之增加（多达 9 212 个阵元），使空间的扫描线数更加密集，加之计算机的存储容量和处理速度的大幅度提升，信息处理技术的改进和创新，采用内部连接技术和微波束成像技术，使每个阵元都有各自的微波束形成器通道，通过控制发射与接收信号的时间与幅度达到聚焦和方向控制，实现了探头全部晶片的几乎同时发射和接受，即发射金字塔形体积声束对物体进行探测。其获取立体空间信息的数量之多和速度之快已经可以观察脏器立体细微结构随时间的变化，这可能是解决动态三维超声成像的最终方案。

（二）二维数据的存储

所采集的二维扫描断层数据，以深度或扇扫摆动角度的矩阵方式存储在计算机存储器内，每一个二维断面为一个文件，数据的元素为二维断面像素的总和，供后期图像处理。数据的存储速度直接影响到三维重建速度和图像的分辨力。

运动器官的三维重建需要存储的二维图像都以被检测物体在空间的绝对位置不发生变化为前提。只有这样，才能通过从不同角度或不同位置得到的人体器官二维切面重构出器官的三维形态。然而，被检测器官均受到呼吸等运动的影响，在采集过程中会发生各种形式的运动，使三维重构不易实现。对此，一般采用经典的相关技术来确定内插路径，用以估计更正确的投影值。也可以通过分析和比较相邻的投影数据细节特征来识别患者的运动情况，从而减少运动对重建图像的影响。

（三）三维重建与图像处理

对存储的二维断面图像重新组合，是三维超声成像的关键。

1. 数字扫描变换　为了使显示的图像能够直观地反映扫查目标的立体结构而又不失真，需要对数据进行数字扫描变换（digital scan converter，DSC）处理。即通过不同的处理方法对原始数据做坐标变换与数据插补。存储的二维超声断面的横坐标是扫描角度（或断面的间距），纵坐标是扫描深度，坐标中的数值为像素值。三维超声成像需要从一系列二维超声图像提取信息，进行图像重建。首先在三维空间中确定二维图像组的相对位置与方向，然后由它们的二维像素决定相应的三维像素。

2. 三维超声成像的分割　图像分割是三维超声成像中最困难的问题之一。将感兴趣的目标（如心脏或血管、心室等）从周围的组织结构中分离出来是对其表面和解剖结构进行显示的必要步骤，也是某些医学三维定量测量的前提。但是，由于超声成像固有的斑点（speckle）噪声、回声失落等伪像的干扰，超声图像往往分辨力较低、对比度较差，分割非常困难。人们尝试了很多超声图像分割方法，目前可以实用的三维超声图像分割有两种：一种是对二维断面图像做二维分割，而后将各断面重组得到图像的三维分割结果。另外一种途径是体积意义下的三维分割。即直接从三维角度进行分割。

3. 三维重建

（1）基于表面轮廓的重建：方法是忽略二维原始数据的内部像素细节，将原始数据中的部分灰度属性映射成平面或曲面，形成清晰的等值面图像，通过平滑、伪彩着色、添加灯光等效果处理，可以形象地描绘脏器的表面轮廓。由于轮廓的数据量小，处理速度快，容易进行实时显示。

（2）基于体素重建：是将所得到的极坐标等角度（间隔）二维断面图上的各个像素点投影到 x、y、z 直角坐标系中，未投影到的区域以圆插补法补足。这样能够得到与 z 轴垂直的各个断面的像素点。直接由二维数据产生屏幕上的三维图像。而其实质是一定体积组织内细微结构回声（像素）按其空间位置的堆砌。此方法产生的图像质量高，但数据量极大，耗时时间长，观测时需要从不同角度进行切割、旋转。

此外，如果原始数据有彩色血流信号或超声造影血管增强信号，都会在重建的三维图像上显示，经过处理，可以突出显示这些感兴趣的结构。

晚近二维阵探头的应用使三维超声成像技术得到巨大进展,实现了真正意义上的动态三维成像。有人称其为超声四维成像。但是这一称谓没有得到公认。

(四)三维图像显示

对感兴趣区进行三维重建后立体图像的重建和显示方式根据目的而定,常用的显示形式有。

1. **表面成像模式** 显示表面重建获得的图像轮廓。早期包括网格式和薄壳式成像。前者已不再使用。随着计算机信号处理技术的进展,后者的图像越来越逼真,并且可以实时动态显示,被广泛用于显示心腔内壁和瓣膜的轮廓和活动,以及非活动性脏器的表面轮廓,如含液性脏器的内壁,胎儿脸部、四肢等轮廓。对器官畸形的诊断、不规则体积和容积的计算等具有重要临床应用价值。

2. **透明成像模式** 为体素重建的显示形式之一。由于体素重建的图像内部结构间的灰度差小,无法清楚显示实质性脏器内部结构的空间位置关系。用透明成像算法,淡化软组织结构的灰阶信息,使之呈透明状态。通过调节透明度可突出所希望清晰显示的部位和结构,既可以显示脏器内部回声较强的结构又可以部分保留周围组织的灰阶信息,使重建结构具有透明感和立体感。特别是对超声造影进行透明模式三维超声显示,可以直观地评估血管与病变或多灶病变之间的空间关系,直观而逼真。这对消融治疗或外科手术有重要帮助。

3. **体素重建模式** 将采集的灰阶图像信息重建为组织真实回声的空间立体图像,图像为海量像素的堆积,必须通过切割、旋转进行观察。通常在屏幕显示四幅图像,一幅为透明模式或表面模式显示的整体三维容积图像,在三维图像上选择并标记表面。其他三幅分别为不同方位的切割断面图像。也可以将系列断面逐层排列显示供分析。这被认为是最实用和最有价值的显示模式。

4. **彩色模式** 在采集的数据中有彩色多普勒信息,可以进行血管内彩色血流三维重建。通过透明、滤波等处理,不但能够从不同角度观察组织结构内血管的空间分布,还可以实时跟踪血管走向,发现血管异常。

5. **其他方法**

(1)旋转:对三维重构后的立体轮廓图,可以从各个不同方向和角度进行旋转、翻转观察。达到俯视、仰视、侧视等目的。

(2)切割:用所谓"电子刀"对基于体素重建的三维图像进行任意切割,不仅勾勒出感兴趣部位的立体轮廓,而且通过灰度断面图反映其内部信息,有助于对目标各断层面进行定位与分析。

(3)切片:获取任意方位不同厚度切片的组织信息,对目标内部进行观测或测量。

(4)距离和容积:将重建三维图像上的像素换算成距离或选取三维数据集在 x、y、z 轴方向上对应的实际距离进行体积计算,可以准确测知目标的几何参数。

三、三维超声成像的临床应用

三维超声成像具有以下基本特征:①显示感兴趣结构的立体形态和内部结构;②表面特征;③空间位置关系;④单独显示感兴趣结构,并精确测量容积和体积。因此,三维超声成像对疾病的定性、定位和定量诊断能起到重要的辅助作用。

(一)非活动性脏器

三维超声成像可显示感兴趣结构的立体形态和内部结构、表面特性和空间位置关系。也可减去周围组织,单独显示感兴趣结构,并计算其体积或容积。主要应用于以下方面:

1. **含液结构** 对含液结构(眼球、胆囊、膀胱、胃、肠管等)和病变(囊肿、积液、脓肿等)可显示其立体形态、内部结构、内壁特征及内容物等。

2. **实质性组织** 由于三维超声分辨力的限制,目前主要用于观察组织结构和病变之间的空间位置关系。如采用透明成像中的最大回声强度模式,可显示高回声病灶(如血管瘤)的立体形态,及其与周围血管结构之间的空间位置关系。也可显示胎儿的骨骼系统。

3. **胎儿** 对面部、肢体、颅脑及其他部位的畸形显示直观、可以显著缩短诊断时间,增加诊断的敏感性。

4. **血管系统** 利用彩色或能量多普勒血流成像、超声造影对血管系统(血管树)进行三维重建。对血管瘤、血管扩张、狭窄或异常交通支等病变的定位、定性有重要价值。

5. **体积测量** 能够准确自动测量不规则体的体积(或容积)。

(二)活动性脏器

1. **心脏** 实时显示房室壁、腔室、瓣膜、瓣环等结构的立体形态,室壁的整体形态及其动态变化,是发现心脏结构异常、功能异常的重要辅助手段。

用动态三维超声成像彩色血流显示模式时还能实时观察反流或分流的来源、范围和程度等,对诊断有很大帮助,可以补充二维超声成像的缺陷。

2. 胎儿 三维超声在胎儿产前扫查中具有重要价值,特别是对先天性心脏病和肢体、颅脑等畸形方面的诊断,能够发挥重要作用。

(三)介入超声诊断和治疗

1. 引导穿刺诊断或消融治疗

2. 实时监测心脏外科手术和介入治疗 在瓣膜置换、室间隔和房间隔缺损封堵术中,对封堵的监视和引导、手术效果的即时评价,提高手术成功率具有不可替代的作用。

小 结

三维超声在二维超声成像的基础上,可以提供非常形象直观的三维立体图像,显示感兴趣区的立体形态、内部结构、表面特征,空间位置关系,有助于疾病的定位、定性和定量诊断。但是,其分辨力较低(空间和时间)是最重要的缺陷。此外,操作技术要求较高、检查耗时较长也影响了三维超声的推广和使用。但是,随着三维超声技术的进展,必将成为超声诊断学中的一个重要组成部分,在临床上发挥更大作用。

(王金锐)

第四节 组织多普勒成像

一、定 义

组织多普勒成像(tissue Doppler imaging, TDI)是以多普勒原理为基础,通过特殊方法直接提取心肌运动所产生的多普勒频移信号进行分析、处理和成像,对心肌运动进行定性和定量分析的一项超声显像新技术。

二、基 本 原 理

根据多普勒效应原理,组织运动也会产生多普勒频移。来自活体心脏的多普勒信息除了心腔内血液流动所产生的高频(高速,$10\sim100cm/s$)、低振幅信号外,还包括心肌组织运动所产生的低频(低速)、高振幅信号。传统彩色多普勒血流成像技术(CDFI)通过设置高通滤波器,将反映心肌运动的低频信号滤除,从而只显示血流信息。TDI则是通过增益控制器和低通滤波器,将血流的高频信号滤除,然后采用自相关信号处理等技术,对代表心肌运动的多普勒信号进行分析、处理和彩色编码,再以不同的显示方式加以成像。

三、临 床 应 用

1. TDI评价心脏收缩功能 在常规超声心动图中,左心室射血分数(LVEF)作为评价左心室收缩功能的客观指标,但它受左心室腔几何形状的估计、内膜线的清晰程度、操作者的经验等因素影响。而TDI受胸壁和肺组织衰减的影响较小,在常规超声心动图显示不佳时,TDI可较好地测量心肌运动速度,客观评价心脏收缩功能。

2. TDI评价心脏舒张功能 研究表明,TDI可敏感地反映左心室局部和整体的舒张功能。它是通过PW-TDI测量左室后壁或二尖瓣环的舒张早期峰值速度(Em)、舒张晚期峰值速度(Am)及Em/Am实现的。在常规超声心动图检查中,通过测量二尖瓣口血流舒张早期与心房收缩期峰值速度比(E/A)可反映心脏整体舒张功能,但它受前负荷、心率、心房颤动等因素影响。与之比较,Sohn等证实Em相对不依赖前负荷。研究表明,不管心房颤动存在与否,Em可准确反映左心室舒张功能异常。

3. TDI评价室壁运动 TDI是通过多普勒原理来反映室壁运动速度和方向的,因而会受到室壁运动方向和声束夹角的影响。其次不能排除呼吸和心脏转位的影响。TDI可直接从心肌组织中提取频移信号,定量测量室壁运动速度,因而可以更精确、更直观地分析室壁运动。

4. TDI评价心肌血流灌注 利用TDI可评估心肌血流灌注,研究显示,因缺血而运动减弱或消失的心肌组织在TDI图像上表现为色彩暗淡或紫黑色区域,与正常心肌组织的金黄色分界明显,TDI和超声造影心肌灌注显像(myocardial contrast echocardiography, MCE)显示的平均左心室心肌缺血区面积无显著差异,虽都大于病理梗死心肌内膜面积,但均高度相关。三种方法显示的内膜总面积无显著差异。表明TDI可作为定量心肌缺血范围的可靠方法。

将TDI技术与MCE技术相结合,由于TDI不受心肌运动速度高低和角度的影响,静脉注射造影剂后,根据心肌组织能量信号的强弱可了解造影剂在心肌组织内的分布,从而评价心肌组织的血流灌注情况。

5. TDI 在评价肥厚性心肌病(HCM)中的应用 HCM 早期舒张功能可用左心室局部松弛异常和非同步运动的增强来评价。研究显示,心肌运动速度阶差是一个研究局部心肌功能的新指标,由 TDI 测量心内膜和心外膜的速度获得。这个指标可用来区分是生理性还是病理性左心室肥厚,也是评价代偿性左心室肥厚向心力衰竭早期转变的一个指标。同时,TDI 评价压力负荷增大左心室肥厚的左心室收缩舒张功能障碍比其他超声检查更敏感,并可以预示压力情况正常化后心肌功能的早期恢复情况。

6. TDI 对心脏电生理研究 心脏活动的电-机械耦联特性是 TDI 评价心脏电活动的生理基础。兴奋沿心室肌的传导顺序可根据室壁心肌收缩运动的先后顺序推知,基于高帧频 TDI 的曲线解剖 M 型技术可作为检测、证实局域室壁异常运动的有效方法,从而可用于检测心脏激动传导通路及异位起搏点的位置。

(姚克纯)

第五节 超声弹性成像

生物组织的弹性或硬度的变化与异常的病理状态相关,不同的组织以及同一组织的不同病理状态之间的弹性或硬度存在差异。传统的触诊是判断组织硬度直接简易的方法,其原理就是对目标施加压力,用手指感受来自组织的响应,以此主观粗略地判断组织的弹性。

1991 年,Ophir 首先提出了利用超声方法检测物体弹性(ultrasound elastography),通过施加外部压力来获取组织对压力的响应数据,用于形成基于静态压力的软组织应变剖面图。经过十余年的研究,超声弹性成像已经发展到临床实用阶段,并成为近年来医学超声成像的热点研究领域之一。目前,在乳腺、甲状腺、前列腺、肝脏、血管、心脏等疾病的应用上取得了一定进展。

一、超声弹性成像的基本原理及技术

弹性成像技术是探测组织内部弹性模量等力学属性的重要方法,超声弹性成像的基本原理是对组织施加一个外部的或内部(包括自身生理活动)的动态或静态激励,使组织产生位移(应变)或速度方面的响应。弹性模量大,即硬度大的组织响应幅度小,反之亦然。通过超声成像方法,捕获组织响应的信息进行计算机处理,并以数字图像对这种响应信息进行直观显示和量化表达,从而直接或间接地估计不同组织的弹性模量及其分布差异。

根据组织激励方式和提取信号的不同,超声弹性成像大致可分为基于组织应变的静态(或准静态)压缩弹性成像和基于声辐射剪切波传到速度的瞬时弹性成像两大类。

(一)静态弹性成像

弹性成像(elastography)一词最初出自采用静态压缩的超声弹性成像,是应用压力使组织产生应变来计算其硬度。因此,也有称其为压迫弹性成像(compression elastography)、应变图像(strain image)或弹性图像(elastogram,elasticity image)。不同厂家采用的方法不尽相同,可采用轻度加压或不加压。前者需要操作者通过探头反复手动压迫和释放,或通过加压装置连续施压;后者借助生理活动(呼吸、心脏的收缩或血管搏动)对组织的推压。分别采集组织压缩后和压缩前沿着探头纵向的组织边界位移信号和超声散射信号(射频信号),通过多普勒速度检测或复合互相关(combined autocorrelation method,CAM)分析等方法估计出组织内部不同位置的应变,然后经过数值微分计算出组织内部的应变分布情况,并以灰度图或者伪彩图的形式显示,弹性系数小的组织受激励后位移变化幅度大,显示为红色;弹性系数大的组织受激励后位移变化幅度小,显示为蓝色;弹性系数中等的组织显示为绿色,以色彩对不同组织的弹性编码,借其间接显示组织内部的弹性模量分布,反映病变与周围组织相比较的硬度相对值。

组织的应变在理论上是纵向位移的导数,在实际计算时要采用数值微分的方法。即:

$$CV = \frac{\sqrt{\frac{1}{N}\sum_{n=1}^{N}(\sigma_n^2)}}{4 \cdot \sigma_{pop}} \times 100\%,$$

(式 5-10)

心肌弹性成像的原理与采用静态压缩的弹性成像类似,但利用的是心脏自身的收缩和舒张时心肌沿探头径向的位移信息,从而得到心肌的应变、应变率和速度等参数的空间分布及其随时间的变化。研究证实心肌弹性成像能够较准确客观的对局部心肌功能进行定量评价,可应用于心肌梗死和心肌缺血的定位。

尽管不同厂家采用的激励技术不尽相同,对于信号的处理方法和图像的彩色编码表示方法也有差别。但是采用静态超声弹性成像是最基本的方法,很多其他方式的超声弹性成像也是用同样或类似的方法进行位移估计或者应变估计。

静态超声弹性成像需要在同一位置获得稳定的多帧图像供应变信息的捕获和相关比对分析。因此,对操作者的技术要求很高,施压力度的大小、方向、频率、稳定性,甚至与患者自身呼吸运动的非同步性等都会对图像产生不同程度的影响,以致严重影响结果的重复性。为了克服这一缺陷,虽然最近的仪器在屏幕上有操作者施压强度是否适当的标记,用于指导操作,但是,严格的操作训练仍然非常必要。

(二)剪切波弹性成像(shear wave elastography)

对组织压迫或施加低频振动时,组织内部剪切波将发生衍射现象,从而影响了成像效果。为了避免衍射的影响,Catheline 和 Sandrin 等人提出采用声脉冲激励,利用脉冲("推力波-push pulse")声能加压,使组织内产生瞬时剪切波,使用超高频(10 000 帧/s)的超快速(ultrafast)超声成像系统采集射频数据,采用互相关方法来估计组织位移,从而得到剪切波在组织内的传播速度,其速度与组织的弹性模量直接联系。该方法也称为瞬时弹性成像(transient elastography)或者脉冲弹性成像(pulsed elastography)。

假定波在均质组织中传播的速度和组织的弹性(硬度)成正比。那么 Young 模量的表达式为:
$$E = 3\rho V_s^2, \qquad \text{(式 5-11)}$$
ρ 是肿块的密度(在肝组织中接近常数),V 是速度。

$$V_S = 2\pi f_0 \left[\frac{\partial \phi(z, f_0)}{e(z, t)} \right]^{-1} \qquad \text{(式 5-12)}$$

Vs 是切变速度;$\phi(z, f_0)$ 是间质内应变增加的傅立叶转换的相延迟;$e(z, t)$ 和 f_0 是低频弹性波的中心频率。

多家机构对声脉冲激励技术的应用进行了相关研究。Nightingale 等 2001 年报道了声脉冲辐射力技术(acoustic radiation force impulse,ARFI)。其原理是利用短周期脉冲声压(<1ms)在组织内部产生局部位移,这种位移可通过基于超声相关性的方法进行追踪。在 ARFI 为基础的成像技术中,探头既发射射频压力同时又接收射频回波帧数据,实现了利用压力产生组织位移,证明利用局部组织自然属性进行成像是可行的,并很快应用于临床。该技术可在获得感兴趣区肝组织弹性模量同时,实时直观地显示弹性模量的二维分布,因此可以在选择探测区时尽可能地避开血管和胆囊等可能影响弹性结果的区域。最新研究表明射频超声容积捕获技术,可以获得高质量的三维弹性图。

剪切波弹性成像可计算组织硬度的绝对值,达到定量分析的目的。

由于剪切波弹性成像无需压迫,对操作者依赖性小,所以操作相对容易。

二、弹性成像的临床应用及局限性

(一)临床应用

目前弹性成像主要应用于乳腺、前列腺、甲状腺等表浅小器官,尤其在乳腺肿瘤方面研究较多,技术相对成熟。此外,组织弹性成像还可应用于肝纤维化的诊断、局部心肌功能评价以及肿瘤消融的检测与评估。但是,已有的研究多数证明这一技术还只能是常规超声检查的部分补充,成为独立的诊断工具尚存在诸多问题,需要改进和完善。

1. 乳腺　弹性成像主要用于乳腺肿瘤良恶性的鉴别。目前常用的方法是将可疑肿瘤的弹性图进行硬度评分。若仪器编码红色为软,蓝色为硬(目前不统一),标准为:红色为 1 分,肿瘤整体发生较大的变形;红和蓝镶嵌的"马赛克"状为 2 分,表示肿瘤大部分发生变形,但仍有小部分未变形;中心为蓝色,周边为红色为 3 分,表示肿瘤边界发生变形,中心部分未变形;仅肿瘤整体蓝色为 4 分,肿瘤整体无变形;肿瘤和周边组织均为蓝色为 5 分,表示肿瘤整体及周边组织均无变形。弹性评分 1～5 分代表组织的弹性从小到大,亦即其硬度由软到硬。良性病变的组织弹性评分通常以 1～3 分多见,而恶性病变以 4～5 分多见。有研究对弹性成像和传统超声检查进行非劣性或等效性试验后发现,两者准确性相近,前者的特异度并不低于传统超声检查。表明弹性成像分级在鉴别诊断良、恶性乳腺病变方面有一定价值。

2. 甲状腺　参照乳腺的弹性评分方法对甲状腺单发结节患者行超声弹性成像评估,并与外科手术切除或针吸细胞学检查对照,结果显示甲状腺囊性病灶具有特征性的表现"RGB"征象(red-green-blue sign),即"红-绿-蓝"分层征;腺瘤或增生结节的弹性分级多为 1~2 级,而甲状腺癌的分级多为 3~4 级。但当良性肿块发生纤维化、钙化等,或者恶性肿瘤病灶很小及发生液化坏死时,也会导致误诊及漏诊,尚需积累更多经验。

3. 前列腺 前列腺的癌组织较正常组织硬,实时弹性成像可有效地显示硬度较大的前列腺癌,用弹性成像引导前列腺穿刺活检,可降低前列腺组织活检的假阴性,不仅明显提高了活检的敏感性,而且可以减少活检穿刺次数。

4. 肝 弹性成像在肝的应用主要是企图评估肝纤维化的程度。大多数临床资料均认为超声弹性成像是超声无创评价肝纤维化的有效手段,但仍需进一步验证其应用价值。

5. 心脏 通过分析心肌组织在收缩和舒张期沿探头径向的应变、应变率等信息的空间分布以及随时间的变化,能够准确客观地对局部心肌功能进行定量评价,对心肌梗死和心肌缺血的定位有较大价值。

6. 血管 利用血压变化或者外部挤压得到血管的应变分布,对血管壁和动脉硬化斑局部力学特性进行弹性成像表征。用于估计粥样斑块的组成成分、评价粥样斑块的易损性、估计血栓的硬度,具有潜在的临床价值。

(二)局限性

超声弹性成像是一种全新的成像技术,它提供了生物力学信息,成为二维灰阶超声和超声对比造影之外的另一个独立诊断参数,在临床实践中逐步体现出独特的应用价值。但是,目前弹性成像的局限性也非常明显。

1. 深度影响 无论是静态应变弹性成像还是剪切波弹性成像,施加的压力分布都会随着传播距离的增加而扩散,当达到一定深度后,组织内部的应力显著减小,应变也会变得非常微弱,使获取的信号信噪比很小,特别是边界位移信号小而模糊,

以致图像杂乱、重复性极差,无法判定组织的弹性分布差异。因此,目前弹性成像仅在表浅组织的应用中效果较好,对深部组织的检查效果差。

2. 信号提取的困难 由于超声在组织中传播的复杂性,超声成像本身固有的来自多方面的噪声影响,使原本微弱的组织内部位移信号的识别和提取相当困难。特别是位置较深时,更为不易。

3. 生理活动影响(呼吸、心跳、动脉搏动) 被检查者本身无法避免的生理活动对组织产生的推移、振动在组织中的传导,可能会与外部施加压力的效应互相干扰。

4. 患者条件 肥胖、过度消瘦的患者都会影响弹性成像的效果。

5. 操作者的技术因素 如前所述,使用静态弹性成像时对操作者的技术要求很高,施压力度的大小、方向、频率、稳定性都会对反应应变的回声信号造成影响和干扰。

6. 重复性差 由于上述影响因素的综合影响,致使弹性成像的重复性至今难如人意,也直接影响了对其临床应用价值的客观评价和相关研究的可比性,是目前超声弹性成像的最大障碍之一。

小 结

超声弹性成像是一种对组织生物力学特征评价的新技术。作为一种全新的成像技术,在理论上开拓了超声成像的新领域,扩展超声医学的范围,弥补了常规超声的某些不足,是继 A 型、B 型、C 型、D 型、M 型超声成像模式之后又一大进展,有人称其为 E 型(elastography)模式,尽管刚起步,但是在临床实践中逐渐显现出其独特的应用价值和潜在的发展前景。随着弹性成像设备的不断完善,信号处理技术的不断进步及临床应用经验的不断积累,超声弹性成像必将像 CDFI 和超声造影一样,成为超声诊断重要的造成部分和辅助手段。

第六节 其他新技术

一、解剖 M 型成像法

M 型(M-mode)是由英文 Motion Mode 的首写字符而得名,故 M 模式能够看到运动状态的反射源随时间的变化。

解剖 M 型不是在单一的声束线上获得的,而是利用数字扫描转换器(DSC)中的计算机技术,在帧频存储器中每一帧都取一个地址的信号,形成一条特定形状的取样线,最终读取显示出来,地址是扫查深度,信号是灰度信号,形成纵轴;每一帧都有一个时间差,形成横轴。这样我们就能获得任意形状的 M 型图像。但是如果超声设备档次较低,帧

存储器所存帧数密度不够的话,就会在临床上得不到连续的 M 型图像。

二、超声组织定征成像法

超声组织定征(ultrasonic tissue characterization,UTC)是探讨组织声学特性与超声表现之间相互关系的基础与临床研究方法,是近年发展起来的一种无创性超声检测新技术,可对超声图像进行量化检测,以期达到区别不同组织、正常及异常情况以及辨别病变性质、程度的目的,具有较高的临床应用价值。但由于超声通过组织的传输和反射特性的复杂性,超声和组织相互作用的机制尚未十分明了,人们只能从声速、声衰减、散射、组织硬度、回声强度、声学参数测量与组织成分的对照、超声显微镜等不同方面对超声组织定征进行探讨。其中,在国内研究较多且较有发展前途和实用价值的方法是射频法的超声背向散射积分(integrated backscatter,IB)和视频法的回声强度(echo intensity,EI)。背向散射参数测定技术是超声组织定征研究中相对较为成熟的方法,对诊断心脏疾病、肝病变等多种全身性疾病,有良好的应用前景。但是,目前由于所使用的仪器及相关分析软件仍不完善,探头频率、增益、扫描深度及个体差异等因素的影响,使在不同研究对象间、不同的研究中甚至同一研究对象在不同时间的研究不具有可比性,难以标准化,以及目前所用分析软件的误差较大,组织的声学特性的角度依赖性等问题亟待解决,从而使研究结果的客观性、准确性等都存在问题,使其难以在临床上广泛实际应用。

成像原理:常规二维超声成像是对超声探头发出的超声波经人体内组织各不同界面反射回来的信号进行处理,以回波幅度量化为显示灰阶(如256),在显示器上获得解剖结构的显示。但这个回波幅度是原始射频(RF)信号的外包络,即处理的是经原始射频信号检波得到的信号。其实原始射频中包含了许多组织特性的信息,若对同一方向回来的信号连续接收分析,可知在不同深度经频谱分析后的信号完全不同,即蕴含了不同组织的特性。

超声信号在人体组织内传播,与组织发生了各种交互作用,但回波信号只有原始射频信号才保留了组织所有特性的信息。回波射频信号是组织对超声波各种交互作用的结果,其中包括了三种主要作用。

1.线性作用:相长干涉和相消干涉,组织和(或)病理结构的衰减特征。

2.非线性作用:在软组织或体液传播中波形畸变产生的谐波信息,以及由超声造影剂气泡产生的谐波及次谐波等信息。

3.组织在外力作用而产生特性变化致使局部传播速度的变化等。

原始射频信号全波段内的信息包含了超声在人体组织内线性、非线性等作用,分析频谱分量和频率成分可以获得组织信息及用于区分各组织的特性。

三、心肌应变和应变率成像

心肌应变(strain)及应变率(strain rate)的概念是由 Mirsky 和 Parmley 于 1973 年首先系统阐述的。人体非侵入性测量应变的技术首先应用于 MRI。MRI 测量心肌应变和应变率的优点在于在可取的空间分辨率的情况下,提供三维的速度信息,但其帧频低于 30 帧/s,不能提供足够的随时间变化信息。而超声的组织多普勒成像(TDI)能够在高帧频的情况下提供实时的局部速度信息,同时在二维模式下具有高的轴向和足够的侧向分辨率,可以实时测量心肌各点的运动速度,根据两点间的运动速度变化和距离变化得到心肌的应变率,但目前此种方法还仅限于显示纵行心肌的运动。众所周知,心肌的机械运动是一种螺旋扭转运动,这与心肌纤维独特的螺旋状排列结构有关,而这种心肌纤维结构在心室扭转运动中起到关键作用,它使心脏在心动周期中发生纵向、环向和径向三个方向的运动,每种运动对心脏功能都有很大的影响。因此,测定心肌环向和径向的运动对观测心脏运动和功能具有重要意义。

技术原理:心肌应变是指心肌瞬时的长度变化率,即 $S=(l-l_0)/l_0=\Delta l/l_0$,在此 l 是心肌即时长度,l_0 是心肌原始长度,Δl 心肌瞬时的长度变化。

心肌应变率是心肌应变随时间的变化率,即 $SR=S/t=(\Delta l/l_0)/t=\Delta l/l_0 t$,计算单位是 $[l/s]$ 或 $[s^{-1}]$。

应变率可以通过心肌运动速度计算得出:$SR=(Va-Vb)/d$,单位:l/s,其 $(Va-Vb)$ 表示 a、b 两点的即时组织速度差,d 表示两点之间的即时距离。

因此,测得了心肌即时的组织速度,就可以求得心肌应变率,以二维动态图像为基础(而不是使用组织多普勒的方法),利用专利的室壁追踪技术来测定组织运动速度,从而建立了心肌矢量应变和应变率成像方法。

(王金锐)

参考文献

[1] 刘吉斌,王金锐.超声造影显像.北京:科学技术文献出版社,2010.

[2] Cosgrove D. Ultrasound contrast agents:An overview. Eur J Radiol,2006.

[3] Liu JB,Merton D A,Forsber F,Goldberg B B. Contrast-Enhanced Ultrasound Imaging. In McGahan JP,Goldberg BB. Diagnostic Ultrasound 2nded. Philadelphia:Lippincott Raven. 2010.

[4] 唐 杰,姜玉新.超声医学.北京:人民卫生出版社,2009.

[5] Mayer CR,Geis NA,Katus HA,et al. Ultrasound targeted microbubble destruction for drug and gene delivery. Expert Opinion on Drug Delivery,2008.

[6] 王新房.立体三维超声成像的原理和应用及其发展前景.中华超声影像学杂志,2008. 17 (10):914-918.

[7] Park SM,Miyazaki C,Prasad A,et al. Feasibility of prediction of myocardial viability with Doppler tissue imaging following percutaneous coronary intervention for ST elevation anterior myocardial infarction. Am Soc Echocardiogr,2009. 22(2):183-189.

[8] 罗建文,白 净.超声的研究进展.中国医疗器械信息,2005,11(5):23-29.

[9] Brian J. Fahey,Kathryn R. Nightingale,Rendon C. Nelson,et al. Acoustic radiation force impulse imaging of the abdomen:demonstration of feasibility and utility. Ultrasound in Medicine & Biology,2005,31(9):1185-1198.

第6章

心脏的解剖与生理

第一节　正常心脏及大血管的解剖概要

一、心　包

心包是包裹心脏和出入心脏的大血管根部的圆锥形纤维浆膜囊,分内、外两层,外层为纤维心包,内层是浆膜心包。

纤维心包:由坚韧的纤维性结缔组织构成,上方包裹出入心脏的升主动脉、肺动脉干、上腔静脉和肺静脉的根部,并与这些大血管的外膜相延续,下方与膈中心腱相连。

浆膜心包:位于心包囊的内层,又分脏、壁两层。壁层衬贴于纤维性心包的内面,与纤维性心包紧密相贴。脏层包于心肌的表面,称心外膜。脏、壁两层在出入心脏的大血管根部互相移行,两层之间潜在的腔隙称心包腔,内含少量浆液起润滑作用。

浆膜心包脏、壁两层反折处的间隙,称心包窦,主要有:①心包横窦,为心包腔在主动脉、肺动脉后方与上腔静脉、左心房前壁前方间的间隙。②心包斜窦,位于左心房后壁、左右肺静脉、下腔静脉与心包后壁之间的心包腔。其形状似口向下的盲囊,上端闭锁,下端为连于心包腔本部的开口。③心包前下窦,位于心包腔的前下部,心包前壁与膈之间的交角处,由心包前壁移行至下壁所形成。人体直立时,该处位置最低,心包积液常存于此窦中,是心包穿刺的比较安全部位。从剑突与左侧第7肋软骨交角处进行心包穿刺,恰可进入该窦。

二、心脏和大血管

(一)心脏

1. 心脏的位置、外形和毗邻　心脏是一个中空的肌性纤维性器官,形似倒置的、前后稍扁的圆锥体,周围裹以心包,斜位于胸腔中纵隔内,约2/3位于正中线的左侧,1/3位于正中线的右侧。前方对向胸骨体和第2~6肋软骨,后方平对第5~8胸椎,两侧与胸膜腔和肺相邻,上方连出入心脏的大血管,下方为膈肌。心的长轴自右肩斜向左肋下区,与身体正中线构成45°。心底部被出入心脏的大血管根部和心包返折缘所固定,心室部分则较活动。

2. 心腔　心脏被间隔分为左、右两半心,左、右半心由房室瓣分成左心房、左心室和右心房、右心室4个腔。心脏在发育过程中出现沿心脏纵轴的轻度向左旋转,故左半心位于右半心的左后方。

(1)右心房:位于心脏的右上部,壁薄而腔大,可分为前、后两部。前部为固有心房,由原始心房衍变而来;后部为腔静脉窦,由原始静脉窦右角发育而成。①固有心房:构成右心房的前部,其内面有许多大致平行排列的肌束,称为梳状肌。梳状肌之间心房壁较薄。在心耳处,肌束交错呈网。②腔静脉窦:位于右心房的后部,内壁光滑,无肌性隆起。内有上、下腔静脉口和冠状窦口。上腔静脉口位于腔静脉窦的上部,下腔静脉口位于腔静脉窦的下部,其前缘有下腔静脉瓣(Eustachian瓣)。冠状窦口位于下腔静脉口与右心房室口之间,窦口后缘有冠状窦瓣(Thebesian瓣)。

右心房内侧壁的后部主要由房间隔形成。房间隔右侧面中下部有一卵圆形凹陷,称为卵圆窝,为胚胎时期卵圆孔闭合后的遗迹,此处薄弱,是继发孔型房间隔缺损的好发部位,也是从右心房进入左心房心导管穿刺的理想部位。房间隔前上部的右心房内侧壁,由主动脉窦向右心房凸起而成主动脉隆凸。右心房的冠状窦口前内缘、三尖瓣隔瓣附着缘和 Todaro 腱之间的三角区，称 Koch 三角。Todaro 腱为下腔静脉口前方心内膜下可触摸到的一个腱性结构，它向前经房间隔附着于中心纤维体（右纤维三角），向后与下腔静脉瓣相延续。Koch 三角的前部心内膜深面为房室结，其尖对着膜性室间隔的房室部。右心房的前下部为右心房室口，右心房的血液由此流入右心室。

（2）右心室：位于右心房的前下方，直接位于胸骨左缘第 4、5 肋软骨的后方。右心室前壁较薄，仅为左心室壁厚度的 1/3。右心室腔被一弓形肌性隆起即室上嵴分成后下方的右心室流入道（窦部）和前上方的流出道（漏斗部）两部分。①右心室流入道（即固有心腔）：从右房室口延伸至右心室尖。室壁有许多纵横交错的肌性隆起（肉柱），故腔面凸凹不平。基部附着于室壁，尖端突入心室腔的锥体形肌隆起，称乳头肌。右心室乳头肌分前、后、隔侧 3 群：前乳头肌尖端发出腱索呈放射状连于三尖瓣前、后瓣，后乳头肌发出腱索多数连于三尖瓣后瓣。隔侧乳头肌位于室间隔右侧面中上部，发出腱索与隔瓣相连。前乳头肌根部有一条肌束横过室腔至室间隔的下部，称隔缘肉柱（节制束），形成右心室流入道的下界，有防止心室过度扩张的功能。右心室流入道的入口为右房室口，呈卵圆形，其周围由致密结缔组织构成的三尖瓣环围绕。三尖瓣基底附着于该环上，瓣膜游离缘垂入室腔。瓣膜被 3 个深陷的切迹分为 3 片近似三角形的瓣叶，按其位置分别称前瓣叶、后瓣叶和隔瓣叶。三尖瓣环、瓣叶、腱索和乳头肌在结构和功能上是一个整体，称三尖瓣复合体，它们共同保证血液的单向流动。②右心室流出道，又称动脉圆锥或漏斗部，位于右心室前上方，内壁光滑无肉柱，呈锥体状，其上端借肺动脉口通肺动脉干。肺动脉口周缘有 3 个彼此相连的半月形纤维环为肺动脉环，环上附有 3 个半月形的肺动脉瓣。动脉圆锥的下界为室上嵴，前壁为右心室前壁，内侧壁为室间隔。

（3）左心房：位于右心房的左后方，构成心底的大部。其前方有升主动脉和肺动脉，后方与食管相毗邻。左心房可分为前部的左心耳和后部的左心房窦。①左心耳，较右心耳狭长，壁厚，边缘有几个深陷的切迹。突向左前方，覆盖于肺动脉干根部左侧及左侧冠状沟前部。左心耳内壁也因有梳状肌而凹凸不平，但梳状肌没有右心耳发达且分布不匀。②左心房窦，又称固有心房，腔面光滑，其后壁

两侧各有一对肺静脉开口，其前下部借左房室口通左心室。

（4）左心室：位于右心室的左后方，呈圆锥形，锥底被左房室口和主动脉口所占据。左心室壁厚约是右心室壁厚的 3 倍。左心室腔以二尖瓣前叶为界分为左后方的左心室流入道和右前方的流出道两部分。①左心室流入道：位于二尖瓣前叶的左后方，其主要结构为二尖瓣复合体，包括二尖瓣环、瓣尖、腱索和乳头肌。其入口为左房室口，口周围的致密结缔组织环为二尖瓣环，二尖瓣基底附于二尖瓣环，游离缘垂入室腔。瓣膜分为前叶和后叶，前、后叶借助腱索附着于乳头肌上。左心室乳头肌较右心室者粗大，分为前、后两组。前乳头肌位于左心室前外侧壁的中部，发出 7～12 条腱索连于二尖瓣前、后叶的外侧半和前外侧连合；后乳头肌位于左心室后壁的内侧部，以 6～13 条腱索连于两瓣叶的内侧半和后内侧连合。②左心室流出道：又称主动脉圆锥，为左心室的前内侧部分，位于室间隔上部和二尖瓣前叶之间，室间隔构成流出道的前内侧壁，二尖瓣前叶构成后外侧壁。此部室壁光滑无肉柱，缺乏伸展性和收缩性。流出道的下界为二尖瓣前叶下缘平面，上界为主动脉口，其周围的纤维环上附有 3 个半月形的瓣膜，称主动脉瓣。每个瓣膜相对的主动脉壁向外膨出，半月瓣与主动脉壁之间的袋状间隙称主动脉窦。通常根据有无冠状动脉的开口，将主动脉半月瓣及其相应的窦称为右冠状动脉半月瓣（窦）（即前半月瓣）、左冠状动脉半月瓣（窦）（即左后半月瓣）和无冠状动脉半月瓣（窦）（即右后半月瓣）。

（二）大血管

1. **主动脉** 从左心室发出，分为升主动脉、主动脉弓和降主动脉。升主动脉在上纵隔，长约 50mm，接近于垂直方向，上行于右侧的主肺动脉和左侧的上腔静脉之间。主动脉根部稍膨大，位于主肺动脉和右心耳之间，有三个主动脉窦，前面的两个主动脉窦内，分别发出左、右冠状动脉主干。

相当于胸骨右缘第 2 肋软骨处，主动脉转向左后上方，形成主动脉弓，从主动脉弓向上分别发出无名动脉、左颈总动脉和左锁骨下动脉。主动脉弓到达第 4 胸椎左侧时，向下延伸成为降主动脉，其中位于胸腔内部分为胸主动脉。主动脉弓和胸主动脉周围有气管、食管、脊柱、无名静脉、胸导管、胸腺、胸膜、肺、左迷走神经和喉返神经等组织结构。

2. **主肺动脉** 起自右心室圆锥部，根部与主动

脉根共同在心包内,位置高于主动脉根。肺动脉瓣口朝向左后上方,几乎与主动脉瓣口成直角。起始时主肺动脉位于升主动脉左前方,随后斜向左上后方行至升主动脉左侧。在主动脉弓下方,主肺动脉分成左、右肺动脉。右肺动脉较长,几乎呈直角从主肺动脉发出,在升主动脉和上腔静脉之后行向右侧肺门。左肺动脉较短,与主肺动脉之间构成较大的角度。主肺动脉分叉可偏左肺动脉处,附近有动脉韧带与主动脉弓相连。

三、心脏纤维骨架

心脏纤维骨架位于房室口、肺动脉口和主动脉口的周围,由致密结缔组织构成,质地坚韧而富有弹性,提供了心肌纤维和心瓣膜的附着处,在心肌运动中起支持和稳定作用。人的心脏纤维骨架随着年龄的增长可发生不同程度的钙化,甚至骨化。

心脏纤维骨架包括左、右纤维三角、4个瓣纤维环(肺动脉瓣环、主动脉瓣环、二尖瓣环和三尖瓣环)、圆锥韧带、室间隔膜部和瓣膜间隔等(图6-1)。①右纤维三角:位于二尖瓣环、三尖瓣环和主动脉后瓣环之间,向下附着于室间隔肌部,向前逐渐移行为室间隔膜部,略呈三角形或前宽后窄的楔形。因右纤维三角位于心的中央部位,又称为中心纤维体。②左纤维三角:位于主动脉左瓣环与二尖瓣环之间,呈三角形,体积较小,其前方与主动脉左瓣环相连,向后方发出纤维带,与右纤维三角发出的纤维带共同形成二尖瓣环。③4个瓣纤维环:二尖瓣环、三尖瓣环和主动脉瓣环彼此靠近,肺动脉瓣环位于较高平面,借圆锥韧带(又称漏斗腱)与主动脉瓣环相连。主动脉瓣环和肺动脉瓣环各由3个弧形瓣环首尾相互连接而成,位于3个半月瓣的基底部。主动脉左、后瓣环之间的三角形致密结缔组织板称瓣膜间隔,向下与二尖瓣前瓣相连续,同时向左延伸连接左纤维三角,向右与右纤维三角相连。

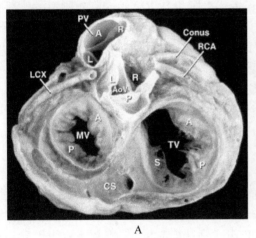
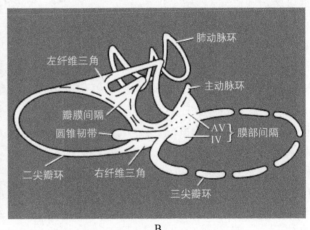

图6-1　心脏纤维骨架

PV:肺动脉瓣;AoV:主动脉瓣;MV:二尖瓣;TV:三尖瓣;CS:冠状静脉窦;LCX:左旋支;RCA:右冠状动脉;A:前瓣;P:后瓣;L:左瓣;R:右瓣;S:隔瓣

四、心　　壁

心壁由心内膜、心肌层和心外膜组成,其中心肌层是构成心壁的主要部分。①心内膜:是覆被于心腔内面的一层滑润的膜,由内皮和内皮下层构成。内皮与大血管的内皮相延续,内皮下层位于基膜外,由结缔组织构成,其外层较厚,靠近心肌层,为较疏松的结缔组织,含有小血管、淋巴管和神经以及心传导系统的分支。心瓣膜是由心内膜向心腔折叠而成。②心肌层:为构成心壁的主体,包括心房肌和心室肌两部分。心房肌和心室肌附着于心脏纤维骨骼,被其分开而不延续,故心房和心室可不同时收缩。心房肌较薄,由浅、深两层组成。浅层肌横行环绕左、右心房,深层肌为左、右心房所固有,呈袢状或环状,一部分环形纤维环绕心耳、腔静脉口和肺静脉口以及卵圆窝周围。当心房收缩时,这些肌纤维具有括约作用,可阻止血液逆流。心房肌具有分泌心钠素的功能。心室肌较厚,尤以左心室为甚,一般分为浅、中、深三层。浅层肌斜行,在心尖捻转形成心涡,并转入深层移行为纵行的深层肌,上行续于肉柱和乳头肌,并附于纤维环。中层肌纤维环行,分别环绕左、右心室,亦有联系左、右心室的 S 形肌纤维。③心外膜：即浆膜性心包的脏层，包裹在心肌表面。其表面被覆一层间皮（扁平上皮细胞），间皮深面为薄层结缔组织，在大血管与心脏通连处，结缔组织与血管外膜相连。

五、心脏瓣膜

（一）三尖瓣及其瓣器

三尖瓣位于右心房与右心室之间，由三个瓣叶组成，此外还有三尖瓣环、腱索和乳头肌等三尖瓣瓣器。

1. 瓣环　呈三角形，是心脏纤维骨架的组成部分，有三尖瓣瓣叶的基底部附着。三尖瓣环隔瓣附着处横跨膜部间隔中部，将膜部间隔分为心房和心室两部分。膜部间隔为三尖瓣环前端，中部靠近心房侧有冠状静脉窦开口和房室结，位置十分重要。三尖瓣环前缘与右冠状动脉毗邻，相互平行，相当于右房室沟。三尖瓣环上缘靠近右心耳基底部，有时与窦房结动脉毗邻。

2. 瓣叶　三尖瓣的三个瓣叶分别为前瓣叶，后瓣叶和隔瓣叶。前瓣叶最宽大，是三尖瓣的主要部分，通常呈半月形或四边形。后瓣叶最小，位于三尖瓣环的后下方或背侧。隔瓣叶位于三尖瓣环内侧，部分基底部附着于右心室后壁，大部分通过腱索附着于室间隔的右心室面。

3. 腱索和乳头肌　右心室内有三组乳头肌，并有相应的腱索连接乳头肌和三尖瓣叶。前组乳头肌位于右心室前壁中下部，最粗大。室间隔右心室面有许多较粗大的肌束与本组乳头肌相连，包括调节束。起自前组乳头肌的腱索，主要连接三尖瓣前瓣叶，少部分连接后瓣叶。后组乳头肌较细小，起自右心室膈面，其腱索主要连接三尖瓣后瓣叶。圆锥乳头肌位于室上嵴下缘，隔瓣和前瓣交界处下方，其腱索连接三尖瓣隔瓣叶及前瓣叶。

（二）二尖瓣及其瓣器

二尖瓣位于左心房室之间，由两个瓣叶组成，此外还有二尖瓣环、腱索和乳头肌等相应的二尖瓣瓣器。

1. 瓣环　位置靠后，前方是主动脉瓣，类似圆形，也是心脏纤维骨架的组成部分，为二尖瓣两个瓣叶基底部的附着处。二尖瓣环前内侧 1/3 为左右纤维三角，有二尖瓣前叶基底部附着，同时与主动脉瓣左冠状动脉瓣的后半部分及无冠状动脉瓣有纤维连接。其余二尖瓣环呈马蹄形，由纤维组织构成，有二尖瓣后叶基底部附着。二尖瓣环与三尖瓣环在中心纤维体处相互连接。二尖瓣环径随心脏收缩舒张出现变化。

2. 瓣叶　分二尖瓣前瓣叶和后瓣叶，两个瓣叶的面积基本相似，但形状不同。前瓣叶显得宽大，是二尖瓣的主要部分，位于前内侧，靠近室间隔，其基底部附着于二尖瓣环的前内侧 1/3，与主动脉瓣有纤维连接。后瓣叶相对较小，位于三尖瓣环的后侧，其基底部附着于二尖瓣环圆周的 2/3。两个瓣叶之间分别形成前交界和后交界，前交界与左冠状动脉靠近，后交界与房室结和希氏束毗邻。瓣叶一般分为三部分：①附着于瓣环的基底部部分，也称附着瓣环部；②借腱索附着于乳头肌的边缘部，表面粗糙，为瓣叶相互对合的接触部分，故称粗糙部或边缘接触部，沿其上缘有一条瓣叶关闭线；③介于上述两者之间呈半透明状的部分，称为中间部或透明部。

3. 腱索和乳头肌　有两组乳头肌，有相应的腱索连接乳头肌和二尖瓣叶。前外侧组乳头肌位于左心室前外侧，左心室前壁的中下 1/3 处，多数为单个乳头肌，少数为两个乳头肌或有两个乳头的单个乳头肌。后内侧组乳头肌位于室间隔与左室后壁交界之间，多数为多头的乳头肌。

两组乳头肌分别发出许多腱索，并经多次分支，呈扇形连接二尖瓣前叶和后叶的前后两角。

（三）主动脉瓣及其周围结构

主动脉瓣口平面朝向右上前方，与正中矢状面之间有约 45°，与肺动脉瓣口平面之间几乎垂直。主动脉口附近有主动脉窦、主动脉瓣环、主动脉瓣瓣叶、升主动脉根部和主动脉瓣下组织等。

1. 主动脉窦　也称 valsalva 窦，系主动脉根部与主动脉瓣相对应的主动脉管腔呈壶腹状向外膨出，形成向上开口的袋状小腔。其下界为主动脉瓣环，上界为主动脉嵴的主动脉壁起始部，其向下延伸至主动脉瓣环部分即主动脉窦壁，另外圆锥间隔肌组织的一部分也参与构成右冠状动脉窦壁。根据窦内冠状动脉的开口，有左、右冠状动脉开口者分别称为左冠状动脉窦、右冠状动脉窦。冠状动脉开口部位一般在窦的中部，但位置可出现较大的变异。没有冠状动脉开口者称无冠状动脉窦。

2. 主动脉瓣环　为致密的纤维组织环状索条，由主动脉瓣基底部附着，系 3 个弧形环相互连接而成，弧形的顶部和底部不在同一平面。

3. 主动脉瓣叶　主动脉瓣由 3 个半月形瓣叶组成，基底部附着于主动脉瓣环，瓣叶与向外呈壶腹状膨出的主动脉窦壁共同形成开口向上的袋状主动脉窦。3 个瓣叶的大小一般相等，位置以左冠状动脉瓣最高，无冠状动脉瓣最低。游离缘在心室舒张期相互合拢关闭，每个瓣叶游离缘的中部增厚，形成游离缘结节，称补隙结节，以保证瓣膜紧密关闭。

4. 升主动脉根部 是指升主动脉在心包腔的部分，其上部称主动脉管，下部为主动脉窦。

5. 主动脉瓣下组织 二尖瓣前叶基底部直接与主动脉瓣左冠状动脉瓣及无冠状动脉瓣基底部相延续。一般在主动脉瓣左冠状动脉瓣后半部及无冠状动脉瓣叶基底部下方为较致密的纤维组织，向下延续连接二尖瓣前叶，共同构成左心室流入道及流出道的分界。由于上述紧密关系，其中某个瓣叶发生严重钙化等病变，均可延及附近其他瓣叶。

主动脉瓣下没有完整的圆锥肌，仅在主动脉瓣下前半周有心肌组织，即肌部室间隔前上方和左心室侧壁的部分心肌组织，该部分组织肥厚时，可导致主动脉瓣下狭窄。

（四）肺动脉瓣

肺动脉瓣位于肺动脉根部，由 3 个半月形瓣叶组成，分别称为左瓣叶、右瓣叶和前瓣叶，附着于肺动脉瓣环。肺动脉瓣环与右室漏斗部心肌相连，其中左瓣叶所附着的瓣环与漏斗部隔束相延续，右瓣叶所附着的瓣环与漏斗部壁束相延续。左、右瓣叶所附着瓣环的内 1/2 与主动脉壁相毗邻，左、右瓣叶之间的交界处，正对主动脉瓣左、右瓣叶的交界处，但两个交界处并不完全处于同一水平面，肺动脉瓣交界处稍高，两者之间有圆锥韧带连接。

第二节 正常心脏及大血管的生理概要

一、心动周期

心动周期指心脏一次收缩和舒张构成的一个机械活动周期。其长短和心率有关。在一个心动周期中，心房和心房的机械活动均可分为收缩期和舒张期。心房和心室的活动依一定次序和时程先后进行，左、右两个心房和心室的活动周期同步。心房、心室有一共同的舒张期，两者的收缩期都短于舒张期，心室收缩时间长于心房收缩时间。由于心室在心脏泵血活动中起主要作用，故通常心动周期是指心室的活动周期。心动周期可作为分析心脏机械活动的基本单元。

（一）心室收缩期

心室收缩期可分为等容收缩期和射血期 2 个时相。

1. 等容收缩期 心房收缩结束后，心室开始收缩，室内压迅速升高，当室内压高于房内压时房室瓣即关闭。此时由于室内压尚低于动脉压，半月瓣仍处于关闭状态。心电图 R 波之后，心室开始收缩，从房室瓣关闭至主动脉瓣开启的这段时间称等容收缩期，历时约 0.05s。此期间左心室内压力急剧升高，心室形态发生变化，但容积并未出现改变。

2. 射血期 当心室收缩使室内压升高并超过动脉压时，血液冲开半月瓣进入动脉，称射血期。射血期又可分为快速射血期和缓慢射血期。①快速射血期：在射血早期，由于心室肌强烈收缩，由心室射入动脉的血液速度快、流量大，血流量约占总射血量的 2/3，心室容积明显缩小，室内压继续上升达峰值。此期历时约 0.1s。②缓慢射血期：快速射血期结束后，随着心室内血液减少及心室肌收缩强度减弱，心室内压自峰值逐渐下降，射血速度减慢。从主动脉压最高点至主动脉瓣关闭的时间间期为缓慢射血期。③收缩末期：主动脉瓣基本关闭之后，左心室仍处于收缩状态，主动脉压继续下降，但在一定时间内仍可有少量血液进入主动脉，直至左心室压明显低于主动脉压，最终左心室收缩停止。此期历时 0.04s 左右。

（二）心室舒张期

心室舒张期包括等容舒张期和心室充盈期，后者又可分为快速充盈、缓慢充盈和心房收缩 3 个时相。

1. 等容舒张期 心室开始舒张，动脉瓣已经关闭，心室压仍高于心房压，二三尖瓣尚未开放，心室内压力迅速下降，但容积未出现明显变化，历时 60～80ms。

2. 心室充盈期 随着心室继续舒张和室内压继续下降，当心室内压低于心房压时，血液冲开房室瓣进入心室，心室容积增大，称心室充盈期。①快速充盈期：心室充盈初期，血液快速流入心室，在此期间进入心室的血液量约占总充盈量的 2/3，是心室充盈的主要阶段，历时约 0.11s。②缓慢充盈期：快速充盈期之后，随着心室内血液不断充盈，房-室间压力梯度逐渐减小,血液以较慢的速度进入心室,心室容积进一步增大,二、三尖瓣处于半关闭状态,历时约 0.22s。③心房收缩期:在心室舒张的最后 0.1s,下一个心动周期的心房收缩期开始。心房收缩将少量血液射入心室,使心室充盈量进一步增加 10%～30%。

二、心脏泵功能

心脏的主要功能是泵出血液以满足机体新陈代谢的需要,对心脏泵血功能的评定,通常用单位时间内心脏射出的血量和心脏做的功作为指标。

(一)心脏排血量

1. 每搏排血量和射血分数 一侧心室在一次心搏中射出的血液量称每搏排血量,简称搏出量。在静息状态下,正常成年人左心室舒张末期容积约为 125ml,收缩末期容积约 50ml,两者之差即搏出量,约为 70ml。搏出量与心室舒张末期容积的百分比称为射血分数。心脏在正常工作范围内活动时,搏出量始终与心室舒张末期容积相适应,射血分数基本不变,维持在 55%～65%。但在心室功能减退、心室异常扩大等情况下,尽管搏出量可能与正常人没有明显差别,但射血分数可明显下降。

2. 心排血量和心指数 一侧心室每分钟射出的血液量称为每分心排血量,简称心排血量。心排血量等于心率与搏出量的乘积。左、右心室的心排血量基本相等。心排血量与机体的新陈代谢水平相适应,可因性别、年龄及其他生理情况的不同而变化。以单位体表面积计算的心排血量,称为心指数。

(二)心脏做功量

1. 每搏功(搏功) 指心室 1 次收缩所做的功,用搏出血液增加的压强能和动能来表示。搏功与机体耗氧量有关,即与搏出量、平均动脉压正比。

2. 每分功 指心室每分钟所做的功,即每分功=每搏功×心率。

(三)影响心排血量的因素

心排血量等于搏出量与心率的乘积,凡是影响搏出量和心率的因素均可影响心排血量。在心率恒定的情况下,心室的搏出量取决于心肌纤维缩短的程度和速度。

1. 影响心肌收缩的因素 包括前负荷、后负荷和心肌收缩能力。

(1)前负荷(容量负荷):指肌肉收缩前所负载的负荷,用心室舒张末期容积表示。前负荷使肌肉

在收缩之前处于某种程度的被拉长状态,使肌肉具有一定的长度,称初长度。心室舒张末期容量决定心肌纤维收缩之前的初始长度。当静脉回流量在一定范围内增加时,心室舒张末期容积和心肌初长度增加导致心肌收缩力增强和心排血量增多。

(2)后负荷:指心肌收缩时遇到的负荷(动脉血压)。当心率、心肌初长度和心肌收缩能力保持不变时,动脉血压升高使得等容收缩期压力升高、等容收缩期延长以及射血期缩短、搏出量减低;同时使得心室舒张末期容积增加、心肌收缩力增强使下一次搏出量有所恢复。

(3)心肌收缩能力:指不依赖前、后负荷而是通过心肌本身收缩强度和速度的改变影响每搏排血量的能力。影响因素包括:胞质中的 Ca^{2+} 浓度、被活化的横桥数目、横桥周期中各步骤速率、肌凝蛋白/肌动蛋白 ATP 酶活性以及儿茶酚胺水平。

2. 心率对心排血量的影响 在一定范围内心率增加可使心排血量增加。如心率过快会引起心室充盈时间和充盈量会降低,最终导致心排血量减低;同时心率过快还会导致心肌耗氧量明显增加,心肌缺氧会导致心肌收缩力减低。

三、正常心内压与心内血液循环

在整个心动周期中,由于心房和心室的有序收缩和舒张导致心房、心室和大动脉之间产生压力阶差,从而推动血液有序流动以完成心脏的泵血功能。以左心系统为例说明如下。

1. 心房收缩期 心房压>心室压<主动脉压、血流由心房流入心室。

2. 心室收缩期 等容收缩期时,心房压<心室压<主动脉压,血液不进不出、容积不变;快速射血期时,心房压<心室压>主动脉压,血流由心室射入主动脉;缓慢射血期时,心房压<心室压<主动脉压,血流由心室流入主动脉。

3. 心室舒张期 等容舒张期时,心房压<心室压<主动脉压,血液不进不出、容积不变;快速充盈期时,心房压>心室压<主动脉压,血液由心房进入心室;缓慢充盈期时,心房压>心室压<主动脉压,血液由心房进入心室。

四、心脏自身血液供应

(一)冠状动脉循环的解剖特点

冠状动脉循环是指心脏自身的血液循环,由动脉和静脉两个系统组成。冠状动脉将动脉血输送

到心脏各部,冠状静脉将静脉血反流回右心房。冠状动脉循环的解剖特点如下。

1. 血管走行 冠状动脉的主干在心脏外表面走行;小分支常以垂直于心脏表面的方向穿入心肌并在心内膜下层分支成网。这种分支方式使冠状动脉血管在心肌收缩时易受压迫。

2. 毛细血管丰富 与心肌纤维1:1相伴,交换面积大,交换速度快。

3. 缺乏有效的功能吻合支 因吻合支少而细,难以迅速建立新的侧支循环。

(二)冠状动脉循环的血流特点

1. 途径短、流速快。

2. 血压较高、灌注压大。

3. 血流量大,冠状动脉血流量占心排血量的4%~5%。

4. 动-静脉氧差大:耗氧量高,对氧的提取率高。

5. 血流量随心动周期波动:心肌的节律性收缩对冠状动脉血流量的影响较大,左心室主要在舒张期得到血液供应。因此,动脉舒张压的高低及舒张期的长短对冠状动脉血流量的影响很大。

(三)冠状动脉血流量的调节

1. 心肌代谢水平 在运动、精神紧张等情况下,心肌活动增强、耗氧量增加或心肌组织氧分压降低,均可导致心肌代谢产物腺苷等浓度增加而引起冠状动脉扩张、血流量增加以适应心肌对氧的需要。

2. 神经调节 心脏迷走神经的直接作用是使冠状动脉舒张,但又能使心脏活动减弱和耗氧量降低,继发性引起冠状动脉收缩,两者的作用可互相抵消。心脏交感神经的直接作用是使冠状动脉收缩,但是由于心脏活动加强、代谢加速,代谢产物可引起继发性冠状动脉舒张,交感神经的缩血管作用被掩盖。

3. 激素的调节 肾上腺素、去甲肾上腺素、甲状腺素、血管紧张素Ⅱ和大剂量的血管升压素均能影响冠状动脉血流量,后两者可使冠状动脉收缩、血流量减少。

(王建华)

■参考文献

[1]. 柏树令.系统解剖学.6版.北京:人民卫生出版社,2008.
[2]. 姚泰.生理学.6版.北京:人民卫生出版社,2007.
[3]. 刘延龄,熊鉴然.临床超声心动图学.2版.北京:科学出版社,2007.

第7章

心脏超声检查及其正常超声表现

第一节 超声检查技术

一、检查方法

(一)患者准备

1. 经胸超声心动图受检者一般应穿着可以充分暴露检查部位的上衣。

2. 经食管超声心动图检查者应该禁食和禁水8h。

3. 不能配合检查的儿童需要镇静后接受检查。

(二)体位

依据探头放置部位不同患者所取体位也不同。常用体位包括:①探头置于胸骨旁、心尖区检查时,受检者通常左侧卧位或仰卧位;②探头置于胸骨上窝检查时,受检者需取肩部垫高的仰卧位;③探头置于剑突下检查时,受检者膝关节蜷曲、并拢,使腹部放松。

(三)仪器

一般采用带有相控阵探头的彩色多普勒超声仪。根据受检者年龄和体型等情况选择探头频率。成年人一般采用频率为2.0~5.0MHz的探头,儿童则用5.0~7.0MHz的探头。检查前常规连接胸导联或肢体导联心电图并接入超声设备心电输入端口。

二、二维超声心动图常用切面及正常值

(一)常用标准切面及观测内容

1. 胸骨旁左心室长轴切面图 探头置于胸骨左缘3、4肋间,探测平面与右胸锁关节至左乳头的连线基本平行。主要观测:①左心房、左心室及右心室大小以及心腔内有无异常回声;②右心室前壁、室间隔与左心室后壁厚度、运动方向和幅度;③主动脉根部(主动脉瓣环、主动脉瓣窦、升主动脉起始部)形态和内径;④主动脉瓣形态和启闭情况;⑤二尖瓣形态及其开放和关闭情况;⑥心包有无积液或占位病变;⑦冠状静脉窦大小。

2. 胸骨旁大动脉短轴切面 探头置于胸骨左缘2、3肋间,扫描平面与左心室长轴相垂直,平行于左肩和右肋弓的连线。主要观测:①主动脉瓣:包括瓣叶数目、活动度、瓣口面积、有无赘生物附着等;②主动脉根部和主动脉窦有无窦瘤、动脉瘤及其夹层等;③左、右心房大小以及其内有无肿瘤、血栓等;④房间隔连续性是否完整;⑤三尖瓣及右心室流出道有无狭窄等;⑥肺动脉瓣、肺动脉主干及其左、右分支情况。

3. 胸骨旁二尖瓣水平左心室短轴切面 探头置于胸骨左缘3、4肋间,自左心室长轴顺钟向旋转90°,大约与左肩至右肋的连线平行。主要观测:①二尖瓣前后叶的形态与活动并测量二尖瓣口面积;②左心室基底部心肌室壁运动幅度和收缩期增厚率;③双侧心室的压力和容量负荷评估。

4. 心尖四腔切面图 探头置于心尖搏动处,指向右侧胸锁关节。主要观测:①各房室腔大小、形态;②室间隔、房间隔的连续性;③二、三尖瓣位置、形态、活动度;④肺静脉和左心房的连续关系;⑤心包、心腔内有无异常回声;⑥测量心功能。

5. 剑突下四腔切面图 探头放置剑突下,声束向上倾斜,取冠状面的扫描图像可获剑突下四腔切面。此切面所显示的房间隔与声束方向近于垂直,不易引起回声失落,是观察房间隔是否存在缺损的理想切面。

6. 主动脉弓长轴与短轴切面 探头置于胸骨上窝、指向心脏,探测平面通过主动脉弓长轴,可依次显示升主动脉远端、弓部、头臂支和降主动脉近端,弓部之下为右肺动脉短轴。如旋转探头90°,横切主动脉弓,此时除显示主动脉横断面外,尚能观察肺动脉干分支处及右肺动脉长轴。

(二)二维图像测量及正常值

1. 二维超声心动图标准的测量方法 ①测量厚度:从该结构一侧回声缘测量到另外一侧回声缘的垂直距离,如室间隔厚度指室间隔右心室心内膜面回声至左心室心内膜面回声缘之间的垂直距离。通常分别测量心室舒张末期和收缩末期厚度;②测量内径与厚度相似,如左心室腔短轴内径指从室间隔左心室心内膜面回声缘到对侧左心室心内膜面回声缘之间的直线距离。

2. 关于正常值 目前尚未见大样本的国人心脏正常值范围的报道。常用正常参考值见后附。

三、M型超声心动图常用波群及其意义

M型超声心动图扫查时常在二维超声心动图的引导下进行,即先由二维图像对心脏整体形态和各个结构进行观察,而后根据需要,选定取样线的方位,显示取样线方向上所有结构层次的活动情况。目前常用的M型超声心动图波群主要有下列几种。

(一)心底波群(4区)

解剖结构自前至后依次为胸壁、右心室流出道、主动脉根部及左心房,可观察右心室流出道有无增宽或狭窄、主动脉宽度和主动脉瓣活动以及左心房大小。

1. 主动脉根部曲线 心底波群中有2条明亮且前后同步的活动曲线,上线代表右心室流出道后壁与主动脉前壁,下线代表主动脉后壁和左心房前壁。两线在收缩期向前,舒张期向后。曲线上各点分别称U、V、W、V′,UV段为上升支,代表心脏收缩时主动脉根部前移;UV(或VU)段为下降支,代表心脏舒张时主动脉后移。

2. 主动脉瓣曲线 主动脉根部前、后壁2条强回声曲线之间可见六边形盒样结构的主动脉瓣活动曲线。收缩期两线分开,舒张期则迅速闭合成一条直线。上方曲线代表右冠状动脉瓣,下方曲线代表无冠状动动脉瓣。收缩期主动脉瓣开放,曲线分离处称K点,位于心电图R波及第一心音之后,相当于射血期开始。T波之后,心脏舒张,主动脉瓣关闭,射血期结束,前后两条曲线闭合,此点称G点,恰当第二心音处。

(二)二尖瓣波群

在胸骨左缘3~4肋间探测可见一组较特异波群,其内有一活动迅速、幅度较大的曲线,为二尖瓣前叶。以此为标志,可向前或向后逐层识别其他解剖结构。由于二尖瓣在这些结构中特异性最强,故命名为二尖瓣波群。此波群包含以下主要曲线。

1. 二尖瓣前叶曲线(3区) 正常人呈双峰,曲线上各段依次命名为A、B、C、D、E、F、G各点及峰。A峰位于心电图P波之后,相当于心房收缩所致的心室主动充盈期;E峰位于心电图T波之后,相当于心室舒张所致的心室快速充盈期;C点相当于第一心音处、二尖瓣关闭;D点在第二心音后等容舒张期末、二尖瓣开放。

2. 二尖瓣后叶曲线(2a区) 收缩期二尖瓣前叶和后叶合拢,在曲线上形成共同之CD段。舒张期瓣口开放,后叶与前叶分开,形成与二尖瓣前叶活动方向相反,幅度较小,呈倒影样单独活动的后叶曲线。

(三)心室波群(2b区)

解剖结构依次为胸壁、右心室前壁、室间隔、左心室腔(及其腱索)与左心室后壁。由于心腔大小与室壁厚度等均在此测量,故称为心室波群。

(四)肺动脉瓣波群

通常为后瓣曲线,收缩期肺动脉瓣开放,曲线向后;舒张期瓣膜关闭,曲线向前。

(五)M型超声测量正常值

目前尚未见大样本的国人心脏正常值范围的报道。常用参考值请参见附表。

四、多普勒超声心动图检查方法和正常值

(一)多普勒超声心动图的种类

多普勒超声心动图包括彩色多普勒血流成像(color Doppler flow imaging,CDFI)、组织多普勒成像(tissue Doppler imaging,TDI)和频谱多普勒技术3种,后者又分为脉冲波多普勒(pulse wave,PW)和连续波多普勒(continuous wave,CW)2种。①CDFI:主要用于观察心脏和大血管内血流的起源、方向、路径、时相、流速、性质等信息;②TDI:主要用于观察和测量心肌运动速度,定量评价心肌的收缩和舒张功能;③PW:主要用于对心脏或血管局部血流进行定位测量;④CW:主要用于测量异常的高速血流。

（二）多普勒超声心动图检查时注意事项

应根据观测的血流方向或室壁运动方向选择合适切面,使声束方向与血流方向或室壁运动方向间的夹角尽可能<20°,以保证血流显示及速度测定的准确性。一般而言,二尖瓣或三尖瓣血流的检测以心尖四腔观为首选,主动脉瓣或左心室流出道的检测以心尖五腔观为首选,肺动脉瓣血流的检测以大动脉短轴切面为首选。

（三）各瓣口多普勒超声正常表现

1. 正常二尖瓣口血流(心尖四腔心切面)

(1)CDFI:舒张期红色为主血流由左房经二尖瓣口流入左心室。

(2)PW:将PW取样容积置于二尖瓣口可探及舒张期正向、双峰、窄带频谱。第1峰为E峰,为舒张期左心室快速充盈所致;第2峰较低,为A峰,为舒张晚期左心房收缩所致。

2. 正常三尖瓣口血流(心尖四腔心切面)

(1)CDFI:舒张期红色为主血流由右心房经三尖瓣口流入右心室。

(2)PW:将PW取样容积置于三尖瓣口可探及舒张期正向、双峰、窄带频谱。第1峰为E峰,为舒张期右心室快速充盈所致;第2峰较低,为A峰,为舒张晚期右心房收缩所致。

3. 正常主动脉瓣口血流(心尖五腔心切面)

(1)CDFI:收缩期蓝色为主血流由左心室经主动脉瓣口射入主动脉。

(2)PW:将PW取样容积置于主动脉瓣口可探及收缩期负向、单峰、窄带频谱,上升支速率略大于下降支速率。

4. 正常肺动脉瓣口血流(胸骨旁大动脉短轴或右心室流出道长轴切面)

(1)CDFI:收缩期蓝色为主血流由右心室经肺动脉瓣口射入肺动脉。

(2)PW:将PW取样容积置于肺动脉瓣口可探及收缩期负向、单峰、窄带频谱。

5. 正常肺静脉血流(心尖四腔心切面)

(1)CDFI:红色为主血流由右肺静脉进入左心房。

(2)PW:将PW取样容积置于肺静脉瓣口可探及三相波频谱。第1峰为收缩期S波,第2峰为舒张期D波,正常时S>D,S、D波均为正向波;第3波在心电图P波后出现,呈一负向低振幅a波。

（四）各瓣口血流速度正常值范围

目前尚未见大样本的国人心脏正常值范围的报道,常用正常参考值见后附。

附 中国人超声心动图正常值参考

一、M型超声心动图

（一）左心室(左心室长轴前后径)

舒张末期 49.1mm±9.8mm(男) 42.3mm±4.2mm(女)

收缩末期 28.6mm±5.2mm(男) 28.8mm±5.4mm(女)

（二）右心室(左心室长轴前后径)

<20mm

（三）左心房(左心室长轴前后径)

收缩末期 26.0mm±2.62mm(男) 26.7mm±4.2mm(女)

（四）右心房(剑突下四腔内径)

15.3mm±7.5mm

（五）主动脉根部

舒张末期 27.14mm±2.62mm(男) 26.19mm±1.92mm(女)

（六）肺动脉主干(心底波群)

22.7mm±3.8mm

（七）下腔静脉前后径(剑突下下腔静脉长轴)

11.34mm±3.94mm(吸气) 18.75mm±3.92mm(呼气)

二、二维超声心动图

（一）左心室

左心长轴前后径

舒张期 56.98mm±3.88mm

收缩期 34.31mm±3.48mm

二尖瓣水平短轴前后径

舒张期 52.1mm±2.0mm(男) 49.6mm±1.6mm(女)

收缩期 34.7mm±3.9mm(男) 32.7mm±4.1mm(女)

心尖四腔横径

舒张期 47.0mm±3.6mm(男) 41.0mm±6.3mm(女)

收缩期 36.5mm±3.7mm(男) 32.4mm±4.1mm(女)

心尖二腔长径

舒张期 81.27mm±7.48mm

收缩期 56.21mm±9.28mm

(二)右心室

左心长轴前后径

舒张期 21.2mm ±3.8mm(男)　18.8mm ±2.2mm(女)

收缩期 21.0mm ±3.9mm(男)　19.1mm ±4.0mm(女)

心尖四腔横径

舒张期 27.9mm ±5.4mm(男)　21.6mm ±6.1mm(女)

收缩期 22.0mm ±5.6mm(男)　16.9mm ±5.1mm(女)

心尖四腔长经

舒张期 66.2mm ±10.4mm(男)　62.9mm ±8.3mm(女)

收缩期 50.2mm ±9.1mm(男)　46.1mm ±7.5mm(女)

(三)左心房

左心室长轴前后径

收缩期 28.9mm ±4.3mm(男)　28.1mm ±3.9mm(女)

心尖四腔横径

舒张期 25.8mm ±6.4mm(男)　23.1mm ±5.0mm(女)

收缩期 31.7mm ±3.6mm(男)　30.5mm ±5.1mm(女)

心尖四腔长径

舒张期 33.4mm ±8.8mm(男)　32.6mm ±8.6mm(女)

收缩期 44.0mm ±9.1mm(男)　43.0mm ±6.3mm(女)

(四)右心房

心尖四腔横径

舒张期 33.9mm ±5.8mm(男)　29.9mm ±4.6mm(女)

收缩期 35.8mm ±5.7mm(男)　31.9mm ±

6.9mm(女)

心尖四腔长径

舒张期　34.7mm ±5.9mm(男)　30.6mm ±4.4mm(女)

收缩期　46.4mm ±4.9mm(男)　43.5mm ±4.7mm(女)

(五)主动脉根部

前后径 24.00mm ± 2.45mm

横径　24.00mm ±2.58mm

(六)肺动脉(横径)

瓣环水平 20.2mm ±2.9mm

最宽处　22.5mm ±2.5mm

三、多普勒超声心动图

(一)二尖瓣口

最大流速　0.90m/s(范围 0.30～0.70m/s,成年人)

　1.00m/s(范围 0.50～0.80m/s,儿童)

(二)三尖瓣口

最大流速　0.50m/s(范围 0.70～1.10m/s,成年人)

　0.60m/s(范围 0.80～1.30m/s,儿童)

(三)主动脉瓣口

左心室流出道

最大流速　0.90m/s(范围 0.70～1.10m/s,成年人)

　1.00m/s(范围 0.70～1.20m/s,儿童)

升主动脉

最大流速　1.35m/s(范围 1.00～1.70m/s,成年人)

　1.50m/s(范围 1.20～1.80m/s,儿童)

(四)肺动脉瓣口

最大流速　0.75m/s(范围 0.60～0.90m/s,成年人)

第二节　心脏功能测定

一、左心室功能测定

左心室收缩功能测定包括左心室整体收缩功能和左心室壁节段局部收缩功能评价两部分。本节重点涉及左心室整体收缩功能测定,室壁节段收缩功能评价请参照第 9 章第五节。评价左心室收缩功能常用的参数包括容积参数、左心室等容舒张期压力最大上升速率、主动脉血流动力学指标、左心室心肌应变和扭转参数和左心室收缩同步性评价等。

(一)左心室收缩功能测定

1. 左心室容积参数和射血分数 作为泵血器官,左心室射血分数(LVEF)是临床最常用和最重要的左心室收缩功能指标,一般通过测量左心室收缩末和舒张末容积,并应用下述公式计算求得:LVEF(%)=左心室每搏量/左心室舒张末容积×100%=(左心室舒张末容积-左心室收缩末容积)/左心室舒张末容积×100%。超声测量左心室容积的方法包括 M 型超声、二维超声、多普勒超声和左心室容积三维测量技术。采用 M 型和二维超声测量左心室容积时,通常将左心室假设为一定的几何体模型,如:长椭圆体和各种圆柱体、圆锥体组合等,测量相关径线再依据假定的几何模型用不同公式计算出左心室收缩末和舒张末容积,从而求出各种容积参数,如:每搏量、LVEF、心搏指数、心排血量等。

(1)常用方法

①M 型超声:在胸骨旁左心室长轴切面上将 M 型取样线放置在二尖瓣腱索水平以获取 M 型心室波群曲线(即 2b 区),测量左心室收缩末内径、舒张末期内径,根据公式容积$(V)=D^3$ 或 Teicholz 公式 $V=\left[\dfrac{7.0}{2.4+D}\right]D^3$ 计算左心室舒张末期容积和收缩末期容积。由于计算所依据的内径仅为一个切面的内径,同时在计算容积时对心脏的形态又进行了椭圆体假设,所以 M 型超声所测左心室容积参数只适合心脏形态结构没有改变、同时不伴节段性室壁运动异常的患者。

②二维超声:同样是基于假设心脏形态为椭圆体或圆锥体的基础上,在心尖切面测量心室的长径和横径并计算收缩末期和舒张末期容量等容积参数。

面积长度法:是心血管造影术测定左心室容积的经典方法。在超声上常用而且简便可靠的方法是单平面测定法,即在心尖四腔心、心尖两腔心或心尖左心室长轴切面上测量左心室面积(A)和左心室长轴(L),按下列公式求出左心室容积:$V=8A^2/3\pi L$。

椭圆公式法:同样取心尖四腔切面测出左心室长径(L)和左心室短轴径(D),按椭圆体体积公式 $V=\pi/6 LD^2$ 计算左心室容积。

Simpson 法则(又称圆盘相加法):按 Simpson 法则,将左心室按长轴方向分为一系列等距离的小圆柱体,这些圆柱体的体积之和即左心室容积:$V=$ $\pi/4H\sum D_1 D_2$,式中 H 为圆柱体高度,D_1 和 D_2 为圆柱体横截面上两条正交的直径。由此可见,圆柱体的数目越多,计算获得的左心室容积就越接近实际。但由于二维超声获取左心室短轴切面的数目受到声窗的限制,常采用下列方法对 Simpson 法进行修正。a. 单平面 Simpson 法:在心尖四腔或两腔切面上描绘心内膜轮廓,测量左心室长径,计算机软件可沿左心室长轴将左心室自动等分为数十个圆盘,依据公式 $V=\pi/4H\sum D^2$ 计算左心室容积,式中 D 是与左心室长径垂直的左心室短径。研究表明,在形态正常的左心室,单平面 Simpson 法具有较高的准确性,但在左心室严重变形的患者其准确性降低。b. 双平面 Simpson 法:在心尖四腔切面基础上增加一个与之正交的心尖二腔切面,采用 Simpson 法则计算左心室容积。这种方法是目前所有二维超声计算左心室容积公式中最准确和实用的方法。c. 改良 Simpson 法:将左心室视为一个圆柱体(从心底到二尖瓣水平)和一个截头圆锥休(从二尖瓣水平到乳突肌水平)以及一个圆锥体(心尖到乳突肌水平)的体积之和,设它们的长度相等,代入以下公式可求出左心室容量(V):

$V=Am\times L/3+(Am+Ap)/2\times L/3+Ap/3\times L/3$

其中 Am 为二尖瓣水平短轴左心室面积,Ap 为乳突肌水平短轴左心室面积,L 为左心室长径。

③实时三维容积成像:使用三维容积探头技术采集容积图像,并应用左心室三维容积计算机分析软件自动处理可获得左心室容积和其他参数。由于本方法不需要对左心室进行任何几何图像假设的近似计算,因此对于任何形态的左心室均能够准确地评价左心室容积的变化。研究表明,三维超声测量左心室容积的准确性高于二维超声技术。

④多普勒测定法:多普勒测定左心室每搏量和心排血量的原理是以刚性管道横截面积以及腔内流体的流动速度为基础测算获得。目前临床最常用的方法是主动脉瓣环血流测定法:a. 在胸骨旁左心室长轴切面测量收缩期主动脉瓣环内径并计算出瓣环面积(AAO);b. 在心尖五腔心切面将 PW 取样容积置于瓣环水平获取收缩期血流频谱,包络频谱可获得收缩期流速积分(SVI);c. 心搏量=AAO×SVI。

(2)常用参数及其正常值范围

①左心室舒张末容积指数=左心室舒张末容积/体表面积,正常范围(70±20)ml/m²。

②左心室收缩末容积指数＝左心室收缩末容积/体表面积,正常范围(24±10)ml/m²。

③左心室每搏量正常范围60～120ml。

④心搏指数＝每搏量/体表面积,正常范围(40±7)ml/m²。

⑤心排血量＝每搏量×心率,正常范围3.5～8L/min。

⑥心脏指数＝心排血量/体表面积,正常范围2.7～4.2L/m²。

⑦左心室射血分数的正常值为67%±8%。在静息状态下LVEF<50%是诊断左心室收缩功能减低的标准。

2. 其他左心室收缩功能测定方法　虽然左心室容积参数和LVEF是目前临床最常用指标,但容易受左心室前、后负荷以及心率等因素的影响;且二维超声测量时患者图像质量严重影响测定结果的准确性。因此,随着超声新技术的临床应用,一些新的评价方法正逐步应用于临床。

(1)二尖瓣环位移测定法:左心室心肌的运动包括长轴和短轴方向的运动以及旋转运动,其与心肌纤维的复杂走行有关。研究表明,在心室收缩过程中房室环的移动在整个心室射血中发挥着主要作用。由于房室环位移的测定简便易行,不受患者图像质量影响,因此,通过测量房室环位移评价心室整体功能的研究一直备受关注。目前常用测量方法包括M型超声测定二尖瓣环位移、组织多普勒测定二尖瓣环收缩期运动速度和超声斑点跟踪成像测量二尖瓣环位移等。研究表明,二尖瓣环位移测定不仅可作为评价左心室整体收缩功能的评价指标,而且还可作为患者预后评估的方法,尤其在图像质量欠佳的患者更具有实用价值。

(2)左心室压力最大上升速率:在心室等容收缩期,左心室腔内只有压力变化而没有容积变化。单位时间内左心室内压力上升速度越快,反映左心室心肌收缩力越强,此速率用dP/dt_{max}表示。临床上可以应用有创心导管技术直接测定,也可通过二尖瓣口收缩期反流的连续多普勒频谱计算获得。dP/dt_{max}的正常值为1 650mmHg/s±300mmHg/s(219kPa/s±40kPa/s)。

(3)左心室应变、应变率和扭转:应用超声二维斑点跟踪成像技术不仅可以获取心肌在轴向、径向和圆周方向的应变和应变率参数,同时还能获取心室扭转参数,为全面评价心室收缩功能提供了崭新的手段。

(4)左心室收缩同步性评价:左心室作为一个整体,各室壁节段收缩的同步性对于左心室整体收缩功能至关重要。因此,左心室收缩同步性评价和LVEF一样,是衡量左心室收缩功能是否正常的重要指标之一,尤其是对慢性心力衰竭拟行再同步化治疗的患者。目前临床评价左心室收缩同步性多采用组织多普勒成像技术,主要指标有:①各节段达到收缩峰值速度的时间标准差(Ts－SD),其正常值<33ms;②达峰速度最大差值,其正常值<100ms。

(二)左心室舒张功能测定

在心动周期中,心室舒张期的时间划分是指从心肌不产生力量和收缩到恢复至收缩前初始长度的过程,包括心室主动舒缓抽吸的心室松弛期以及被动充盈的心室顺应期。心室松弛期包括缓慢射血期、等容舒张期以及快速充盈期,顺应期包括缓慢充盈期和心房收缩期。相对于松弛期和顺应期的舒张功能也分别称为心室的松弛性和顺应性。松弛期是主动耗能过程,任何影响心肌能量代谢的病理过程均可影响心室的松弛功能。顺应期是心室在血流惯性和心房收缩压力作用下的被动充盈过程,当心室发生肥厚或纤维化等可能导致心肌僵硬度增加的病理改变时,必然影响心肌的顺应性。

临床上舒张功能评价的金标准是有创性心导管检查,常用参数包括:①表示心肌松弛性的心室内压力下降速率($-dP/dt$)和心室等容松弛时间常数(Tau);②代表心室顺应性的容积/压力曲线($\Delta V/\Delta P$)。虽然目前超声心动图尚不能直接测定上述参数,但大量研究表明:合理应用超声心动图检测方法仍然能够为临床心室舒张功能评价提供有效参考。

1. 检测方法和参数

(1)二尖瓣口血流频谱:评价二尖瓣口脉冲多普勒血流频谱是最简单、最常用和经验积累最多的左心室舒张功能评价方法。方法:将PW取样容积置于二尖瓣口,取样线与心房到心室的充盈血流方向保持平行,即可获得。二尖瓣口多普勒血流频谱通常由舒张早期快速充盈的血流E峰和舒张晚期左房收缩的充盈A峰组成。由于二尖瓣血流频谱反映了心室舒张期左心室和左心房之间的压力变化,因此,借助于二尖瓣血流模式的变化,我们可以间接判断左心室舒张功能。具体检测参数很多,但目前得到公认的主要有:舒张早期和晚期充盈速度的比值,即E/A比值和舒张早期E峰的减速时间

(deceleration time,DT)。当舒张期左心室和左心房压力均在正常范围时，左心室舒张充盈量的60%～70%在舒张早期完成，E/A＞1，DT＝150～250ms。当舒张早期松弛性受损，左心室压力下降缓慢并充盈量减少，舒张晚期充盈量相对增加，导致 E/A＜1 和 DT 延长。

值得注意的是，二尖瓣口血流频谱反映了左心室的充盈模式，其影响因素众多，只有了解这些因素才能正确理解左心室充盈与左心室舒张功能的关系。影响左心室充盈的因素包括：①年龄、呼吸、心率、PR 间期等生理性因素，尤其是年龄和心率因素在诊断中必须考虑；②除了左心室弛缓性外，左心室顺应性、左心房压、左心室收缩功能和左心室收缩末容积、左心房顺应性和收缩力等均有影响。尤其是当舒张功能进一步受损、左心室顺应性减低和左心室舒张末压增高时，会导致左心房压相应增高，此时由于舒张早期左心室压变化不大，导致左心房室之间的压差相对加大，上述压力关系恰恰和舒张早期单纯松弛性受损情况相反，导致 E/A 比值和 DT 由异常状态又恢复到"正常"状态。由于这种类似正常的频谱出现在舒张功能异常的基础上，因此称为"伪性正常"。综合临床和其他超声指标有助于鉴别这种"伪性正常"。当舒张功能进一步显著受损时，舒张晚期左心室顺应性严重减低、左心室舒张末压和左心房压显著增高时，二尖瓣口血流频谱表现为 E 峰高尖，A 峰低矮甚至消失，E/A ＞2 和 DT＜120ms，称为限制性充盈，往往是舒张功能严重受损的表现，并提示患者预后不良。

（2）肺静脉血流频谱：通常将 PW 取样容积放置于心尖四腔心切面右肺静脉入口处 1～2mm，超声束与肺静脉血流方向一致，记录肺静脉血流频谱。肺静脉血流频谱包括：收缩期波（S）、舒张期波（D）和舒张晚期心房血流逆向波（PVa），收缩期偶可见双峰（S1、S2）。测定的参数包括 S、D、PVa 和 PVa 持续时间。S/D、PVa 和 PVa 持续时间可反映左心室顺应性和左心室充盈压。

（3）等容舒张时间（IVRT）：指主动脉瓣关闭至二尖瓣开放的时间，正常为 70～110ms。获取心尖五腔心切面，将 PW 取样容积置于左心室流入道与流出道之间可同时获得左心室流入道与流出道频谱。测量主动脉频谱终点和二尖瓣频谱 E 峰起始点之间的时间即可。该指标受心肌松弛性和左心室舒张末压和左心房压的影响，心肌松弛性减低，IVRT 延长；各种原因导致左心室舒张末压和左心

房压显著升高时 IVRT 缩短。另外，IVRT 还受到心率和主动脉压的影响。当主动脉舒张压升高时，IVRT 延长；反之亦然。

（4）二尖瓣血流传播速度（FVP）：①原理。在舒张早期，二尖瓣开放后，由于左心室继续松弛产生抽吸动力，驱动血流进入心室并向心尖流动。心室内压下降的越快，血流由瓣口播散到心尖的速度越快。但舒张功能减低时，左心室舒张末压升高，左心室腔内压力梯度减小，血流由瓣口播散到心尖的速度减慢。与二尖瓣血流频谱主要反映左心房、室间的压差不同，FVP 主要反映左心室内压力梯度，后者主要与左心室松弛性有关。②检测方法。FVP 采用彩色 M 型多普勒超声检测。在左心室心尖长轴切面用 CDFI 显示二尖瓣的左心室舒张期血流，调整 M 型取样线使之与舒张早期充盈血流平行，并通过血流束中心，然后启动 M 型即可。目前临床多采用舒张早期血流线性节段的斜率测定 FVP，正常人平均值一般＞45cm/s。FVP 也受年龄和心率的影响，在结果判读时应该予以注意。

（5）二尖瓣环舒张期运动速度：应用组织多普勒成像技术可以测量二尖瓣环的运动速度，对于左心室整体舒张功能评价提供有价值的诊断信息，而且不受房颤和快速心率的影响。与二尖瓣口血流频谱相似，二尖瓣环舒张期频谱呈双波，Ea 和 Aa。正常情况下，Ea＞Aa 和 Ea/Aa＞1。当舒张功能减低时，Ea 减低，Ea/Aa＜1。不同于二尖瓣口频谱的是，Ea 不受心室前负荷的影响，在"伪性正常"和限制性充盈时依然是减低的，是反映左心室松弛性的敏感而特异的指标。研究表明，二尖瓣口 E 波速度和二尖瓣环舒张早期速度 Ea 比值与心导管所测的肺毛细血管楔压呈线性相关，比较二尖瓣口 E/A 和二尖瓣环 Ea/Aa 可对左心室舒张功能的诊断和严重程度评估提供有价值的信息。

（6）左心室压力最大下降速率（$-dp/dt_{max}$）：以往对 $-dp/dt_{max}$ 和 Tau 的测定仅限于心导管方法。应用多普勒超声测定 $-dp/dt_{max}$ 的前提是必须存在二尖瓣反流并认为左心房压恒定。测定时应用连续波多普勒记录二尖瓣反流最大速度，在其减速支中计算机分析每点速度并据简化 Benoulli 方程转换为反流压差，这样可得出瞬时 dp/dt 的曲线。研究表明，超声测定的 $-dp/dt_{max}$ 与心导管同步测量的相关系数高达 0.94。$-dp/dt_{max}$ 的正常值＞1 500mmHg/s。除了左心室松弛性异常导致 $-dp/dt_{max}$ 减低外，还受负荷状态及主动脉压的影响。

2. 左心室舒张功能的评价 根据多普勒超声心动图可将左心室充盈频谱分为:正常、弛缓异常、伪正常和限制型4种类型。

(1)正常舒张充盈类型:正常年轻人中,心肌弛缓和左心室弹性回缩快速有力,左心室充盈大部分在舒张早期完成。随着年龄增大,心肌弛缓速率有缓慢下降的趋势,导致舒张早期左心室充盈减少而舒张晚期的左心房收缩代偿增加。因此,随着年龄增大,E有下降及DT延长趋势,A逐渐升高。60岁左右E峰和A峰相近,而60岁以上通常E/A<1。在评价左心室二尖瓣血流频谱时,必须充分考虑年龄因素的影响。正常舒张充盈类型表现为:1<E/A<2,DT为160～240ms,IVRT为70～90ms,A波持续时间≥PVa波持续时间。超声检查心脏往往无显著形态和功能异常。

(2)弛缓异常类型:几乎所有的心脏病最初的左心室充盈异常表现为左心室弛缓延迟或受损,典型的心脏病变有左心室肥厚、肥厚型心肌病和心肌缺血等。弛缓异常左心室充盈表现为:E峰下降,A峰升高,E/A<1,DT延长(>240ms);肺静脉D峰与E峰相似、也下降,而S峰代偿增加,S/D>1,PVa大小和持续时间通常正常。

(3)伪正常充盈类型:随着疾病进展舒张功能进一步损害,出现左心室顺应性减退,继而导致左心房压增高,以致E峰增高。由于舒张早期左心室压快速上升以至更快接近左心房压,E峰的DT缩短;从而逆转和掩盖弛缓延迟频谱而出现类似正常充盈类型,即E/A>1和DT为160～240ms。伪正常充盈类型代表左心室中度舒张功能异常,患者往往有器质性心脏病变的证据(如LVEF减低、左心房内径增大和左心室肥厚等)。伪正常和正常充盈类型可藉以下方法加以鉴别:①肺静脉频谱:伪正常者PVa波持续时间大于二尖瓣A波持续时间或肺静脉S<D;②减少前负荷(如Valsalva动作)可使E/A比<1;③彩色M型二尖瓣血流传播速度减小;④组织多普勒测定二尖瓣环Ea/Aa<1。

(4)限制型充盈类型:随着疾病进展舒张功能显著损害,显著增高的左心房压导致二尖瓣提早开放(IRT缩短),舒张早期跨二尖瓣压增大以至E峰增高;僵硬的左心室(顺应性明显下降)少量血液充盈即可导致左心室舒张压的迅速上升,左心室和左心房压的快速平衡而出现DT缩短;舒张晚期时左心房收缩虽可增加左心房压,但同期左心室压的更快上升导致A峰速度和持续时间均减少。限制型舒张充盈的特征为:E峰明显升高,A峰减小,E/A>2,IVRT<70ms,DT<160ms,二尖瓣A波持续时间<PVa的持续时间,肺静脉S<D,Pva通常增加。必须强调的是限制型充盈左心室弛缓受损依然存在,只是左心室顺应性显著减退和左心房压显著升高掩盖了左心室弛缓受损的存在。限制型充盈患者超声心动图往往存在器质性心脏病证据,以及患者有心功能不全的临床表现。

临床上综合应用超声心动图技术可以对左心室舒张功能进行全面评价(表7-1)。

表7-1 超声心动图技术综合评价左心室舒张功能

项目	舒张功能正常(1级)	舒张功能减低(松弛异常2级)	舒张功能不全(假正常化3级)	舒张性心力衰竭(限制型充盈障碍4级)
二尖瓣前向血流	E/A>1	E/A<1	E/A>1	E/A>2
	EDT=160～240ms	EDT≥240ms	EDT=160～240ms	EDT≤160ms
肺静脉血流	S/D>1	S/D>1	S/D<1	S/D<1
	PVa<35cm/s	PVa<35cm/s	PVa>35cm/s	PVa>35cm/s
				PVa>MVa
组织多普勒	Ea/Aa>1	Ea/Aa>1	Ea/Aa<1	Ea/Aa<1
	E/Ea<15	E/Ea:8～15	E/Ea:8～15	E/Ea≥15

EDT:E峰减速时间;PVa:肺静脉逆向a波;E/Ea:二尖瓣口E峰与间隔处二尖瓣环舒张早期峰值速度比值

二、右心室功能测定

(一)右心室收缩功能测定

1. 右心室容积参数　与左心室相比,右心室具有室壁薄、收缩力弱、后负荷小、顺应性较大等特点,正确地评价右心室收缩功能对于了解心脏的生理、病理生理变化有着重要的意义。由于正常情况下右心室并非规则的几何体,而且流出道和流入道也不在同一平面,在心血管疾病时其形态更是可出现多种变化,因此,超声测定右心室容积十分困难。与左心室容积测定类似,右心室容积测定虽然已经提出多种几何体假设,但准确性均不高,因此未能在临床得到广泛应用。最近研究表明,实时三维超声心动图不依赖于心室几何形状地假设,测量的右心室容积和磁共振技术所得结果有高度的一致性,有望为临床评价右心室容积提供可靠的检测手段,其实际应用价值有待临床进一步验证。

2. 右心室射血分数　射血分数矫正了右心室前负荷对心搏量的影响,是定量分析右心室收缩功能的较好指标。虽然二维超声在测定右心室容积上误差较大,但计算射血分数时收缩末和舒张末容积的测量误差倾向于相互抵消,因此,二维超声测量右心室射血分数的准确性高于右心室容积。测量产生误差的主要原因是由于心尖双平面未能包括右心室流出道以及右心室形态不规则。同理,实时三维超声心动图理论上应该是测量右心室射血分数的可靠方法。

3. 三尖瓣环位移

(1)M-型超声测量三尖瓣侧壁瓣环收缩期最大位移是早期比较常用的指标,其正常值>15mm,右心功能不全时<15mm。

(2)组织多普勒成像记录整个心动周期中三尖瓣环的速度曲线,计算收缩期最大速度、收缩期位移以及等容收缩期加速度。

研究结果表明,收缩期三尖瓣环最大速度是独立评价右心射血分数的敏感指标,当三尖瓣环收缩期最大速度<12cm/s时提示右心室收缩功能减低。

(二)右心室舒张功能测定

右心室舒张包括等容舒张期和充盈期两个时相。超声可以评价不同时相的右心室舒张功能。常用方法如下。

1. 右心室压力最大下降速率　为右心室压力曲线下降斜率最大值,其绝对值越大,表明右心室心肌松弛速度越快。右心室压力的下降速度可由三尖瓣反流频谱的下降速度加以估测,与心导管所测数值相关性良好。

2. 等容舒张时间(IVRT)　为右心室从肺动脉瓣关闭到三尖瓣开放的时间间期,正常值为40～90ms。当右心室心肌松弛性降低,松弛速率减慢时,IVRT延长,反之,IVRT缩短。但该指标明显受心率、肺动脉压和右心房压力等因素的影响。

3. 三尖瓣血流舒张早期最大流速(E波)　正常值为0.3～0.7m/s。当右心室心肌松弛性降低时,E波减低。相对于二尖瓣而言,三尖瓣血流频谱受呼吸的影响明显,吸气时E波流速增高,呼气时E波速度减低。

4. 三尖瓣血流心房收缩期最大流速(A波)　正常状态下,A波流速低于E波;当右心室心肌松弛性下降时,由于舒张早期右心室充盈减少,心房收缩期右心房容量增大,右心房代偿性收缩增强,A波增高。

5. 三尖瓣血流舒张早期与舒张晚期峰值流速比值(E/A)　正常状态下,右心室舒张早期血流速度和充盈量均大于心房收缩期,E/A>1;当右心室心肌松弛性下降时,E/A<1。本参数受年龄、心率等因素影响,诊断时应予考虑。

(王建华)

■ 参考文献

[1] 周永昌,郭万学.超声医学.5版.北京:科学技术文献出版社,2006.

[2] 刘延玲,熊鉴然.临床超声心动图学.2版.北京:科学出版社,2007.

[3] 王纯正,徐志章.超声诊断学.2版.北京:人民卫生出版社,2008.

[4] 邓又斌　谢明星　张青萍.中华影像医学.超声诊断学卷.2版.北京:人民卫生出版社,2011.

[5] Amundsen B,Helle Valle T,Martin Miklovic M,et al. Noninvasive myocardial strain measurement by speckle tracking echocardiography:validation against sonomicrometry and tagged magnetic resonance imaging.J Am Coll Cardiol,2006,47(4):789-793.

第8章

心脏瓣膜病

第一节　二尖瓣狭窄

一、临床与病理

二尖瓣狭窄主要病因为风湿性损害所致的二尖瓣瓣膜病变。正常二尖瓣开口面积为 $4\sim6cm^2$，由于反复的风湿性瓣膜炎症改变，瓣叶交界处粘连、融合，瓣叶增厚、畸形，瓣膜开放面积缩小而形成狭窄，其病变亦可累及腱索及乳头肌。因二尖瓣狭窄，舒张期左心房血液排出受阻，左心房压力增高，左心房扩大，肺静脉回流障碍而致肺淤血，可发展成肺动脉高压、右心衰竭。由于左心房血流淤滞，易导致左心房血栓形成。本病好发于女性，狭窄面积超过正常 1/2 时，通常无明显临床症状，狭窄程度加重时（瓣口面积<1.5cm²）可出现明显症状，表现为劳力性或夜间阵发性呼吸困难，端坐呼吸。常出现咳嗽，肺淤血时可咯血。左心房血栓脱落时，可出现相应血栓栓塞症状。患者双颊暗红，即二尖瓣面容。心尖区可闻及舒张中晚期杂音，若闻及开瓣音，则提示以单纯的狭窄为主。亦可有房颤表现。

二尖瓣退行性病变主要表现为瓣环钙化，常见于患有高血压、动脉粥样硬化的老年患者，通常不影响血流动力学或引起瓣膜关闭不全，仅少数情况下瓣叶增厚、钙化时引起瓣叶狭窄，瓣叶增厚或钙化以瓣叶根部明显，这与风湿性病变主要累及瓣尖不同。

二、超声表现

(一)M 型及二维超声心动图

1. 二尖瓣狭窄时，M 型超声心动图上主要表现为前后叶开放幅度降低，后叶与前叶同向运动及 EF 斜率减慢，前叶 EA 两峰间的 F 点凹陷消失，呈平台状曲线，即城墙样改变。

2. 左心长轴切面观二尖瓣瓣叶增厚，回声增强，瓣口狭窄而致开放受限，在瓣体增厚或瘢痕化、钙化不严重，瓣体尚柔软时，前叶可出现舒张期气球样变，短轴观二尖瓣舒张期瓣口面积缩小，呈鱼口样改变。病变严重者常致瓣下结构的腱索及乳头肌明显增厚、钙化，此时瓣叶活动僵硬。

3. 心脏形态结构的改变，表现为左心房扩大，单纯二尖瓣狭窄左心室大小可在正常范围内或因充盈不足而偏小。病变发展至晚期时，因肺淤血、肺循环阻力增高，可出现不同程度的肺静脉扩张及右心室扩大。房颤时表现为双心房增大，此时也易形成血栓，常附着于左心耳或左心房后侧壁，少数附着于房间隔上，表现为附着在上述部位的形态多样的稍强或低回声团。

(二)彩色及频谱多普勒超声

彩色多普勒显示舒张期二尖瓣口左心室侧窄带涡流血流信号。如合并二尖瓣关闭不全，收缩期左房侧可出现异常反流血流束。频谱多普勒有典型的全舒张期和位于基线以上、方向朝上的、双峰实填的宽带频谱，峰值流速测值较正常增快。多普勒定量评估有二尖瓣口面积减小，二尖瓣口跨瓣压差明显增大的表现。二尖瓣狭窄左心房压增高，导致肺静脉高压继而出现肺动脉高压，多普勒超声经三尖瓣反流频谱可测定肺动脉压。

(三)二尖瓣狭窄程度定量

1. 二尖瓣跨瓣压差　依据改良 Bernoulli 方程 $\triangle P=4V^2$ 可测得二尖瓣口跨瓣压差，常用峰值、舒张末期及平均跨瓣压差表示（平均跨瓣压差的测量是指瞬时跨瓣压差时间积分后的平均，而不是用平均速度来计算跨瓣压差）。跨瓣压差受跨瓣血流量、心率、心排出量及瓣口反流等多因素的影响。

2．瓣口面积

（1）二维超声直接测量瓣口面积：无论经食管超声还是经胸壁超声，在二尖瓣水平心室短轴切面直接勾画测得的瓣口面积代表瓣口解剖面积。测量时注意选择精确的、真正横切二尖瓣口的切面；增益条件宜小不宜大、时相应严格控制在舒张早期二尖瓣最大限度开放时；勿将大的回声失落亦勾画在瓣口轮廓内。

（2）压差减半时间法：利用经验公式 $MVA=220/PHT$ 可以测量自然瓣二尖瓣狭窄瓣口的面积，不能用于计算人工瓣的瓣口面积。应用连续多普勒获取二尖瓣血流频谱，PHT 为峰值压差降至其 1/2 压差时所需的时间，沿频谱下降斜坡描绘后，超声仪可自动计算出 PHT 和 MVA。除瓣膜狭窄程度外，某些因素也可影响 PHT，如主动脉瓣反流、左心房顺应性、左心室舒张功能等，PHT 法多用于单纯二尖瓣狭窄。

（3）连续方程法：一般连续方程法所测量的均为有效面积而非解剖面积，故测量值比心导管所测值低，但相关性良好。对二尖瓣狭窄，此法可以估计其面积：

$$MVA=AOA\times TVI_{AO}/TVI_{MV}$$

式中 MVA 为二尖瓣口面积（cm²），AOA 为主动脉瓣口面积（cm²），TVI_{AO} 为主动脉瓣口血流时间速度积分（cm），TVI_{MV} 为二尖瓣口血流时间速度积分（cm）。但此法不适于合并有二尖瓣反流或主动脉瓣反流的患者。

（4）彩色多普勒近端血流汇聚（PISA）法：应用血流汇聚法评价二尖瓣狭窄严重程度，不受二维超声直接瓣口面积测量法和多普勒压力减半时间法

许多影响因素的限制（如瓣口形状、增厚度、钙化度、合并反流、操作手法、仪器条件等），经胸超声检查时可在心尖左心长轴切面、两腔切面或四腔切面上进行，经食管超声心动图检查时，由于左心房内血流汇聚区显示范围大而清晰，尤其适宜应用该法进行定量研究。计算方法为：

$$MVA=Q/V$$
$$Q=2\times\pi\times R^2\times AV\times\alpha/180$$

式中 MVA 为二尖瓣口面积（cm²），Q 为经过二尖瓣口的最大瞬时流量（ml/s），V 为经过二尖瓣口的最大流速（cm/s），R 为心动周期中最大血流汇聚区红蓝交错界面至二尖瓣口（两瓣尖连线）的距离，AV 为 Nyquist 速度（cm/s），α 为二尖瓣前后叶瓣尖的夹角。

此法可用于存在明显二尖瓣反流时。但其技术要求较高且测量较繁琐，如汇聚界面和瓣叶夹角测量不准将影响其准确性。

上述二尖瓣狭窄评估参数的临床应用价值，见表 8-1。

一般根据二尖瓣开口面积进行狭窄程度评估，上述方法中首选推荐直接描绘法和压差减半时间法，至于二尖瓣跨瓣压差可作为评估参考，其半定量评估，见表 8-2。

（四）三维超声心动图

三维超声心动图实时显像可实时、动态、方便地观察到二尖瓣的立体形态结构，全容积显像可自由切割，旋转，从左心房侧或左心室侧观察二尖瓣的短轴立体剖面图。二尖瓣狭窄时瓣膜增厚、钙化，前后叶联合部粘连，开放受限，瓣口面积变小，瓣口的几何形状不规则。对二尖瓣狭窄的跨瓣血流亦可进行三维重建，可客观揭示该异常血流的立体轮廓、截面、分布与动态改变。

表 8-1　二尖瓣狭窄评估参数的应用

测量参数	测量方法	优点	缺点
瓣口面积	直接描绘法	准确,不受其他因素影响	经验依赖性,某些情况下不可行(如声窗条件不佳、瓣膜严重钙化等)
	压差减半时间法	容易获得	受某些因素影响,如主动脉瓣反流、左心房顺应性、左心室舒张功能等
	连续方程法	不受血流状态影响	多个测量,且不能用于明显主动脉瓣或二尖瓣反流
	PISA 法	不受血流状态影响	技术上较困难
跨瓣压差		容易获得	受心率和血流状态影响

表 8-2　二尖瓣狭窄程度分级

狭窄程度	$\triangle P(mmHg)$ *	MVA(cm^2)
轻度狭窄	<5	>1.5
中度狭窄	5~10	1.0~1.5
重度狭窄	>10	<1.0

* 窦性心律,心率 60~80/min 时

引自 Baumgartner H, et al. Echocardiographic assessment of valve stenosis: EAE/ASE recommendations for clinical practice. J Am Soc Echocardiogr, 2009, 22: 1-23.

(五)经食管超声心动图

二尖瓣的位置在四个心脏瓣膜中最靠后,经食管超声检查时因探头位于食管内,紧邻心脏深层结构,所以在显示左心房、左心耳、房间隔和整个二尖瓣装置(包括瓣环、瓣叶、腱索和乳头肌)时比经胸壁超声心动图更为优越。经食管超声能很好地评价二尖瓣瓣叶的活动情况、增厚程度、瓣体或结合部的钙化范围以及瓣下结构的累及情况。此外,与经胸壁超声相比,经食管超声心动图是检出左心房云雾影、左心房尤其左心耳血栓的可靠、必要的检查手段。

三、鉴别诊断

对于左心室容量负荷增大的疾病,由于流经二尖瓣口的血流量增多,多普勒超声显像表现为色彩明亮、流速加快的血流束,但血流束较二尖瓣狭窄者明显增宽,且为层流。在扩张型心肌病及冠心病等患者中,左心室功能减退,因而二尖瓣开口幅度减小,但血流速度明显减慢,离散度小,仍具层流的特点。配合二维图像的观察均可以进行鉴别。

四、临床价值

超声心动图对二尖瓣狭窄的诊断有很高的特异性。可用于:①明确二尖瓣狭窄的诊断;②二尖瓣狭窄程度定量评估;③确定心脏结构功能的改变及有无合并症;④瓣膜形态学评估;⑤术中监测,术后疗效评价及随访。

第二节　二尖瓣关闭不全

一、临床与病理

二尖瓣关闭不全为各种原因所致二尖瓣装置解剖结构或功能的异常,造成收缩期血流迅速或缓慢地反流入左心房。二尖瓣关闭不全的病理生理和临床表现取决于反流量、左心室功能状态和左心房顺应性。多数慢性轻中度二尖瓣关闭不全患者可保持长期无症状。由于左心房容量增加,压力升高,久之导致左心室容量负荷过重,左心室失代偿,功能减退,心排血量降低等症状,最终引起左心衰竭。导致二尖瓣关闭不全的病因繁多,其中风湿性瓣膜病变最常见,其他常见病因有二尖瓣脱垂、腱索断裂、乳头肌功能不全或断裂、二尖瓣赘生物或穿孔、二尖瓣退行性病变。

二、超声表现

(一)二维及多普勒超声

1. 二维图像特征取决于病因的不同,表现为相应的二尖瓣、腱索或乳头肌的器质性病变,或二尖瓣环扩大引起的收缩期瓣叶对合不良,有的存在明显缝隙。风湿性病变者见瓣膜增厚,回声增强。腱索断裂瓣叶可出现连枷样运动,可导致重度关闭不全,出现大量反流。二尖瓣脱垂者两叶不能闭合,收缩期瓣叶脱向左房侧,出现不同程度的反流。感染性心内膜炎者可检出附着在瓣膜上的赘生物。

2. 彩色多普勒显示收缩期二尖瓣口左心房侧出现蓝色为主的五彩镶嵌血流束。反流束是二尖瓣关闭不全的特征性表现,是诊断二尖瓣反流最直接根据。二尖瓣前叶病变为主者,反流束为朝向左心房后壁的偏心血流;两叶对合不良者,反流束朝向左心房中央;而后叶病变为主者,反流束偏向左心房前侧。

3. 频谱多普勒见收缩期二尖瓣口左心房侧出现高速度,宽频带湍流。

4. 左心房大,左心室大;晚期患者右心房右心室也可扩大,在乳头肌功能不全等缺血性心肌病中,可见相关室壁的局部运动异常。

5. 晚期患者左心功能有不同程度的减低。

(二)二尖瓣关闭不全的定量评估

1. 根据彩色反流束半定量估计反流程度　临床常用反流束长度分级法,即反流束局限在二尖瓣环附近为轻度,达左心房中部为中度,达左心房顶部为重度。依据彩色多普勒血流成像勾画的最大反流束面积进行分级标准为:反流束面积<4cm²为

轻度,介于 $4\sim10cm^2$ 为中度,$>10cm^2$ 为重度,或根据反流束面积与左心房面积的比值进行分级,比值 $<20\%$ 为轻度,$20\%\sim40\%$ 为中度,$\geqslant40\%$ 为重度。尽管根据反流束大小半定量估计反流程度尚存在很多局限性,但因其简单、直观、重复性好,测量误差小,仍得到临床广泛应用,尤其适用于同一患者的对照。

2. 反流分数的测定　根据连续方程的原理,在无二尖瓣反流的患者中,主动脉瓣口血流量应等于二尖瓣血流量,而在单纯二尖瓣反流的患者中,主动脉瓣口血流量加上二尖瓣反流量才是全部左心室心搏量,亦即收缩期二尖瓣反流量应为舒张期二尖瓣前向血流量(代表总的每搏排出量)与收缩期主动脉瓣前向射血量(代表有效的每搏排出量)的差值,各瓣口血流量计算为多普勒速度时间积分乘以该瓣口的面积。反流分数用公式表示为:

$$RF = (MVF-AVF)/MVF$$
$$= 1-AVF/MVF$$

RF 为反流分数,MVF 为二尖瓣口舒张期血流量,AVF 为主动脉瓣口收缩期血流量。这一评估反流程度的方法已得到临床与实验室广泛验证,有较高的准确性。轻度反流者 $RF<30\%$,中度反流者 RF $30\%\sim49\%$,重度反流者 $RF\geqslant50\%$。

3. PISA 法测定反流量　二尖瓣关闭不全时,大量左心室血通过狭小的反流口反流入左心房中,在反流口的左心室侧形成血流汇聚区,根据此血流汇聚区的大小可定量计算二尖瓣反流量,其计算公式为:

$$Q = 2\times\pi\times R^2\times AV\times VTI/V$$

式中 Q 为反流量(ml),R 为血流汇聚区半径(cm),AV 为 Nyquist 速度(cm/s),VTI 为二尖瓣反流频谱的速度时间积分(cm),V 为二尖瓣反流峰值流速(cm/s)。

4. 关于生理性反流　一般认为反流信号微弱,范围局限,反流束长度 $<1.5cm$,反流面积 $<1.5cm^2$,反流速度 $<1.5m/s$,所占面积与左心房面积之比 $<3.5\%$,占时短暂 $\leqslant0.1s$,起始于收缩早期,一般不超过收缩中期,或占时不超过收缩期的 60%,同时无瓣膜形态活动异常或心腔大小改变者为生理性反流。有学者提出全定量评估时以每搏反流量 $\leqslant5ml$ 属生理性反流。

二尖瓣反流程度的评估应采用多个参数综合判断,而不是依赖于单一指征,二尖瓣反流严重程度各参数的半定量评估总结,见表 8-3。如重度二尖瓣反流的评估指征包括:伴随重度二尖瓣形态学破坏,如腱索或乳头肌断裂;瓣膜对合时出现明显缝隙;反流束进入左心房上部,甚至折返回其起始处附近;肺静脉血流频谱出现收缩期负向倒流波;二尖瓣反流束起点处宽度 $\geqslant0.7cm$,反流束面积/左心房面积 $>40\%$ (中心性反流),反流量 $\geqslant60ml$,反流分数 $\geqslant50\%$。

(三)三维超声心动图

三维超声心动图使二尖瓣病变的形态更为直观,病变的定位及范围判定更为准确,可以从心房向心室角度,或从心室向心房的角度直观地显示整个二尖瓣口及瓣叶的形态、大小、整个对合缘的对合和开放状态,而这些是二维超声所无法显示的。

(四)经食管超声心动图

经食管超声心动图检查为经胸壁检查方法的重要补充。因探头距二尖瓣口距离缩短,探头频率

表 8-3　二尖瓣反流程度评估

参数	轻度反流	中度反流	重度反流
左心大小	正常	正常或增大	增大
二尖瓣形态	正常或异常	正常或异常	异常/连枷瓣/乳头肌断裂
反流束长度	局限在二尖瓣环附近	达左心房中部	达左心房顶部
反流束起点处宽度(cm)	<0.3	$0.3\sim0.69$	$\geqslant0.7$
反流束面积	小,中心性(通常 $<4cm^2$ 或左心房面积的 20%)	不定($4\sim10cm^2$ 或左心房面积的 20%~40%)	大的中心性反流(通常 $>10cm^2$ 或左心房面积的 40%)或左心房内偏心性贴壁涡流
肺静脉血流	收缩期为主	收缩期回流减少	收缩期逆流
反流束容积(ml)	<30	$30\sim59$	$\geqslant60$
反流分数(%)	<30	$30\sim49$	$\geqslant50$

较高,分辨力良好,有利于识别引起反流的各种解剖结构异常,对病变的形态与性质诊断准确率更高。由于经食管探查不妨碍手术视野,故在二尖瓣关闭不全的外科治疗中可实时监测术中变化是其优势。

三、鉴别诊断

二尖瓣反流的定性诊断并不困难。罕见碰到需要与之鉴别的病变。极少数情况下,需要与位于二尖瓣口附近的主动脉窦瘤破入左心房及冠状动脉左房瘘鉴别。这两种病变的特点是异常血流为双期或以舒张期为主,加之相应的主动脉窦和冠状动脉结构形态异常不难鉴别。

四、临床价值

超声心动图是无创性明确诊断二尖瓣关闭不全的最佳手段和首选方法。可用于:①迅速、敏感地确定二尖瓣反流;②判断二尖瓣关闭不全的严重程度;③鉴别二尖瓣关闭不全的病因,这有助于临床判断是否采用整形术或换瓣术;④确定心脏结构功能的改变;⑤术中监测,术后疗效评价及随访。

第三节　二尖瓣脱垂

一、临床与病理

二尖瓣脱垂是各种原因引起的二尖瓣某一个或两个瓣叶在收缩中、晚期或全收缩期部分或全部脱向左心房,超过二尖瓣瓣环水平。多数伴有二尖瓣关闭不全,少数没有明显反流。各种病因使二尖瓣瓣叶、瓣环、腱索及乳头肌异常导致的脱垂占60%,如风湿病变,感染性心内膜炎,心肌梗死等;无明显病因者占30%。原发性二尖瓣脱垂主要是二尖瓣叶、腱索或瓣环等发生黏液样变性,导致瓣叶增厚或冗长、腱索过长或断裂,瓣环扩张等引起的脱垂。继发性脱垂原因常为瓣环与室壁之间大小比例失调、二尖瓣环扩张或发生继发损害、腱索断裂或乳头肌功能失调等所致。二尖瓣脱垂多单独发生,但也可同时累及其他瓣膜,形成多个瓣膜脱垂。并发三尖瓣脱垂的患者约40%,并发主动脉瓣脱垂的患者约10%,并发肺动脉瓣脱垂的患者约有2%。二尖瓣脱垂患者较易合并继发性房间隔缺损、房室通道缺损及心律失常等其他心血管方面的异常。二尖瓣脱垂的血流动力学改变类同于二尖瓣关闭不全。患者可长期无症状,最常见的症状为心悸、胸痛、气急。心前区听诊闻及收缩中晚期喀喇音是其特点。

二、超声表现

(一)M型及二维超声心动图

1. 二尖瓣 M 型曲线显示收缩中、晚期,或全收缩期 CD 段呈吊床样改变,与 CD 二点间的连线距离>2mm。由腱索断裂引起的二尖瓣脱垂,瓣叶活动度增加,瓣叶曲线明显向下运动,伴有明显的瓣叶、腱索的扑动。二尖瓣脱垂 M 型超声心动图表现与探头的方向有很大关系,如操作方法不当很容易出现假阳性或假阴性。通常应结合二维和多普勒超声确定是否有脱垂,不宜单纯根据 M 型超声表现诊断二尖瓣脱垂。

2. 诊断二尖瓣脱垂的基本标准是收缩期二尖瓣叶超过瓣环连线水平,位于左心房侧。其超声诊断标准被定义为收缩期二尖瓣一个和(或)二个瓣叶脱向左心房侧,超过瓣环连线水平 2mm 以上,伴或不伴有瓣叶增厚。其中,瓣叶厚度≥5mm 者称为"典型"二尖瓣脱垂;瓣叶厚度<5mm 者称为"非典型"二尖瓣脱垂。

3. 左心长轴切面(瓣环高点平面)为诊断二尖瓣脱垂的标准切面。大多数情况下,特别是前叶脱垂,该切面表示脱垂时瓣膜移位的最大程度超过马鞍形二尖瓣环的高点。但单纯后叶脱垂仅累及瓣叶内侧部分或外侧扇贝形部分时,则仅在心尖二腔或心尖四腔图上可见,在胸骨旁左心长轴观上不能探及,这种局限性后叶脱垂很少见,一般不发生功能异常,但当合并二尖瓣反流时,多可在胸骨旁长轴观上观察到,表明受累范围很大。从短轴切面观,正常二尖瓣口收缩期闭合成线,舒张期开放呈圆形或椭圆形,而脱垂的瓣叶表现为在收缩期局部呈圆隆的钢盔样,为多余的瓣叶褶皱所致。

4. 心脏腔室大小的改变与二尖瓣关闭不全相同,当心脏收缩时,血流自左心室反流至左心房,左心房增大,左心室也因容量负荷过重而加大。在继发于心脏的其他病变时,二维超声心动图可见相应的超声表现,如由腱索断裂引起的二尖瓣脱垂,可导致连枷样二尖瓣,瓣叶活动度明显增加。

(二)彩色多普勒及频谱多普勒超声

二尖瓣脱垂伴二尖瓣反流的患者,彩色多普勒超声显示收缩期二尖瓣口左心房侧出现蓝色为主的反流束；彩色反流束的形态与走向有助于判别脱垂的部位。前叶脱垂或以前叶为主的双瓣叶脱垂，反流束起自瓣口，沿后叶瓣体及左心房后壁行走，反流程度重时，可见反流束沿左心房顶部折返行走；后叶脱垂或以后叶为主的双瓣叶脱垂时，反流则沿前叶瓣体及左心房顶部行走，反流程度重时亦可折返。以上两种反流均为偏心性反流，需注意依据切面上显示的彩色血流束范围来评估其反流程度，往往低估。双叶对称性脱垂时，反流束的方向为中心性。

多普勒频谱显示二尖瓣反流为收缩中、晚期或全收缩期宽频带、高速湍流。

（三）三维超声心动图

三维超声心动图能显示出二尖瓣叶与二尖瓣瓣环本身固有的立体解剖位置关系。二尖瓣脱垂患者，在左心室侧显示时，收缩期可见脱垂的瓣叶向左心房侧凹陷；在左心房侧显示时，则见脱垂部分向左心房膨出。在长轴方位或四腔心方位显示时，脱垂瓣叶呈"瓢匙"样脱向左心房。在三维图像上，瓣叶脱垂的部位、范围、程度及动态变化显示清楚，图像形态逼真，立体感强。三维超声心动图在很大程度上克服了二维超声评价二尖瓣脱垂的局限性，特别是对判断瓣叶与瓣环的位置关系有较大价值。

（四）经食管超声心动图

由于二尖瓣环的非平面特性，多平面经食管超声心动图扫查时，方位、角度及深度的多变性使所得切面更加复杂，不易判断二尖瓣叶活动范围是否真正超过总体的二尖瓣环。然而，不受声窗限制的食管探头能近距离对二尖瓣环及瓣叶进行真正意义的多平面、全方位扫查。此外，术中经食管超声心动图能即时评价二尖瓣整形术或换瓣术的手术效果。

（五）二尖瓣脱垂的定位

二尖瓣叶命名法在超声对二尖瓣脱垂的具体定位诊断中有着重要意义。Carpenter依据相应的解剖切迹将后瓣的三个扇叶分别命名为：P1、P2、P3。P1是指邻近前外侧联合的扇叶，接近左心耳部；P2是指位于中央部的中间扇叶；P3是指邻近后内侧联合的扇叶。前瓣也相应分为A1、A2、A3三部分。由于后叶存在解剖切迹，因此后叶脱垂的发生率较高，约占67%，且以P2脱垂为主，而前后叶脱垂与单独前叶脱垂只分别占23%和10%。运用经胸超声二尖瓣短轴切面及其非标准切面可以观察二尖瓣前后瓣的相应结构，由于超声技术的不断发展，除了能获得更加清晰的二维图像外，三维超声还能清楚显示瓣叶脱垂的具体部位与范围，经食管超声序列切面的深入研究，使对二尖瓣病变具体部位做出精确定位成为可能。

三、鉴别诊断

1. 假性二尖瓣脱垂　部分正常人在左心长轴观，特别是在心尖四腔观，表现为收缩期瓣叶位置超过二尖瓣瓣环连线，位于左心房侧，易误判断为二尖瓣脱垂。对心尖四腔观上瓣叶与瓣环之间的最大垂直距离<5mm者，长轴观上<2mm者，如其他各项检查无异常发现，说明被检查者无二尖瓣脱垂，应定期复查，观察瓣叶的位移程度有无加重。各种原因所致的大量心包积液、心脏压塞者，左心室腔受压，腱索相对过长可致二尖瓣叶脱垂。但此类患者在心包积液消除后，脱垂的瓣叶又可恢复至正常位置。

2. 其他病因所致二尖瓣关闭不全　其他如风湿性心脏病、二尖瓣先天性发育不全所导致的二尖瓣关闭不全，在超声心动图上有其特征性的改变，与原发性二尖瓣脱垂的鉴别并不困难。

四、临床价值

超声心动图对诊断二尖瓣脱垂具有很高的敏感性和特异性。可用于：①明确二尖瓣脱垂的定性诊断；②二尖瓣脱垂的定位评价；③判断二尖瓣反流的严重程度；④鉴别二尖瓣脱垂的病因；⑤确定心脏结构功能的改变；⑥术中监测，术后疗效评价及随访。

第四节　主动脉瓣狭窄

一、临床与病理

主动脉瓣狭窄临床主要见于风湿性心脏病、主动脉瓣二叶畸形并瓣膜钙化和瓣膜退行性病变。

在欧美国家，因主动脉瓣狭窄而换瓣的患者中，约1/2其病因为瓣膜二叶畸形并钙化，其次为瓣膜退行性病变，再次为风湿性病变，然而在世界范围（包括我国），最常见的病因还是风湿性心脏病。

风湿性心脏病患者因炎性细胞浸润,纤维增生,钙质沉积,主动脉瓣的正常解剖结构被破坏,增厚卷缩,瓣叶交界部位粘连融合,导致主动脉瓣开口缩小,呈一小的三角形或圆形开口,常同时存在程度不等的关闭不全,多在青年和成年时即出现症状与体征。二叶瓣钙化是成年人与老年人单发主动脉瓣狭窄的常见病因。二瓣化主动脉瓣出生时常无明显狭窄,但由于瓣叶畸形,出生后开闭活动可致瓣叶受损,纤维化及钙化,最终形成狭窄。青少年时期钙化发展较慢,中老年期进展迅速,多伴有中度的主动脉瓣关闭不全。主动脉瓣退行性病变患者的主动脉瓣纤维化、钙化,钙化主要发生在瓣叶根部及瓣环处,形成的主动脉瓣狭窄程度一般为轻至中度。

正常主动脉瓣口面积为 $3.0\sim4.0cm^2$,当瓣口面积减少 1/2 时,瓣口两端的压力阶差明显上升,左心室收缩压代偿性升高,出现血流动力学意义上的梗阻,可导致心室壁肥厚,左心室舒张功能受损,严重的心肌肥厚可使左心室舒张末压上升,从而导致左心房、肺静脉压力升高,临床上出现呼吸困难、心绞痛、晕厥,甚至休克。

二、超声表现

(一)M 型和二维超声心动图

1. 主动脉瓣 M 型曲线见主动脉瓣反射增强,开放幅度减小,主动脉壁 M 型曲线主波低平,重搏波不明显。

2. 主动脉瓣叶不同程度增厚,回声增强,活动受限,开口间距减小。主动脉根部短轴切面见瓣口开放面积减小。

3. 主动脉瓣二叶畸形大动脉短轴切面常见右冠瓣和左冠瓣融合,形成大的前瓣和小的后瓣(约占 80%),或右冠瓣和无冠瓣融合,形成大的右瓣和小的左瓣(约占 20%),左冠瓣和无冠瓣融合少见。收缩期瓣叶开放呈鱼口状,闭合时如有融合界嵴存在则形似三叶瓣。长轴切面多见瓣叶不对称,开放呈穹顶状,可合并舒张期瓣叶脱垂。儿童和青少年

可仅有狭窄而无明显钙化,但成年患者一般可见明显钙化。主动脉瓣退行性病变钙化多见于瓣叶中部和瓣膜交界处。主动脉瓣叶(二叶或三叶)的钙化程度分为轻度(少量强回声斑伴少许声影)、中度和重度(广泛瓣叶增厚、回声增强伴明显声影)。风湿性瓣膜狭窄特征表现为瓣膜交界处融合,瓣口开放呈三角形,瓣叶增厚和钙化多见于瓣叶边缘,并通常伴有风湿性二尖瓣病变。

4. 主动脉根部内径增宽,病程长、狭窄重者升主动脉可囊状扩张。

5. 左心室壁向心性肥厚,其厚度≥12mm。

6. 早期左心室不大,左心室舒张功能可降低,收缩功能正常范围,病变晚期左心室亦可增大,失代偿时左心室收缩功能亦降低。

(二)彩色和频谱多普勒超声

彩色多普勒显示主动脉瓣口收缩期出现五彩镶嵌状的高速射流信号。连续多普勒于狭窄的主动脉瓣口记录到收缩期高速射流频谱,频谱形态为单峰曲线,其上升支速度变缓,峰值后移,射血时间延长。狭窄越重,以上改变越明显,流速也越高。

(三)主动脉瓣口狭窄程度分级

通常利用连续方程式原理测量主动脉瓣口面积,即基于质量守恒原理,通过左心室流出道的血流量等于通过主动脉瓣口的血流量,两者的血流量均是管径或瓣口的横切面积与相应的血流速度时间积分的乘积。通过 Bernoulli 方程公式可计算狭窄主动脉瓣口面积:

$$A_{AV}=A_{LVOT}\times VTI_{LVOT}/VTI_{AV}$$

A_{AV} 为主动脉瓣口面积,A_{LVOT} 为左心室流出道出口处,即主动脉瓣环下方的面积,假设左心室流出道出口为圆形,则 $A_{LVOT}=\pi D^2/4$,D 为左心室流出道收缩期内径。VTI_{AV}、VTI_{LVOT} 分别为主动脉瓣口和左心室流出道出口处收缩期血流速度时间积分,在心尖五腔图上通过频谱多普勒测量。

主动脉瓣狭窄程度一般根据收缩期主动脉瓣射流的跨瓣压差、血流峰速及主动脉瓣开放面积综合评定,分为轻、中、重三度,详见表 8-4。

表 8-4　主动脉瓣狭窄程度分度

分度	峰值血流速度(m/s)	平均跨瓣压差(mmHg)	瓣口面积(cm²)
轻度	2.6~2.9	<20	>1.5
中度	3.0~4.0	20~40	1.0~1.5
重度	>4.0	>40	<1.0

引自 Baumgartner H,et al. Echocardiographic assessment of valve stenosis:EAE/ASE recommendations for clinical practice. J Am Soc Echocardiogr,2009,22:1-23.

应注意以下情况可对主动脉瓣狭窄程度的评估造成影响：①左心室收缩功能不全可降低主动脉瓣口峰速和压差，形成低速低压差性主动脉瓣狭窄，表现为瓣口面积<1.0cm²，左心室 EF 值<40%，平均跨瓣压差<30～40mmHg；②左心室肥厚导致左心室容积变小时，每搏排血量变小，瓣口面积一定时其瓣口峰速和压差要小于预期值；③未控制的高血压会影响瓣膜狭窄程度评估，建议超声检查前应尽可能控制高血压；④轻度和中度的主动脉瓣反流对狭窄程度评估影响不大，但重度主动脉瓣反流时由于收缩期跨瓣血流量增加，瓣口面积一定时其瓣口峰速和压差要大于预期值；⑤重度二尖瓣反流使跨主动脉瓣血流减少，导致主动脉瓣口峰速和跨瓣压差降低；⑥高心排血量患者（如血液透析、动静脉瘘、甲状腺功能亢进症等）主动脉瓣口峰速和压差增加，应注意鉴别。

（四）三维超声心动图

三维超声心动图可充分显示主动脉瓣叶的整体形态。主动脉瓣狭窄患者，可见主动脉瓣增厚，瓣叶边缘粗糙，狭窄主动脉瓣口的全貌显示十分清楚。利用三维超声心动图不但可直观简便地对主动脉瓣狭窄作出定性诊断，而且还可对狭窄的瓣口进行更为准确的定性评估。

（五）经食管超声心动图

不同病变的主动脉瓣狭窄，其瓣叶超声图像改变类似于经胸检查，但经食管探查，图像更为清晰，对病变的判断更为准确。

三、鉴 别 诊 断

1. 主动脉瓣下狭窄和主动脉瓣上狭窄 主动脉瓣下狭窄可观察到主动脉瓣瓣下纤维隔膜、纤维肌性隔膜或肥厚的室间隔基底部伸向左心室流出道，造成左心室流出道的狭窄，主动脉瓣正常或轻度增厚，但开口间距和开放面积无缩小，彩色多普勒显示收缩期左心室流出道的射流束起源于主动脉瓣下狭窄发生的部位。主动脉瓣瓣上狭窄可见升主动脉（通常是窦管交接部）局限性狭窄，主动脉瓣开放正常，彩色多普勒可显示起源于升主动脉狭窄段的高速射流。

2. 导致主动脉血流量增多的疾患 导致主动脉血流量增多的疾患可见于主动脉瓣反流、动脉导管未闭、主动脉窦瘤破裂等，由于主动脉血流量明显增多，引起主动脉瓣口的射流速度增快，但主动脉瓣开放正常，彩色多普勒所显示的主动脉血流为一宽阔明亮的血流带而非窄细的射流束。

四、临 床 价 值

超声心动图为目前临床上无创性评价主动脉瓣狭窄的首选方法，能清楚显示狭窄瓣膜的瓣叶形态（数目、厚度、钙化斑等）和活动幅度，明确狭窄程度并提供病因诊断信息。对于经胸超声图像质量欠佳的患者，可行经食管超声明确诊断。不过，尽管瓣膜狭窄程度的超声准确定量评估对于患者的治疗十分必要，但临床决策选择还有赖于其他几个因素，尤其是症状表现。

第五节 主动脉瓣关闭不全

一、临床与病理

主动脉瓣关闭不全继发于各种病因所致的主动脉瓣和（或）主动脉根部病变。在主动脉瓣病变中，风湿性瓣膜病、主动脉瓣退行性钙化是较常见的病因。在主动脉根部病变中，长期高血压导致的主动脉增宽、主动脉夹层、Marfan 综合征等是较常见的病因。风湿性主动脉瓣关闭不全的主要病理改变是瓣叶增厚、瘢痕及钙化形成，导致瓣叶挛缩、变形，边缘向主动脉窦侧卷曲，瓣叶不能完全闭合，因多有瓣叶交界处粘连，故常合并狭窄。主动脉瓣退行性病变多见于 50 岁以上人群，亦表现为瓣叶增厚、挛缩及钙化形成，钙化明显时亦可伴狭窄。

主动脉瓣关闭不全引起左心室容量负荷增加，引起左心室舒张末容积增加，病程初期心功能正常，晚期失代偿时可出现心功能不全。

二、超 声 表 现

（一）M 型和二维超声心动图

1. M 型曲线提示左心室内径增大，主动脉增宽，搏动明显，重度主动脉瓣关闭不全时主动脉瓣叶闭合线呈现为双线，中间存在缝隙。当主动脉瓣反流束朝向二尖瓣前叶时，二尖瓣前叶舒张期可出现快速扑动波。

2. 主动脉瓣叶增厚，反射增强，严重关闭不全时可见闭合处存在明显的缝隙。

3. 左心室腔增大,代偿期室壁活动增强,晚期失代偿时室壁活动减弱,心功能下降。

(二)彩色和频谱多普勒超声

于左心长轴切面、心尖左心长轴切面及五腔心切面进行观察,彩色多普勒显示舒张期左心室腔内起自主动脉瓣的五彩镶嵌状反流束。多数病变情况下,主动脉瓣的三瓣叶同时受损,反流束朝向左心室流出道的中央;如病变主要累及右冠瓣,则反流束朝向二尖瓣前叶;如以左冠瓣或无冠瓣受损为主,反流束则朝向室间隔。在心底短轴切面上,二维彩色多普勒可更清楚显示反流束于瓣叶闭合线上的起源位置,有的反流束起自三瓣对合处的中心,有的则起自相邻两瓣叶的对合处。如为瓣叶穿孔,则反流束起于瓣膜回声中断处。频谱多普勒可在主动脉瓣口探及舒张期反流频谱,常在心尖五腔切面上用连续多普勒检测主动脉瓣关闭不全的反流速度,在左心功能代偿期其反流峰速度多>4m/s。

(三)主动脉瓣反流程度评估

与二尖瓣反流相同,多个参数也可用于主动脉瓣反流程度的评估,各参数的评估状况总结,见表8-5。临床常用的是根据反流束在左心室腔内的形态及其所占的范围大小,对反流程度进行半定量分析:轻度主动脉瓣反流束为细条状,局限于主动脉瓣下;中度反流束长度超过二尖瓣前叶瓣尖水平;重度反流束可充填整个左心室流出道,长度可达心尖部。

表 8-5 主动脉瓣反流程度评估

参数	轻度反流	中度反流	重度反流
反流束宽度与左心室流出道内径的比值(主动脉瓣下1cm内)	中心性反流,<25%	中心性反流,25%～64%	中心性反流,≥65%
反流束起点宽度(cm)	<0.3	0.3～0.6	>0.6
降主动脉内逆向血流	无	不定	有
反流束容积(ml)	<30	30～59	≥60
反流分数(%)	<30	30～49	≥50

(四)三维超声心动图

三维超声心动图可清楚观察到瓣叶边缘增厚变形的立体形态以及病变累及瓣体的范围与程度。此外,通过多个角度纵向或者横向剖切主动脉瓣,可显示病变主动脉瓣叶及其与主动脉窦、主动脉壁及左心室流出道的立体位置关系。

(五)经食管超声心动图

对肥胖、肋间隙狭窄及肺气过多等患者,经胸超声检查常不能清晰显示主动脉瓣结构及准确判断有无反流,而经食管超声检查主动脉瓣关闭不全则可获取高质量的图像,可更为清楚地显示瓣叶的结构病变及更为准确评估反流程度,在临床上对评价主动脉瓣反流具有重要价值。

三、鉴别诊断

主动脉瓣关闭不全的反流束应与二尖瓣狭窄的射流束鉴别,前者起源于主动脉瓣口,主动脉瓣有增厚、瓣叶对合处存在缝隙等改变,反流的最大流速一般>4m/s,后者起源于二尖瓣口,可见二尖瓣增厚,开口间距和开放面积减小,射流的最大流速一般不超过3m/s。

四、临床价值

运用二维超声与多普勒超声检查能准确诊断主动脉瓣关闭不全并进行半定量评估,是诊断的首选方法。

第六节 主动脉瓣脱垂

一、临床与病理

主动脉瓣脱垂是主动脉瓣关闭不全的一种特殊类型,系不同病因导致主动脉瓣部分瓣叶在舒张期脱入左心室流出道,超过了瓣环连线水平,致使主动脉瓣尖对合错位,引起主动脉瓣关闭不全。后天性病变中常见病因有感染、外伤、结缔组织病以及 Marfan 综合征等。主动脉瓣脱垂可伴有不同程度的主动脉瓣反流,其血流动力学改变与临床表现类同于主动脉瓣关闭不全。

二、超声表现

(一)M 型和二维超声心动图

1. M 型曲线显示左心室内径增大,主动脉增宽,主动脉瓣关闭线往往偏心,当主动脉瓣反流束朝向二尖瓣前叶时,二尖瓣前叶舒张期可出现快速扑动波。

2. 脱垂的主动脉瓣舒张期呈吊床样脱入左心室流出道,超过瓣环连线水平,瓣尖对合错位,严重关闭不全时可见闭合处存在明显的缝隙。

3. 主动脉瓣受损严重时,脱垂的主动脉瓣叶可呈连枷样运动,瓣叶活动幅度较大,舒张期脱入左心室流出道内,收缩期又返入主动脉腔内。

4. 左心室扩大,左心室流出道增宽,代偿期室壁活动增强,晚期失代偿时室壁活动减弱,心功能下降。

(二)彩色与频谱多普勒超声心动图

如主动脉瓣脱垂伴有主动脉瓣反流,彩色多普勒表现与频谱多普勒探查类同于主动脉瓣关闭不全。主动脉瓣脱垂时反流束通常为偏心性,如右冠瓣脱垂时,反流沿二尖瓣前叶行走,左冠瓣或无冠瓣脱垂时,反流束沿室间隔行走。

(三)经食管超声心动图

大多数主动脉脱垂患者,经胸壁超声心动图可清楚显示脱垂的主动脉瓣叶及其程度。但对肥胖、肋间隙过窄、肺气过多及胸廓畸形的患者,经胸检查不能清晰显示主动脉瓣的形态及其活动,需行经食管超声检查。

三、鉴别诊断

同主动脉瓣关闭不全。

四、临床价值

二维超声心动图可显示主动脉瓣脱入左心室流出道的典型征象,是首选的诊断方法。如经胸超声图像质量不佳时,经食管超声心动图可提供主动脉瓣的脱垂部位、范围和程度的重要诊断信息。

第七节　三尖瓣狭窄

一、临床与病理

后天性三尖瓣狭窄的主要病因为慢性风湿性心脏病,常合并有二尖瓣和(或)主动脉瓣病变。风湿性三尖瓣狭窄的病理改变与风湿性二尖瓣狭窄相似,表现为三尖瓣叶增厚、纤维化及交界处粘连,使瓣口面积减小,同时影响瓣叶闭合,引起三尖瓣关闭不全。少见病因包括类癌综合征(通常伴有大量三尖瓣反流)、瓣膜或起搏器心内膜炎、起搏器引起的粘连、狼疮性瓣膜炎和良恶性肿瘤导致的机械性梗阻。三尖瓣狭窄时舒张期由右心房流入右心室的血流受阻,造成右心室充盈障碍,右心排血量减低,同时右心房压力升高,超过 5mmHg 时体循环回流受阻,出现颈静脉怒张、肝大、腹水和水肿等。由于通常合并反流,右心房压可进一步升高。正常三尖瓣口面积达 $6\sim8cm^2$,轻度缩小不致引起血流梗阻,通常认为当减小至 $2cm^2$ 时方引起明显的血流动力学改变。

二、超声表现

1. 三尖瓣 M 型曲线显示前叶活动曲线斜率减慢,典型者类似城墙样改变。

2. 三尖瓣增厚,回声增强,可见钙化斑,瓣尖尤为明显,瓣膜开放受限,开口间距≤2cm。在类癌综合征患者,可见瓣叶明显不能活动,称为“冻结”现象。

3. 右心房增大,下腔静脉可增宽。

4. 彩色多普勒显示舒张期狭窄的三尖瓣口一窄细血流束射入右心室,一般显示为明亮的红色,狭窄较严重时呈五彩镶嵌状,频谱多普勒在瓣口可记录到舒张期湍流频谱,频谱形态与二尖瓣狭窄相似,E 波下降斜率减低,但流速较低,一般不超过 1.5m/s,E 波峰速吸气时升高,呼气时下降。

三、鉴别诊断

三尖瓣狭窄应与导致三尖瓣血流量增多的疾病相鉴别,后者可见于明显的三尖瓣关闭不全、房间隔缺损等,因三尖瓣口流量增大,舒张期血流速度可增快,但三尖瓣活动幅度不受限,开口间距>2cm,且通过瓣口的彩色血流束是增宽而非狭窄的射流束,E 波的下降斜率正常或仅轻度延长。此外,右心功能不良时,三尖瓣活动幅度可减小,EF 斜率延缓,但无瓣叶的增厚粘连,三尖瓣口不会探及高速射流信号,可与三尖瓣狭窄鉴别。

四、临床价值

超声心动图是诊断三尖瓣狭窄的首选检查方法。由于三尖瓣狭窄的超声图像不如二尖瓣狭窄典型,如检查者不提高警惕,仍易出现漏诊,但检查者如能在二维超声心动图上常规观察风湿性瓣膜病患者的三尖瓣形态及活动幅度,则可准确诊断。

第八节　三尖瓣关闭不全

一、临床与病理

三尖瓣的器质性病变或功能性改变均可导致三尖瓣关闭不全。导致功能性三尖瓣关闭不全的病因中,以右心室扩大、三尖瓣环扩张引起的最为常见,其次可继发于任何合并肺动脉高压和右心室高压的心脏病,如二尖瓣狭窄或关闭不全、先天性左向右分流型心脏病、肺心病等。器质性三尖瓣关闭不全的病因可为先天畸形或后天性疾病,而在后天性疾病中,风湿性瓣膜病是主要病因,其次可由感染性心内膜炎、外伤、瓣膜脱垂综合征等所引起。近年来,由于静脉吸毒、埋藏起搏器及机械肺通气引起的三尖瓣关闭不全有上升趋势。风湿性心脏病、感染性心内膜炎等疾患累及三尖瓣时所产生的病理解剖学改变与二尖瓣相似。而在功能性三尖瓣关闭不全时,瓣叶并无明显病变,瓣环因右心室收缩压升高或右心室扩大而产生继发性扩张,乳头肌往心尖和外侧移位,致使瓣叶不能很好闭合。

三尖瓣关闭不全时,收缩期右心室血液沿着关闭不全的瓣口反流入右心房,使右心房压力增高并扩大,周围静脉回流受阻可引起腔静脉和肝静脉扩张,出现肝淤血增大、腹水和水肿等体静脉淤血症状。在舒张期,右心室同时接受腔静脉回流的血液和反流入右心房的血液,容量负荷过重而扩张,严重者将导致右心衰竭。

二、超声表现

(一)M型和二维超声心动图

1. 除出现原发病变的 M 型曲线改变外,M 型超声常显示三尖瓣 E 峰幅度增大,开放与关闭速度增快。由腱索或乳头肌断裂造成者,可见瓣叶收缩期高速颤动现象。右房室内径均增大,严重的右心室容量负荷过重可造成室间隔与左心室后壁呈同向运动。下腔静脉因血液反流而增宽,并可见收缩期扩张现象。

2. 三尖瓣环可见扩张,三尖瓣活动幅度增大,收缩期瓣叶不能完全合拢,有时可见对合错位或闭合处的缝隙。风湿性心脏病时,三尖瓣出现风湿性改变导致的器质性关闭不全可见瓣叶轻度增厚、回声增强,活动较僵硬,有时可合并三尖瓣狭窄,如为二尖瓣、主动脉瓣风湿性病变导致肺动脉高压引起的功能性关闭不全,则瓣叶形态无明显改变。三尖瓣有赘生物附着时赘生物呈蓬草样、絮状或带状杂乱疏松的强回声,呈连枷样运动。三尖瓣瓣膜脱垂时可见脱垂的瓣叶收缩期脱入右心房侧,超过三尖瓣环连线水平,或呈挥鞭样活动,三尖瓣闭合点对合错位,可见缝隙。

3. 右心房、右心室增大。三尖瓣反流程度较重者下腔静脉及肝静脉可见增宽。

(二)彩色多普勒与频谱多普勒

1. 彩色多普勒显示收缩期右心房腔内起自三尖瓣口的反流束,射向右心房中部或沿房间隔走行。在肺动脉压力正常或右心衰竭患者,反流束主要显示蓝色,中央部色彩鲜亮,周缘渐暗淡。继发于肺动脉高压且右心室收缩功能良好者,反流速度较快,呈现五彩镶嵌的收缩期湍流。在严重的三尖瓣反流病例,肝静脉内可见收缩期反流,呈对向探头的红色血流信号,舒张期肝静脉血仍向心回流,呈背向探头的蓝色血流信号,因之随心脏舒缩,肝静脉内红蓝两色血流信号交替出现。在胸骨上窝探查上腔静脉时,亦可见类似现象。

2. 连续多普勒在三尖瓣口可记录到清晰的反流频谱。反流方向自右心室向右心房,故频谱为负向单峰曲线,峰顶圆钝,频谱上升与下降支轮廓近于对称。反流频谱离散度较大,呈实填的抛物线形曲线,轮廓甚光滑,最大反流速度常在 $2\sim4m/s$。此外,在三尖瓣关闭不全较重时,通过瓣口的血流量增加,流速亦增快,故频谱中 E 峰值增高。

3. 正常的肝静脉血流频谱呈三峰窄带波形。在轻度三尖瓣反流时,频谱与正常人相似,但在中、重度反流时,由于右心房内反流血液的影响,收缩期负向 S 峰变为正向(收缩期反流频谱),D 峰仍为负向,但峰值增大。上、下腔静脉血流频谱与肝静脉血流变化相似。

（三）三尖瓣反流程度评估

根据反流束在右心房内的分布范围,可对三尖瓣反流程度进行半定量评估,临床一般采用 Omoto 三级分法:

Ⅰ级:轻度,反流束自三尖瓣口到达右心房的 1/2 处。

Ⅱ级:中度,反流束超过右心房的 1/2 处,占据大部分右心房腔。

Ⅲ级:重度,反流束到达右心房顶部,腔静脉与肝静脉内亦见反流信号。

也可用反流面积/右心房面积来判定反流程度,<20% 为轻度,20%～40% 为中度,>40% 为重度。但应当注意,如彩色增益调节不当、声束与反流束夹角过大或心律失常等因素的影响均可导致测量失准。

（四）计算右心室收缩压

应用连续多普勒和简化的 Bernoulli 方程,可以由三尖瓣反流的最大速度（V）,计算出跨瓣压差（$\triangle P$）,结合右心房压（RAP,可按 5～10mmHg 估算）,最后计算出右心室收缩压（RVSP）,公式表示为:

$$\triangle P = 4V^2$$
$$RVSP = RAP + \triangle P$$

（五）三维超声心动图

应用实时三维超声心动图可以对三尖瓣环、瓣叶及瓣下结构的立体形态进行观察,可用于探讨三尖瓣关闭不全的发生机制,并指导临床决策,已发生右心衰竭或慢性右心室扩张时三尖瓣环倾斜角度向侧方扩张,几何形态与正常三尖瓣有显著性差异。此外,对反流束的三维容积测定有望成为定量诊断的新途径。

（六）经食管超声心动图

经胸超声心动图基本可满足三尖瓣关闭不全的诊断需求,经食管超声心动图仅用于经胸超声图象质量不佳,或需要观察心房内有无血栓以及三尖瓣位人工瓣的评价。经食管超声心动图所显示三尖瓣关闭不全的征象与经胸超声检查相似,但更为清晰。

三、鉴别诊断

1. 生理性与病理性三尖瓣反流的鉴别　许多正常人彩色多普勒超声检查均可以发现轻度三尖瓣反流,谓之生理性反流。最重要的鉴别点是二维超声心动图显示生理性反流无心脏形态及瓣膜活动的异常。其次,频谱多普勒显示生理性三尖瓣反流持续时间较短,多发生于收缩早期,不超过收缩中期,反流束范围局限于瓣环附近,反流跨瓣压差<30mmHg。

2. 器质性与功能性三尖瓣反流的鉴别　鉴别的关键点是二维超声心动图显示三尖瓣本身有无形态学的改变,器质性三尖瓣反流瓣叶有原发性病变,如增厚、脱垂、赘生物形成等,功能性三尖瓣反流时瓣叶形态可保持正常,但瓣环扩张。连续多普勒测定反流的最大压差亦可作为鉴别参考,器质性三尖瓣反流跨瓣压差极少>30mmHg,而功能性反流跨瓣压差常>30mmHg。

四、临床价值

诊断三尖瓣关闭不全主要依据多普勒超声在右心房内发现来自于三尖瓣口的收缩期反流信号,敏感性与特异性极高,可正确判断病因,测定反流程度,为治疗前后提供追踪观察依据。二维超声心动图显示三尖瓣对合不佳及右心房室扩大等形态改变可作为诊断参考。同时,可通过三尖瓣反流的测量估测右心室收缩压,在临床上已得到十分广泛的应用。

第九节　肺动脉瓣关闭不全

一、临床与病理

肺动脉瓣关闭不全大多数是由于肺动脉瓣环扩大和肺动脉主干扩张引起的相对性关闭不全,最常见病因为各种原因所致的肺动脉高压,其他病因包括感染性心内膜炎、肺动脉瓣狭窄、法洛四联症术后、马方综合征等,特发性肺动脉扩张也可导致。

关闭不全导致右心室在舒张期接受来自肺动脉瓣口的反流,造成右心室容量负荷增加。当肺动脉瓣反流合并肺动脉高压时,反流血流可增加右心室射血的室壁张力,造成右心室压力负荷增加,进一步加重右心室的扩大和肥厚。许多无器质性心脏病的人群中常见轻微或轻度、无血流动力学意义的肺动脉瓣反流。肺动脉瓣关闭不全患者的症状通常与原发病有关,当出现肺动脉高压时,可出现呼吸困难,气短等症状。

二、超 声 表 现

(一)M型与二维超声心动图

1. 继发于肺动脉高压的M型肺动脉瓣曲线"a"凹低平或消失,肺动脉瓣收缩中期关闭或切迹。

2. 二维超声改变有肺动脉扩张,右心系统右房、右心室增大,右心室壁肥厚。出现相应的原发病表现,如感染性心内膜炎可发现瓣叶的改变。

(二)彩色与频谱多普勒超声

彩色多普勒可观察肺动脉瓣反流束抵达右心室流出道的位置,反流束色彩明亮,或为五彩镶嵌血流。脉冲和连续多普勒可测定肺动脉瓣反流频谱,为舒张期正向实填的湍流频谱,肺动脉高压患者可从肺动脉瓣反流频谱得到肺动脉舒张压,亦可从三尖瓣反流频谱估测肺动脉收缩压。肺动脉舒张末压为跨瓣压与舒张末期右心室压(等同于右心房压,一般按10mmHg计算)之和。

(三)肺动脉瓣反流程度评估

根据反流束在右心室流出道的位置分布可半定量肺动脉瓣反流的严重程度。Nanda提出的评判标准为:反流束宽度与右心室流出道的比值<50%,提示为中度反流,若该比值>50%提示为重度反流。右心室内反流束长度<4cm为轻中度反流,>4cm为重度反流。

三、鉴 别 诊 断

肺动脉瓣生理性反流彩色多普勒显示反流时间短,速度低,反流束分布范围局限于瓣口附近,反流束距瓣环距离通常<1cm。并可排除引起肺动脉瓣反流的心脏形态结构的异常。

四、临 床 价 值

超声心动图诊断肺动脉瓣反流的敏感性和特异性可达100%。可用于:①明确肺动脉瓣关闭不全;②评价肺动脉瓣反流的程度;③肺动脉高压的估测;④鉴别肺动脉瓣关闭不全的病因。

第十节 感染性心内膜炎

感染性心内膜炎是致病微生物所造成的瓣膜和心血管内膜等结构的炎性病变,其特征性的损害是形成含有血小板、纤维蛋白、丰富的微生物和炎性细胞及大小不等形态不一的赘生物。根据发病情况、病程演变和严重程度,感染性心内膜炎分为急性、亚急性和慢性三类,临床大多数属于亚急性。急性感染性心内膜炎发病急,病程数天或数周,进展快,并发症出现早,多有全身受侵袭感染的表现。亚急性感染性心内膜炎病程拖延数周或数月,起病缓慢,中毒症状轻,感染很少转移至其他部位,由于以细菌感染多见,也称为亚急性细菌性心内膜炎。超声心动图检查通过探测感染性心内膜炎的特征性病变——赘生物、瓣膜形态和功能改变,脓肿形成以及血流动力学改变,有助于感染性心内膜炎的早期诊断和治疗。

一、临床与病理

(一)心血管基础病变

感染性心内膜炎多发生于各种心血管病变基础上。儿童患者主要的心脏基础病变是先天性心脏病,如室间隔缺损、动脉导管未闭、主动脉瓣先天性畸形等。在发展中国家,风湿性心脏病是感染性心内膜炎成年患者的主要易感因素。而在发达国家,风湿性心脏病比例逐渐下降,瓣膜退行性疾病、血管内装置以及人工瓣膜成为主要病因,静脉药物滥用者发生感染性心内膜炎的比例也逐渐升高。但也有部分患者发病时没有明显的心血管基础病变,尤其是急性患者。

(二)致病微生物

几乎所有种类的微生物均可致病,包括细菌、立克次体、衣原体、腺病毒、真菌等,但绝大多数感染却仅由少数几种所引起。在自然瓣,链球菌和葡萄球菌即占感染性心内膜炎感染的80%以上。表皮葡萄球菌、肠球菌和真菌引起自然瓣感染者极为少见,但与静脉药物滥用者和人工瓣患者中,这些微生物所致的感染率却较高。

凝固酶阳性金黄色葡萄球菌(金葡菌)是急性感染性心内膜炎的主要病原菌,也是静脉药物滥用者感染性心内膜炎的主要病原菌。由于它是一种侵袭性致病菌,常发展成播散性疾病,酿成皮肤、骨、关节或脑等迁徙性感染。

(三)发病机制

1. 内膜损伤 致病微生物通常需先进入血液造成菌血症或败血症,随后到达并附着于心血管内膜引起感染。单纯菌血症多不足以引起本病,心血管内膜完整者即使受到侵袭也很少发生心内膜感染,心血管内膜损伤可能是发生本病的重要基础。原器质性心脏病的反流或分流直接喷射对应的心壁、瓣周及其支持结构的内膜,从而造成瓣口附近的心内膜或喷口损伤,在此基础上,即使毒性不大的细菌也可引起感染性心内膜炎。在静脉药物滥用者,由于未溶解的微颗粒轰击正常的心内膜,特别是三尖瓣,也可引起心内膜损伤,为感染性心内膜炎的发生创造条件。如果细菌毒性大,如金葡菌,尽管不存在基础心脏病,也可侵犯心内膜而引起急性感染性心内膜炎。

2. 赘生物形成　心内膜损伤后,其下的胶原暴露,使血小板及相继的纤维素沉积,形成无菌性血小板-纤维素微栓,如血液循环中细菌数量多,则细菌植于微栓上,从而发生感染性心内膜炎。亚急性者,循环中的抗体可团聚和捕获细菌,从而使大量细菌黏附于血小板-纤维素凝块上,这在赘生物的形成上也起着一定的作用。新鲜的赘生物相当松脆,容易破裂脱落,随时间逐渐纤维化、钙化,表面可由内皮组织覆盖。赘生物是各类感染性心内膜炎的特征性表现,多数出现于心脏瓣膜,少数见于心房和心室心内膜,极少数发生于大动脉内膜。赘生物总是发生在喷射的低压侧,如二尖瓣反流时二尖瓣的心房面或心房内膜,动脉瓣反流时主动脉瓣的心室面、室间隔或受到反流冲击的二尖瓣前叶,室间隔缺损时的右心室心内膜、室上嵴、三尖瓣隔叶,偶尔也发生在肺动脉瓣上。赘生物大小差别很大,通常与微生物种类、病变部位等有关,真菌或金葡菌感染者赘生物多较大。

(四)病理生理

感染性心内膜炎的病理生理取决于感染部位、性质、程度等,感染所造成的全身性反应一般与其他感染相似,心血管组织破坏和赘生物等可产生特殊的病理生理改变。

1. 栓塞　赘生物较大,有时可阻塞瓣口造成瓣口狭窄,赘生物脱落容易造成栓塞,在栓塞部位出现梗死性或化脓性病变,出现有关脏器的组织破坏和功能障碍,以脾、肾、冠状动脉和脑血管最常见。

2. 瓣膜破坏　包括瓣膜变形、穿孔、瓣膜瘤、腱索乳头肌断裂等。瓣膜破裂可程度不等,有的破口较小,严重者出现大面积的瓣叶穿孔,二尖瓣赘生物如延至乳头肌,可导致腱索和乳头肌断裂,造

成血流动力学严重障碍。主动脉瓣反流冲击二尖瓣前叶,于该处产生一个继发感染灶;后者破坏二尖瓣的内皮及纤维体,局部瓣膜组织破坏、薄弱,呈瘤样膨出,形成二尖瓣瓣膜瘤,由于左心室压力较高,故该瘤总是突向左心房,收缩期尤为显著。瘤体可完整,也可有不同程度的破裂。

3. 脓肿形成　多数急性和部分亚急性感染性心内膜炎可形成主动脉和二尖瓣的瓣周脓肿,以主动脉根部脓肿最多见。少数患者瓣周感染扩散还可累及室间隔、心肌等。

4. 其他　严重的主动脉瓣赘生物,尤其是发生于左、右冠瓣者,可阻塞或栓塞冠状动脉,造成心肌梗死。局部感染破坏动脉中层,可造成细菌性动脉瘤,破坏主动脉窦壁,可形成 Valsalva 窦瘤。心血管脓肿或动脉瘤破入附近的心血管腔,可形成窦道或瘘管,多数从主动脉根部破入右心室或左右心房。此外,病变累及心包者可导致急性心包炎,累及传导系统者可引起传导系统功能障碍。

不同患者感染性心内膜炎引起的心脏结构改变程度轻重不一。感染性心内膜炎病变程度轻者只有赘生物形成,无心脏结构破坏。重者伴有心脏结构破坏,其病变常扩展到瓣膜以外组织,常是致命性的。主动脉瓣和人工瓣的感染性心内膜炎,其病变常扩展到瓣周组织引起脓肿、心传导组织的破坏、瘘道形成、人工瓣撕裂及瓣周反流、化脓性心包膜炎等。一般说来,累及主动脉瓣的感染性心内膜炎比二尖瓣的感染性心内膜炎更易发生并发症。右心系统三尖瓣和肺动脉瓣的感染性心内膜炎较左心系统为少。右心系统感染性心内膜炎主要发生于新生儿或静脉药物滥用的成年人。

二、超 声 表 现

(一)M 型超声心动图

瓣膜上的赘生物在 M 型超声心动图瓣膜曲线上表现为可见关闭线部位出现绒毛状赘生物附着,常伴有收缩期或舒张期的微小颤动,闭合线间存在缝隙。导致的瓣膜反流可引起相应腔室的增大。

(二)二维超声心动图

二维超声心动图可探及感染性心内膜炎特征性病变的赘生物以及各种并发症,如腱索断裂、瓣膜穿孔、瓣膜脓肿及瓣膜瘤等。

1. 赘生物　赘生物的典型特征为黏附在瓣叶、腱索或房室心内膜表面的形态不规则的中等强度回声,大小不一,数目不等,形态变异较大,可呈绒

毛状、蓬草样、带状或团块状等。附着于瓣叶上的赘生物可与瓣叶一同运动，通过短小的蒂与瓣叶相连者有较大的活动度。二尖瓣是感染性心内膜炎最常累及的瓣膜，赘生物可累及二尖瓣的前叶或后叶，或两叶同时累及。赘生物多附着在二尖瓣的左心房面，较大或带蒂的赘生物可于收缩期进入左心房，舒张期摆入左心室。主动脉瓣赘生物常累及一个或相邻两个瓣膜，多附着在瓣叶的瓣体或瓣缘的心室面，偶尔可附着于左心室流出道内室间隔的基底部。较大或带蒂的赘生物可于舒张期进入左心室流出道，收缩期摆入主动脉。三尖瓣赘生物往往比左心系统的赘生物大，且向外生长，舒张期随三尖瓣进入右心室，收缩期返回右心房内。肺动脉瓣赘生物多附着于肺动脉瓣的右心室面，随瓣叶启闭而活动，常阻塞瓣口引起右心室进入肺动脉的血流受阻。人工瓣膜，尤其是金属瓣，由于其回声强，内部组织分辨率较低且后方伴有声影，常常掩盖了赘生物，因此人工瓣膜赘生物的诊断比自然瓣膜者更困难，经食管超声检查将有助于诊断。内膜面的赘生物一般附着在异常高速血流所冲击的心腔血管壁内膜上，如室间隔缺损的右心室面、动脉导管未闭的肺动脉外侧壁以及二尖瓣脱垂的左心房面等，赘生物可随血流冲击而摆动。

2. 瓣膜继发性改变　感染性心内膜炎易引起瓣膜局部组织损害甚至穿孔，造成瓣膜反流，超声可显示瓣体的连续中断及瓣叶的闭合不良；炎症也可侵及房室瓣下的腱索和乳头肌使之断裂，引起瓣膜脱垂或连枷样运动；主动脉瓣赘生物亦可导致主动脉瓣脱垂；人工瓣膜发生感染性心内膜炎时，可导致瓣周漏；二尖瓣少数较大的赘生物舒张期可堵塞瓣口导致瓣口狭窄。超声可显示相应的特征性变化。

3. 严重的并发症　瓣周脓肿在二维超声心动图上表现为瓣环周围大小不等、形态各异的无回声区或回声异常的腔隙，其周围常可见瓣膜赘生物，形成窦道或瘘管时可见无回声区与相应的腔室相通。少数脓肿可位于瓣叶体部或心肌内。二尖瓣瘤表现为二尖瓣前叶瓣体，主要是受主动脉瓣反流血流冲击形成的薄弱瓣体向左心房侧突出形成瘤样结构，该结构收缩期和舒张期始终存在，以收缩期更明显，瘤体破裂时可见瘤体回声的连续中断。

(三)彩色与频谱多普勒超声

感染性心内膜炎可引起瓣膜破坏穿孔、腱索乳头肌断裂及大血管心腔间或心腔间穿孔或瘘道形成，从而导致瓣膜反流，大血管心腔间或心腔间的分流。这些血流动力学改变均可由彩色多普勒和频谱多普勒探及(详见瓣膜反流的有关章节)，从而有助于病变范围及病变严重程度的估计，为临床治疗方案决策提供重要的信息。

(四)三维超声心动图

实时三维超声能准确地显示赘生物的大小、数目、附着部位、活动度以及它们与瓣膜的关系，为外科医师展现了一个类似于手术野的空间结构图，为手术方案的制订提供了重要的依据。实时三维超声心动图同时也能很好地发现可能发生的感染性心内膜炎并发症。

(五)经食管超声心动图

经食管超声能更清晰地显示二尖瓣及主动脉瓣的结构，发现瓣膜的器质性改变、赘生物的形成以及各种并发症。对于人工瓣膜的感染性心内膜炎患者，经胸壁超声检查时，由于瓣叶回声强且后方有声影，很难显示其赘生物以及左心房侧的结构和血流情况，因此经胸壁超声对二尖瓣位人工瓣赘生物及瓣周漏的诊断有很大的局限性。而经食管超声声束方向与经胸壁超声正好相反、且分辨率更高，能更清晰显示左心房侧的血流及瓣膜结构，因此对人工瓣膜的感染性心内膜炎的诊断有独到的价值。

三、鉴 别 诊 断

1. 赘生物与瓣膜钙化　瓣膜钙化多见于老年人或风湿性心脏病患者，通常为无活动的强回声斑，赘生物患者常有发热病史，赘生物随瓣叶启闭而活动，除后期钙化表现为强回声外，一般回声相对较弱。

2. 赘生物与原发瓣叶小肿瘤　较大的赘生物，尤其是三尖瓣的大赘生物，常有蒂，可随瓣膜在房室间做往返运动，易与原发瓣叶小肿瘤相混淆。附着在瓣叶上的小肿瘤可为黏液瘤、纤维弹性组织瘤等，通常为单发，形态较规则，常为圆形或类圆形，赘生物多为多发，且形态不规则。如单靠超声难以鉴别，则需结合临床症状、体征及密切观察病情演变加以鉴别，小肿瘤在短期内大小不会有明显变化，而赘生物在治疗过程中大小可有变化。必要时须依靠手术证实。

3. 二尖瓣瓣膜瘤与二尖瓣脱垂　两者在二维超声心动图上均表现为二尖瓣前叶呈瘤样突向左心房侧，但二尖瓣脱垂只在收缩期出现，而二尖瓣瓣膜瘤收缩期和舒张期始终存在,不难鉴别。

四、临床价值

1. 判断感染性心内膜炎易感的基础心脏病 感染性心内膜炎患者往往都有易感基础心脏病存在,如先天性心脏病、二尖瓣脱垂、风湿性心脏病等,超声心动图检查可以对这些基础心脏病进行明确诊断。

2. 诊断感染性心内膜炎 二维超声心动图能清晰地显示感染性心内膜炎赘生物的附着部位、大小、形态及其活动范围,被认为是当今发现赘生物

的最敏感方法。

3. 诊断感染性心内膜炎的并发症 超声心动图能清楚显示各种并发症引起的心脏结构改变及心脏血流动力学变化,并可评估心脏功能。

4. 预后判断、风险预测和手术时机选择 大量研究表明,赘生物的位置、大小、活动度和治疗中的变化,以及是否出现并发症与感染性心内膜炎的预后有关。由于超声不仅能直接观察到赘生物及感染性心内膜炎其他并发表现,而且还能评价它们施之于心室的血流动力学负荷,因此能用于评估预后及预测风险,有助于更恰当地确定手术时机。

第十一节　心脏人工瓣

一、临床与病理

心脏人工瓣的临床应用已有近 50 年的历史。目前使用的人工瓣主要有机械瓣和生物瓣两种。机械瓣主要有倾斜碟瓣(如 Medtronic Hall 瓣)、双叶碟瓣(如 St. Jude 瓣)等;生物瓣有同种异体瓣,以猪瓣、牛瓣或牛心包等组织作为生物材料的瓣等。机械瓣由金属结构组成,不存在瓣叶组织变性和钙化等,但需要长期抗凝血治疗防止血栓形成;生物瓣结构接近于自然瓣,血栓发生率低,但易出现瓣叶组织变性、钙化或撕裂等,通常寿命为 10~15 年。人工瓣包括两个基本的部分:①瓣环(瓣架),环的外周用于与生理位置的瓣环进行缝合固定,环内腔为血流的通道。②瓣叶,为生物组织或人造材料制成的活瓣,随心动周期开启和关闭。与自然瓣膜不同,除最初应用的球笼瓣外,所有机械瓣均存在一定程度的反流使瓣叶关闭,其瓣口面积小于正常的自然瓣膜。不同类型和大小的人工瓣有不同的血流动力学特征和启闭活动,如倾斜瓣(单叶)开放时有一大和一小两个开口,因此,与球笼瓣相比,对血流梗阻的程度明显要小,如果其开放角度<60°,就会产生较高的跨瓣压差,但开放角度过大,则反流量会增大。双叶瓣开放时有中央两枚瓣叶的夹缝口和两侧半月形大开口,双叶瓣中央部夹缝处流速比两侧开口部的高,St. Jude 瓣的梗阻最轻,跨瓣压差最小,但由于瓣叶的关闭不同步,其反流成分较大。生物瓣有一个中央性开口,瓣口血流特征与自然瓣相似,但较小型号的瓣膜跨瓣压可超过 19~20mmHg,存在明显梗阻现象。

二、超声表现

(一)正常人工瓣的超声特征

1. 机械瓣 机械瓣由于金属支架与金属瓣叶的强反射,其声衰减遮盖了瓣膜后组织结构的信号,在检查人工瓣膜时,不仅要扫查各种标准切面,而且要扫查多种非标准切面以便充分显示瓣膜的内部成分。如二尖瓣位人工瓣口从近胸骨旁短轴切面显示最好,而瓣叶的运动情况则从心尖切面观察更佳,从心尖切面观察左心房内结构显然比较困难时,从高位胸骨旁切面或经食管检查则可清晰显示左心房。当存在多个人工瓣时,经胸切面难以获得满意效果,必要时应采取经食管探查。

以倾斜碟瓣为例:

(1)M 型超声心动图:显示二尖瓣位人工瓣的曲线,可见支架与瓣叶的强反射。舒张期开放,曲线向上,收缩期关闭,曲线向下。主动脉瓣位人工瓣活动曲线,可见人工瓣叶收缩期前移与舒张期后移的运动曲线。

(2)二维超声心动图:可见附于二尖瓣口水平的心壁上的支架强反射,倾斜碟瓣的瓣叶在收缩期呈"一"字形,与支架反射的连线平行,将瓣口封闭;舒张期瓣叶一端向前,移向左心室侧,另一端向后,移向左心房侧。舒张期双叶碟瓣的瓣叶略呈两条平行直线,收缩期双碟叶呈"倒八字",双侧瓣叶开放角度对称。胸骨旁左心长轴切面是观察主动脉瓣位人工瓣的常用切面,可见位于主动脉瓣口水平的支架强回声,由于声束与主动脉瓣位呈水平位,对瓣叶活动的显示比较困难,可从心尖长轴切面或心尖五腔切面观察,在这些切面上显示主动脉瓣人工

瓣的活动度最为适宜。仔细旋转探头保持瓣膜位于图像的中心部位，可以观察瓣膜的最大开放情况。

（3）多普勒超声心动图：彩色多普勒可直接显示瓣口的血流形式，观察正常人工瓣的反流形式；频谱多普勒可测量人工瓣口血流速度，判断跨瓣压差有无增大。

2. 生物瓣

（1）M 型超声：取样线对向支架的前后缘时可见两条平行的曲线，因支架靠近主动脉根部，受后者的牵拉，故其活动方向与主动脉根部一致。二尖瓣位生物瓣的瓣叶与正常二尖瓣相似，收缩期关闭，M 型曲线上可见瓣叶反射合拢成一条较粗的光带；舒张期开放，瓣叶分别向前后分离；主动脉瓣位生物瓣的活动与二尖瓣恰恰相反，收缩期瓣口开放，瓣叶分离，舒张期瓣口关闭，瓣叶合拢。

（2）二维超声：二尖瓣位生物瓣可在左心长轴切面和心尖四腔图上清楚看到两个强回声架脚，轮廓清晰光滑，附着于左心后壁及主动脉根部的后壁上，在二尖瓣水平的非标准左心室短轴切面上或三尖瓣位生物瓣的四腔心切面上可见瓣架的三个架脚的反射，呈"品"字形排列。在瓣架中央可见纤细的生物瓣瓣叶活动，与自然瓣叶相同。对于胸骨旁心底短轴切面来说，当增益调至适当水平而且扫查平面位置得当时，生物主动脉瓣叶及其开口可以清楚显示，应注意观察瓣膜运动和厚度是否正常。正常瓣叶的厚度不应超过 3mm。

（3）多普勒超声心动图：表现与自然瓣基本一致。

（二）异常人工瓣的超声评价

1. 人工瓣狭窄

（1）跨瓣压差的评价：应用连续多普勒计算人工瓣跨瓣压差的临床价值已得到肯定。大多数正常人工瓣常有一定程度的血流受阻造成瓣口流率增高及跨瓣压差增大，从而使人工瓣的跨瓣压差的分析较为复杂。例如，生物瓣的跨瓣压差主要取决于其型号的大小，较小型号的瓣膜，跨瓣压较高，存在明显梗阻现象。所以，在分析多普勒测量资料时必须考虑换瓣部位的不同、瓣膜类型和型号大小的不同。单纯跨瓣压差不能确定狭窄程度，因为跨瓣压差不仅与瓣口面积有关，而且还与跨瓣的流率有关。高流率（贫血、发热、反流量增加等）时跨瓣压差可达到通常被认为是人工瓣狭窄的水平。所以采用多普勒血流速度评估人工瓣跨瓣压差时尚须测量其流率。对二尖瓣位人工瓣而言，PHT 有助

于区别二尖瓣人工瓣跨瓣血流流速增加是由于跨瓣的流率增加还是由于瓣叶狭窄所致，跨瓣流率增加时 PHT 并不延长，而瓣叶狭窄时 PHT 延长。

（2）人工瓣有效瓣口面积：①可以根据多普勒连续方程计算二尖瓣口和主动脉瓣口面积；②可以直接用压力减半时间来评估人工二尖瓣口有效面积。

220/PHT 是根据自然二尖瓣测算所得出的公式，尚未被证实能可靠测定人工瓣有效瓣口面积，但是同一患者的随访检查还是有可比性的。当不存在显著二尖瓣或主动脉瓣反流时，连续方程测定主动脉瓣位或二尖瓣位机械瓣有效瓣口面积的公式为：

$$EOA_{MP} = (CSA \times TVI)_{LVOT}/TVI_{MP}$$
$$EOA_{AP} = (CSA \times TVI)_{LVOT}/TVI_{AP}$$

其中，EOA_{MP}，EOA_{AP} 分别为二尖瓣和主动脉瓣人工瓣有效面积；CSA 为 LVOT 的横截面积，在主动脉瓣瓣环外缘测量 LVOT 的直径而计算出面积；TVI_{MP}，TVI_{AP} 分别为连续多普勒测定的二尖瓣和主动脉瓣人工瓣血流流速积分。

二尖瓣位人工瓣狭窄时瓣膜活动受限，舒张期前向血流峰速度增加，舒张期平均跨瓣压差增大，压力减半时间延长以及有效瓣口面积减小。二尖瓣位人工机械瓣的各参数正常值为舒张期瓣口峰速度≤2.5m/s，平均跨瓣压差<8.0mmHg，有效瓣口面积≥1.8 cm²。二尖瓣位生物瓣平均舒张期跨瓣压差≥14mmHg，有效瓣口面积≤1.1cm²，则提示瓣口狭窄；主动脉瓣位生物瓣平均舒张期跨瓣压差≥30mmHg，有效瓣口面积≤1.0cm²，则提示瓣口狭窄。

（3）人工瓣狭窄的形态学改变：机械瓣狭窄通常由血栓或赘生物形成所致，经胸超声检出率较低，经食管检查优于经胸超声心动图，可以清晰观察人工瓣瓣叶活动和开放程度。二维超声检查时可发现光滑的瓣膜或瓣架上出现团块样回声附着。血栓性阻塞位置不同可以造成人工瓣的狭窄，亦能主要表现为反流。生物瓣血栓形成少见。生物瓣狭窄时瓣膜增厚，瓣口开放幅度减小。文献报道，瓣膜厚度≥3mm，瓣膜开口<7mm，支持生物瓣狭窄的诊断。心脏腔室大小在原有基础疾病改变上出现相应变化。

2. 人工瓣反流

（1）正常反流：正常机械瓣均有少量反流存在。经食管超声可发现接近 100% 机械瓣存在一定程度反流。人工瓣的正常反流的特点是反流持续时间

短,彩色血流色彩单一、深暗,不易显示,通常易与异常反流相区别。有的人工瓣反流有其特征性,如St.Jude瓣,可同时显示3条反流束。最多可同时见到4条反流束。Medtronic-Hall瓣典型者显示一条中央性大的反流束起自于碟瓣中央孔,依据探头方向不同,有时不能看到反流束,有时可看到1~2条小的周边反流束。Bjork-Shiley瓣显示两条小反流束起自于碟瓣和瓣架间的小的缝隙。

(2)瓣周反流(瓣周漏):指存在于缝合环和周围瓣环组织之间反流,大多由于瓣周组织剔除过多或瓣周组织薄弱,或由于缝线原因等造成。彩色多普勒血流成像可以显示起源于瓣架之外的瓣周反流束。瓣周反流与跨瓣反流的鉴别往往较困难,但以下标准有助于诊断瓣周漏:①反流常起源于缝合环之外,而不是穿过瓣膜本身。②虽不能确定反流起源于缝合环之外,但明显不是通过前向血流所经过的途径。③反流束近端加速区位于人工瓣之外。通常TEE有助于确定显著人工瓣反流起源位置。

(3)跨瓣反流:病理性跨瓣反流常见于生物瓣置入和主动脉瓣自身移植,病变原因是瓣叶撕裂和连枷,或是瓣叶增厚、皱缩,亦可见于机械瓣运动失常。跨瓣性反流有时是中央性的,但多数为偏心性,并沿邻近左心房壁走行,因而空间分布常难以显示,其容量难以确定。超声心动图可以确定生物瓣撕裂或连枷瓣的存在,经食管超声检查可提高诊断的敏感性和准确性。

(4)反流的定量:超声心动图不仅可以定性分析人工瓣反流的存在,而且能半定量评估反流的严重程度,目前主要根据彩色多普勒血流显像中反流束的长度、宽度、面积等方面进行定量分析。有无远端血管血流反流(降主动脉内或肺静脉处逆流)可以判断反流程度,对于人工二尖瓣反流来说,可以结合反流束的形态和肺静脉血流形式来对二尖瓣位人工瓣反流的严重程度进行半定量分级。如果反流仅至左心房中部为轻度反流;如果超过左心房中部但未影响肺静脉血流为中度反流;如反流造成收缩期肺静脉内或左心耳内血流逆流即为重度反流。降主动脉内逆流则表明存在重度人工主动脉瓣反流。此外,应用血流汇聚法亦可评价人工瓣反流的严重程度。

(5)正常与病理性人工瓣反流的鉴别:①反流束形状:正常和病理性反流束常可根据反流形态来鉴别,机械瓣病理性反流最常见于瓣周漏,其反流束通常是偏心的。②反流束的速度分布:速度分布也是区分正常与病理性人工瓣反流的重要特征。典型St.Jude瓣和Bjork-Shiley瓣反流为低速血流,仅在近瓣处出现倒错。③反流束的位置:辨别反流束的起源,依据反流束所在位置有助于鉴别正常和病理性反流。如确认反流束起自瓣环之外时,则高度提示瓣周漏。④反流的严重程度:依据彩色多普勒血流图可以半定量地评估反流的程度,借以鉴别正常与异常反流。而且正常的反流束色彩单一,病理性反流为多彩的湍流信号。

3. 人工瓣赘生物形成与瓣周脓肿 同自然瓣一样,人工瓣感染性心内膜炎的特征亦为赘生物形成,可发生在早期即术后3个月,也可发生在晚期。人工瓣赘生物在超声心动图上表现为附着于瓣膜成分上的不规则回声团块。当赘生物很小时,通常表现为不连续的、不规则的、固定的回声团块;当赘生物增大时,有一定活动度。偶尔可见赘生物向周围扩展并累及邻近结构,向上可延伸至左心房或主动脉瓣位人工瓣的缝合环。人工瓣心内膜炎可能导致瓣周脓肿,表现为在缝线环附近或与其相邻的心肌内存在一不与心血管腔相通的低回声区或无回声区。提示脓肿的间接征象是人工瓣摇荡(prosthetic valve rocking)、Valsalva窦瘤形成、主动脉根部前壁增厚≥10mm、或与间隔相邻的瓣周结构增厚≥14mm等。在人工瓣心内膜炎时,瓣环脓肿的形成常会造成人工瓣撕脱和瓣周漏。

经胸二维超声心动图对人工瓣上的赘生物探测的敏感性不高,经食管超声可以大大提高对赘生物的检出率,对小的赘生物尤为有价值。总之,由于人工瓣的特殊性,超声心动图在检测人工瓣心内膜炎方面有一定的局限性,即使超声心动图上未探测到赘生物,也不能排除感染性心内膜炎的可能。

三、临床价值

目前超声心动图是检测人工瓣的最有效手段。对瓣膜置换术后的基础超声心动图检查是很重要的,必须强调术后患者3个月内检查建立基准多普勒参数作为以后随访的参考。其目的是:①评价人工瓣形态及功能;②评价人工瓣功能异常及其病因;③术后随访。

(谢明星)

■ 参考文献

[1] Baumgartner H, Hung J, Bermejo J, et al. Echocardiographic assessment of valve stenosis: EAE/ASE recommendations for clinical practice. J Am Soc Echocardiogr, 2009, 22(1):1-23.

第9章

冠状动脉疾病

第一节　冠状动脉解剖概要

冠状动脉是供应心肌的动脉血管。在正常情况下,冠状动脉有左、右两支,分别开口于升主动脉的左、右冠状动脉窦(图 9-1)。

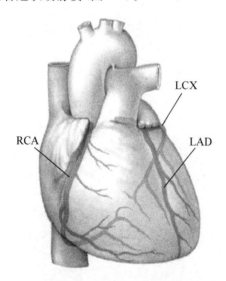

图 9-1　正常冠状动脉分布
通常左冠前降支(LAD)供应左心室前间隔、前壁;左冠回旋支(LCX)供应左心室侧壁和后壁;右冠状动脉(RCA)供应后室间隔和下壁;下壁心尖段由 LAD 和 RCA 双重供血,侧壁心尖段由 LAD 和 LCX 双重供血

(一)左冠状动脉

左冠状动脉主干内径为 4～5mm,长 5～20mm,从升主动脉发出后,在肺动脉主干后方向左下方行走,在肺动脉主干和左心耳之间沿左侧房室沟向前下分为前降支和回旋支。

1. **左前降支**　为左冠状动脉主干的延续,沿前室间沟下行,再绕过心尖切迹到达心脏后壁,在后室间沟下 1/3 处与右冠状动脉的后降支相吻合。前降支发出左圆锥支、斜角支、左心室前支、右心室前支和室间隔前支等分支,供血区域有主动脉和肺动脉主干根部、部分左心房壁、左心室前壁、部分右心室前壁、大部分心室间隔(上部和前部)、心尖区和前乳头肌等。

2. **左回旋支**　从左冠状动脉主干发出后,沿左房室沟前方紧贴左心耳底部向左向后行走,再经心脏左缘下行到达膈面。回旋支发出的分支变异较多,主要分支有数支左缘支、左心室后侧支和沿左房室沟的房室支。房室支有时(约占 10%)较长,并从其末端发出后降支和房室结动脉。30%的左回旋支尚发出窦房结动脉。回旋支的供血区域有左心室侧壁和后壁、左心房,有时还供血到心室膈面、前乳头肌、后乳头肌、部分心室间隔、房室结、房室束和窦房结。

(二)右冠状动脉

自右冠状动脉窦发出后贴近右心耳底部、沿右房室沟向外向下走行,到达房室沟的心室、心房及心房间隔与心室间隔后方交接处时分成两支。右后降支在后心室间沟走向心尖区,另一支较小的房室结动脉转向上方。右冠状动脉的主要分支有右圆锥支、右心房支、窦房结支、右心室前支、右心室后侧支、后心室间隔支、后降支和房室结动脉等。右冠状动脉供血区域包括右心房、窦房结、右心室流出道、肺动脉圆锥、右心室前壁、右心室后壁、心室间隔下 1/3 和房室结。右冠状动脉占优势者尚供血到部分左心室和心尖部。

第二节　室壁节段和冠状动脉血供关系

心室不同部位的心肌接受冠状动脉不同分支的血液供应。当冠状动脉因粥样硬化性病变导致血管狭窄和(或)痉挛时,可引起其供血区域的心肌缺血而导致局部心肌的运动异常。因此,超声心动图可以通过评价心室的室壁运动异常来间接评价心肌血供状态并推测冠状动脉病变部位。

左心室室壁节段的划分方法包括 20 节段法、16 节段法和 17 节段法等。

1.20 节段划分法　将胸骨旁左心室长轴切面分为 3 段,即基底段、中间段、心尖段。沿左心室短轴环,在基底段和中间段的室壁,再每隔 45°划分 1 段,各分为 8 个节段,在心尖水平分为 4 个节段,共计 20 段。这种方法可以构成一球面的左心室节段系统,这个系统像一个靶图,将异常节段标在靶图中,又称牛眼图,可以很容易显示异常节段室壁占整个室壁的比例,估测病变程度。

2.16 节段划分法　该法在长轴切面把左心室壁分为基部、中部、心尖部,在短轴切面把左心室壁分为前壁、下壁、后壁、侧壁,而心尖部短轴切面仅分为 4 段即前壁、后间隔、下壁、侧壁,共计 16 段。这种划分法与冠状动脉血供分布密切结合,又使各段容易在超声心动图 2 个以上的常规切面中显示出来。从图 9-2 可看出,心尖侧壁和心尖下壁为冠状动脉供血重叠区,心尖侧壁可由左前降支或左回旋支供血,心尖下壁可由左前降支或右冠状动脉供血。在判断心尖侧壁的供血冠状动脉时,如果心尖侧壁室壁运动异常的同时伴有室间隔或左心室前壁的室壁运动异常,则心尖侧壁划为左前降支供血节段;如果伴有左心室后壁或后侧壁的室壁运动异常,则心尖侧壁划为左回旋支供血节段。同样,在分析判断心尖下壁的供血冠状动脉时,如果心尖下壁室壁运动异常的同时伴有下壁运动异常,则心尖下壁划为右冠状动脉供血节段;如果伴有室间隔或左心室前壁的室壁运动异常,则心尖下壁划为左前降支的供血节段。

3.17 节段划分法　20 节段和 16 节段划分法均不包括心尖顶部,即没有心腔的真正心肌心尖段。近年来超声方法评价心肌灌注的各项技术逐步应用,心尖顶部心肌段日益受到关注。因此,美国心脏病学会建议几种心脏影像学检查方法统一采用 17 段心肌分段方法,其命名及定位参考左心室长轴和短轴 360°圆周,以基底段、中部-心腔段及心尖段作为分段命名,沿左心室长轴从心尖到基底定位。17 节段划分法实际上是在 16 节段划分法的基础上把心尖单独作为一个节段。

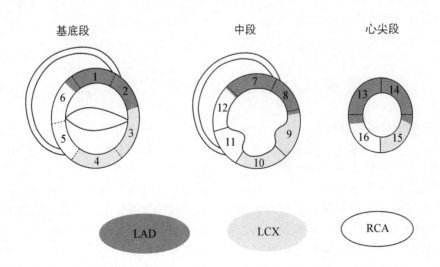

图 9-2　冠状动脉供血

右冠状动脉(RCA)、左冠前降支(LAD)及左冠回旋支(LCX)

第三节　冠状动脉疾病的病理和临床

冠状动脉粥样硬化性心脏病（简称为冠心病）是最常见的冠状动脉疾病之一，在我国的发病率和死亡率呈现快速上升趋势。冠心病的病理基础是冠状动脉粥样硬化斑块形成并逐步进展导致冠状动脉管腔狭窄甚至闭塞，冠状动脉血流量降低，心肌的血氧供需失衡而导致心肌组织的缺血、坏死。当管腔狭窄程度达到50％时即可引起冠状动脉血流储备的减低，管腔内径减少达到70％时可引起静息状态下的心肌缺血。一过性心肌缺血可出现心绞痛，而持续性心肌缺血将导致心肌梗死，心肌细胞出现不可逆性坏死，最终梗死局部形成瘢痕。心肌缺血或梗死均会导致心肌灌注、功能和形态的改变，为临床检测提供了基础。

心肌梗死时，梗死区域心肌坏死导致局部室壁变薄和运动异常的同时还可引发心脏瓣膜和心室整体形态和功能的改变，导致各种并发症的发生。常见并发症包括：乳头肌功能不全或断裂、室间隔穿孔、心室游离壁破裂、假性室壁瘤、室壁瘤、附壁血栓和栓塞等。

1. 乳头肌功能不全或断裂　指二尖瓣及其腱索本身正常但由于心肌梗死导致乳头肌功能不全或断裂而引起的二尖瓣关闭不全，发生率为10％～50％。乳头肌功能不全较多见，可引起二尖瓣脱垂。乳头肌断裂较少见，以继发于隔面心肌梗死的后乳头肌断裂较多见，可以呈部分或完全断裂。完全断裂者由于急性左心衰竭通常在24h内死亡，部分乳头肌断裂者存活时间较长，但常并发顽固性心力衰竭。

2. 室间隔穿孔　高危因素包括初发心肌梗死、65岁以上高龄、高血压和女性，好发于没有心绞痛病史和单支病变患者。最常伴发于前间壁和前侧壁心肌梗死，穿孔位置最常见于心尖后部室间隔。

3. 心室游离壁破裂　发生率约为3％，其高危因素和室间隔穿孔相似。常见于左旋支阻塞导致的后侧壁梗死。开始时心内膜下裂隙细小、纡曲、开口很小，心包内可见少量渗出。此时及时诊断和实施手术，存活率可达60％，而无手术治疗者病死率达100％。

4. 假性室壁瘤　较少见，是心室游离壁破裂后由心包、血栓包裹血液形成一个与左心室相通的囊腔，多由右冠状动脉阻塞所致，发生在左心室后壁和侧壁者多见。由于较真性室壁瘤容易破裂，及时诊断和治疗对挽救生命至关重要。

5. 室壁瘤　较多见，发生率8％～22％。85％～95％发生在心尖部并可扩展至前壁，下后壁较少见。

6. 附壁血栓　是心肌梗死最常见的并发症之一，发生率为20％～60％，存在室壁瘤者发生率可高达44％～78％。最常发生于室壁瘤内，若无室壁瘤，则几乎全部发生在心尖部。超声诊断附壁血栓的敏感性和特异性均较高。

第四节　冠心病的超声检查方法

（一）冠状动脉病变的超声检测

1. 血管内超声　血管内超声是将无创的超声诊断技术和有创的心导管技术结合起来提供血管壁组织结构和血管腔几何形态的新技术。该技术利用导管将一高频微型超声探头导入血管腔内进行探测，再经超声成像系统来显示血管组织结构和几何形态的解剖信息。由于超声探头直接置于血管腔内探测，因此，血管内超声不仅可准确测量管腔及粥样斑块的大小，更重要的是它可提供血管壁和粥样斑块的大体组织信息，在冠心病的诊断和介入治疗方案选择以及疗效评估方面具有重要价值。作为一种有创的方法，血管内超声目前在临床上主要应用于以下几方面。

（1）冠心病诊断方面：①可明确冠状动脉造影不能确定的狭窄。冠状动脉造影怀疑存在狭窄，需要进一步确认是否有必要进行冠状动脉的重建时；或冠状动脉造影结果和临床表现不符合时，可借助血管内超声进行诊断。②评价心脏移植术后的冠状动脉病变。心脏移植术后由于免疫排斥反应导致血管内膜弥漫性增生，但常规冠状动脉造影常显示正常，而血管内超声检查可检测内膜增生的程度。③观测冠状动脉粥样硬化的进展和消退。在冠状动脉粥样硬化的早期，由于冠状动脉重塑现象的存在，冠状动脉造影常常显示为正常。而血管内超声检查可提供冠状动脉粥样硬化的进展情况,反映冠心病的一级和二级预防措施对冠状动脉粥样硬化病变的治疗效果。④评价血管壁的张力和顺应性。血管内超声可连续地、直接地监测血管活性物质对冠状动脉血管张力的影响。利用这一特性,可以对不同程度冠状动脉粥样硬化状态下的血管内皮功能的变化进行研究,并观察各种药物及介入性治疗对冠状动脉血管张力的影响。

(2)冠心病介入治疗方面:①指导确立最合适的治疗方案。根据血管内超声检查的回声强度的不同,可将粥样斑块分为富含脂质的低回声斑块(软斑块)和富含纤维成分的高回声斑块(硬斑块)两种,根据不同的病变情况可选择与之相适应的治疗方案。②正确选择器具的大小。一般情况下器具大小的选择是以冠状动脉造影上的正常节段为参考的。由于冠状动脉重塑等原因,半数以上冠状动脉造影显示正常的节段存在粥样斑块,这就使得根据冠状动脉造影选择的器具型号偏小。根据血管内超声选择合适的器具进行治疗,可在不增加合并症的前提下提高最小管腔直径,从而减少再狭窄的发生率。③确定介入性治疗的终点。对于正常的冠状动脉,冠状动脉造影和血管内超声所测管腔的径线基本一致,但在存在粥样硬化尤其是在介入性治疗所致斑块破溃或夹层形成等情况下,两者常不一致。虽然冠状动脉造影上显示了满意的扩张效果,但血管内超声却仍显示有较多的斑块残存,需进一步扩张或安装支架。不少研究表明:按血管内超声所测管腔的大小决定治疗终点,可获得更大的最小管腔直径(MLD),并使得再狭窄的发生减少。④确定网状支架的位置及扩张效果:网状支架的应用虽然减少了介入性治疗的近期及远期并发症,但支架内再狭窄的发生率可高达 $25\% \sim 45\%$,而其中相当一部分并不是真正的支架内再狭窄,而是支架置入时所谓的"亚理想置入"造成的。造成亚理想置入的常见原因包括扩张不充分、支架的型号偏小、支架从病变部位滑脱、支架的变形等。由于冠状动脉造影不能辨认支架置入部位的狭窄是否为亚理想置入所致,因此,对于支架内再狭窄病例,应行血管内超声检查以确定其狭窄的具体原因及相应的治疗方案。

2. 经胸超声 ①二维超声心动图可清晰显示左、右冠状动脉的起始部以及左冠状动脉的前降支和回旋支。②彩色多普勒冠状动脉血流成像技术可探测心肌内冠状动脉血流,尤其是对左前降支远端血流的显示有较高的成功率,可作为冠状动脉造影的重要补充。

(二)缺血心肌的超声检测

冠心病导致的主要病理改变是受累心肌血流灌注减低和室壁运动异常。应用心肌声学造影可以观察缺血部位心肌的灌注状态;也可通过多种超声技术对室壁运动进行定性和定量评价。

1. 心肌声学造影(myocardial contrast echocardiography,MCE) 是近年来应用于临床的超声新技术,将声学造影剂经周围静脉注入后可产生大量微泡。新一代声学造影剂的微泡直径为 $4 \sim 6\mu m$,流变学特性与红细胞相似,结合 MCE 成像技术,可清晰地显示心肌的灌注状态,评价心肌血流灌注程度、范围,用于检测缺血心肌、评估冠状动脉狭窄程度及冠状动脉血流储备、评价心肌梗死溶栓或冠状动脉介入治疗后心肌再灌注效果,以及评价心肌存活性,为血运重建术适应证的选择提供决策等。

MCE 的分析方法

(1)目测法:属定性和半定量分析方法。通过声学造影获得心肌灌注图像,使心肌组织回声增强,根据显影增强的效果分为 0～3 级。局部组织血供丰富区域显影明显增强,而缺血部位组织血流灌注较差,局部造影显影增强较弱。

(2)定量分析:心肌显影的二维灰阶及能量谐波成像的彩色视频密度由暗到亮分为 0～255 级。微泡造影剂进入冠状动脉循环后迅速产生心肌成像,并达到峰值强度(peak intensity,PI),随后逐渐消退。对 MCE 观察区域进行定量分析并绘制时间-强度曲线可得到定量指标:峰值强度(PI)、注射造影剂到出现心肌造影增强的时间、造影开始增强到峰值的时间(AT)、造影峰值强度减半时间(PHT)、造影持续的时间和曲线上升下降速率及曲线下面积等。曲线下面积及 PI 反映进入冠状动脉血管床的微泡数总量,可用于评估心肌血流量。时间-强度曲线可计算出区域性心肌血流分布和心肌灌注情况。

当声学造影强度处于一个稳态后,微泡进入或离开某一部分心肌循环的量是相同的,脉冲间隔时间与视频强度之间呈指数关系,符合公式:$y=A(1-e^{-\beta t})$。y 是脉冲间期 t 时间的视频强度(VI);A 是局部组织能蓄积的最大微泡数量,反映的是局部微血管密度,代表了毛细血管容积;β 是曲线上升平均斜率,即造影剂微泡的充填速度,反映的是局部血流速度;两者的乘积$(A \times \beta)$即反映了局部心肌血流量(MBF)。缺血心肌的$(A \times \beta)$减低,当标化后的$(A \times \beta)$值<0.23时提示局部心肌坏死。MCE显示顿抑心肌的峰值强度(PI)较正常心肌无明显差别,再灌注早期由于反应性充血,PI值轻度增加,而此时心肌收缩功能减低,由此提示存活心肌。

由于实时MCE能对心肌内感兴趣区的再灌注强度曲线进行分析,并对峰值强度、曲线斜率等参数进行测量,因此能定量局部心肌的血流量,提高MCE对存活心肌判断的准确性。许多研究将MCE与PET、SPECT等临床采用的其他检测存活心肌的方法进行比较,证实MCE在判断存活心肌方面有着极高的准确性。

2. 室壁运动分析 冠状动脉粥样硬化导致的缺血心肌节段性室壁运动异常是冠心病在二维超声心动图上的特征性表现,具体可表现为:①室壁运动幅度减低、消失、反常运动;②室壁运动时间延迟;③室壁收缩期增厚率减低、消失或负值;④心肌收缩时的应变及应变率减低。超声评价室壁运动异常的主要方法如下。

(1)目测分析:多采用美国超声心动图学会推荐的16节段室壁运动记分法进行半定量分析:①将左心室分为基底段、中段和心尖段,基底段、中段各分为6个节段,而心尖段再分为4个节段。②每个节段依据室壁运动情况分派一个分数:正常为1分,运动减弱为2分,无运动为3分,矛盾运动为4分,室壁瘤为5分。③通过计算室壁运动计分指数来评价节段性室壁运动异常程度。

(2)组织多普勒成像:可以直接测量心肌在长轴方向上的运动速度、位移、时相等信息,对节段室壁运动进行定性和定量评价。

(3)超声斑点跟踪技术:能够定量评价心肌的纵向应变、径向应变、圆周应变以及心室的扭转运动,更加客观、准确地评价室壁运动。

(4)实时三维成像技术:能够对整个心室室壁运动进行同步分析,全面评价各室壁节段的运动状态,可获取的参数包括:左心室节段的局部心搏量和局部射血分数、左心室整体射血分数、以及左心室各节段运动的同步性分析等,可进一步提高冠心病患者左心室局部收缩功能定量评价的准确性。

3. 负荷超声心动图 负荷试验的理论基础是增加心脏负荷时心肌耗氧增加,如果冠状动脉有狭窄导致冠状动脉血流储备减低时将不能提供足够的血氧供应而导致心肌缺血。随着负荷的增加,心肌缺血时发生一系列病理生理改变,其出现顺序依次为灌注异常、代谢异常、舒张功能异常、节段性室壁运动异常、ECG缺血改变、胸痛。由此可见,负荷超声心动图结合超声心肌造影和室壁运动定量分析技术可以早期、敏感地发现负荷状态下心肌缺血导致的灌注异常和心肌收缩和舒张功能异常,为确立冠心病诊断提供依据。负荷超声心动图分运动负荷试验和非运动负荷试验两种,运动负荷试验包括踏车试验及平板试验,非运动负荷试验包括药物试验、起搏试验、冷加压试验、过度换气试验等,其中药物试验又包括多巴酚丁胺试验、腺苷试验、双嘧达莫试验等。

(1)多巴酚丁胺负荷试验的原理:多巴酚丁胺是异丙肾上腺素衍生物,是人工合成的儿茶酚胺类药物,具有较强的β_1受体兴奋作用,即正性肌力作用。经研究证实,静脉滴入1～2min后开始生效,8～10min达高峰,血浆半衰期约2min,停药后5～10min作用消失。静脉注射2.5～10μg/(kg·min)时可使心肌收缩力增强,心排血量增加,左心室充盈压、肺毛细血管楔压和中心静脉压下降,以此可检出存活心肌。当应用20μg/(kg·min)以上时可使心率增快,血压增高,心肌需氧量增加,流向狭窄冠状动脉的血流量减少,使该血管供血的心肌缺血,从而检出缺血的心肌。

(2)多巴酚丁胺剂量及用法:起始浓度为5μg/(kg·min),每3min递增至10μg、20μg、30μg/(kg·min),最大剂量为30～50μg/(kg·min)。经超声心动图各切面观察每一剂量及终止后5min的室壁运动,并记录血压、心率及12导联心电图。

(3)终止试验标准:多巴酚丁胺达峰值剂量;达到目标心率;出现新的室壁运动异常或室壁运动异常加重;出现心绞痛;心电图ST段下降≥2mV;频繁室性期前收缩或室性心动过速;收缩压≥220mmHg,或舒张压≥130mmHg,或收缩压比用药前降低≥20mmHg;出现不能耐受的心悸、头痛、恶心、呕吐等不良反应。若出现室壁运动异常,则可诊断为冠心病。

以往对多巴酚丁胺负荷试验结果的判定多采用对节段心肌功能视觉评价上,以计算室壁运动记分指数(wall motion score index,WMSI)为评判标准,带有明显的主观性和经验依赖性,当图像质量较差时,不同观察者之间得出的结论差异明显,诊断准确性低。随着超声新技术的开展,在多巴酚丁胺负荷超声心动图基础上结合多种新方法以提高诊断率,主要有:①与声学造影结合:通过注入声学造影剂使左心室造影,增强对心内膜边界的辨认,提高视觉评价的准确率,并且通过心肌灌注成像判断心肌活性,两者的结合能同时实现收缩储备和心肌灌注的评价,使对心肌活性的判断更客观准确。②与应变率成像等局部定量分析技术结合:可测量所有心肌节段的心肌运动的量化指标在静息状态与负荷状态下的变化情况,特别是采集二维原始图像的 VVI 技术和二维应变技术的应用,避免了多普勒技术角度、帧频及噪声的影响,提高了试验的准确性。

(三)存活心肌的超声检测

1. **存活心肌**　是指顿抑心肌和冬眠心肌。顿抑心肌指严重短暂的心肌缺血缓解后受损心肌功能延迟恢复的状态,而冬眠心肌指长期低血流灌注使受损心肌收缩功能适应性减低以维持细胞活性。两者共同特点是心肌代谢存在,心肌细胞膜完整,具有收缩储备,对正性肌力药物有收缩增强的反应。

2. **评价存活心肌的意义**　临床上评价冠心病患者是否有存活心肌具有重要意义,因为再血管化治疗仅能提高具有存活心肌患者的生存率,而无活性的心肌经再血管化治疗后功能也不能恢复。超声评价存活心肌的常用方法包括小剂量多巴酚丁胺负荷超声心动图和心肌声学造影。

3. **评价存活心肌的方法**

(1)小剂量多巴酚丁胺负荷超声心动图:起始浓度为 $2.5\mu g/(kg\cdot min)$,每次递增 $2.5\mu g/(kg\cdot min)$,至 $10\mu g$ 或 $15\mu g/(kg\cdot min)$,每个剂量维持 5min。也有应用多巴酚丁胺 $3\mu g$、$5\mu g$、$10\mu g/(kg\cdot min)$,每个剂量维持 5min 的方法。小剂量多巴酚丁胺负荷超声的注意事项包括:①心肌梗死患者对小剂量多巴酚丁胺耐受性好,多数患者不出现副作用。②必须注意观察室壁运动的改变,尤其是心肌梗死节段,但对正常节段也应注意观察,因部分患者有多支血管病变,在负荷后也可能出现新的室壁运动异常。③在试验过程中,应注意有无室性心律失常和心肌缺血表现。④禁忌证为:心肌梗死后病情不稳定,仍有心肌缺血表现者,有频发严重心律失常者,左心室腔内血栓者,高血压控制不佳者,不能耐受多巴胺类药物者。

出现以下改变有利于诊断存活心肌:①收缩活动减弱的节段负荷后较前增强。②无收缩活动的节段负荷后出现收缩变厚、位移增加。③收缩减弱的节段在小剂量时较前改善,但随着剂量增加,出现收缩活动再次减弱。

(2)心肌声学造影:心肌微循环的完整性是 MCE 检测存活心肌的基础。微循环的完整性包括解剖结构的完整以及功能状态的完整,后者即微循环扩张储备功能的完整性。在冠状动脉缺血及再灌注过程中,心肌微循环的有效灌注是确保心肌存活的先决条件,MCE 即通过评估心肌的灌注和微血管的完整性来识别存活心肌。如果心肌声学造影表现为正常均匀显影或部分显影,则提示为存活心肌,而坏死心肌由于局部微血管的破坏,再灌注后出现无复流现象,MCE 表现为灌注缺损。

(四)心肌梗死并发症的超声检测

心肌梗死或缺血导致各种并发症发生时,往往引起心脏瓣膜和心室整体形态和功能发生明显改变,因此,常规二维超声心动图和多普勒超声心动图一般能够较准确地检测到相应改变而确立诊断。特殊情况下也可应用心肌声学造影等技术确立诊断,如心尖部附壁血栓的诊断。

第五节　冠心病的超声表现

一、缺血心肌的超声表现

1. 心肌声学造影:缺血区造影剂充盈缓慢、显影强度减低;定量参数 PI 和 $(A\times\beta)$ 减低。

2. 二维超声:缺血心肌节段表现为运动幅度减低。

3. 负荷超声心动图:负荷状态下新出现的室壁运动减低、原有室壁运动异常的加重。

4. 定量分析技术:组织多普勒成像表现为缺血心肌节段收缩期速度 S 减低、收缩延迟,舒张早期速度 E 减低、房缩期 A 增加、$E/A<1$;应变和应变率成像显示缺血局部收缩期应变和应变率均减低。

5. 心肌缺血可导致乳头肌功能不全,引起二尖瓣脱垂和关闭不全的超声表现。

6. 长期慢性心肌缺血时,可引起左心甚至全心扩大,室壁运动普遍减低,心室收缩和舒张功能减低,常合并二尖瓣、三尖瓣关闭不全。

二、梗死心肌的超声表现

1. 急性心肌梗死　梗死节段室壁厚度和回声正常;室壁收缩期变薄,出现运动减低、消失或呈反常运动;非梗死区室壁运动一般代偿性增强。

2. 陈旧性心肌梗死　梗死节段室壁变薄、回声增强;室壁运动消失或呈反常运动;非梗死区室壁运动一般无代偿性增强;由于左心室重塑常可见左心室扩大和形态异常。

3. 心肌声学造影　梗死区造影剂充盈缺损、周边缺血区造影剂强度减低。

4. 左心室功能　一般常合并左心室收缩和舒张功能的异常;功能异常程度与梗死面积密切相关,梗死面积较大时常常合并左心室形态改变和整体收缩功能的减低。

三、心肌梗死并发症的超声表现

1. 乳头肌功能不全或断裂　乳头肌断裂时可见二尖瓣活动幅度增大、瓣叶呈连枷样活动,左心室内可见乳头肌断端回声;乳头肌功能不全时,二尖瓣收缩期呈吊床样脱入左心房;CDFI可显示二尖瓣大量反流;常合并左心扩大和室壁运动增强。

2. 室间隔穿孔　室间隔回声中断,常邻近心尖部,缺损周边室壁运动消失;CDFI可显示过隔室水平左向右分流。

3. 假性室壁瘤　室壁连续性突然中断,与心腔外囊状无回声区相通,瘤颈较小,收缩期左心室腔变小而瘤腔增大,CDFI可见血流往返于心室和瘤腔之间。

4. 室壁瘤　局部室壁明显变薄、回声增强,收缩期室壁向外膨出,呈矛盾运动。

5. 附壁血栓　左心室心尖部无运动或矛盾运动,心尖部探及团状或带状的血栓回声,活动度小,新鲜血栓回声近似心肌,陈旧性血栓可回声增强。

四、冠心病的超声鉴别诊断

1. 冠心病导致的心肌缺血应该注意和其他冠状动脉病变导致的心肌缺血鉴别　如冠状动脉先天性起源异常或冠状动脉瘘、川崎病等,主要依据病史和冠状动脉病变情况确定。

2. 冠心病心肌缺血或心肌梗死合并较严重的心功能不全时应注意与扩张型心肌病、酒精性心肌病等相鉴别　一般扩张型心肌病和酒精性心肌病左心室壁运动普遍降低,而冠心病所导致左心室扩大、心功能不全为节段性室壁运动异常,其余室壁运动幅度尚可或增强,注意询问病史和参照冠状动脉造影等临床相关资料有助于鉴别。

3. 心肌梗死并发症的鉴别诊断　心肌梗死并发二尖瓣关闭不全、室间隔穿孔、附壁血栓等合并症时,应注意和其他原因(如瓣膜病、先天性心脏病、心肌病等)导致的类似超声表现相鉴别。紧密结合病史和其他临床资料有助于鉴别。

第六节　超声检查在冠心病诊疗中的临床价值

随着超声心动图技术的不断发展和完善,超声检查不仅可以提供形态学和血流动力学信息,而且可同时提供心肌血流灌注和功能的评价,极大程度上拓宽了其在临床诊断和治疗中的应用领域。与其他影像学技术(如放射学和核医学)比较,超声具备无创、费用低、便于移动等优势,在心血管疾病的诊断方面有独到的诊断价值。

1. 血管内超声对冠状动脉硬化斑块的评估在冠心病患者的介入性治疗和疗效评价中具有指导意义,是冠状动脉造影技术的重要补充。

2. 经胸超声心动图能够对心脏形态和功能进行全面评价,在心肌梗死及其合并症的诊断以及心脏功能评价中是首选的影像学手段。

3. 负荷超声心动图在缺血心肌诊断、存活心肌评价中具有重要价值,尤其在结合心肌局部功能定量评价新方法(如应变和应变率成像、超声斑点追踪成像等)基础上,能够进一步提高其诊断效能。

4. 心肌声学造影在缺血心肌诊断、存活心肌评价中具有一定的实用价值。

(王建华)

■ 参考文献

[1] Hung CL, Verma A, Uno H, et al. Longitudinal and circumferential strain rate, left ventricular remodeling, and prognosis after myocardial infarction. J Am Coll Cardiol, 2010, Nov 23; 56 (22): 1812-1822.

[2] Schinkel AF, Bax JJ, Delgado V, et al. Clinical relevance of hibernating myocardium in ischemic left ventricular dysfunction. Am J Med, 2010, Nov; 123(11): 978-986.

[3] Nieman K. Coronary computed tomography angiography versus stress testing in suspected coronary disease. Expert Rev Cardiovasc Ther, 2011, Jan; 9(1): 93-104.

[4] Mahajan N, Polavaram L, Vankayala H, et al. Diagnostic accuracy of myocardial perfusion imaging and stress echocardiography for the diagnosis of left main and triple vessel coronary artery disease: a comparative meta-analysis. Heart, 2010, Jun; 96 (12): 956-966.

[5] Geleijnse ML, Krenning BJ, Nemes A, et al. Incidence, pathophysiology, and treatment of complications during dobutamine-atropine stress echocardiography. Circulation, 2010, Apr 20; 121 (15): 1756-1767.

[6] V Fusler, RW Alexander, RA O'Rourke. Hurst's The Heart, 11th Edition. New York: McGraw-Hill Professional, 2004.

第 10 章

主动脉疾病

第一节　主动脉夹层

一、病理与临床

主动脉夹层(aortic dissection)是指主动脉内膜和中层剥离撕开形成的主动脉壁中层血肿,发病率为 0.005‰~0.02‰,男女之比约为 2:1,可发生于任何年龄段,50 岁左右多见。

主动脉夹层的形成与主动脉壁中层的囊性变性坏死有关,各种引起主动脉壁胶原及弹性组织退化、断裂、囊性变或中层营养血管破裂形成壁内血肿的病变均可导致主动脉夹层形成。最常见的病因是高血压病,其次是 Marfan 综合征及其他一些疾病,如二瓣化主动脉瓣、主动脉缩窄、主动脉发育不良、动脉粥样硬化、梅毒性主动脉炎、主动脉脓肿、创伤等。

最常发生内膜撕裂的部位是升主动脉,其次是主动脉弓及降主动脉。大多数主动脉夹层发生于主动脉瓣上 5cm 处的升主动脉和左锁骨下动脉处的降主动脉起始部。临床常用 DeBakey 分型方法,根据内膜撕裂的部位及夹层累及的范围,可将主动脉夹层分为以下 3 型(图 10-1):

DeBakey Ⅰ型:破口位于升主动脉或主动脉弓部,累及升主动脉、主动脉弓、降主动脉全程,有时甚至延至髂动脉或颈动脉。

DeBakey Ⅱ型:破口位于升主动脉,但局限于升主动脉,少数累及部分主动脉弓。

DeBakey Ⅲ型:破口位于左锁骨下动脉远端,累及胸主动脉(DeBakey Ⅲa 型)或腹主动脉(De-Bakey Ⅲb 型)。如血肿向上逆行扩展则称为逆行性夹层。

此外,另一种常用的分型方法是 Stanford 分

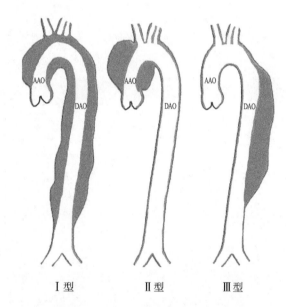

图 10-1　主动脉夹层 DeBakey 分型法
AAO. 升主动脉;DAO. 降主动脉

型,夹层累及升主动脉,无论范围如何,统称为 Stanford A 型;夹层仅累及降主动脉,称为 Stanford B 型。

临床表现通常为剧烈的持续性疼痛、休克等症状。如病变累及大的分支,则引起相应器官的缺血。主动脉夹层破裂常常危及生命。近端的主动脉夹层需要立刻手术,但远端的夹层如未出现持续性疼痛或明显的危害重要器官的临床症状,可药物治疗。

二、超声表现

1. M 型超声心动图　可得到提示性诊断,一般不能确诊。主要表现为升主动脉扩张,腔内出现与

主动脉壁平行的回声带,但容易造成假阳性和假阴性的诊断。

2.二维超声心动图 ①主动脉腔内撕裂的内膜,回声呈线状或条索状,随心动周期摆动;②撕裂的内膜将增宽的主动脉分为真腔和假腔;③部分患者可观察到入口及出口,内膜回声连续中断,断端呈飘带样运动;④将探头置于不同部位,可观察到不同部位的主动脉病变,但部分患者透声条件差,需经食管超声心动图检查确诊。

3.多普勒超声 可观察到破裂口处的血流。一般真腔的血流相对较快,颜色较亮,假腔的血流缓慢,颜色较暗;真腔与假腔的色彩一般不同,两者之间有撕裂的主动脉内膜。通常收缩期血流从真腔流入假腔,舒张期从假腔流入真腔,部分患者可有多个破口。此外,大多数患者存在主动脉瓣关闭不全,可探及瓣口反流。频谱多普勒可探及破口处收缩期由真腔流入假腔的高速血流频谱。

4.区分真腔与假腔 ①假腔一般较宽,形态可不规则,假腔中常可见自发显影或附壁血栓;真腔一般较窄,形态相对规则。②收缩期真腔管径和面积增大,假腔管径和面积减小,游离的内膜向假腔方向运动;舒张期真腔管径和面积减小,游离的内膜向真腔方向运动。③收缩期真腔内血流速度较快,假腔内血流速度缓慢。④入口处收缩期血流从真腔流入假腔,速度较高,舒张期血流从假腔流入真腔,速度较低;出口处收缩期血流从假腔流入真腔,速度较低。

5.经食管超声心动图 具有很高的敏感性,尤其对于图像质量欠佳的患者,可弥补经胸超声心动图的不足。改变探头深度、方向及角度可显示主动脉不同节段的长轴或短轴切面及不同水平内膜撕裂的情况,内膜常呈螺旋状或套叠样上升,呈漂浮状。短轴切面可以清晰显示真、假腔的大小,及破裂口的部位。假腔中血流淤滞,常可见云雾状影,有时可见附壁血栓。

6.实时三维超声心动图 随着超声新技术的发展,实时三维超声心动图尤其是经食管三维超声心动图的发展为诊断主动脉夹层提供了更为准确、方便的方法。能从不同的方向和角度观察内膜撕裂的部位、方向和程度,更直观地显示夹层的空间结构,具有广泛的临床应用前景。

三、鉴别诊断

应注意与高血压和冠状动脉粥样硬化患者的主动脉增宽、内膜增厚所形成的伪像相鉴别。此外,当假腔内充满血栓并和撕裂的内膜融为一体时,与主动脉瘤合并附壁血栓难以鉴别,此时需多切面仔细观察。

四、临床价值

主动脉夹层起病急,病死率较高,因此早期诊断具有重要的作用。超声心动图是临床诊断主动脉夹层首选的方法,但少数患者经胸超声图像质量较差,显示剥脱的内膜有困难,此时应结合经食管超声心动图检查,能很清晰地显示动脉及内膜结构,对明确诊断、分型及判定破口位置等具有极大的临床价值。但对于远端夹层诊断仍有一定的局限性,应结合其他影像学检查方法,如增强 CT 等。

第二节 主动脉缩窄

一、病理与临床

主动脉缩窄(coarctation of aorta,COAo)是指主动脉弓至肾动脉之间任何部位的主动脉发生不同程度的狭窄,发病率占先天性心脏病患者的 $1.1\%\sim14.0\%$,常合并主动脉瓣畸形和室间隔缺损等其他心脏畸形。缩窄部位多发生于左锁骨下动脉至动脉韧带之间的主动脉峡部。其发病机制可能与动脉导管闭合时平滑肌收缩累及主动脉壁有关,也可能与胚胎发育期主动脉血流减少有关。多数缩窄范围较为局限,约 1cm,内径为 $2\sim5mm$,严重者可接近闭锁。缩窄部位的主动脉中层常出现增厚和折叠,多位于主动脉后壁,也可呈环形向主动脉腔内突起,形成局部的偏心性狭窄。少数可表现为某段较均匀的管状狭窄,称之为管状发育不良。

根据缩窄部位与动脉导管之间的关系,一般分为导管前型和导管后型(图 10-2)。导管后型较为多见,患者一般为成年人,侧支循环通常较充分,临床症状相对较轻。导管前型多见于婴幼儿,缩窄通常位于主动脉峡部或向主动脉弓方向延伸,范围较广,程度较重,常合并其他心血管畸形。

血流动力学状态取决于缩窄类型、程度、侧支循环程度及体肺循环阻力等。可引起左心室心肌

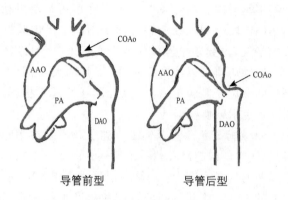

图 10-2　主动脉缩窄分型
AAO. 升主动脉；DAO. 降主动脉；PA. 肺动脉

肥厚，甚至心力衰竭，狭窄近端血压升高、血管扩张，远端血供减少、血压下降。下肢血压明显低于上肢。临床表现与缩窄类型及程度等有关。病变较重且复杂者出现临床症状较早，患者常出现下半身缺血的症状，如下肢乏力、疲劳、发冷及间歇性跛行等。

二、超声表现

1. 二维超声心动图　可清晰显示病变的部位、程度及继发性改变。胸骨上窝主动脉弓长轴切面是诊断本病最重要的切面。主动脉缩窄的诊断标准：①头臂干与左颈总动脉之间血管内径小于(等于)升主动脉内径的 60％；②左颈总动脉与左锁骨下动脉之间血管内径小于(等于)升主动脉内径的 50％，或左锁骨下动脉开口后的降主动脉内径小于(等于)升主动脉内径的 40％。

典型的主动脉缩窄可出现以下改变：①缩窄部位管腔明显变细或可见隔膜结构；②缩窄远端主动脉扩张。此外，当患者存在以下情况之一时，提示可能存在主动脉缩窄：①二尖瓣轻度或重度狭窄伴乳头肌位置异常及左心室肥厚；②左锁骨下动脉至左颈总动脉之间的距离明显增大。

2. 多普勒超声心动图　彩色多普勒超声心动图显示缩窄前彩色血流汇聚，缩窄处血流速度加快呈五彩镶嵌状，缩窄后血流为多彩扩散的湍流。连续多普勒扫查时，频谱峰值、持续时间和形态与缩窄程度和压差有关，缩窄越重，峰值速度越高，时间越长，持续至舒张期，甚至全心动周期。腹主动脉搏动幅度减低，其内血流呈缺血样改变，表现为舒张期连续血流频谱形态，收缩期峰值血流速度减低。

3. 经食管超声心动图　可清晰显示缩窄部位，评价缩窄远端扩张情况及并发症。

4. 术后评价　主动脉缩窄患者术后主要评价远端腹主动脉血流是否接近正常，有无降主动脉的瘤样扩张或夹层动脉瘤形成。并根据外科手术方式对手术部位检查，评价手术效果。

三、临床价值

常规经胸超声心动图常无明显改变，少数会出现左心室心肌肥厚，容易漏诊。因而检查时注意观察胸骨上窝切面，提高对主动脉缩窄的检出率，进一步明确缩窄的部位、远端的血管扩张情况，同时评价血管发育情况，为外科治疗方案的选择及术后评价提供重要的参考依据。

(任卫东)

■参考文献

[1]　刘延玲,熊鉴然.临床超声心动图学.2 版.北京:科学出版社,2007.

[2]　王新房.超声心动图学.北京:人民卫生出版社,2009.

[3]　Siegal EM. Acute aortic dissection. J Hosp Med,2006,1:94-105.

第11章

心　肌　病

1980 年，世界卫生组织和国际心脏病协会（WHO/ISFC）将心肌病定义为原因不明的心肌疾病，而将病因明确或与其他全身疾病相关的心肌疾病称为特异性心肌病。1995 年，WHO/ISFC 更新了心肌病的定义和分类，分为扩张型心肌病、肥厚型心肌病、限制型心肌病、致心律失常型右心室心肌病及未定型心肌病 5 种类型。快速心律失常导致的心动过速性心肌病尚未包括在内。随着心脏分子遗传学的迅速发展，以及对心肌疾病发病机制认识的不断深入，2006 年美国心脏病学会（AHA）提出最新的心肌病定义和分类方法，提出"心肌病为一组临床表现多种多样的心肌疾病，具有结构异常和（或）电异常，由各种原因通常是遗传原因造成，常表现为心室异常肥厚或扩张，但也可以正常"。2007 年 1 月，《中华心血管病杂志》发表"心肌病诊断与治疗建议"，建议我国临床医师仍采用1995 年 WHO/ISFC 心肌病分类标准。

本章主要阐述扩张型心肌病与肥厚型心肌病，简要介绍限制性心肌病、致心律失常型右心室心肌病及心肌致密化不全。

第一节　扩张型心肌病

扩张型心肌病（dilated cardiomyopathy，DCM）是一种原发于心肌的疾病，病因及发病机制不明。主要特征是左心室或双心室明显扩大，心室收缩功能减低，伴或不伴有充血性心力衰竭。本病常伴有心律失常，病死率较高。

一、病理与临床

（一）病理

DCM 的主要特点是心脏扩大，心室壁在一定程度上先增厚继而变薄，心脏质量增加。心腔扩大以两侧心室最为明显，心房表现为不同程度的扩大。心肌色泽较正常苍白，呈松弛状态，质软。组织学上为心肌细胞肥大、变性，心肌纤维化及核变形，无明显的炎性细胞浸润。间质的胶原纤维增多，血管及心肌细胞周围有广泛的大小不等纤维病灶，尤其多见于心室内膜下。

（二）临床表现

多数以进行性加重、反复发作的心力衰竭症状为主，表现为胸闷、气短、呼吸困难、不能平卧。主要体征：心尖区可闻及Ⅲ级全收缩期杂音，叩诊心界向左明显扩大。

二、超声心动图表现

（一）二维超声心动图

1. 四个心腔均明显扩大；侵犯左心者左房室扩大；侵犯右心者表现为右心扩大。

2. 左心室各壁厚度相对变薄，室壁增厚率降低<25%。

3. 各室壁运动明显减弱。

4. 左心室心尖部可出现附壁血栓，呈单发或多发的团块状回声附着于心尖部，新鲜血栓回声略低，机化血栓回声增高，机化不全者可回声不均。

（二）M 型超声心动图

1. 室间隔及左心室后壁运动弥漫性明显减低，振幅≤7mm。

2. 左心室明显增大，二尖瓣前后叶开放幅度小，形成"大心腔，小开口"，呈"钻石样"改变，E 峰至室间隔距离（E-point septal separation，EPSS）明显增大，一般>20mm。

3. 左心室收缩功能明显减低，射血分数（EF）≤

30%,短轴缩短率(FS)≤15%～20%。

4. 主动脉振幅明显减低,呈低平状。

(三)彩色多普勒血流成像(color Doppler flow imaging,CDFI)

1. 各瓣口血流色彩暗淡,呈均匀的暗淡血流。

2. 合并多瓣膜反流,以二尖瓣及三尖瓣反流为著,多为中度以下反流。

(四)频谱多普勒超声心动图

1. 二尖瓣口血流频谱

(1)病变早期,A 峰增高、E 峰减低,E/A<1 为可逆性。

(2)伴有较严重的二尖瓣反流时,二尖瓣 E 峰正常或稍增高,A 峰减低,E/A>1.0,呈"假性正常化"的频谱;但组织多普勒频谱表现为 Am>Em,以资鉴别。

(3)终末期发生严重心力衰竭时,出现"限制性"充盈异常,即 E 峰呈高耸的尖峰波,A 峰明显减低或消失,E/A>1.5～2.0,此时为不可逆性舒张期功能不全。

2. 主动脉瓣口血流峰值流速减低,射血时间缩短。

(五)组织多普勒(Doppler tissue imaging,DTI)

左心室各壁段心肌 DTI 频谱 Em 及 Am 均明显减低,Am>Em。

三、鉴 别 诊 断

(一)缺血性心肌病

缺血性心肌病(ischemic cardiomyopathy,ICM)为心肌长期供血不足,组织发生营养障碍和萎缩,纤维组织增生所致。与 DCM 共同点为两者临床特点均表现心力衰竭,超声均表现为心脏扩大,心肌收缩运动减弱。两者鉴别要点,见表 11-1。

表 11-1 DCM 与 ICM 的鉴别

鉴别点	DCM	ICM
病史	无明确病史	有心绞痛和心肌梗死病史
心脏形态	心脏扩大呈普大型,左心室扩大呈球形	心脏扩大多以左心室、左心房扩大为主
室壁运动	弥漫性运动减弱	有明显节段性运动异常
心肌回声	一般无明显改变	急性梗死区回声减低;陈旧梗死区纤维化回声增强
心脏功能	以收缩功能减低为主	以左心室舒张功能障碍为主
心肌超声造影	心肌灌注正常	局部心肌灌注充盈缺损
冠状动脉造影	正常	多支冠状动脉病变

(二)急性重症心肌炎

1. 有心肌炎病史,心肌酶增高,抗体阳性。

2. 超声表现:①以左心扩大为主,甚至全心扩大,尤以急性期为明显,但程度不及 DCM 明显;②可有心肌肥厚,为短暂性的数月后随病情好转而逐渐消失;③左心室收缩功能减低晚于舒张功能减低。

(三)酒精性心肌病

患者有长期大量饮酒史。临床表现及超声表现与 DCM 基本一致,超声图像很难区别。可出现室间隔及左心室后壁对称性轻肥厚,心肌内出现异常散在的斑点状回声,但都缺乏特异性。戒酒及心肌营养性治疗各心腔可逐渐恢复至正常范围。

四、临 床 价 值

目前尚仍不能凭借超声检查来明确诊断扩张型心肌病,金标准仍是心内膜心肌活检。超声只能采用排除法,要除外冠心病、高血压性心脏病失代偿期、特异性心肌病等,还要注重结合病史。此外,超声心动图通过定期观察心脏形态及心功能等多项指标,作为评价疗效和疾病转归的有效方法,为临床提供重要参考。

第二节 肥厚型心肌病

肥厚型心肌病(hypertrophic cardiomyopathy,HCM)的特点为左心室或右心室肥厚,通常是非对称性肥厚,常侵及室间隔,伴有左心室流出道收缩期压力阶差。家族性者为常染色体显性遗传。常可发生心律失常及早年猝死。

一、病理与临床

(一)病理

左心室壁非对称性肥厚,以室间隔为主,致心腔狭小,左心室流出道狭窄。心脏体积增大,质量增加。偶尔可见左心室对称性肥厚。显微镜下见心肌肥厚和肌束排列明显紊乱，形成特征性的螺蜗样构形，细胞内肌原纤维结构排列紊乱。纤维化明显，形成肉眼即可观察到的瘢痕。

(二)临床表现

起病多缓慢。主要症状为：①乏力、头晕与昏厥史，多在活动时发生。②呼吸困难，多在劳累后出现。③心前区痛，多在劳累后出现。④易发生猝死。⑤心力衰竭，多见于晚期患者。主要体征：胸骨左缘 4~5 肋间可闻及收缩中期或晚期喷射性杂音，向心尖方向传导，可伴有收缩期震颤，见于有左心室流出道梗阻者。

二、超声心动图表现

(一)肥厚性梗阻型心肌病

1. 二维超声心动图

(1)左心室壁非对称性心肌肥厚：室间隔(IVS)明显增厚(呈团块状)，厚度一般为 19~30mm，左心室后壁(LVPW)厚度正常或轻度增厚，IVS/LVPW>1.5 以上。

(2)肥厚的心肌回声增强、不均匀，呈斑点状或毛玻璃样改变。

(3)左心室短轴：乳头肌肥厚，位置前移。

(4)左心房不同程度增大。

2. M 型超声心动图

(1)二尖瓣前叶舒张期开放触及室间隔，二尖瓣瓣体和腱索收缩期膨向室间隔，二尖瓣 C-D 段呈多层弓背样隆起，称为 SAM 现象(systolic anterior motion,SAM)。

(2)左心室流出道狭窄<20mm。此系肥厚的室间隔突入左心室流出道和二尖瓣前叶收缩期前向运动所致。

(3)主动脉瓣收缩中期提前关闭，出现收缩中期半关闭切迹。

(4)肥厚的室间隔收缩运动减低或低平，左心室后壁收缩运动增强，总体心肌收缩力增强。

(5)左心室射血分数(EF)增高。疾病晚期，收缩力下降，EF 减低。

3. 彩色多普勒血流成像(CDFI)

(1)左心室流出道内收缩早期充满五彩镶嵌细窄血流束，狭窄越重，色彩混叠越严重。彩色血流最窄的部位即为左心室流出道梗阻部位。

(2)多合并二尖瓣反流。

4. 频谱多普勒超声心动图

(1)左心室流出道收缩期流速加快，频谱为负向高速充填状射流，呈"匕首"样，压力阶差>30mmHg。

(2)二尖瓣口血流频谱 A 峰增高，E 峰减低，A 峰>E 峰。

5. 组织多普勒(DTI) 室间隔二尖瓣环水平及肥厚的心肌组织多普勒频谱均 Am>Em。

(二)肥厚性非梗阻型心肌病

超声表现：①室间隔及左心室后壁对称性明显肥厚。②左心室流出道正常(>40mm)。③左心室流出道收缩期为蓝色血流。

心尖肥厚型心肌病及其他类型心肌病(略)

三、鉴 别 诊 断

主要须与肥厚性梗阻型心肌病相鉴别的疾病有以下 3 种。

(一)高血压性心脏病

1. 有高血压病史。

2. 超声表现：室间隔与左心室壁增厚，一般为向心性、对称性。增厚的心肌内部回声均匀。早期室壁振幅正常或增高，晚期呈离心性肥厚，振幅减低。左心房内径增大，左心室内径多正常。无 SAM 现象及主动脉瓣收缩中期提前关闭现象。

(二)主动脉瓣及主动脉狭窄性病变

包括主动脉瓣先天性狭窄(包括主动脉瓣二瓣化)、主动脉瓣下狭窄、主动脉瓣上狭窄、主动脉缩窄、老年性及风湿性狭窄(详见相关章节)。

(三)尿毒症性心肌病

1. 有尿毒症病史。

2. 超声表现：心肌回声粗糙，增强，强弱不均，内部呈点、片、条状强回声光点，心内膜回声也明显增强呈"蛋壳征"。多伴有不同程度的心包积液。室壁厚度和心腔大小的改变同高血压性心脏病。

四、临 床 价 值

超声心动图是诊断肥厚型心肌病的首选检查方法，优于其他影像学检查方法，敏感性和准确性高。超声检查能够明确室壁肥厚的部位、程度，提供分型依据。根据彩色多普勒和频谱多普勒可判定左心室流出道有无梗阻及其程度，从而为临床制订治疗方案提供重要依据。

第三节　限制型心肌病

限制型心肌病（restrictive cardiomyopathy，RCM）是一种特殊类型的心肌病，比较少见。

一、病理与临床

（一）病理

心室内膜和内膜下纤维组织增生，心内膜明显增厚，心室壁硬化，心室腔缩小或闭塞。

（二）临床表现

临床上以发热、全身倦怠为初始症状，逐渐出现心悸、呼吸困难、水肿、颈静脉怒张等心力衰竭症状。

二、超声心动图表现

（一）二维超声心动图

1. 心内膜增厚，最厚可达数毫米，回声增强，致左心室腔收缩期及舒张期变化不明显。
2. 双心房明显增大，可有附壁血栓。
3. 心室通常减小，心室腔变形，长径缩短。
4. 室壁可有一定增厚，心肌可呈浓密的点状回声。
5. 二尖瓣及三尖瓣可增厚、变形，固定于开放位置，失去关闭功能。

（二）M 型超声心动图

M 型超声心室波群可显示心内膜增厚，心肌增厚，室壁运动幅度减低，心室腔变小。

（三）彩色多普勒血流成像

1. 二尖瓣与三尖瓣轻至中度反流。
2. 二尖瓣与三尖瓣血流充盈时间较短，持续时间短。

（四）频谱多普勒超声心动图

1. 二尖瓣、三尖瓣血流频谱改变　E 峰高尖，A 峰明显减低，E/A ＞2.0。二尖瓣、三尖瓣血流频谱不随呼吸变化或变化不明显。
2. 肺静脉血流频谱改变　早期肺静脉舒张波（D）和收缩波（S）峰值速度增高，晚期 S 波降低甚至缺如，逆流波（AR）增高（＞35cm/s），时限延长，连续出现于整个心房收缩期。

（五）组织多普勒

限制型心肌病各时相心肌运动速度减低，尤以舒张早期运动速度减低显著，舒张早期峰速度与收缩期峰速度比值 $V_E/V_S<1.3$（正常 $V_E/V_S=1.5\sim2.0$）。

三、鉴别诊断

临床上主要须与缩窄性心包炎鉴别。两者鉴别要点是：限制型心肌病主要表现为心内膜增厚；而缩窄性心包炎心包增厚、钙化，心包积液明显多于限制型心肌病。

四、临床价值

超声心动图检查可观察限制型心肌病的心内膜情况及心腔变化，测量二尖瓣及三尖瓣口血流频谱，对诊断本病有重要的临床价值。同时观察心包情况及血流频谱的变化特征与缩窄性心包炎相鉴别，为临床治疗提供依据。但目前，超声心动图检查仍缺乏明确诊断限制型心肌病的特征性改变，所以要确诊该病还需心导管检查、CT、MRI 甚至心内膜心肌活检等其他检查方法。

第四节　致心律失常型右心室心肌病

致心律失常型右心室心肌病（arrhythmogenic right ventricular cardiomyopathy，ARVC）旧称为致心律失常型右心室发育不良（arrhythmogenic right ventricular dysplasia，ARVD），又称"羊皮纸心"，是一种原因不明的心肌疾病，病变主要累及右心室，是一种常染色体显性遗传的家族性疾病。

一、病理与临床

（一）病理

右心室心肌被脂肪或纤维组织所代替，早期呈典型的区域性，逐渐可累及整个右心室，甚至部分左心室，室壁变薄，室间隔很少受累。

（二）临床表现

本病的症状有心悸及晕厥，并有猝死的危险。患者多以室性期前收缩、室性心动过速就诊，病变发生于右心室游离壁，所以室性期前收缩常伴右束支传导阻滞。听诊大多数患者无明显异常发现，少数可出现 S3 或 S4，亦可闻及 S2 心音宽分裂。

二、超声心动图表现

(一)二维及M型超声心动图

1. 右心室弥漫性或局限性增大,严重者局部瘤样膨出,右心室流出道增宽,心尖部增宽,右心室舒张末径/左心室舒张末径>0.5。

2. 受累右心室壁明显变薄(1～2mm),运动明显减弱,肌小梁排列紊乱或消失,右心室节制束异常,构成"发育不良三角区",未受累心肌厚度正常。

3. 右心室收缩功能减低,以射血分数减低为著,左心功能可正常。

4. 部分病例右心室心尖可见附壁血栓形成。

5. 右心房常明显扩大。

(二)彩色多普勒血流成像与频谱多普勒

1. 多数患者会出现三尖瓣不同程度反流,一般为轻至中度。

2. 部分患者三尖瓣频谱A峰>E峰。

(三)组织多普勒

ARVC患者瓣环水平组织多普勒Em峰<Am峰。QTVI显示ARVC患者右心室壁各节段V_S、V_E、D_S明显降低,且峰值时间后移,$V_E/V_A<1$。

三、鉴 别 诊 断

ARVC须与右心室心肌梗死相鉴别,后者有明确的胸痛病史,右心室梗死区变薄,非梗死区厚度正常;梗死区运动明显减弱或消失,冠状动脉造影显示相应冠状动脉狭窄或闭塞。

四、临 床 价 值

ARVC是一种有家族遗传倾向的心肌病,通常表现为室性心律失常,并常有猝死的危险,因此早期诊断、对亲属进行体检非常重要。目前对右心室的评价仍很困难,需要联合使用不同的超声心动图技术。

第五节 心肌致密化不全

心肌致密化不全(noncompaction of ventricular myocardium,NVM)是先天性心肌发育不良的罕见类型,是由于正常心内膜在胚胎时期发育停止,正在发育过程中的心肌小梁压缩不全,心肌呈海绵状。本病有家族倾向,临床表现无特异性,冠状动脉造影显示正常,X线和心电图检查很难将其与扩张型心肌病鉴别。

一、病理与临床

(一)病理

NVM属心室发育不良的特殊类型,主要累及左心室,亦可累及右心室,不合并心内其他畸形。病理特征是心室肌小梁突出以及肌小梁之间呈现较深的隐窝状,后者与左心室腔相交通。

(二)临床表现

NVM常以渐进性左心功能减退、室性心律失常和心内膜血栓形成、体循环栓塞等为特征,临床症状和体征酷似扩张型心肌病。

二、超声心动图表现

(一)二维超声心动图

1. 左心室腔内见多发突入腔内的肌小梁和肌小梁间深陷的隐窝,呈网络样交织。病变多累及左心室中下段,以心尖部、侧壁为主,室间隔基底段基本正常。

2. 病变处心内膜呈节段性缺失。病变区域外层的致密心肌变薄,运动幅度减低。致密化不全心肌与正常心肌厚度比值<1/2。

3. 受累室壁运动弥漫性减低。

4. 左心房、左心室扩大。

5. 左心室收缩和舒张功能减低。

(二)彩色多普勒血流成像及频谱多普勒

1. 肌小梁隐窝内可见暗淡的血流信号,并与心腔内血流相通,但不与冠状动脉循环交通。

2. 常伴二尖瓣、三尖瓣反流。

3. 二尖瓣血流频谱A峰>E峰。

三、鉴 别 诊 断

1. 扩张型心肌病 DCM左心室内膜光滑,缺乏深陷的隐窝,有时DCM者在心尖部也有轻度增粗的肌小梁。但心肌致密化不全见多发突入腔内的较粗大肌小梁及隐窝,呈网络样交织。

2. 肥厚性心肌病 HCM室壁局部明显肥厚,内见粗大的肌小梁,但肌小梁间无深陷的隐窝,室壁厚度是两者的重要鉴别点。

3. 心内膜弹力纤维增生症 该病心内膜增厚、光滑连续,且该病多见于婴幼儿,而心肌致密化不全患者的病变处心内膜呈节段性缺失,伴明显隐窝。

四、临 床 价 值

心肌致密化不全如早期诊断,积极采取内科治疗措施和对症治疗,对改善患者的预后具有重要的意义。出现症状后再检查治疗则预后较差,而超声心动图是诊断无症状性孤立性心肌致密化不全的准确而可靠的方法。

(田家玮)

■ 参考文献

[1] 田家玮,姜玉新,张 运.临床超声诊断学.北京:人民卫生出版社,2010.

[2] Paterick TE,Gerber TC,Pradhan SR,et al. Left ventricular non-compaction cardiomyopathy:what do we know Rev Cardiovasc Med,2010,11(2):92-99.

[3] Williams LK,Frenneaux MP,Steeds RP. Echocardiography in hypertrophic cardiomyopathy diagnosis, prognosis, and role in management. Eur J Echocardiogr,2009,10(8):iii 9-14.

[4] Thomas DE,Wheeler R,Yousef ZR,et al. The role of echocardiography in guiding management in dilated cardiomyopathy. Eur J Echocardiogr,2009,10(8):iii15-21.

[5] Nihoyannopoulos P,Dawson D. Restrictive cardiomyopathies. Eur J Echo-cardiogr,2009,10(8):iii23-33.

第12章

心包疾病及心脏占位性疾病

心包腔是壁层心包与脏层心包之间的腔隙,正常心包腔内有少量淡黄色液体润滑着心脏表面,一般不超过50ml。心包对心脏及邻近器官有一定的保护作用,限制心脏因容量负荷过重而过分扩张;心脏收缩时,心包腔内的负压有助于心房的充盈。

此外,心包还具有防止肺部和胸腔的炎症向心脏蔓延的作用,并可保护肺不受心脏搏动时的撞击。

心包疾病包括心包积液,急性、亚急性、慢性心包炎,缩窄性心包炎,心包肿瘤等,其发病率较高,临床表现和预后与心包疾病的病因、种类有关。

第一节　心　包　积　液

心包积液(pericardial effusion,PE)为任何原因引起的心包腔内液体量的增多。心包积液往往是心包炎的最主要表现之一,但心包炎并非必然有心包积液。根据病程心包积液可分为急性(<6周)、亚急性(小于半年)与慢性(大于半年)3种类型。

一、病理与临床

(一)病理

心包积液可分为漏出性、渗出性、脓性、血性、乳糜性、胆固醇性等种类。各种病因引起的心包炎都可产生血性渗出液,但以结核病及肿瘤最多见。充血性心力衰竭和肝硬化时心包积液为漏出液。

(二)临床表现

心包积液的临床表现与病因、积液性质、积液量以及积液产生的速度等因素有关。急性心包炎患者可有发热、气急、周身不适、乏力、心前区疼痛,咳嗽、深呼吸及平卧位时加剧。心包摩擦音是纤维蛋白性心包炎重要的特异性体征,而且随着心包积液量的增加而减轻或消失。急性大量积液者心尖搏动减弱或消失,心率快、心音弱而遥远。亚急性或慢性心包炎可出现颈静脉怒张、肝颈回流征阳性、肝大、水肿和腹水等。如果积液急剧增加或大量积液引起急性心脏压塞时,可引起明显的血流动力学异常和急性循环衰竭的临床表现,进而导致心

脏停搏,是心脏创伤的急速致死原因。

二、超声心动图表现

(一)二维超声心动图

1. 直接征象　心包积液的直接超声征象是心包腔内出现无回声区。

(1)少量心包积液(<100ml),无回声区一般仅局限于左心房室沟和左心室后壁的后方,宽度在0.5~0.8cm,心脏的前方、侧方以及心尖部通常不出现无回声区。

(2)中等量心包积液(100~500ml),左心室后壁的后方出现较宽的无回声区,同时在心脏的前方、侧方、右心室前壁前以及心尖部的心包腔,出现无回声区,宽度在1.0cm左右,右心室前壁搏动增强。

(3)大量心包积液(>500ml),心脏四周均可见较宽的无回声区,宽度>2.0cm,心尖部亦见较多无回声区。整个心脏在心包腔内明显摆动,犹如"蛙泳状",室壁搏动受限。

(4)大量心包积液或积液急速增加,左心室后壁后方出现的无回声区宽度达到3.0cm以上者可出现心脏压塞的征象,表现为右心室前壁舒张期塌陷征,也可右心房侧壁收缩期塌陷,但心脏压塞并非均与心包积液量有关,部分心脏压塞系心包内积液量短期内明显增加所致,其心包积液总量并不很

多。

2. 间接征象

(1)漏出液或浆液性渗出性心包积液的无回声区多均匀一致。

(2)纤维素性或化脓性积液多在无回声区内出现绒毛状、絮状回声,甚至多发分隔,尤其结核性者,可见脏层心包附有飘摆的多条"水草样"纤维素。

(3)血性心包积液的无回声区透声不良,可出现密集细小的点状回声,甚至不规则团块状回声。

(二)M 型超声心动图

1. 少量心包积液时见左心室后壁后出现三角状无回声。

2. 中等量心包积液时,左心室后壁后及右心室前壁前均见较宽的无回声区。

3. 大量心包积液时上述部位无回声区在2.0cm 左右,M 型可出现"荡击波"征。

(三)彩色多普勒血流成像

心包积液时,一般不引起明显血流动力学异常。

三、鉴别诊断

(一)心包脂肪垫

心包脂肪垫多位于右心室前壁前的心包膜内外,厚度多<8mm。回声一般较低,动态观察时其厚度变化不大。

(二)胸腔积液

胸腔积液较多时,也可在心脏的后侧方出现无回声区,但在壁层心包膜之外,将探头沿液性暗区走行至左腋中线时,可显示其与胸腔液体相连续,同时其他心脏部位未见无回声区。

四、临床价值

二维超声是诊断心包积液的最佳方法,敏感性强,不仅能够及时提供定性诊断,而且能够对积液量、积液部位和性质进行评估,还能够准确定位穿刺点或进行超声引导下穿刺治疗。

第二节 缩窄性心包炎

缩窄性心包炎(constrictive pericarditis)多继发于急性或慢性心包炎。发病年龄以 20~30 岁最多,男性多于女性,最常见病因为结核性(约占50%),其次为非特异性、化脓性、创伤性疾病和累及心包的恶性肿瘤。

一、病理与临床

(一)病理

心包缩窄部位多发在左、右心房室环及右心室前壁、左心室侧后壁。增厚、僵硬及缩窄的心包压迫心脏和大血管根部,限制了心脏的舒张,致心排血量减少,出现代偿性心率增快。同时心房内压增多,残余血量增多,导致两心房不同程度地扩大。

(二)临床表现

由于右心室舒张期充盈受限,静脉回流受阻,静脉压升高,引起颈静脉怒张、肝大、腹水、胸腔积液和下肢水肿,而左心室舒张受限引起肺循环淤血,出现呼吸困难、肺水肿等。

二、超声心动图表现

(一)二维超声心动图

1. 两心房明显增大、心室相对变小。

2. 心包增厚、局部回声增强、僵硬,呈"蛋壳"样改变,严重者出现钙化。尤以房室瓣环部位为著。当伴有少量心包积液或夹有干酪样物时,形成"三明治"样改变。

3. 下腔静脉和肝静脉均增宽,下腔静脉宽度>2.4cm。

(二)M 型超声心动图

室间隔在舒张早期突然后向运动出现切迹,左心室后壁舒张中晚期运动平直。

(三)彩色多普勒血流成像(CDFI)

通常无特异性表现,由于心房扩大、房室环扩张,可导致二尖瓣、三尖瓣相对性反流。收缩期左、右心房内见来源于二尖瓣、三尖瓣口的少量反流。

(四)脉冲多普勒超声心动图

1. 二尖瓣口舒张期充盈受限,舒张早期 E 峰速度加快,晚期减慢,E/A 比值明显增大,吸气时左心室等容舒张期延长,峰值流速减低。

2. 二尖瓣和三尖瓣口 E 峰速度随呼吸改变显著,二尖瓣口 E 峰吸气时较呼气时下降≥25%,而三尖瓣口 E 峰吸气时较呼气时增加≥40%。二尖瓣和三尖瓣血流 E 峰减速时间缩短≤160ms。

(五)组织多普勒超声心动图

缩窄性心包炎患者心肌运动速度减低或正常,二尖瓣环 TDI 频谱中舒张早期左心室充盈波 E_A 速度常显著升高。

三、鉴别诊断

临床上主要须与限制型心肌病鉴别。两者鉴别要点是：限制型心肌病主要表现为心内膜增厚；而缩窄性心包炎心包增厚、钙化，另外，二尖瓣、三尖瓣口舒张期血流频谱的呼吸相改变可作为诊断缩窄性心包炎的主要依据。

组织多普勒超声检测显示缩窄性心包炎患者心肌运动速度轻减低或正常，而限制型心肌病患者Ea 速度降低，Ea<8cm/s 提示限制性心肌病可能，而且心肌速度阶差（MVG）平均值低于正常人及缩窄性心包炎患者。

四、临床价值

超声心动图对缩窄性心包炎的诊断有较重要的价值。结合患者病史资料，综合评价超声图像表现，往往能够确立诊断，但不如 CT、MRI 敏感、准确。

第三节　心包肿瘤

（一）概述

心包肿瘤非常罕见，原发性良性心包肿瘤可能从胚胎残余发展而来，包括畸胎瘤（最常见）、心包囊肿、脂肪瘤、血管瘤、平滑肌纤维瘤、分叶状纤维性息肉等良性肿瘤。原发性恶性心包肿瘤多为间皮细胞瘤和肉瘤，分布广泛，常浸润组织。继发性肿瘤远较原发性肿瘤多见，其中以体内诸器官恶性肿瘤转移到心包为常见，如乳腺癌、霍奇金病、白血病和恶性黑色素瘤等，恶性肿瘤直接蔓延到心包，常见为支气管肺癌、乳腺癌、纵隔恶性肿瘤等。

心包肿瘤早期无症状，晚期症状有胸部疼痛、发热、干咳和气急。体征上，较早期有心包摩擦音，以后心包渗液，出现心脏压塞。症状有颈静脉怒张、脉压减小、心音减弱、肝大等，病情迅速加重。

（二）超声表现

1. 二维超声心动图上可见心包局部明显增厚，突出于心包内的低回声或强回声团块。

2. 基底部一般较宽，无蒂，回声致密，不均匀，边界清晰，亦可不清晰，无活动性。

3. 心包腔内可出现少许无回声区。所累及的室壁舒缩活动受到限制。当团块为无回声区并呈外膨状时，多为心包囊肿。

根据反复发作心包渗液，特别是血性渗液而缺乏炎症性病变的病史和症状，结合心脏超声检查，一般可做出诊断，如心包穿刺液中检出肿瘤细胞则可确诊。身体其他部位有原发肿瘤而伴发心包渗液症状者，应考虑继发性心包肿瘤。

第四节　心脏肿瘤

心脏肿瘤（cardiac tumor）包括原发性肿瘤（primary cardiac tumor）和继发性肿瘤（secondary cardiac tumor），是指发生在心腔、心肌、心内膜、瓣膜或心包内的良性或恶性肿瘤。

心脏原发性肿瘤罕见，尸检显示其发生率仅为0.05%，而继发性转移瘤的发生率则可高达1%。原发性心脏肿瘤中约有75%为良性肿瘤，恶性肿瘤占25%，几乎所有脏器和组织的各种类型的恶性肿瘤均可以转移至心脏和心包，心包的转移性肿瘤较心肌者更为常见，而心肌的转移性肿瘤以壁内者为多。

一、心脏原发性良性肿瘤

心脏原发性肿瘤大多为良性，最常见的是黏液瘤，其次是横纹肌瘤、纤维瘤、脂肪瘤、畸胎瘤和淋巴管囊肿等。

（一）黏液瘤

1. 病理与临床　黏液瘤（myxoma）是最为常见的心脏良性肿瘤，约占50%，发病年龄以30～50岁多见，性别无明显差异。最常见于左心房，约占75%，其次为右心房，占20%左右，发生于心室和瓣膜者甚为少见。多发者可于同一心腔内多处发生，亦可在不同心腔内发生。

肿瘤大多起源于房间隔卵圆窝邻近的原始间质细胞，瘤体具有宽窄不一的瘤蒂，大多数与房间隔卵圆窝部相连，也可发生在心房前后壁、心耳或瓣膜。心室黏液瘤可起自游离壁或室间隔，可有蒂或无蒂。肿瘤大小不等，呈息肉状或分叶状，质软易碎,容易破裂、脱落和出血。

患者主要为劳累后心悸、气急、胸闷,类似二尖瓣狭窄的症状。本病进展较快,最终发生心力衰竭。患者表现为颈静脉充盈、怒张、下肢水肿、肝脾大,甚至有腹水征。瘤栓脱落入体循环可引起脑、肾、肺、肠系膜及下肢动脉栓塞。

2. 超声心动图表现

(1)二维超声心动图(以左心房黏液瘤为例)

①心腔内出现较强或低回声光团,呈云雾状,瘤体活动度大,舒张期可突入房室瓣口或部分突入左心室或右心室,收缩期回纳入心房腔内,形态可发生改变。

②蒂可长可短,宽窄不一。常附着于房间隔左心房面卵圆窝的边缘,也可见于左心房前、后壁及心耳内,少数无蒂,瘤体与心房壁直接连接。

③左心房均有不同程度扩大。

(2)M型超声心动图

①心底波群:左心房中可见异常团块状回声,收缩期出现或变大,舒张期消失或变小;左心房内径增大。

②二尖瓣波群:心脏舒张期肿瘤脱入二尖瓣口时,在二尖瓣前后叶之间舒张期出现团块状较强回声,收缩期消失。二尖瓣前后叶开放时呈方形波,但仍呈镜像运动。D-E段出现窄小缝隙。

(3)彩色多普勒血流成像(CDFI):舒张期仅在瘤体与二尖瓣前或后叶间的间隙出现明亮的红色花彩血流束。部分影响二尖瓣收缩期关闭时可见收缩期左心房内出现蓝色为主蓝色花彩反流信号。

(4)频谱多普勒超声心动图:舒张期二尖瓣口流速增快,仍呈双峰,E峰后下降斜率减慢,频谱类似于二尖瓣狭窄。

3. 鉴别诊断 左心房肿瘤常与左心房血栓、胸段降主动脉、异常增大的冠状静脉窦、食管裂孔疝等相鉴别;右心房肿瘤常与下腔静脉口、右心房血栓、希阿里网及下腔静脉瓣相鉴别。

4. 临床价值 超声心动图可清楚显示肿瘤形态、大小、瘤蒂长短、附着部位、活动度和毗邻关系情况,并准确判断肿瘤梗阻导致的血流动力学改变,有助于鉴别多种心腔内占位性病变,是首选检查方法。对特征明显的黏液瘤几乎可以作出肯定的病理诊断。

(二)横纹肌瘤

横纹肌瘤在婴儿和儿童中最常见,90%为多发性,约75%的患者发生在1岁以内。产前诊断的心脏肿瘤约60%为横纹肌瘤。多生长于心室壁和室间隔。横纹肌瘤还可同时与先天性心脏病,如房间隔缺损、法洛四联症、左心发育不良综合征等并存。

肿瘤多位于左心室和右心室心肌内,瘤体呈黄灰色,直径数毫米至数厘米。临床上,肿瘤大者可向心腔突起,引起阻塞症状。

超声心动图表现:

1. 于左心室和右心室心肌内或室间隔内出现单个、多个略强回声或等回声团块,呈圆球状或椭圆状。

2. 肿瘤内部回声均匀,境界清晰,与正常心肌有界限,边缘规整,随心脏的舒缩运动,有一定的活动幅度。

3. 肿瘤大小不等,大的可侵占心腔空间,甚至占据整个心腔,使心腔容量减少,位于房室瓣环处者可以部分阻塞二尖瓣或三尖瓣口。

(三)纤维瘤

心脏纤维瘤属于良性的结缔组织瘤,多见于婴儿和儿童。常位于左心室或室间隔内。多为单发,大小不一,通常 < 1.0cm,大者直径有时可达10.0cm。临床上,主要影响心脏收缩功能和心腔内血流,可引起左、右心室流出道阻塞症状及充血性心力衰竭。

超声心动图表现:

1. 肿瘤多附着在瓣膜的支持结构上。带有小蒂的"海葵"征是其典型表现。

2. 肿瘤多呈圆形、椭圆形或边界不规则,可以是单发或多发,易被误认为瓣膜赘生物。

二、心脏原发性恶性肿瘤

心脏原发性肿瘤中恶性肿瘤甚少见,占25%,主要为横纹肌肉瘤、纤维肉瘤、恶性血管内皮瘤、恶性间皮瘤、黏液肉瘤及淋巴肉瘤等。好发年龄为30~50岁,儿童中少见。肿瘤可侵犯心肌、心内膜和心包,绝大多数发生在右心房。

由于心腔内肿瘤可引起心脏腔室的梗阻并产生相应的症状和体征。心脏肌肉广泛地被肿瘤组织所替代,可导致心肌收缩无力,从而产生心力衰竭。肿瘤细胞浸润至心脏传导系统,可引起心律紊乱,房室束或其束支传导阻滞,可导致患者猝死。肿瘤累及心外膜或心包可产生血心包和心脏压塞征。

患者可出现胸痛、昏厥、发热、恶液质、全身不适,充血性左心和(或)右心衰竭等症状,瘤栓脱落可产生体循环动脉栓塞、肺栓塞,可致肺动脉高压。

(一)横纹肌肉瘤

在心脏原发性恶性肿瘤中,肉瘤约占 95%,其中以横纹肌肉瘤为多见。病情进展迅速,表现多样,可在心脏任何部位发病,可因局部浸润、心腔阻塞、远处转移(最常见为肺部转移)而致患者死亡。

超声心动图表现:

1. 无特异性,可显示心腔增大或者正常。

2. 心腔内出现实质性低回声团块,边界欠清晰,多数无蒂,活动度小。

3. 向周围浸润性生长,基底宽,肿瘤附着处基本固定不动。可伴心包积液。

4. CDFI 显示团块内部常见较丰富血流信号。

(二)纤维肉瘤

纤维肉瘤可位于任何心腔,但多起源于右心系统,发生于右心房者占半数以上。可起源于心脏各层,但起源于心内膜或心包膜者,远较心肌为多,但均很快浸润心脏全层。

超声心动图表现:

1. 右心房增大,可见低或略强回声团块,周边不光整,与右心房壁关系密切,无明显蒂及包膜。

2. 向心脏内生长者,多数基底较宽,少数有蒂,可阻塞三尖瓣口造成血流梗阻征象,或阻塞上腔或下腔静脉入口。

3. 向心腔外生长者,侵犯心外膜,可引起血性心包积液。起源于心肌的肿瘤可同时向心腔内外生长,易引起心律失常。

(三)恶性血管内皮瘤

恶性血管内皮瘤实属罕见,恶性血管内皮瘤是一种组成细胞呈内皮细胞分化的恶性肿瘤,最常发生于右心系统。

超声心动图表现:

1. 多在右心房近房室沟处出现结节状或分叶状低回声或略强回声团块。

2. 心包腔内多见无回声暗区(积液)。

3. 右心室巨大肿块累及肺动脉主干、胸壁,甚至包绕右冠状动脉。

4. 右心房、右心室增大。

(四)恶性间皮瘤

恶性间皮瘤起源于心内淋巴内胚层和中胚层间皮细胞,大多数表现为弥漫性生长。临床上多发生于胸膜,可累及心包和纵隔,原发的心包间皮瘤尤为罕见。多侵及壁层和脏层心包,使心包广泛增厚并常蔓延至包括浅层心肌在内的邻近组织,部分

可转移至局部淋巴结。心包间皮瘤的发生与石棉、玻璃纤维等暴露有关。

超声心动图表现:

1. 心包膜壁层和脏层广泛增厚。

2. 可见团块状回声,压迫邻近组织,团块回声不均匀,边界欠清晰。

3. 心包腔内可见液性暗区,透声差。

三、转移性心脏肿瘤

其他部位恶性肿瘤转移至心脏者少见,可从邻近器官的恶性肿瘤直接浸润而来,如支气管癌、胃癌、食管癌和纵隔肿瘤等,但大多数经血行转移而来。

(一)病理与临床

继发性心脏肿瘤是原发性心脏肿瘤的 20 多倍,转移性肿瘤最常累及心包,其次为心肌,再次为心内膜。恶性肿瘤患者出现进行性加重的心律失常、心脏增大、心力衰竭时应怀疑本病。然而 90%以上患者没有心脏方面的表现。肺、气管、纵隔和乳腺等胸部恶性肿瘤可以局部浸润心包引起心包积液;肺癌还可侵犯肺静脉、左心房造成二尖瓣阻塞样临床表现;白血病、淋巴瘤和多发性骨髓瘤等常累及心肌;肝癌或其他肝转移肿瘤主要累及下腔静脉和右心房。

(二)超声心动图表现

1. 心腔内,尤其是右心房内出现较高或低回声团块,形态不规则,大者可阻塞三尖瓣口。

2. 可见肿瘤组织依血流方向自上、下腔静脉侵入右心房、右心室。

3. 肿瘤与该处血管及心壁组织境界清楚,无紧密粘连,瘤体无包膜。

4. 剑下四腔心切面可确定转移瘤的原始起点和播散途径,并同黏液瘤进行鉴别。

(三)鉴别诊断

1. 心腔内血栓　血栓多发生于其他心血管病的基础上,通常有不同的病史和临床表现,超声表现显示血栓回声常为多层线状,基底宽,随房室壁运动而动,振幅小。

2. 赘生物　赘生物通常出现于瓣膜或心内膜上,活动度大,多随瓣膜活动,回声不均匀,较大的赘生物难以与心脏肿瘤相鉴别,需要结合临床表现和其他辅助检查。

3. 心血管腔内其他团块　异物、房间隔瘤、瓣膜钙化以及异常增大的下腔静脉瓣、异常肌束、假

腱索等先天性畸形或变异,有时也需要鉴别,但超声方面常有比较特殊的表现。

(四)临床价值

通过超声检查,结合临床表现等,可对心脏肿瘤的性质进行提示性诊断。良性肿瘤的形态多数较规则,内部回声均匀,多有蒂,活动度往往较大,一般不伴有心包积液;恶性肿瘤的形态多呈不规则

形,内部回声减低、不均匀,多数无蒂,活动度极小,常伴有心包积液。

虽然超声心动图容易发现心脏肿瘤,但除黏液瘤之外,对其他心脏肿瘤较难术前作出准确的病理诊断,一般常在术后肿瘤标本或尸检解剖中得到正确的病理诊断。

第五节　心腔内血栓

心腔内血栓并不是一个独立的疾病,常作为心脏疾病的并发症而存在,主要的危害是可导致体循环或肺循环栓塞,严重者可危及患者生命。

一、超声心动图表现

1. 心腔内可见异常团块状回声附着,左心房血栓多附着于左心房侧后壁及左心耳内,心室血栓多附着于心尖部。

2. 血栓多为边界清晰的圆形、椭圆形或不规则形,一般基底部宽,无蒂,随房壁或室壁而动。

3. 血栓回声受形成时间长短影响,早期血栓呈低回声,机化血栓呈高回声,机化不全血栓呈不

均匀回声。

4. 经食管超声心动图(TEE)对左心耳或左心房内血栓显示的敏感性高于经胸超声心动图。

二、临床价值

超声心动图是诊断心腔内血栓的首选方法,尤其是 TEE 对临床治疗具有很重要的指导意义,如房颤电复律或射频消融术前、二尖瓣球囊扩张术前,都须常规行 TEE 检查,以防止心腔内血栓的脱落造成栓塞。

(田家玮)

■ 参考文献

[1] 田家玮,姜玉新,张　运.临床超声诊断学.北京:人民卫生出版社,2010.

[2] Yang EH, Gabrielian V, Ji P, et al. Left atrial undifferentiated pleomorphic sarcoma causing mitral valve obstruction. Circulation, 2011,123(3):e11-14.

[3] Heyse A, Van Durme F, Goethals M. A rapid evolution from effusive-constrictive to constrictive pericarditis. Acta Cardiol,

2010,65(3):351-352.

[4] Plana JC. Three-dimensional echocardiography in the assessment of cardiac tumors: the added value of the extra dimension. Methodist Debakey Cardiovasc J, 2010,6(3):12-19.

[5] 田家玮,刘宇杰,苏雁欣,等.超声心动图在心脏少见肿瘤良恶性鉴别中的价值.中华超声影像学杂志,2006,15(4):255-257.

第 13 章

先天性心脏病

第一节　先天性心脏病超声检查方法

一、先天性心脏病的分类

1. 非发绀型

(1)无分流：先天性房室瓣及半月瓣病变,如伞型二尖瓣、三尖瓣下移畸形、二叶式主动脉瓣、单纯肺动脉瓣狭窄;流入道及流出道梗阻病变,如二尖瓣瓣上环、右心室流出道狭窄、主动脉瓣下狭窄;主动脉缩窄;矫正型大动脉转位等。

(2)左向右分流：常见畸形有房间隔缺损、室间隔缺损、动脉导管未闭;少见及复杂畸形有部分型心内膜垫缺损、主动脉窦瘤破入右心房和右心室、冠状动脉-右侧心腔瘘等。

(3)左向左分流：主动脉窦瘤破入左心房(少见)、冠状动脉-左侧心腔瘘等。

2. 发绀型　右向左分流：常见畸形有法洛四联症、法洛三联症、右心室双出口。少见畸形有完全型大动脉转位、永存动脉干、房间隔缺损并完全型肺静脉异位引流、单心室、三尖瓣闭锁、肺动脉瓣闭锁等。

先天性心脏病有几十种,本节介绍 20 余种先天性心脏病。

二、系统诊断法

复杂型先天性心脏病往往在心房、心室和大动脉水平上发生不同方向的旋转、移位,并按不同顺序排列组合,同时合并多种畸形,故传统的诊断方法极易造成误诊和漏诊。对复杂先天性心脏病,应采用系统诊断法(systematic approach)进行系统性和逻辑性的分析,才能正确诊断。系统诊断法又称为顺序节段诊断法(sequential segmental ap-

proach),1972 年由美国 van Praagh 教授等最先提出,经不断改进和完善,如今已成为超声诊断先天性心脏病遵循的原则。系统诊断法是将整个心脏结构简化为三个节段(即心房、心室、大动脉)和两个连接(心房与心室的连接、心室与大动脉的连接),再按以下五个步骤进行诊断,包括:①心房位置;②心室襻的类型;③心房与心室的连接关系;④大动脉关系;⑤心室与大动脉的连接关系。

正常情况下心房正位(右心房在右,左心房在左),心室右襻(右心室在右侧,左心室在左侧),房室连接一致(左心房与左心室连接,右心房与右心室连接),主动脉与左心室连接,肺动脉与右心室连接。

对复杂型先天性心脏病而言,在常规胸骨左缘切面检查的基础上,剑突下区、胸骨右缘区、胸骨上窝区检查尤为重要,应作为常规检查部位。此外,经食管超声心动图亦可弥补经胸超声心动图的不足之处,近年发展的实时三维超声也有助于先天性心脏病诊断。

三、右心声学造影

右心声学造影是辅助诊断先天性心脏病的一项重要和不可缺少的方法。彩色多普勒超声对显示先天性心脏病左向右分流非常敏感而且直观,目前已基本取代了右心声学造影。在复杂心血管畸形不能判断心房位置或确定心内是否存在低速右向左分流时,右心声学造影仍有不可取代的诊断价值;彩色多普勒血流成像可能漏诊心内存在的低流速右向左分流,而右心声学造影可以非常敏感地发现此分流,并有助于肺动静脉瘘、永存左上腔等少见先天性心脏畸形的诊断。右心声学造影剂微气泡直径较大，经外周静脉注入后不能通过肺部毛细血管进入肺循环，只能在右心系统显影，当心房、心室和大动脉水平存在右向左分流时，则在相应水平的左心腔、主动脉出现造影剂微气泡。

关于右心声学造影剂，以往国内外学者尝试使用过数种。本节介绍目前在心脏检查中常用的两种右心声学造影剂。

1. 二氧化碳微气泡 通常由5%碳酸氢钠加各种弱酸制剂（如维生素C、盐酸、维生素 B_6 等），临时配制而成。

配制方法：①10ml 无菌注射器，先抽取 5% 碳酸氢钠溶液 4ml，再抽取 1% 盐酸溶液 1ml 进行混合，稍加振荡即可产生二氧化碳微气泡。②20ml 无菌注射器，先抽取 5% 碳酸氢钠溶液 10ml，然后抽取 5% 维生素 C 溶液 5ml 混合（以 2∶1 容量比例混合），2min 内产生二氧化碳微气泡，随后反应减慢。③10ml 无菌注射器抽取 5% 碳酸氢钠溶液 5ml，再加入维生素 B_6 300mg 稍加振荡即可产生二氧化碳微气泡。

操作方法及注意事项：通常取左上肢建立外周静脉通道，成人取以上配置剂量推入，小儿取以上配置剂量的 1/3～1/2 推入，严重发绀及心力衰竭患者应慎用。

2. 含空气的高糖微气泡 根据不同的制备工艺分为声振微气泡（sonicated microbubbles）和手振微气泡（hand-agitated microbubbles）声学造影剂。

（1）声振微气泡的制作方法：取 10ml 无菌注射器抽取 50% 葡萄糖溶液 6～8ml，拔除针芯，使针尖向下，再将经过消毒的超声波声振仪的声振探头插入针管内，置于液面以下，启动声振仪振动 10～20s，当溶液由透明状变为均匀的乳白色液体时，即可将针芯插入针管，供静脉推注使用。

该方法制作的微气泡直径较小，微泡大小较均匀，右心声学造影效果优于二氧化碳微气泡，并经动物实验和临床多年应用，证明安全、有效。

（2）手振微气泡的制作方法及应用：①材料准备。10ml 无菌注射器 2 支；无菌三通管 1 只；50% 葡萄糖；生理盐水。②制作方法。取一次性无菌注射器抽取 50% 葡萄糖 6ml，将其连接于三通管一接口上，三通管另一接口连接一次性无菌注射器，关闭未接注射器一侧的开关，使两注射器相通，用手

各持三通管两端的注射器快速来回推动抽取液，以肉眼观察到注射器里的透明液体变成淡乳白色为原则。③造影方法。造影前患者建立左上肢静脉通道，超声检查者固定探头在需要观察的切面，根据病情注射手振 50% 葡萄糖微气泡 1～3 次。注射剂量：儿童每次 1～3ml，成人每次 3～6ml。每次注射后，尾随注入生理盐水 6ml。

文献报道该方法经过实验研究和多年的临床应用，证明手振微气泡不需声振仪、效果肯定，制作方便易行、安全、适合在各级医院使用。

四、先天性心脏病肺动脉压评估

在无右心室流出道或肺动脉狭窄的患者，右心室收缩压等于肺动脉收缩压。用连续波多普勒计算肺动脉压方法如下：

1. 测三尖瓣反流压差计算肺动脉收缩压（PAPS） 取心尖四腔心切面，用彩色多普勒超声（CDFI）显示三尖瓣反流束方向及起点，再用连续波多普勒测得最高反流速度（V），根据简化 Bernoulli 方程（$\triangle P = 4V^2$），压差（PG）mmHg $= 4V^2$，PAPS $=$ PG$+$（5～10）（mmHg），其中 5～10 为右心房压。

2. 心室水平分流计算法 室间隔缺损时，左向右分流的峰值速度换算成压差（$\triangle P$）代表两心室之间的压差。即室缺分流压差（$\triangle P$）$=$ 左心室收缩压－右心室收缩压，而左心室收缩压（LVSP）相当于肱动脉收缩期血压（SBP），右心室收缩压（RVSP）相当于肺动脉收缩期血压（PAPS）。

即：PAPS（mmHg）$=$ RVSP $=$ SBP－室缺收缩期分流压差

3. 大动脉水平分流计算法

PAPS（mmHg）$=$ 肱动脉收缩期血压－动脉导管收缩期分流压差

4. 肺动脉瓣反流法计算肺动脉舒张压（PAPD） 正常情况下右心室舒张压接近零，因此肺动脉瓣反流压差相当于肺动脉舒张压。

5. 肺动脉高压程度判断 正常肺动脉压：收缩压（PASP）$<$ 30mmHg，舒张压（PADP）$<$ 15mmHg。

6. 临床意义 以上方法计算的肺动脉收缩压与心导管检查结果相关性良好，有些文献资料显示超声计算的肺动脉压略低于心导管的测值。

第二节 房间隔缺损

房间隔缺损（atrial septal defect，ASD），简称房缺，是最常见的先天性心脏病之一，发病率占先天性心脏病的 18% 左右。本病可单独存在，也常合并其他心血管畸形。当合并肺动脉狭窄时称为法洛三联症，合并二尖瓣狭窄时称为鲁登巴赫综合征（lutembacher syndrome）。

一、病理与临床

早期一般将房缺分为原发孔型和继发孔型，继发孔型约占 95%，原发孔型较少见，又称为部分型心内膜垫缺损（详见心内膜垫缺损节）。房缺多为单发，少数为两个以上或呈筛孔状，直径通常在 10~40mm。目前根据胚胎发育与缺损部位不同，又将房缺分为 4 型（图 13-1）：①中央型，又称卵圆孔型（ostium secundum type），约占 75%，缺损位于房间隔中部，相当于卵圆窝处；②下腔型，约占 12%，缺损位于房间隔的后下方，缺损缘紧邻下腔静脉入口；③上腔型，约占 3.5%，缺损位于上腔静脉入口处下方，常伴有部分或全肺静脉异位引流；④冠状静脉窦型，是冠状静脉窦与左心房后下壁间的缺损，该型非常少见，发生率<1%。

兼有上述两种以上的房间隔缺损，临床上又称为混合型房间隔缺损，约占 8.5%。若缺损很大，无房间隔则为单心房。

正常情况下左心房压高于右心房压，当房间隔缺损时，心内血流即产生左向右的分流。此时右心室不仅要接受上、下腔静脉流入右心房的血液，同时还要接受由左心房分流入右心房的血液，导致右心容量增加，右心系统扩大。严重病例后期可出现肺动脉高压，心房平面出现右向左分流。

体检在胸骨左缘 2、3 肋间可闻及较柔和的 Ⅱ~Ⅲ 级收缩期杂音，肺动脉瓣区第二心音增强或亢进，其发生机制是由于增多的血液通过正常的肺动脉瓣口导致肺动脉瓣相对狭窄。

二、超 声 表 现

1. 二维及 M 型超声

（1）间接征象：右心房、右心室增大，右心室流出道增宽，此为房间隔缺损的间接征象。特别对儿童患者，间接征象对提示房间隔缺损病变的存在有重要意义。由于右心室容量负荷过重，M 型超声心

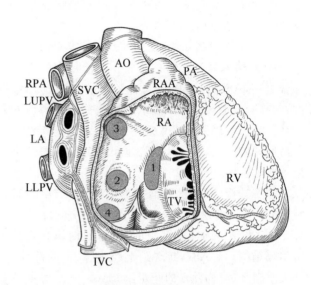

图 13-1 房间隔缺损类型

1. 原发孔型；2. 中央型；3. 上腔型；4. 下腔型

动图多表现为室间隔与左心室后壁呈同向运动。

（2）直接征象：房间隔回声中断，继发孔房间隔缺损在四腔心切面、主动脉根部短轴切面及剑突下两房腔切面显示房间隔中上部回声中断，若房间隔缺损处上下断端均能显示，则为继发孔中央型；若房间隔缺损处上端（心房顶部侧）无房间隔残端显示，通常为继发孔腔静脉型，剑突下切面，有助于上腔型或下腔型房缺的鉴别。若房间隔残端小，多为混合型房缺；完全未见到房间隔回声，则为单心房。

2. 多普勒超声 CDFI 显示房间隔缺损部位穿隔血流束，左向右分流者，血流束呈红色，由于分流速度不高，湍流可不明显。当合并有重度肺动脉高压时，缺损部位 CDFI 可显示右向左蓝色分流束或分流不明显。频谱多普勒在房间隔中断区及右房侧显示连续性双期正向（左向右）分流频谱，位于基线上方，分流峰速度位于收缩晚期和舒张期，由于心房压力较低，分流速度一般在 1.0~1.5m/s。显著的右心室容量负荷过重可导致三尖瓣口、右心室流出道和肺动脉瓣口血流速度增快，肺动脉口血流速度可达 2.0m/s。

3. 经食管超声心动图（transesophageal echocardiography，TEE） 经胸超声检查图像不清晰者可以采用 TEE 检查，TEE 可以提高对小房缺和腔静脉型房缺的诊断准确率，TEE 可以清晰显示房缺断端与上腔静脉、下腔静脉、冠状静脉窦的关系，

有助于对房缺术式的选择。另外 TEE 对卵圆孔未闭的诊断较经胸超声检查敏感。

4. 实时三维超声 可以显示房缺的形态学特征、部位及与周围的毗邻关系。

5. 超声心动图在 ASD 介入封堵治疗中的应用

ASD 封堵术是先天性心脏病介入治疗中的主要部分之一,ASD 封堵成功与否与术前正确选择病例、选择合适的封堵器以及术中监测等有着密切的关系。超声心动图可以直观地显示 ASD 及其封堵器情况,是检测 ASD、术中监测和术后随访的常规检查方法。

超声选择 ASD 封堵治疗的适应证:①年龄通常≥3 岁。②继发孔中央型 ASD 位于房间隔的中央部,相当于房间隔卵圆窝的部位,四周均有残余房间隔结构。③ASD 断端距上腔静脉、下腔静脉、二尖瓣瓣环、心房顶部的间距≥5mm。④心房水平为单纯左向右分流或以左向右为主的分流。⑤房缺直径≥5mm,≤36mm。⑥不合并必须外科手术的其他心脏畸形。

三、鉴 别 诊 断

1. 肺动脉瓣狭窄 肺动脉瓣狭窄时超声心动图可表现为右心房、右心室增大,但 CDFI 房间隔处无分流显示,肺动脉内收缩期血流速度较房间隔缺损者明显增加,流速>2.5m/s 有助于鉴别。

2. 卵圆孔未闭 中央型小房缺应与卵圆孔未闭鉴别,典型卵圆孔未闭在剑突下切面或经食管超声可见房间隔回声中断处的断端不在一条直线上,原发隔与继发隔呈错位状或夹层状。心内一般为左向右分流,CDFI 显示的分流束可呈"夹层状"血流信号。

3. 上腔静脉血流 在 CDFI 检查时需要注意不要把流入右心房的上腔静脉血流误认为分流信号,采用频谱多普勒超声有助于鉴别:上腔静脉的频谱图血流速度与形态随呼吸改变,与心动周期无关,而房缺的分流频谱速度及形态在每个心动周期一致,并且不受呼吸影响。

四、临 床 价 值

95％以上的房间隔缺损通过常规经胸超声检查可以明确诊断,但小房缺、冠状静脉窦型房缺、部分腔静脉型房缺在经胸超声检查可能表现不典型而易漏诊。不能确诊者应做经食管超声检查。准确评价房缺的大小、分型及与上、下腔静脉的关系有助于房缺的介入封堵治疗。

第三节 室间隔缺损

室间隔缺损(ventricular septal defect,VSD),简称室缺,即室间隔一个或多个部分缺失,致左右心室间存在异常交通。室间隔缺损占先天性心脏病的 20％～25％,是常见的先天性心脏病之一。室间隔缺损可单独存在,也可作为复杂畸形的一部分。

一、病理与临床

室间隔缺损的病理分型方法很多,从超声解剖和临床实用的角度,一般分为以下三大类(图 13-2)。

1. 膜部室间隔缺损 此型占室间隔缺损的 70％～80％,又可分为:①嵴下型(膜部前),缺损位于室上嵴后下方,紧邻主动脉瓣;②单纯膜部型,仅限于膜部室间隔的小缺损,若膜部室间隔缺损边缘与三尖瓣隔瓣粘连形成瘤样结构,称为室间隔膜部瘤;③隔瓣下型(膜部后),缺损位于三尖瓣隔叶的后下,距主动脉瓣较远。

2. 漏斗部室间隔缺损 占室间隔缺损的 20％～30％,可分为两个亚型:①干下型。缺损位于肺动脉瓣和主动脉瓣下,其上缘紧邻肺动脉瓣和主动脉瓣环,主动脉瓣常有不同程度的脱垂;②嵴内型。缺损位于室上嵴上方和肺动脉瓣下,但其上缘与肺动脉瓣之间有肌性组织分隔。

3. 肌部室间隔缺损 占室间隔缺损的 5％～10％,缺损位于室间隔的肌小梁部,四周均为肌肉组织,可单发或多发。

单纯室间隔缺损的大小多数在 5～10mm,可小至 2mm,缺损一般为单个,少数为多个,缺损可呈圆形、椭圆形,缺损残端边缘增厚。

VSD 的主要血流动力学改变是心室水平的左向右分流。典型体征是在胸骨左缘 3、4 肋间闻及响亮粗糙的全收缩期杂音伴震颤。室间隔缺损较小时,临床可无明显症状。缺损较大,早期表现为左心室容量负荷过重,随着病情的发展,长期持续的肺血流量增加,最终发展为肺动脉高压,导致双

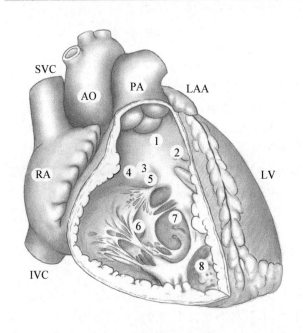

图 13-2　室间隔缺损分型

1. 干下型;2. 嵴内型;3. 嵴下型;4. 单纯膜部
型;5. 隔瓣下型;6～8. 肌部缺损

向分流或右向左分流,称为艾森曼格(Eisenmenger)综合征。临床上出现发绀,肺动脉第二心音亢进。

二、超声表现

1. 二维超声

(1)心脏形态学变化:小室缺(<5mm)、病程短者,心脏形态学一般无明显变化,心腔显示大小正常。较大室缺,心腔的变化主要是左心室增大,左心房也可增大,室壁运动增强;随着病情的发展,右心室也可增大,合并肺动脉高压时,右心室壁肥厚。

(2)VSD 直接征象及超声分型:①直接征象。两个以上切面二维超声显示室间隔连续性中断,断端回声增强。②超声分型。大动脉根部短轴切面,12 点至肺动脉瓣之间室间隔连续性中断,为漏斗部室缺。漏斗部室缺又分为干下型和嵴内型,绝大多数为干下型。干下型室缺的缺损上缘位于肺动脉瓣下,无肌性组织回声,嵴内型室缺位于主动脉根部短轴 12 点方位,与肺动脉瓣之间有肌性组织回声。三尖瓣隔瓣基底部至主动脉根部短轴 12 点钟处为膜部室缺,缺损部位靠近三尖瓣隔叶部位(9～10 点钟位置)者多为单纯膜部型,靠近 12 点钟位置者为嵴下型,靠近三尖瓣隔叶根部者多为隔瓣下缺损。远离主动脉瓣的室缺为肌部室缺。

干下型室缺主要以右心室流出道切面和主动

脉根部短轴切面显示;嵴下型室缺以胸骨旁五腔及左心室长轴切面显示更为确切,缺损上缘紧邻主动脉瓣;隔瓣下室缺最佳显示切面为胸骨旁四腔心切面,缺损上缘在三尖瓣隔瓣根部,以收缩期较清晰,距主动脉瓣较远;单纯膜部型室缺多在 5mm 以下,显示切面主要是心尖及胸骨旁四腔心切面;肌部室间隔缺损位置较低。

2. 多普勒超声　室间隔中断处,CDFI 显示左向右五彩镶嵌穿隔血流信号,分流束的位置也有助于室缺的分型。频谱多普勒在分流处探及高速全收缩期湍流,左向右分流时,其分流速度可高达 3～5m/s。当出现右向左分流时,分流束 CDFI 显示为蓝色信号。

3. 室间隔缺损合并艾森曼格(Eisenmenger)综合征　超声特征为大室缺合并重度肺动脉高压。二维超声显示右心房、右心室增大,右心室肥厚。由于室缺大,主动脉与室缺不在同一平面,主动脉前壁有骑跨征象。CDFI 在室缺部位显示双向穿隔分流。肺动脉及分支明显增宽,肺动脉瓣 M 形曲线图显示收缩中期提前关闭,呈"W"曲线,a 波变浅或消失。

4. 超声心动图在 VSD 介入治疗中的应用　超声心动图术前检测可辅助正确选择病例及封堵器,监测并引导封堵治疗操作。

超声选择 VSD 封堵治疗的适应证:①患者的年龄在 3 岁以上。②缺损的部位为膜部,部分嵴内型及肌部缺损。③缺损口大小,膜部或膜周部缺损口 3～16mm,嵴内型 4～6mm,肌部 2.5～14mm。④缺损残端距主动脉瓣及三尖瓣的距离>2mm,嵴内型 VSD 残端距肺动脉瓣距离>3mm,肌部 VSD 残端距心尖室间隔的距离>5mm。⑤心室水平左向右分流。⑥无病理性主动脉瓣反流或中度以上三尖瓣反流。

禁忌证:干下型、隔瓣下型 VSD,部分嵴内型和部分肌部 VSD。

三、鉴 别 诊 断

1. 室间隔缺损合并主动脉瓣脱垂　较大的室间隔缺损常合并存在右冠状动脉瓣脱垂,CDFI 除显示室间隔右心室面的收缩期分流外,在左心室流出道亦显示有舒张期反流。另外,脱垂的瓣膜可部分遮盖室间隔缺损口,从而导致室间隔缺损面积大小的低估。

2. 主动脉右冠窦瘤破入右心室流出道　主动

脉右冠窦瘤破入右心室流出道多数合并存在室间隔缺损,由于右冠窦瘤常从室缺口破入右心室,窦瘤瘤体往往遮盖室间隔缺口,经胸二维超声易漏诊。检查时应注意改变探头声束方向,避开窦瘤。

3. 其他 二维超声心动图对小的肌部 VSD 容易漏诊,但可以通过彩色多普勒超声观察到血流穿过 VSD 的部位,从而对肌部 VSD 做出诊断。对合并有复杂畸形的室缺,如果室缺处分流不明显,可能会漏诊。实时三维超声和经食管超声有助于进一步了解室缺的形态及与周围的毗邻关系。

四、临床价值

超声可以对漏斗部、膜部、肌部的室缺进行分型诊断。对小至 2mm 的左向右分流的室缺,多普勒超声亦可敏感诊断。超声可能漏诊多发小室缺的室缺个数。术后超声随访可观察补片周围有无裂开和残余分流。在室间隔缺损的介入治疗方面,超声心动图术前检查可辅助正确选择病例及封堵器,监测并引导室间隔缺损的介入治疗。

第四节　动脉导管未闭

动脉导管未闭(patent ductus arteriosus, PDA)亦是最常见的先天性心脏病之一,发生率占 10%～21%,仅次于房间隔缺损与室间隔缺损。可单独发生,也可合并其他畸形。

一、病理与临床

动脉导管是胎儿期的正常通道,出生后闭锁成动脉韧带。动脉导管在出生后一段时间内未闭时,由于主动脉压力在收缩期及舒张期均高于肺动脉压,所以主动脉内的血液持续性经未闭的动脉导管流向肺动脉(大动脉水平左向右分流),造成肺循环血流量明显增加,进而导致左心回血量增加,左心房、左心室因容量负荷加重而扩大。导管粗大者病程晚期肺动脉压升高,可产生右向左分流。

未闭动脉导管位于主动脉峡部小弯侧,一端连在肺动脉主干末端或左肺动脉根部,另一端连接左锁骨下动脉开口远端的降主动脉前侧壁。动脉导管的长短、粗细不一,多数长 5～10mm。按其形态一般分为 3 种类型:①管型,最多见,约占 80% 以上,导管管径粗细一致;②漏斗型,导管主动脉端较肺动脉端更宽;③窗型(缺损型),少见,导管短而粗,主动脉与肺动脉呈窗型相通,类似于主动脉与肺动脉之间的间隔缺损。

导管细小可无临床症状,导管直径达 1.0cm 者多有心功能不全症状。典型体征是心界向左下扩大,于胸骨左缘第 2 肋间闻及收缩及舒张期连续性杂音伴收缩期震颤,肺动脉高压时连续性杂音不典型,仅为单纯收缩或舒张期杂音。

二、超声表现

1. 二维及 M 型超声

(1)心脏形态学变化:动脉导管直径在 5mm 以下者,心脏各腔室大小测值可在正常范围内。动脉导管较大者,二维超声心动图显示左心房、左心室增大,肺动脉增宽。合并肺动脉高压时,右心室、右心房增大,右心室壁增厚。重度肺动脉高压时,以右心房、右心室增大为主,肺动脉及分支增粗,肺动脉瓣运动幅度增大,M 型超声心动图肺动脉瓣曲线"a"波变浅或消失,收缩期呈"W"形或"V"形(此为肺动脉瓣收缩期提前关闭征象)。

(2)直接征象:主动脉根部短轴切面肺动脉分叉处或左肺动脉根部有管道与后方的降主动脉相连,二维超声可显示导管的形态、粗细及长度。胸骨上窝主动脉弓长轴切面上,左锁骨下动脉对侧管壁回声失落,并有管道与肺动脉远端相通。儿童患者在剑突下检查也可显示动脉导管未闭直接征象。

2. 多普勒超声 无明显肺动脉高压时,在整个心动周期中主动脉压显著高于肺动脉压。CDFI 显示降主动脉血流经导管进入肺动脉的连续五彩镶嵌血流信号。小导管二维超声可以无阳性发现,但 CDFI 可以较敏感地显示小至 3mm 的动脉导管的分流。频谱多普勒在肺动脉远端或动脉导管开口处显示连续性收缩与舒张双期分流,分流速度可达 4m/s 以上。当出现肺动脉高压时,两动脉之间压差减小,分流峰速下降,表现为层流(红色)或出现肺动脉血流分流入降主动脉。

三、鉴别诊断

由于肺动脉存在湍流,初学者需注意与肺动脉瓣狭窄鉴别。

在 PDA 合并重度肺动脉高压时,由于分流不典型,需注意与原发性肺动脉高压鉴别,胸骨上窝切面有助于鉴别。

四、临床价值

二维超声和多普勒超声联合运用对动脉导管

的诊断可以达到很高的诊断准确率,成人小导管在声窗条件不好的情况下可能漏诊。

第五节　心内膜垫缺损

心内膜垫缺损(endocardial cushion defects,ECD)又称房室管畸形或房室共同通道,占先天性心脏病的 2%～5%。

一、病理与临床

病理解剖一般分 3 型:①部分型心内膜垫缺损。为单纯原发孔型房间隔缺损,或原发孔房间隔缺损合并房室瓣裂。②完全型心内膜垫缺损。原发孔型房间隔缺损及室间隔缺损同时存在,融合成为一大缺损。依据共同瓣的形态及腱索附着位置分为:A 型,约占 75%,共同瓣可分为二尖瓣与三尖瓣,各自有腱索附着在室间隔缺损的顶端或两侧;B型,少见,共同瓣可分为二尖瓣与三尖瓣,腱索不附着在室间隔上,而附着在室间隔右室侧;C 型,共同房室瓣无二、三尖瓣之分,腱索呈漂浮状,约占25%。③过渡型心内膜垫缺损。即存在原发孔房间隔缺损和较小的室间隔流入道部缺损,与完全型心内膜垫缺损不同的是未形成共同房室瓣,二尖瓣、三尖瓣独立存在,可以合并瓣裂。

部分型心内膜垫缺损血流动力学变化主要为心房平面左向右分流,以右心容量负荷增加为主,有房室瓣裂时则合并房室瓣反流。完全型心内膜垫缺损四个心腔血流相通,导致左、右心容量负荷均增加。

体格检查心脏扩大,闻及心尖部二尖瓣关闭不全的收缩期杂音,肺动脉高压明显者则出现肺动脉第二心音亢进或分裂。

二、超声表现

1. 部分型心内膜垫缺损

(1)二维超声:①房间隔下部回声中断。这是二维超声诊断部分型心内膜垫缺损的直接征象,在所有四腔心切面上,均可显示缺损的部位在房间隔下端近十字交叉处,其下界达房室瓣上缘。②二尖瓣前叶裂。二尖瓣水平短轴切面示舒张期二尖瓣前叶连续中断。③右心房、右心室增大,右心室流出道增宽。

(2)多普勒超声:CDFI 显示低位心房水平左向右分流,频谱多普勒记录到双期连续性分流。有不同程度二尖瓣反流,与房室瓣裂的程度有关。

2. 完全型心内膜垫缺损

(1)二维超声。①四腔心切面房室连接处十字交叉结构消失,这是原发孔房间隔缺损与流入道室间隔缺损共存时出现的超声表现。回声中断范围一般较大,常在 15mm 以上。②二尖瓣与三尖瓣为共同房室瓣,分为"前共同瓣"和"后共同瓣"。在四腔心切面通过调整声束,前共同房室瓣可呈"一"字形,共同房室瓣开放时,可见四个房室腔相通,四个心腔均扩大。以右心房、右心室增大为主。③分型诊断:若共同房室瓣可以区分为二尖瓣与三尖瓣的成分,则为 A 型或 B 型,若房室瓣腱索分别附着在流入道室间隔缺损的顶端,则为 A 型;若共同房室瓣腱索经室缺伸入对侧右心室内(称之为骑跨)则为 B 型;若共同房室瓣无二尖瓣和三尖瓣之分,无腱索与室间隔相连,腱索呈漂浮状,则为 C 型。

(2)多普勒超声。CDFI 表现不仅有心房水平及心室水平的左向右分流,还有房室之间的分流,加之二尖瓣、三尖瓣收缩期反流,因此,造成该处彩色血流信号明显紊乱。

(3)完全型心内膜垫缺损常合并肺动脉瓣狭窄、继发孔房间隔缺损、单心房及大动脉转位等,二维及多普勒超声有相应表现。

3. 过渡型心内膜垫缺损

兼有完全型、部分型心内膜垫缺损特征,与完全型心内膜垫缺损不同的是未形成共同房室瓣,二尖瓣、三尖瓣独立存在。

瓣下仅有很小的室间隔缺损。

4. 左心室-右心房通道(left ventricular-right atrial canal)

是指膜部室间隔的心房部有缺损而产生左心室和右心房间的交通。归类尚不统一,有人将之归入部分房室管畸形。

超声心动图诊断要点:在心尖四腔心切面,三尖瓣隔叶上方与二尖瓣前叶下方十字交叉处局部回声中断。彩色多普勒血流成像可见左心室至右心房的以蓝色为主五彩穿隔血流信号,直达右心房。

三、鉴别诊断

当某些先天性心脏病造成冠状静脉窦明显扩张时,在四腔心切面上可出现类似房间隔下部回声缺失的表现,鉴别要点是在其他任意一个切面均可观察到房间隔下部存在。部分型心内膜垫缺损存在二尖瓣裂时,反流通过原发孔房缺流入右心房时,需注意与左心室-右心房通道鉴别。

完全型心内膜垫缺损常合并肺动脉瓣口狭窄、大动脉转位、心室左襻、肺动脉闭锁、右心室双出口、动脉导管未闭等,在诊断时需注意鉴别。

四、临床价值

超声可以做出部分型心内膜垫缺损(原发孔房缺)和完全型心内膜垫缺损的诊断,结合频谱和彩色多普勒超声观察房室水平的分流情况和瓣膜的反流特征,即可判断所属类型及有无瓣裂。

第六节　主动脉窦瘤破裂(Valsalva 窦瘤)

主动脉窦瘤破裂(ruptured aortic sinus aneurysm,RASA)又称乏氏窦瘤破裂,占先天性心脏病的 1.6%~3.6%,男性多于女性。少数后天性主动脉窦瘤可由动脉硬化、感染性心内膜炎、主动脉夹层及创伤等原因破坏主动脉窦壁组织引起。

一、病理与临床

主动脉窦瘤一般认为系主动脉基底部中层弹力纤维先天缺陷引起该处结构较薄弱,出生后由于主动脉窦受到主动脉内高压血流冲击,窦壁逐渐变薄呈瘤样扩张,称为主动脉窦瘤。窦瘤好发于右冠状动脉窦,占 69%~90%;其次为无冠状动脉窦,占 15%~26%;左冠状动脉窦极为少见,占 1%~5%。主动脉窦瘤的破口一般为一个,少数患者可有多个破口。窦瘤破裂最常见为右冠状动脉窦瘤破入右心室和右心室流出道,其次是无冠状动脉窦瘤破入右心房。偶见主动脉窦瘤破入室间隔、左心或破入心包腔。

先天性主动脉窦瘤 30%~60%合并室间隔缺损,10%患者伴有主动脉瓣发育异常,如主动脉瓣二叶瓣畸形、主动脉瓣脱垂等。

主动脉窦瘤未破裂时不引起血流动力学改变。若主动脉窦瘤破入右心房和右心室时,由于主动脉收缩压和舒张压均高于右心压,右心房、右心室为双期连续性分流。听诊在胸骨左缘第 3 肋间有响亮、粗糙的连续性杂音。当破入心包,可立即造成心脏压塞,导致猝死。由于解剖结构上的缺陷和室间隔缺损分流的虹吸作用,易造成主动脉右冠状动脉窦(瓣)脱垂和关闭不全。

临床易与动脉导管未闭等其他先天性心脏病混淆。

二、超声表现

1. 右冠状动脉窦瘤破裂　左心室长轴切面和右心室流出道切面显示右冠状动脉窦呈袋状扩大,扩大的右冠状动脉窦连续中断;窦瘤多破入右心室流出道,向右心室流出道膨出;常合并有室间隔缺损,膨凸的右冠状动脉窦可能全部或部分遮盖室间隔缺损区,以至漏诊室间隔缺损或低估室缺大小;主动脉窦部增宽;左心房、左心室增大。多普勒超声显示主动脉右冠状动脉窦血流呈五彩镶嵌状通过窦瘤向右心室分流,频谱多普勒呈连续性湍流。右冠状动脉窦瘤破入右心房时优选切面是大动脉短轴,该切面有助于区分右冠状动脉窦瘤还是无冠状动脉窦瘤。

2. 无冠状动脉窦瘤破裂　无冠状动脉窦扩大,多破入右心房,呈乳头状或窦道状破入右心房下部、三尖瓣隔瓣根部,左、右心室扩大。

3. 左冠状动脉窦瘤破裂　左冠状动脉窦扩大,一般破入左心房或左心室流出道。主动脉根部切面可显示窦瘤大小及破口部位。左心房、左心室扩大。

三、鉴别诊断

1. 右冠状动脉瘘　鉴别要点:①右冠状动脉瘘,冠状动脉呈管状或腊肠样扩张,管壁增厚如同主动脉壁。而右冠窦瘤呈袋状或不规则扩张,壁薄;②右冠状动脉瘘在其异常扩张的结构近端无湍流,而右冠状动脉窦瘤破裂在窦瘤破口处,可记录到连续性湍流。

2. 室间隔膨出瘤并室缺　鉴别要点:左心室长轴切面室间隔膨出瘤位于主动脉根部下方,而右冠状动脉窦瘤在任何切面均位于主动脉根部;右冠状动脉窦瘤破裂入右心室时呈连续性湍流,而室间隔膨出瘤并室缺的湍流仅发生在收缩期。

对合并存在的室间隔缺损,由于窦瘤遮挡较易出现漏诊。无冠窦瘤破裂和左冠状动脉窦瘤破裂发生率较低,超声表现不如右冠状动脉窦瘤破裂典型,需要注意鉴别诊断。主动脉窦瘤破裂病情进展迅速,临床症状明显,一旦明确诊断应尽快手术治疗。

四、临床价值

超声对右冠状动脉窦瘤破裂诊断符合率较高,

第七节 主动脉口狭窄

先天性主动脉口狭窄(aortic stenosis,AS)是指从左心室流出道至升主动脉之间任何部位出现的梗阻,占先天性心脏病的 3%～6%。先天性主动脉瓣狭窄是其中最常见的畸形。

一、病理与临床

根据梗阻部位的不同,病理上可分为主动脉瓣狭窄、主动脉瓣下狭窄和主动脉瓣上狭窄。主动脉瓣狭窄多为二叶瓣畸形,其次为三叶瓣、单瓣、四叶瓣、瓣膜增厚、瓣口狭窄;主动脉瓣下狭窄多为主动脉瓣下室间隔突向左心室流出道的膜性狭窄或肌性狭窄;主动脉瓣上狭窄位于主动脉嵴部(即主动脉窦与升主动脉结合部)。

该畸形的基本血流动力学变化是收缩期左心室和主动脉之间存在压差,导致左心室排血受阻,临床上可出现心、脑血管供血不足表现。体征在胸骨左缘 2、3 肋间隙闻及收缩期喷射性杂音,粗糙,向颈部传导,常伴震颤。

二、超声表现

1. 主动脉瓣狭窄

(1)二维超声:显示瓣膜回声增厚、增强,瓣叶开放受限,向主动脉腔膨出;瓣叶数异常,多为二叶瓣畸形;经食管超声有助于确诊瓣叶数,可合并瓣膜关闭不全;室间隔和左心室后壁对称性肥厚,成人患者其厚度>11mm。

(2)多普勒超声:在主动脉瓣口及升主动脉内,CDFI 呈五彩镶嵌状,频谱多普勒记录到收缩期高速射流信号。当合并主动脉瓣关闭不全时,左心室流出道记录到舒张期湍流信号。

2. 主动脉瓣下狭窄

(1)二维超声:膜型狭窄,在主动脉瓣下 1cm 左右处有隔膜样回声,呈圆顶状,突向左心室流出道,一端与室间隔相连,另一端游离或附着在主动脉根部;肌型狭窄,主动脉瓣下的左心室流出道前缘有弓状向心突起的增厚回声;左心室壁弥漫性对称性肥厚。

(2)多普勒超声:左心室流出道狭窄部及远侧CDFI 呈五彩镶嵌状,频谱多普勒超声呈收缩期湍流频谱,流速达 200cm/s 以上。

3. 主动脉瓣上狭窄

(1)二维超声:在主动脉瓣上有两条孤立的线状回声,分别自主动脉前后壁向管腔突起;升主动脉起始部局部管壁增厚,向腔内突出;升主动脉细小;左心室壁对称性肥厚。

(2)多普勒超声:狭窄部及远端 CDFI 呈五彩镶嵌状,频谱多普勒呈收缩期射流。

三、鉴别诊断

主动脉口狭窄可引起左心室壁显著肥厚,需要注意与肥厚型心肌病鉴别;主动脉瓣下狭窄常合并存在室间隔缺损,检查时需要注意室间隔右心室面是否存在分流信号有助于鉴别。经胸超声对主动脉瓣叶数目的判断有时存在困难,经食管超声可以清晰地显示主动脉瓣叶数目及开口情况,有助于诊断。

四、临床价值

超声可以对主动脉口不同部位的狭窄做出准确诊断,流速越高、压差越大表示狭窄程度越重。

第八节 先天性主动脉弓异常

先天性主动脉弓异常主要是主动脉缩窄与主动脉弓离断。先天性主动脉缩窄约 95% 以上发生

在胸降主动脉的起始部(也称主动脉峡部)。少数病例发生在左颈总动脉与左锁骨下动脉之间,或左

锁骨下动脉开口处。主动脉缩窄占先天性心脏病的1.6%～8%，常伴有其他心血管畸形或作为复杂畸形的一部分，亦可单独存在。

主动脉弓离断(interruption of aortic arch，IAA)是指升主动脉或主动脉弓与降主动脉之间连续中断的一种先天性心血管畸形。发病率占先天性心脏病的1%～4%。该畸形临床不易诊断，大部分IAA患儿死于新生儿期，存活患者几乎均合并有动脉导管未闭、室间隔缺损。

一、主动脉缩窄

(一)病理与临床

通常根据是否合并动脉导管未闭将主动脉缩窄分为以下两型：①单纯型，相当于导管后型，本型临床最常见，约占90%，多见于成年人。缩窄位于动脉导管或导管韧带之后，狭窄范围较局限，程度多较轻，侧支循环通常较丰富，文献认为较少合并心内其他畸形。②复杂型，相当于导管前型，约占10%，多见于婴儿期，缩窄位于发出动脉导管之前的主动脉，多呈管状发育不良，病变范围较广泛，可累及左锁骨下动脉，侧支循环不充分，常合并粗大的未闭动脉导管，也常合并二叶式主动脉瓣、室间隔缺损等其他心血管畸形。

复杂型主动脉缩窄由于右心室到肺动脉的未氧合血液通过未闭的动脉导管进入降主动脉后供应身体下半部分，因此，上、下肢血压相差不显著，但下半身有发绀，并可引起右心室肥大、早期出现肺动脉高压及心力衰竭。单纯型主动脉缩窄位于导管韧带之后，下半身的血流通过锁骨下动脉和胸主动脉间的侧支循环供应，故上、下肢血压有明显差异，临床上上肢高血压，下肢低血压，或股动脉搏动减弱、消失是本病的重要体征。听诊在胸骨左缘2、3肋间可闻及收缩期杂音。

(二)超声表现

1.二维超声

(1)直接征象：胸骨上窝主动脉弓长轴降主动脉起始部内径局限性缩小，该处管壁增厚，回声增强。有的缩窄部位较长，部分患者可呈隔膜样狭窄。缩窄段远心侧的降主动脉内径多有扩张。若合并动脉导管未闭，在胸骨旁大动脉短轴和胸骨上窝通过调整声束方向可显示动脉导管直接与扩张的降主动脉相连。

(2)间接征象：升主动脉常增宽，室间隔、左心室壁可增厚。

2.多普勒超声

(1)CDFI：缩窄部位血流束明显变细，色彩明亮，呈五彩镶嵌状。狭窄远端血流呈扩散状。若合并存在动脉导管未闭，未闭导管处CDFI多为层流双向分流。

(2)频谱多普勒在狭窄部记录到收缩期高速射流频谱，速度>2m/s，频谱峰值后移。通过测量狭窄部位的峰值血流速度和压差，有助于评价狭窄程度。腹主动脉内血流速度多减低，频谱形态异常，表现为正常腹主动脉的三相波消失，变为单相低阻的血流频谱，类似肾动脉的血流频谱。

(三)鉴别诊断

需与主动脉弓离断鉴别，详见主动脉弓离断节。

(四)临床价值

超声心动图可作为术前检查主动脉缩窄位置及程度、术后评价治疗效果的首选方法。明确主动脉狭窄部位、内径和长度有助于临床手术方式选择。术后复查主要是注意有无术后再狭窄的发生、动脉瘤的形成及锁骨下动脉窃血综合征的发生。

二、主动脉弓离断

(一)病理与临床

根据离断的部位不同分为A、B、C三种类型(图13-3)：①A型：离断位于左锁骨下动脉开口远端，降主动脉与未闭动脉导管相连，常伴有室间隔缺损和严重的肺动脉高压，此型最常见，占40%～70%。②B型：离断位于左颈总动脉与左锁骨下动脉之间，占30%～55%。③C型：离断的部位位于右头臂动脉与左颈总动脉之间，很少见，占1%～5%。

多数患者在出生后1年内死亡，成活患者多伴有较丰富的侧支循环或合并粗大的动脉导管未闭、室间隔缺损。临床表现可有发绀、收缩期杂音，但非特异性。

主动脉弓离断导致双心室负荷增加，左、右心室不同程度的扩大。肺动脉常呈瘤样扩张，伴有不同程度肺动脉高压。

(二)超声表现

1.二维超声

(1)胸骨上窝切面主动脉弓降部显示困难或弓部曲线较直、较长，主动脉弓以下为盲端，无降主动脉连接，盲端处为纤维组织强回声。或主动脉弓与降主动脉同时显示，但平面关系错位且不连续。

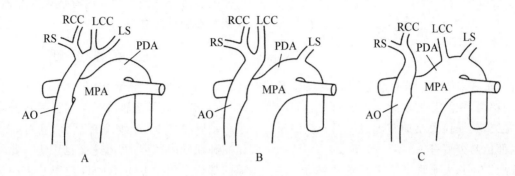

图 13-3　主动脉弓离断 A、B、C 型

LS：左锁骨下动脉；LCC：左颈总动脉；RCC：右颈总动脉；RS：右锁骨下动脉；PDA：动脉导管；

AO：主动脉；MPA：肺动脉

（2）分型：A 型，显示与升主动脉相连接的有无名动脉、左颈总动脉、左锁骨下动脉三支大动脉；B 型，左锁骨下动脉不起始于升主动脉，而起始于降主动脉；C 型，升主动脉正常的上升弧度消失，几乎直接垂直向上延伸，并发出右头臂动脉。

（3）合并存在动脉导管未闭和室间隔缺损。动脉导管较粗，室缺多为干下型。

2. **多普勒超声**　升主动脉与降主动脉间无血流通过，由于动脉导管较粗，导管处可以表现双向或右向左蓝色层流信号，或轻度五彩镶嵌紊乱血流信号。

（三）鉴别诊断

本病患者由于心底部大血管的位置和走向多有改变，对诊断经验不足者，需注意与主动脉缩窄鉴别。鉴别要点：①主动脉缩窄患者，二维超声检查主动脉弓及分支显示完整，主动脉弓与降主动脉

较容易同时显示，其间由狭窄段相连接，降主动脉有狭窄后扩张。而主动脉弓离断患者，主动脉弓与降主动脉之间呈盲端，两者不容易在同一平面显示，降主动脉无扩张。②主动脉缩窄患者，CDFI 检查主动脉弓与降主动脉血流连续，在缩窄部位和缩窄远心端呈明显五彩镶嵌表现，频谱多普勒呈高速收缩期射流信号。而主动脉弓离断患者在盲端处无血流信号显示，降主动脉血流来自动脉导管。

（四）临床价值

随着超声心动图检查的普及和心脏超声医生对该病的认识提高，超声心动图已成为诊断该病的一种简便、易行、较为准确的无创检查方法。对手术治疗后的患者，超声心动图有助于评价主动脉弓与降主动脉的血流通畅情况，了解吻合血管或移植血管的功能以及合并畸形的修复情况。

第九节　主动脉-肺动脉间隔缺损

主动脉-肺动脉间隔缺损（aortopulmonary septal defect，APSD），又称为主-肺动脉窗（aortic-pulmonary window）、主-肺动脉瘘或部分性共同动脉干。其特征为升主动脉与主肺动脉直接交通。主-肺动脉间隔缺损是罕见的先天性心脏血管畸形，发生率占先天性心脏病的 0.15%～0.6%。

一、病理与临床

该畸形是由于胚胎期动脉干发育过程中主动脉和主肺动脉之间分隔出现障碍，造成部分间隔发育融合异常所致。

病理解剖一般分为 3 型：①Ⅰ型（近端型），最多见，缺损位于主动脉与肺动脉近端，紧邻半月瓣

上方；②Ⅱ型（远端型），缺损位于升主动脉远端的左后壁与右肺动脉起始部之间；③Ⅲ型（完全缺损型），主动脉与肺动脉之间的整个间隔几乎完全缺如，缺损多累及肺动脉分叉处。

由于缺损位于主动脉和肺动脉之间，其病理生理学及血流动力学改变与窗型动脉导管未闭极为相似，但 APSD 的血液是从升主动脉经过缺损到肺动脉干所形成左向右分流。由于分流量大，易形成阻力性肺动脉高压。

APSD 的临床表现、症状和体征不典型，易与其他具有心前区双期杂音的先心病相混淆，加之其病理生理改变与动脉导管未闭基本相似，临床特别容易误诊为动脉导管未闭，但患者临床症状出现时

间早,症状较重。

二、超声表现

1. 二维超声

(1)直接征象:胸骨左缘双动脉长轴及高位升主动脉长轴切面,探及升主动脉与主肺动脉之间的间隔回声脱失,其缺损大小通常超过1.0cm。回声脱失范围、部位与分型有关。

(2)分型:Ⅰ型,大血管短轴切面显示主动脉左壁与肺动脉主干近端相通;Ⅱ型,缺损在升主动脉的远端;Ⅲ型,主动脉与肺动脉之间的整个间隔几乎完全缺如。

(3)间接征象:左心室扩大、室间隔与左心室后壁运动幅度增大。缺损大者左心室可增大至60mm以上,左心房增大,主动脉与肺动脉增宽。合并肺动脉高压者,右心室增大、室壁增厚。

2. 多普勒超声 缺损处CDFI呈五彩镶嵌血流信号,并延及主动脉和肺动脉内。当缺损过大时,由于湍流程度轻,可能不出现五彩镶嵌征象。缺损很大时,分流虽然呈连续性,但分流速度相对低,也可呈层流。

3. 右心声学造影 注射造影剂后,缺损处肺动脉侧出现负性显影可确诊存在主动脉至肺动脉的左向右分流。当主动脉内有造影剂微泡出现,则表明存在肺动脉高压。

三、鉴别诊断

1. 窗型动脉导管未闭(PDA) 存在APSD时,胸骨旁大动脉短轴及长轴切面显示升主动脉与主肺动脉较之PDA增宽更显著,且右肺动脉内径比左肺动脉内径宽,血流速度也增快。此外两者缺损的部位也明显不同,APSD位于升主动脉与主肺动脉之间,而PDA位于降主动脉与主肺动脉远端分叉处。胸骨上窝主动脉弓长轴切面是鉴别两者的重要切面,在该切面APSD缺损位于肺动脉短轴的右侧,而窗型PDA位于肺动脉短轴的左侧。

2. 共同动脉干 Ⅲ型主-肺动脉间隔缺损应注意与共同动脉干鉴别,共同动脉干仅有一组半月瓣,无右心室流出道显示;而APSD有明确的主动脉瓣和肺动脉瓣,有右心室流出道,鉴别较容易。

四、临床价值

临床几乎不能准确诊断该畸形,超声心动图对本病的无创确诊具有重要的作用。本病多数患者分流量大,肺动脉高压出现早,因此一经诊断宜及早手术治疗。

第十节 冠状动脉瘘

先天性冠状动脉瘘(coronary artery fistula, CAF)是指左右冠状动脉的主干或分支与任何一个心腔或近心腔大血管之间存在的先天性异常通道。冠状动脉瘘占先天性心脏病的0.26%~0.4%,男性多于女性。

一、病理与临床

先天性冠状动脉瘘(CAF)一般认为与胚胎发育期心肌窦状间隙未退化有关。根据瘘入腔室的不同,冠状动脉瘘可分类如下:①冠状动脉引流入右心系统,占多数,约60%左右。多数引流入右心室,其次为右心房、肺动脉、冠状静脉窦、上腔静脉。②冠状动脉引流入左心系统,约占40%。多数引流入左心室,其次为左心房。冠状动脉瘘以单发畸形多见,少数合并其他心血管畸形。

冠状动脉瘘的血流动力学改变取决于瘘入的部位和瘘口的大小,引流心腔的压力越低,瘘口的直径越大,分流量越多。引流入右心系统和左房的冠状动脉瘘呈连续性分流。引流入左心室的冠状动脉瘘,由于左心室收缩压与主动脉压一致,收缩期无分流,分流仅发生在舒张期,血流动力学改变与主动脉瓣关闭不全相似。

主要体征是在胸骨左、右缘2~5肋间有表浅的连续性杂音(引流入右心系统)或舒张期杂音(引流入左心室),可伴震颤。一旦确诊,多主张早期治疗,且预后极佳。

二、超声表现

1. 二维超声

(1)冠状动脉主干和(或)分支扩张,病变的冠状动脉几乎均存在左或右冠状动脉起始部就开始扩张,直径>0.6cm,多数>0.8cm,严重扩张时直径可达2.0cm以上。

(2)部分病例可追踪观察到纡曲增宽的冠状动脉引流腔室的瘘口。二维超声能否显示瘘口,主要与瘘入腔室和瘘口大小有关,左心室瘘瘘口多位于左心室后壁基底部,瘘入右心系统的瘘口位置较复杂,二维超声直接确定瘘口位置较困难。

(3)间接征象主要有主动脉根部增宽,左心房、左心室有不同程度扩大。

2. 多普勒超声

(1)在扩张冠状动脉的起始处血流速度不高,CDFI较少出现五彩镶嵌表现。瘘管内常呈五彩镶嵌湍流表现,用CDFI追踪瘘管,可提高瘘入腔室和瘘口位置的显示率。

(2)右心系统瘘口和左心房瘘口频谱多普勒呈连续性湍流信号,流速>2m/s,左心室瘘口呈舒张期湍流信号,收缩期无分流。其分流特征的差异与主动脉和瘘入腔室的压力阶差有关。

3. 经食管超声(TEE)　TEE不仅能清晰地显示冠状动脉近端的扩张情况,由于多平面TEE可调节超声扫查的角度,可能较经胸超声检查能更清晰地追踪扩张冠状动脉的走行和引流部位。

4. 超声在冠状动脉瘘封堵治疗中的应用　超声检查时应注意从受累冠状动脉开口至瘘入心腔的血管的全程观察,注意瘤样扩张的血管段有无血栓形成,尤其要注意血管是否存在狭窄段及狭窄程度,以及瘘口直径,以保证心导管顺利将封堵器送达瘘口处。

5. 冠状动脉瘘术后超声表现　冠状动脉瘘闭合或封堵治疗后,增大的心腔可缩小或恢复正常,但扩张的冠状动脉内径仍明显扩张,极少数的病例在扩张的冠状动脉瘘口盲端可有血栓形成。治疗成功的病例,瘘口处的分流消失。

三、鉴 别 诊 断

1. 先天性冠状动脉瘤　先天性冠状动脉瘤表现为冠状动脉的一段或多段呈瘤样扩张,但与心脏各房室和大血管无交通。彩色多普勒检查在心腔内无异常血流信号,心脏各腔室一般无扩大。

2. 川崎病　本病可引起冠状动脉主干扩张或瘤样改变,结合病史,一般较容易鉴别。

3. 左冠状动脉起源于肺动脉　①右冠状动脉主干代偿性增宽,直径一般在1cm内。②主动脉根部短轴切面反复检查不能探及左冠状动脉开口。③CDFI检测到肺动脉根部的左后侧细小的血流束进入肺动脉,即为起源于肺动脉的左冠状动脉。

四、临 床 价 值

对典型冠状动脉瘘,超声心动图检查较容易诊断,并基本可以取代冠状动脉造影。若冠状动脉瘘细小,可能漏诊。多发瘘病例,若瘘口相距较近,检查不全面也可能会误诊为单个瘘口。详细的超声检查对临床选择治疗方式有参考价值。

第十一节　肺静脉异位引流

肺静脉异位引流(anomalous pulmonary venous connection,APVC)又称肺静脉异位连接,是指肺静脉一支或多支乃至全部肺静脉未与左心房相通而与右心房或体静脉连接,其中完全型肺静脉异位引流(total anomalous pulmonary venous connection,TAPVC)占新生儿发绀型先天性心脏病的1.5%~3%,部分型肺静脉异位引流(partial anomalous pulmonary venous connection,PAPVC)较完全型肺静脉异位引流多见。

一、病理与临床

正常肺静脉分为左上、左下及右上、右下肺静脉,可分别连接左心房,或汇合后再与左心房连接,当肺静脉不与左心房连接,而是经体静脉回流入右心房或直接回流入右心房称肺静脉异位引流。完全型肺静脉异位引流根据其引流途径分为4种类型:①心上型(Ⅰ型)。较常见,最常见的连接方式是共同肺静脉干与左位垂直静脉连接后上行入左无名静脉,然后经右上腔静脉入右心房,或共同肺静脉干与近心段上腔静脉直接连接。②心内型(Ⅱ型)。常见,引流途径有:共同肺静脉干经冠状静脉窦入右心房;共同肺静脉干直接开口于右心房或左、右肺静脉分别开口于右心房。③心下型(Ⅲ型)。少见,又称为隔下型,共同肺静脉干经降垂直静脉下行并穿过膈肌食管裂孔进入腹腔,经腹主动脉和下腔静脉前方汇入门静脉或下腔静脉,最后回流到右心房。④混合型(Ⅳ型)。少见,指同时存在上述两种类型以上的肺静脉异位连接方式。

部分型肺静脉异位引流常见连接方式为:右肺静脉连接到右心房;右肺静脉连接到上腔静脉;左肺静脉通过垂直静脉连接到左无名静脉;左肺静脉与冠状静脉窦连接。

肺静脉异位引流患者多合并有房间隔缺损或卵圆孔未闭,在完全型肺静脉异位引流中房间隔交通是维持患者生存所必需,该畸形也可与其他复杂心血管畸形合并存在。

二、超声表现

1. 二维超声

(1)完全型肺静脉异位引流共同征象:多切面观察左心房壁回声完整,在左心室长轴和四腔心的左心房后上方可见增粗的共同肺静脉干。患者几乎均伴有房间隔缺损超声征象。右心房、右心室扩大。

(2)完全型肺静脉异位引流分型:①心上型,胸骨上窝部位容易检查到增粗的上腔静脉和无名静脉,同时可以发现位于左侧的垂直静脉与无名静脉连接,形成一特征性"静脉弓"。②心内型,左心室长轴切面可见冠状静脉窦(CS)扩大,左心房后上方的共同肺静脉干开口于此,或右心室流入道切面共同肺静脉干直接引流入右心房内。③心下型,两侧肺静脉汇合为一下行静脉,经膈肌食管裂孔下行。剑突下横切面可见腹主动脉与下腔静脉中间有一圆形异常血管(即下行垂直静脉)。

(3)部分型肺静脉异位引流:正常情况下右心房仅有上腔静脉、下腔静脉和冠状静脉窦的开口,而且位置较固定,如果发现其他血管在右心房的开口要考虑肺静脉异位引流入右心房。左肺静脉引流到左无名静脉者,显示上腔静脉内径增宽,引流至下腔静脉则表现下腔静脉增宽。左肺静脉引流至冠状静脉窦时,左心室长轴切面在左心房室沟处显示冠状静脉窦扩张。肺静脉异位引流常合并存在房间隔缺损。

2. 多普勒超声 心尖四腔心切面 CDFI 追踪观察,左心房后外侧的共同肺静脉干与右心房直接交通或与扩张的冠状静脉窦相通。心上型肺静脉异位引流,CDFI 显示垂直静脉为迎向探头方向的红色血流信号,频谱多普勒在垂直静脉内检测到位于基线上方的静脉频谱。

3. 右心声学造影 经左上肢静脉注入造影剂后,在右心房、右心室显影的同时,造影剂在心房平面进入左心系统显影,表明为心房平面存在右向左分流,右心声学造影在评价完全型肺静脉异位引流并房缺患者心房平面右向左分流时较 CDFI 更为敏感。

4. 经食管超声 肺静脉位于心脏的后方,距食管较近,经食管超声心动图有利于肺静脉开口的显示,可以作为经胸超声显示不满意者的补充检查。

三、鉴别诊断

部分型肺静脉异位引流和部分型三房心的鉴别诊断有一定难度,特别是在合并其他复杂畸形时。当存在冠状静脉窦增宽时需要与永存左上腔静脉鉴别。永存左上腔静脉在胸骨上窝切面可以显示位于降主动脉左侧的左上腔静脉。患者无明显发绀时需要注意与单纯房间隔缺损鉴别。

四、临床价值

多数情况下超声心动图对完全型肺静脉异位引流能够做出准确的诊断和分型,若合并多种复杂畸形可能会漏诊或误诊,部分型肺静脉异位引流若检查不全面可漏诊;超声可以明确有无肺静脉引流梗阻和肺动脉高压程度;手术后可以准确评价肺静脉在左心房的吻合口处有无狭窄。

第十二节　三尖瓣下移畸形与闭锁

三尖瓣下移畸形又称 Ebstein 畸形(Ebstein's anomaly),本病是一种较少见的三尖瓣先天性畸形,发病率占先天性心脏病的 $0.5\%\sim1\%$。

三尖瓣闭锁(tricuspid atresia,TA)是指三尖瓣包括瓣下装置缺如或发育不全,右心房与右心室之间无直接交通的一种少见先天性心脏畸形。

一、三尖瓣下移畸形

(一)病理与临床

由于胚胎时期三尖瓣发育异常,三尖瓣隔瓣和后瓣附着点下移至右心室的心内膜上面,下移的三尖瓣将右心室分为近瓣环的无功能的"房化右心室"和近心尖的功能右心室。下移的瓣叶及瓣下结构常伴程度不等的畸形,瓣膜短小或部分缺如,正常瓣下结构消失。前瓣虽正常附着在三尖瓣环上,但瓣叶宽大、冗长。常见的合并畸形有卵圆孔未闭,继发孔房间隔缺损。

临床表现主要取决于三尖瓣畸形的程度以及合并的畸形,大多数患者因三尖瓣对合不良而出现反流,使右心室排血量下降,肺动脉血流量减少。右心房明显扩大变薄,且压力较高,若合并房缺,可因心房压力的变化产生右向左分流导致发绀。

（二）超声表现

1. 二维超声

（1）四腔心切面显示房化右心室与右心房合并显示为一巨大的右心房腔，功能右心室内径缩小。隔瓣位置下移、发育不良，三尖瓣前叶仍位于瓣环处，瓣叶冗长，活动幅度增大。三尖瓣关闭不良，关闭点位置下移。

（2）正常情况下三尖瓣隔瓣附着部位略低于二尖瓣前叶，如果二者距离在成人患者超过 1.5cm，便可以做出诊断。儿童采用隔瓣下移的毫米数与体表面积平方米之间的指数来判断，若下移指数≥8mm/m²，多具有诊断价值。

（3）右心室流入道切面显示三尖瓣后叶附着点下移，与前叶附着点不在同一平面。

2. 实时三维超声　显示三尖瓣前叶篷帆样改变，三尖瓣对合不良。

3. 多普勒超声　CDFI 右心房和房化右心室内可见收缩期源于三尖瓣口的蓝色反流束，反流束起源明显低于正常三尖瓣环。

4. GOSE 分级及评分　GOSE 指数为心尖四腔切面右心房加房化右心室的面积（a）与功能右心室面积（b）加左心房室面积（c）的比值，即 a/（b+c），比值越大，手术效果及预后越差。

GOSE 分级：比值<0.5 为 1 级；0.5～0.99 为 2 级；1.0～1.49 为 3 级；≥1.5 为 4 级。GOSE4 级的患者只能接受双向格林手术，不宜进行三尖瓣成形术。

（三）鉴别诊断

无发绀者需与继发孔型房间隔缺损鉴别，发绀者需与法洛三联症鉴别，三尖瓣附着位置正常与否有助于鉴别。

（四）临床价值

对三尖瓣下移畸形可以提供房化右心室大小，三尖瓣关闭不全程度，有助于手术方案的制定。

二、三尖瓣闭锁

（一）病理与临床

其病理特征为三尖瓣瓣叶未发育或发育不全而融合成一肌性或纤维性隔膜，患儿均合并存在房间隔缺损（或卵圆孔未闭），存活患儿多数合并有室间隔缺损或动脉导管未闭。

由于三尖瓣闭锁，右心房与右心室之间无直接通路，体静脉血入右心房后经房间隔缺损到左心房，与肺静脉血混合后到左心室，动脉血氧饱和度下降，混合血再通过室间隔缺损到达肺动脉。动脉血氧饱和度下降，患者出生后即有发绀，伴肺动脉狭窄者发绀较重。大多数患儿在婴幼儿时期死亡。

（二）超声表现

1. 二维超声　右侧房室瓣口呈肌性隔膜或带状强回声，未见正常三尖瓣结构及启闭活动。双心房、左心室增大，右心室腔明显缩小。房间隔回声中断，若合并存在室间隔缺损，缺损断端偏向右侧。

2. 多普勒超声　CDFI 显示右侧房室瓣区无跨瓣血流，心房水平右向左分流，心室水平左向右分流。

（三）鉴别诊断

本病应与左心室型单心室共同房室瓣相鉴别。如房室瓣的部位位于心腔中部，房室瓣开放时朝向整个心腔，应考虑单心室的可能性。房室瓣位于左心房与左心室之间，而右心房与右心室之间无交通，则应考虑为三尖瓣闭锁的可能性。

（四）临床价值

超声心动图能确诊三尖瓣闭锁，并能观察到三尖瓣闭锁的合并畸形。

第十三节　肺动脉闭锁

肺动脉闭锁（pulmonary atresia）指右心室与肺动脉之间没有直接连通的先天性畸形，占先心病的 0.2%～2.0%。

一、病理与临床

病理上先天性肺动脉闭锁又分为室间隔缺损、室间隔完整两种类型。肺动脉闭锁大多为肺动脉瓣及其近段主干闭锁，形成一个纤维化的条索或隔膜。室间隔完整型，房间隔交通为右心的唯一出口，肺血的主要来源是未闭的动脉导管或侧支循环。室间隔缺损型，肺部循环多数来自升主动脉、主动脉弓、降主动脉和未闭动脉导管。主动脉增宽且骑跨，可合并存在房间隔缺损或大动脉转位。

由于肺动脉闭锁，血液不能从肺动脉排出，须通过房间或室间交通将体静脉回流的血液自右心系统引流到左心系统，以维持体循环，右向左分流将导致机体缺氧和发绀。患者出生后即出现进行性缺氧和发绀,大多数患儿在出生后 6 个月内死亡,存活到 1 岁以上多数合并有巨大房缺和粗大的动脉导管。

二、超声表现

1. 二维超声

(1)多个切面不能探及活动的肺动脉瓣,主肺动脉近心端呈条索状或团块状回声,远心段可显示肺动脉管腔。

(2)可有房间隔连续中断或室间隔中断。

(3)右心房皆有扩大,多数右心室发育不良,呈壁厚腔小改变。

(4)因存在心房水平右向左和大动脉水平左向右分流,左心容量负荷过重,表现有左心房、左心室增大。存活患儿在肺动脉远端均显示有未闭动脉导管或侧支血管。

(5)主、肺动脉排列关系正常或异常。

2. 多普勒超声 室间隔缺损型 CDFI 显示心室水平右向左分流,室间隔完整型显示心房水平右

向左分流;主肺动脉远段可探及源于未闭动脉导管的花色血流束,可见分流进入肺动脉后直达肺动脉闭锁处折返(背离探头-蓝色),或于主动脉弓与肺动脉分支周围见源于侧支血管的纡曲走行的细小连续性分流信号。部分病例在肺动脉近心端无血流信号显示。

三、鉴别诊断

1. 法洛四联症　两者表现相似,但本病肺动脉近心端呈条索状,不能探及跨肺动脉瓣的前向血流,仅有未闭动脉导管的连续性分流。

2. 永存动脉干　左右心室与一条大动脉干相连接,动脉干骑跨于室间隔之上,右心室流出道缺如,从大动脉干发出主肺动脉或左、右肺动脉。

四、临床价值

二维超声能明确显示肺动脉近心段的闭锁、室间隔缺损及增宽骑跨的主动脉,结合多普勒超声显示肺动脉近段无血流,远段来自导管的分流可以明确诊断该畸形。

第十四节　三　房　心

三房心(cor triatriatum)是指左心房或右心房内存在一纤维肌性隔膜结构,将心房分为两个房腔,可分为左侧三房心和右侧三房心,通常为左侧三房心,右侧三房心约占三房心患者总数的 8%,本节主要讨论左侧三房心。三房心是一种少见的先天性心脏病,仅占先心病的 0.1%～0.4%。

一、病理与临床

胚胎发育时期,肺总静脉的吸收障碍或原始左心房发育不良,未能使肺静脉融合并入左心房壁,而演化为一纤维隔膜,将左心房一分为二,分成固有左心房及副房腔。

固有左心房(真房腔):位于隔膜下部的左心房部分,接受来自副房或心房水平分流的血液,固有左心房的压力一般不高,也称为低压腔。副房腔:指位于隔膜上部的左心房腔,接受部分或全部肺静脉回流的血液,副房腔常因血流排出受阻,出现类似二尖瓣狭窄的血流动力学变化,腔内压力升高,也称高压腔。

临床上依据有无分流与分流方向分为以下三型:①无分流型,房间隔完整,左心房内的隔膜有交

通口,若孔口狭小,可产生类似二尖瓣狭窄的血流动力学改变。②左向右分流型,在副房侧有房间隔缺损,隔膜上有孔,但孔径较小,由于副房为相对高压腔,故来自肺静脉的血流由副房分流到右心房,即房间隔缺损处左向右分流。③发绀型,相对少见,与前两型不同之处是隔膜完全封闭且存在两个房缺。副房腔血流的出口是经副房侧房间隔缺损进入右心房,与来自体静脉的血流混合后再经固有左心房侧房缺进入低压腔的固有左心房。血流动力学类似完全型心内型肺静脉异位引流,患者有明显发绀。

二、超声表现

1. 二维超声

(1)左心房内隔膜回声,左心室长轴切面自主动脉后壁处向下延伸至左心房后壁中上部。四腔心切面,左心房隔膜横跨左心房腔将左心房分为两个腔,与肺静脉入口相连的为副房腔,与二尖瓣和左心室相连的为真房腔。

(2)隔膜回声可以是连续完整的,也可以有一个孔口或两个孔口呈不连续回声(隔膜孔口),隔膜

回声距二尖瓣环较远。

（3）多合并有房间隔缺损，房间隔回声中断。

（4）左心房、右心室增大。

2. 多普勒超声　纤维隔膜上有交通口者，CD-FI 在固有房和副房交通口可以检测到血流信号，在心尖四腔心切面显示隔膜孔口处和真房侧出现五彩镶嵌射流束。交通口可以在隔膜中央，也可以在边缘部。存在房间隔缺损时，心房水平可以检测到分流信号。副房房间隔缺损处通常为左向右分流束，固有房房间隔缺损处通常为右向左分流束。频谱多普勒在隔膜孔口处可探及舒张期血流频谱，流速一般≥1.4m/s。其峰值速度估测的跨瓣压差可以推测隔膜的阻隔程度和固有左心房与副房间的压力阶差。

3. 右心声学造影　左心房三房心的副房通常无造影剂显影，当存在副房侧房间隔缺损时，右心房可出现负性显影（副房血流经房间隔缺损分流入右心房）。当存在固有房侧房间隔缺损，固有房可见造影剂回声（右心房血流经房间隔缺损进入固有房腔）。

4. 经食管超声　经食管超声诊断三房心的优势在于探头紧邻心房，对心房异常隔膜及其毗邻关系的显示明显优于经胸超声检查，有助于确定隔膜孔口大小、鉴别诊断其他畸形造成的左心房隔膜回声。

三、鉴别诊断

1. 房间隔缺损合并肺静脉异位引流　房间隔缺损合并肺静脉异位引流时，在左心房可出现肺静脉所致的膜样回声，但经多切面观察，此膜样回声与肺静脉相连，有助于鉴别。

2. 二尖瓣瓣上隔膜　是指在二尖瓣上的左心房部分出现环状隔膜样结构，附着于二尖瓣瓣环水平或稍上方，中部存在大小不等的交通口，造成类似于二尖瓣狭窄的血流动力学改变。二尖瓣瓣上隔膜在左心房内亦可出现隔膜样高回声，但三房心隔膜位于卵圆窝和左心耳之上，二尖瓣瓣上隔膜位于两者之下，其超声特点为：三房心的左心房内隔膜回声距二尖瓣较远，二尖瓣形态多正常；二尖瓣瓣上隔膜几乎附着在二尖瓣根部（环部），多伴有二尖瓣发育异常。

四、临床价值

完全型三房心，超声心动图检查一般较容易诊断。对部分型三房心的详细解剖结构的判断有时存在一定的困难。

第十五节　双腔右心室

双腔右心室（double chambered right ventricle，DCRV）又称为右心室双腔心，本病少见，属于右心室腔梗阻畸形，占先天性心脏病总数的 1.5%～2.6%。

一、病理与临床

病理特征是右心室漏斗下方存在异常肥厚肌束将右心室分成两个腔，即近端为高压腔（流入道部），远端为低压腔（流出道部），梗阻部位于右心室体部或漏斗部下方，形成右心室中部梗阻，肥厚肌束远侧的心室壁及漏斗部无异常。病理分型根据肥厚肌束的形态分为隔膜型和肌束型。DCRV 可独立存在，但多数合并有室间隔缺损，室缺绝大多数为膜周型，多数与近侧的高压腔相通，少数为漏斗部室缺与远侧低压腔相通。

单纯性双腔右心室者症状出现较晚，有合并畸形者症状出现早。体检在胸骨左缘第 3、4 肋间有响亮粗糙的喷射性收缩期杂音及震颤，传导较广泛，肺动脉第二心音正常或减弱。

二、超声表现

1. 二维超声

（1）多切面可显示右心室内异常粗大的肌束，大动脉短轴及右心室流出道长轴切面可见粗大肌束起自室上嵴，横跨右心室中部，止于右心室游离壁。右心室壁和室间隔的心肌局部呈楔形肥厚或舌状肥厚凸向右心室腔，两者相对形成狭窄交通口。右心室异常肌束的存在将右心室分为近三尖瓣（流入道部分）的高压腔和近肺动脉瓣（流出道部分）的低压腔，通常高压腔小于低压腔。

（2）合并有室间隔缺损者，室间隔连续中断，缺损部位一般位于紧邻三尖瓣的高压腔。

（3）肥厚肌束近端的高压腔右心室壁明显增厚，肌束远端的低压腔右心室壁正常。由于右心室阻力负荷过重，右心室肥厚增大，右心房扩大。合并有室间隔缺损时，双心室增大。

2. 多普勒超声　CDFI 可显示梗阻部位血流

色彩变亮、变细,呈五彩镶嵌。彩色血流束能准确地显示狭窄口的位置及内径大小。当狭窄严重并伴室缺时,产生心室水平右向左分流。梗阻较轻并室缺时,心室水平为左向右分流。将连续波多普勒超声取样容积置于梗阻部位,可检测到高速收缩期射流,可计算高压腔与低压腔间压力阶差,估测右心室腔压力。

3. 经食管超声(TEE) TEE 四腔心切面、右心室流出道长轴切面可清晰显示右心室内粗大的异常肌束或肌性隔膜样回声,有助于诊断该畸形。

三、鉴别诊断

重度 DCRV 合并大的室间隔缺损时易与法洛

四联症(TOF)相混淆,主要鉴别点:胸骨旁主动脉短轴异常肌束狭窄口位于主动脉圆周 9～12 点钟相对部位即为双腔右心室;超过 12 点钟提示狭窄部位在室上嵴之上,即右心室流出道或肺动脉瓣狭窄所致,这是鉴别是否双腔右心室的主要依据。

四、临床价值

DCRV 由于症状、体征缺乏特异性,术前易误诊为单纯室缺、法洛四联症、肺动脉狭窄等。如果检查者对本病的超声心动图有足够的认识,可以准确诊断。一般认为多普勒超声评估的右心室梗阻压差＞50mmHg 或出现自觉症状,则应尽早手术治疗,超声可有效地评估右心室梗阻解除情况。

第十六节　法洛四联症

法洛四联症(tetralogy of fallot,TOF)是一组复合先天性心血管畸形,在发绀型先天性心脏病中占首位,TOF 占先天性心脏病的 10％～14％。

一、病理与临床

病理解剖特征:①肺动脉口狭窄,包括漏斗部、肺动脉瓣环、瓣膜狭窄,肺动脉干及分支狭窄;②室间隔缺损,以嵴下型最常见,缺口通常＞10mm;③主动脉前移骑跨于室间隔之上;④右心室肥厚。TOF 若合并存在卵圆孔未闭或房间隔缺损称法洛五联症。TOF 也可合并存在动脉导管未闭、右位主动脉弓、永存左上腔、冠状动脉起源异常等畸形。

由于室间隔缺损和主动脉骑跨,右心室静脉血通过室间隔缺损处进入左心室及主动脉,发绀为主要临床表现,约 75％的病例在出生后 3 个月内出现发绀。患儿喜蹲踞,肺动脉严重狭窄患儿生长和发育迟缓。轻型四联症患者至成人也可无明显发绀。查体在胸骨左缘第 2～3 肋间闻及收缩期喷射性杂音,肺动脉第二心音减弱或消失。有杵状指(趾)。本病经手术治疗,预后多良好。

二、超声表现

1. 二维超声

(1)主动脉增宽、骑跨,在左心室长轴切面和心尖五腔心切面显示较清晰,主动脉前壁与室间隔连续中断,断端室间隔位于主动脉前后壁之间,形成独有的骑跨征象,骑跨率多数约 50％。骑跨率＝(主动脉前壁内侧面至室间隔左心室面的距离/主

动脉内径)×100％,在超声检查时也可采用目测初步估测骑跨率。

(2)多个切面显示室间隔连续中断,室缺较大。

(3)肺动脉狭窄征象:在 TOF 患者中几乎都有漏斗部即右心室流出道狭窄。右心室流出道切面,可显示漏斗部异常增厚的肌束或隔膜,室壁肥厚,二维超声可以评估右心室流出道的狭窄程度及狭窄类型。右心室流出道局部明显变窄者,在狭窄远端与肺动脉瓣之间可见到相对较宽的第三心室,弥漫性狭窄者无第三心室。在二维声像图上通过测量肺动脉瓣环、肺动脉主干以判断狭窄程度。由于肺动脉瓣和肺动脉分支并非每一例患者都能清晰显示,在评价该部位的狭窄程度时可能较为困难。可联合采用胸骨上窝主动脉弓长轴切面和彩色多普勒血流成像提高肺动脉及分支的显示率。

(4)右心房、右心室增大,右心室前壁与室间隔增厚。

2. 多普勒超声
左心室长轴切面室间隔缺损处 CDFI 显示心室水平呈红蓝双向过隔分流信号;右心室流出道和肺动脉内 CDFI 呈五彩镶嵌湍流信号,并记录到收缩期湍流频谱。需要注意的是右心室流出道狭窄的连续波多普勒频谱与肺动脉瓣狭窄的连续波多普勒频谱图形不同。右心室流出道狭窄的频谱图呈"倒匕首"形,而肺动脉瓣狭窄的频谱图为对称的抛物线形。CDFI 在心尖五腔心切面见左右心室血流分别进入主动脉。

3. 实时三维超声
实时三维超声可动态立体地显示 TOF 的病理解剖形态,为研究 TOF 患者的

病理解剖学特点提供了一种新方法。实时三维超声测得的 TOF 患者的左、右心室容量及收缩功能 EF 值与 MRI 高度相关。

4. 右心声学造影　右心室显影后,大量的造影剂进入左心室和主动脉。

三、鉴别诊断

1. 巨大室缺合并艾森曼格(Eisenmenger)综合征　鉴别要点见室间隔缺损一节。

2. 永存动脉干　重型 TOF 由于右心室流出道和肺动脉严重狭窄,声窗不满意时右心室流出道和肺动脉显示不清,需要与永存动脉干鉴别,检查时可以通过改变探查部位,如高位胸骨旁切面或胸骨上窝切面了解是否存在右心室流出道和肺动脉有助于鉴别。

第十七节　法洛三联症

法洛三联症(trilogy of Fallot)是指较严重的肺动脉口狭窄伴有卵圆孔未闭或继发孔房间隔缺损和右心室肥厚的综合征。法洛三联症占先天性心脏病的 4%～6%。

一、病理与临床

肺动脉口狭窄:多数患者表现为单纯肺动脉瓣狭窄,以三叶肺动脉瓣狭窄较常见,主要表现为三个瓣叶交界处相互融合成穹窿状增厚,可伴有肺动脉瓣短小,狭窄多为中至重度;少数为瓣膜狭窄合并漏斗部狭窄,使右心室流出道局限性狭窄或管状狭窄;肺动脉主干可有不同程度的狭窄后扩张。

左、右心房的交通绝大多数为卵圆孔未闭,约 25% 为继发孔房间隔缺损;右心室肥厚是继发性改变,表现为右心室游离壁、隔束和壁束肥厚增粗。

轻度肺动脉瓣狭窄时,肺动脉收缩期跨瓣压差小,右心房压力正常或升高不明显,心房水平出现左向右分流或无明确分流。肺动脉瓣狭窄较重时,引起右心室排血受阻,导致右心室压力升高,迫使卵圆孔开放或房间隔缺损产生右向左分流,患者出现发绀。

患者一般在儿童或成年期才出现发绀。约 1/3 患者无发绀或剧烈运动后才出现发绀。查体:在胸骨左缘第 2 肋间可闻及 3 级以上粗糙的收缩期杂音,肺动脉第二心音减弱。

3. 右心室双出口　右心室双出口患者主动脉骑跨率≥75%。此外通过彩色多普勒超声检查有助于与右心室双出口的鉴别,心尖五腔心切面法洛四联症显示左、右室血流分别进入主动脉,而右心室双出口显示左心室血流进入右心室后再进入主动脉,即主动脉只接受右心室血流。

4. 法洛五联症　临床表现和血流动力学与 TOF 类似,鉴别要点主要是明确在 TOF 的基础上是否存在卵圆孔未闭或继发孔房缺。

四、临床价值

超声心动图对 TOF 的诊断符合率很高,但由于声窗原因部分患者的右心室流出道、肺动脉的图像显示不够清晰,胸骨上窝检查有助于观察肺动脉及分支的发育情况。

二、超声表现

1. 二维及 M 型超声

(1)左心室长轴切面、右心室流出道切面及心尖四腔心切面显示右心房、右心室增大,右心室流出道增宽,右心室游离壁增厚,可伴有室间隔增厚。

(2)房间隔回声连续中断,表现为继发孔房间隔缺损,在二维超声四腔心和剑突下双心房切面较容易显示房间隔中部的回声中断。若为卵圆孔未闭,由于缺口小,房间隔中断的直接征象难以明确,可出现假阳性或假阴性,需借助彩色多普勒超声鉴别,或采用经食管超声心动图检查以明确诊断。

(3)肺动脉狭窄,主要表现为肺动脉瓣增厚,回声增强,瓣叶开放受限。M 型超声心动图肺动脉瓣曲线"a"波加深,>5mm。若合并右心室流出道狭窄、肺动脉主干狭窄则有相应的超声改变。

2. 多普勒超声　由于肺动脉狭窄程度不同,CDFI 在房间隔中断处可观察到以下分流改变:①左向右分流,呈红色信号;②未发现分流;③间歇性左向右(红色)或右向左(蓝色)分流;④右向左分流,呈蓝色信号。

CDFI 肺动脉内均呈五彩镶嵌湍流表现,连续波多普勒超声在肺动脉内可探及全收缩期负向射流,流速一般高达 2.5m/s 以上。由于右心房、右心室增大,三尖瓣环扩大,三尖瓣上可检测到收缩期蓝色反流束。

三、鉴别诊断

1. 单纯肺动脉瓣狭窄　当法洛三联症房间隔缺损较小或 CDFI 在房间隔缺损处未检出分流或分流不明确时,易误诊为单纯肺动脉瓣狭窄。

右心声学造影有助于鉴别:单纯肺动脉瓣狭窄左心房内无造影剂回声出现;法洛三联症左心房内则有数量不等的造影剂回声出现。

2. 单纯房间隔缺损　当法洛三联症肺动脉瓣狭窄较轻,无明显右心室肥厚,房间隔中断处为左

向右分流时,易误诊为单纯房间隔缺损。鉴别要点:单纯房间隔缺损,由于右心容量增加,肺血量增多,肺动脉内血流速度增快,但一般低于 2.5m/s。

四、临床价值

二维和多普勒超声对大多数法洛三联症能够做出明确的诊断,少数病例可误诊为单纯肺动脉狭窄或单纯房间隔缺损,右心声学造影可对本病明确诊断。

第十八节　大动脉转位

大动脉转位(transposition of the great arteries,TGA)是指主动脉与肺动脉两支大动脉之间的空间位置关系以及与心室的连接关系异常,是小儿发绀型先天性心脏病中较为常见的畸形,发病率占先天性心脏病的 5%~8%。

一、病理与临床

病理分型:① 完全型大动脉转位(complete transposition of the great arteries,TGA),主动脉发自右心室,肺动脉发自左心室,TGA 分为多个亚型,最为常见的是右位大动脉转位(SDD),约占80%,即心房正位、心室右襻(正常位),主动脉位于肺动脉右前方;其次是大动脉左转位(ILL),即心房反位、心室左襻(反位)、主动脉位于肺动脉左前方。TGA 常合并存在室间隔缺损、肺动脉狭窄、动脉导管未闭等畸形。② 不完全型大动脉转位,包括右心室双出口(doublet-outlet right ventricle,DORV)和左心室双出口(doublet-outlet left ventricle,DOLV)。右心室双出口多见,主要病理特征为两根大动脉全部,或一根大动脉的全部与另一大动脉的大部分起自解剖学右心室,室间隔缺损为左心室的唯一出口,左心室的血液经室间隔缺损进入右心室,尔后再进入主动脉和肺动脉,半月瓣和房室瓣没有连接,其间有圆锥组织相隔;左心室双出口的病理解剖特征是两根大动脉全部,或一根大动脉的全部与另一大动脉的大部分起自解剖学左心室,室间隔缺损为右心室的唯一出口。③ 矫正型大动脉转位(corrected transposition of the great arteries,cTGA),其特征是房室连接不一致,心室与大动脉连接也不一致,即右心房-解剖左心室-肺动脉,左心房-解剖右心室-主动脉,但血流动力学在功能上得

以矫正,故称为矫正型大动脉转位。临床常见两种类型:a. SLL 型(多见),心房正位,心室左襻,主动脉位于肺动脉左侧或左前方;b. IDD 型,心房反位,心室右襻,主动脉位于肺动脉右侧或右前方。

单纯性完全型大动脉转位患者无法存活,存活者均合并心内分流畸形是患者赖以生存的基本条件,临床上缺氧、发绀严重。右心室双出口和左心室双出口的血流动力学改变与室间隔缺损大小、肺动脉狭窄程度等有关,多数伴有不同程度的发绀。矫正型大动脉转位若不伴有其他畸形,在儿童期血流动力学无明显变化,至成人期,形态学右心室(行使左心室功能)多扩大并伴有三尖瓣重度反流,若伴有其他畸形则出现相应的血流动力学改变。

二、超声表现

1. 完全型大动脉转位

(1)大血管短轴切面,正常右心室流出道包绕主动脉根部的形态消失。两大动脉呈前后并行排列,主动脉在右前,肺动脉在左后为大动脉右转位,较常见;主动脉在左前,肺动脉在右后为大动脉左转位。

(2)左心室长轴切面显示主动脉发自右心室,肺动脉发自左心室。在心尖或剑突下五腔心切面调整声束方向,避开心房也可见两心室所连接的两大血管。

(3)合并其他畸形时可显示相应超声征象,如室缺、动脉导管未闭、肺动脉狭窄等。

(4)绝大多数心房为正位,即右心房在右侧,左心房在左侧。房室连接一致,即左心房与左心室相通,右心房与右心室相通。

(5)多普勒超声可显示合并房、室间隔缺损时

的血流分流方向,合并瓣膜狭窄的定性诊断。

2. 右心室双出口

(1)典型者多切面显示主动脉和肺动脉完全发自右心室。也可表现为肺动脉完全发自右心室,主动脉大部分发自右心室,即主动脉骑跨,但骑跨程度≥75%。也可表现为主动脉完全从右心室发出,肺动脉大部分发自右心室,即肺动脉骑跨,称Taussig-Bing 畸形。

(2)左心室长轴切面显示主动脉后壁与二尖瓣前叶不连续,其间可见强回声团(圆锥肌)隔开,左心室流出道为一盲端。

(3)大动脉位置有三种情况:①位置接近正常,此型多见,主动脉位于肺动脉的右后方,两者接近并行排列;②主动脉右转位,主动脉位于肺动脉的右侧并平行排列;③主动脉左转位,主动脉位于肺动脉左侧并平行排列。

(4)多切面显示室间隔连续中断,室缺>1.0cm,缺损可位于主动脉瓣下、肺动脉瓣下、双动脉瓣下或远离主、肺动脉瓣。

(5)右心室扩大并肥厚,左心室增大或正常。

(6)常合并有肺动脉口狭窄。

(7)多普勒超声:室间隔缺损成为左心室的唯一出口,CDFI 可显示经室间隔缺损的左心室向右心室的分流。

3. 左心室双出口　在左心室长轴切面和心尖五腔心切面,可观察到两大动脉均起源于左心室,或一条大动脉骑跨于室间隔之上,而另一条大动脉起源于左心室。

左心室双出口通常伴有大的室间隔缺损,室缺多数位于主动脉瓣下,少数为双大动脉瓣下或肺动脉瓣下。合并其他畸形时,超声心动图有相应的表现。

4. 矫正型大动脉转位

(1)SLL 型大动脉转位:①剑突下切面,肝位于右上腹,下腔静脉与腹主动脉位置正常。心房正位,即右心房位于右侧,可见腔静脉汇入,左心房位于左侧,有肺静脉汇入。②心尖四腔心切面,左侧房室瓣位置较右侧房室瓣位置低(据此判断左侧房室瓣为三尖瓣),左侧心室有较多肌小梁,而右侧心室内膜较光滑,故判断左侧心室为解剖右心室,即心室左襻,右侧心室为解剖左心室。③大动脉短轴切面,主动脉位于肺动脉左侧或左前方。④肺动脉与右侧心室(解剖左心室,行使右心室功能)连接;主动脉与左侧心室(解剖右心室,行使左心室功能)连接。

(2)IDD 型大动脉转位:①剑突下切面,肝脏位于左上腹,下腔静脉位于腹主动脉的左侧。心房反位,即右心房位于左侧,有腔静脉汇入,左心房位于右侧,有肺静脉汇入。②心尖四腔心切面,左侧房室瓣位置较右侧房室瓣位置高,且左侧心室为解剖左心室(行使右心室功能),右侧心室为解剖右心室(行使左心室功能),即心室右襻。③大动脉短轴切面,主动脉位于肺动脉右侧或右前方。④主动脉与右侧心室(解剖右心室,行使左心室功能)连接,肺动脉与左侧心室(解剖左心室,行使右心室功能)连接。

三、鉴别诊断

完全型大动脉转位需注意与右心室双出口中Taussig-Bing 综合征鉴别,鉴别点是:肺动脉完全起自左心室为完全型大动脉转位,肺动脉骑跨在室间隔上,则为右心室双出口 Taussig-Bing 综合征。

四、临床价值

超声心动图对完全型大动脉转位可以较准确诊断,在不完全型大动脉转位中右心室双出口较常见,超声心动图较容易诊断,同时超声有助于判断室间隔缺损与大动脉的关系。超声心动图对矫正型大动脉转位的诊断符合率也较高。

第十九节　永存动脉干

永存动脉干(persistent truncus arteriosus, PTA),又称共同动脉干或共同主动脉-肺动脉干。本病占所有先天性心脏病的 0.5%~3%,是一种严重的心血管畸形,预后极差。

一、病理与临床

基本病理特征是高位室间隔缺损和原始动脉干未能正常分隔发育成主动脉和肺动脉,心底仅发出单一动脉干,此大动脉干下仅有一组半月瓣,体循环、肺循环和冠状动脉血液均来自此动脉干。

根据肺动脉的起源位置,永存动脉干可分为以下四型:①Ⅰ型,约占47%,肺动脉起自动脉干的左后侧壁,较短,由此再分成左、右肺动脉。②Ⅱ型,约占29%,左右肺动脉分别自永存动脉干后方发出,两者开口较靠近。③Ⅲ型,约占13%,左右肺动脉分别自永存动脉干两侧壁发出,两者开口间距较远。④Ⅳ型,约占11%,左右肺动脉均缺如,肺循环由起自降主动脉的支气管动脉等供给。目前有文献认为该型属于合并室间隔缺损的肺动脉闭锁,不应归入永存动脉干的范围。

永存动脉干接受来自左心室的动脉血和右心室的静脉血,体循环系统的血氧饱和度降低,患者可出现发绀。由于肺动脉起源于主动脉,肺循环与体循环系统承受相同的压力,患者年龄越大,发生阻力型肺动脉高压程度越重,尽早诊断并手术治疗可提高患者的存活率。

二、超声表现

1. 二维超声　左心室长轴切面只能探查到一根大动脉干起自心室底部,动脉干明显增宽,与升主动脉延续。动脉干前壁紧邻胸壁,其间无右心室流出道显示。心底短轴切面动脉干左前方没有肺动脉瓣与肺动脉干。多切面显示只有一组动脉瓣,室间隔回声中断,室缺通常为干下型,动脉干骑跨于室间隔缺损之上。右心室增大,或四心腔均增大。

部分Ⅰ型永存动脉干在胸骨旁左室长轴切面可发现肺动脉干从动脉干后壁发出,大部分Ⅰ型及Ⅱ型永存动脉干沿心尖五腔心切面向胸骨旁五腔心切面移动探头过程中可显示出大动脉长轴图像,在此切面通过调整声束方向可发现肺动脉起自动脉干的位置。胸骨上窝升主动脉长轴切面有时也能发现肺动脉起自主动脉的位置。

2. 多普勒超声　显示大动脉干接受来自左、右心室的血流,心室水平双向过隔分流,舒张期动脉瓣反流血液可进入右心室;主肺动脉或左、右肺动脉血流源于大动脉干。

三、鉴别诊断

1. 主动脉-肺动脉窗　肺动脉极似发自主动脉,但患者有两组动脉瓣,而永存动脉干者仅有一组动脉瓣。

2. 肺动脉闭锁合并室间隔缺损　肺动脉内径很细,超声显示困难,但患者常伴有大动脉位置异常,多角度调整探头方向可显示发育差的肺动脉,并可见合并的动脉导管未闭。

四、临床价值

永存动脉干Ⅰ型的超声心动图特征较容易显示,因此该型的诊断准确率较高;对于Ⅱ型和Ⅲ型的鉴别相对困难。对永存动脉干的分型诊断有助于手术方式的选择。

第二十节　单　心　室

单心室(single ventricle,SV),又称共同心室,是一种少见而复杂的先天性心脏畸形,其发病率占先心病的1%~2%,占发绀型先心病的10%左右。

一、病理与临床

单心室大多有两个心室腔,与房室瓣相连为主心室腔,另一个为残余心室。少数单心室为共同心室腔,即肉眼观察只有左心室或右心室腔。

近年来,从临床实用角度出发,Anderson等将单心室分为三种类型,这种分型快速被临床及影像学科普遍采用:①左心室型单心室:主腔为解剖左心室,心内膜较平滑,右心室窦部缺如,右心室漏斗部为残余心室,此型最常见。②右心室型单心室:主腔为解剖右心室,左心室窦部缺如,左心室流出道为残余心室,位于右心室的后方。③未分化单心

室:仅有一个心室腔,无室间隔残迹,兼有左心室与右心室的解剖特征,此型无明确的残余心室。

单心室的房室瓣多为两组,也可为一组共同房室瓣,瓣叶常有发育异常。绝大多数(70%)的单心室畸形合并大动脉转位,以左转位较常见。

单心室常合并有多种畸形,如肺动脉狭窄、房间隔缺损或共同心房、动脉导管未闭、主动脉弓异常、心脏位置异常、腹腔内脏转位等。

单心室的血流动力学改变取决于单心室内血液混合的程度及单心室腔流出道的阻力。有肺动脉狭窄或肺血管阻力增高的患者,来自左、右心房的血液在单心室内混合较充分,发绀较明显。无肺动脉狭窄的患者,来自左、右心房的血液在单心室内并不完全混合,临床上可无发绀或发绀程度较轻,但由于肺循环血量增多,心室的容量负荷过重,

患儿早期即可出现心力衰竭。

二、超声表现

1. 二维超声

(1)左心室长轴和心尖四腔切面没有室间隔的回声,或心尖部仅有很短的残端,心室呈一单腔。

(2)多数病例在大心室旁有一发育不良的附属小腔,即残余心室,其内无房室瓣膜活动。在心尖部大心室与残余心室之间有始基室间隔的原始肌块回声,此与正常室间隔的区别为其延伸线不在两侧房室瓣之间,此外正常室间隔有明显的收缩运动,而前者无明确的收缩运动。

(3)在心室短轴切面根据残余心室和主心室腔的位置可初步判断单心室的类型:残余心室位于右前方,主心室位于左后方即为左心室型单心室;残余心室位于后下方,主心室位于前上方即为右心室型单心室。未分化单心室找不到残余心室。

(4)心尖四腔心切面显示有两组房室瓣或共同房室瓣开向一个共同心室。

(5)单心室的主动脉和肺动脉排列关系可正常、镜像或转位。

(6)可以合并存在肺动脉狭窄或肺动脉高压。

2. 多普勒超声　心尖四腔心切面在心脏舒张期可见房室瓣以红色为主过瓣口血流,流入共同心室或主心室腔,混合后于收缩期进入主动脉和肺动脉。合并房间隔缺损或卵圆孔未闭时可见心房水平分流;合并房室瓣关闭不全时在心房侧可见收缩期反流信号;合并流出道狭窄时,在相应平面呈五彩镶嵌状血流信号。合并肺动脉狭窄时,在肺动脉内可记录到收缩期高速射流频谱。

3. 右心声学造影　经肘静脉注射造影剂后,先右心房显影,随心脏舒张,立即进入巨大的共同心室,表现为心室各壁之间皆有微泡回声。通常在二维超声心动图检查不能明确心房位置时需右心声学造影进一步检查。

4. 单心室术后超声心动图检查　单心室的主要手术方式是腔静脉与肺动脉的吻合术,一般为上腔静脉-肺动脉吻合术(格林手术),亦可同期或分期进行下腔静脉-肺动脉通道(全腔静脉-肺动脉吻合术)。

(1)上腔静脉-肺动脉吻合的超声检查:采用胸骨上窝主动脉弓短轴切面,可显示上腔静脉与右肺动脉的吻合口,如显示不良可将探头移向右锁骨上可提高显示率。如为双侧双向格林手术,将探头向左锁骨上移动可显示左上腔静脉与左肺动脉的吻合口。注意观察腔静脉及吻合口有无狭窄或阻塞。

(2)下腔静脉-肺动脉通道:采用剑突下检查,首先显示下腔静脉,之后调整声束方向,移行显示与人工外通道的连接,直至显示人工血管与肺动脉的连接。胸骨左缘大动脉短轴也是显示人工血管与肺动脉连接的较好切面。检查时联合 CDFI,观察外通道连接是否通畅。

三、鉴别诊断

1. 与巨大室间隔缺损鉴别　未分化单心室由于左、右心室均有发育并肌部室间隔较少发育,应与巨大室间隔缺损鉴别。鉴别要点主要是判断室间隔是否发育,巨大室间隔缺损室间隔肌部有发育,在心尖四腔心切面可分清两个心尖结构,左心室短轴心尖水平切面仍为两心室结构。而未分化单心室左右心室结构之间小梁部仅见一小的隆起,未构成室间隔特征,无以上二维超声心动图表现。

2. 与三尖瓣闭锁合并右心室发育不良鉴别　只有一侧房室连接的单心室需与三尖瓣闭锁鉴别。有无形态学右心室及室间隔是主要鉴别点。三尖瓣闭锁时有形态学右心室,左右心室之间存在室间隔回声。左室短轴切面为左右心室结构,而单心室因无室间隔,在此切面仅显示单心室断面结构。

四、临床价值

超声对单心室具有确诊意义,多数可以做出分型诊断。

第二十一节　左心发育不良综合征

左心发育不良综合征(hypoplastic left heart syndrome,HLHS),是一组少见而严重的心血管畸形,患病率为 0.05‰～0.25‰,约占整个先天性心血管畸形的 1.5%。

左心发育不良综合征

(一)病理与临床

主要病理改变包括左心腔狭小、二尖瓣和(或)

主动脉瓣闭锁或严重狭窄、升主动脉和主动脉弓发育不良,动脉导管开放等一系列病变。心脏外形增大,心尖由右心室构成,右心房、右心室肥厚扩大。左心室流入道及流出道均发育不良,左心室腔狭小甚至仅为一裂隙。主动脉瓣叶小而厚,多为三瓣,有严重狭窄或瓣缘融合形成盲端。升主动脉细长狭小,由于有来自未闭动脉导管的逆向血流,主动脉弓在无名动脉发出后内径相对较宽,但仍然低于正常。主动脉缩窄亦很常见,偶有主动脉弓离断。所有患儿均有动脉导管未闭,且导管粗大。可伴有房间隔缺损或室间隔缺损。

本病是一种预后严重的先天性心脏病,左心室功能不足为其血流动力学的主要改变,在动脉导管开放的情况下,患者的生存依赖于体循环与肺循环阻力的平衡。由于体循环获得的是混合血,故临床出现发绀,肺部多有充血,右心室负荷过重。

(二)超声表现

1. 二维超声

(1)极小的左心室腔与扩大的右心室腔形成鲜明对比。超声诊断左心室发育不良的指标:左心室舒张末容积<20ml/m²(在心尖四腔心或两腔心测量);左心室长轴径/左心室短轴径<0.8(胸骨左缘左心室长轴或心尖四腔心切面)。

(2)二尖瓣环窄小,二尖瓣环内径<8mm。瓣叶闭锁或增厚,腱索粗短或缺如。

(3)主动脉瓣环窄小,收缩期主动脉瓣环<5mm。瓣膜增厚或闭锁。升主动脉细小或主动脉弓离断。

(4)右心房、右心室及三尖瓣口明显扩大;右心室壁肥厚、搏动增强。

(5)主动脉闭锁时,室间隔缺损很少见。在二

尖瓣闭锁而主动脉瓣开放时,室间隔缺损的发生率相对较高。胸骨上窝切面可直接观察到主动脉峡部与肺动脉间的粗大动脉导管。

2. 多普勒超声 主动脉及二尖瓣存在狭窄时,可见二尖瓣及主动脉瓣前向血流加速呈花色;存在闭锁时,没有跨瓣膜的血流显示。

(三)鉴别诊断

左心发育不良综合征超声心动图较具特征性,一般不易与其他疾病混淆。

附:右心发育不良综合征

右心发育不良综合征(hypoplastic right heart syndrome,HRHS)是一种少见的发绀型先天性心脏畸形,约占全部先天性心脏病2.7%。主要病理特征为右心室心腔发育不全及三尖瓣和(或)肺动脉瓣发育不全(闭锁或狭窄)。

超声表现:胸骨旁左心室长轴及短轴,心尖及剑突下四腔心等切面均显示右心室腔狭小,三尖瓣环较小;右心房明显扩大;右心室流入道、小梁部和流出道全部或部分发育不良,常与肺动脉瓣和(或)三尖瓣狭窄或闭锁相伴行;多合并房间隔缺损或卵圆孔未闭。

当存在三尖瓣和(或)肺动脉瓣闭锁,CDFI在三尖瓣和(或)肺动脉瓣区无跨瓣血流;当三尖瓣和(或)肺动脉瓣狭窄,相应瓣膜口前向血流束细窄呈五彩镶嵌表现;合并房间隔缺损或卵圆孔未闭时,心房水平出现右向左分流。

右心发育不良综合征需要注意与重度法洛三联症鉴别,重度法洛三联症的肺动脉瓣狭窄严重,而三尖瓣发育正常有助于鉴别。

第二十二节 心脏位置异常

先天性心脏位置异常(malposition of heart)分为胸外心脏和胸内心脏位置异常两大类,本节讨论胸内心脏位置异常。

一、病理与临床

正常情况下心脏大部分位于左侧胸腔,心尖指向左侧,房室连接一致(左位心)。胸内心脏位置异常系胚胎早期原始心管发育障碍和旋转异常所致,按其在胸腔的部位以及心尖的指向和内部结构的

位置异常可分为(图13-4):①右位心(dextrocardia),指心脏大部分位于右侧胸腔,心尖指向右。右位心又可进一步分为镜像右位心和右旋心。镜像右位心的左房-主动脉弓-降主动脉-胃-脾位于右侧,右心房-下腔静脉-肝脏位于左侧,即心房反位,心室左襻,但心脏和大血管的连接关系正常。镜像右位心合并心血管畸形可达40%~50%。右旋心的心脏轴线指向右,内脏位置正常,心房、心室和大动脉的位置、关系正常,即心房正位,心室右

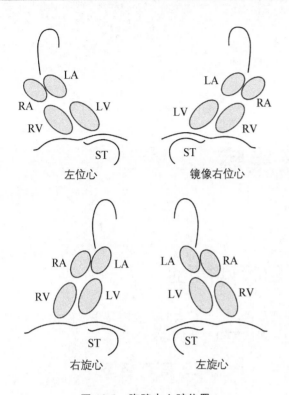

图 13-4　胸腔内心脏位置

LA:左心房;RA:右心房;LV:左心室;RV:右心室;ST:胃

襻。右旋心合并心内畸形的发生率是80%～90%。②左旋心,其特点为心脏左位而合并完全或不完全的内脏转位,心脏大部分仍位于左胸腔内,心脏轴线向左,心尖向左下,但心房反位,心室左襻。左旋心多合并复杂的心血管畸形。③中位心,心脏位于胸腔正中,心脏轴线居胸腔中间,心尖指向前下方,室间隔几乎呈前后位,左右心室并列,心房和心室的位置可正常或反位,内脏可以是正位、反位或不定位。

二、超声表现

1. 镜像右位心　主要超声特征是探头于胸骨

左缘探查不能获得相应的标准心脏声像图,置于胸骨右缘对应位置则可获得相应的左心室长轴及心尖四腔心图像。右侧胸骨旁、心尖及剑突下探查显示,心脏在胸腔右侧并伴有内脏反位,左右心房位置和心室位置与正常相反,即左心房、左心室位于右心房、右心室的右侧,但心房与心室连接关系正常,心尖向右。上腹部超声检查下腔静脉位于脊柱左侧,降主动脉位于脊柱右侧,肝脏位于左上腹。

2. 右旋心　主要超声特征是心脏在胸腔右侧但无内脏反位,心房与心室连接关系正常。剑突下四腔心切面显示心尖向右;探头置于胸骨右缘及右侧心尖区显示,左心房、左心室在左侧,右心房、右心室在右侧;上腹部超声检查降主动脉位于脊柱左侧,下腔静脉位于脊柱右侧,肝、脾位置正常。

3. 左旋心　主要超声特征是心脏位于左侧胸腔,合并完全或不完全的内脏转位。剑突下四腔心切面显示心尖指向左侧;胸骨左缘心尖四腔心切面,左心房、左心室在右侧,右心房、右心室在左侧;上腹部超声检查,下腔静脉位于脊柱左侧,而降主动脉位于脊柱右侧。左旋心多伴有严重的心血管畸形。

4. 中位心　探头置于胸骨下缘正中位可获得清晰的四腔心图像,四腔心切面显示心尖指向正中,上腹部超声检查下腔静脉、腹主动脉与脊柱的关系可正常。

三、临床价值

超声心动图能准确诊断右位心及左旋心,对合并的心内畸形多数能做出准确诊断。由于心脏位置异常,获得的标准心脏切面有限,对合并的复杂畸形可能会影响其正确诊断率。

(高云华)

■ 参考文献

[1] 王新房.超声心动图学.4版.北京:人民卫生出版社,2009.

[2] 刘延玲,熊鉴然.临床超声心动图学.2版.北京:科学技术出版社,2007.

[3] 杨浣宜.超声医师培训丛书,心血管超声.北京:人民军医出版社,2009.

[4] Lapierre C,Déry J,Guérin R,et al. Segmental approach to imaging of congenital heart disease Radiographics,2010,30(2):397-411.

[5] Piryani RM,Shukla A,Prasad DN,et al. Situs inversus with dextrocardia with multiple cardiac lesions in adult. Kathmandu Univ Med J,2007,5(2):247-249.

[6] Apitz C,Webb GD,Redington AN. Tetralogy of Fallot. Lancet,2009,374(9699):1462-1471.

[7] Akhtar K,Ahmed W. Profile of congenital heart disease and correlation to risk adjustment for surgery; an echocardiographic study. J Coll Physicians Surg Pak,2008,18(6):334-337.

第14章

其他心脏疾病

第一节　心内膜弹力纤维增生症

一、病理与临床

心内膜弹力纤维增生症(endocardial fibroelastosis,简称EFE,亦译为心内膜纤维弹性组织增生症),1740年由Lancusi首次报道,1943年Weinberg和Himelfarb将其命名为心内膜弹力纤维增生症。EFE是一种罕见的病因未明的心脏疾病,以心内膜胶原纤维和弹力纤维增生为主,以心内膜增厚,心腔扩大,心肌收缩和舒张功能受累为特征,临床表现为明显的心力衰竭症状,70%~80%发生在1岁以内,为婴儿期常见心力衰竭原因之一,青春期和成年人罕见,预后较差,病死率高。

EFE的确切病因不明,可能与下列因素有关:①感染,主要是病毒感染,尤其是腮腺炎病毒、柯萨奇和埃可病毒;②先天发育畸形,主要伴随左心系统发育不良的病变;③胶原纤维或结缔组织发育障碍;④自身免疫性疾病;⑤染色体异常及基因突变;⑥心肌缺血、低氧;⑦机械或血流动力学的改变可引起心室壁压力增加,使心腔内膜承受压力增加,刺激心内膜增厚。

EFE虽然并不是个独立的疾病,但一般归属于心肌病范畴,可分为原发性和继发性。原发性不伴有其他先天性心脏畸形,约占55%,继发性者占45%,常伴有某些先天性心脏畸形,如室间隔缺损、主动脉瓣闭锁和(或)二尖瓣闭锁等。

EFE的主要临床表现有气短、呼吸困难、咳嗽等心力衰竭症状,常伴有喂养困难、多汗。心动过速,心音减弱较常见,可闻及第三心音或奔马律,如伴有明显的二尖瓣反流可闻及收缩期杂音。部分患儿可出现各种心律失常,其中室颤是患儿猝死的

重要原因之一。扩大的心腔内易生成附壁血栓,如血栓脱落可引起体循环栓塞性病变。

二、超声表现

1.二维超声　主要应用切面有胸骨旁左心室长轴、短轴切面,包括瓣口水平、乳头肌水平和心尖水平,心尖四腔、三腔和两腔切面等。主要超声表现有:①心内膜明显增厚,回声增强,是EFE的特征性改变,厚度多>2mm,与心肌界限明显,多位于左心室的下壁、后壁和后室间隔部位,范围一般较广,从心底到心尖部,短轴显示>1/3或1/2圆周径。②左心扩大,左心室一般呈球形扩大,室间隔明显呈弧形膨向右室侧,可伴有不同程度的左心室壁向心运动减弱和(或)心肌运动不协调。少数病例可出现左心室腔内附壁血栓,多位于心尖部,大小不等,形状不规则,可伴有活动度,可单发,也可多发。左心房也可增大,一般不如左心室明显。③二尖瓣改变,二尖瓣前后叶可轻度增厚,回声增强,前叶活动幅度明显减小,由于左心房左心室扩大,二尖瓣前后叶对合不良,可导致二尖瓣反流。④左心室收缩和舒张功能减低,收缩功能常明显减低,EF值多在45%以下,减低的程度与病变的程度密切相关。心脏的舒张功能也同时受累,表现为不同程度的减低,严重者可表现为限制型,二尖瓣口血流频谱形态高尖,E峰减速时间缩短,<130ms,充盈时间亦明显缩短。

2.多普勒超声　二尖瓣口血流频谱可表现为左心室限制型充盈形态,主动脉瓣口血流速度减低常伴随明显的左心室收缩功能减低,如有三尖瓣反流或肺动脉瓣反流,可间接估测肺动脉压力。彩色

多普勒血流显像可显示轻至中度的二尖瓣反流,左心室腔内血流缓慢,尤其是心尖部。组织多普勒可评价左心室局部心肌的功能和运动协调性。

三、鉴 别 诊 断

EFE 的鉴别诊断包括:①病毒性心肌炎,急性期或未治愈的心肌炎患者可表现为左心室扩大,室壁运动减低,与 EFE 有相似的超声心动图改变,主要鉴别点在于前者无明显心内膜增厚和回声增强。同时心肌炎患者各年龄组均有发病,而 EFE 多见于 1 岁以内的小儿。②扩张型心肌病,也表现为左心室扩大,室壁运动减低,与 EFE 有相似表现,但无心内膜异常改变,继发者可有明确的病因。③心内膜心肌纤维化症,病理特征为心内膜和心肌弥漫样纤维化改变,超声心动图表现为心内膜和心肌均回声增强,两者无明显的界限。通常以右心室受累为主,亦可为双心室型。

四、临 床 价 值

超声心动图检查是临床早期明确诊断和进行鉴别诊断的首选方法,同时可以评价 EFE 的治疗效果和预测其转归。

第二节　高血压性心脏病

一、病理与临床

高血压性心脏病(hypertensive cardiopathy)是由于长期高血压病使左心室负荷逐渐加重,左心室逐渐肥厚和扩张而形成的器质性心脏病。高血压病是指多次测量动脉收缩压和(或)舒张压≥18.7/12kPa(140/90mmHg),常伴有心、脑、肾及视网膜等器官功能性或器质性改变的全身性疾病。高血压病的心脏改变主要是左心室肥厚和冠状动脉粥样硬化。

在疾病早期,左心室后负荷增加,收缩期室壁应力增加,常出现左心室舒张功能受损,而收缩功能多为代偿性增强或正常。随着病程延长或病情加重,心肌细胞体积增大和间质增生、纤维化,室壁逐渐增厚,应力和顺应性下降。此时虽然心肌纤维明显肥大,但肌纤维间的毛细血管数量没有相应增加,使心肌处于一种相对缺血状态,同时常合并冠状动脉粥样硬化,也会产生心肌缺血,出现左心室收缩功能受损。随着病情进一步发展,左心室长期负荷过重,心肌收缩力失去了代偿能力,左心室呈离心性肥厚,心室腔扩大,最终可发生心力衰竭。所以临床上左心室收缩功能常经历代偿期、维持正常范围和失代偿三个阶段。

高血压病患者血压长期持续性增高可导致左心室重构,而左心室重构不仅是心血管病发病率和死亡率的预测指标,也是发生心血管事件的独立危险因素。Gauna 将高血压性心脏病的心脏形态类型分为 4 种:①正常构型,左心室壁相对厚度及左心室质量指数均正常;②向心性重构,左心室壁相对厚度增加而左心室质量指数正常;③向心性肥厚,左心室壁厚度及左心室质量指数均增加;④左心室壁相对厚度正常而左心室质量指数增加(图14-1)。

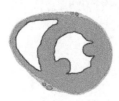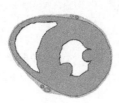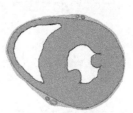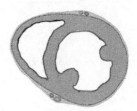

左心室正常构型　　　向心性重构　　　向心性肥厚　　　离心性肥厚

图 14-1　高血压性心脏病心脏形态分型

大多数患者起病隐袭,早期可无明显自觉症状或仅有轻度不适。随病程进展,左心室功能逐渐减退,患者可出现心慌、气短等症状,劳累后加重,合并冠心病则出现心绞痛症状,如到了心力衰竭阶段,则出现乏力、咳嗽、咳痰、呼吸困难,甚至端坐呼吸。体格检查早期可有心尖搏动增强或呈抬举样,心尖搏动位置向左下扩大,有时主动脉瓣第二心音增强,并可闻及舒张期杂音及各种心律失常,如心房纤颤、期前收缩等。在心力衰竭阶段,肺部可闻及湿啰音和哮鸣音,并可出现下肢水肿。

二、超声表现

1. 二维超声心动图　高血压病初期,为克服增加的后负荷,左心室收缩增强,此时一般无明显的左心室肥厚。随着病程的延长,左心室心肌肥厚。根据左心室心肌肥厚的类型,可出现以下改变。

向心性肥厚:左心室壁多呈向心性均匀性增厚,心肌回声均匀,可略增强,向心性运动增强或正常。少数也可出现轻度非对称性肥厚,以室间隔增厚明显,但室间隔与左心室后壁厚度之比<1.3。左心房常增大,而左心室腔正常或相对变小。右心系统多无明显改变。

离心性左心室肥大:当心肌收缩功能失代偿时左心室腔扩大,引起离心性扩张型肥厚,最终发展为左心室心力衰竭。此时二维超声表现为左心腔扩大,左心室心肌肥厚,室壁运动可正常或普遍减低。全心受累时,右心腔也扩大。

合并症:高血压性心脏病易合并二尖瓣脱垂,多累及后叶,部分患者亦出现二尖瓣部分腱索断裂。二维超声可出现相应的表现,详见相关章节。

2. 多普勒超声　高血压性心脏病多伴有二尖瓣反流,程度多为轻度。如合并二尖瓣脱垂,则反流程度根据脱垂程度而不同。在心力衰竭阶段,常出现三尖瓣反流和肺动脉高压。

左心室舒张功能测定:

高血压早期即出现左心室舒张功能减低,临床常通过检测二尖瓣口血流频谱来评估左心室舒张功能。轻度舒张功能减低时,左心室舒张压升高,二尖瓣口舒张早期 E 峰血流速度减低,舒张晚期 A 峰升高,E/A<1.0;随着舒张功能进一步减低,左心房及左心室充盈压升高,使二尖瓣口 E 峰升高,A 峰减低,出现假性正常化,E/A>1.0;舒张功能再进一步恶化时,左心房及左心室充盈压进一步升高,E 峰高尖,减速时间缩短,A 峰明显减低,E/A>2.0,出现左心室限制型充盈障碍表现。

对于二尖瓣口频谱假性正常化的患者,可应用组织多普勒成像(tissue Doppler imaging TDI)鉴别。采用 TDI 测量二尖瓣环舒张期速度,如二尖瓣环舒张早期峰值速度 E'与舒张晚期峰值速度 A'之比 E'/A'<1.0,则考虑为假性正常化(图 14-2)。

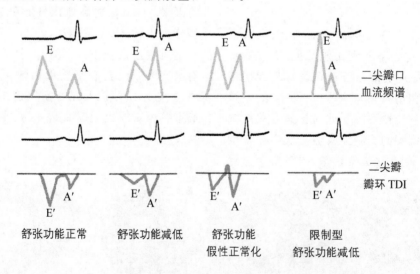

二尖瓣口血流频谱

二尖瓣瓣环 TDI

舒张功能正常　　舒张功能减低　　舒张功能假性正常化　　限制型舒张功能减低

图 14-2　应用二尖瓣口频谱及瓣环 TDI 判定左心室舒张功能减低类型

近年来,研究显示舒张早期二尖瓣口血流速度与 TDI 检测二尖瓣环运动速度之比 E/E'可准确评估左心室舒张功能,该指标与心导管测量左心室舒张末压高度相关。E/E'<8,提示左心室舒张末压正常;8<E/E'<15,需结合其他舒张功能指标;E/E'>15,提示左心室舒张末压明显增高,肺毛细血管楔压>20mmHg。

3. 左心室局部心肌收缩功能测定　二维斑点追踪技术(speckle tracking echocardiography, STE)是近年来发展起来的一项超声新技术,它是在二维图像的基础上,根据斑点追踪的原理,可全面地评价局部心肌收缩和舒张功能,部分高血压患者尽管左心室射血分数正常,但心肌功能已经受损,STE可早期评价高血压病患者心肌收缩功能的减低。

三、鉴 别 诊 断

1. 肥厚型心肌病　高血压性心脏病左心室心肌肥厚表现为左心室心肌相对均匀性增厚,而肥厚型心肌病绝大多数表现为非对称性增厚,心肌回声紊乱、增强,呈颗粒样。少数肥厚型心肌病也表现为左心室心肌均匀性增厚,可结合有无高血压病史进行鉴别。

2. 主动脉瓣口狭窄　主动脉瓣口狭窄也出现左心室心肌均匀性肥厚,因而检查时应特别注意观察主动脉瓣有无狭窄性病变,主动脉瓣上、瓣下有无隔膜或异常肌束,降主动脉有无缩窄等。

四、临 床 价 值

研究表明左心室心肌肥厚是高血压病患者心血管病事件中重要的独立危险因素,超声心动图是首选的检查方法,能够明确左心室肥厚的类型、程度和左心室功能情况,并检测其合并症,尤其是二尖瓣部分腱索断裂,评价疗效,具有重要的临床意义。

第三节　肺动脉栓塞

一、病理与临床

肺动脉栓塞(pulmonary embolism,PE)是外源性或内源性栓子堵塞肺动脉或其分支引起的肺循环和呼吸功能障碍的临床和病理生理综合征(简称肺栓塞)。栓塞后发生肺组织坏死时称为肺梗死。肺栓塞是许多疾病的一种严重并发症,亦有部分为原发性,起源于肺动脉,也称肺动脉血栓形成。

易患因素包括:深部静脉血栓史;心脏病,约40%肺栓塞患者合并有各种心脏病;卧床史;肥胖;妊娠;手术及血液高凝状态等。90%的栓子为血栓,最常见为下肢深静脉及盆腔静脉血栓,其余为体循环静脉或右侧心腔的癌栓、赘生物、脂肪栓、羊水栓、空气栓等(图14-3)。

肺栓塞多发生在双侧,也可发生于单侧,其中右侧多于左侧。肺动脉可扩张,其内见大小不等的栓子,如为血栓,可出现机化和吸收,血栓部分再通。如持续栓塞,可能导致肺动脉高压,继而出现右心室肥厚和右心衰竭。

根据肺动脉栓塞的发病时间和阻塞程度分为4型:

1. 急性大面积栓塞　急性发生,栓塞阻塞肺动脉的面积>50%。

2. 急性小面积栓塞　急性发生,栓塞阻塞肺动脉的面积<50%。

3. 亚急性大面积栓塞　时间超过数周,栓塞阻塞肺动脉的总面积超过50%。

4. 慢性栓塞　指病史长达数月以上,病情逐渐加重,出现慢性肺动脉高压,或大面积肺栓塞患者存活而仍遗留中等以上肺动脉部分栓塞者,一般

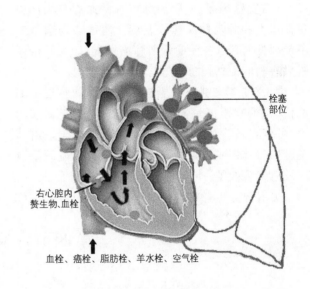

图 14-3　肺动脉栓塞模式图

(图中标注:栓塞部位;右心腔内赘生物、血栓;血栓、癌栓、脂肪栓、羊水栓、空气栓)

总的栓塞面积>50%。

栓子堵塞肺血管后,受机械、反射或体液因素的影响,肺循环阻力增加、肺动脉压升高,进而出现右心功能不全,右心房压增高,体静脉回流障碍。右心排血量下降,继发引起左心排血量减少,血压下降。

肺栓塞临床表现特异性较低,病情轻重差异很大,轻者累及2~3个肺段,可无任何症状,重者可发生休克或猝死。相对典型的症状为呼吸困难、胸痛、晕厥、烦躁和咳嗽,体格检查可发现呼吸急促、发绀,心脏系统的体征主要为肺动脉高压和右心衰竭的表现,常见窦性心动过速、心律失常,肺动脉瓣区第二心音亢进,颈静脉充盈等。1979年Sharma和Sasahara将肺栓塞症状和体征分为如下三个综

合征:①肺梗死:急性胸膜性胸痛、呼吸困难、咯血和胸膜摩擦音。②急性肺源性心脏病:突然进展的呼吸困难、发绀、右心功能不全、低血压和休克。③不能解释的呼吸困难。

二、超声表现

1. 二维超声

(1)直接征象:栓子位于肺动脉主干或左、右肺动脉近心端者,大动脉短轴切面显示主肺动脉及左、右肺动脉内径增宽,肺动脉内可探及附加回声。超声对于位于左、右肺动脉远端栓子的检出具有一定的局限性,对可疑肺栓塞的患者应通过多切面仔细观察肺动脉内回声情况。

(2)间接征象:主要表现为肺动脉增宽、右心腔扩大、右室壁增厚、下腔静脉扩张淤血等右心压力负荷增大和肺动脉高压等改变。超声心动图虽然不能根据间接征象明确诊断肺栓塞,但能为其诊断提供有利的证据,并具有重要的鉴别作用。

2. 多普勒超声 对于栓子位于肺动脉近心端部位,二维超声能够直接显示局部血流变细或消失,可伴有局部血流速度加快。栓子如位于左右肺动脉远端,多普勒超声可通过显示血流充盈缺损情况及时发现栓子。

另有部分患者超声心动图表现无明显异常,可能与起病时间较短,栓塞累及面积较小有关。因而超声心动图表现正常的患者并不能排除肺动脉栓塞的诊断。

3. 下肢深静脉血管超声检查 由于绝大多数栓子来源于下肢深静脉血栓,因而对于可疑患者,进行下肢深静脉超声检查具有重要的意义。

三、鉴别诊断

肺栓塞的临床表现不同,需要鉴别诊断的疾病也不同。以肺部表现为主须与其他肺部疾病鉴别,以肺动脉高压表现为主须与其他心脏疾病鉴别。临床较难鉴别的疾病主要包括急性心肌梗死、夹层动脉瘤和原发性肺动脉高压。鉴别时需仔细询问病史,并结合血浆 D-二聚体、心电图、下肢深静脉超声、肺增强 CT 和肺动脉造影等检查。

四、临床价值

肺动脉造影是诊断肺栓塞的"金标准",但其为有创性检查,可发生致命性或严重并发症,因而临床应用受限。超声心动图可直接检测到发生在肺动脉主干的栓子,而对于多数患者,则主要通过检测间接征象来提示诊断,同时对于鉴别诊断、评估右心血流动力学改变和评价疗效均具有至关重要的作用。

第四节 肺动脉高压

一、病理与临床

肺动脉高压(pulmonary hypertension,PH)是一组由不同发病机制引起的以肺血管阻力持续增高为特征的临床病理生理综合征,表现为肺动脉压力增高,并逐渐发展为右心衰竭。可简单分为原发性和继发性肺动脉高压两种。

诊断标准:2008 年 Dana Point 第四届肺动脉高压会议以在静息状态下,经右心导管测定的平均肺动脉压≥25mmHg 为诊断标准。根据静息状态下平均肺动脉压的水平,PH 可分为轻度(26～35mmHg)、中度(36～45mmHg)和重度(>45mmHg)。

肺动脉高压的发病机制包括遗传基因学机制、缺氧机制、内皮损伤机制和炎症机制等。引起 PH 的病因很多,2008 年 Dana Point 第四届肺动脉高压会议将肺动脉高压分为五类。

(一)动脉型肺动脉高压(pulmonary arterial hypertension,PAH)

1. 特发性肺动脉高压(IPAH)。

2. 遗传性肺动脉高压(FPAH)。

3. 药物和毒物相关的 PH。

4. 疾病相关性 PH ①结缔组织疾病;②HIV感染;③门静脉高压;④先天性心脏病;⑤血吸虫病;⑥慢性溶血性贫血。

5. 新生儿持续性 PH 肺静脉闭塞性疾病和(或)肺毛细血管瘤病。

(二)左心疾病相关性 PH

1. 左心收缩功能不全。

2. 左心舒张功能不全。

3. 心脏瓣膜病。

(三)肺部疾病和(或)低氧相关性 PH

1. 慢性阻塞性肺疾病。

2. 间质性肺疾病。

3. 伴有限制性和阻塞性混合型通气障碍的其他肺部疾病。

4. 睡眠呼吸暂停。

5. 肺泡低通气综合征。

6. 慢性高原缺氧。

7. 肺发育异常。

(四)慢性血栓栓塞性 PH

(五)原因不明和(或)多种因素所致的 PH

1. 血液系统疾病　骨髓增生疾病,脾切除术。

2. 系统性疾病　结节病,淋巴管肌瘤病,多发性神经纤维瘤,血管炎。

3. 代谢性疾病　甲状腺疾病。

4. 其他　肿瘤性阻塞,纤维纵隔炎,透析的慢性肾衰竭。

PH 病理解剖和病理生理改变较复杂,随不同病因者而变化。一般在肺动脉的大、小分支均可出现明显的血管病变,小动脉及细动脉受累最为明显。常表现为中膜平滑肌层明显增厚,内膜纤维增生,管腔狭窄,肺血管张力和总横截面积发生明显变化。多伴有右心室肥厚。

PH 缺乏特异性的临床表现,可出现呼吸困难、乏力、胸痛、晕厥、咯血、水肿等症状。常见体征是肺动脉瓣听诊区第二心音亢进及三尖瓣反流的杂音,右心衰竭时可出现颈静脉充盈或怒张、下肢水肿、腹腔积液和发绀。

二、超声表现

1. 二维超声

(1)在左心室长轴和心尖四腔心切面可显示右心增大,右心室流出道增宽,右室壁增厚,左心室心腔相对变小。在大动脉根部短轴切面可显示主肺动脉及左、右肺动脉内径增宽。

(2)室间隔在收缩期和舒张期均偏向左心室侧,左心室短轴切面显示左心室呈"D"字形改变,室间隔参与右心室运动。

(3)下腔静脉内径增宽,随呼吸塌陷率<50%。有时心包腔可探及无回声区。

2. 多普勒超声　由于右心增大和肺动脉扩张,常可显示三尖瓣反流和肺动脉瓣反流。

3. 测量肺动脉压的常用方法

(1)三尖瓣反流法(图 14-4):连续多普勒超声测得三尖瓣反流最高流速 V,根据简化 Bernoulli 方程($\Delta P=4V^2$),可计算三尖瓣跨瓣压差 ΔP,即右心室与右心房之间压差。在没有右心室流出道梗

阻的前提下,肺动脉收缩压(SPAP)与右心室收缩压(SRVP)近似相等,即:SPAP＝SRVP＝三尖瓣跨瓣压差(ΔP)＋右心房压(RAP),其中,RAP 根据下腔静脉的情况来估测:

下腔静脉内径<20mm,随呼吸内径明显变化,RAP 为 5mmHg;

下腔静脉内径>20mm,随呼吸内径明显变化,RAP 为 10mmHg;

下腔静脉内径>20mm,随呼吸内径无明显变化,RAP 为 15mmHg。

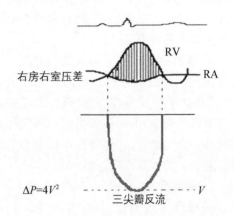

图 14-4　三尖瓣反流法估测肺动脉收缩压
RA:右心房;RV:右心室

(2)肺动脉瓣反流法(图 14-5):有报道提出,肺动脉瓣反流的峰值压差与肺动脉平均压存在良好的相关关系($r=0.92$),根据肺动脉瓣反流舒张早期峰速 V_B(如图所示 B 点速度)可以估测肺动脉平均压(MPAP),即 MPAP＝$4\times V_B^2$。MPAP 也可以通过 PAEDP＋1/3(PASP-PAEDP)来获得,PAEDP 为肺动脉舒张末压。

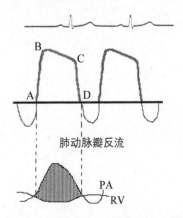

图 14-5　肺动脉瓣反流法估测肺动脉平均压和舒张压

根据肺动脉瓣反流舒张末期峰速 V_C（如图所示 C 点速度）可以估测 PAEDP，PAEDP＝$4×V_C^2$＋右心室舒张压（DRVP），在舒张末期，DRVP 与 RAP 近似相等，因此，PAEDP＝$4×V_C^2$＋RAP。

4. 右心室功能测定　右心室形态不规则，二维超声心动图 Simpson 方法检测右心室容积和收缩功能有较大误差，并缺乏公认的标准值。目前，超声新技术在右心室功能方面的研究成为未来的发展趋势。

（1）实时三维超声心动图：研究证实实时三维超声可准确测量左心室容积和功能，但对右心室的测定仍需大样本的研究。

（2）Tei 指数：即（右心室等容收缩时间＋右心室等容舒张时间）/右心室射血时间。正常值为＜0.55。Tei 指数不受心率、右心室压力和三尖瓣反流等因素的明显影响，因此被认为是一种实用且简便的评价右心室功能方法，但目前不推荐作为单独评价右心室功能的方法，可作为补充。

（3）三尖瓣环位移：采用 M 型在心尖四腔心切面测量三尖瓣环收缩期位移，正常值为＞20mm。目前推荐作为评价右心室功能的简单方法。

（4）右心室游离壁峰值收缩速度：采用频谱组织多普勒成像在心尖四腔心切面测量右心室游离壁基底段峰值收缩速度 S'，S'＜10cm/s 可疑右心室收缩功能减低，推荐作为评价右心室功能的简单方法。

（5）二维应变：是近年来发展起来的一项超声新技术，是基于二维斑点追踪的原理，不受多普勒角度的局限性，能够更全面地评价心肌的运动情况。目前有大量研究采用二维应变评价右心室功能，但结果尚不明确。

三、鉴 别 诊 断

应注意鉴别原发性肺动脉高压和继发于心内其他疾病的肺动脉高压，如先天性心脏病，在 PH 时心内分流速度明显减低，血流分流信号难以检测，此时应调节量程，多切面检测是否存在其他心脏疾病。

四、临 床 价 值

右心导管是临床诊断 PH 的金标准，但右心导管为有创检查，而超声心动图可安全、无创、准确、快速地评估肺动脉压及其对右心功能的影响，并可以寻找病因，有助于临床确定治疗方案、判断预后及评价疗效。随着超声心动图新技术的发展，可为临床提供更丰富的信息。

（任卫东）

■ 参考文献

[1]　邵肖梅,叶鸿瑁,邱小汕.实用新生儿学.4 版.北京:人民卫生出版社,2011.

[2]　Hayashi K,Yasui S. Endocardial fibroelastosis. Nippon Rinsho, 2007;28(Suppl 5 Pt 2):339-342.

[3]　Halank MM,Ghofrani HA,Grimminger F,et al. Dana Point:what is new in the treatment of pulmonary hypertension? World Conference 2008 in Dana Point:important developments in the field of pulmonary hypertension 2008. Dtsch Med Wochenschr,2008, 133:S191-195.

第 15 章

胸壁、胸膜腔和肺

第一节 解剖概要

一、胸 壁

胸壁由骨性胸廓和胸壁软组织构成,外被皮肤,内衬有胸内筋膜,在胸前壁的浅筋膜内含有乳腺。骨性胸廓由胸骨、肋、胸椎及其骨连结所组成。胸骨和胸椎分别位于胸壁前、后面的正中。两侧为肋,共 12 对,构成 11 对肋间隙。肋间隙被肌肉、神经、血管等填充。肋是胸壁的薄弱部位,当遇到暴力打击时,可出现肋骨骨折,并可能继发气胸或血胸。

二、胸腔(胸膜腔)

胸腔(胸膜腔)是由胸壁与膈围成的腔隙。上界为胸廓上口,与颈部相连;下界为膈,与腹腔分隔开来;中央部分为纵隔,两侧为胸膜和肺。

胸膜为一薄层浆膜,分为脏、壁两层,脏层胸膜被覆于肺表面,并嵌入肺叶之间(斜裂及右肺水平裂),又称肺胸膜;壁层胸膜衬附于胸壁内面、纵隔的外侧面和膈的上面。脏层胸膜和壁层胸膜在肺根处和肺根下方相互移行构成完全封闭的潜在腔隙,称为胸膜腔,左右各一,互不相同,其内可有少量浆液(1~15ml)以减少呼吸时的摩擦。正常时胸膜腔内的压力始终为负压。

壁胸膜按其所在的位置可分为 4 部分:胸膜顶(又称为颈胸膜)、肋胸膜、膈胸膜及纵隔胸膜。两侧胸壁的肋胸膜与膈胸膜的转折处为肋膈隐窝或称为肋膈窦(亦称肋膈角)。由于肋膈隐窝所处的位置最低,少量胸腔积液及炎症粘连常出现于此。胸膜的前界是肋胸膜折返至纵隔胸膜的界线。两侧胸膜的前界在第 2~4 胸肋关节互相靠拢,向上、下又各自分离,因此在胸骨后方形成了两个无胸膜覆盖的三角形裸区。上方位于胸骨柄的后方,为胸腺区;下方位于胸骨体下段及左侧第 5、6 肋软骨的后方,为心包区,临床上可经此区进行心包穿刺。胸膜下界为肋胸膜折返至膈胸膜的界线。右起自第 6 胸肋关节,左起自第 6 肋软骨,在锁骨中线上与第 8 肋相交,在腋中线上与第 10 肋相交,后方终止于第 12 胸椎水平。受肝脏位于右侧的影响,右侧胸膜下界往往高于左侧。

三、肺

肺位于胸腔内,纵隔的两侧,左右各一,形似圆锥状。上为肺尖,高出锁骨内侧段 1/3 为 2~3cm,其前内方有锁骨下动脉斜行经过;下为肺底,位于膈上,右侧肺底较左侧为高;外侧为肋面,紧邻肋骨和肋间肌,可见肋骨的压迹;朝向内侧的为内侧面,对向纵隔,此面的中央可见呈长圆形的凹陷的肺门,此处有血管、主支气管、淋巴管和神经进出,这些结构外包胸膜,形成肺根。此外,在肺门附近还有数个淋巴结。右肺较短宽,由水平裂及斜裂分为上、中、下三叶,左肺较狭长,由斜裂分为上、下两叶。两肺下界较胸膜的下界稍高,在各标志线处均较胸膜下界高两个肋骨。深呼吸时,肺下界均可向上下各移动 3cm。

肺的血管根据功能分为两类:一类为肺的功能性血管,由肺动、静脉构成,通过肺循环完成气体交换;另一类为肺的营养性血管,由支气管动、静脉构成,支气管动脉发自胸主动脉或肋间动脉,营养支气管管壁、肺血管壁及脏胸膜等。

第二节　超声检查技术

一、患 者 准 备

患者无需特殊准备。

二、体　　位

需根据检查要求和病变部位灵活选择体位,必要时可在检查过程中改变体位。

1. 坐位　为胸部检查的常用体位,对少量胸水的检查更为敏感。

2. 半卧/仰卧位　术后、外伤、重症及年老体弱无法坐立的患者,可在半卧或仰卧位下经前、侧胸壁或经肋缘下腹壁途径扫查。当病变邻近前胸壁时,可选择仰卧位经前胸壁途径扫查。

3. 俯卧位　当病变邻近后胸壁时,可选择俯卧位经背部扫查,可嘱患者上肢上举,使肩胛骨外移、肋间隙增大以增加声窗。

4. 侧卧位　当病变邻近侧胸部时,可选择侧卧位经侧胸壁途径扫查。亦可用于纵隔病变的扫查,患侧向下,利用重力推压肺组织以利于病变的检出。

5. 其他体位　如可采用头仰颈部过伸位(仰卧、肩下垫枕)经胸骨上窝或锁骨上窝途径扫查肺尖或上纵隔的病变。

三、仪　　器

采用高分辨力实时超声诊断仪。检查胸膜、胸壁及表浅肺组织时宜应用高频或宽频线阵探头(检查频率 5～13MHz)。检查深部肺组织、大量胸腔积液及纵隔病变时,宜应用凸阵或扇扫式探头(检查频率 2～5MHz)。声窗窄小时可选用小凸阵探头。中、后纵隔病变可应用经食管探头检查,以更清晰的显示病变及其与周围结构的关系。应用彩色多普勒超声诊断仪可显示病变的血流情况及病变与周围血管的关系。当病变位置表浅时,可适当降低增益、局部放大图像、必要时应用水囊或多涂耦合剂以更好的显示病变。在检查过程中,需根据病变的范围和检查要求实时调节深度、聚焦区及TGC(Time Gain Compensation,时间增益补偿)。

四、检 查 方 法

超声扫查途径和扫查范围需结合 X 线片和(或)CT 显示的病变部位及检查要求进行选择,目前尚无标准的扫查断面。胸部超声扫查易受肋骨及肺气的干扰,扫查时可嘱患者双手上抬或抱头以使肋间充分展开,同时注意灵活利用患者吸气呼气的不同状态进行观察。

1. 经肋间扫查　探头沿肋间隙缓慢滑行移动,结合患者的呼吸运动不断侧动探头,从肋骨上缘向足侧变换角度扫查,警惕遗漏肋骨后方的病变。对于胸膜、胸壁及表浅肺病变应用高频或宽频线阵探头扫查。对于纵隔病变可嘱患者患侧卧位,应用小凸阵或扇扫探头经胸骨旁肋间隙向深方扫查。

2. 肋缘下和剑突下经腹扫查　在肋缘下和剑突下应用探头经腹向后上方扫查,利用肝、脾作为声窗,以观察肺底、膈、胸膜、胸腔和纵隔等部位的病变。

3. 经胸骨上窝和锁骨上窝扫查　采用小凸阵或扇扫探头经胸骨上窝或锁骨上窝向深方或下方扫查上纵隔或肺组织的病变。当病变位置表浅时,可采用高频或宽频线阵探头。

4. 其他　较大的后纵隔病变可经背部脊柱旁断面扫查。中、后纵隔的病变可采用食管内超声检查。

第三节　正常超声表现

一、经肋间扫查

声像图最表层呈强回声的线样结构,为皮肤层,其深方依次可见皮下脂肪、胸壁肌层、肋骨及肋间肌等结构(女性患者前胸壁尚可见乳腺结构)。探头垂直于肋间隙扫查时,肋骨呈弧形强回声伴典型声影,肋软骨呈均匀低回声的类圆形结构,有时中央可见钙化,呈斑块样强回声。肋骨的声影之间可见中低回声的肋间肌。胸膜腔一般位于肋骨强回声表面深方 1cm 以内、肋间肌的深方。壁层胸膜紧贴胸壁内侧,正常的壁层胸膜表现为不随呼吸移动的弧形线样强回声,此种表现是由壁层胸膜的界面反射所产生。脏层胸膜紧贴在充气的肺组织表面,与含气肺组织构成强反射界面,表现为线样强回声,而正常肺组织呈强反射体使得深方结构不能显示。生理性的胸腔液体只能在肋膈角处被超声扫查显示,表现为极薄的低回声带,将壁层与脏层胸膜分开,偶见呈双层状。当声束垂直于脏层胸膜—肺组织表面时可形成间隔固定的多重反射,即混响伪像。正常肺随呼吸运动时,脏层胸膜-肺表面的线样强回声及后方混响伪像所致的多条强回声随呼吸而移动,称为"肺表面滑动征",具有特征性。

当发生气胸时,胸腔内气体的线样强回声及后方的混响伪像不会随呼吸移动,因此可通过"肺表面滑动征"存在与否将正常的充气肺与气胸鉴别开来。

二、经腹扫查

正常膈厚约5mm,膈的肌性成分呈一薄的低回声带,其胸腔面覆盖有膈胸膜,表现为弧形线样强回声并可随呼吸移动。当肺组织充满气体时,弧形的膈—肺界面会引起全反射,从而可导致肝、脾产生镜面伪像。当发生胸腔积液时,镜面伪像消失。因此镜面伪像可作为正常含气肺组织和胸腔积液的鉴别依据。

第四节 胸壁疾病

一、胸壁炎性疾病

(一)病理与临床

胸壁炎性病变可发生于胸壁的各层结构,既包括皮肤、皮下软组织、肌层等胸壁软组织,亦可累及肋软骨等胸壁支架结构。

胸壁软组织炎症与其他部位的浅表软组织炎症相似,可为急性感染,亦可为慢性炎症。急性感染多为急性蜂窝织炎,为一种急性弥漫性化脓性感染,临床上病变局部出现红、肿、热、痛改变,并向周围迅速扩散,病变处与周围正常组织无明显的界限。感染部位较浅、组织疏松者,往往呈明显的弥漫性肿胀,疼痛较轻;感染位置较深或组织较致密时则肿胀不明显,但疼痛较剧烈。感染进一步发展可导致局部组织坏死而形成脓肿。脓肿可原发于急性化脓性感染的后期或由远处原发感染灶经血行播散或淋巴播散而导致。炎性组织发生坏死,形成脓腔,腔内的渗出物、脓细胞、坏死组织和细菌等构成脓液。脓腔周围往往有明显的充血、水肿和白细胞浸润,周围肉芽组织增生形成不规则的壁。脓肿扩散时,常可形成窦道和瘘管。慢性炎症可由急性感染迁延而来,亦包括特异性的感染如胸壁结核。慢性炎症病变往往无特异性的临床表现,局部可有压痛,有时触诊可呈肿块样改变。慢性炎症的一种特殊类型是胸壁结核。它是一种比较常见的胸壁疾病,好发于胸骨旁和脊柱旁,绝大多数为继发性感染,常继发于肺结核、胸膜结核或纵隔淋巴结核,但胸壁的病变程度与肺、胸膜等原发病变的轻重并不成正比,临床上有时在出现胸壁寒性脓肿

时,其原发病灶可能静止或愈合。其基本病理变化为结核性肉芽肿和干酪样坏死,如不及时彻底治疗,可形成窦道和脓胸,易迁延不愈和复发。胸壁结核常见于20~40岁的中青年人,男性较多,大多数患者症状不明显,或有结核感染反应,如低热、盗汗、虚弱乏力,局部有不同程度的疼痛。局部病灶可表现为肉芽肿样包块,组织发生液化坏死后而形成寒性脓肿,脓肿可自行破溃,穿透皮肤而形成慢性窦道,亦可感染破坏肋骨。

(二)超声表现

胸壁炎性病变种类复杂,超声表现多样,本章仅介绍几种典型的胸壁炎性病变的超声声像图表现。

1. **胸壁急性蜂窝织炎** 胸壁急性蜂窝织炎声像图主要表现为病变区域软组织增厚,回声不均匀减低,边界不清晰,形态往往不规则,局部彩色血流信号增多。邻近软组织可出现不同程度的水肿,回声可增强,皮肤层亦可出现增厚。

2. **胸壁脓肿** 脓肿形成早期表现为病变内的低回声更加不均匀,出现液化坏死区,呈不规则的无回声,并逐渐融合扩大,形成不规则厚壁脓腔,腔内可见随探头加压流动的细点状中低回声或团絮状杂乱中等回声沉积物,少数内部可见分隔样中等回声。脓肿边缘多不规则或模糊不清,脓肿壁上可见血流信号,脓腔液化区内无血流信号。

3. **胸壁结核** 病变部位正常胸壁层次被破坏。病变多呈低回声,形态不一,局限性结核可呈结节状改变,回声较均匀;较大的病变形态不规则,内部回声不均匀。病变处血供大多较丰富。病变周边组织回声多增强。当出现干酪样坏死时,病变内可

见液化的不规则无回声区,常可见钙化的强回声,后伴声影。坏死区内无血流信号。当形成寒性脓肿时,可见不规则的厚壁脓腔,内壁不规整,腔内可见碎屑样回声。病变可侵犯邻近的肋骨和肋间肌。可合并出现脓胸或肺内病变。

(三)鉴别诊断

胸壁局灶性的炎性病变应与胸壁肿瘤相鉴别。与炎性病变相比,肿瘤多为实性的低回声包块,边界更为清晰,质地较硬,部分肿瘤可见包膜,抗炎治疗或抗结核治疗后无明显变化,必要时可行超声引导下穿刺活检加以确诊。胸壁脓肿可通过超声引导下穿刺引流出脓液确诊。

(四)临床价值

应用高分辨力超声诊断仪可以获得胸壁炎性病变清晰的声像图,很好地显示病变的形态、内部回声、与周围结构的关系、病变的血供情况等,为胸壁炎性病变的诊断提供客观依据,并可对病变的转归情况进行随访观察。对于胸壁脓肿可行超声引导下穿刺引流治疗。对于抗感染治疗效果不佳的病例,可进行超声引导下穿刺,进行细菌培养,从而选择最佳的抗生素以提高疗效。

二、胸壁肿瘤

(一)病理与临床

胸壁肿瘤可分为良性肿瘤和恶性肿瘤。常见的胸壁良性肿瘤有脂肪瘤、脉管瘤(包括淋巴管瘤和血管瘤)、纤维瘤、神经鞘瘤、神经纤维瘤、错构瘤等,其中脂肪瘤最为多见。起源于肋骨的常见良性肿瘤包括软骨瘤、骨软骨瘤及骨巨细胞瘤等。胸壁恶性肿瘤可起源于胸壁软组织、胸骨及肋软骨,肉瘤最为常见,如脂肪肉瘤、软骨肉瘤、骨肉瘤、尤文肉瘤等,亦可见胸壁转移瘤、恶性神经鞘瘤等。胸壁转移瘤多来源于肺、乳腺、前列腺、甲状腺、肝、胸腺等部位恶性肿瘤的血行转移,少数由肺癌或乳腺癌直接侵袭所致。临床上胸壁良性肿瘤大多边界清晰,表面光滑,生长较缓慢,大多数肿瘤体积较小,无明显自觉症状,往往为患者无意中触及而发现;少数肿瘤体积较大时可产生压迫症状。胸壁恶性肿瘤往往生长较快,可侵袭周围结构引起粘连疼痛等。

(二)超声表现

1.胸壁良性肿瘤

(1)胸壁软组织良性肿瘤:肿瘤位于胸壁的软组织层内,声像图表现较为多样,大多呈圆形或椭圆形,形态较规则,边界清晰。

脂肪瘤、错构瘤及纤维瘤回声往往较高,内部血流信号很少。

脉管瘤的声像图表现取决于内部管腔的大小。管腔较大者呈囊样无回声,内可呈多房样改变或纡曲管样结构;管腔很小者呈较高回声。探头加压时淋巴管瘤内部无血流信号,血管瘤内部大多可见较丰富的血流。

神经鞘瘤和神经纤维瘤多为单发,呈低回声结节状或分叶状,有时可见包膜,后方回声可轻度增强,内部回声较均匀,有时可伴有囊变或钙化,多数肿瘤的两端可显示增粗的神经与其连接。多发者病变沿神经走行分布。

(2)来源于骨骼的胸壁良性肿瘤:可位于肋骨、肩胛骨或锁骨等处,表现为突出骨表面的实性中低回声病变,呈结节状或分叶状,后方回声大多衰减,内部血流不丰富。部分肿瘤可致骨皮质强回声线连续性中断。

2.胸壁恶性肿瘤 胸壁恶性肿瘤可位于胸壁软组织、胸骨、肋软骨或神经走行区,可为低回声、中等回声、杂乱的强弱回声相间或混合回声等多种回声类型,形态不规则,边界不清晰,内部回声多不均匀,血流信号大多较丰富。肿物既可向外侧隆出,亦可向内侧生长,不随呼吸运动而移动。肿瘤生长迅速,侵袭性强,可累及周围的软组织、肌层和筋膜层,造成层次结构的模糊不清及破坏。

发生在骨组织的病变可导致局部骨结构的破坏,骨皮质回声中断,病变处可见不规则低回声的肿物,与周围组织分界不清,内部回声不均匀,肿物内可见丰富血流信号。病变未侵犯胸膜时,可见病变内侧的胸膜尚完整或有受压表现,侵犯胸膜时则胸膜回声模糊不清。胸壁转移瘤多有恶性肿瘤病史。

(三)鉴别诊断

典型的胸壁良性肿瘤生长缓慢,形态较规则,表面光滑,边界清晰,内部血流较少,肿瘤呈膨胀性生长,较大时可能对周围结构产生压迫而非破坏。典型的胸壁恶性肿瘤则生长迅速,形态不规则,表面不规整,边界不清晰,内部血流丰富,肿瘤呈浸润性生长,易对周围结构产生侵袭和破坏。然而,大多数胸壁肿瘤难以仅凭超声声像图表现进行病理类型的确诊,需进行超声引导下穿刺活检以进一步明确。

(四)临床价值

高分辨力超声扫查可以很好地显示胸壁各层软组织、肌肉、肋骨及肋软骨的层次结构,可清晰显示胸壁肿瘤的位置、数量、大小、形态、边缘、内部回声、血流情况,观察肿瘤与胸壁的相对运动,周围组织的受累情况等,为临床提供可靠的诊断信息。对于胸壁占位性病变,由于病变位置较为表浅,超声引导下穿刺活检操作简便易行,可在超声引导下穿刺行细胞学或组织学检查以确诊病变的病理类型。

第五节　胸 膜 疾 病

一、胸 腔 积 液

(一)病理与临床

正常胸腔内可有 1~15ml 的生理性液体。任何原因造成其渗出增加和(或)再吸收减少就会出现胸膜腔内的液体积聚,形成病理性的胸腔积液。病理性胸腔积液可分为漏出液和渗出液。

1. 漏出液　常见病因包括:充血性心力衰竭、上腔静脉阻塞、缩窄性心包炎、肝硬化、肾病综合征、急性肾炎、低蛋白血症、黏液性水肿等。

2. 渗出液　临床上较为常见,按积液性质的不同可分为下述四种类型。

(1)浆液性渗出性胸腔积液:最常见的病因为炎性感染,包括肺炎(包括膈下感染)、结核性胸膜炎、真菌性感染等。亦可见于肿瘤(如原发性胸膜间皮瘤或肿瘤转移至胸膜、支气管源性肿瘤、淋巴瘤等)、肺梗死、胶原血管性疾病(系统性红斑狼疮、类风湿关节炎)、气胸、外科术后等。

(2)脓胸:主要病因为肺部感染、肺结核、化脓性心包炎、外伤(食管瘘)、气胸或胸穿继发感染等。

(3)血胸:可见于恶性胸膜肿瘤或肺肿瘤、外伤、肺结核、肺梗死、气胸粘连带撕裂、胸主动脉瘤破裂等。

(4)乳糜胸:先天性异常或癌栓、寄生虫阻塞造成淋巴回流障碍时,或外伤、胸部手术损伤胸导管时均可产生高蛋白的胸腔渗出液,称为乳糜胸。

临床上胸腔积液以渗出液最为常见。中青年患者需首先考虑结核性;老年患者的胸腔积液特别是血性胸腔积液,应首先考虑恶性病变或恶性肿瘤转移。

胸腔积液的出现多伴有基础疾病,故仔细询问病史和观察患者症状,对于胸腔积液的病因诊断十分重要。结核性胸膜炎的患者多有低热、盗汗,炎症性积液多伴有胸痛和发热,有心力衰竭者多为漏出液。少量胸腔积液可无明显自觉症状或仅有胸痛。积液量达到 300~500ml 或以上时,可出现胸闷或轻度气急,大量胸腔积液时呼吸困难加重,可出现明显心悸,而胸痛缓解或消失。

(二)超声表现

超声检查对于胸腔积液具有很高的敏感性和特异性。

1. 游离性胸腔积液

(1)少量胸腔积液:常积聚于胸腔最底部及后肋膈窦处,患者坐位,由肩胛下角线至腋后线经肋间扫查,可见膈面上方出现带状无回声区,内部透声良好,常见含气的肺随呼吸上下移动,吸气末无回声区变小。患者取仰卧位时,经腋中线做冠状面扫查,可见膈上出现三角形的无回声区,与胸廓的交角呈锐角。少量胸腔积液须注意与腹水、膈下积液及膈胸膜增厚进行鉴别,扫查时应注意横膈与积液的关系,改变体位观察液体的位置变化有助于鉴别。

(2)大量胸腔积液:胸腔内可见大范围无回声区,肺组织受压向上移位,膈肌下移,纵隔可向对侧移位。

2. 包裹性积液及叶间积液　包裹性积液常见于胸膜腔的侧壁或后壁,经肋间扫查可见胸壁与肺之间可见半月形、椭圆形或不规则形局限性无回声区,胸壁侧基底较宽,内缘与肺分界清晰,有时无回声内可见分隔,无回声区不随呼吸或体位改变而变化。局部胸膜常可见增厚。叶间积液位于叶间裂,呈小范围局限性梭形无回声。

3. 血性胸腔积液或脓胸　早期可见胸腔积液的透声较差,内见密集细点状或斑点样中低回声。后期可见胸腔积液内出现大量带状中等回声或强回声,与胸膜相连,并相互粘连,呈多发分隔样或不规则多房蜂窝状改变。慢性脓胸尚可见胸膜增厚。

(三)鉴别诊断

超声表现有助于鉴别漏出液与渗出液,通常漏出液以透声性良好的无回声为主;渗出液有时也可表现为透声性较好的无回声,但大多表现为透声性较差的液体,内部可见细点状回声、分隔或纤维条索等,亦可伴有胸膜增厚(>3mm)或胸膜结节。胸腔积液的病因多种多样,扫查时须仔细询问患者的病史,细心观察患者的症状体征,结合胸腔积液的超声声像图特点,将有助于胸腔积液的病因诊断。必要时可对胸腔积液进行穿刺抽吸,对液体行实验室检查以明确积液的性质及病因。

（四）临床价值

超声对于胸腔积液的显示敏感而又准确。少量的胸腔积液（仅 50～60ml 时），超声上即可敏感地显示。超声有助于显示胸腔积液的特点，将胸腔积液与胸膜增厚、膈下积液、肺实变等相鉴别，亦可将包裹性胸腔积液与占位性病变区分开来。超声检查简便易行，无放射性损伤，可重复性强，有助于重症患者的床旁检查及对胸腔积液的变化情况进行监测随访。临床上，超声还广泛应用于胸腔积液穿刺抽吸的定位与引导，既可对液体进行实验室检查以进一步明确性质及病因，亦可进行引流治疗。

二、胸膜肿瘤

（一）病理与临床

胸膜肿瘤可分为原发性和继发性两大类。胸膜原发性肿瘤以胸膜间皮瘤为主，较为少见。根据病变的分布情况，胸膜间皮瘤可分为局限型和弥漫型。局限型可为良性或恶性，多数为良性，多见于脏层胸膜，呈孤立性的肿瘤突出于胸膜表面，包膜完整，有较窄的蒂连于胸膜上。少数恶性者肿瘤多发生于壁层胸膜，肿瘤包膜多不完整，肿瘤附着处基底较宽。大多数弥漫型胸膜间皮瘤患者有石棉暴露史，病变广泛分布于壁层胸膜，脏层胸膜亦可受累，胸膜往往显著增厚，可呈结节状改变，伴有大量浆液性、血性胸腔积液，肺组织常受压而萎缩。胸膜间皮瘤可发生于任何年龄，以 40～60 岁为多见，局限型胸膜间皮瘤多无明显症状，偶尔可有胸痛。弥漫型胸膜间皮瘤患者可出现剧烈胸痛、胸闷、气急等症状。

胸膜原发性肿瘤尚包括其他起源于结缔组织或神经的肿瘤，如脂肪瘤、纤维瘤、神经纤维瘤等，均很罕见。

胸膜继发性肿瘤为胸膜转移瘤。转移瘤可来源于肺癌、乳腺癌、胃肠道恶性肿瘤、卵巢癌、肝癌等。表现为胸膜上大小不等的结节向胸腔内突出，并可伴有胸腔积液。合并胸腔积液时病灶易于显示。

（二）超声表现

1. 胸膜间皮瘤

（1）局限型胸膜间皮瘤：多数呈圆形或椭圆形实性中低回声结节，直径大多为 2～3cm，形态尚规则，表面光整，边界较清晰，似有包膜，向胸腔内突出或埋陷在肺里。

（2）弥漫型胸膜间皮瘤：可见胸膜呈弥漫性增厚，呈多发结节状或不规则的低回声或不均匀中等回声，病变大多与胸壁分界不清，表面不规整，呈波浪状，基底较宽。多数（约 74%）合并胸腔积液，胸腔积液位于病变内侧与肺表面之间。部分增厚的胸膜可合并钙化（约 20%），表现为强回声伴声影。病变进展，可出现肋骨破坏征象。

2. 胸膜转移瘤 胸膜转移瘤可为单发或多发，以多发多见，病变可位于胸膜腔或肺胸膜表面。胸膜可见低回声或中等回声的实性结节。胸膜转移瘤大多合并大量胸腔积液，可为血性胸腔积液，壁胸膜往往广泛增厚，表面可呈结节状或团块样改变。

（三）鉴别诊断

局限型胸膜间皮瘤可陷入肺组织中，易与周围型肺肿瘤相混淆。源于壁层胸膜的间皮瘤可通过观察病变与受压肺组织之间存在胸腔积液或呼吸时肺与病变存在相对运动而与肺肿瘤鉴别开来，发生于脏层胸膜上病变与周围型肺肿瘤则难以鉴别，必要时可行超声引导下肿物穿刺活检以明确病理诊断。

弥漫型恶性胸膜间皮瘤则应与胸膜转移瘤及弥漫性胸膜增厚相鉴别。当胸膜结节为连续、驼峰样大结节，增厚的胸膜内缘呈波浪状时，弥漫型恶性胸膜间皮瘤的可能性大。当胸膜结节呈多发散在分布时，胸膜转移瘤的可能性大。弥漫性胸膜增厚边缘一般较为平直，且常伴有肋间隙狭窄。

（四）临床价值

当存在胸腔积液时，超声检查可较敏感地发现胸膜肿瘤，清晰显示病变的范围、形态、边缘、血流情况、与胸膜和肺组织的关系等。超声还可引导胸膜肿瘤的穿刺活检以明确病变的性质，为临床治疗提供客观依据。然而，对于尚无胸腔积液的病例，胸膜病变在超声上有时可能难以显示，仍需要进行 CT 或 MRI 等其他影像学检查进一步明确诊断。

第六节　肺部疾病

一、肺肿瘤

（一）病理与临床

肺肿瘤以原发性支气管肺癌（简称肺癌）最为常见，其他肺部肿瘤尚包括肺部转移瘤及少见的良性肿瘤，如错构瘤等。

支气管肺癌绝大多数起源于各级支气管黏膜上皮或腺体。根据世界卫生组织（WHO）的组织学分类可分为:鳞状上皮癌(简称鳞癌)、腺癌(包括细支气管肺泡癌,简称肺泡癌)、小细胞癌和大细胞癌。按肺癌发生的解剖部位分类可分为中央型肺癌和周围型肺癌。支气管肺癌多数在 40 岁以上发病,发病与吸烟和环境污染密切相关,发病年龄高峰为 60~79 岁,我国肺癌男女发病比例约为 2:1。5%~10% 的患者发现肺癌时无自觉症状或体征,在查体中偶然被发现。肺癌的临床表现与病变发生的部位、类型、大小、有无转移和并发症相关,主要表现为刺激性呛咳、痰中带血或咯血、喘鸣、气急、发热等症状;肿瘤局部扩展可引起胸痛、呼吸困难、吞咽困难、声音嘶哑、上腔静脉阻塞综合征、Horner 综合征等表现;肿瘤远处转移可引起转移部位的异常表现;肿瘤尚可以作用于其他系统引起肺外表现,称之为类癌综合征,如异位内分泌综合征、肥大性肺性骨关节病等。

身体其他部位的恶性肿瘤可以通过血行转移、淋巴扩散或邻近器官直接蔓延等多种途径转移至肺。成人常见可转移至肺的肿瘤包括乳腺癌、前列腺癌、结肠癌、甲状腺癌、胃癌、肾癌、子宫颈癌、睾丸癌、骨肉瘤、黑色素瘤等;儿童常见的可转移至肺的肿瘤包括肾母细胞瘤(Wilms 瘤)、肾胚胎癌、骨肉瘤、Ewing 肉瘤等。肺转移瘤可以引起持续咳嗽等呼吸道症状,亦可无明显自觉症状。

肺错构瘤是肺部良性肿瘤的一种,一般为实性致密的球形或卵圆形,也可以是分叶状或结节状,大多数直径在 3cm 以下,主要组织成分包括软骨、脂肪、平滑肌、腺体、上皮细胞,有时还有骨组织或钙化,常见钙化类型为爆米花样。肺错构瘤生长缓慢,极少恶变。发病年龄多数在 40 岁以上,男性多于女性,绝大多数错构瘤(约 80% 以上)生长在肺的周边部分,临床上大多没有症状和阳性体征。只有当错构瘤生长到一定程度,刺激了支气管或压迫支气管造成支气管狭窄或阻塞时,才出现咳嗽、胸痛、发热、气短、血痰甚至咯血等临床症状。

(二)超声表现

1. **中央型肺肿瘤**　邻近肺门的中心型肺肿瘤由于周围肺组织内气体的干扰常常不能显示。当出现外周肺组织实变时,中心型肺肿瘤可应用超声进行探查。中心型肺肿瘤阻塞气道,使得远端肺组织含气量减少,肺组织出现阻塞性肺不张、阻塞性肺实变时,可见受累肺组织呈楔形或三角形低回声或中低回声,胸膜的线样强回声连续完整。肺组织内可见扩张的支气管,呈平行线样结构,内可见液体("支气管液相")或气体("支气管气相")或气液共存。肿瘤位于三角形或楔形的肺组织的尖端,被实性的肺组织所包绕,大多与周围肺组织分界清晰,肿瘤的内部很少有支气管。肿瘤呈类圆形或不规则形的低回声肿块,肿瘤较大时,内部回声不均匀,中心可出现液化坏死的不规则无回声区。

2. **周围型肺肿瘤**　肿瘤位于肺的周边部分,毗邻胸膜,多呈类圆形或分叶状。有时分叶状肿瘤因肺组织内的气体遮挡了肿瘤的两侧,声像图亦可呈类圆形。内部多为低回声,回声多较均匀。>5cm 的肿瘤可表现为等回声。瘤体较大合并坏死者,内部回声不均匀,可见不规则的强回声,中心液化坏死时可见不规则的无回声区。肿瘤周围被含气的肺组织包绕,边界一般较清晰。由于肿瘤后方的含气肺呈强回声伴混响伪像,声像图上易与囊性病变相混淆,需仔细鉴别。

肺错构瘤的爆米花样钙化在超声上易于显示,表现为不规则斑块样强回声,后伴声影,此种表现较为特异。

超声可以显示肿瘤与胸膜及胸壁的关系,从而明确肿瘤的浸润程度。当肿瘤侵犯脏层胸膜时,肿瘤两侧的脏层胸膜逐渐增厚、不平整并向内凹陷,形成"兔耳征"。当壁层胸膜尚未受累时,肿瘤与壁层胸膜间常有少量胸腔积液,分界清晰。超声观察到壁层胸膜的线样回声中断、消失,以及肿瘤失去随呼吸运动的"肺表面滑动征"时,可以确定肿瘤已至少侵犯至壁层胸膜。肿瘤侵犯胸壁时一般体积较大,形态不规则,内部回声不均匀,随呼吸活动受限或固定不动,严重者可侵及邻近肋骨。

(三)鉴别诊断

中心型肺肿瘤需注意将肿瘤与周围实变不张的肺组织鉴别开来。实变不张的肺组织多呈楔形或三角形,内部可见扩张的支气管结构,肿瘤大多为类圆形或不规则形,内部很少见到支气管,且肿瘤的内部回声较周围的肺组织更低。

周围型肺肿瘤需要与肺炎肺实变、肺脓肿及胸膜肿瘤等进行鉴别。肺炎肺实变病灶常呈楔形或三角形,内部可见细支气管的平行线样结构,邻近胸膜连续性完整。肺脓肿大多呈厚壁脓腔样改变,内壁不光滑,形态不规则,与周边炎性实变的肺组织分界不清,脓腔内可见碎屑及气体,并可出现气-液平面。源于壁层胸膜的肿瘤与受压肺组织之间常存在胸腔积液,呼吸时肿瘤与肺可见相对运动;发生于脏层胸膜上肿瘤则难以与周围型肺肿瘤进行鉴别。对于超声特征不典型,难以明确诊断的病例,可行超声引导下病变穿刺活检进行病理学诊断。

(四)临床价值

邻近胸膜且无骨性结构遮挡的周围型肺肿瘤可应用超声进行探查,观察肿瘤的形态特征,根据肿瘤与周围结构(如胸膜、胸壁、横膈等)的关系判断肿瘤的浸润范围,并可进行超声引导下穿刺活检以获得肿瘤的病理诊断。然而超声对于中央型肺肿瘤的诊断价值有限,往往需要应用 X 线、CT 等影像学检查或纤维支气管镜等进一步明确诊断。

二、肺炎症性病变

(一)病理与临床

肺炎症性病变既包括肺实质或间质的弥漫性炎性渗出(肺炎),亦包括肺组织的局限性化脓性感染导致的肺脓肿。

肺炎是由病原微生物或其他因素所致的肺组织炎症,目前仍是一种常见病、多发病。肺炎按病因分类可分为细菌性肺炎、病毒性肺炎、支原体肺炎、衣原体肺炎、真菌性肺炎、其他病原体所致肺炎及物理、化学或过敏因素所致肺炎。按解剖分类可分为大叶性(肺泡性)肺炎、小叶性(支气管)肺炎及间质性肺炎。大叶性肺炎是发生在肺泡上皮的急性炎症,可累及肺段的一部分或整个肺段、肺叶发生炎性改变。根据疾病的病理进展可分为充血期、实变期和消散期。多见于青壮年,起病较急。临床表现为高热、寒战、胸痛、咳嗽、咳铁锈色痰等。小叶性肺炎侵犯细支气管、终末细支气管及肺泡,病变范围常为小叶,沿支气管走行呈多发散在分布。多见于婴幼儿、老年人、术后及重症等免疫力低下的患者。临床常出现寒战、高热、咳嗽、脓性痰,可伴有胸痛、呼吸困难、发绀等症状。间质性肺炎主要侵犯细小支气管壁及周围的肺间质。临床上常见咳嗽、气急、呼吸困难、发绀、头痛、嗜睡、肌痛等。

肺脓肿为肺的局限性化脓性炎症伴坏死液化而形成,以肺组织坏死为特征性改变。最常见的感染途径为吸入式感染,好发于糖尿病患者及免疫力低下的患者。也可继发于大叶性肺炎等肺部炎性病变、支气管扩张、肺梗死及支气管肺癌等其他肺部病变、急性化脓性骨髓炎或亚急性细菌性心内膜炎等所致的败血症或脓毒血症等,肝脓肿、膈下脓肿、肾周围脓肿亦可穿破膈肌累及肺组织而形成肺脓肿。肺脓肿通常临床发病急骤,病情重,变化快,

临床常出现高热、寒战、咳嗽、气急、大量脓性痰等。急性阶段若治疗不充分,迁延 3 个月以上即转为慢性肺脓肿,表现为慢性持续性咳嗽、咳脓痰、间歇性不规则发热,可伴有杵状指(趾)。

(二)超声表现

1. **肺炎、肺实变** 炎症实变的肺组织大多呈楔形或三角形,与周围正常的肺组织分界欠清晰。肺炎肺实变时,含气的肺泡腔内充满了渗出的液体及炎细胞,显著改变了肺组织的透声性,病变处表现为中低回声或低回声,有时酷似肝实质的回声,由于实变的肺组织内含液体成分较多,其回声通常较肝实质更低。低回声肺组织内可见支气管回声,呈平行线样结构,支气管内含气时呈分支状强回声,称为"超声支气管气相",支气管内充满液体时呈分支状的管样无回声,称为"超声支气管液相"。实变的肺组织包绕含气的肺泡则表现为球形的强回声,称为"超声肺泡气相"。炎性实变的肺组织内血管结构走行规则,亦呈分支状管样结构,与"支气管液相"相似,但管腔内可见彩色血流信号,频谱多普勒上可见相应的动脉或静脉频谱。

抗感染治疗后,随着炎症的消退好转,病变回声逐渐增强,边界显示不清,范围逐渐变小,直至消失。

2. **肺脓肿** 早期肺脓肿呈类圆形低回声,内部回声不均匀,后方回声轻度增强。周边肺组织可有炎性实变,呈更低回声,两者分界不清。脓肿出现液化坏死后,超声表现为厚壁脓腔,内壁不光滑,形态不规则,脓腔透声差,内可见细点状或团絮状中低回声碎屑及强回声的气体,并可出现气-液分层。可伴有胸膜粘连、增厚或胸腔积液。

(三)鉴别诊断

超声支气管气相、肺泡气相、支气管液相及肺血管结构的确定有助于将肺炎肺实变与肺肿瘤及胸膜病变进行鉴别。

肺脓肿需与脓胸及肺肿瘤的液化坏死进行鉴别。脓胸位于胸膜腔,肺组织受压移位;而肺脓肿可见肺组织的液化坏死区并伴有周围肺实变。肺肿瘤液化坏死亦可呈厚壁空洞样改变,多为偏心空洞,内壁不规则,腔内较少出现气-液平面,病变与周围肺组织分界较为清晰;肺脓肿亦可呈厚壁脓腔样改变,内壁不光滑,形态不规则,其与周边炎性实变的肺组织往往分界不清,脓腔内常可出现气-液平面。

（四）临床价值

超声检查有助于肺内炎性病变的检出，可显示病变的形态、范围、边界，可检查实变的肺组织内是否合并占位性病变，可将肺内炎性病变与胸膜病变鉴别开来。超声尚可应用于引导肺脓肿的穿刺抽吸或置管引流。

三、肺炎性假瘤

（一）病理与临床

肺炎性假瘤是肺内一种良性病变，病因尚不明确，目前认为是由肺内慢性非特异性炎症产生的肉芽肿机化、纤维结缔组织增生及相关的继发病变形成的瘤样肿块，并非真正肿瘤。病变可发生于任何肺叶，大多位于周边肺组织内，也可见于气管或大支气管内，有的可占据整个肺叶，有时甚至可扩展至胸内筋膜、纵隔或横膈。大体上病变呈实性结节状，镜下病变是由各种炎症细胞及间叶组织构成，其中包括浆细胞、淋巴细胞、组织细胞、肥大细胞及梭型间叶细胞等。该病确切的发病率尚不清楚。有作者报告在肺和支气管肿瘤中炎性假瘤的发病率为 0.7%。男女均可发生，患者年龄从 1～70 岁，年轻人多见，多为 50 岁以下。约 50% 的患者无自觉症状，其余患者可能出现咳嗽、咳痰甚至咯血、气急、胸痛、发热等症状。炎性假瘤的生物学行为为良性，手术切除可治愈，如切除不完全亦可继续增大。一般预后良好。

（二）超声表现

超声仅能显示靠近周边且无骨性支架遮挡的肺炎性假瘤。多为孤立的类圆形或椭圆形病变，多位于肺的周边，少数为多发病变。边界通常较清晰，病变较大者可界限不清。内部呈低回声，偶见钙化或空洞形成。病变位于周边邻近胸膜时，可引起胸膜增厚粘连。

（三）鉴别诊断

肺炎性假瘤应与肺癌及其他良性肺肿瘤（如肺错构瘤）、肺结核、肺脓肿等鉴别。仅凭超声声像图表现，肺炎性假瘤很难与上述病变区分开来。需要结合患者的病史、临床表现、体征及其他影像学检查以进行鉴别，必要时可行超声引导下或 CT 引导下穿刺活检以获得病理学确诊。

（四）临床价值

对于位置较表浅且无骨性支架及肺气遮挡的肺炎性假瘤，超声有助于显示病变的形态、大小、范围、边界、内部结构、与邻近组织的关系、内部血流情况等。尽管单凭超声检查对肺炎性假瘤的定性诊断意义不大，通过超声引导可选择最佳穿刺路径，对病变进行穿刺活检以明确其病理性质，为临床诊断和治疗方案的选择提供确切的客观依据。

（赵　博　王金锐）

■ 参考文献

[1] 曹海根,王金锐.实用腹部超声诊断学.2 版.北京:人民卫生出版社,2006.

[2] 张　武.现代超声诊断学.北京:科学技术文献出版社,2008.

[3] Carol M. Rumack, Stephanie R. Wilson, J. William Charboneau. Diagnostic Ultrasound. 3th edit. St. Louis:Elsevier Mosby,2005.

[4] 谢敬霞,杜湘珂.医学影像学.北京:北京医科大学生出版社,2002.

[5] 全国卫生专业技术资格考试专家委员会编写.卫生专业技术资格考试指导超声波医学.北京:人民卫生出版社,2006.

第 16 章

肝 和 脾

第一节 肝

一、解剖概要

肝是人体最大的消化腺,是腹膜腔内最大的实质性脏器。大部分位于右季肋部和上腹部,少部分向左季肋部延伸。肝形如楔状,右端粗大,左端扁薄,其上界在右锁骨中线第 5 肋的上缘,下界与右季肋缘相齐。肝的上面与膈肌相邻,呈膨隆状称为膈面,下面呈凹陷状为脏面。附在肝的膈面的镰状韧带将肝分成左、右两叶。肝脏面中央有一"H"形的两条纵沟和一条横沟。右纵沟由前部的胆囊窝和后部的下腔静脉窝组成,肝静脉在下腔静脉窝后上端汇入下腔静脉称为第二肝门。左纵沟由脐静脉窝和静脉韧带构成。横沟为第一肝门部位,内有肝管、门静脉、肝固有动脉、淋巴管和神经出入。肝管位于最下前方,其后为肝固有动脉及门静脉。左纵沟的前部有肝圆韧带,走行在肝镰状韧带的游离缘内向下延至脐下。左纵沟的后部有静脉韧带。肝圆韧带和静脉韧带分别为胎儿时期的脐静脉和静脉导管的遗迹。肝细胞性门静脉高压时,脐静脉开放是最常见的侧支循环。肝的形态因人体体型而有一定差异,部分肝可以明显增大或缩小。

(一)肝内管道结构

肝内管道分两个系统,即格利森(Glisson)系统和肝静脉系统。前者包括门静脉、肝动脉和肝管,三者外被结缔组织称为 Glisson 鞘。肝静脉走行与 Glisson 系统呈交叉状。肝叶、肝叶段的区分以门静脉血管分支分布范围为基础。

1. 门静脉 脾静脉和肠系膜上静脉在胰颈后方汇合形成门静脉主干,然后向上、外、后斜行至第一肝门入肝。门静脉主干长 4～5cm。在肝门横沟内稍偏右处分左右支。部分人可无门静脉右支,而直接由门静脉主干分右前叶支和右后叶支和门静脉左支而成三叉形。

门静脉右支略粗短,长 1～2cm。沿肝门横沟右行,分出右前叶支和右后叶支,右前叶支向右前再分出 3～5 支行走在右前叶内。右后叶支向右后上行走分出右后上段支和右后下段支,分布于肝右后叶的上、下段。

门静脉左支分为横段、角部、矢状部及囊部四个部分。横段位于肝门左侧横沟内,长 2～3cm,从横部的近侧上缘发出数支分布于尾状叶左半部分。横段与矢状段的转折处呈一角状即为角部,一般为 90°～130°,从角部外侧发出左外叶上段支汇入肝左外叶上段。矢状段的末端为囊部,向内和外分别发出左内叶支和左外叶下段支汇入肝左内叶和肝左外叶下段。

2. 肝动脉 由肝总动脉分出的肝固有动脉走行于肝十二指肠韧带内,在门静脉的前方及胆总管的左侧上行至肝门分出肝左动脉和肝右动脉,随门静脉分支入肝,其行走大致与门静脉一致。

3. 肝静脉 由肝右、肝中、肝左三支静脉组成。肝右静脉内径大于肝中静脉,肝中静脉内径大于肝左静脉。

肝右静脉位于肝右叶间裂内,收集右后叶和部分右前叶的静脉血。肝右静脉内径为 9～12mm。肝中静脉位于肝正中间裂内,是左右肝的分界标志。肝中静脉收集左内叶和右前叶的静脉血,内径为 8～11mm。肝左静脉内径最细为 7～9mm,位于左段间裂,主要收集肝左外叶静脉血。

4. 肝管 毛细肝胆管,逐级汇集成上一级肝管,最终形成左、右肝管,在肝门处汇成肝总管。

(二)肝的分叶和分段

肝的分叶和分段的方法较多,目前均以肝裂为基础,并结合肝静脉及肝表面结构标志进行分叶分段。

国际上较为通用分段方法是库氏(Couinand)法,此种方法根据 Glisson 系统的分布和肝静脉的走行将肝分为 8 个区,以肝段(S)命名。其方法将尾状叶定为肝段 I(S_1),肝段 II 为左外上段(S_2),肝段 III 为左外下段(S_3),左内侧叶为肝段 IV(S_4),肝段 V 是右前下段(S_5),肝段 VI 和肝段 VII 为右后叶的下段(S_6)和上段(S_7),肝段 VIII 为右前上段(S_8)。

二、超声检查技术

(一)患者准备

肝常规超声检查需要空腹。对疑有病毒性肝炎者,检查前应嘱检查肝功能,对于病毒性肝炎受检者应采取一定的消毒隔离措施,包括探头的消毒等,以防交叉感染。

(二)仪器与调节

选用高分辨率的实时超声诊断仪。探头多选用凸阵或线阵型。成人检查探头频率多在 3.5～5.0MHz,儿童或瘦体型成年人选用 5.0～8.0MHz 探头,对超肥胖的患者可选用 2.5MHz 探头。检查前应调节仪器各功能处于最佳状态。时间增益补偿(TGC)、聚焦(focus)和系统增益(gain)应调节至肝脏实质前后部均显示较为均匀的状态。

(三)检查体位

1. 仰卧位　肝检查最常用的体位。患者仰卧于检查床上,双手上提置于枕后以增大肋间隙的宽度,有利于超声束进入肝。此体位有利于观察肝左叶、右前叶和部分右后叶。

2. 左侧卧位　患者稍向左侧卧,右手上提置于枕后。此体位有利于观察肝右后叶、肝门尤其是右后叶膈顶处。

3. 右侧卧位　与左侧卧位方向相反,较少运用。对左叶肥大或左叶外生性肿瘤观察比较有帮助。

4. 坐位或半坐位　对肝位置较高者或寻找肝左右叶膈顶部的小病灶时采用。

(四)扫查技术

肝扫查时,探头检查范围在右肋间、肋缘下剑突部及剑突下等部位,包括纵、横及斜切面的扫查。检查中应结合患者呼吸和体位的改变来获取肝的不同断面图像。同时需要注意持探头加压、连续线形滑行扫查、连续弧形滑行扫查和扇面形摆动扫查等多种手法的应用,以尽可能减少盲区或疏漏。

三、正常超声表现

1. 轮廓和形态　肝形态因体型而异,这一差异尤其在肝左外侧叶明显。瘦长体型的肝上下径大于前后径,肥胖者上下径小于前后径,且位置较高。肝左叶较薄,边缘较锐,剑下纵切面所示的左叶下缘角通常 <45°;右叶较厚,边缘较钝,右叶下缘角一般 <60°。肝脏面平坦但呈浅凹状;膈面呈圆弧状,但贴靠前方的前膈面多较平坦。肝表面规整平滑,被膜呈均匀一致的线样高回声,随呼吸而与腹膜呈相对滑动。

2. 肝回声类型

(1)肝实质:正常肝实质回声较密、均匀、细小,其回声强度多高于肾皮质回声,低于胰腺或与胰腺回声相似。

(2)管道:正常声像图上,可以显示肝静脉及其主要属支、门静脉及其分支和左右肝管及其二级分支。肝固有动脉入肝后需要用高质量的彩色多普勒超声识别。各管道在长轴图像上为条状结构,管腔呈无回声;而短轴断面上呈中央无回声的环状结构。门静脉由于管壁较厚,周围结缔组织包绕回声较高容易辨认。肝静脉的管壁薄,回声相对低而不明显。正常门静脉主干内径 8～12mm。

(3)韧带:正常情况下肝圆韧带和静脉韧带容易识别。前者在长轴上显示条带状高强回声,从矢状部末端延伸到肝下缘处,在腹水时可追踪到脐部;横断面上呈一圆状高回声,后方可伴浅淡声影。静脉韧带回声强度比肝圆韧带略低,位于门静脉左支角部的后方。腹水时方可显示镰状韧带、三角韧带、冠状韧带。

3. 多普勒血流

(1)门静脉:为入肝血流,频谱多普勒呈连续性的血流频谱,随呼吸变化而有轻微的波动,平均流速为 20cm/s 左右。

(2)肝静脉:为离肝血流,频谱多普勒多呈三相频谱。正常肝静脉血流除受心房压力影响外,也受呼吸因素的影响。吸气时肝静脉各时相的流速加快,而呼气时则减慢。正常的肝静脉收缩期平均流速可达 28～30cm/s;舒张期平均流速为 20～22cm/s。

（3）肝动脉:肝内肝动脉较细,二维超声不易识别,彩色多普勒检查在门静脉左右支旁可以发现与门静脉伴行的红色偏黄的肝动脉血流,为向肝型。频谱多普勒呈搏动状典型动脉血流频谱。

4. 主要超声断面

（1）第一肝门斜切面:探头置于右肋缘下,显示第一肝门结构,即门静脉主干横断面和左右支纵切面。门静脉左支进一步向左延伸为左支横部,而后转向前形成矢状部,转角处后方与高回声静脉韧带相连,矢状部的末端延续成高回声肝韧带。肝圆韧带、矢状部及静脉韧带是左内叶和左外叶的分界标志;矢状部、横部及胆囊内侧缘为方叶（S₄）;横部后方与下腔静脉和静脉韧带间是肝尾叶。门静脉右支向后延伸分成右前支和右后支。肝右叶前方的胆囊与后方的下腔静脉左缘的连线将肝分为左右两叶。

（2）右肋缘下第二肝门斜切面:探头放置稍向上倾斜扫查,三条无回声的肝静脉从前方逐渐向后方汇集变粗。从右至左分别为肝右静脉、肝中静脉和肝左静脉。一般在一个断面上同时显示三条肝静脉较困难。肝右静脉将肝右叶分为右前叶和右后叶;肝中静脉将肝分为左右两叶。

（3）剑突下纵切面:探头置于剑突下纵切,显示肝左外叶。肝前膈面较平滑、前下缘锐利。肝左外叶中部可见部分肝左静脉的主干,肝左静脉长轴线将此部位分为后上方的左外叶上段和前下方的左外叶下段,在上下段中分别有门静脉左外上段支和左外下段支。

（4）剑突下经下腔静脉纵切面:显示肝后方下腔静脉长轴、较粗的肝中静脉及前方大部分的肝左内叶和后方的尾状叶、下腔静脉前方的门静脉主干等。

（5）右肋缘下纵切系列断面:探头纵向或稍斜放置。于右肋缘下锁骨中线至腋前线附近纵行扫查,显示肝前下方的胆囊、后下方的肾、第一肝门结构和肝内前下方的肝中静脉和后上方的右静脉的断面,还可以显示门静脉右支的断面,此断面将肝大致分为前方左内叶中部、右前叶和后部右后叶。

（6）右肋间经门静脉右支切面:探头置于右侧第7、8肋间,声束朝向内下方扫查,可显示长轴的门静脉右支、门静脉主干和肝总管;在此主轴面旁还可以找到门静脉右前、后叶支,肝中静脉和肝右静脉的断面,及肝后方的下腔静脉。

（7）右肋间肝肾切面:探头置于右腋中线,声束朝内上方扫查。显示肝右静脉的长轴、前方的右前叶和后方的右后叶,同时显示门静脉右前后支。

四、肝局灶性病变

（一）肝囊肿

1. 病理与临床　肝非寄生虫性囊肿是一种良性病变,多为潴留性、先天性或老年退行性变,肝囊肿生长缓慢,可为单个或多发,以多发多见。

2. 超声表现

（1）二维超声:较小的肝囊肿可不引起肝形态变化,较大的肝囊肿可使肝局限性膨大,靠近肝被膜的肝囊肿常常有肝局限性隆起。囊肿多为圆形或椭圆形,囊壁光整菲薄,囊内一般呈无回声,后方回声增强,常伴有侧方声影。囊肿较小时也可表现为两条短亮线而侧壁显示不清。囊肿合并感染或出血时囊腔内可见微弱点状回声,并可随患者体位改变而移动,这点可以与实性肿瘤相鉴别。

（2）多普勒超声:肝囊肿内部无血流信号,少数于囊壁可见短线状血流。

3. 鉴别诊断　肝囊肿合并感染时与肝脓肿鉴别困难。

4. 临床价值　肝囊肿超声声像图特征典型,超声诊断简便,诊断准确度高,优于其他影像学检查。

（二）肝脓肿

1. 病理与临床　肝脓肿是由于阿米巴原虫或细菌感染引起,一般的病理变化过程为:炎症、部分液化坏死、脓肿形成。细菌性肝脓肿由化脓性细菌侵入肝所致,常伴有典型临床症状,以恶寒、高热、右上腹痛、肝大和肝区压痛为主要症状和体征,可分为单发性和多发性,实验室检查可见白细胞和中性粒细胞增高。阿米巴性肝脓肿多发生于阿米巴痢疾后,阿米巴的溶组织酶直接破坏肝细胞和原虫大量繁殖阻塞肝静脉等造成肝组织梗死形成,临床症状不典型,多为单发于肝右叶,脓腔较大,脓腔内充满褐色黏稠坏死物质。

2. 超声表现　不同病程阶段肝脓肿声像图有不同表现。

（1）病程早期:脓肿尚未液化,声像图表现为局部低弱回声区,周边常有稍高回声环绕,病变不规则,边界模糊不清。病灶内部及周边有点状或条状彩色血流信号,脉冲多普勒可探及动脉血流信号,且多为低阻力指数。

（2）病程进展:脓肿部分开始液化,液化不全,声像图可见液化区呈无回声,后方回声轻度增强,有时也可表现为蜂窝状结构,脓肿边界清楚但边缘不光滑。液化区内无彩色血流信号,未液化区域有少量点状或条状彩色血流信号,脉冲多普勒可探及低阻动脉血流信号。

(3)脓肿形成期(典型肝脓肿):脓肿轮廓清晰,脓肿液化范围较广,呈无回声区,其内有少许细小点状回声或斑块状回声,脓肿壁常较厚,内壁常不光滑呈"虫蚀状",脓肿后壁和后方回声增强。若合并产气型细菌感染,还可见强回声气体回声。脓肿壁处偶可及少量彩色血流信号。

(4)脓肿吸收期:脓肿无回声区逐渐缩小,可见边界清晰的回声减低区,也可见稍高斑块状回声,局部血流信号逐渐回复。

(5)慢性厚壁肝脓肿:脓肿无回声区内多有不规则团状或点状高回声,由于脓肿壁肉芽组织形成,与周围组织炎性粘连,导致脓肿壁厚而不光滑,回声较强,有时可伴有钙化,表现为强回声伴后方回声衰减。

典型脓肿常有伴发征象,如右侧膈肌活动受限和右侧胸腔反应性积液等。

3. 鉴别诊断 阿米巴肝脓肿与细菌性肝脓肿声像图表现相似,难以区分,但阿米巴肝脓肿起病多较缓和、隐匿,多为单个位于肝右叶,且较大,致肝增大明显,阿米巴肝脓肿壁较细菌性肝脓肿壁薄,脓液内有细小均匀点状弱回声,脓腔内无气体样强回声,偶可在脓肿壁上见彩色血流信号。

肝脓肿声像图表现与脓肿的病理过程有关,某一次超声检查常只反映脓肿病程中某一阶段的声像图变化,而各个阶段的病理变化特征不同,肝脓肿声像图表现复杂。因此,在肝脓肿的诊断中密切结合病史、体征、治疗过程,进行动态观察。

4. 临床价值 超声成像对典型肝脓肿诊断较为容易,并能实时引导对脓肿进行穿刺抽吸,做涂片或细菌培养,并注射抗生素治疗。

(三)肝血管瘤

1. 病理与临床 血管瘤是肝最常见的良性肿瘤,多在中年以后发病,女性多于男性。病理上分为:海绵状血管瘤、硬化性血管瘤、血管内皮细胞瘤及毛细血管瘤,其中以海绵状血管瘤最多见。大体病理为圆形或卵圆形,肿瘤呈紫红色或蓝色,由大小不等的血窦组成。镜下血窦壁为单层内皮细胞敷衬,由纤维间隔支撑与分隔,纤维隔起自瘤体中心延及整个瘤体。患者症状取决于肿瘤发生部位、

大小、增长速度和邻近器官受压情况。位于肝边缘,直径较大或增长快的患者,可表现为上腹闷胀不适、肝区隐痛等症状;位于肝实质内较小的血管瘤多无症状,常在体检或手术中偶尔发现;血管瘤破裂出血,可引起急腹症及出血症状。

2. 超声表现

(1)二维超声

①肿瘤形态:较小血管瘤多为球形,肿瘤较大时呈椭圆形或不规则形。肿瘤较小且位于肝实质深部的血管瘤多不引起肝脏外形的变化,对肝内管道系统也无明显挤压和推移作用。肝被膜下的小血管瘤,易引起局部肝包膜向外突出。直径较大且向肝面生长的血管瘤常使肝外形失常,并引起肝内管道结构受压和移位。

②血流瘤回声分型

高回声型:多见于肝内较小血管瘤,肿瘤呈高回声,其内见纤细间隔及圆点状无回声区内,呈筛网状。

低回声型:见于较大的肝血管瘤,肿瘤实质呈低回声为主,其内有不规则小等号状血管断面回声,瘤体后方回声可轻度增强。

混合回声型:多见于直径>5cm 的较大血管瘤,肿瘤内可见低回声、强回声及小的不规则无回声区混合存在,可见粗网格状或蜂窝状结构,分布不均匀。瘤内血窦较大时,瘤体后方回声可以轻度增强。血管瘤伴有纤维化、钙化时,内部回声可更复杂。

无回声型:极少见,瘤体一般较小,实质内回声稀少,酷似囊肿。

③肿瘤边界:低回声较大血管瘤周边常可带状高回声,呈"花瓣状",较小高回声血管瘤边界清晰锐利,如浮雕状,称为"浮雕状改变",在肝血管瘤诊断中有较高特异性。

④加压形变:对较大位置又浅的血管瘤,经探头适当加压,可见瘤体前后脚变小,回声稍增强,放松探头可恢复原状。

(2)多普勒超声:血管瘤血流速度极缓慢,彩色多普勒血流信号显示率低,仅少部分血管瘤周边可见短线状血流信号,大多为低速血流。较小的血管瘤,难以检测到血流信号。

(3)超声造影:①动脉期,典型表现为周边呈结节状增强或环状增强,中心无增强。门脉期:逐渐向中央或全部充填。②延迟期,完全充填。血管瘤充盈速率取决于流体的大小,较小的血管瘤在动脉

期或门脉期完全充填,大的血管瘤要在延长期充填。

3. 鉴别诊断

(1)高回声型肝血管瘤与肝细胞肝癌:高回声型血管瘤较多见,边缘锐利呈浮雕样,或呈线样强回声,内部回声呈"筛网状";而肝细胞肝癌大多为低回声团块,高回声少见,周边常伴"声晕"。

(2)低回声型肝血管瘤与肝细胞肝癌:低回声型肝血管瘤周边有整齐的线状强回声环绕,其内可见不规则小等号状血管断面回声,瘤体边缘可有"周缘裂隙征";而低回声型肝细胞肝癌外周常有声晕,内部回声不均匀,多普勒超声检查肝细胞肝癌结节周边或内常具较明显的血流显示,呈流速较高的动脉频谱。

(3)混合回声型肝血管瘤与肝细胞肝癌:混合回声型肝血管瘤常较大,边界清晰,外周有不完整的线状高回声环绕,瘤体大小与其对周围组织结构的挤压不相称,无明显的球体占位感。肝细胞肝癌边界多不规则,内部回声不均,可表现为多个小结节融合状,肿瘤周缘可出现不完整声晕,对肝组织产生明显挤压和浸润。

4. 临床价值 较小的高回声型血管瘤声像图表现具有特异性,具有很高的准确率;而低回声型、混合回声型血管瘤,常规超声检查定性诊断较困难,需结合其他影像学检查方法综合分析。

(四)肝局灶性结节增生

1. 病理与临床 肝局灶性结节增生是良性类肿瘤病变,女性较男性多见,病因不明,目前多认为是先天性血管发育异常下的肝细胞的增生反应,口服避孕药可促进其生长。常为单发,多位于肝被膜下,少数位于肝深部。由增生的肝细胞及胆管上皮细胞组成,中心有星形或长条形纤维瘢痕,内有血管及小肝管。

2. 超声表现

(1)二维超声:多位于肝右叶,呈类球形,肿瘤较大时局部肝增大,肿瘤边界清晰,包膜回声不明显,肿瘤实质多低或等回声,回声不均匀,部分中心可见条状或星状瘢痕回声,中心若出现强回声伴声影,是较为特异的征象。结节后方回声常有轻微增高。周围肝组织回声正常。

(2)多普勒超声:肝局灶性结节增生可表现为多血流信号,有时可显示从中心供血动脉向周围发出的放射状血流信号,呈低阻力指数的动脉血流频谱。

3. 鉴别诊断 肝局灶性结节增生声像图多变,无典型临床症状,发病率低,诊断该病前应排除以下疾病。

(1)肝细胞肝癌:直径 2cm 左右的小肝癌多数表现为低回声型,周围伴"声晕"。癌肿直径>5cm时常伴有门静脉癌栓。

(2)转移性肝癌:常为多发性,典型声像图表现为"牛眼征"、"靶环征",少数无此征的单发转移结节难与肝局灶性结节增生鉴别,应仔细检查其他脏器有无原发灶。

(3)肝血管瘤:典型的血管瘤内呈"网络状",边缘见线状强回声环绕呈浮雕状。

(4)肝腺瘤:肝腺瘤与肝局灶性结节增生声像图表现极为相似,难以鉴别,但前者瘤内易发生出血、坏死和液化而使声像图发生相应的改变。

(5)肝再生结节:发生于肝硬化病例,呈圆形或形态不规则的低回声区,周围可见不规则结缔组织高回声。

4. 临床价值 超声检查对肝局灶性结节增生具有较高的检出率,但定性诊断困难,需结合超声造影或其他影像学检查方法进行鉴别诊断,有时还须行超声引导下穿刺组织学活检或细胞学检查。

(五)原发性肝癌

1. 病理与临床 原发性肝癌是我国常见的恶性肿瘤之一,男女性别比为 2.59:1。

原发性肝癌根据大体形态,通常分为 3 型。

(1)巨块型:最多见,多发于肝右叶者,肿块直径>5cm,少数达 10cm,可为单个巨大肿块或多个癌结节融合而成,周围可见小的卫星癌结节。多数病例在门静脉系统中有癌栓形成,少数病例肝静脉或下腔静脉中也可出现癌栓。巨块型肝癌的内部多伴有出血、坏死和胆汁淤积,易发生自发性破裂。

(2)结节型:肿瘤直径 1.0～5.0cm 不等,癌结节可单发或多发,为多中心发生或肝内转移所致,大多伴有严重肝硬化。

(3)弥漫型:最少见,癌结节小且数目众多,弥漫分布于肝,大多伴有明显肝硬化。

从组织学上原发性肝癌可分为肝细胞癌,胆管细胞癌及混合型 3 类。

肝癌早期多无临床症状,出现症状时已属中、晚期。主要表现为肝区疼痛、上腹饱胀、食欲减退、乏力、消瘦、发热、肝脾大、黄疸和腹水等。

2. 超声表现

(1)原发性肝癌肿块形态类型

①巨块型:肝内巨大实性肿块,呈类球形或分叶状,边缘可见低回声声晕,与肝实质分界清晰,回声多不均匀,瘤体较大时表现为多个结节融合状,即"瘤中瘤"表现。伴有急性出血时可见腹腔游离积血。

②结节型:肿瘤呈一个或多个球形或椭圆球形,边界清晰,边缘可见低回声声晕,肿块多成高回声,也可表现为等回声或不均匀回声,肿块可见"镶嵌样"结构。周围肝实质常伴有肝硬化表现。

③弥漫型:肿瘤数目众多呈弥漫散布于肝脏,其直径多在 1.0cm 左右,内部以不均匀低回声多见,也可出现不均匀高回声。常伴有肝硬化,声像图上有时很难区别癌结节和硬化结节,超声诊断颇为困难,但弥漫型肝癌易伴发门静脉及肝静脉内广泛性癌栓,且弥漫型肝癌肝动脉血流丰富,呈高速血流。

(2)原发性肝癌肿块内部回声类型

①低回声型:肿块回声低于周围肝组织,内部回声不太均匀,多见于较小病变。

②高回声型:肿块回声高于周围肝组织,内部回声多不均匀,此型肿块体积多较大。

③混合回声型:肿块内多种回声交织混合,或高回声与低回声分别独立存在,或肿块出现不规则无回声区。此型多见于体积较大的肿块,肿块内伴出血、坏死和液化者。

④等回声型:肿块回声接近周围肝组织,仅可凭借肿块周围低回声晕环而得以辨认,此型较少见,癌肿直径也较小,易漏诊。

(3)原发性肝癌继发征象

①肝内转移征象

卫星癌结节:多见于巨块型肝癌周围肝组织内,直径<2cm,呈圆形或椭圆形,多呈低回声,周边可伴声晕。

门静脉癌栓:可以表现为门静脉管腔内边界清晰的等回声或低回声团块,癌栓周围可有血流通过,或门静脉管腔完全阻塞,无血流信号;也可表现为一支或数支门静脉癌栓填充,且管壁受浸润而连续性中断或显示不清,门静脉干周围形成广泛的吻合支而呈"海绵样"改变,多普勒超声显示门静脉内血流充盈缺损,其周见筛网状彩色血流信号。

肝静脉与下腔静脉癌栓:表现为肝静脉与下腔静脉腔内中、低回声团块,但管壁回声多正常。

②肿块对周围组织挤压征象

肝内血管压迫:肿块压迫肝内血管管腔变窄,发生移位或环绕肿块边缘。

肝内胆管压迫:肿块压迫某一支肝内胆管引起远端胆管扩张,位于肝门部的肿块则可使肝内胆管普遍扩张。

靠近肝被膜肿块局部肝被膜膨隆,肿块紧邻肝隔面时可引起右侧膈肌抬高,肿块位于肝脏面时可压迫右肾及胆囊等脏器,使之移位。

(4)多普勒超声:绝大多数原发性肝癌肿块(包括部分门静脉癌栓)内及周边可见斑片状、线状乃至呈树枝状分布的彩色血流信号,频谱呈高速的动脉频谱,阻力指数可高可低。伴发门静脉癌栓的患者,门静脉血流可由向肝血流变为逆肝血流,门静脉-肝动脉短路时可在门静脉腔内检测到动脉样搏动频谱。

(5)超声造影:肝细胞性肝癌典型表现是早期快速增强和快速消退,整体完全增强和斑片状增强。其增强的强度明显高于其周围的肝组织。

3.鉴别诊断

(1)肝血管瘤:肝血管瘤生长缓慢,边界较清晰,形态规则,周边多有线状强回声环绕,肿块质地柔软,较大者探头加压可发生形变,很少发生肝内血管绕行征和血管压迫征。原发性肝癌肿块边界多不规则、不清晰,周边多有声晕,对周围管道系统有明显的挤压征象,多普勒超声检查血管瘤周边及内仅可见彩色血流信号。

(2)转移性肝癌:一般为多发,往往具有典型的"牛眼征",癌结节边界较清晰。多数情况下,超声发现转移瘤的患者已确诊其他部位有原发瘤存在。

(3)肝硬化:结节性肝硬化声像图可表现为弥漫性分布的低回声再生结节,与弥漫性肝癌极易混淆,但肝硬化肝体积萎缩,而盲目性肝癌往往伴广泛的门静脉及肝静脉癌栓。

(4)肝脓肿:肝脓肿早期病变组织没有发生液化时声像图与肝细胞癌颇为相似,但随病程进展会迅速变化,当出现液化较完全的无回声区时易与肝癌鉴别。

(5)其他:直径<3cm 的小肝癌还应注意与局限性脂肪肝、局灶性结节增生、肝腺瘤等肝良性病变鉴别。结节周边伴低回声声晕及彩色多普勒检查显示结节内部和周边的动脉血流有助于小肝癌的诊断。

4.临床价值 超声对肝癌的诊断准确度高,并可反映肝癌位置、大小、数目及血管内栓子等情况,在肝癌诊断中有独特的优势。随着现代超声技术的进展,超声在肝癌的诊断、治疗及疗效观察中均发挥着重要的作用。术中超声常可以发现小病灶并判断肿瘤与血管的关系,从而指导手术方式及术后治疗;超声引导下肝肿瘤穿刺在肝癌定性诊断中发挥重要作用;超声引导下肝癌射频治疗为无法手术的患者提供了新的治疗方案;经静脉注射微泡造影剂对肝癌的诊断、鉴别诊断及治疗后疗效观察都提供了有价值的信息。

但是超声成像也有一定的局限性:受患者体型及肠道气体的干扰,有时观察不满意;对于肝顶部肿块显示效果不佳;不易检查出等回声肿瘤。

(六)转移性肝癌

1. 病理与临床　肝是多种恶性肿瘤最易发生转移的器官,胃肠道及胰腺肿瘤最易转移至肝,其次是乳腺癌、肺癌、肾癌、鼻咽癌、妇科恶性肿瘤等。转移途径有门静脉、肝动脉血行转移和淋巴结转移,邻近脏器如胆、胃等癌肿也可直接浸润播散至肝。转移性肝癌常为多发性,少数转移也可为单个结节。转移性肝癌较少合并肝硬化和侵犯门静脉形成癌栓。癌结节自发性破裂者也很少见。

转移性肝癌早期无明显症状和体征,一旦出现临床症状,病灶多已巨大或数目众多。出现类似原发性肝癌的症状,但多较轻。

2. 超声表现

(1)转移性肝癌肿块形态类型

①结节型:最为多见,常多发,多结节可以融合,形成"葡萄串"征,偶有单发。中块内部回声多种多样,可为低回声、强回声或混合回声,且常出现"牛眼征"即高回声中央部有小片状无回声区或弱低回声,为出血坏死所致;或"靶环征",即癌肿周边有较宽的低回声晕环绕,其边界清晰,内部为比较均匀的高回声或等回声。

②巨块型:单发为主,直径 5～10cm,内常发生大片出血、坏死,声像图上主要表现为混合型回声。

③浸润型:位于肝周邻器官如胃、右肾、胆囊等部位的肿瘤可直接浸润至肝。声像图显示原发癌与肝脏毗邻部见有不规则肿块,其边界不清晰,内多为不均匀的低回声。有时从声像图上难以区分何为原发癌。

(2)转移性肝癌内部回声类型

①高回声型:肿块内部回声高于正常肝组织,常见于结肠癌、胃癌、食管癌。

②等回声型:肿块内部回声与正常肝组织接近,周围常伴有声晕、血管绕行和局部肝被膜隆起等征象。

③低回声型:肿块内部回声低于正常肝组织,多见于乳腺癌和胰腺癌。

④无回声型:肿块表现为无回声,囊壁可厚薄不均,多见于鼻咽癌。

⑤混合回声型:肿瘤内部回声高低不均匀,见于较大的转移性肝癌。消化道、卵巢、骨肉瘤及部分腺癌的肝转移瘤可见肿块内出现弧形或块状强回声,伴声影。

(3)周围组织的继发征象:转移性肝癌罕见有门静脉、肝静脉或下腔静脉癌栓出现。

(4)多普勒超声:转移性肝癌彩色多普勒显示率不高,部分富血供肿瘤肝脏转移,可见肿块周边血流信号。

3. 鉴别诊断

(1)肝细胞癌:原发性肝癌多为单发,且常伴有不同程度的肝硬化,易侵及门静脉引起癌栓。多普勒超声原发性肝癌周边及内部可见彩色血流信号,且多为高速动脉血流,而转移性肝癌多属少血供。

(2)肝血管瘤:高回声型转移性肝癌后方可伴衰减,并常伴有声晕,而血管瘤后方无衰减,亦无周边声晕;低回声型转移性肝癌与血管瘤的鉴别主要是后者周边多见线状强回声环绕,且内部见筛网状回声。

4. 临床价值　超声是恶性肿瘤患者筛查有无肝转移瘤的首选影像检查方法,多普勒超声有助于检出肿瘤的血供情况,经静脉注射微泡造影剂有助于检出小的实性病变,超声引导下穿刺活检有助于病变定性诊断。有脂肪肝、肝硬化背景下转移性肝癌不易由超声检出,需结合其他影像学检查方法。

(七)肝包虫病

1. 病理与临床　肝包虫病即肝棘球蚴病,是一种人畜共患寄生虫病,在我国多分布于西北畜牧地区。因吞食棘球绦虫虫卵后,其幼虫在人体肝脏寄生引起。包虫病在我国有两种即细粒棘球蚴所致的单房性棘球蚴病和多房棘球蚴所致的多房性棘球蚴病。

单房性棘球蚴病由寄生于肝内的蚴虫发育所形成的囊腔,外层形成纤维包膜,构成棘球蚴外囊,内囊分化为两层,外层为角化层,无细胞结构;内层为生发层,可以不断芽生出具有空腔化作用的细胞,逐渐扩大为生发囊腔,即母囊,在母囊壁上又可产生数量不等的带有吸盘,小钩的原头蚴,发展为子囊、孙囊,生发层还可向囊腔内长出较小的生发囊泡,由母囊脱落,进入囊液,聚集成囊砂。多房性棘球蚴在肝内以群集的小囊泡向周围组织浸润扩散,呈外殖性芽生,无被膜形成,在肝内形成肿块状或弥漫性结节状损害。

2. 超声表现 典型单房性肝包虫病表现为囊壁较厚,呈双层结构,内层为欠规则的内囊,外层为光滑而回声强的外囊,两层间间隙常<1mm。若为新发生的肝包虫囊腔呈饱满的球形单腔囊肿,内无子囊,当内囊脱落后,囊腔内出现漂动的不定形膜状回声;当子囊进入囊腔后,可见大囊内多个大小不等的小囊,形成"囊中囊"的特征性改变。小囊间及大囊内可见有囊砂形成的大小不等的颗粒状强回声,可随改变体位而移动。囊肿后方回声增强。伴有囊壁钙化者,在囊壁可出现斑片状或弧状强回声,伴有声影。肝包虫病继发性表现包括病变区肝局部被膜隆起,肝增大,肝包虫病变周围管道受挤压,变细或移位,肝活动度常因增大的囊肿而受限。

多房性包虫病少见,多由肝泡状棘球蚴的无数小泡性囊肿集合而成,因囊壁回声强而密集,周围有较多间质,多表现为类实质性团块回声,形态不规则,在较大的病灶中心出现坏死液化形成不规则的无回声区;亦有病灶呈小结节状弥漫分布,病灶内有许多点状和小圆圈状钙化强回声等特征性表现。

肝包虫囊肿变性、退化、坏死时声像图可见内囊分离,囊肿壁内外间隙扩大,呈"套环"征;内囊破裂塌陷于囊液中呈卷曲条带中高强回声呈"水上百合花"征;子囊退化,囊内组织破碎机化时,整个囊肿完全失去囊性特征,类似实性表现。

3. 鉴别诊断 肝包囊虫病的诊断需根据流行病学资料,典型的超声表现,如"囊中囊"征、"套环"征"水上百合花"征或囊内有囊砂征等征象,结合Casoni试验或血清学检查阳性结果,即可确定诊断。部分声像图不典型的肝包虫病应注意与肝内其他囊性病变相鉴别,但疑及肝包虫病时切勿做穿刺抽液检查,以免导致囊液外溢,发生其他部位的种植。

4. 临床价值 超声成像可以明确肝包虫囊肿大小、部位、个数及内部形态,较其他影像诊断法更能真实地显示肝包虫囊壁及内囊结构特征,操作简便,诊断准确度较高。

五、肝脏弥漫性病变

(一)脂肪肝

1. 病理与临床 脂肪肝是一种常见的肝异常,因过量饮酒、肥胖、糖尿病和药物毒性作用等引起的肝细胞内脂肪堆积。正常肝含脂肪约5%,当肝内脂肪含量增加或肝细胞内出现大量脂肪颗粒时,称为脂肪肝。镜下观察受侵肝细胞分布在肝小叶中央静脉周围或在汇管区周围。

2. 超声表现

(1)肝形态改变:肝实质回声增强,使肝包膜显示不清,轮廓较模糊,肝体积均匀性增大。

(2)肝实质回声改变:肝回声前方增强,后方减弱。根据脂肪浸润范围分为

①弥漫型脂肪肝:肝内脂肪均匀性累及全肝,表现为整个肝回声增强,称为"明亮肝",同时出现不同程度声衰减。

②局限性脂肪肝:肝内脂肪部分堆积,又可分为叶段型、团块型及小叶间型三种。叶段型脂肪肝的脂肪浸润局限于一个或多个叶段,声像图显示肝一个或多个叶段回声增强,边界与肝静脉一致;团块型脂肪肝表现为一个或多个回声增强区,形态欠规则,边界清晰,其余肝实质回声正常;小叶间脂肪肝为脂肪组织堆积在肝横窦周围、胆囊旁、第一肝门区,门静脉或肝静脉主支周围,声像图表现为不规则的片状低回声,可呈三角形、条形等多种不规则形态,边界清楚,内部回声均匀。

③肝内正常管道结构回声改变:肝内管道结构多显示欠清,各级分支不易显示,血管管腔变窄,管壁回声模糊。但不出现血管移位或受压中断现象。

3. 鉴别诊断

(1)肝细胞癌局限性脂肪肝常与肝癌鉴别:前者有脂肪肝背景中见低回声正常肝组织,多数呈不规则形,不同断面观察往往不是圆球形,有正常血管通过。后者有肝炎、肝硬化病史,肿物多呈低回声有球体感,周边有晕环和后方回声增强等。

(2)肝血管瘤:血管瘤多呈圆形,边界清晰,内可呈网格状改变,周边常有相对较厚的强回声壁。

4. 临床价值 典型脂肪肝声像图表现为"明亮肝",不难提示诊断。但是,局限性脂肪肝常与肝血管瘤相混;当弥漫型脂肪肝残存低回声正常肝组织也可表现为酷似肝肿瘤,应结合其他影像检查或超声引导下穿刺活检。

(二)肝硬化

1. 病理与临床 一种常见的慢性进行性疾病，是肝受一种或多种因素引起的损害，使肝细胞变性坏死，继而出现肝细胞结节状再生及纤维组织增生，最终导致肝小叶结构和血液循环的破坏和重建。

肝硬化种类很多，临床上最常见的是门脉性肝硬化，其次为坏死后性肝硬化、胆汁性、淤血性肝硬化、寄生虫性肝硬化等。

2. 超声表现

(1)肝失去正常形态。

(2)肝表面高低不平，具结节感。

(3)肝实质回声增高，增密，分布不均匀。

(4)肝静脉分布失常，主干扩大，分布扭曲，管壁回声增高。

(5)门静脉内血栓。

(6)侧支循环开放，胃左静脉扩张，脐静脉重开。

(7)肝门区和脾门区静脉海绵样改变。

(8)脾大。

(9)腹水。

(10)CDFI：门静脉血流增密，色彩变淡，流速减慢，常低于 15～20cm/s。肝静脉粗细不一，血流可呈双向流动。肝动脉代偿增宽，血流增加。侧支循环。

3. 鉴别诊断

(1)弥漫性肝癌：门静脉分支内多可见到癌栓的回声，单发较大的再生结节与肝细胞癌的声像图鉴别多较困难。

(2)脂肪肝、慢性肝炎和其他弥漫性肝实质性病变：主要依靠肝穿刺组织学活检。

(3)先天性肝纤维化：有家族倾向，好发于婴幼儿和青少年。

4. 临床价值 肝硬化是一种以肝实质破坏、纤维化和结节性再生为特征的慢性肝疾病。在肝硬化早期，声像图表现缺乏特征性，难以作出诊断，肝硬化后期特别是肝形态改变、肝内的再生结节和深部回声衰减、肝被膜凹凸不平等征象，不能作出肝硬化诊断。肝硬化患者易并发肝细胞癌，应注意超声随诊。

(三)血吸虫性肝病

1. 病理与临床 血吸虫病是我国水网地区常见的寄生虫病，常累及肝，寄生的血吸虫卵随血流沉着于肝，引起肝损害，甚至肝硬化。临床表现急性血吸虫病有畏寒、发热、可有腹痛、腹泻、肝脾大，

慢性血吸虫病表现为消瘦、贫血和体力下降；晚期可形成血吸虫性肝硬化。

2. 超声表现

(1)急性血吸虫声像图：肝形态基本正常，表面平滑，内部回声增强、增粗，分布欠均，脾轻度增大。

(2)血吸虫性肝硬化：典型的血吸虫性肝硬化，肝实质表现为网络状高回声，呈"地图样"改变，回声高于正常肝。肝门区及肝内门静脉管壁回声增强、增厚，肝静脉变细。

3. 鉴别诊断 患者有流行去疫水接触史，肝回声增强呈"地图样"改变。结合阳性虫卵检查即可诊断血吸虫病。

与肝细胞癌鉴别：结节型肝癌多有低回声晕，血吸虫肝病结节回声区带不规则，无低回声晕。

4. 临床价值 急性期血吸虫肝病声像图无特征性，血吸虫肝硬化肝实质有特征性"地图样"回声，易于和其他肝硬化相鉴别。

(四)淤血性肝病

1. 病理与临床 淤血性肝病又称心源性肝病，主要是由于慢性充血性心功能不全引起，尤其是右心衰竭肝因长期淤血缺氧，使肝细胞萎缩、坏死以及纤维化。患者可有腹痛、恶心、呕吐，心脏扩大及颈静脉怒张。

2. 超声表现

(1)肝一般缩小。

(2)肝轮廓一般尚光整。

(3)肝回声增强，分布尚均匀。

(4)下腔静脉及肝静脉内径增宽。

(5)晚期可出现门静脉高压声像图表现。

(6)腹水，严重者可见胸腔积液和心包积液。

(7)CDFI：肝静脉内径明显增宽，可达 1.2cm以上，肝内血流丰富，下腔静脉内径也明显增宽。

3. 鉴别诊断 早期淤血性肝病与其他各种原因所致早期肝病难以鉴别，晚期淤血性肝病则可根据患者下腔静脉及肝静脉增宽以及心脏改变与其他肝病鉴别。

局限性脂肪肝常与肝癌鉴别：前者有脂肪肝背景，病变区常呈片状，有正常血管通过，后者有肝炎、肝硬化病史，肿物多呈圆形，有晕环等。

局限性脂肪肝与肝血管瘤鉴别：血管瘤多呈圆形，边界清晰，内可呈网格状改变，局限性脂肪肝多呈条片状。

4. 临床价值 声像图显示有肝静脉扩张、肝大及回声减弱是反映肝淤血的直接证据，提示有右心衰竭。

易于区别淤血性肝硬化或其他类型肝硬化。

六、门静脉疾病

(一)门静脉血栓形成

1. 病理与临床 多见于慢性疾病如肝硬化或门静脉高压时,门静脉血流缓慢,脾大,脾功能亢进及血小板降低,对凝血机制影响,而产生血栓,也可见于一些感染外伤或肿瘤压迫,侵犯门静脉等疾病,临床上分为急性和慢性;肝内和肝外;原发和继发以及部分和完全性等。

2. 超声表现

(1)门静脉扩张。

(2)新鲜血栓呈弱回声团块状或条状,易漏诊。

(3)陈旧性血栓呈等回声或稍强回声团,门静脉管径相对变窄。

(4)局部门静脉管壁规整,清晰,连续。

(5)多合并肝硬化。

(6)CDFI:门静脉血流速度缓慢或测不到血流信号,栓子内可探及血流信号。

3. 鉴别诊断 主要是与门静脉癌栓鉴别,血栓一般无肝癌表现,癌栓则有。

(二)门静脉癌栓

门静脉癌栓与血栓表现相似,尤以肝癌多见,门静脉癌栓旁多有原发肿瘤。癌栓回声呈低回声或中等偏高回声。CDFI显示栓子内有彩色血流信号并为动脉频谱。

(三)门静脉海绵样变性

1. 病理与临床 门静脉海绵样变性是指正常门静脉被很多细小海绵状血管所代替,是由于肝内门静脉先天发育异常,缺损或继发性门静脉狭窄造成肝内门静脉支不能正常显示,位于门静脉支及胆管周围的静脉形成侧支循环并发育得较粗,多位于肝门,肝内门静脉主干支部位。

2. 超声表现

(1)门静脉主干内径增宽,内有实质性回声充满管腔或门静脉主干显示不清。

(2)在上述部位可见多数子囊状、管道状、蔓藤状或葡萄状无回声。

(3)CDFI:在肝门区网格样或蜂窝状无回声区结构内见单色新暗淡血流信号。

(4)脉冲多普勒探及静脉血流信号。

3. 鉴别诊断 主要与胆壁扩张鉴别:后者门静脉结构显示正常。

4. 临床价值 彩色多普勒诊断门静脉海绵状变性减少了血管造影等有创检查,显示门静脉阻塞部分程度,并根据侧支情况评估机体代谢能力。

(四)门静脉高压

1. 病理与临床 门静脉高压是指各种原因导致门静脉血流受到障碍,发生淤滞引起门静脉系压力升高而引起的一系列症状。门静脉高压主要表现为:门-体侧支循环形成:食管下段,胃底近贲门处黏膜下的静脉曲张;直肠静脉丛形成痔核,还表现为脾大、脾功能亢进,呕血和腹水等。

2. 超声表现

(1)肝体积缩小,边缘变钝,包膜不平整。

(2)肝回声粗糙不均匀,有结节感。

(3)门静脉主干增粗,直径>1.3cm,脾门静脉主干>0.7cm。

(4)脾大,厚度>4.0cm,长度>11cm。

(5)门-体侧支循环形成:脐静脉开放、胃冠状静脉增宽,胃底食管静脉曲张,胰腺体尾周围脾-肾和胃-肾静脉支增宽增多。

(6)腹水。

(7)CDFI:早期门静脉内血流仍为红色,严重者肝静脉内为红色和蓝色双向血流,血流平均速度为(10.2±2.74)cm/s,血流量为(939.91±393.05)ml/min。

3. 鉴别诊断 声像图显示脾大,门-体静脉分流的超声征象,多普勒测量门静脉血流速度低于正常,即可诊断门静脉高压。

4. 临床价值 超声不用注射任何造影剂就可以显示门静脉系统及其主要侧支循环血管,并能进行形态学评估;正常肝门部结构被条所状强回声伴规则小管腔所取代,可提示门静脉高压。

第二节 脾

一、解剖概要

正常脾位于左季肋部稍靠后方的横膈下,脾的外形似蚕豆或较扁的半球状。分为膈、脏两面,贴靠横膈的膨隆部分为脾膈面,脏面呈略凹陷状,脏面中央为脾门,其间有数条脾动静脉血管和神经淋巴管出入。脏面上前方和胃邻接,下方自前向后分别是结肠脾曲和左肾上极。脾长轴自左后向前斜行,大致与第10肋平行。脾前缘有2～3个切迹。正常脾长10～12cm,宽6～8cm,厚3～4cm。内脏转位者脾和肝位置置换,甚至脾可以位于腹腔其他部位,为异位脾。脾先天发育不良者形态小,超声不易查见。

二、超声检查方法、正常脾声像图

1. 检查方法　仪器使用和肝相同。受检者一般采用平仰卧位或右侧卧位,探头顺着腋前线至腋后线于第7～11肋间斜切,通过脾门显示脾静脉时,测量其厚度并在脾显示范围最长时测量其最长径(最大斜径)。探头垂直脾长轴,显示横断面图像,可测量其横径。脾增大超过左肋弓者需要增加左侧肋弓下及左侧腹的检查范围。

2. 超声表现　长轴断面呈类三角形,表面平滑,外侧缘弧形向外突,内侧缘中部内凹,为脾门,有脾动、静脉出入。正常脾实质呈低回声,分布均匀,回声强度一般稍低于正常肝组织。

3. 正常脾的测量　成人脾长度<11.0cm,脾门厚度3～4cm。

三、脾大的诊断标准

1. 脾门部厚径成人>4cm,左肋缘下能容易地探及脾边缘。

2. 最大长径>11cm。

3. 面积测量:最大长径×脾门厚径≥40cm²。

四、脾 疾 病

(一)副脾

1. 病理与临床　副脾是指在正常的脾以外存在的与正常脾结构相似、功能相同的组织。是较为常见的先天变异。副脾发生率为10%～35%。它可与正常脾完全分离或由结缔组织相连,多呈球形,并具有单独的动、静脉;常为单个,也可多达4～5个。常见于脾门,其次发生于脾蒂血管和胰尾周围;也可发生于脾胃韧带、脾结肠韧带、大网膜、小肠或结肠系膜、骶前、左侧附件或左侧睾丸周围等。副脾无特殊临床表现。偶可发生自发性破裂、栓塞和蒂扭转等。

2. 超声表现　脾门处一个或多个圆形或椭圆形的等回声结节,边缘清晰,包膜光整,回声强度与正常脾相似,但与正常脾的分界清楚。约半数副脾

有与脾门处动静脉相同的血管分支。CDFI示副脾血管门及反向走行动静脉。

3. 鉴别诊断

(1)副脾与多脾综合征的鉴别:后者是一种罕见的先天畸形。声像图上可显示两个或两个以上的脾回声,聚合在一起。同时合并先天性心脏畸形,有助于与副脾鉴别。

(2)副脾与脾门淋巴结肿大的鉴别:后者常为继发改变,多发常见。声像图上表现为大小不等、边缘光整的低回声结节。CDFI示无与脾门相通的血管分支。若脾门淋巴结为单发时则鉴别困难。应该紧密结合临床病史,如为转移性淋巴结,随诊观察结节大小变化有助于鉴别,后者在短期内增长迅速。

(3)副脾与肾上腺肿瘤鉴别:CDFI示后者无脾门血管进入。同时需结合临床病史,后者可伴有肾上腺功能异常。

(4)副脾与腹膜后肿瘤鉴别:CDFI示后者无脾门血管进入。

4. 临床价值　治疗血液病或肝硬化要求切除脾时,需要彻底切除。超声检查可使副脾得以术前确诊并定位,减少手术的盲目性。但是由于副脾体积小,位置不定,因而超声检查较易漏诊,而且副脾也可多发,以致不易发现全部的副脾,使超声的应用受到一定的限制。

(二)脾大

1. 病理与临床　脾增大多数是全身性疾病的一部分。因此临床表现有不同程度的脾大外,主要是全身性疾病的表现。脾大常见的病因分为:①感染性脾大,包括急性感染,如病毒性感染、细菌性感染、寄生虫感染等;慢性感染,如慢性病毒性感染、慢性血吸虫性感染、慢性疟疾、梅毒等。②充血性脾大,如肝硬化、慢性充血性右侧心力衰竭、脾门静脉栓子形成等。③血液病及其他原因致脾大,如白血病、恶性淋巴瘤、溶血性贫血、系统性红斑狼疮等结缔组织病和网状内皮细胞增多症等。④脾肿瘤及脾囊肿。

2. 超声表现

(1)脾大主要表现为超声测值增加。有以下异常声像图之一者,可考虑脾大。

①成年脾厚径超过4cm或传统长径超过8cm,最大长径超过11cm。

②面积指数超过20cm。

③在无脾下垂的情况下,脾下极超过肋下,或

脾上极达到腹主动脉前缘。

④仰卧位时脾容易显示,而且能清楚显示2个以上切迹。

(2)声像图对脾大程度的估测

①轻度大:脾测值超过正常值,但仰卧位检查,深吸气时声像图脾下极不超过肋弓下缘3cm。

②中度大:声像图脾明显增大,但下极不超过脐水平线。

③重度大:声像图脾下极超过脐水平线以下,并可显示脾周围器官受压移位或变形。

(3)脾的内部回声:脾大时,脾内部回声通常无明显改变,或轻度均匀性增强。CDFI示脾血管增宽。

3. 鉴别诊断

(1)脾内Gamma-Gandy结节与脾结核的钙化灶鉴别。后者回声更强,常伴声影,分布更不均匀。同时需结合临床病史,后者可合并其他脏器的结核或有结核病史。

(2)脾弥漫性肿大与腹膜后巨大肿瘤、肝左叶巨大肿瘤、左肾、脾下垂和游走脾相鉴别。除脾下垂和游走脾在脾区扫查不到脾外,上述其他病变均可在脾区发现脾。

4. 临床价值 超声检查很容易确定有无弥漫性脾大,但对病因的鉴别诊断价值有限。超声检查可以对脾大程度的变化进行监测,了解病程进展和评价疗效。

(三)脾破裂

1. 病理与临床 脾破裂可分为自发性和外伤性两种,自发性脾破裂可见于血友病患者或接受抗凝治疗者。外伤性脾破裂为常见腹部损伤之一。根据损伤的范围和程度脾破裂可分为3种类型。

(1)真性破裂:为脾实质和包膜同时破裂,发生腹腔内大出血。轻者为线条破裂,重者为粉碎破裂。前者可发生进行性腹胀和贫血,后者可发生腹腔内急性大出血。为临床最为常见的类型。

(2)中央破裂:为脾实质内部破裂。可在脾实质内形成血肿,致脾在短期内明显增大,临床可没有明显出血症状。

(3)包膜下破裂:为脾包膜下脾实质出血。由于包膜完整,故血液积聚在包膜下,形成张力性血肿,暂时没有出血现象。经过一个时期(短者数小时,长者数天或几周),可因包膜破裂,发生腹腔内急性大出血现象。有的小血肿可被吸收,形成囊肿或纤维化。如脾破裂邻近脾门部,可能撕裂脾蒂内

大血管,造成出血性休克。

脾破裂的临床表现与破裂类型、失血量和速度有关。患者可有不同程度的腹痛、左肩胛牵涉痛、左上腹压痛和腹肌紧张。亦可表现为贫血貌、心率加快、腹腔移动性浊音等。脾周围血肿偶被网膜包绕时,左上腹可叩出固定浊音区(Balance征),如多发性损伤,易受其他脏器损伤症状所掩盖而难以确诊。

2. 声像图表现

(1)真性破裂:声像图表现与破裂程度有关。多数表现为脾包膜连续性中断,局部回声模糊,或有局限性无回声区。实质内有不均匀性回声增强或减低区。脾外或腹腔内显示异常无回声区。

(2)中央破裂:脾外形不同程度增大,轮廓清楚、包膜光整。实质内回声不均匀,可见不规则的回声增强或减低区。有血肿形成者,脾实质内可见不规则无回声区。

(3)包膜下破裂:脾大、变形。被膜光整。包膜下血肿部位可见局限性无回声区,多为月牙形,其内可见细小点状回声,出血时间较长者,可见血凝块形成的强回声光团,或机化形成的高回声条索。当血种较大或内部压力较高时,脾实质可有凹状压痕。

如无合并其他脏器(如肝、肾)破裂,中央型和包膜下破裂,脾外均无异常无回区。

由于脾外物属于腹部脏器闭合性损伤,超声检查除应注意脾及其周围外,还应检查肝、胆囊、胰、双肾、腹膜间隙及腹膜后区,甚至还应观察有无胸腔积血。

3. 鉴别诊断

(1)脾破裂与脾囊肿性疾病鉴别:后者表现为脾实质内出现圆形或椭圆形无回声区,边缘清晰,后方回声增强。结合临床病史,前者有外伤史,随诊可见动态变化。

(2)脾破裂与脾分叶畸形鉴别:后者由于探陷的脾切迹可表现为自脾表面向内延伸的裂缝状回声带,脾呈分叶状,内部回声正常。如有腹外伤史时,可被误诊为脾破裂或左上腹肿瘤。结合临床病史,前者有外伤史,后者腹腔、盆腔无积血现象。

4. 临床价值 超声检查有助于临床对脾外伤做及时而明确的诊断,协助临床判断脾外伤的类型和程度。估计腹膜腔出血量。此外超声检查还有助于同时发现其他较复杂的并发症和内脏损伤,为选择合理的治疗方案提供可靠依据。对于进行保

守治疗的患者,超声检查可以监测病情进展和判断预后,脾周血肿难以自行消散者,超声引导下穿刺引流可以取得良好效果。当患者局部疼痛体位受限时,会给超声扫查带来一定困难;破裂口和活动性出血的显示常较困难;对脾破裂程度和范围估计不够准确;病程较长或无明显外伤史的陈旧性脾破裂有时与脾肿瘤难以鉴别,因此必须结合临床和其他检查综合分析。

(四)脾脓肿

1. 病理与临床 脾脓肿是一种比较少见的继发性感染性病变。发病率在 0.14%～0.7%,病死率较高。原发病灶大多不明显,脾脓肿本身的症状可在原发感染消失后几周乃至几个月后才出现,脾脓肿的常见感染原发病因有:①由其他部位的感染病灶经血运播散至脾,占病例总数的75%～90%,但腹腔内感染也可经由门静脉进入脾。②脾的损伤或梗死,占脾脓肿的10%～25%。即使较小的外伤也可形成脾血肿,并因继发感染而导致脾脓肿。脾梗死可因脾动脉结扎、栓塞后引起。③邻近脏器感染直接侵入脾引起脓肿,但临床较少见,占脾脓肿发病原因的10%以下。④免疫抑制或缺陷患者,脾脓肿多为单发,少数为多发。临床表现多不典型,早期主要表现为发热、左上腹痛及白细胞数升高。当脓肿位于脾下极时,可于肋下叩及触痛明显的肿大脾。部分脾脓肿可能发生破裂,并发弥漫性腹膜炎,或破入左膈下、胃、结肠或小肠。外伤性继发感染的脾脓肿破裂常合并大出血。

2. 超声表现

(1)脾大:半数以上患者有脾大。脾大的程度与脓肿发生的部位、大小及数量有关。单发或早期脓肿脾大可不明显。

(2)脾内异常回声:小而散在的多发性脾脓肿,早期超声显像可无特殊改变;较大的脓肿早期在脾实质内表现为单个或多个圆形、卵圆形或不定形的回声增强或减低区,边缘不规则,其内回声不均匀。随着病情的进展,病灶内坏死液化,内部出现不规则无回声区,其间有散在的小点状及斑片状高回声,随体位改变而浮动,偶尔有气体强回声。无回声区壁厚,不规则,后方回声增强。约60%病灶在脾上极,可伴有左胸积液。当病灶回声介于脾被膜与实质之间,并使脾表面局部隆起时,应考虑脾被膜下脓肿。超声导向下,穿刺引流可抽出脓液。

3. 鉴别诊断

(1)脾脓肿与脾囊肿鉴别:前者无回声区壁厚、不规则,内部有随体位改变浮动的点状及斑片状高回声。后者囊壁薄,而轮廓清晰,内部呈完全透声。

(2)脾脓肿与脾血肿鉴别:后者因出血量和时间的不同而表现为低回声、高回声或无回声。结合外伤史及声像图的动态变化有助于鉴别诊断。

(3)脾脓肿与脾梗死鉴别:后者多表现为指向脾门的楔形异常回声区。

(4)脾脓肿与脾淋巴瘤鉴别:主要与孤立及多节型淋巴瘤鉴别,后者多显示为脾内均质性低回声团块,CDFI后者可见动脉血流频谱。结合病史及动态观察,前者短期内变化较大,有助于鉴别。

(5)脾脓肿与脾转移瘤鉴别:后者也可以表现为低回声或强回声团,与未液化的脾脓肿鉴别困难。但动态观察,脾脓肿在短期内变化较大,有助于鉴别。

4. 临床价值 脾脓肿病死率可高达60%。早期症状不明显,术前诊断十分困难。孤立性脾脓肿如能早期正确诊断,经外科手术切脾及抗生素治疗,可获得较好疗效。超声显像可清晰显示病灶,对脾脓肿的早期诊断和治疗有重要价值。

(五)脾梗死

1. 病理与临床 脾梗死是脾内的动脉分支梗死,形成脾局部组织的缺血坏死。脾梗死多由左心附壁血栓及瓣膜赘生物脱落引起梗死。还可见于腹腔动脉内血栓、动脉插管术等导致动脉分支阻塞。也可因红细胞增多症,恶性肿瘤,淤血性脾大等使脾局部缺血坏死而形成。梗死多在脾实质的前缘部,梗死局部组织水肿、坏死,坏死组织被纤维组织取代后,因瘢痕收缩,脾边缘出现局限性凹陷。较大梗死病灶中央产生液化形成囊腔。左季肋部突发性疼痛并进行性加重是本病的症状特征。某些病例临床表现不明显。梗死范围较大的病例或合并感染者,可有发热。

2. 超声表现 声像图表现为典型的尖端朝向脾门部的楔形或不规则形回声异常区,边界清楚。内部回声因病程长短不同,梗死早期为均质性低回声或弱回声,周缘为回声更低的晕环,随着病程的延长,内部回声逐渐增强而且不均匀,因纤维和瘢痕形成,病变体积趋于缩小。当梗死区坏死液化时,形成不规则无声区,可能发展为假性囊肿。局部钙化后,出现伴有声影的强回声斑。由脾淤血、白血病等引起的脾实质局部坏死,多数发生液化,形成不规则无回声区,无回声区内可见细点状回声,少数未液化的坏死灶,形成高回声区。

3. 鉴别诊断 脾梗死与其他脾占位性病变鉴别:前者属于坏死性病变,占位效应不明显,依据其尖端指向脾门的楔形异常回声区,结合突然发生脾区疼痛的病史,密切动态观察有助于与脾占位性病变鉴别。

4. 临床价值 超声检查不仅能及时发现脾梗死,而且可以准确了解梗死的部位和范围,判断其严重程度,估计发生梗死的时间,监视病情变化,为制定合理治疗方案提供临床依据。

(六)脾囊肿

1. 病理与临床 脾囊肿按有无内衬上皮成分可分为两类。

(1)真性囊肿:真性脾囊肿囊壁有细胞层,是一类原因不明的疾病,可能是先天发育异常或组织迷入所致。有表皮样囊肿、皮样囊肿、血管和淋巴管囊肿等。其中表皮样囊肿多见于青年,常为单发性,最大直径可达 30cm,色质浓稠,为淡红色或褐色,可有胆固醇结晶;皮样囊肿病理所见囊壁内衬鳞状上皮及附属器,为皮肤全层结构,可有神经组织和骨组织等,囊内可有白细胞、脂肪小体和胆固醇结晶。

(2)假性囊肿:较真性囊肿多见,约占非寄生虫囊肿的 80%,囊肿多为单房性,可有外伤或脾梗死史,囊肿可以很大,囊壁无内皮细胞被覆,多由纤维结缔组织或仅由脾包膜本身构成。纤维化的囊壁常发生透明变性,可有广泛钙化,称为钙化囊肿。

小的囊肿常无临床症状,当囊肿增大压迫和刺激邻近脏器时,才产生器官受压症状,以左上腹不适或隐痛最多见,有时亦可累及脐周或放射至右肩及左腰背部;如果压迫胃肠道,可有腹胀或消化不良、便秘等。

2. 超声表现 脾内可见大小不等的圆形无回声区,合并出血、感染时,内部可有弥漫性低、中强度回声。囊壁锐利清晰,若囊壁钙化,可显示斑块状强回声伴声影。其后壁及后方组织回声增强。脾外形可不规则或明显畸变,囊肿周围的正常脾组织被挤压变形。

3. 鉴别诊断

(1)脾假性囊肿与脾包膜下血肿鉴别:后者鉴别多呈新月形,内部有细点状回声。同时结合临床病史,后者新近有外伤史,脾区疼痛和叩击痛较明显。

(2)脾囊肿与脾脓肿鉴别:后者边缘回声较强、模糊,内部常有云雾样点状及带状回声。同时需结合临床病史,后者有全身感染及脾区疼痛和叩击痛。

(3)脾囊肿与脾肉瘤鉴别:后者加大增益后,可见点状回声出现,而且边缘缺少囊肿的明亮囊壁回声及侧壁声影。结合临床病史,有时可显示脾门处淋巴结及肝转移灶。

(4)脾囊肿与多囊脾鉴别:后者是一种先天性疾病,脾明显肿大,脾内布满大小不一的囊性无回声区。囊肿之间无正常脾组织回声为其特征。可伴有多囊肝及多囊肾。

(5)脾囊肿与胰腺假性囊肿、肾积水及腹膜后囊肿鉴别:鉴别要点是仔细探查无回声区与脾关系可获得诊断依据。

4. 临床价值 超声显像对脾囊肿具有很高的诊断敏感性和特异性,为目前诊断脾囊肿的首选检查方法。

(七)脾炎性假瘤

1. 病理与临床 本病的病因不明,被认为可能是一种炎性病变的修复过程,按组织成分分为 3 种类型:黄色肉芽肿(以组织细胞为主)、浆细胞肉芽肿(以浆细胞为主)和硬化性假瘤(显著纤维化)。后者肿物内可伴有玻璃样变及钙化,多有厚薄不一的纤维包膜,偶可见蛋壳样钙化。一般无临床症状,可有左上腹不适及疼痛。

2. 超声表现 边缘清晰的结节,内回声不均匀,可为低回声或高回声,包膜钙化时可见弧形强回声,伴声影。CDFI 示肿物内可有血流信号。

3. 鉴别诊断

(1)脾炎性假瘤与脾淋巴瘤鉴别:前者可出现包膜钙化,后者高回声少见。结合临床病史及症状,有助于鉴别诊断。

(2)脾炎性假瘤与脾转移瘤鉴别:前者边界多清晰,可有包膜钙化。结合临床病史,后者有原发肿瘤病史有助于鉴别诊断。

4. 临床价值 脾炎性假瘤少见,超声检查可以发现病变,但声像图特异性不强,仅可作出良性病变诊断,需超声引导下穿刺活检进一步明确诊断。

(八)脾血管瘤

1. 病理与临床 脾血管瘤是脾最常见的良性肿瘤,可是全身性血管瘤病的一部分。根据其组织学表现分为毛细血管性、海绵状和混合型血管瘤,成人以海绵状血管瘤多见,儿童多为毛细血管瘤。海绵状和混合型血管瘤可伴有大小不同的囊变区。病变单发或多发,可位于脾实质内或向表面突出,通常无包膜,大多数病变的直径在 2cm 以下,直径>2cm 的病变中有 20% 可发生破裂出血。肿瘤生长缓慢,病史长达数年以上。一般无临床症状,最常见的临床表现是左上腹无痛性包块。

2. 超声表现　声像图特征与肝血管瘤相似,大部分表现为较有特征的边界清晰的高回声结节,有时可见周围血管进入病灶,使边缘出现裂隙现象。当有大的血窦或囊变存在时,相应区域呈无回声区,少数脾血管瘤呈低回声。瘤体血管窦腔隙显著扩大者,多有显著脾大。脾静脉若发生栓塞或合并血流在窦腔内凝固时则往往加速脾大进程。CDFI 示病灶内未显示血流。

3. 鉴别诊断

(1)脾血管瘤与脾错构瘤鉴别:CDFI 示前者病灶内未显示血流,后者病灶内血流信号丰富,频谱分析可探及动、静脉血流。

(2)脾血管瘤与脾转移瘤鉴别:后者为低回声或混合回声者易于鉴别,两者均可为高回声时鉴别困难,结合临床病史,后者有原发肿瘤病史有助于鉴别诊断。

4. 临床价值　脾血管瘤临床症状缺乏特异性,超声诊断敏感性和特异性较高,为目前诊断脾血管瘤及随访观察的首选检查方法。

(九)脾错构瘤

1. 病理与临床　脾错构瘤又称脾内副脾。其构成成分和正脾成分一致,是由杂乱排列的脾组织构成的肿瘤样畸形,病变内脾组织的成分比例失调、排列紊乱,主要结构是和脾窦相似的血窦样管腔,但其轮廓不如正常脾窦的轮廓清楚,肿物无包膜,但边界清晰。一般无临床症状。

2. 超声表现　声像图表现为脾内圆形或椭圆形稍强回声区,边界清晰,内回声不均匀,可见条带状回声。CDFI 示肿物内血流信号丰富,频谱分析可探及动、静脉血流。

3. 鉴别诊断

(1)脾错构瘤与脾血管瘤鉴别:见本节血管瘤。

(2)脾血管瘤与脾转移瘤鉴别:后者为低回声或混合回声者易于鉴别,后者为稍强回声时,CDFI 示前者血流丰富,后者血流不丰富。结合临床病史,后者有原发肿瘤病史有助于鉴别诊断。

4. 临床价值　脾错构瘤超声检查有一定的特异性,为目前诊断脾错构瘤及随访观察的首选检查方法。

(十)脾淋巴瘤

1. 病理与临床　脾是淋巴瘤最易累及的实质脏器,原发脾淋巴瘤虽远比继发脾淋巴瘤少见,但仍是最常见的脾原发肿瘤之一。原发脾淋巴瘤为 Hodgkin 和 non-Hodgkin 淋巴瘤,以后者多见。多发生在脾动脉分支周围的淋巴样组织。其诊断标准为:①脾(包括脾门淋巴结)受累;②无浅表淋巴结淋巴瘤;③无骨髓受累。左上腹疼痛及肿块是最常见的症状,部分患者伴有发热,体检脾明显增大,浅表淋巴结多无异常,可有脾功能亢进和外周血细胞减少,个别病例有鼻出血、齿龈出血、皮肤紫癜等。

2. 超声表现　超声声像图可表现为 4 型。

Ⅰ型　脾正常或增大,内部回声减低,无占位性病变特征。

Ⅱ型　粟粒样病变,脾实质内可见密布的小弱回声区,间以较厚的高回声分隔,呈筛孔样。

Ⅲ型　多灶病变,脾实质内多发低或极低回声病灶,无包膜,内部回声均匀。当肿瘤融合时,可呈分叶状。CDFI 示肿瘤内动脉血流信号。

Ⅳ型　孤立性病变,脾实质内单发低回声肿物,形态不规则,边界清晰,肿瘤内部可发生液化坏死,可见无回声区,CDFI 示肿瘤内动脉血流信号。

脾门淋巴结肿大常常提示淋巴瘤的可能。

3. 鉴别诊断

(1)脾淋巴瘤与脾大鉴别:前者常伴脾门淋巴结肿大,结合临床,后者常有原发病史有助于鉴别诊断。

(2)脾淋巴瘤与脾转移瘤鉴别:主要与低回声转移瘤相鉴别,仅从声像图鉴别困难,结合临床病史,后者有原发肿瘤病史有助于鉴别诊断。

(3)脾淋巴瘤与脾囊肿鉴别:主要是脾淋巴瘤孤立性病变极低回声时与后者鉴别,前者加大增益后,内见细小光点回声,CDFI 示前者可见动脉血流信号。

4. 临床价值　超声为脾淋巴瘤诊断首选检查,有助于临床制定合理治疗方案。超声引导下穿刺活检是目前确诊脾淋巴瘤重要手段。

(十一)脾转移瘤

1. 病理与临床　脾转移性肿瘤是指起源于上皮系统的恶性肿瘤,不包括起源于造血系统的恶性肿瘤。可源于卵巢癌、胃肠道恶性肿瘤,肺癌、乳腺癌、少数也可来源于生殖系统的恶性肿瘤、恶性黑色素瘤等。原发肿瘤细胞可通过血行、淋巴途径转移至脾。转移灶肉眼常表现为多数结节或单个结节,结节界限清楚,病灶中央可有液化坏死。亦可表现为多数微小结节和弥漫性浸润。少数情况可转移到副脾。转移性脾肿瘤早期多无特殊症状或仅表现为原发病灶引起的症状。在脾明显增大时,可产生类似原发性脾肿瘤的症状。部分患者还伴有脾功能亢进、恶性贫血、胸腔积液、恶病质等。脾功能亢进可能是癌患者贫血原因之一。恶性脾肿瘤偶尔可发生自发性脾破裂。

2. 超声表现　声像图表现较复杂,共同表现为不同程度的脾大和脾实质内团块状回声,内部回声水平与肿瘤的病理结构有关。组织界面多的肿瘤呈高回声或混合性回声;组织界面少的肿瘤呈弱回声,甚至无回声;肿瘤内部有坏死,液化时可类似囊肿表现;肿瘤形态可不规则,周围水肿或有较多血管者,可出现低回声晕环。

3. 鉴别诊断　与其他脾肿瘤鉴别见前述,需要指出的是声像图与其他脾肿瘤鉴别困难时,需紧密结合临床病史,有助于鉴别诊断。

4. 临床价值　脾转移瘤声像图无特异性,结合临床病史可作出诊断。超声检查是脾转移瘤首选影像学检查方法,在诊断和随访中有重要价值。

(十二)脾血管肉瘤

1. 病理与临床　脾血管肉瘤来自血管内皮罕见的高度恶性肿瘤。原发性脾恶性肿瘤占全身恶性肿瘤不足1%,脾血管肉瘤约占脾恶性肿瘤7%。组织学表现为由非典型增生和分化不良的血管内皮细胞覆衬不规则血管腔构成。肿瘤在脾实质内形成多数紫红色结节,常伴有出血、坏死及囊性变,也可伴有纤维化和钙化。临床主要表现为左上腹痛、发热、巨脾、消瘦和贫血,1/3患者发生脾破裂和血性腹水。

2. 超声表现　超声检查可发现脾增大乃至巨脾,脾实质内可见单发或多发肿物或结节,病变可为高回声或低回声,常见液化坏死所致无回声区。多发结节时可相互融合,边缘不光整。因发现时肿物多已较大,向脾轮廓外突出生长,引起脾形态改变。伴破裂出血者可探及脾周液性无回声区。CDFI示肿瘤内血流丰富,多为动脉血流。

3. 鉴别诊断

(1)脾血管肉瘤与脾血管瘤鉴别:两者均可为高回声,前者肿瘤往往巨大,CDFI示肿瘤内血流丰富。

(2)脾血管肉瘤与脾转移瘤鉴别:声像图鉴别困难,结合临床病史,后者有原发肿瘤病史有助于鉴别诊断。

4. 临床价值　超声检查可以发现病变,结合声像图特点可作出定性诊断,但明确诊断困难。超声检查可作为患者随访及评价疗效的首选检查。

(郝玉芝 王 勇 常 青 朱 莉)

■ 参考文献

[1] 陈 宇,薛 铁,刘晓芳,等.彩色多普勒超声检查对经典型肝局灶结节增生的诊断价值.中华医学超声杂志(电子版),2010,7(9):1459-1463.

[2] Sutherland T,Temple F,Hennessy O,et al. Contrast-enhanced ultrasound features of primary splenic lymphoma. J Clin Ultrasound,2010;38:317-319.

[3] G mez-Rubio M,L pez-Cano A,Rendón P,et al. Safety and diagnostic accuracy of percutaneous ultrasound-guided biopsy of the spleen:a multicenter study. J Clin Ultrasound,2009,37:445-450.

[4] He L,Zhang H,Li X,et al. Primary malignant fibrous histiocytoma of spleen with spontaneous rupture:a case report and literature review. Med Oncol,2011,28:397-400.

[5] Cavanna L,Lazzaro A,Vallisa D,et al. Role of image-guided fine-needle aspiration biopsy in the management of patients with splenic metastasis. World J Surg Oncol,2007;5:13.

第17章

胆道和胰腺

第一节 胆道系统

一、解剖概要

1. 胆道 由各级胆管和胆囊组成,具有输送储存和浓缩胆汁的功能。胆管起始于肝汇管区的胆小管,它们相互汇合,逐渐形成小叶间胆管和肝左、右管,在肝门处汇合成肝总管,胆囊通过胆囊管与肝总管汇合成胆总管。

2. 胆囊及胆囊管 通常位于右锁骨中线和第9肋软骨交叉处,借结缔组织连接,附着于肝的胆囊窝内,长7～9cm,宽2.5～3.5cm,容量35～40ml,可分为底、体和颈三部。底部突出在肝下缘,通常指向前下方,贴近十二指肠和横结肠,与前腹壁相连接。体部呈漏斗状,紧贴在肝的胆囊窝内。颈部在胆囊窝的最深处,常呈S状弯曲,与胆囊管相接处有一囊状膨大,称为Hartmann囊,通常胆囊结石多藏于此。胆囊管由胆囊颈向左后下延续而成,长2.5～4cm,直径0.2～0.3cm。胆囊管内的黏膜有螺旋式黏膜皱襞,能节制胆汁的出入功能,粗大的黏膜皱襞称为Heister螺旋瓣。胆囊的大小、形态和位置均有较大的变异,并且与胆囊内胆汁充盈情况和体位的改变有关。

3. 胆管 通常分为肝内胆管与肝外胆管两部分。肝内胆管由胆小管、小叶间胆管和肝左、右管组成。肝左管平均长1.6cm,肝右管平均长0.8cm。肝左、右管直径为2mm。肝内胆管在肝内呈树枝状分布,与相应门静脉伴行。肝外胆管包括肝总管和胆总管两部分,肝总管在门静脉右支起始部之前上方由肝左、右管汇合而成,长3～4cm,直径0.4～0.6cm。在肝、十二指肠韧带内下行,其左为肝动脉,左后方为门静脉。

胆总管由肝总管和胆囊管汇合而成,长7～9cm,直径0.6～0.8cm,胆总管在肝、十二指肠韧带内下行,位于门静脉之前,肝动脉之右侧,下段位于十二指肠第一段和胰腺头部之后,约2/3的人贯穿胰腺头部,其余1/3在胰腺头部后面的沟内,末端到达十二指肠第二段的后内侧,在肠壁内扩大形成胆道口进入肠腔,其管壁内含大量的弹力纤维,有一定的舒缩能力。约70%的胆总管末端与胰管在肠壁入口处汇合成Vater壶腹,之后形成同一出口,开口于十二指肠,出口处有括约肌围绕,称谓Oddi括约肌,出口的口径约0.9cm。

二、超声检查技术

1. 患者准备 患者在检查前需禁食8h以上,常于上午检查,以保证胆道系统有足够的胆汁充盈并减轻胃肠道气体的干扰。钡剂可能干扰超声检查,胆道X线造影剂也会影响胆囊功能,因此,患者超声检查需在钡剂造影3d后,胆道X线造影2d后进行。需要观察胆囊收缩功能和胆道扩张程度的患者还应准备好脂肪餐。

2. 体位 胆道系统的超声检查根据患者情况差别,病变部位的不同随时调整体位,以清晰显示病灶为目的。通常包括仰卧位、左侧卧位、右侧卧位、半卧位或立位、膝胸卧位。

3. 仪器 实时超声诊断仪都可以用于胆道系统检查,仪器的调节与肝检查相似,以能清晰显示观察部位的胆系结构为原则,探头选择凸阵、线阵、扇扫探头,凸阵探头效果更好,探头频率一般选用3～5MHz,小儿可选用5～7MHz。观察胆囊血流信号时需要随时调节聚焦区、彩色显示范围、灵敏度、滤波频率等,并设法消除伪像。

4. 检查方法

(1)胆囊:多选用右肋间斜向扫查,结合经右肋缘下斜断面扫查及多个短轴切面扫查,充分显示胆囊全貌,并注意胆囊颈及胆囊管的扫查。观测胆囊大小、壁厚度及其完整性以及囊内病变的数目、大小、部位、形态、回声、血供等特点。

(2)胆管:利用肝显示充盈的胆囊及肝外胆管,在患者深吸气后屏气状态下,用探头加压推及气体可清晰显示肝外胆管。探头从肋缘下向膈肌斜切扫查,患者深吸气后屏气,显示胆囊位于右肾前方,向左上移动可见胆囊颈管部及肝外胆管截面位于下腔静脉横断面的前外侧,并可见门静脉左右支及其腹侧伴行的肝左、右管。

患者右前斜位 45°,探头置右上腹正中肋缘下纵切面下段稍侧向右外侧扫查以及胸膝卧位扫查,可较清晰显示胆囊颈部和肝外胆管病变。

(3)脂肪餐试验:多用于胆囊功能的估计和生理性与病理性胆管扩张的鉴别。试验前先测量并记录胆囊大小和肝外胆管内径,进食油煎鸡蛋后45～60min,再在同一切面同一部位重复测量。

三、正常超声表现

1. 胆囊　正常胆囊纵切面呈梨形、长茄形,横断面呈圆形或椭圆形,颈部可呈分隔状。整个胆囊轮廓清晰,壁薄光滑,厚度 0.1～0.3cm,囊内为无回声区,后方回声增强。胆囊管纤细,常不能显示。正常胆囊超声测值,长径不超过 9cm,前后径不超过 3cm。

2. 胆管　肝内胆管分为近端和外周两部分,一般均与门静脉伴行,正常肝内胆管内径多为并行门静脉内径的 1/3 左右,除肝左、右管外,二级以上的分支一般不易显示。肝外胆管上段与门静脉伴行,有肝做透声窗易于显示,内径为伴随门静脉内径的 1/3～1/2。横断面位于门静脉右前,与门静脉和位于门静脉左前方的肝动脉组成"米老鼠"征,肝外胆管上段与肝动脉分别为"米老鼠"的右耳和左耳。肝外胆管下段与下腔静脉平行,常因为气体干扰难于显示。

3. 脂肪餐实验　脂肪餐后测量,胆囊大小减少 1/3 以上,肝外胆管内径不增加或减少至正常且无临床症状者为阴性。胆囊大小减少不足 1/3,肝外胆管内径增大 2mm 以上为异常。

四、胆 囊 疾 病

(一)先天性胆囊异常

1. 病理与临床　先天性胆囊异常(congenital anomaly of gallbladder)种类繁多,包括胆囊数目异常:如缺如、双胆囊、位置异常、肝内胆囊、肝左叶胆囊、右肝后下胆囊、腹膜后胆囊以及胆囊悬垂位或横位;形态异常:小胆囊、褶皱胆囊、间隔胆囊、双房胆囊、多隔胆囊等;附着异常:如漂浮性胆囊、胆囊先天粘连;组织结构异常:如胆囊憩室。

先天性胆囊异常多无临床症状,但当合并胆囊炎症、结石等并发症时,可出现相应的临床症状。

2. 超声表现

(1)双房胆囊:胆囊的无回声区内有纵横的不完全分隔,也称为分隔状胆囊。

(2)双胆囊:胆囊区内显示 2 个胆囊声像,两胆囊结构完整并相互独立,有各自的胆囊管或胆囊管共干。

(3)褶皱胆囊:胆囊内见自褶皱向腔内延伸的高回声皱襞,胆囊被分隔成 2 个或多个腔。

(4)胆囊缺如:空腹状态下胆囊床无胆囊结构。

(5)肝内胆囊:多切面和多体位检查胆囊壁无游离部分,完全被肝组织覆盖。

(6)胆囊憩室:胆囊局部呈圆形囊腔样向外突起,与胆囊腔有较宽的通道,憩室内可有结石。

3. 鉴别诊断

(1)先天性胆囊缺如和小胆囊与胆囊萎缩鉴别:真正的胆囊缺如少见,沿肝内胆管走行由肝裂向肝门部的胆囊床仔细扫查,结合饮水试验,多数能找到萎缩的残存的病变胆囊。

(2)双胆囊、胆囊憩室与肝外胆管囊状扩张症鉴别:肝外胆管囊状扩张症表现为肝外胆管部位的圆形或椭圆形无回声区,形态大小和胆囊相似时与双胆囊极易混淆,但前者仔细扫查是可见胆管局部中断与囊性回声直接相连,后者胆管连续无中断。胆囊憩室体积小,来自胆囊壁,与胆囊关系密切,鉴别相对容易。

4. 临床价值　超声易于发现先天性胆囊异常,且易于和胆囊其他疾病鉴别,同时可发现并发的胆道系疾病,并指导临床医师手术治疗时确定手术方式。

(二)胆囊结石

1. 病理与临床　胆囊结石(cholecystolithia-

sis)是最常见的胆囊疾病,是引起急腹症的常见病因之一,发病率仅次于阑尾炎。胆囊结石按化学成分不同分为胆固醇结石、胆色素结石、混合性结石等。

较大的结石不易引起胆囊的梗阻,可长期不发生症状,病人无任何不适感觉,仅在 B 超体检时发现。当结石嵌顿于胆囊颈部或胆囊管时,则出现典型的胆绞痛发作。表现为突然发生的右上腹绞痛,呈阵发性加剧,同时向右肩或胸背部放射,可伴有恶心及呕吐。胆囊结石常与慢性胆囊炎并存,并互为因果。临床上表现出慢性胆囊炎的症状,如饭后上腹饱胀或隐痛,且多与吃油腻食物有关。平时有上腹不适及嗳气等消化不良症状,有时感右上腹及肝区隐痛,多为持续性,同时出现一些胃肠道症状。

2. 超声表现

(1)典型声像图表现　典型胆囊结石有 3 个特征:①胆囊腔无回声区内的强回声;②强回声后方伴有"干净"的声影;③强回声可随体位改变移动。

(2)不典型胆囊结石

①充满型胆囊结石:a. 胆囊无回声区不显示,胆囊区内出现一条弧形光带,其后带有一条宽而明晰的声影。b. 胆囊无回声区不显示,可见胆囊前壁弧形强回声,其厚度和回声强度变化不大或比正常增厚,回声减弱。在其后方出现多数团状及斑点状强回声,互相聚集在一起,其后方有一条宽声影带。c. 胆囊轮廓缩小,增厚的胆囊壁低回声带包绕着结石的强回声团,其后方带有声影,构成囊壁-结石-声影三联征,即"WES"征。

②胆囊颈部结石:a. 横断面可见"靶环征",有胆汁衬托时典型;b. 结石嵌顿于颈部时,强回声团不明显,可表现为胆囊肿大伴颈部声影。

③泥沙样结石:a. 胆囊内出现沿胆囊后壁分布的强回声带,内为点状及斑点状强回声,回声强弱不等,直径多<5mm;b. 随体位改变强回声可沿胆囊后壁移动,且强回声带的形状和大小均有改变;c. 层状回声较厚或回声光点光斑粗大时常伴有声影。

3. 鉴别诊断

(1)胆囊内正常结构:主要是和胆囊颈部粗大的黏膜皱襞鉴别,多切面观察可见皱襞来源于囊壁。

(2)胆囊内非结石性高回声:非结石性高回声病变包括软组织肿瘤、凝血块、胆泥、陈旧性胆汁、黏稠的脓性分泌物等,其后方均无声影,肿瘤随体位改变不移动。

(3)胆囊内回声伪像:多重混响、部分容积效应及肠气旁瓣伪像均可于胆囊内见高回声,但应用适当的检查技术及多切面观察,可排除此类伪像。

4. 临床价值　超声可明确胆囊结石的诊断,准确性在 95％以上,是首选的检查方法。在有胆汁充盈状态下,超声可显示直径 0.2mm 的结石,且具典型的声像图特征。但是容易受肥胖、胃肠道气体影响,导致诊断困难。

(三)急性胆囊炎

1. 病理与临床　急性胆囊炎(acute cholecystitis)是胆囊管的阻塞加上细菌感染而引起的炎症病变。主要病因是胆汁滞留和细菌感染,90％以上是结石所致,大肠埃希菌、葡萄球菌、链球菌、伤寒杆菌、产气杆菌和厌氧杆菌等为主要致病菌。病理改变为胆囊壁充血、水肿、糜烂和出血,或胆囊壁血供障碍、缺血、坏疽、穿孔,造成胆汁性腹膜炎和内胆瘘。临床表现为突然发作上腹绞痛,绞痛后右上腹痛持续加重,可向右肩背部放射,常伴恶心、呕吐、发热或寒战。少数患者出现轻度黄疸。可反复发作(脂肪餐、饱食、劳累、受凉后易诱发),胆囊结石引起者,夜间发病是一特点。体检时右上腹压痛,肌紧张及反跳痛,墨菲(Murphy)征阳性,部分患者可触及肿大的胆囊。

2. 超声表现

(1)单纯性急性胆囊炎:声像图上仅表现胆囊轻度增大,胆囊张力增高,壁轻度增厚,内壁粗糙或模糊。

(2)急性化脓性胆囊炎:胆囊显著肿大,前后内径可达 4cm,壁弥漫性增厚>3mm,因浆膜下水肿而呈"双边征",内外缘轮廓线都比较模糊,胆汁透声性减低,出现较多的回声。探头稍加压力时,病人疼痛反应大。

(3)急性坏疽性胆囊炎:胆囊体积增大,壁明显增厚>5mm,且囊壁厚薄不规则,回声强弱不均匀或呈多层弱回声带,气性坏疽时囊内可伴气体多重反射。

(4)胆囊穿孔:扩张的胆囊缩小,胆囊内回声增多,胆囊周围出现无回声或胆囊周围炎症改变与透声性减低的胆囊形成一模糊的炎性肿块,整个胆囊轮廓模糊不清,穿孔同时十二指肠形成内瘘时胆囊腔内可有积气。

(5)胆囊腔内出现稀疏或粗大的絮状回声,后方无声影,也可以出现沉积性回声带。

(6)常伴有胆囊结石,包括结石颈部嵌顿。

(7)胆囊收缩功能差或丧失。

(8)超声 Murphy 征阳性。

3. 鉴别诊断

(1)胆囊体积增大:胆道梗阻及胆囊颈部结石均可致胆囊体积增大,但可发现颈部有结石或肝外胆管结石或肿瘤等征象。长期空腹和胃切除术后也可导致胆囊增大,胆囊内可见点状强回声沉积物,但其囊壁一般无增厚,进食后改善。

(2)胆囊壁水肿增厚:多种疾病均可导致胆囊壁增厚,甚至呈双边影,如肝硬化、低蛋白血症、急性肝炎、右心衰竭、腹水等,但这些疾病引起的胆囊壁水肿,胆囊体积大小正常,临床上有相应的临床表现和实验室检查结果,易于鉴别。

(3)胆汁内异常回声:包括沉积物、胆泥、凝血块以及胆固醇结晶,这些回声可移动但多切面多体位观察后方无声影。

4. 临床价值 超声检查急性胆囊炎不受患者条件限制,诊断准确率高,可清晰显示胆囊大小、轮廓、壁水肿及胆囊内外情况,为临床诊断和选择治疗方案提供可靠依据,是临床诊断该病的首选检查方法。

(四)慢性胆囊炎

1. 病理与临床 慢性胆囊炎(chronic cholecystitis)是急性胆囊炎反复发作的结果,与急性胆囊炎是同一疾病的不同阶段的表现。由于炎症、结石的反复刺激,胆囊壁纤维结缔组织增生,胆囊黏膜萎缩,囊壁增厚,以致胆囊收缩与胆汁浓缩功能逐渐减低或消失。慢性炎症长期刺激胆囊内可出现结石或使其内有形成分增加。胆囊管因炎症狭窄或梗阻,可使胆汁淤积,胆色素被吸收,而胆囊黏膜仍有一定量的黏液分泌,形成胆囊积水即所谓"白胆汁"。

不同病程阶段患者临床表现差别很大,通常病史中有多次急性胆囊炎的症状,反复发作。一般症状不典型,可有右上腹发胀、隐痛、反酸、厌油等"消化不良"的症状,常被误认为"胃病"。部分患者右上腹胆囊区有轻压痛或不适感,少数患者可触及肿大的胆囊。

2. 超声表现

(1)轻症或早期慢性胆囊炎,声像图并无特异改变,或仅有壁稍厚,囊内可见结石。

(2)炎症严重时胆囊外形不同程度增大,壁增厚,回声不光滑,壁内可出现弱回声带,胆囊内结石增多并出现沉积物。

(3)长期炎症刺激胆囊严重萎缩,外形显著缩小变形,囊腔小,囊壁明显增厚,合并结石可出现"囊壁-结石-声影"三联征("WES"征)。

3. 鉴别诊断

(1)慢性胆囊炎与胆囊腺肌症鉴别:后者胆囊壁内可有小囊腔,且脂肪餐试验收缩功能亢进。

(2)慢性胆囊炎囊壁增厚与胆囊癌鉴别:前者囊壁增厚呈弥漫性,且连续性好,后者囊壁呈局限性增厚明显,可同时伴有弥漫性浸润,内表面不规整,彩色多普勒超声检查(CDFI)可显示其内血流信号丰富。超声造影可准确区分两者,炎性水肿囊壁各层次结构清晰,呈"双轨"征,囊壁无中断,囊内实性团块,如胆泥无增强。胆囊癌超声造影表现为囊壁中断、破坏、层次不清,造影剂可见快进快出特征。

(3)萎缩性胆囊炎与先天性无胆囊和小胆囊鉴别:见本节先天性胆囊异常。

4. 临床价值 对于轻症或早期,慢性胆囊炎超声诊断价值有限,但对炎症严重者绝大多数可作出正确诊断。

(五)胆囊癌

1. 病理与临床 胆囊癌(carcinoma)gallbladder 是胆道系统最常见的恶性肿瘤,在消化道恶性肿瘤中占 1.5%,位居消化道恶性肿瘤第 5 位。早期无临床表现,肿瘤浸润周围组织可引起胆囊区疼痛、黄疸、厌食和体重下降,发现时多为晚期。大多数肿瘤呈浸润性生长,好发于颈、体部,根据肿瘤大体病理可分为结节型、肿块型、厚壁型 3 种类型。组织学类型有腺癌和鳞状细胞癌两种,以前者居多。

2. 超声表现

(1)直接征象:根据胆囊癌大体病理的不同,声像图像表现略有差异,可分 5 种类型。①厚壁型:胆囊壁呈局限性或弥漫性不均匀增厚,以颈部、体部显著,外壁不光滑,内壁线不规则,胆囊腔不均匀性狭窄或扩张。②结节型:为早期表现,病灶一般较小,呈乳头状中等回声,呈乳头状突入囊腔,基底较宽,表面不光整。③蕈伞型:肿块呈低回声或中等回声似蕈块状突入囊腔,基底宽而不规则,囊壁连续性破坏,可单发,也可多发或相互融合呈不规则团块状。④混合型:胆囊壁增厚同时伴有结节状或乳头状肿块突入腔内。⑤实块型:正常胆囊腔消失,整个胆囊表现为低回声或回声粗而不均匀的实性肿块,边缘不规则,常伴有结石强回声。

彩色多普勒超声检查于胆囊壁或肿块内探及丰富的动脉血流信号,阻力指数多<0.4。

声学造影显示绝大多数肿块增强,早期呈迅速高增强并迅速减低为低增强,胆囊壁连续性及完整性破坏,各层次结构显示不清。

(2)间接征象:胆囊癌易侵犯肝,发生早期转移,表现为肝内转移灶、肝门部胆管梗阻,肝胆管扩张、胆囊颈或胰头等部位淋巴结肿大。

3. 鉴别诊断

(1)厚壁型胆囊癌与慢性胆囊炎鉴别:见本节慢性胆囊炎。

(2)肿块型或结节型胆囊癌与胆囊腔内异常回声鉴别:胆囊癌块内多可录及动脉血流信号,胆囊腔内异常回声包括胆泥、沉积物、凝血块均无血流信号显示,与囊壁间界限清晰,可移动。

(3)小结节型胆囊癌与胆囊隆起样病变鉴别:较小的胆囊癌不易与胆囊息肉样病变鉴别,但前者结节基底部宽,结节周围可有囊壁增厚,结节内录及动脉血流。

(4)实块型胆囊癌与肝实性肿瘤鉴别:肝门部肿块常可显示正常或移位的胆囊回声,鉴别容易。但如果肝门肿块合并胆囊不显示时,需注意鉴别,此时可根据肝主裂强回声线判断是否为胆囊肿块,正常肝主裂强回声线由门静脉右支根部指向胆囊颈部。

4. 临床价值 胆囊癌早期症状不明显,多于中、晚期临床症状明显时就诊,此期超声表现特异,诊断准确性高,并可发现肝内或肝门部转移,为临床提供可靠信息。但早期胆囊癌缺乏特异性声像图表现,诊断困难。

(六)胆囊息肉样病变

1. 病理与临床 胆囊息肉样病变(polypoid lesions of gallbladder)是超声检查发现直径<15mm的胆囊壁局限性增厚突入胆囊腔内的小结节样病变的总称。包括肿瘤性息肉(如腺瘤及腺癌)和非肿瘤性息肉(如胆固醇息肉、炎性息肉、腺瘤样增生等)。由于病变小,一般无临床症状,多于体检时发现。

2. 超声表现

(1)单发或多发,自囊壁向囊内突起的乳头状或桑葚状结节。

(2)附着于囊壁,多数有蒂,不随体位改变移动。

(3)回声强弱不等,可为中等回声、高回声、低回声,后方不伴声影。

(4)体积较小,直径通常<1cm。

(5)可同时合并胆囊结石。

(6)胆囊大小和形态一般正常,囊壁厚度正常或轻度增厚。

3. 鉴别诊断

(1)息肉样病变主要需与胆囊颈粗大皱襞鉴别:多切面、多体位从不同方位观察,粗大皱襞呈对称性改变。

(2)息肉样病变需与堆积的无声影结石、凝血块、浓稠的胆汁、胆泥、异物鉴别:息肉样病变不随体位改变移动,形态也不发生改变,因此,改变体位观察多可以鉴别。

4. 临床价值 息肉样病变由于体积小,无症状,临床诊断困难,多数是在体检中发现。超声对于息肉样病变的检出率很高,可以清楚显示息肉样病变的部位、大小、数量、形态等,方便的动态随访及观察其变化。

(七)胆道蛔虫症

1. 病理与临床 胆道蛔虫症(bile duct ascariasis)是肠蛔虫的并发症,蛔虫成虫寄生于小肠中下段,当人体全身及消化道功能素乱、驱虫不当、手术刺激等,均可激惹虫体异常活动,加之蛔虫有喜碱厌酸、有钻孔习性,在胆管炎、结石及括约肌松弛等更易引起成虫钻入胆道。钻入胆道者80%在胆管内,因其机械刺激,引起括约肌强烈痉挛收缩,出现胆绞痛。蛔虫所引起的胆管阻塞是不完全的,故极少发生黄疸,主要是蛔虫带入的细菌导致胆管炎症,严重者出现胆管炎、胰腺炎症状。

2. 超声表现

(1)肝内外胆管不同程度扩张。

(2)扩张的肝外胆管内出现均匀性中等回声或高回声条索,边缘光滑,形态自然,与胆管壁分界清晰。典型者可见到蛔虫假体腔的低或无回声带,呈"等号状",表现为两条光滑平行线。

(3)位于胆囊内的蛔虫多为弧形或卷曲样管状回声。

(4)蛔虫死后萎缩、碎裂成段后呈片状或团粒状高回声。

(5)多条蛔虫显示为重叠的、线状强回声带。

(6)实时扫查观察到虫体蠕动,具特异性诊断意义。

3. 鉴别诊断　胆道蛔虫需与胆道结石鉴别。胆道蛔虫临床症状典型，表现为疼痛剧烈而体征轻微，声像图表现为特有的"等号状"改变，且可发现虫体蠕动，鉴别容易，但虫体坏死破碎后与结石不易鉴别。

4. 临床价值　胆道蛔虫是常见急腹症之一，超声可以作出可靠诊断，同时发现并发症，是诊断本病最简单有效的首选检查方法。但对于虫体萎缩、碎裂成段后与肝外胆管结石难以鉴别，合并胆管炎时超声显示欠清，诊断困难。

五、胆 管 疾 病

(一)胆管先天性疾病

1. 病理与临床　胆管先天性疾病(bile duct congenital disease)主要为胆管囊状扩张症。先天性胆管囊状扩张可发生于除胆囊外的肝内、外胆管的任何部位，胆管末端狭窄或闭锁以及胆管壁先天性发育不良是本病的基本因素。目前国内临床上仍沿用1975年日本学者的分类方法将其分为5种类型。Ⅰ型：胆总管囊性扩张型，包括胆总管囊性扩张、节段性的胆总管囊性扩张以及胆总管梭状扩张；Ⅱ型：胆总管憩室型，较少见，仅占2%～3.1%，在胆总管侧壁有囊肿样扩张，囊肿以狭窄的基底或短蒂与胆总管侧壁连接，胆管的其余部分正常或有轻度扩张；Ⅲ型：胆总管囊肿脱垂型，罕见，仅占1.4%，病变表现为胆总管末端扩张并疝入十二指肠内，此型在临床上有时被误诊为十二指肠内息肉或肿瘤；Ⅳ型：是指多发性的肝内或肝外的胆管扩张，既可以是肝外胆总管扩张同时合并肝内胆管扩张，也可以是肝外胆管的多发性扩张；Ⅴ型：肝内胆管扩张(caroli病)，目前部分学者认为这是一独立的病症，与先天性胆管扩张症有着本质的区别。但不管怎么分型，声像图按发病部位可大致分为三大类：肝外胆管囊状扩张、肝内胆管囊状扩张以及肝内外胆管均囊状扩张。

本病的典型临床表现为腹痛、黄疸和腹部包块三联征，但临床上具有典型的三联征者非常少见，大多数病人无特异性临床表现。

2. 超声表现

(1)肝外胆管囊状扩张症：①在胆总管部位出现单发或多发囊性无回声区，呈球形或梭形；②囊性无回声与近侧胆管相连通；③囊性无回声边界清晰，囊壁薄，合并感染后囊内可见点状回声，囊壁也可增厚；④囊性无回声，近侧胆管不扩张或轻度扩

张，但与肝外胆管扩张不成比例；⑤胆囊或胆管部囊性无回声内可合并结石；⑥并发胆管癌无回声，内可见实性回声或仅表现为囊壁增厚。

(2)肝内胆管囊状扩张：①肝内出现多个圆形或梭形无回声；②无回声沿胆管系分布并与之相通；③无回声边界清晰，壁光滑；④可同时合并肝外胆管囊状扩张；⑤合并感染可于其内出现胆泥或脓栓回声，合并结石可见胆管内强回声伴声影。

3. 鉴别诊断

(1)先天性胆管囊状扩张需与上腹部囊肿鉴别：上腹部囊肿如肝囊肿、胰头囊肿、右肾囊肿、小网膜囊囊肿等位置和胆总管紧邻，较大囊肿易误诊为先天性胆管囊状扩张，观察囊肿与胆管的解剖位置关系和囊肿与胆管是否有交通非常重要，先天性胆管囊状扩张与近端胆管可见交通。

(2)肝内胆管囊状扩张症(Caroli病)需与多发性肝囊肿鉴别：前者可见与肝内胆管相通，后者多位于肝实质内，囊腔与肝管、囊腔与囊腔之间不交通。

4. 临床价值　超声成像能清晰显示肝内外扩张的胆管，典型病例可见囊肿与胆管相通，诊断较为容易，但对胆道病理变化的全面显示方面，磁共振胰胆管造影(magnetic resonance cholan-giopan-creatography，MRCP)等影像学成像更直观。

(二)胆管结石

1. 病理与临床　胆管结石(Bile duct calculi)分为原发性和继发性两种。原发性胆管结石是指原发于胆管系统(包括肝内胆管)内的结石，结石的性质大多为含有多量胆红素钙的色素性混合结石。继发性胆管结石是指胆囊内结石通过扩大的胆囊管进入胆总管而形成的结石。结石的形状和性质多与胆囊内的结石相同。多数呈多面形的胆固醇混合结石。由于继发胆道感染，结石的外层带有胆红素钙沉着。

胆总管结石的典型临床表现为胆绞痛、发热、寒战和黄疸，即Charcot三联征。但不少病人缺乏完整的三联征表现。多数病人有剑突下偏右突发性绞痛，可放射至右肩背部，少数人可完全无痛，仅感上腹闷胀不适。约2/3的病人继急性腹痛发作后出现寒战和高热。一般继腹痛后12～24h开始出现黄疸，此时腹痛常已缓解。黄疸一般不很深，并有波动性的特点。有时黄疸也可为少数胆总管结石病人唯一的临床表现。

2. 超声表现

(1)肝内胆管结石:①肝内出现强回声伴声影,沿胆管走行分布;②强回声远端小胆管扩张呈小双管、囊状或分叉状。③有胆汁淤积表现为扩张的肝内胆管内出现结石强回声,后方伴声影。④合并肝脓肿可见脓肿征象。

(2)肝外胆管结石:①肝内外胆管扩张,肝外胆管管壁可有增厚,回声增强;②管腔内出现恒定的强回声团,并能在两个互为垂直的断面中得到证实;③强回声团与胆管壁之间有分界,典型的可见液性暗环包绕结石强回声而成为"靶环"样;④强回声团后方伴有声影。

3.鉴别诊断

(1)肝内胆管结石与肝内胆管积气鉴别:见本节肝内胆管积气。

(2)肝内胆管结石与肝内钙化灶鉴别:肝内胆管结石沿胆管走行分布,周围胆管可见扩张;肝内钙化可出现在肝内任何部位,但以肝周围多见,且不伴周围胆管扩张。

4.临床价值　超声是肝内外胆管结石首选的检查方法,可准确的判断肝内胆管及肝外胆管上段结石的部位、大小、数目,但对胆总管末端的结石容易受到胃肠气体干扰,假阴性率高,诊断准确性低。

(三)肝外胆管癌

1.病理与临床　肝外胆管癌(bile duct carcinoma)指原发于肝左右管汇合部至胆总管下端的肝外胆管恶性肿瘤。在大体形态上可分为3型:①管壁浸润型:可见于胆管的任何部位,最为多见,由于受累的管壁增厚可致管腔变小或狭窄,进而可发生阻塞现象;②肿块型:较管壁浸润型少见,可见于较晚期的胆管癌,肿块的直径可达1.5～5.0cm;③腔内乳头状型:最少见,可见于胆管的任何部位,但汇合部更为少见,此型可将胆管腔完全阻塞,癌组织除主要向管腔内生长外亦可进一步向管壁内浸润生长。胆管癌组织学类型包括乳头状腺癌、管状腺癌、黏液腺癌、腺鳞癌、鳞状细胞癌、平滑肌肉瘤、纤维肉瘤,其中以乳头状腺癌最常见。

临床表现主要为伴有上腹部不适的进行性黄疸,食欲缺乏、消瘦、瘙痒等,如合并胆结石及胆道感染可有发冷、发热等,且有阵发性腹痛及隐痛。胆管中部癌不伴有胆石及感染,多为无痛性进行性阻塞性黄疸,黄疸一般进展较快,不呈波动性。癌肿发生于胆总管下端,则可扪及肿大的胆囊,如肿瘤破溃出血,可有黑粪或大便隐血试验阳性,贫血等表现。

2.超声表现

(1)直接征象:①乳头型,肿块呈乳头状突向管腔,呈中等偏高回声,边缘不齐,无声影,其形态和位置餐前、后相对固定;②团块型,肿块呈圆形或分叶状堵塞于胆管内,管腔突然截断,肿块多为高回声,较大时可以呈低回声,与管壁无分界,胆管壁亮线残缺不齐;③管壁增厚型,管壁不均性增厚,管腔逐渐变细,呈锥形狭窄或完全阻断;④超声造影,各型肿瘤强化与周围肝实质或胆管壁同步增强,呈高或中等增强,小肿瘤均匀性增强,较大者增强不均匀,动脉晚期消退,呈快进快退特点;门脉相消退为边界清晰的明显低增强病灶,胆管壁连续性中断,侵犯周围组织时边界不清;延迟相或晚期亦呈低增强。

(2)间接征象:①病灶以上胆管系不同程度扩张;②肝体积弥漫性肿大,回声增粗;③肝门部淋巴结及肝内可有转移。

3.鉴别诊断

(1)胆管癌与十二指肠乳头癌和胰头癌鉴别:胰头癌可见胰头体积增大,胰头内可见低回声团块,同时伴有胰管扩张等征象,特别是胰管扩张而胆管扩张不明显者诊断更明确。十二指肠乳头癌等壶腹周围肿瘤与胆管癌的鉴别比较困难,需要病理才能完全区分。

(2)胆管癌与非肿瘤性原因所致的胆管扩张鉴别:胆管结石、胆管炎、胆泥等均可导致胆管扩张,但结石和胆泥的回声特点与肿瘤不同,超声造影有助于鉴别。胆管炎特别是硬化性胆管炎需要借助胆道造影及病理才能完全鉴别。

(3)胆管癌与肝肿瘤及肝门部肿大淋巴结鉴别:肝肿瘤及肝门部肿大淋巴结与胆管壁分界清晰,胆管壁连续性好,胆管呈外压性改变。胆管癌呈浸润性生长,侵犯胆管壁及周围组织,边界可不清晰,胆管壁连续性中断,超声鉴别不难。

4.临床价值　超声能清晰显示肝内外胆管扩张、病变胆管形态及走行改变,并可判断肿瘤的形态学特征,结合超声造影更可准确定性,并评估肿瘤周围侵犯程度,为临床提供可靠信息,指导临床选择手术治疗方案。

(四)胆管炎症

1.病理与临床　急性化脓性胆管炎(acute suppurative cholangitis)是外科急腹症中死亡率较高的一种疾病,多数继发于胆管结石和胆道蛔虫症。但胆管狭窄和胆管肿瘤等病变有时亦可继发此症。在原有结石等阻塞性疾病的基础上发生胆管感染,在含有脓性胆汁的胆管高压的作用下,肝内小胆管及其周围的肝实质细胞发生炎性改变,产生大片坏死,形成肝内多发性小脓肿。在后期,可发生感染性休克,肝、肾衰竭或弥散性血管内凝血等一系列病理生理性变化,此即为急性梗阻性化脓性胆管炎或称急性重症胆管炎。

硬化性胆管炎(sclerosing cholangitis)又称狭窄性胆管炎,实质上不是一种化脓性疾病,以肝内、外胆管的慢性纤维化狭窄和闭塞为其特征,临床上较少见。原发性硬化性胆管炎一般无胆石,亦无胆管手术史,不少病例同时伴有溃疡性结肠炎。少数人还伴有纤维性甲状腺炎及后腹膜纤维化等疾病。发病年龄多数为 30~50 岁,男性多于女性。目前认为,细菌和病毒感染,免疫功能异常以及某些先天性遗传因素是本症可能的发病因素。

急性化脓性胆管炎起病急骤,突然发生剑突下或右上腹剧烈疼痛,一般呈持续性,继而发生寒战和弛张型高热,近半数病人出现烦躁不安、意识障碍、昏睡乃至昏迷等中枢神经系统抑制表现,同时常有血压下降现象。多数病人有黄疸,但黄疸的深浅与病情的严重性可不一致。体温升高,脉率增快,脉搏微弱,剑突下和右上腹有明显压痛和肌紧张。白细胞计数明显升高和右移,血清胆红素和碱性磷酸酶值升高,并有肝功能损害表现,血培养常有细菌生长。

硬化性胆管炎临床主要表现为梗阻性黄疸,呈进行性的缓慢过程。一般无上腹绞痛病史,仅有上腹不适和胀痛,伴有明显的皮肤瘙痒,有食欲减退、恶心和乏力等。

2. 超声表现

(1)急性梗阻性胆管炎:①肝外胆管增粗,管壁增厚,胆管腔扩张;②扩张胆管内可见结石、蛔虫回声;③胆汁内可见密集细点状回声或絮状沉积物;④肝内胆管扩张,可伴有胆囊增大;⑤肝内、肝周可并发脓肿。

(2)硬化性胆管炎:①胆管壁明显增厚,回声增强,厚度 0.4~0.6cm,甚至超过 1cm;②受累节段胆管腔内径狭窄或闭锁,呈僵硬强回声带;③狭窄以上胆管系轻中度扩张;④累及胆囊致胆囊壁增厚,胆囊收缩功能减低或消失。

3. 鉴别诊断

(1)急性梗阻性胆管炎与硬化性胆管炎鉴别:二者均可表现为胆管内结石,胆管壁增厚,但前者起病急,临床症状明显,后者表现为进展缓慢的胆管壁增厚,临床表现出持续性缓慢进行性加重的黄疸,容易鉴别。

(2)硬化性胆管炎与胆管癌鉴别:胆管癌管壁增厚呈局限性,局部管腔有截断感,近端胆管扩张显著,硬化性胆管炎管壁增厚均匀呈强回声,范围较广泛,近端胆管扩张较轻,与临床黄疸症状不符。

4. 临床价值　超声诊断急性梗阻性胆管炎准确直观,并可与其他急腹症鉴别,对疾病早期诊断临床价值大,并可在超声引导下行胆管穿刺置管引流减压术,是临床诊断急性梗阻性胆管炎首选的影像检查方法。硬化性胆管炎超声表现特异性不高,需结合其他影像检查或穿刺活检才能确诊。

(五)胆管积气

1. 病理与临床　胆管积气是气体积聚于胆管内,临床比较常见,常继发于胆道手术、T 管引流、胆肠内引流、Oddi 括约肌松弛等疾病。由于体位因素,气体多位于右前叶和左内叶胆管内,也可同时分布于肝内外胆管。患者多数同时合并反流性胆管炎,表现为上腹部疼痛、发热等,但较少引起胆道梗阻或黄疸。

2. 超声表现

(1)肝内外胆管内出现带状或条索状强回声,后方伴有彗星尾征。

(2)强回声带不稳定,随体位改变向人体靠上侧移动,同时形态也有改变。

(3)多分布于胆管左右支。

(4)胆管可无扩张。

3. 鉴别诊断

(1)胆管积气需与胆管结石鉴别:见表 17-1。

(2)胆管积气与门静脉积气鉴别:肝内胆管与门静脉伴行,二者积气易混淆,但多切面扫查结合彩色多普勒血流成像可确定气体位置,且门静脉积气多为严重肠道坏疽合并产气杆菌感染,临床症状严重,鉴别容易。

4. 临床价值　超声可敏感准确诊断胆道积气,并可发现潜在的胆道疾病,但对于胆道积气合并结石者,鉴别较为困难。

表 17-1　胆管结石与胆管积气的鉴别要点

	胆管结石	胆管积气
病史特征	多无手术史,可有疼痛、黄疸等症状	多有胆道手术史,病人多无临床症状
强回声特征	呈圆形、不规则形或条索状,形态固定,多位于管腔中央部,边界清晰	呈条索状,形态不稳定,紧贴管腔前壁
后方声影特征	干净,稳定	呈多重反射回声带,多不稳定,易发生变化
胆管扩张	多有	多无
改变体位	形态和位置无变化	位置和形态改变
分布	局部胆管内或呈多发	多位于左叶肝内胆管或两侧肝内胆管
CT 扫描	胆管内高密度影	胆管内见气体影

第二节　胰　　腺

一、解剖概要

胰腺是腹膜后位器官,质软无纤维包膜,除胰尾被浆膜包绕外,其余大部分位于腹膜后。胰腺分为头、颈、体、尾 4 部分,各部无明显界限,头部在腹中线右侧,居于十二指肠弯内,胰腺段胆总管从十二指肠上部的后方略向右行。胰颈为胰头和胰体之间的狭窄部,其后有肠系膜动、静脉。肠系膜上静脉常于此与脾静脉汇合成门静脉。胰体向脊柱左侧延伸,向后向上行至左肾上腺和左肾上部的前方,延续为胰尾而终止于脾门处。胰体周围的血管,有位于后方的腹主动脉和脾静脉,脾静脉的走向与胰腺长轴一致。胰体上方有腹腔动脉和脾动脉,胰腺下方有左肾动脉。胰腺分泌的胰液通过胰腺导管输入十二指肠。胰腺导管分主胰管和副胰管,主胰管直径为 0.2~0.3cm,从胰尾起始,贯穿整个胰腺至胰头右侧,开口于十二指肠降部左后壁处的十二指肠乳头,约 70% 的胰管在肠壁入口处与胆总管末端汇合成 Vater 壶腹。副胰管通过胰头部,在 Vater 壶腹上方进入十二指肠。

胰腺具有外分泌和内分泌两种功能。胰腺的外分泌功能指分泌胰液,每日分泌 750~1 500ml。主要成分为由腺泡细胞分泌的各种消化酶以及由中心腺泡细胞和导管细胞分泌的水和碳酸氢盐。胰消化酶主要包括胰淀粉酶、胰蛋白酶、糜蛋白酶、弹性蛋白酶、胶原酶等。胰腺的内分泌功能来源于胰岛,主要分泌胰岛素、胰高血糖素、生长抑素等。

二、超声检查技术

1. 患者准备　检查前常规禁食 8~12h,清晨空腹检查效果较好,胃肠道胀气明显的患者检查前需做胃肠道准备,服用消胀药物、清洁灌肠等,部分胰腺显示不清晰者可饮水充盈胃后检查。

2. 体位　仰卧位是检查胰腺最常用的体位,嘱患者深吸气后以肝左叶做透声窗,可清晰显示胰腺。根据患者病情和检查需要,也可行坐位、左侧卧位、右侧卧位以及俯卧位检查。

3. 仪器

(1)胰腺位于腹膜后,位置较深,尽管对仪器无特殊要求,但最好选用高分辨率超声仪器检查。

(2)探头频率一般选用中心频率 3.5MHz 凸阵探头,消瘦者及儿童选用 5~10MHz 凸阵或线阵探头。

(3)仪器选取及调节取决于患者个体情况及探查部位。

4. 检查方法　患者常规选仰卧位,探头从剑突向下移动,在相当于第 1~2 腰椎平面做连续横断面扫查,以显示胰腺长轴切面,观察胰腺形态、轮廓、大小等。胰尾扫查时探头应向左上适当倾斜 15°~30°,沿胰腺长轴斜断扫查,可清晰显示胰尾,在感兴趣节段可做纵切面扫查。常规体位胰腺显示不清可根据患者个体情况采用左侧卧位、右侧卧位或坐位扫查,也可饮水充盈胃后,以胃做透声窗扫查。

三、正常超声表现

1. 二维声像图

(1)超声测量胰腺大小一般测量各部分的厚度,胰头测量不包括钩突,胰体测量以腹主动脉或肠系膜上动脉前方为准,胰尾测量以脊柱左侧为准。正常值为胰头<2.5cm,胰体、胰尾<2.0cm。

(2)胰腺形态有 3 种类型:哑铃型、蝌蚪型、腊肠型。哑铃型胰头胰尾粗,胰体较细;蝌蚪型胰头部大,体尾部逐渐变细;腊肠型胰腺头体尾粗细大致相等。

(3)胰腺回声分布均匀,实质为中等回声或中等偏高回声,略高于肝实质。胰腺的主胰管贯穿整个胰腺,呈单条或两条线状回声,高分辨率超声可清晰显示管腔,内径通常约为 2mm。

2. 彩色多普勒及频谱多普勒声像图　对正常胰腺的评估临床价值不大,对胰腺肿瘤的诊断与鉴别诊断有一定参考意义。

3. 超声造影　正常胰腺 10～20s 开始强化,实质期增强水平达峰值,60s 后强化逐渐减低,实质期强化水平均一。

四、胰 腺 疾 病

(一)急性胰腺炎

1. 病理与临床　急性胰腺炎(acute pancreatitis)是一种常见急腹症,病理分为急性水肿型(轻型)胰腺炎和急性出血坏死型(重型)胰腺炎两种。轻型主要变化为胰腺局限或弥漫性水肿、肿大变硬、表面充血、包膜张力增高。重型者变化为高度充血水肿,呈深红、紫黑色。镜下见胰组织结构破坏,有大片出血坏死灶、大量炎细胞浸润。晚期坏死胰腺组织可合并感染,形成胰腺脓肿。两型间无根本差异,仅代表不同的病理阶段。

急性胰腺炎多数为突然发病,表现为剧烈的上腹痛,并多向肩背部放射,同时伴有恶心、呕吐、发热、黄疸等,实验室检查血清、尿液或腹腔穿刺液胰腺淀粉酶含量增加。

2. 超声表现

(1)胰腺体积弥漫性肿大,以胰头胰尾部明显,也可局部明显肿大。

(2)轻型者胰腺形态只是略显饱满,重型者胰腺形态变化显著,形态不规则,甚至呈球形,胰腺与周围组织分界不清。

(3)肿大的胰腺回声明显减低,后方回声增强。急性水肿型胰腺实质回声尚均一,出血坏死型内部回声不均,呈混合高回声,可有液化无回声及钙化强回声。

(4)慢性胰腺炎急性发作时,胰腺呈不规则肿大,回声不均匀增强。

(5)胰管内径轻度扩张或正常,存在胰液外漏时胰管扩张可减轻。

(6)胰腺周围、小网膜囊及各间膜腔积液。

(7)胰腺周围出现假性囊肿。

(8)胰腺内脓肿形成时胰腺结构不清晰,胰腺内呈不均匀混合回声。

(9)下腔静脉、肠系膜上静脉及脾静脉受压管腔变形。

(10)彩色多普勒超声更难显示胰腺内血流,出血坏死区及脓肿形成区血流信号完全消失。

(11)超声造影:①水肿型强化均匀,包膜完整,边界清晰;②出血坏死型强化不均匀,坏死区不增强,胰腺形态失常,边界不清,包膜不完整,胰周可见假性囊肿形成的不规则不强化区。

3. 鉴别诊断　急性胰腺炎需与胰腺癌鉴别。局限性增大的急性胰腺炎与胰腺癌声像图均可表现为低回声,但前者胰腺形态饱满肿胀,边缘规则,探头按压上腹部疼痛明显,动态观察其大小回声短期内可有变化;后者边缘不规则,向外突起或向周围浸润。有时两者鉴别困难,需结合临床资料及实验室检查和病理才能鉴别。

4. 临床价值　急性胰腺炎急性期超声检查可明确诊断,评估胰腺肿胀程度,发现并发症,为临床选择治疗方案提供可靠信息,但易受急性胰腺炎后麻痹性肠梗阻胃肠胀气的影响,部分患者检查受限。

(二)慢性胰腺炎

1. 病理与临床　慢性胰腺炎(chronic pancreatitis)是由于各种因素造成的胰腺组织和功能的持续性损害。胰腺出现不同程度的腺泡和胰岛组织萎缩、胰管变形、胰腺实质纤维化、钙化及假性囊肿形成,导致不同程度的胰腺内、外分泌功能障碍,临床上主要表现为腹痛、腹泻或脂肪泻,消瘦及营养不良等胰腺功能不全的症候。

2. 超声表现

(1)胰腺体积正常或不同程度萎缩。

(2)胰腺实质局灶性或弥漫性回声增粗、增强,并可见钙化灶。

(3)胰腺形态不规则,边缘不整齐。

(4)胰腺导管不同程度扩张,呈串珠状。

(5)胰腺导管内结石,可单发或多发。

(6)胰周可见假性囊肿形成。

(7)可合并门静脉和(或)脾静脉栓塞。

(8)胆囊或胆管内可见结石,胆结石和胆管炎与慢性胰腺炎共存或互为因果。

3. 鉴别诊断

(1)慢性胰腺炎与正常老年胰腺鉴别:后者回声均匀性增强,体积小,但并无胰腺钙化和胰管结石等。

(2)慢性胰腺炎与胰腺癌鉴别:慢性胰腺炎局限性肿块和胰腺癌肿块声像图很相似,但癌性肿块致局部形态明显失常,内为低回声,边界不清晰,胰管扩张均匀,管壁光滑,可见截断征象,肿块内无胰管回声,肿块周围可见淋巴结转移。慢性胰腺炎肿块多为高回声,急性发作为低回声,胰管扩张不均匀,呈串珠状,无胰管中断征象,肿块周围无淋巴结转移。

4. 临床价值 超声可直接显示胰腺,根据胰腺内钙化和胰管内结石等典型声像图确诊本病,但诊断准确性小于 CT 和 MRI,对于多数不典型的患者,需结合病史和临床检验结果。

(三)胰腺囊肿

1. 病理与临床 胰腺囊肿(pancreatic cyst)包括真性囊肿、假性囊肿两类。前者由胰腺组织发生,囊壁内层为上皮细胞。按病因可分为先天性囊肿、潴留性囊肿、退行性囊肿、赘生性囊肿与寄生虫性囊肿。后者系外伤、炎症后胰液外渗被邻近组织包裹而成,囊壁由纤维组织构成,囊壁内无胰腺上皮细胞。

2. 超声表现

(1)真性囊肿:①囊肿单发或多发,体积较小,呈圆形或椭圆形;②囊肿壁薄、回声清晰,边界光滑完整;③囊肿内无回声透声良好,伴有出血或感染可出现沉积物样回声。

(2)假性囊肿:①胰周可探及圆形或椭圆形液性暗区,边界清晰,少数内部可见散在光点回声或不规则低回声;②相邻胰腺无正常结构回声;③不典型假性囊肿可表现为囊内分隔,因感染、出血、凝血块可使内部回声明显增多,囊肿壁钙化等;④囊肿破裂可出现腹腔或腹膜后积液。

3. 鉴别诊断

(1)真性囊肿与假性囊肿鉴别:真性囊肿较少见,女性居多,体积小,常在体检中发现,囊肿壁薄而光滑。假性囊肿较多,常见于男性,体积大,有上腹外伤史或急性胰腺炎病史,声像图显示囊肿形态多不规则,囊内可见点状低回声堆积或漂浮。

(2)胰腺囊肿与囊腺瘤或囊腺癌鉴别:真性囊肿囊壁薄,囊内透声好;假性囊肿囊内可见沉积物回声,彩色多普勒囊内及囊壁均不能录及血流信

号。囊腺瘤或囊腺癌囊壁可增厚,囊内可见分隔样回声或乳头状低回声,彩色多普勒可于其内录及动脉血流信号。

4. 临床价值 超声诊断胰腺囊肿敏感性很高,且有较高的诊断准确率,随着超声仪器分辨率的不断提高,对于直径<1cm 的囊肿,超声也能清晰显示。对于假性囊肿的发生、发展、破裂等演变可动态观察,并能在超声引导下经皮穿刺囊肿抽液行淀粉酶检查,帮助确诊本病,同时还具有治疗作用。

(四)胰腺囊腺瘤与囊腺癌

1. 病理与临床 胰腺囊性肿瘤包括胰腺囊腺瘤(cystadenoma of pancreas)和胰腺囊腺癌(cystadenocarcinoma of pancreas),可发生于胰腺的任何部位,但以胰腺体尾部多见。两者大体外观基本相似,瘤体大小不一,常呈不规则圆形,表面光滑,包膜完整,与正常胰腺组织有较明确的分界,与毗邻脏器和周围组织无明显粘连,肿瘤的囊壁厚薄不均。囊腺癌晚期可累及周围组织和器官,出现局部淋巴结或肝转移。

胰腺囊腺瘤生长缓慢,一般病史较长,囊腺癌常由囊腺瘤恶变而来。上腹胀痛或隐痛、上腹部肿块是胰腺囊性肿瘤的主要临床表现,其次有体重减轻、黄疸、消化道出血、各种胃肠道症状和肝转移。

2. 超声表现

(1)胰腺局部出现分叶状多房囊性包块及混合性包块,以体尾部多见。

(2)包块后壁及后方回声增强,边缘不规则,可见乳头状实性回声自囊壁突入腔内。

(3)囊腺癌呈不规则分叶状囊性肿块,囊壁较厚,晚期胰腺周围淋巴结肿大,肝内出现转移灶。

(4)包块周边及内部实质可探及血流信号,囊腺癌尤为明显。

(5)超声造影瘤体内部实质与周围胰腺组织同时均匀增强,早期等于或高于胰腺实质,囊腺瘤消退较慢,晚期略低于胰腺实质,囊腺癌消退较快,晚期增强程度低于周围胰腺实质。

3. 鉴别诊断

(1)囊腺瘤与囊腺癌鉴别:两者声像图类似,鉴别较为困难,如间隔光带较厚,实性部分较多,生长较快应考虑有恶性可能,其次超声造影囊腺癌瘤体增强消退较快,增强晚期低于周围腺体组织。

(2)囊腺癌或囊腺瘤与假性囊肿鉴别:见本节胰腺囊肿的鉴别诊断。

4. 临床价值 胰腺囊腺瘤或囊腺癌极为少见,

临床表现无特异,单从二维声像图上两者难以鉴别,诊断很困难,但结合超声造影可以提供鉴别诊断依据,具有一定价值。

(五)胰腺癌

1. 病理与临床　胰腺癌(carcinoma of pancreas)是消化道常见的恶性肿瘤之一,是恶性肿瘤中最常见的,多发于胰头部,其次为体尾部,弥漫性胰腺癌可累及整个胰腺,较为少见。胰腺癌绝大部分是胰腺导管腺癌,占80%以上,其次为腺泡细胞癌,其他类型还有腺鳞状细胞癌、黏液囊腺癌、黏液性腺癌、多形性癌和胰岛细胞癌等,但均较少见。

胰腺癌的临床表现与肿瘤发生部位、病程早晚等相关,胰头癌出现症状较早,体尾部癌出现症状较晚,一旦有症状,已属晚期。腹痛及进行性黄疸为胰头癌的常见症状,90%胰腺癌有迅速而显著发展的体重减轻,晚期常伴恶病质,乏力与食欲缺乏亦甚为常见。体格检查早期无特异,晚期可触及结节状质硬肿块。

2. 超声表现

(1)胰腺局部局限性肿大,呈结节状、团块状、不规则局部隆起,弥漫型表现为胰腺弥漫性肿大而失去正常形态。

(2)胰腺轮廓多有改变,较小肿块可见局部向外突起,轮廓略显不规则,较大肿块轮廓不规则,呈蟹足状向周围浸润。

(3)胰腺内出现肿块,肿块多为低回声,光点分布不均匀,表现为高回声者少见,肿瘤内出血则表现为不规则无回声。

(4)胰管不同程度扩张,内壁光滑,肿瘤侵犯胰管可致胰管闭塞。

(5)胆管由于癌肿或肿大淋巴结浸润或压迫梗阻,导致远端胆管扩张。

(6)周围血管受压、移位、梗阻,也可直接侵犯血管壁,致血管壁局部连续性中断。

(7)晚期出现转移征象:腹膜后淋巴结肿大,肝内出现转移灶,胰腺后方软组织增厚,腹水等。

(8)彩色多普勒超声表现为较大肿块内可录及点、线状血流信号,肿块较小时很少能检出血流信号。

(9)超声造影早期增强速度较胰腺实质晚,瘤内可见不规则瘤血管缓慢向心灌注,达峰时间及加速时间较长,其强度也小于周围胰腺实质。晚期增强水平均低于周围胰腺实质。

3. 鉴别诊断

(1)胰腺癌与胰岛细胞瘤鉴别:功能型胰岛细胞瘤体积较小,呈均匀性低回声,临床伴发低血糖症状,比较容易鉴别。无功能性胰岛细胞瘤体积通常较大,包膜完整,与周围组织分界清晰,其生长缓慢,病程较长,一般可以鉴别。超声造影可以鉴别二者,胰岛细胞瘤增强早于周围胰腺实质,达峰时间短,增强速度快,增强水平较周围实质高。

(2)胰腺癌与胰腺囊肿:液化范围较大的胰腺癌有时与胰腺囊肿相似,但前者除液腔外还可见实性成分和不规则边缘以及周围浸润、转移等征象,一般可以鉴别。

(3)胰腺癌与壶腹癌及胆总管下段癌鉴别:见本节梗阻性黄疸的鉴别诊断。

4. 临床价值　超声对胰腺癌的检出率较高,特别是伴有胆管、胰管扩张时,超声易于显示,超声造影可定性诊断,也易于显示周围器官和血管的浸润,但<2cm的肿块超声显示较困难。

(六)壶腹部癌

1. 病理与临床　壶腹部癌(carcinoma of ampulla)包括壶腹癌、十二指肠乳头癌和胆总管下端癌3种。组织学类型以腺癌多见,其次为乳头状癌,大体形态有肿瘤型和溃疡型两种。肿瘤生长首先阻塞胆管和(或)胰管开口,引起黄疸和消化不良。癌肿浸润肠壁可引起十二指肠梗阻和上消化道出血,晚期患者可累及周围大血管和脏器或出现淋巴结转移或肝转移。

临床表现为较早出现的黄疸,有时伴随有胆囊肿大、肝大、粪便呈陶土色等。早期即可因胆总管扩张而发生上腹疼痛,进食后较明显,随着癌瘤浸润范围增大或并发炎症,疼痛加重,并可出现脊背痛。还可出现发热、食欲缺乏、饱胀、消化不良、腹泻、贫血、消瘦等。

2. 超声表现

(1)癌肿位于扩张的胆总管末端,内以低回声为主,少数表现为高回声或混合回声,部分表现为管壁增厚,肿瘤较胰头癌更小,轮廓更清晰。

(2)肿块体积较小,边缘多不规则。

(3)较早出现胆管、胰管扩张,胆管扩张程度较胰管显著。

3. 鉴别诊断　壶腹部癌需要与胰头癌、胆管癌、胆管结石相鉴别,见本节梗阻性黄疸鉴别诊断。

4. 临床价值　壶腹部肿瘤体积小位置隐蔽,但由于出现临床症状早,胆管扩张明显,故较易被早期发现,因此,超声对壶腹癌的早期诊断和与胰腺癌的鉴别诊断具一定价值,可作为首选的影像检查方法,但仅凭超声影像难以与壶腹部的炎性狭窄或其他良性疾病鉴别,需结合病史或其他检查才能确诊。

(七)胰岛细胞瘤

1. 病理与临床　胰岛细胞瘤(islet cell tumor)是最常见的胰腺内分泌肿瘤,分为功能性和无功能性两种,好发部位依次为胰尾、体、头部,常见于20～50岁。约60%为功能性胰岛细胞瘤,较早即出现明显的临床症状,90%的瘤体直径<2cm,功能性胰岛细胞瘤有6种,即胰岛素瘤、胃泌素瘤、高血糖素瘤、生长抑素瘤、血管活性肠肽瘤和胰多肽瘤,以胰岛素瘤常见。

功能性胰岛素瘤临床常出现低血糖发作及whipple 三联征:自发性周期性发作低血糖症状、昏迷及其精神神经症状,每天空腹或劳动后发作;发作时血糖低于 2.78mmol/L;口服或静脉注射葡萄糖后,症状可立即消失。随病程延长低血糖症状逐渐加重,发作时间延长,发病次数增多,甚至餐后也可诱发低血糖。身体逐渐肥胖,记忆力、反应力下降。

2. 超声表现　功能性胰岛细胞瘤单发或多发,以单发多见,好发于体、尾部,瘤体回声均匀,以低或无回声为主,边界清晰规整,有时可见包膜,瘤体体积一般较小为 1～2cm。较大者内部回声不均匀,可见粗大的斑点状高回声或液化坏死无回声。

无功能性胰岛细胞瘤体积一般较大,边界清晰,内部回声较低,不均匀,可伴有无回声区及后方回声增强效应,压迫周围血管可出现相应压迫症状。

3. 鉴别诊断　胰岛细胞瘤与胰腺癌鉴别,见本节胰腺癌的鉴别诊断。

4. 临床价值　超声可检出体积稍大的胰岛细胞瘤,对不能发现的肿瘤,可应用术中超声探查,可检出肿瘤,准确定位,指导临床手术治疗。

(八)梗阻性黄疸的鉴别诊断

1. 病理与临床　梗阻性黄疸(obstructive jaundice)是由肝内毛细胆管、小胆管、肝胆管、肝总管或胆总管的机械性梗阻所致。梗阻性黄疸只是征象而不是独立的疾病,与胆道梗阻并非同一概念,一侧的肝胆管梗阻不一定出现黄疸,因对侧肝叶有能力排除足量的胆红素。梗阻性黄疸的原因有肝外梗阻和肝内梗阻两种,而以前者为常见。临床上梗阻性黄疸病因多种多样,按胆管本身分为 3 种类型:①胆管内因素:如胆管结石、蛔虫等;②胆管壁因素:如胆管损伤、炎症、肿瘤、先天性胆管闭锁等;③胆管外因素:如胰头癌、肝门区淋巴结转移性癌肿压迫侵犯肝管等。

临床表现为皮肤呈暗黄色,完全梗阻者可为黄绿及绿褐色,伴有皮肤瘙痒及心动过缓,尿色加深如浓茶,粪便颜色变浅,完全梗阻粪便呈白陶土色,并常有出血倾向,尿结合胆红素实验阳性,不同的病因还会有相应的临床症状。

2. 超声表现

(1)肝外梗阻性黄疸的超声图像:①肝内胆管扩张,左、右肝管内径>3mm,二级以上肝内胆管与伴行门静脉分支形成小平行管征;②肝外胆管扩张,肝外胆管内径>6mm 提示扩张,7～10 mm 为轻度扩张,>10mm 为显著扩张,扩张的胆总管与伴行的门静脉形成双筒猎枪征;③胆总管内病变引起的梗阻,胆总管内蛔虫可见平行光带呈"空心面"征,结石可见胆管内强回声伴声影,沉积的泥沙样结石、胆泥可见点状强回声,前者伴声影,陈旧性炎性胆汁呈絮状光团、光斑,胆管癌可见胆管局部不规则团块回声等;④胆管本身病变,胆管炎性狭窄可见管壁增厚,先天性胆总管囊状扩张局部可见囊状无回声与近端胆管相通;⑤胆道外及周围病变压迫引起的梗阻,如肝门部、胰头部、壶腹部肿瘤可见相应部位肿块回声。

(2)梗阻部位的判断:①胆总管显示扩张是下端梗阻的可靠佐证,提示胆道下段梗阻;②肝外胆管正常或不显示,而肝内胆管或肝左、右管仅一侧扩张,提示肝门部梗阻;③胆总管水平梗阻胆囊不增大,胆总管水平梗阻则胆囊增大;④单纯胆囊肿大,肝内、肝外胆管均正常者,则提示胆囊颈管处梗阻或胆囊本身的病变;⑤胆总管扩张而胆囊不增大,可能由胆囊颈部阻塞或胆囊本身疾病所致,因而不能只根据胆囊是否增大来判断梗阻部位;⑥肝内外胆管扩张、胆总管扩张、胆囊肿大和胰管扩张,则提示十二指肠 Vater 壶腹水平发生阻塞。

3. 鉴别诊断　(表 17-2)

表 17-2　不同病因梗阻性黄疸的鉴别

	胰头癌	胆管癌	壶腹癌	胆管结石
肿瘤位置	多位于胰头	可位于胆管下段、肝门以及胆囊管与肝总管汇合处	肿块位于 Vater 壶腹水平	无肿块
肿瘤内回声	多数低回声	多数回声增强	多为强回声	无
肿瘤大小	多数体积较大	体积大、小均常见	体积多数较小	无
胰腺增大	多有	无	无	合并胰腺炎时可有
胰管扩张	有	无	有	下段结石可有
胆管扩张程度	重度	中、重度	时轻时重	轻度或中度
胆管壁形态	正常	增厚、僵硬	轻度增厚	正常或炎性增厚
下腔静脉	受压移位	正常	正常	正常
胆管内回声团	无	胆管内可见乳头状低回声	壶腹部胆管内可见乳头状高回声	强回声,后方伴声影
胆囊结石	无	无	无	多有

4. 临床价值　超声检查具有安全、便捷、准确、价廉等特点,能较完整地显示扩张的肝内外胆管,诊断率高,能为临床诊断及手术治疗提供重要依据,在诊断梗阻性黄疸方面独树一帜。超声不仅能确定肝外梗阻性黄疸的存在,而且还能确定梗阻的部位,对梗阻性黄疸的病因诊断率高。可以认为超声在肝外梗阻性黄疸的定性,尤其是定位诊断中,是首选的检查方法之一。

（袁建军　吴　刚）

■ 参考文献

[1]　曹海根,王金锐.实用腹部超声诊断学.2版.北京:人民卫生出版社,2006:205-338.

[2]　刘吉斌,王金锐.超声造影显像.北京:科学技术文献出版社,2010:199-258.

第 18 章

胃 肠

第一节 解 剖 概 要

一、食 管

食管位于脊柱前方,上起第 6 颈椎下缘平面与咽相续,下接胃的贲门,全长约 25cm,依其行程可分为颈部、胸部和腹部 3 段。食管全程有 3 处狭窄:第一狭窄位于食管和咽的连接处;第二狭窄位于食管与左支气管交叉处;第三狭窄为穿经膈肌处。这些狭窄处异物容易滞留,也是肿瘤好发部位。食管壁具有消化道典型的 4 层结构,即黏膜层、黏膜下层、肌层和浆膜层组成,仅厚 0.3~0.6cm。

二、胃

胃是消化道最膨大的部分,有强有力的伸缩力,其容量大小随内容物的多少而不同。当特别充满时,可下垂达脐或脐以下,在极度收缩时(饥饿时)可缩成管状。胃有两壁(前壁和后壁)、两缘(上缘为凹缘,较短,朝向右上方,称为胃小弯,其最低点有较明显的弯角叫角切迹;下缘为凸缘,较长,朝向左下方,称为胃大弯)和两个口(胃与食管连接处的入口为贲门,食管左缘与胃大弯所成的锐角称为贲门切迹;胃的下端连接十二指肠的出口称为幽门)。胃大部分位于上腹部的左季肋区,靠近贲门的部分叫贲门部,贲门平面以上向左上方膨出的部分叫胃底,角切迹右侧至幽门的部分叫幽门部,临床上常称为胃窦。在幽门部的胃大弯侧有一个不太明显的浅沟,叫中间沟,此沟将幽门部分为左侧的幽门窦和右侧更为缩窄的幽门管,幽门部的胃小弯附近是溃疡的好发部位。胃底和幽门部之间的部分叫胃体。胃壁由黏膜层、黏膜肌层、黏膜下层、肌层和浆膜层 5 层构成。肌层由 3 层平滑肌构成,外层纵形,中层环形,内层斜形,其中环形肌最发达,在幽门处增厚形成幽门括约肌。

三、小 肠

小肠是消化道中最长的一段,成人全长 5~7m,是食物消化、吸收的主要部位。上起幽门,下至右髂窝,并与大肠相接,分为十二指肠、空肠和回肠 3 部分。十二指肠是幽门和十二指肠悬韧带之间的小肠,长 25~30cm,呈 C 形,包绕胰头,是小肠最粗和最固定的部分,分为 4 部分:球部、降部、水平部及升部。在十二指肠降部的后内侧壁上有胆总管和胰管的共同开口,胆汁和胰液由此流入小肠。空肠约占空回肠全长的 2/5,主要占据腹膜腔的左上部;回肠占远侧 3/5,一般位于腹膜腔的右下部。空肠和回肠之间并无明显界限,在形态和结构上的变化是逐渐改变的,并借助于小肠系膜固定于腹膜后壁。

四、大 肠

大肠全长约 1.5m,起自右髂窝,止于肛门,分为盲肠、阑尾、结肠和直肠,主要功能是吸收水分,将不消化的残渣以粪便的形式排出体外。

盲肠长 6~8cm,是大肠起始部,位于右髂窝内,下端游离呈囊袋状,左接回肠,上通升结肠。盲肠与回肠交界处,有突向盲肠腔内的上、下两片唇状瓣,称为回盲瓣,有抑制小肠内容物过快进入盲肠的功能,同时也可防止大肠内容物返回小肠。

阑尾开口于回盲瓣下方的盲肠内后壁,末端游离,呈细长蚯蚓状盲管,长 7~9cm,位置多变异,常见位置有回肠前或后位、盲肠下位、盲肠后位及盆腔后位等。

结肠分为升结肠、横结肠、降结肠、乙状结肠4部分，围绕在腹腔边缘形成方框，空肠和回肠盘踞其内。升结肠是盲肠向上延续的部分，至肝右叶下方转向左侧形成横结肠。横结肠左端行至脾下后，折向下行至左髂嵴处叫降结肠。左髂嵴平面以下至第3骶椎上缘的一段结肠叫乙状结肠，位于下腹部和小骨盆腔内，借助乙状结肠系膜连于后腹壁，肠管弯曲，有一定活动度。直肠接续乙状结肠，走行于骶、尾骨前方，穿盆膈终于肛门，全长15～16cm。盆膈以上部分称为直肠盆部，以下部分称为直肠肛门部或肛管。男性直肠前方与膀胱、精囊、输精管和前列腺相邻；女性直肠前方与子宫及阴道后壁相邻，直肠后方与骶骨、尾骨相邻。直肠由外纵、内环两层平滑肌构成。环形肌在肛管处特别增厚，形成肛门内括约肌。围绕肛门内括约肌的周围有横纹肌构成的肛门外括约肌，括约肌收缩可阻止粪便的排出。

第二节　超声检查技术

一、病 人 准 备

1. 检查前日晚餐进清淡软食，不宜食动物油脂类及易产气食物。禁食8～12h，必要时采取洗胃或服用缓泻药清理胃肠道。超声检查宜在X线胃肠造影或纤维镜检查之前进行。急腹症患者不必受以上限制。

2. 胃超声扫查，经腹壁胃充盈扫查，需空腹饮水500～800ml或服用胃肠口服声学造影剂400～600ml。临床怀疑胃肠梗阻、穿孔、胰腺炎者禁忌口服造影剂。

3. 结肠超声检查（经腹壁/结肠充盈扫查）

(1)检查前排便。

(2)乙状结肠及直肠上段检查可嘱受检者充盈膀胱。

(3)需保留灌肠者，检查前日晚餐进流食，睡前服轻泻剂，晨起排便，清洁灌肠。

(4)灌肠用38℃生理盐水800～1 500ml，或采用按比例稀释的胃肠声学造影剂。液体量可根据病变部位、体型、梗阻程度增减。

二、体 　 位

一般取仰卧位、左侧卧位、右侧卧位、半坐位。

三、仪 　 器

高分辨力实时超声诊断仪。探头一般选用凸阵、线阵式，经腹超声频率一般用3～5MHz，小儿、瘦长体型或浅表区域可选用5～7MHz或更高频率探头。消化道内镜超声需要特殊设备和探头。

四、检 查 方 法

1. 食管

(1)颈段：经颈部于左叶甲状腺深方气管旁横断找到食管短轴，旋转探头90°探查。

(2)下段：剑突下探头纵切探查左肝深方，于膈下观察食管胃连接处。

2. 胃肠

(1)空腹常规筛选检查：按照胃肠在腹壁的体表投影，经腹壁对胃、小肠和大肠区域做空腹常规探查。扫查时可按解剖分区行"割草坪"式扫查，然后对可疑区域进行重点检查。

(2)胃充盈检查：嘱患者饮水或口服超声造影剂500～600ml。然后，依次采用左侧卧位、仰卧位、坐位（或站立位）、右前斜位、右侧卧位，对贲门、胃底、胃体、胃窦、幽门和十二指肠做系统观察。

(3)结肠灌肠经腹检查（少用）：清洁灌肠后，患者取右侧卧位，经肛门置管。然后取仰卧位，灌注37.5～38℃生理盐水1 500ml。沿直肠、乙状结肠向上直至盲肠按逆行顺序做结肠的经腹超声检查。液体量可根据部位、体型适当增减。

(4)直肠扫查法：①旋转式直肠内超声检查，采用旋转式带水囊的直肠探头，自上而下地进行直肠腔内扫查，主要适用于整个直肠和肛管的黏膜、黏膜下组织及其周围结构，可用于观察肿瘤对直肠壁的浸润程度，准确判断肿瘤侵犯的部位及大小。②端扫式直肠探头和双平面直肠探头也可用于直肠壁及直肠周围结构扫查，但观察范围不够全面，一般重点用于前列腺检查。③直肠内放置水囊经腹超声检查，从肛门放入连接胶管的乳胶囊，经胶管向囊内注水，同时排净气体，将水囊充盈后持探头在小腹区对直肠及周围结构进行扫查，主要用于检查直肠癌和黏膜下或周围病变以及前列腺病变，患者检查前应充盈膀胱。

注意事项：①采用"边扫查观察、边适当加压"

的胃肠扫查技巧。根据正常胃肠具有管壁柔软、层次结构清晰、管腔张力低(含气液)、可压闭等诸多特点,采用这种特殊技巧,比较容易发现胃肠道包括阑尾炎症、肿瘤、梗阻等许多种疾病。②注意对肠管长轴和短轴的不同方向进行扫查,避免遗漏较小病变。③不时地嘱患者吸气鼓腹配合,目的在于判断该段肠腔内气液流动、肠管之间或肠管与腹膜间有无粘连,鉴别肿物位于腹膜腔内抑或腹膜后(腹膜后肿物出现"越峰征")。

第三节　正常超声表现

一、正常胃肠声像图共同特征

1. 胃肠层次结构　　正常胃肠壁层次结构清晰、连续性良好,厚度均匀,管壁无异常增厚、结节或肿物隆起,表面不应出现异常凹陷,如溃疡,且管壁回声无异常减低或增强。

2. 可压缩性　　正常管壁柔软,管腔张力低,管腔可以压闭而无压痛,管腔无扩张、局部狭窄、变形或移位,腔内无潴留。

3. 胃肠蠕动　　正常胃肠有生理性蠕动。例如,进标准餐后,胃蠕动大约每20s 1次。自胃体向幽门部呈节律性、对称性管壁收缩。蠕动波在声像图上呈小丘状隆起,每分钟蠕动≥2次或振幅不变者为正常;每分钟蠕动<2次或振幅减弱者为蠕动减弱;未见蠕动或病变处蠕动中断者称为蠕动消失。小肠包括十二指肠、空肠、回肠均有活跃的蠕动功能,小肠无蠕动、蠕动亢进或频繁出现的逆蠕动,均为异常。

二、胃

空腹胃的声像图随其潴留液多少、收缩状态及断面部位的不同而各异,可表现为"月牙形""马鞍形"及椭圆形,其中心部强回声为腔内气体、黏液及内容物的混合回声,若胃内有大量气体时,后方常伴有"不清洁"声影。中心强回声与周围强回声之间的低回声带是正常胃壁回声。

造影剂充盈后的胃壁层次结构完整,5层结构清晰可见:3条强回声线和两条低回声线呈平行相间排列。从黏膜面起,第一层强回声线为黏膜层与腔内液体产生的界面回声;第二层为低回声线是黏膜肌层;第三层强回声线是黏膜下层;第四层低回声线是肌层;第五层强回声线为浆膜层与周围组织之间产生的界面回声。

自黏膜面第一层强回声线至浆膜面第五层强回声线之间的距离代表了胃壁的厚度。正常充盈胃壁厚度 3～5mm。成人胃幽门部胃壁厚度< 6.0mm,小儿或新生儿<4.0mm。

三、十二指肠

1. 球部位于胆囊左后方、胰头部的头侧。幽门开放时可见液体充盈,呈"三角形"或"椭圆形"。

2. 降部位于胰头外侧。当肠管充盈时,胆总管末端开口的乳头部有时可见。

3. 水平部:腹部正中或正中旁纵断面上位于腹主动脉和下腔静脉的腹侧,胰头的足侧,通过肠系膜上动脉与腹主动脉的夹角。

4. 升部较短,不易获得较理想的充盈图像。

四、空、回肠

充盈状态下,正常空、回肠管腔<3cm,管壁厚度<2mm。肠管张力低,蠕动活跃。肠管无蠕动、蠕动亢进伴有逆蠕动均属异常。

1. 空肠　　体表投影分布在左上腹和中腹部。液体充盈时,空肠长轴断面可见黏膜的环状皱襞呈密集的梳形排列。当肠梗阻时,肠管扩张、皱襞水肿,出现"琴键征"。

2. 回肠　　体表投影主要位于中下腹和右下腹,靠近盲肠(回盲部)和乙状结肠。黏膜面环状皱襞稀少,长轴断面相对平坦,与空肠有所区别。

五、结　肠

升结肠、横结肠、降结肠、乙状结肠在腹壁的体表投影大致呈"门框样"分布。将探头沿结肠长轴方向滑动扫查,很容易找到特征性的结肠声像图,即成串排列的强回声团并伴有声影。每个强回声团代表了结肠袋内含气的肠内容物。结肠袋内也可为有回声的液体充盈。结肠袋之间的低回声细小间隔代表着半月襞。结肠壁很薄且柔软,回声较低,不易清晰显示,充盈状态下其厚度一般<3mm,空虚时<5mm。黏膜面光滑,这一点与小肠不同。结肠管腔张力低,有较大的可压缩性,腔径一般<3.5cm。

第四节 胃 溃 疡

一、病理与临床

胃溃疡(gastric ulcer)是消化道最常见的疾病之一。据统计,10％以上的西方人曾罹患此病,国内认为总患病率可能占人口的 10％～20％。溃疡多位于胃小弯或胃窦部,多为单发,直径多在 2cm 以内。发病年龄多在 20～50 岁。男性多于女性。临床表现为进食后上腹部疼痛、反酸、嗳气等症状。病情呈慢性经过,易反复发作,可并发呕血、便血、幽门梗阻及急性胃穿孔等病变。

二、超 声 表 现

1. 胃壁限局性轻度增厚,厚度一般不超过 1.0cm,范围<5.0cm。其黏膜面局限性中断,出现凹陷,形态规则,底部光滑,呈"陷坑"样。除凹陷处局部层次可消失外,其余胃壁层次清晰。

2. 增厚之胃壁呈低回声,表面或凹陷内可附着点状强回声,不随蠕动波影响而消失。

3. 较大溃疡的凹陷可突出胃壁。部分凹陷边缘可见黏膜皱襞隆起聚集,称"黏膜纠集征",此征具有诊断意义。

4. 胃蠕动多较正常,仅在巨型溃疡时局部胃壁蠕动减弱。

5. 当连续超声观察发现溃疡凹陷不规则扩大,进展迅速或凹陷缩小,而周围隆起明显增厚、范围扩大、形态不规则时,应高度警惕溃疡恶变。

三、鉴 别 诊 断

1. 胃溃疡需与溃疡型胃癌鉴别(表 18-1)

表 18-1 良性溃疡与溃疡型胃癌的超声鉴别

	良性溃疡	溃疡型胃癌
溃疡形状	陷坑状	火山口状
溃疡特点	腔外型、规则	腔内型、不规则
溃疡口	光滑、口底一致	口小、底大
溃疡底部	回声强、平滑	回声低、不平整
周缘形态	城墙状、匀称	堤坡状、不匀称
周缘壁厚	一般<15mm	多数>15mm
隆起壁回声	较强、均质	较低、不均质
黏膜纠集征	有	无
桥征	有	无
蠕动跳跃	一般没有	均有
周围浸润	少	多见
远处转移	无	有

2. 胃溃疡与糜烂性胃炎鉴别　前者胃壁局限性增厚,黏膜面不完整、凹陷,呈"陷坑"样;后者病变广泛,胃壁结构完整,故容易鉴别。

四、临 床 价 值

超声虽可显示胃壁 5 层结构及其溃疡数目、大小和深度等断面征象,但敏感性较低,对浅表或较小溃疡容易漏诊。胃及周围肠管的内容物、残胃及肥胖等均可影响超声检查,导致假阴性或假阳性;对良、恶性溃疡的鉴别目前还存在一定难度。因此,超声诊断胃溃疡的临床价值受到限制。首选的常规影像学检查方法应为 X 线钡剂造影和内镜检查,胃镜下病理活检是最终确诊的方法,超声可作为诊断的辅助手段,并进行随诊。

第五节 胃 癌

一、病理与临床

胃癌(gastric carcinoma)起源于胃黏膜上皮,是最常见的恶性肿瘤之一,其发生率占消化道恶性肿瘤的首位。好发部位依次为胃窦(包括幽门前区)、小弯、贲门、胃底和胃体。组织学来源主要是腺癌。此外,较常见的还有黏液癌(包括印戒细胞癌)和低分化癌(包括髓样癌和硬癌)。胃的转移性肿瘤罕见。

病理可分为早期胃癌(病变局限于黏膜和黏膜下层)和进展期胃癌(病变侵犯超越黏膜下层,达到固有肌层或更深,也称中晚期癌)。早期癌又可分隆起型、浅表型和凹陷型;进展期胃癌可分为结节/肿块型(Borrmann Ⅰ 型)、局限性溃疡型(BorrmannⅡ型)、浸润性溃疡型(BorrmannⅢ型)、局限性浸润和弥漫性浸润型(后者称 BorrmannⅣ型)等主要类型。

早期常无特异性症状,可出现不同程度的上腹不适。随病情发展逐渐出现钝痛、隐痛、恶心,食欲缺乏,嗳气和消瘦等症状,部分出现呕血,黑粪或吞咽困难。当胃癌浸润穿透浆膜侵犯胰腺或横结肠系膜时,可出现持续性剧烈疼痛,并向腰背部放射。极少数癌性溃疡穿孔的患者也可出现腹部剧痛和腹膜刺激征象。

晚期可出现左锁骨上、左腋下淋巴结肿大。

二、超声表现

1.早期胃癌　经腹超声检查相当困难且仅限于隆起型,敏感性约15%。由于无症状,早期癌诊断主要依赖纤维胃镜检查,包括对高危人群定期筛查。纤维胃镜结合超声内镜的检查,对早期癌的进一步诊断和明确临床分期极有帮助。

2.进展期胃癌

(1)胃壁局限性或弥漫性增厚、隆起,厚度一般超过1.0cm,形状不规则,通常呈不均质低回声。声像图类型有结节/肿块型、溃疡型、限局/弥漫浸润型(限局/弥漫增厚型)等多种表现,少数胃癌呈外生性生长。①肿块型胃癌:基底宽,呈低回声或不均质病灶,边缘可不规则;②溃疡型胃癌:肿物突向胃腔,基底宽,肿物表面溃疡凹陷呈"火山口征";③弥漫或限局增厚型胃癌:病变可限于胃窦区或弥漫至整个胃壁("皮革胃"),其短轴断面呈假肾征或"面包圈征"。

(2)胃壁层次不清晰、紊乱、中断,黏膜面不光滑,表面可附着点状中强回声,局部胃壁僵硬。

(3)局部蠕动消失。胃窦幽门部肿物可导致排空减慢甚至胃潴留。

(4)胃癌转移征象:胃癌除直接扩散外,常发生淋巴转移、血行转移、腹膜种植转移。①淋巴转移。多见于胃周(小弯侧、大弯侧)、腹腔动脉旁、主动脉旁淋巴结肿大,可以单发和多发,也可呈融合性。②血行转移。肝转移癌,常为多发性,边界较清晰,多呈类圆形的低回声结节或较强回声,典型病例呈"靶环"状。③腹膜种植转移。胃癌细胞,特别是黏液癌细胞浸润至浆膜层,可脱落到腹膜腔,种植于腹膜、腹壁、盆腔器官,发生转移瘤。声像图表现为胃浆膜层回声连续性中断、腹腔积液,可合并肠粘连。此外,女性胃癌患者可转移至卵巢,为双侧或单侧性实性肿瘤,称 Krukenberg 瘤。对于女性卵巢肿物合并腹水者,应注意寻找胃或其他部位有无原发癌。

三、鉴别诊断

1.胃良性肿瘤　少见,仅占胃肿瘤的3%。可分为两类:一类来自胃黏膜上皮组织,为息肉样腺瘤,比较少见,一般不超过2cm,有蒂,乳头状,向表面隆起,与基底宽的息肉样腺癌不同;另一类比较多见的是胃壁间质细胞瘤。过去学者们认为它是"胃平滑肌瘤",大多数为良性肿瘤,有2%的患者为"平滑肌肉瘤"。

2.胃恶性淋巴瘤　发生在黏膜下,有息肉样、结节/肿物型、弥漫增厚等多种类型,尽管有低回声、黏膜保持完好的特点,有时与腺癌也很难鉴别。此时,病理组织学检查显得极为重要,因为它涉及了本病治疗方案的制定及预后的判断。

3.良性溃疡　部分非典型的溃疡型胃癌需与良性溃疡相鉴别(见第四节)。

四、临床价值

1.作为一种无创性的诊断方法,胃超声检查的优点不仅在于它可以显示胃壁层次的断面结构,还可清晰显示胃癌的部位、大小、形态及其侵犯范围和深度,对判断胃周器官有无转移亦有较大价值,可以弥补胃镜和X线检查的不足,为临床选择治疗方案提供了依据。

2.超声检查对于胃癌淋巴结转移的敏感性仅为60%,与淋巴结的大小、部位、仪器性能和检查者技术有关。关于残胃癌的超声检查,因其位置深在,受干扰因素多,尤其残胃与空肠吻合者难以显示,除非肿瘤体积很大。

3.纤维胃镜有助于无症状早期胃癌以及癌前病变的筛查,同时完成组织学活检。内镜超声有助于进一步确定早期胃癌的诊断和进行胃癌分期。内镜超声检查结果与胃癌病理分型有很高的一致性,对提高胃癌的诊断水平具有重要价值。

4.CT能够清楚地显示胃壁、胃周侵犯情况,邻近及远处淋巴结转移和远隔脏器转移,在胃癌的分期诊断中起着重要的作用。但是,CT对早期胃癌诊断价值不大,主要用于中、晚期胃癌的诊断和分期。

第六节　胃 间 质 瘤

一、病理与临床

根据 WHO 制定的标准和国内外学者一致公认,过去所谓的"胃肠平滑肌瘤/肉瘤"只是根据普通显微镜下大量梭形细胞/上皮样细胞诊断的,随着免疫组化、电镜及分子生物学的发展,实际上这类肿瘤 85% 以上是一种非定向分化的胃肠间质细胞瘤(gastrointestinal stromal tumor,GIST),真正的平滑肌瘤不足 10%,后者主要发生在胃以上部位。GIST 发生在胃最为多见,称胃间质细胞瘤,表现为胃黏膜下、胃壁内或浆膜外结节。小的 2cm 左右,较大的肿瘤可突出于胃腔内,胃黏膜多完整,20%~30% 合并溃疡。<5cm 的肿瘤多属良性,>5cm 的肿瘤多属恶性,生长快,常伴有出血性坏死和囊性变。位于浆膜外的大肿块可直接侵犯胰腺或肝。

二、超 声 表 现

1. 胃壁局限性肿物,多呈类圆形,大小通常在 2~5cm,加压扫查时质地较硬。

2. 多数肿物内部呈均匀的低回声,边界清晰,但无明确包膜。

3. 声像图类型

(1)腔内型:本型多见。肿物位于黏膜下,向腔内生长。黏膜层多数完整并被抬起,有时可见黏膜面小溃疡,基底较平整。短轴断面显示局部胃腔变窄。

(2)壁间型:肌层的肿物同时向腔内、腔外生长,使黏膜层向腔内、浆膜层向腔外隆起。

(3)外生型:比较少见。肿物主要向外生长,浆膜面膨出明显,但连续性完整,黏膜面无明显膨出,胃腔变形不明显。此型易漏诊或误诊为胃外肿物。

4. 部分肿物直径>5cm,当肿物形态不规整,黏膜面不光滑,存在较深在的不规则形溃疡,肿物内部回声不均匀增多,出现片状无回声区(代表出血坏死)时,高度提示恶性。

三、鉴 别 诊 断

1. 腔内型胃间质瘤与胃息肉鉴别:后者起自黏膜层,基底部常带蒂,呈中等偏强回声,随胃蠕动而移动。

2. 恶性胃间质瘤与肿块型胃恶性淋巴瘤鉴别:后者起自黏膜下层,内部呈均匀性弱回声,生长迅速,预后差。

3. 恶性胃间质瘤还需与胃癌鉴别:根据胃癌组织起自黏膜层,呈浸润性生长,分布不规则等特点不难与前者区分。若肿瘤较大,表面出现溃疡时,鉴别困难。

四、临 床 价 值

胃间质瘤常在超声、上消化道造影及 CT 检查时被偶尔发现。在胃腔充盈条件下,仔细、熟练地超声扫查可以发现<2cm 的肿瘤,还可能根据肿瘤轮廓、形态、内部回声特征以及瘤体的大小提示肿瘤的良性或恶性。胃镜不易发现较小的黏膜面无破坏的肿瘤和腔外型肿瘤。

第七节　胃　息　肉

一、病理与临床

胃息肉(gastric polypus)是胃黏膜限局性隆起性病变,较结肠息肉少见。病理上将其分为炎性和腺瘤性两种。前者为黏膜炎性增生形成,较常见;后者由增生的黏膜腺上皮构成,较少见,多单发,表面呈结节状,多数有蒂,大小一般不超过 2cm,属癌前病变。

胃息肉好发于胃窦部,发病年龄平均在 40 岁以下,早期通常无明显症状。如息肉表面糜烂、溃疡,可有上腹不适、腹痛、恶心、呕吐及消化道出血等症状。幽门部较大的带蒂息肉可堵塞幽门引起间断性梗阻。仅凭临床症状难以诊断。

二、超 声 表 现

1. 胃腔内充盈造影剂后,可显示自胃黏膜层向胃腔内突出的低回声或中等回声团块。

2. 多为单发,也可多发。

3. 大小为 1~2cm,基底狭窄,呈蒂状,改变体位不能与胃壁分离。

4. 局部胃壁各层结构的连续性和蠕动正常。

三、鉴别诊断

1. 需与息肉型胃癌及胃巨皱襞症（Menetrier病）鉴别。息肉型胃癌生长快，多＞2cm，基底较宽，对胃壁有浸润，附着处可见黏膜中断。胃巨皱襞症声像图特征为黏膜皱襞回声粗大，呈"琴键"状。

2. 胃体部单峰状蠕动波也可被误认为本病。

延长观察时间，可见其向幽门部推进或消失，故易于鉴别。

四、临床价值

胃息肉较小，超声检查容易漏诊。对已发现的胃息肉病变，用超声检查随访其变化有重要价值。当息肉增大、实质回声不均匀减低时，还应警惕癌变可能。

第八节 十二指肠球部溃疡

一、病理与临床

十二指肠溃疡是常见病，最好发于十二指肠球部，约占90%。发病年龄多数为青壮年，男性多于女性，其比例为2～4:1。一般呈圆形或椭圆形，直径通常＜1cm。多为单发，亦可为多发。溃疡具有慢性穿入性特征，可侵蚀血管导致大量出血；还可以破坏整个肠壁造成穿孔；邻近组织常伴有纤维增生，并发生痉挛或瘢痕收缩，使球部产生畸形。

临床多表现为中、上腹周期性、节律性疼痛，伴有反酸、嗳气，后壁穿透性溃疡，疼痛可放射到后背。其疼痛规律一般为疼痛-进食-缓解-疼痛。当溃疡伴有并发症时，可出现呕吐咖啡样物、黑粪、梗阻以及穿孔等相应的临床表现。

二、超声表现

1. 溃疡一般较小，其黏膜面可见凹陷，并可见固定强回声附着。

2. 病变周围呈低回声，有时可见"黏膜纠集征"。

3. 部分球部可因瘢痕挛缩导致形态不规则，面积变小，多＜3cm²。

4. 球部管壁轻度、不规则增厚，厚度＜1.0cm。

5. 蠕动时可伴有一过性的"激惹现象"。

三、鉴别诊断

1. 十二指肠球部溃疡与十二指肠球炎鉴别 十二指肠球炎的声像图表现为球部面积变小，球壁黏膜皱襞增粗、增厚，其形态通常不发生明显畸变，球壁黏膜面规整，无凹陷，借此可以与十二指肠溃疡相鉴别。

2. 十二指肠球部溃疡与十二指肠癌鉴别 十二指肠癌通常发生在降部，病变呈占位性质。肠壁明显隆起，隆起处黏膜面可出现凹陷，其凹陷形态极不规则。此外，肠壁隆起厚度一般＞10mm，以不均质低回声为主，并可出现周围脏器或远隔脏器的转移，通常与十二指肠溃疡不难鉴别。

四、临床价值

胃充盈法超声检查能显示球部的大小、形态、溃疡部位及周围结构的变化，可动态观察充盈剂在球部的排空情况，为临床提供诊断参考。但对球部浅表性小溃疡，声像图一般难以显示。对部分不典型的十二指肠球部或球后溃疡，超声诊断时应慎重，通常要结合X线及内镜检查才能确诊。

第九节 肠 道 肿 瘤

一、小肠肿瘤

（一）病理与临床

小肠肿瘤是指从十二指肠起到回盲瓣止的小肠肠管所发生的肿瘤。小肠占胃肠道全长的75%，其黏膜表面积约占胃肠道表面积的90%以上，但是小肠肿瘤的发生率仅占胃肠道肿瘤的5%左右，小肠恶性肿瘤则更为少见，约占胃肠道恶性肿瘤的1%。其中恶性肿瘤主要有腺癌、恶性淋巴瘤、类癌及间质肉瘤等，良性肿瘤主要有间质瘤、脂肪瘤及腺瘤等。小肠越向远端,肿瘤的发生率越高,以回肠最多见,其次为空肠,十二指肠最少。但是就单位小肠黏膜面积发生率而言,十二指肠肿瘤的发生率最高。

临床表现为不同程度的腹痛、腹部包块、肠梗阻等,部分患者大便潜血阳性或黑粪。如转移至腹膜则有腹水。超声检查一般用于出现高位梗阻症状,如呕吐、腹痛的患者,饮水或口服造影剂有助于超声观察。

(二)超声表现

1.直接征象　主要表现为可移动性腹部包块,以低回声多见,亦可为中强水平回声,内部回声与组织学类型无明显关系。恶性淋巴瘤小肠壁全周性增厚,呈低回声或弱回声,类似"假肾征"或"靶环征";间质瘤横断面多为圆形或不规则形,包膜完整,边界清楚,内部呈均匀性低回声或等回声;间质肉瘤体积多>5cm,内部回声不均匀或坏死液化表现为无回声区。

2.间接征象

(1)肠道梗阻征象:肿物所在部位以上肠道扩张、液体和内容物滞留及肠道积气现象。

(2)胆道梗阻征象:其特点为胰管和胆总管下段明显扩张,胆囊增大而肝内胆管仅轻度扩张或无扩张。

(3)肠系膜上动、静脉推移现象:见于十二指肠水平部肿瘤。

(4)周围淋巴结和远隔脏器转移征象。

(三)鉴别诊断

小肠肿瘤需与肠系膜和大网膜肿瘤鉴别,单凭声像图既不能定位,也不能定性。小肠 X 线造影和血管造影有助于肿瘤定位,诊断肿瘤的组织来源和良恶性可在超声引导下穿刺活检。

(四)临床价值

原发性小肠肿瘤发病率低,早期缺乏典型的临床表现,无理想的有效检查方法,因此,临床诊断较为困难,误诊率较高,达 42%～79%。常用的消化道钡剂造影、纤维肠镜检查对于壁内型及腔外型肿瘤很容易造成假阴性结果,因此,难以获得满意的检查效果。超声检查虽然不是诊断小肠肿瘤的敏感方法,但如发现可移动性肿块,即可对其大小、形态、内部回声特征进行评价,对估计病变浸润范围、寻找转移淋巴结和其他脏器转移有一定价值,因此,超声是检查小肠肿瘤必要的弥补手段之一。

二、大肠肿瘤

(一)病理与临床

大肠癌是大肠黏膜上皮起源的恶性肿瘤,发生率较高,占消化道肿瘤的第二位。可发生于结肠的任何部位,以直肠、乙状结肠和直肠乙状结肠交界处最为常见。病因不清。从流行病学观点来看,结肠癌的发病可能与环境、遗传有关,肠道的其他慢性炎症也有癌变的可能,如溃疡性结肠炎,有 3%～5%癌变。经腹超声发现的大肠癌多属中、晚期。

根据肉眼所见,结肠癌可分为:① 巨块型,呈菜花样肿物,突向肠腔内,表面伴有溃烂、出血、继发感染及坏死。② 溃疡型,多为周围隆起,中央凹陷溃疡,此型出现梗阻症状较晚。③ 狭窄型,癌肿沿黏膜生长蔓延,使肠腔呈环状狭窄,此型易导致肠梗阻。实际上临床以混合型多见,但以其中一种类型为主。

结肠癌的浸润和转移有直接扩散,淋巴、血行转移及腹腔种植等途径。临床表现为便血、排便习惯改变、腹部包块等。较晚期患者可合并梗阻症状,如腹痛、便秘、腹胀、呕吐和肠蠕动亢进等,有时可见肠型。严重者可出现腹水、肝大、黄疸、左锁骨上窝淋巴结肿大等,均属晚期表现。

(二)超声表现

1.声像图基本特征

(1)肠壁增厚:表现为肠壁不均匀增厚或向腔内、腔外生长之不规则肿块,多呈"假肾征"或"靶环征"表现。

(2)肠腔狭窄:由于癌肿在肠壁呈环形浸润生长,致肠腔狭窄变形,其肠腔显示如"线条状"改变。

(3)肿瘤回声:肿瘤一般呈低回声或强弱不均的实质性回声,多伴有较丰富血流信号。

(4)梗阻征象:肿物部位近端肠管扩张、内容物滞留。根据肿瘤浸润生长方式以及狭窄程度的不同,分为不完全性或完全性肠梗阻。

(5)其他征象:肿瘤部位肠管僵硬,肠蠕动消失。

(6)肿瘤转移征象:局部系膜淋巴结肿大和(或)肝等器官内转移灶。

2.声像图分型　按肿瘤的形态和声像图特征可分为以下几型。

(1)肠内肿块型:肿瘤呈局限性隆起,向腔内突起,表面不规则或呈菜花状,肿块与肠壁相连,周围肠壁多正常。

（2）肠壁增厚型：不均匀增厚的肠壁呈低回声，包绕肠腔含气内容物，即"靶环征"。斜断面扫查呈"假肾征"。

（3）肠外肿块型：肿瘤向管腔外生长浸润，管腔受压、狭窄、变形不明显。

（4）混合型：肿瘤向腔内凸出，并侵犯肠壁全层，向浆膜外生长浸润，无包膜，边界不清。

（三）鉴别诊断

1. 结肠间质肉瘤　肿瘤可向肠腔内或肠腔外生长。肿物一般较大，直径多＞5.0cm，形态规则或不规则的瘤体内可见大片液化坏死区，溃疡深大而不规则，肿瘤内可发生假腔。结肠间质肉瘤易发生肝和周围淋巴结转移。

2. 结肠恶性淋巴瘤　以回盲部最多见，表现为肠壁增厚或形成肿块，呈弱回声，透声性较好。

3. 肠结核　好发部位在回盲部，文献报道该处发生率占肠道结核的40%～82.5%。增殖型肠结核由于极度增生的结核性肉芽肿和纤维组织使肠壁呈瘤样肿块，声像图显示为肠壁局限性增厚、边缘僵硬、管腔狭窄变形，与结肠肿瘤容易混淆。鉴别诊断除结合病史、体征以及其他检查资料进行分析外，X线钡剂灌肠对肠结核的诊断具有重要价值。

（四）临床价值

经腹超声主要适合于进展期结肠癌，显然弥补了临床触诊的不足。超声可以为临床提供"假肾征"等重要的诊断线索，以便X线钡剂造影和纤维肠镜进一步证实。还可用来提示进展期结肠癌有无肝和淋巴结转移。但结肠的准确分期尚需要依赖CT等其他检查。经腹超声引导下穿刺活检有助于确定病理组织学诊断、分级和鉴别诊断。高频经直肠超声和超声内镜可清晰显示肠壁的五层结构和病变侵犯范围；三维超声检查可进一步全面评估肿瘤的形态、大小、浸润深度和范围等，并可观察周围淋巴结肿大情况。

第十节　肠　梗　阻

一、病理与临床

肠梗阻（intestinal obstruction）是指肠腔内容物由于病理因素不能正常运行或通过肠道时发生障碍，是常见而严重的急腹症之一。肠粘连是小肠梗阻最常见的原因，肿瘤是导致结肠梗阻最常见的原因。其典型临床表现为腹痛、呕吐、腹胀、停止排气、排便。腹痛特点多为间歇性发作性绞痛，麻痹性肠梗阻可以无腹痛。由发作性转为持续性腹痛，应考虑为绞窄性。持续性疼痛多为血管因素所致，由持续性转为"缓解"应考虑肠坏死。本病可分为机械性肠梗阻（非绞窄性、绞窄性）和麻痹性肠梗阻两类，还可分为完全性肠梗阻和不完全性肠梗阻。

二、超声表现

由于肠梗阻的病因、梗阻部位、病程久暂以及有无绞窄等，其声像图可有多种表现。

1. 梗阻近端肠管显著扩张，其内大量液体充盈。小肠梗阻时，小肠内径多＞3.0cm；结肠梗阻时，结肠内径多＞5.0cm。立位或坐位纵行扫查时可见"气液分层征"。

2. 梗阻近端肠管蠕动频繁、亢进，蠕动波幅度增大，伴有肠内液体往复流动以及"气过水"征。梗阻局部肠蠕动减弱或消失。麻痹性肠梗阻肠蠕动亦减弱或消失。

3. 肠壁改变：肠襻纵断面黏膜皱襞清晰，可伴有水肿增厚，表现为"琴键征"或"鱼刺征"。肠襻弯曲扭转可形成"咖啡豆征"。

4. 绞窄性肠梗阻的动态变化

（1）肠蠕动由增强迅速减弱，以至完全消失。

（2）由肠间无或少量积液征象，逐渐转为大量积液。

5. 提示肠梗阻原因的特殊声像图征象

（1）梗阻末端强回声团提示巨大结石，各类粪石引起的梗阻或蛔虫性肠梗阻。

（2）梗阻末端低回声团块提示肠管病变，如肿瘤、克罗恩病等。

（3）沿肠管长轴呈多层低和中等回声相间的结构即"套袖征"，短轴切面呈"同心圆征"，为肠套叠。

（4）肠壁均匀性显著增厚，回声减低，内部血流信号明显减低且发病急速者，提示肠系膜血管阻塞。

（5）阴囊内、腹壁内见到肠管回声是肠管疝出或嵌顿的佐证。

（6）腹腔内见到闭襻状肠管扩张时，提示肠扭转或粘连。

三、鉴别诊断

超声检查一般不易诊断肠梗阻的病因，但肠套叠或肠肿瘤等梗阻时有特殊征象。例如,肠套叠时横断面声像图呈多层"同心圆征"。当肿瘤导致梗阻时,可见肠壁增厚,肠腔回声偏离中心或呈"假肾征"。蛔虫如扭结成团可以堵塞肠腔,病人以少年和儿童居多,有蛔虫病史,声像图上小肠扩张可不严重,但可显示线团状的蛔虫征象。

四、临床价值

小肠梗阻时依据临床表现一般可以确诊,超声检查诊断小肠梗阻的意义在于:梗阻早期扩张的肠管内尚无明显气体,因缺乏气体对比,X 线检查可无阳性发现。但超声扫查不难发现小肠积液扩张和肠蠕动改变,从而能早于 X 线检查提示小肠梗阻诊断。

如发现短期内腹水明显增多或肠蠕动由强变弱,虽此时阵发性绞痛的剧烈程度有所减轻,在腹膜炎症状出现之前,容易误认为病情好转,而超声征象却可明确提示病情恶化。

另外,对妊娠女性疑有肠梗阻者,因 X 线检查有伤害,超声检查可作首选。

第十一节　肠　套　叠

一、病理与临床

一段肠管套入相连接的另一段肠管内称为肠套叠(intussusception)。本病是常见的小儿外科急诊,占儿童肠梗阻首位,多在 2 岁之内发生,95%原因不明,成人较少见。一般为近侧肠管套入远侧肠管,远侧套入近侧者罕见。套叠处形成 3 层肠壁:外壁称为鞘部;套入部由反折壁与最内壁组成。鞘部的开口处为颈部,套入部前端为顶部。套入的肠管常因血管受压而发生充血、水肿、肠壁增厚,甚至坏死。肠套叠的类型最多见的是回盲型;其次为回结型;回回型、结结型较少,无论哪种类型,几乎都导致肠梗阻。

腹痛、呕吐、血便、腹部包块是肠套叠的主要临床表现。腹痛为突然发生,间歇性反复发作,发作时常呕吐。发作数小时内多数排果酱样黏液便。体检时腹部可扪及活动性包块。肠套叠发病 1d 后多数出现完全性肠梗阻的表现。

二、超声表现

声像图表现为沿肠管长轴见局部呈多层低和中等回声相间的结构即"套筒征",短轴切面呈"同心圆征"或"靶环征"。在成年人应注意套入的肠管壁有无肿瘤等异常回声。CDFI 有助于显示套叠肠管壁和系膜的血流信号及其改变。完全缺乏血流信号提示肠壁缺血坏死。

三、鉴别诊断

肠套叠主要应与肠道肿瘤鉴别。后者起病慢,病程相对较长,声像图多数表现为"假肾征",边缘欠规整,很少有"同心圆征"。对成年人肠套叠,要特别注意同时有无肿瘤存在。

此外,有时排空的胃窦部也可呈现为"同心圆征",但是这种征象多为暂时性,不固定,动态观察可随蠕动消失。

四、临床价值

超声对肠套叠诊断的准确率在 92%以上,与传统采用的 X 线空气或钡剂灌肠检查比较,方法简便、迅速,结果准确、可靠。在超声监视下,对小儿单纯性套叠利用加温生理盐水灌肠复位治疗,效果良好,与国内报道的 X 线下空气灌肠复位成功率相近,且无 X 线照射的缺陷,为治疗肠套叠开辟了新途径。

第十二节　急性阑尾炎

一、病理与临床

急性阑尾炎(acute appendicitis)是外科最常见的急腹症之一。诊断主要依靠临床症状(发热、转移性右下腹痛、呕吐等)、体征(右下腹/麦氏点压痛、肌紧张、反跳痛)及实验室检查(白细胞计数、中性粒细胞增高)。依据其病理改变分为单纯性阑尾炎、化脓性阑尾炎和坏疽性阑尾炎。

二、超声表现

正常阑尾超声不易显示,国内外报道其显示率为 50%~60%。正常阑尾纵断面呈盲管状结构,横断面呈同心圆形,管壁层次清晰,柔软并可压缩。外径<7mm[平均(4.5±1.0mm)]。

阑尾炎声像图表现:

1.阑尾肿胀,外径:成人≥7mm,儿童≥6mm,阑尾壁厚≥3mm。加压时管腔不可压缩,局部压痛明显。

2.纵断面呈盲管状结构,盲管另一端与盲肠相连,横断面呈圆形或同心圆形,中央无回声区代表积液或积脓。

3.单纯性阑尾炎时,阑尾层次结构比较清晰完整;黏膜界面回声或其他层次中断或消失、阑尾形状不规则、不对称代表溃疡、坏死甚至穿孔;阑尾周围可以伴有低-无回声区代表积液或积脓。

4.阑尾腔内可伴有粪石样强回声,后方伴声影。粪石嵌顿于阑尾根部时阑尾根部增粗伴有腔内积液(脓)征象。偶见阑尾腔内积气。

5.间接征象 ①阑尾系膜脂肪增厚或阑尾周围覆盖厚层网膜脂肪组织,不可压缩并伴有压痛,为感染引起的炎性脂肪组织。②患儿常伴有肠系膜淋巴结肿大。③相邻回肠/盲肠黏膜增厚。

6.CDFI 多普勒能量图可以发现位于浅表的阑尾和炎性脂肪血流信号增加而有助于诊断,腔内张力过高、坏疽性阑尾炎和深部阑尾炎可无血流信号出现。

三、鉴 别 诊 断

在诊断中应注意将阑尾周围炎与阑尾穿孔形成的周围脓肿相区别,前者为包绕在阑尾周围的无回声带,而后者系阑尾旁较大的局限性不规则无回声区。还应将发炎的阑尾与含液的肠管进行鉴别,肠管管腔内径较大,可压闭,动态观察可见蠕动及环状皱襞,并与上、下端肠管连通。

阑尾穿孔时,还须与各种急腹症鉴别。

1.右侧宫外孕或黄体囊肿破裂 患者为育龄女性,宫外孕者多有停经史,无转移性右下腹痛。无回声或混合回声包块以盆腔内为主,液体较多时

无回声区出现在右结肠外侧沟及其他部位。穿刺可吸出不凝血液。

2.胆囊或上消化道穿孔 主要表现为穿孔部位有不规则的囊性或囊实性包块,压痛明显。而阑尾部位无明显包块。前者有胆囊结石病史,后者超声检查或立位X线透视均可见右膈下游离气体。

3.此外,还应与卵巢肿物扭转、输尿管结石、回盲部肿瘤、回盲部结核、肠套叠、克罗恩病、限局性肠梗阻、脓肿等相鉴别。

四、临 床 价 值

据国外报道,临床拟诊阑尾炎而手术的患者中阴性者竟占20%～40%。另一方面,由于患者症状不典型而延误诊断,以致阑尾炎合并穿孔和腹膜炎者也并非少见。传统影像技术,如腹部X线、钡剂灌肠等阳性率较低,通常无助于临床诊断。CT虽然具有重要价值,但有放射性辐射和设备昂贵的缺点。自从1985年Puylaert首次描述"靶环征"为多数急性阑尾炎的声像图特征以来,超声因其方便快捷、敏感性和特异性较高、无电离辐射等优点,应用比较广泛。20余年的临床研究和经验证明,超声诊断急性阑尾炎有以下优点:

1.高分辨力超声对急性阑尾炎的检出率较高,可提供许多客观的影像学依据,并可确定阑尾的变异位置,对指导手术、确定切口位置有一定帮助。

2.超声能准确提示阑尾有无穿孔、周围有无渗出、粘连以及阑尾周围有无脓肿形成等重要信息,有利于选择合理的治疗方法。

3.方法简便,无创伤,便于重复,对疑有阑尾炎的儿科患者,孕妇等常作为首选。

但是,对于体型肥胖、腹部胀气显著的患者,超声检查是困难的。由于超声仪器和技术条件的限制,部分超声检查结果模棱两可,有必要进一步行CT检查。

(苗立英 葛辉玉)

■ 参考文献

[1] 陈敏华.消化系疾病超声学.北京:北京出版社,2003.
[2] Vogt W. Imaging in gastroenterology--what is new? Schweiz Rundsch Med Prax,2003,92(35):1435-1441.
[3] 张青萍.胃肠道超声检查的进展和几个问题.中国超声医学杂志,1994,10(4):59.
[4] Ledermann HP, Heinz W, Stuckmann G, et al. Transabdominal sonography of the gastrointestinal tract:what is the clinical value? Schweiz Rundsch Med Prax,2004,93(34):1351-1354.
[5] 李建国.胃肠肿瘤超声检查.中国超声医学杂志,2000,16(3):213-217.

第 19 章

泌 尿 系 统

第一节 解 剖 概 要

一、肾

(一) 肾的解剖

肾的外形似蚕豆,上宽下窄,前凸后平,位于腰部脊柱两侧,紧贴于腹后壁。右肾位置略低于左肾,右肾的前方有右肝、十二指肠及结肠肝曲,左肾的前方有胃、脾、胰尾及结肠脾曲。肾门位于肾中部内侧,是肾动脉、肾静脉、输尿管、神经及淋巴管的出入之处。肾门内前三者结构的位置关系为肾静脉在前、肾动脉居中、输尿管在后,三者合称为肾蒂。肾门向肾内延续为肾窦,肾窦内含有肾动脉、

肾静脉以及肾小盏、肾大盏、肾盂和脂肪组织等。肾盂在肾窦内向肾实质展开,形成 2～3 个大盏和8～12 个小盏。肾实质由皮质及髓质组成,其厚度为 1.5～2.5cm。肾皮质位于外层,厚度为 0.8～1.0cm,髓质位于内层,由 10～12 个肾锥体组成。皮质伸入锥体间的部分称为肾柱。肾锥体的尖端与肾小盏的相接处称为肾乳头。肾包膜是位于肾表面的一层纤维膜;肾周筋膜则呈囊状包裹肾,内含有丰富的脂肪组织,起固定和保护肾的作用(图19-1)。

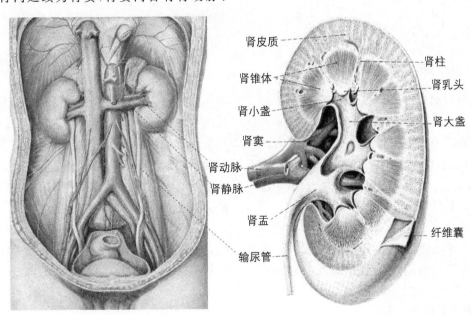

图 19-1　肾与输尿管的解剖结构

（二）肾的血管解剖

1. **肾动脉**　起源于腹主动脉，在肠系膜上动脉分支下方的两侧分出右肾动脉和左肾动脉。左肾动脉则行经左肾静脉、胰体尾部后方进入左肾门；右肾动脉走行于下腔静脉、胰腺头部和肾静脉之后，在肾静脉水平进入右肾门。双侧肾动脉到达肾门附近处分为前后两支经肾门进入肾窦。前支较粗，后支较细。前支进入前部的肾实质，后支进入后部的肾实质。根据其分布的区域，可将肾实质分为上段、上前段、下前段、下段和后段，除后段血液由后支供应外，其余各段血液均由前支供应。

由前支和后支肾动脉分出大叶间动脉进入肾柱，沿肾锥体周围向肾表面伸展，达到髓质与皮质交界处时，大叶间动脉呈弓状转弯称为弓状动脉。

弓状动脉呈直角向肾皮质分出小叶间动脉，再从小叶间动脉分出入球小动脉进入肾小球。

不经肾门直接入肾实质的动脉称为迷走肾动脉或副肾动脉，其发生率约为20％。迷走肾动脉多起源于腹主动脉或肾上腺动脉（图19-2）。

2. **肾静脉**　出球小动脉在肾实质内形成毛细血管网，由毛细血管网合成肾静脉，肾内静脉与其同名动脉伴行，在肾门附近合成左、右肾静脉。左肾静脉则向右行经肾动脉和腹主动脉前方，肠系膜上动脉后方注入下腔静脉，当肠系膜上动脉压迫左肾静脉的时候，可引起左肾静脉回流受阻，形成扩张，临床上称之为"胡桃夹"现象。右肾静脉向左行经肾动脉前方，注入下腔静脉。

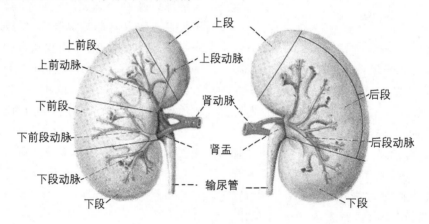

图 19-2　肾血管解剖图

二、输　尿　管

输尿管是一对肌性黏膜组成的管道状结构，连接肾盂与膀胱。成人的输尿管长度24～32mm，内径5～7mm。临床上将输尿管分为上、中、下3段，又称为腹段、盆段及壁间段。由肾盂输尿管连接部至髂血管处为上段；髂血管至膀胱壁为中段；由膀胱壁外层至输尿管膀胱开口处为下段。

输尿管腹段位于腹膜后，沿腰大肌前面斜行向外下走行，周围有疏松结缔组织包绕，在腰大肌中点的稍下方处，男性的输尿管经过睾丸血管的后方，而女性输尿管则与卵巢血管交叉。输尿管进入骨盆时，经过髂外动脉的前方。

输尿管盆段较腹段短，沿盆腔侧壁向下后外方走行，经过髂内血管、腰骶干和骶髂关节的前方或前内侧，在坐骨棘平面，转向前内方，经盆底上方的结缔组织直达膀胱底。

输尿管壁间段指斜行在膀胱壁内的输尿管，长约1.5cm。当膀胱充盈时，壁内部的管腔闭合，有阻止尿液反流至输尿管的作用，如输尿管内部过短或肌组织发育不良，则可能发生尿液反流。儿童该部输尿管较短，因此，易发生膀胱输尿管反流现象，但随着生长发育，壁内部输尿管的延长，肌层的不断增厚，大部分儿童其膀胱输尿管反流现象会逐渐消失。

在解剖因素的影响下，输尿管有3个生理性狭窄，第一狭窄在肾盂输尿管连接部；第二狭窄在输尿管跨越髂血管处；第三狭窄在输尿管膀胱连接部。

三、膀　　胱

膀胱是储存尿液的器官，其形状、大小、位置及壁的厚度随尿液充盈的程度而异。正常成年人的膀胱容量为350～500ml。膀胱空虚时呈三棱锥体形,充盈时呈椭圆形,膀胱分尖、体、底、颈 4 部分,膀胱尖部朝向前上方,膀胱底部朝向后下方,尖部与底部之间为膀胱体部,膀胱颈部位于膀胱的最下方,与男性前列腺及女性盆膈相连。男性膀胱位于直肠、精囊和输尿管的前方,女性膀胱位于子宫的前下方和阴道上部的前方。

膀胱是一个肌性的囊状结构,膀胱内壁覆有黏膜,正常膀胱排空时壁厚约 3mm,充盈时壁厚约

1mm。膀胱底部内面有一个三角形区域,位于两侧输尿管开口及尿道内口之间,此处位置固定,厚度不会改变,称为膀胱三角区,是肿瘤、结核和炎症的好发部位。

膀胱的生理功能是储存尿液和周期性排尿。正常人在每次排尿后,膀胱内并非完全空虚,一般还有少量尿液残留,称为残余尿。正常成人的残余尿量为 10～15ml(图 19-3)。

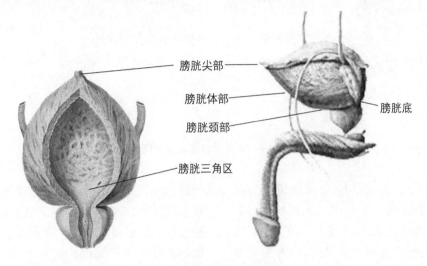

膀胱尖部
膀胱体部
膀胱颈部
膀胱底
膀胱三角区

图 19-3　膀胱的解剖图

四、前　列　腺

(一)前列腺的解剖

前列腺是由腺组织和平滑肌组成的实质性器官,呈前后稍扁的板栗形,位于尿生殖膈上,上端宽大称为前列腺底部,邻接膀胱颈,下端尖细称为前列腺尖部,底与尖之间的部分称为前列腺体部。正常前列腺重 8～20g,上端横径约 4cm,上下径约 3cm,前后径约 2cm。前列腺的体积与性激素密切相关,小儿前列腺较小,腺组织不明显,性成熟期腺组织迅速生长,中年后腺体逐渐退化。前列腺内有 30～50 个管状腺埋藏于肌肉组织中,形成 15～30 个排泄管开口在前列腺尿道精阜两侧的隐窝中,前列腺分泌的前列腺液即由此排出,腺泡腔内的分泌物浓缩凝固后形成淀粉样小体,可发生钙化而形成前列腺结石。前列腺位于盆腔的底部,其上方是膀胱,下方是尿道,前方是耻骨,后方是直肠。前列腺的左右,由许多韧带和筋膜固定。前列腺与输精管、精囊紧密相邻,射精管由上部进入前列腺,并开口于前列腺尿道精阜部。前列腺包膜坚韧,但在射精管、神经血管束穿入前列腺处和前列腺与膀胱连

接处及前列腺尖部处存在薄弱,不利于对癌肿和炎症的限制。

(二)前列腺的分区

1. 五叶分法　前列腺传统上分为左右侧叶、后叶、中叶和前叶(图 19-4)。两侧叶紧贴尿道侧壁,位于后叶侧部前方,前叶和中叶的两侧;后叶位于射精管、中叶和两侧叶的后方;中叶位于尿道后方两侧射精管及尿道之间;前叶很小,位于尿道前方、两侧叶之间,临床上无重要意义。

2. 内外腺分法　从生理病理角度将前列腺分为内腺和外腺。内腺为前列腺增生好发部位,外腺为肿瘤好发部位。

3. 区带分法　由 McNeal 提出,他把前列腺划分为前基质区、中央区、周缘区、移行区和尿道旁腺。前列腺前纤维基质区由非腺性组织构成,主要位于前列腺的腹侧,该区既不发生癌肿也不发生增生。中央区位于两个射精管和尿道内口至精阜之间并包绕射精管,较五叶分法中的中叶范围略大,占前列腺体积的 20%～25%,发生癌肿的比例占 8%～10%;周缘区位于前列腺的外侧、后侧及尖部,占前列腺体积的 70%～75%,约 70% 的癌肿发

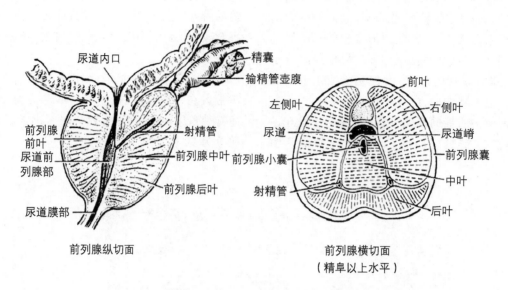

图 19-4 前列腺的解剖与分区

生在该区;移行区位于精阜之上、近段尿道及近端括约肌周围,占前列腺的 5%～10%,此区是前列腺增生的好发部位,癌肿的发病比例占 20%～24%;尿道旁腺局限于前列腺近端括约肌内,约占前列腺体积的 1%。

(三)前列腺的血管

前列腺的血供主要来源于髂内动脉的膀胱下动脉,血供较丰富,分支到前列腺可分为两组:前列腺包膜组和前列腺尿道组。后者在膀胱颈与前列腺连接处沿尿道纵轴走向发出分支,主要供应膀胱颈部和尿道周围腺体。包膜组动脉供应前列腺的腹侧和背侧,主要供应前列腺边缘部位。彩色血流图上可显示两组动脉分支,尤其是左右尿道支动脉和包膜组动脉。

第二节 超声检查技术

一、病人准备

肾超声检查一般不需做特殊的准备,若同时检查输尿管和膀胱,可让受检者在检查前 60min 饮水 500ml,并保持膀胱适度充盈,以使肾盂、肾盏显示更加清晰。

经腹壁探测前列腺需充盈膀胱,但应避免过度充盈。经直肠探测前列腺需做探头清洁、消毒,是否充盈膀胱根据检查需要而定。经会阴探测前列腺一般无需特殊准备。

二、体 位

肾、输尿管和膀胱超声探测的常用体位为仰卧位,侧卧卧,由于肾的位置靠后,故探测时还可采取俯卧位。经腹壁探测前列腺最常采用仰卧位,也可根据检查需要采用侧卧位或截石位。

三、仪 器

1. 肾、输尿管和膀胱的超声探测 探头类型首选凸阵,成人常用的探头频率为 3.0～3.5MHz,儿童常用的探头频率为 5.0MHz,其优点是视野广阔,容易获得整个肾的切面图像。

2. 前列腺的超声探测

(1)经腹壁探测:探头首选凸阵探头,成年人常用的探头频率为 3.5MHz,儿童常用的探头频率为 5.0MHz。

(2)经会阴探测:首选小凸阵或扇形超声探头,成年人常用的探头频率为 3.5MHz,儿童常用的探头频率为 5.0MHz。

(3)经直肠探测:选用双平面直肠探头或端射式直肠探头,探头频率为 4.0～9.0MHz。

双平面腔内探头为两种单平面扫描方式的组合,按正交扫描方向设计,获得纵向及横向的切面图像。端射式探头将晶片安装在探头顶端,其扫描视野较大,便于从多角度扫描脏器,但获取的纵切面图像不如线阵纵向扫描清晰,且横向扫描获取的是斜冠状切面,较难获取真正的横切面图像。

3. 微探头导管超声 随着超声医学影像技术的发展,超声新技术已广泛应用于泌尿系诊断的多个领域,经腹体表超声通过使用二维、彩色频谱多普勒、彩色能量多普勒、谐波等超声技术能够清晰显示肾、膀胱这些体积较大的泌尿系脏器,并对其病变作出诊断和鉴别诊断,而对于输尿管、尿道、肾盂等这些体积较小、位置较深的泌尿系脏器及特殊部位则可以通过腔内探测的方式进行超声检查;将微型导管化的探头插入尿道、输尿管或肾盂,能够近距离地探测病变,发现尿路早期的微小病变。

微探头导管超声由微探头和导管两大部分组成。微探头可分为机械旋转式和多晶片电子相控阵扫描式两种。机械旋转式探头多为单晶片探头,通过机械马达驱动旋转产生实时二维声像图,而多晶片电子相控阵探头不但可以显示灰阶实时图像还能显示彩色血流图像。导管部分的外径在3.5～8F,长度95～200cm。

微探头导管超声的探测方法包括导丝引导和直接插入两种。对于尿道膀胱可以采用直接插入法,将导管直接从尿道外口插入,进行探测,而肾盂、输尿管的探测可借助膀胱镜用导丝导引插入或直接插入。探头插入后对尿路进行逐层横断面扫描。

四、检查方法

1. **肾的超声检查方法**(图 19-5)

(1)仰卧位冠状切面扫查:此体位较常用,扫查右肾以肝为声窗,扫查左肾以脾为声窗,透光好,声像图清晰,同时还能清晰显示肾内血流情况;但当腹部胃肠气体干扰时,此切面观察肾上极欠满意。

(2)侧卧位经侧腰部扫查:左侧卧位时检查右肾,右侧卧位时检查左肾。侧卧位检查可使肠管移向对侧,有利于肠道气体较多的病人肾的显示,扫查时也可利用肝或脾作为声窗,对肾进行冠状切面及横切面的扫查。

(3)俯卧位经背部扫查:嘱受检者俯卧位并暴露两侧腰背部,对肾进行纵切面及横切面的扫查。这个途径受肋骨影响少,易获得整个肾的声像图,但对于背肌发达的受检者,声衰减明显,图像不够清晰。

2. **输尿管的超声检查方法**

(1)侧卧位经侧腰部探测:探头在侧腰部沿着肾盂、肾盂输尿管连接部探测到输尿管腹段。

(2)俯卧位经背部探测:探头沿着肾盂、肾盂输尿管连接部探测到髂嵴以上的腹段输尿管。

(3)仰卧位经腹壁探测:探头置于下腹部,先找到髂动脉,在髂动脉的前方寻找扩张的输尿管,再沿着输尿管长轴向下探测至盆腔段输尿管及膀胱壁内段输尿管,或先找到膀胱输尿管出口处,再沿输尿管走行向上探测。

3. **膀胱的超声检查方法**

(1)经腹壁扫查:病人仰卧位,探头置于耻骨联合上方,做多切面的扫查。

(2)经直肠扫查:检查前排清粪便,检查时病人取膝胸位、截石位或左侧卧位。检查时在探头表面涂以少量耦合剂,然后外裹一个消毒隔离套,外涂

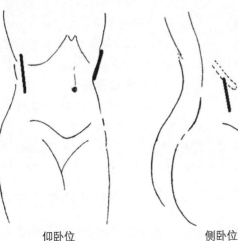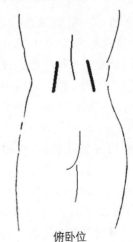

仰卧位　　　　　　　　侧卧位　　　　　　俯卧位

图 19-5　肾的检查方法

以耦合剂,插入肛门即可检查。经直肠探测,主要观察膀胱三角区。

4. 前列腺的超声检查方法

(1)经腹壁探测:经腹壁探测最常采用仰卧位,也可根据检查需要采用侧卧位或截石位。探头放置于耻骨上,利用充盈膀胱作为声窗,对前列腺做多切面的扫查。

(2)经直肠探测:方法同经直肠探测膀胱,该方法可清晰显示前列腺形态、大小及内部结构,径线测量准确,是前列腺探测的最佳探测径路(图 19-6)。检查前应常规行肛指检查,在了解直肠肛门有

无异常的同时可事先了解前列腺的情况,以便有重点地进行之后的超声探测。前列腺检查无论使用哪种类型的探头,都必须系统全面地探测,以免漏诊。扫查范围包括整个前列腺及周围静脉丛、精囊、膀胱底部及邻近组织结构。做横断面扫查时可自下往上或自上往下进行扫查,做纵断面扫查时可先显示尿道轴向结构,然后做顺时针或逆时针旋转,做旁正中切面系列扫查。

(3)经会阴部探测:病人取膝胸位或左侧卧位。局部涂以耦合剂,在会阴部或肛门前缘加压扫查,探测前列腺。

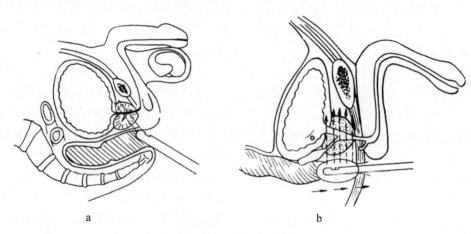

a   b

图 19-6　前列腺经直肠检查方法
a. 端射式探头扫查;b. 双平面探头扫查

第三节　正常超声表现

一、肾的正常超声表现

1. 正常声像图　正常肾二维声像图,从外向内分别为周边的肾轮廓线、肾实质和中央的肾窦回声。肾包膜光滑、清晰,呈高回声。肾窦回声位于肾中央,宽度一般占肾的 1/3~1/2,通常表现为长椭圆形的高回声区,其回声强度高于胰腺回声。肾窦回声是肾窦内各种结构的回声综合,它包括肾盂、肾盏、血管、脂肪组织等的回声,边界毛糙不整齐,中间可出现无回声区,当大量饮水或膀胱过度充盈时,可略增宽,但<1.0cm,排尿后此种现象可消失。肾包膜和肾窦之间为肾实质回声,呈低回声,包含肾皮质和肾髓质(肾锥体)回声,肾锥体回声较肾皮质回声为低。正常情况下彩色多普勒诊断仪能清晰显示主肾动脉、段动脉、大叶间动脉、弓

状动脉直至小叶间动脉及各段伴行静脉。正常时肾能随呼吸运动而活动。

2. 正常测量值

(1)正常肾大小:男性正常肾超声测量值,长径 10~12cm;宽径 4.5~5.5cm;厚径 4~5cm。女性正常肾超声测量值略小于男性。

(2)正常肾动脉血流速度测量值:肾动脉主干及分支收缩期峰值流速(PSV)通常<60cm/s;阻力指数(RI)0.56~0.70,搏动指数(PI)0.70~1.40;加速度(11±8)m/s^2;加速时间<0.07s。

二、输尿管的正常超声表现

正常输尿管超声一般不能显示,当大量饮水使膀胱充盈时,输尿管才能显示,表现为中间呈无回声的两条平行明亮条带状回声且有蠕动,正常输尿

管回声分离一般为 0.1～0.3cm。输尿管开口处位于膀胱三角的左、右两上角,稍向膀胱内隆起,彩色多普勒可显示输尿管开口处向膀胱内喷尿的彩色信号。

三、正常肾、输尿管腔内声像图

使用微探头超声探测肾盂、肾盏其正常声像图表现为肾盂内腔面光滑,肾盂腔呈无回声液性区,黏膜层呈带状高回声,黏膜下层呈带状低回声,黏膜及黏膜下层连续完整。肾锥体呈三角形低回声,肾实质呈中等偏低回声,肾包膜呈带状高回声,肾盂与输尿管连接部是一个重要的解剖标志,该处声像图表现为输尿管腔突然变大。

四、膀胱的正常超声表现

1. 正常声像图　正常膀胱充盈时,膀胱壁呈光滑带状回声,厚度 0.1～0.3cm,膀胱内尿液呈无回声,膀胱形态随尿液充盈情况而变化。

2. 膀胱容量测定　膀胱容量指受检者有尿意、急于排尿时,膀胱所能容纳的尿量。一般在腹中线处取膀胱的纵断面,测其上下径(d_1)与前后径(d_2),然后将探头横置,取膀胱的最大横断面,测量左右径(d_3),通常按容积公式计算:$V(ml)=0.52 d_1 \cdot d_2 \cdot d_3(cm)$。正常人膀胱容量 250～400ml。

3. 残余尿量测定　残余尿量指排尿后未能排出而存留在膀胱内的尿量。残余尿量应在排尿后立即测量。正常情况下残余尿量少于 10ml。

五、前列腺的正常超声表现

1. 正常声像图　经腹部探测前列腺,正常前列腺横切面呈栗子状、包膜完整光滑,内部回声呈低回声,分布均匀。前列腺纵切面呈椭圆形或慈菇形,尖端向后下方,正中矢状面可见稍凹入的尿道内口,在前列腺的后上方两侧可见对称的长条状低回声,为精囊。

经直肠探测前列腺　纵切图可显示膀胱颈部、前列腺底部、体部、尖部、前列腺部尿道和射精管。尿道内口距精阜的距离可在超声图像上测量。以射精管、尿道、膀胱颈部为标志,可较明确定位中叶、后叶和侧叶。两侧精囊在横切图上呈"八"字形,对称分布于前列腺底部上方,形态自然,底部较大,颈部较小,精囊内可见纤细扭曲的条状回声,囊壁厚度<1mm。

2. 正常超声测值

(1)上下斜径(长径):须在经直肠正中矢状断面上测量,因经腹扫查常不能完整显示其下缘,所以测量通常不准确。

(2)左右径(宽径):在经直肠最大横断面或经腹壁最大斜断面上测量。

(3)前后径(厚径):在经直肠正中矢状断面或横断面上测量。

正常前列腺的宽径、长径、厚径大致分别为 4cm、3cm、2cm 左右。

3. 前列腺体积的计算　通常使用椭球体公式计算,即 $V=0.52 d_1 \cdot d_2 \cdot d_3$。$d_1 d_2 d_3$ 为前列腺的 3 个径线。前列腺形态越接近椭球体则计算值越精确。由于前列腺的比重接近 1.05,所以体积数大致等于重量的数值。正常前列腺重量随年龄变化,儿童期前列腺在 10g 以下,青春期前列腺开始迅速增大,20 岁后可达到 20g,当前列腺增生时体积增大。

第四节　肾 疾 病

一、肾 积 水

1. 临床与病理　肾积水是指因尿路梗阻使肾内尿液不能正常排出,引起肾盂、肾盏尿液滞留,肾盂内压力增高,从而导致肾盂、肾盏扩张及肾萎缩的病理改变。

肾积水的病因包括上尿路先天性的梗阻,如输尿管节段性的无功能、输尿管狭窄、扭曲、粘连、束带或瓣膜结构、迷走血管压迫、先天性输尿管异位、囊肿、双输尿管等;上尿路后天性的梗阻,如输尿管结石、肿瘤、瘢痕、纤维化、扭转等;下尿路的各种疾病造成的梗阻,如前列腺增生、膀胱颈部挛缩、尿道狭窄、肿瘤、结石甚至包茎等;外源性疾病造成的梗阻,如盆腔的肿瘤、炎症、胃肠道病变、腹膜后病变等。

肾积水临床表现为腰部或下腹部的疼痛,根据梗阻发生的快慢可以表现为剧烈的绞痛、胀痛或隐痛。泌尿系结石引起的肾积水表现为剧烈的肾绞痛,而泌尿系肿瘤引起的肾积水往往是逐渐出现的隐痛,有时却没有任何症状。如果泌尿系梗阻的部位在膀胱以下,可以出现排尿困难,如前列腺肥大症常表现为排尿费力、夜尿增多等症状。此外,由于泌尿系梗阻的存在,可以反复出现泌尿系感染。少数患者在双侧肾积水很长时间,甚至出现肾功能不全、无尿时才被发现。

2. 超声表现 肾积水程度在声像图上的表现分为轻、中、重度3种程度。

(1)轻度肾积水:肾的大小、形态没有改变,在声像图上出现肾窦分离超过1.5cm,肾盂、肾盏均有轻度扩张,但肾实质厚度和肾内彩色血流不受影响。

(2)中度肾积水:肾盂、肾盏分离,肾盏扩张较为明显,积水的各个肾盏彼此分开,因各人肾盂、肾盏原有形态不同,表现为形态各异的肾积水声像图,例如,花朵样或烟斗样无回声区,肾实质回声正常。

(3)重度肾积水:肾体积增大,形态失常,肾盂、肾盏明显扩大,肾窦回声被调色板样或巨大囊肿样的无回声区所取代,肾实质厚度明显变薄,肾实质内彩色血流明显减少或消失,同侧输尿管扩张并与肾盂相连,输尿管也可不扩张。

3. 鉴别诊断

(1)中度或重度肾积水与多囊肾或多发性肾囊肿的鉴别:中度或重度肾积水易与多囊肾或多发性肾囊肿混淆。鉴别要点:多囊肾表现为双侧发病,肾内充满大小不等的囊肿且彼此不相通;多发性肾囊肿表现为单侧或双侧肾内多个囊肿,囊肿之间彼此不相通;而肾积水的无回声区则彼此相通,同时可伴有同侧输尿管扩张。

(2)生理性肾窦回声分离与病理性肾积水的鉴别:在生理情况下,膀胱过分充盈、大量饮水或利尿药、解痉药的应用,可使肾盂内存有少量尿液,声像图出现肾窦回声分离,不同于尿路梗阻而引起的肾积水,在排尿后或利尿期过后,肾窦回声分离现象可消失。妊娠妇女常因激素作用出现双侧对称性轻度肾窦回声分离的生理现象。一般1.5cm以上的肾窦分离可确定为肾积水,而1.0cm以下的肾盂分离可能为生理性肾窦分离。

4. 临床价值 肾积水只是一种临床表现,肾积水的梗阻原因和梗阻部位的判断对临床诊治更为重要。超声能够发现泌尿系的肿瘤、结石、输尿管囊肿、前列腺增生等引起肾积水的病变,但对于输尿管先天性狭窄、炎性粘连等疾病则需要结合其他影像学检查作出诊断。

超声对肾积水的诊断不需要使用造影剂,没有X线辐射,对无功能的肾也能很好的显示。超声对肾积水的显示非常敏感,能够发现0.5cm以上的肾盂分离,同时还能测量肾实质的厚度,了解肾积水引起的肾实质萎缩情况。值得注意的是肾盂分离程度的尺寸界定不是绝对的,需要结合临床,肾盂分离与肾积水不应等同。另外肾盂分离的前后径测量是很重要的。

二、肾囊性病变

1. 临床与病理 肾囊性病变种类较多,多数是先天性的,也有后天发生的,其囊性占位的大小、形态、部位、数目各不相同。根据囊肿数目多少可分为孤立性肾囊肿、多发性肾囊肿和多囊肾;根据病变的部位可分为肾皮质囊肿和肾髓质囊肿。

临床上较常见的类型有单纯性囊肿、多囊肾、肾盂旁囊肿和肾钙乳症等,其中发病率最高的是单纯性肾囊肿,此病发展缓慢多无症状,当囊肿感染或出血时可出现腰痛或腹痛。肾盂源性囊肿是指位于肾实质内与肾盂或肾盏相通的囊肿,肾盂源性囊肿内有结石形成时称为肾钙乳症。肾盂旁囊肿又称肾盂周围囊肿,一般是指肾窦内或位于肾盂旁向肾窦内扩展的肾囊肿。多囊肾是一种先天性遗传病,有成人型与婴儿型两种。成人型多囊肾表现为双肾受累,肾体积增大,肾内皮质与髓质布满大小不等的囊肿,肾实质受囊肿压迫而萎缩,逐渐丧失功能。临床上可出现恶心、呕吐、水肿、高血压等肾衰竭的症状。婴儿型多囊肾,发病早,预后较差,囊肿小而数量极多。

2. 超声表现

(1)单纯性肾囊肿:单纯性肾囊肿超声表现为圆形或椭圆形的无回声区,边界清晰,囊壁薄而光滑,内部回声均匀,后方回声增强,可伴有侧壁声影,囊肿常向肾表面凸出,巨大的囊肿直径可超过10cm。

(2)多房性肾囊肿:多房性肾囊肿超声表现为肾内圆形或椭圆形无回声区,边界清晰,表面光滑,在无回声区内有菲薄的分隔,呈条带状高回声,后方回声增强,可伴有侧壁声影,肾体积可增大。

(3)肾盂旁囊肿:超声表现为位于肾窦或紧贴肾窦的囊性无回声区,超声表现同肾囊肿,由于囊肿位于肾窦回声内,容易压迫肾盂、肾盏,造成肾积水。

(4)肾盂源性囊肿:肾盂源性囊肿超声表现为囊壁光滑的无回声区,后方回声增强,一般体积不大,不向肾表面凸起。肾钙乳症超声表现为囊性无回声区内伴强回声和声影,随着被检者体位改变,强回声朝重力方向移动;微小的肾钙乳症也可表现为肾实质内小的无回声囊肿,伴有彗星尾征。

(5)多囊肾:超声表现为两肾增大,随病情轻重不同,肾增大程度各异,囊肿的多少和大小也各不相同,囊肿少而大者病情轻;囊肿多而小者病情反而严重。声像图所见往往是全肾布满大小不等的囊肿,肾内结构紊乱,不能显示正常肾结构,肾实质回声与肾窦回声分界不清。囊肿随年龄的增大而逐渐增多增大,囊肿出现得愈早,预后愈不佳。肾体积增大,形态失常;双侧肾发病,可伴发多囊肝、多囊脾、多囊胰等病变。

婴儿型多囊肾因囊肿小而数量极多,超声多不能显示出囊肿的无回声特征,而仅表现为肾体积增大,肾内回声增强,肾内结构欠清,肾实质呈蜂窝状小囊性结构或弥漫性强回声改变的声像图特征。

3. 鉴别诊断　多囊肾与肾多发性囊肿的鉴别:多囊肾为双肾发病,双肾体积增大,表面不规则,全肾布满大小不等的囊肿,其至肾实质回声与肾窦回声都分不清楚;而肾多发性囊肿多为单侧,囊肿的数目较多囊肾少,囊肿以外的肾实质回声正常。如果囊肿较大,则可对局部肾实质造成挤压。

4. 临床价值　超声诊断肾囊肿有其独到之处,根据声像图容易与实质性肿块鉴别。典型的肾皮质囊肿一般不会与囊性肿瘤混淆。对较难诊断的囊性肾癌可行超声造影和超声引导下穿刺,囊性肾癌造影时囊壁不光滑,穿刺液多为血性,穿刺液做细胞学检查可发现肿瘤细胞。单纯性肾囊肿、多房性囊肿、肾盂旁囊肿均可在超声引导下做囊肿穿刺硬化治疗,疗效颇佳,基本一次可以治愈。

三、肾实质性占位性病变

肾实质性占位按肿瘤发生的部位可分为肾肿瘤和肾盂肿瘤,按病理类型可分为良性肿块和恶性肿块两大类。肾恶性肿瘤主要包括肾癌、肾盂癌、肾母细胞瘤,肾淋巴瘤、平滑肌肉瘤、脂肪肉瘤及转移性肿瘤,其中以肾癌最为多见。而肾良性肿瘤中以血管平滑肌脂肪瘤最为多见,肾脂肪瘤、嗜酸细胞瘤、纤维瘤、血管瘤等良性肿瘤则发病率较低。

1. 肾癌

(1)临床与病理:肾癌病理上又称为肾细胞癌,是成人肾恶性肿瘤中最多见的一种,占肾恶性肿瘤的85%左右。肾癌的肿瘤组织一般分布比较均匀,但随着肿瘤的生长也会出现出血、坏死等变化。肾

癌的转移途径多由血循环转移至肺、肝、脑及骨骼等器官,肿瘤也会转移到肾门淋巴结及腹膜后淋巴结。肿瘤向周围生长会直接侵犯肾盂、肾盏、肾周筋膜及肾外脏器。

肾癌症状表现主要包括血尿、腹部包块和疼痛。血尿是肾癌最常见的临床症状之一,是由肿瘤侵犯肾盂或肾盏黏膜而引起。40%～60%的病人会发生不同程度的血尿,如果血块凝结堵塞输尿管可引起肾绞痛症状。体形瘦长的患者较易被触及腹块,位于上腹部肋弓下,一般腹块可随呼吸运动而上下移动,如果固定不动,提示肿瘤可能侵犯肾周围的脏器结构。肾癌引起的疼痛除血块堵塞输尿管引起的绞痛外,多为钝痛,是由于肿瘤生长牵张肾被膜,或是肿瘤侵犯周围脏器或腰大肌所造成的疼痛。此外,肾癌还有发热、高血压、血钙增高、血沉增快等临床表现。如果肿瘤发生转移,还会引起相应的症状,比如肿瘤发生肝转移会造成肝功能异常,肿瘤癌栓阻塞肾静脉或下腔静脉引起精索静脉血液回流障碍,造成精索静脉曲张。

肾癌的分期主要有 Robson 分期法和 TNM 分期法。Robson 分期法中,Ⅰ期:肿瘤位于肾包膜内;Ⅱ期:肿瘤侵入肾周围脂肪,但仍局限于肾周围筋膜内;Ⅲ期分为Ⅲa,Ⅲb 和Ⅲc 期,Ⅲa 期肿瘤侵犯肾静脉或下腔静脉,Ⅲb 期区域性淋巴结受累,Ⅲc 期同时累及肾静脉、下腔静脉、淋巴结;Ⅳ期分为Ⅳa 和Ⅳb 期,Ⅳa 期肿瘤侵犯除肾上腺外的邻近器官,Ⅳb 期肿瘤远处转移。TNM 分期法是国际抗癌联盟提出的根据肿瘤大小、淋巴结受累数目和有无转移并结合手术及病理检查,来确定的肿瘤分期方法。

(2)超声表现:肾癌的二维超声表现为肾内实质性占位性病灶,呈圆形或椭圆形,少数肿块也可呈不规则形。较小肿块多呈高回声,而较大肿块多呈低回声,其内部回声可均匀,也可不均匀或出现多个等回声结节。回声不均匀的肾癌,常因肿瘤内出血或液化所致,多见于 5cm 以上的肾癌。

肾癌的彩色血流图表现多样,肿瘤内部彩色血流信号可以丰富,也可以稀少,甚至没有血流信号,还有一些肿瘤表现为周边血流信号丰富的抱球形彩色血流信号。

肿瘤侵犯周围结构时可表现为肾包膜连续性中断,肾活动度受限;肾癌向内侵犯肾盂、肾盏可造成肾盂积水;肿瘤血行转移时,肾静脉与下腔静脉会出现低回声栓子,肾门或腹主动脉旁出现低回声

肿块则可能为肾癌淋巴结转移。

2. 肾母细胞瘤

(1)临床与病理:肾母细胞瘤又称 Wilms 瘤,是儿童最常见的肾实质性肿瘤,肿瘤的发生与先天性畸形有一定的关系。进行性增大的腹部肿块是肾母细胞瘤最常见的症状。肾母细胞瘤早期临床上可无任何明显症状,发现时往往已很大,侵占肾的大部分,巨大肿块的下缘可达盆腔,对周围器官产生压迫症状伴有气促、食欲缺乏、消瘦、烦躁不安等表现。肿瘤侵入肾盂可出现血尿,肾血管栓塞或肾动脉受压缺血会导致高血压。部分病例可出现腹痛,程度从局部不适、轻微疼痛到绞痛、剧烈疼痛伴有发热,常提示肾母细胞瘤包膜下出血。肿瘤发生转移时,因下腔静脉梗阻可有肝大及腹水,还可出现胸腔积液、低热、贫血、恶病质等表现。

(2)超声表现:肾母细胞瘤超声表现为肾实质圆形或椭圆形肿块,有球体感,内部回声中等稍强,一般回声均匀,肿块边界清晰,肿瘤内坏死液化时可出现无回声区。较大的肿瘤会压迫肾窦引起肾积水的表现,较大的肿块向周围延伸会引起肾被膜及周围结构破坏的征象。CDFI 可在肿瘤周边或内部发现点状或条状血流信号,脉冲多普勒多显示为高速高阻血流频谱。有肾门淋巴结转移者在肾门附近可探及低回声肿块,并可伴有患肾在呼吸时活动度受限。肾静脉及其分支有瘤栓时,可见下腔静脉内等回声瘤栓随心搏来回活动。瘤栓严重者,阻塞下腔静脉,导致下腔静脉增粗,彩色血流消失。

3. 肾血管平滑肌脂肪瘤

(1)临床与病理:肾血管平滑肌脂肪瘤通常又称错构瘤,多见于女性,以单侧肾发病为主,肿瘤无包膜,呈圆形或类圆形。本病可同时伴有结节性硬化症,此系常染色体显性遗传,是家族遗传性疾病,此病多为双肾多发肿瘤,80%病人脸部有蝴蝶状色素沉着或痤疮,可同时伴有大脑发育迟缓、智力差、有癫痫及其他心肺病变。我国血管平滑肌脂肪瘤绝大多数并不伴有结节性硬化。

肾血管平滑肌脂肪瘤者多无明显临床症状,当肿瘤出血时,患者会突发急性腹痛,腰部肿块及低热,严重时会发生休克。

(2)超声表现:肾血管平滑肌脂肪瘤超声表现为肾实质内高回声或强回声团块,无声影,形态规则,边界清晰,内部回声分布均匀,当肿块较大且发生出血时,内部回声不均匀,高回声与低回声层层交错,呈"洋葱样"改变。小的错构瘤一般没有彩色

血流信号,大的错构瘤可有少量的彩色血流信号。

4. 肾盂肿瘤

(1)临床与病理:肾盂肿瘤临床表现为无痛性间歇性血尿,其最常见的病理类型是移行上皮乳头状癌,病变发生于肾盂黏膜,发病率较肾实质肿瘤要低,占肾实质肿瘤的10%左右,多见于40~60岁的成人。肾盂癌系发生在肾盂或肾盏上皮的一种肿瘤,多数为移行细胞癌,少数为鳞癌和腺癌,后二者约占肾盂癌的15%,它们的恶性程度远较移行细胞癌为高。临床所见移行细胞癌可在任何被覆有移行上皮的尿路部位先后或同时出现,30%~50%肾盂移行上皮癌患者可同时出现膀胱移行上皮癌。如肾盂与输尿管同时有肿瘤,则出现膀胱癌的可能性增至75%。肾盂癌最常见的症状为血尿,有70%~90%的病人临床表现早期最重要的症状为无痛性肉眼血尿,少数病人因肿瘤阻塞肾盂输尿管交界处后可引起腰部不适、隐痛及胀痛,偶可因凝血块或肿瘤脱落物引起肾绞痛,部分肿瘤引起肾积水会出现腰部包块,还有少部分病人有尿路刺激症状,晚期肾盂癌患者会出现贫血等恶病质。

(2)超声表现:肾盂肿瘤的超声表现为肾盏或肾盂内低回声肿块,可呈乳头形、平坦形、椭圆形等,当肿瘤>1cm 时可出现肾盂分离,如果肾盂内有积水,肿瘤较易被发现,如果没有肾盂积水、肿瘤较小或肿瘤沿着肾盂地毯状浸润性生长时,则难以被发现。肾盂肿瘤内彩色血流信号一般较稀少。肿块引起梗阻可出现肾盂或输尿管积水;当肿瘤发生种植转移时,同侧输尿管及膀胱内会发现肿瘤转移的表现。

肾盂肿瘤早期不易被发现,微探头导管超声具有近距离高频率精细探测的优势,能够发现上尿路早期的微小肿瘤。肾盂移行上皮肿瘤声像图表现为肾盂内形态不规则的低回声病灶,肿块固定,肾盂肿瘤侵犯肾盂与肾癌累及肾盂的鉴别要点是肾盂肿瘤大部仍位于肾盂而肾癌主要位于肾实质。

5. 肾实质性占位的鉴别诊断

(1)肾癌与肾柱肥大的鉴别:肾癌与肾柱肥大的不同之处,①肾柱肥大是肾皮质向肾髓质锥体间延伸的部分,其回声强度与肾皮质相同且与肾皮质相延续;②肾柱肥大多为位于肾中上部的单个肾柱,左侧发生率多于右侧;③肾柱肥大呈圆形或类圆形,但没有球体感;④肾柱肥大不会引起肾形态改变或压迫肾盂引起积水;⑤肾肥大增强超声造影其灌注与肾皮质一致。

(2)肾癌与肾脓肿的鉴别:①肾癌超声表现为肾实质内肿块,边界清晰,一般来说肾的活动度不受限,而肾脓肿边界不如肾癌清晰,肾活动度一般明显受限;②肾脓肿有高热、寒战、乏力的感染症状和腰部叩击痛的体征,而肾癌多没有这些症状和体征;③肾脓肿经过抗炎治疗后体积会逐渐缩小,而肾癌不会有这种动态变化。

(3)肾癌与肾上腺肿瘤或肝肿瘤的鉴别:①肾上腺肿瘤易与肾上极肿瘤混淆,鉴别要点是肾上腺肿瘤位于肾上方肾包膜外,与肾有较明显的界限,肿块与肾内部结构没有关系,不会引起肾内结构变形等改变。②肝肿瘤易与右肾肿瘤混淆,鉴别要点是肝肿瘤位于肝包膜内,向肾凸出,呼吸时随肝一起运动,而肾肿瘤则相反,位于肾包膜内,向肝凸出,呼吸时随肾一起运动。

(4)肾盂肿瘤与肾盂内凝血块的鉴别:肾盂内凝血块有时与肾盂肿瘤的回声十分相似,但凝血块一般会随体位改变移动或排出后消失,而肾盂肿瘤没有这种现象,动态观察可以鉴别。

6. 肾实质性占位超声诊断的临床价值 超声检查能够基本区别出不同类型的肾肿瘤,对临床判断肾肿瘤的良、恶性有较大的帮助。随着超声仪器分辨率的提高,对大小1cm左右的肾肿瘤,超声也能发现,为临床早期发现及早期治疗提供了有利的条件。

但对于体积较小的肾盂肿瘤,如果没有肾盂积水的衬托,超声则较难发现,微探头导管超声具有近距离高频率精细探测的优势,能够发现上尿路早期的微小肿瘤,X线肾盂造影和增强CT则也是对超声诊断的良好补充。静脉肾盂造影结合逆行肾盂造影对肾盂肿瘤诊断的阳性率比常规经腹超声高。在CT平扫及加用对比剂增强扫描后,能清楚地显示病变浸润范围及周围器官的关系,对肾盂肿瘤的诊断正确率较高,CT扫描还能发现肾周围浸润和区域淋巴结转移。对于中、晚期肿瘤,超声能检查肾静脉和下腔静脉栓子、肾门旁及腹主动脉旁淋巴结转移情况,对膀胱内的肿瘤种植也能检出,为临床全面评估提供了依据。

四、肾 结 石

1. 临床与病理 泌尿系统结石是泌尿系的常见病,结石可发生在肾、膀胱、输尿管和尿道的任何部位。但以肾与输尿管结石最为常见。肾结石的临床症状主要表现为腰痛、血尿及尿中沙石排出,

结石梗阻时可引起肾积水。肾结石的化学成分多样,主要为草酸钙及磷酸钙,结石的大小也差别较大。

2. 超声表现 肾结石的典型声像图表现是肾内强回声,其后方伴声影。小结石及一些结构疏松的结石后方可无声影或有较淡的声影。根据结石的大小、成分及形态的不同,强回声可以呈点状、团状或带状。小结石常呈点状强回声;中等大小的结石或结构疏松的结石常呈团状强回声;大结石或质地坚硬的结石常呈带状强回声。如果结石引起梗阻会出现肾盏或肾盂积水的声像图改变。

3. 鉴别诊断 超声诊断肾结石需与以下肾内强回声病变的声像图鉴别诊断。

(1)肾窦内灶性纤维化或管壁回声增强:肾窦内点状或短线状强回声,改变探头的探测角度后可转变成长线状或等号状。

(2)肾内钙化灶:肾皮质或肾包膜下,呈不规则斑片状强回声,后方伴声影或彗星尾征。

(3)海绵肾:先天性髓质囊性疾病,肾内强回声位于肾锥体的乳头部,呈放射状排列,可见扩张的小管。

(4)肾钙质沉积症:早期表现为肾锥体周边强回声,随着钙质沉淀的增多,整个锥体都表现为强回声。

4. 临床价值 超声能检出X线和CT不能检出的透光结石,X线对0.3cm的小结石一般不能检出,而超声可以检出。超声还能对肾结石进行术中定位,有助于手术取石的顺利进行。

尽管超声能显示X线无法显影的结石,超声对肾结石的探测也有局限性。由于仪器分辨力的限制,位于肾窦内的小结石容易被肾窦回声掩盖,故探测时需多切面扫查,并调节仪器的增益和聚焦深度。此外,单发性鹿角形结石或体积较大的单发性形态不规则的结石,超声可能显示为多枚结石,不如X线平片直观。

五、肾感染性病变

肾感染性病变分为特异性和非特异性两类。特异性感染包括肾结核和黄色肉芽肿性肾脓肿等;非特异性感染包括肾盂肾炎、肾脓肿、肾周围脓肿等。

(一)肾结核

1. 临床与病理 肾结核是较常见的肾特异性感染,也是泌尿系结核中最常见的类型,病变发生

过程非常缓慢,临床表现以尿频、尿急、尿痛及血尿为主。长期慢性的尿频、尿急、尿痛及血尿,或者是一般抗炎治疗经久不愈的膀胱炎,尤其是男性青壮年出现尿路感染,尿液培养又无一般细菌生长,则应考虑泌尿系结核的可能。肾结核的病因主要为结核杆菌经血行感染肾,肾结核的早期由肾皮质内的结核结节,形成结核性肉芽组织,中央为干酪样坏死组织,边缘为纤维组织增生。如病灶逐渐浸润扩大,会形成干酪样脓肿或空洞。病情进一步发展,肾内充满干酪样、钙化物质,甚至形成肾积脓,全肾破坏。肾盂输尿管交界处结核结节和溃疡、纤维化会导致输尿管狭窄、肾积水,加快肾功能破坏。

2. 超声表现　肾结核的声像图复杂多样,包括以下改变:肾形态饱满不规则,肾盂、肾盏扩张,肾内囊状无回声区以及肾内纤维化或钙化产生的强回声。肾结核的另一个声像图特点就是变化多端,以上声像图表现可同时出现。

3. 鉴别诊断　由于肾结核常有多种声像图改变,故须与肾结石、肾积水、肾囊肿、肾肿瘤等病变鉴别。

(1)肾结核与肾结石鉴别:肾结核可形成钙化,声像图上表现为强回声,可伴有声影,类似肾结石,两者的区别是肾结石的强回声通常位于肾窦内,有较明确形态,声影出现率较高;而肾结核钙化多位于肾盂肾盏周边或肾实质内,回声多不均匀,呈虫带状、斑片状或点状强回声,边界不清;肾结石多数不引起梗阻,故肾盂和输尿管积水的概率较低,而肾结核引起肾积水的概率较高。

(2)肾结核与肾肿瘤鉴别:肾结核可出现肾外形增大及团块样回声,易与肾肿瘤混淆。两者区别是肾内结核肉芽肿缺乏球体感,低回声区边界不清晰,无包膜回声,内部多呈强回声或较强回声而不均等;而肾肿瘤边界清楚,球体感明显,内部较少出现强回声。肾结核破坏肾盂及输尿管会引起肾盂结构挛缩,输尿管壁增粗管腔扩大及肾积水等改变;而肾肿瘤中这些表现则较少见。

(3)肾结核性肾积水和肾结石引起的积水鉴别:肾结核积脓和肾结核积水由于输尿管继发病变高,致不完全性梗阻,故声像图常有不同特点:肾盂、肾盏多有破坏呈虫蚀状,集合区无回声分布多呈弯曲状或不规则扩张,扩张程度不重,多数为轻度,中度以上很少。肾结石引起的积水集合系统多呈平直扩张。此外,肾结核输尿管回声增强,有僵硬感,扩张程度轻,与肾积水不成比例。

(4)肾结核和肾囊肿鉴别:肾囊肿超声表现为在肾实质内出现圆形或椭圆形无回声区,囊腔内壁光滑,其后壁回声增强,两侧壁后方可有声影,如囊肿向内发展,其集合系统可见受压征象;如囊肿向外发展,肾局部向外突出变形。肾结核囊肿形态多不规则,囊壁增厚毛糙,有时厚薄不均,甚至呈锯齿状,囊内壁有不均匀的斑片状强回声。囊内无回声区内有云雾状回声,合并钙化时,内有强光团伴声影。

4. 临床价值　超声检查作为肾结核的影像学诊断方法之一,可通过多切面,多角度的观察肾及肾实质内的结核病灶,通过对肾实质的薄厚、病灶占整个肾的比例及输尿管的观察,估计肾功能受损程度和输尿管病变的轻重。对中、重度肾结核的诊断与分型具有较高的临床运用价值。对于轻度肾结核,超声改变不明显,应密切结合患者临床病史、症状,实验室及其他影像学检查作出诊断。

(二)肾脓肿

1. 临床与病理　肾脓肿也称为肾皮质脓肿,是指肾实质因炎症化脓而被破坏,形成脓性包囊。病变先在肾皮质内形成多数小脓肿,小脓肿逐步融合成较大脓肿时才称为肾脓肿,全肾均被破坏而形成大脓肿时则称为脓肾。致病菌主要为大肠埃希菌和其他肠杆菌及革兰阳性细菌,如副大肠埃希菌、变形杆菌、粪链球菌、葡萄球菌、产碱杆菌、铜绿假单胞菌等。极少数为真菌、病毒、原虫等致病菌。多由尿道进入膀胱,上行感染经输尿管达肾或由血行感染播散到肾。女性的发病率高于男性。

本病的临床表现主要有发热、腰痛和膀胱刺激症状。患者一般突发寒战、高热,伴有全身疼痛以及恶心、呕吐等。大汗淋漓后体温下降,以后又可上升,持续1周左右。腰痛表现为单侧或双侧,并有明显的肾区压痛和肋脊角叩痛。由上行感染所致的急性肾盂肾炎起病时即出现尿频、尿急、尿痛、血尿,以后出现全身症状。血行感染者常由高热开始,而膀胱刺激症状随后出现,有时不明显。发生脓肾者多数病人同时存在肾结石及尿路梗阻等病变。

2. 超声表现　患肾局部出现低回声区,可与周围组织粘连,边界模糊不清,病灶局部向肾包膜外隆起,肾的活动度明显受限。肾脓肿液化后,形成无回声液性区,边界清,形态欠规则。当肾脓肿治疗后,无回声区又转为低回声区,并逐步消散,但肾活动度仍受限制。

3. 鉴别诊断 肾脓肿要与肾癌鉴别,详见肾癌的相关章节。

4. 临床价值 肾脓肿是肾实质的化脓性感染,初始为肾局部感染,如果炎症没有及时治疗并得到控制,就会向周围扩散引起肾周脓肿或脓肾,腹部超声检查能够了解肾脓肿的大小、位置和深度以及肾周围有无积液或积脓,彩色血流图及彩色能量图能够显示肾皮质血流灌注情况,发现肾脓肿引起的肾皮质缺血区域的范围,对肾脓肿的临床评估有较大的帮助。此外,超声引导下经皮肾脓肿定位穿刺、脓液细菌培养、脓腔冲洗引流注射药物治疗等方法也被证实操作方便、效果良好而且并发症较少。

(三)肾周脓肿

肾包膜与肾周围筋膜之间的脂肪组织发生感染性炎症,称为肾周围炎;如果发生脓肿,则称为肾周脓肿。本病多由葡萄球菌或革兰阴性杆菌所引起,其感染途径主要有血源性感染和肾外组织直接感染。血源性感染是指肾外化脓性病灶的细菌经血流播散到肾皮质,在皮质表层形成小脓肿,脓肿向外穿破入肾周围组织,而引起肾周和肾旁脓肿;肾外组织直接感染是指肾邻近组织创伤,感染直接蔓延到肾周围组织形成脓肿。肾周脓肿的临床症状与肾脓肿相似,除有恶寒、发热、腰痛及腰背部叩压痛之外,有时还可摸到肿块。

在原发化脓性病变基础上出现恶寒、发热、腰痛、肾区叩击痛及压痛,在脊肋下摸及痛性肿块,伴有皮肤肿胀,即应考虑有本病的可能。尿路平片,可见肾区密度增加,肾轮廓不清,腰大肌阴影消失,脊柱凹向患侧,患侧膈肌隆起。肾盂造影可见到肾内占位性病变,体位改变时肾不移动。

1. 超声表现 肾周脓肿主要表现为肾实质与肾包膜间呈新月形、弧形的无回声或液性低回声影,内部可有散在飘浮光点,后方回声有增强。患肾轮廓线模糊,边缘毛糙,肾周脂肪囊变形或变小,患肾活动度明显下降。

2. 鉴别诊断 肾周脓肿须与肾包膜下血肿或肾周血肿鉴别。肾周血肿肾包膜下无回声区,内可见点状回声,若继发感染也可出现发热、腰痛等与肾脓肿相似的症状。鉴别要点是肾周血肿一般可有相应的外伤病史,肾活动度虽减低,但不如肾周脓肿明显,此外在肝、脾肾之间可出现腹腔游离性积液,而肾周脓肿一般没有。

3. 临床价值 肾周脓肿的超声图像特点较为明显,而且超声扫描安全、便捷、价廉,可实时动态检查,为临床医师评价疾病疗效,指导临床治疗提供较大的帮助。

六、肾功能不全和移植肾

1. 临床与病理 肾功能不全是由多种原因引起的肾小球严重破坏,使身体在排泄代谢废物和调节水电解质、酸碱平衡等方面出现紊乱的临床综合征。分为急性肾功能不全和慢性肾功能不全。

急性肾功能不全的病因包括肾前性、肾性和肾后性。肾前性因素主要指各种原因引起血容量绝对或相对不足而导致肾严重缺血、肾小球灌注不足,肾小球滤过率降低,不及时纠正会导致不可逆的肾组织坏死。常见原因有心血管疾病,如急性心肌梗死等;感染性疾病,如细菌性败血症等;出血性休克,如消化道大出血等。肾性因素主要为急性肾小管坏死,病因有严重脱水、失血而长期休克,误用血管收缩药引起的缺血性急性肾小管坏死等。肾后性因素多由于尿路梗阻引起,主要原因有结石、血块和肿瘤压迫等。

慢性肾功能不全可分为肾功能不全代偿期、肾功能不全期(氮质血症期)、肾衰竭期(尿毒症前期)和肾功能不全终末期(尿毒症期)。

随着医疗水平的进步,晚期尿毒症患者除了透析治疗外,肾移植已成为一种理想的治疗方法,肾移植主要的并发症是急、慢性排斥反应。

2. 超声表现

(1)急性肾功能不全:肾前性因素造成的急性肾功能不全声像图表现为下腔静脉扁瘪,而双肾没有明显异常改变,胸腹腔可有积液的表现。肾性因素造成的急性肾功能不全声像图表现为双肾体积增大,皮质增厚,回声增强,也可表现为锥体回声减低,锥体增大,可出现肾周积液或腹水的表现。肾后性因素造成的急性肾功能不全除了结石、肿瘤等病因的声像图改变外,双肾肾盂积水是主要的超声表现。

(2)慢性肾功不全:慢性肾功能不全肾功能储备代偿期声像图上双肾没有明显的改变,肾功能终末期超声表现为双肾萎缩,肾皮质回声增强,肾实质回声减弱,肾皮髓质回声分界不清,直至双肾结构显示不清。肾功能不全期和肾衰竭期的超声表现则介于前两者之间。

(3)移植肾:移植肾的位置通常位于一侧髂窝内,肾凸缘偏向外前,肾门偏向内后,移植肾的大小略大于正常肾,内部回声和正常肾相同。

移植肾急性排斥时最明显的表现是肾体积迅速增大,肾透声性增强。慢性排斥时表现为肾体积渐次增大,然后逐渐缩小,肾窦回声减少乃至消失,最终肾萎缩。此外,移植肾的合并症还包括肾周血肿、肾旁脓肿、尿液囊肿、淋巴囊肿及吻合口动脉瘤等,这些合并症超声均表现为肾旁低回声或无回声区,结合病史可以帮助鉴别诊断。

移植肾无排斥时,彩色多普勒超声表现为肾动、静脉及其分支血流通畅,肾内血管树丰富完整。移植肾发生排斥时,彩色血流信号明显减少,急性排斥反应尤为明显,肾段动脉阻力指数(RI)≥0.85。

3. 临床价值 对急性肾衰竭者超声一般能大致区分是肾前性、肾性还是肾后性;但对慢性肾衰竭的病因鉴别能力有限,仍需肾穿刺活检病理才能作出诊断。

目前对于肾移植术后合并症的监测,主要采用二维超声和彩色多普勒超声观测移植肾图像,测定肾血流阻力指数等方法,这些方法在临床的应用给肾移植术后合并症的监测提供了很大的帮助。然而,由于多普勒技术对探测低速血流的敏感性较差,同时,肾外压迫可使肾血管阻力增加,这些都会影响对肾血流灌注状况的判断,故仍需要寻找新的更有效的观测肾血流灌注的评价方法。

第五节 输尿管疾病

一、输尿管结石

1. 临床与病理 输尿管结石多数来源于肾,由于尿盐晶体较易随尿液排入膀胱,故原发性输尿管结石极少见,但如有输尿管狭窄、憩室等诱发因素时,尿液滞留和感染会促使发生输尿管结石。输尿管结石大多为单发,临床多见于青壮年,20～40岁发病率最高,男性发病率明显比女性要高。输尿管结石能引起尿路梗阻和肾积水,并危及患肾,在双侧输尿管梗阻、孤立肾的输尿管结石梗阻或一侧输尿管结石梗阻使对侧肾发生反射性无尿等情况时可发生急性肾功能不全,严重时可使肾功能逐渐丧失。输尿管结石的大小与梗阻、血尿和疼痛程度不一定成正比。在输尿管中、上段部位的结石嵌顿堵塞或结石在下移过程中,常引起典型的患侧肾绞痛和镜下血尿。疼痛可向大腿内侧、睾丸或阴唇放射,常伴有恶心、呕吐及血尿症状。输尿管膀胱壁间段最为狭小,结石容易停留。由于输尿管下段的肌肉和膀胱三角区相连,故常伴发尿频、尿急和尿痛的特有症状。

2. 超声表现 输尿管结石的声像图表现为扩张的输尿管远端团状强回声,伴后方声影。同侧的输尿管、肾盂、肾盏可伴有积水的表现。

3. 鉴别诊断 输尿管结石与输尿管肿瘤都可引起上路尿梗阻,当输尿管结石较为疏松或输尿管肿瘤伴有钙化时,两者需要鉴别。输尿管结石多见于40岁以下的青壮年,临床特点为绞痛,多为间歇性镜下血尿与肾绞痛并存,而输尿管肿瘤临床表现

多为无痛性肉眼血尿,病变处输尿管有增宽饱满的改变,此外输尿管肿瘤在膀胱内也可能会发现肿瘤种植转移病灶。

4. 临床价值 腹部超声对输尿管上段及下段的结石显示率较高,但对于中段输尿管结石,由于肠道气体干扰以及输尿管位置较深,显示率较低,所以探测中段输尿管结石要尽量多切面探测,并停留观察一段时间,以排除肠道气体伪影,对于超声无法显示结石的病人,可让其进一步做其他影像学检查。体外震波碎石术后往往会出现输尿管黏膜下结石,可应用导管超声腔内探测,并为临床提供黏膜下结石的大小、数目、位置以及结石与输尿管腔面的距离的信息。

二、输尿管囊肿

1. 临床与病理 输尿管囊肿是一种先天性疾病,单侧或双侧发病,早期患者临床上多无明显症状,由于输尿管囊肿出口狭窄,晚期会引起输尿管及肾盂积水,出现尿路梗阻的症状。

2. 超声表现 输尿管囊肿超声表现为输尿管末端向膀胱内膨出的呈圆形或类圆形的无回声区,壁纤薄光滑。随输尿管蠕动及尿液的排出,囊肿会有一定节律的增大和缩小,当囊肿内合并结石时,无回声区内可见强回声伴声影。

3. 鉴别诊断 输尿管囊肿要与膀胱憩室鉴别,膀胱憩室超声表现为膀胱壁向外突出的无回声区,随着膀胱充盈及排空,无回声区的大小会相应地增大及缩小,甚至消失。而输尿管囊肿超声表现为膀

胱三角区圆形或类圆形的无回声区,随输尿管蠕动及尿液的排出,囊肿会有一定节律的增大和缩小。

4. 临床价值　输尿管囊肿患者早期因无症状,一般不会做膀胱镜检查,不容易被发现,晚期的患者因肾功能损害,静脉肾盂造影不显影,因此,也不能明确诊断。超声对本病不论哪一期均能作出明确诊断,是首选的影像学检查方法。

由于输尿管囊肿也会伴发结石或其他的泌尿系畸形,因此,观察输尿管囊肿时应注意其内部回声情况,发现输尿管囊肿的病例,同时要常规检查肾盂及输尿管,并注意是否合并重复肾、双输尿管畸形等。

三、输尿管肿瘤

1. 临床与病理　输尿管肿瘤按肿瘤性质可分为良性和恶性。良性输尿管肿瘤包括输尿管息肉、乳头状瘤等,恶性肿瘤包括输尿管移行细胞癌、鳞状上皮癌,黏液癌等。血尿及腰痛是输尿管癌常见的症状。其中,血尿为最常见初发症状,多数患者常为无痛性肉眼血尿,且间歇发生。疼痛可以是轻微的,少数患者由于凝血块梗阻输尿管而引起肾绞痛。如扩散至盆腔部或腹部器官,可引起相应部位持续的疼痛。

2. 超声表现　输尿管内低回声肿块,肿块处的输尿管增宽饱满,肿块以上的输尿管及肾盂多有积水的表现,位于输尿管膀胱开口处的肿瘤可表现为向膀胱内突出的低回声肿块。输尿管肿瘤早期不易被发现,微探头导管超声能够发现上尿路早期的微小肿瘤,声像图表现为输尿管管壁乳头状低回声或管壁不规则增厚,肿块向外侵犯时外壁可显示不光整,肿块可累及输尿管旁血管,声像图上还可以显示输尿管旁淋巴结肿大的低回声结构。

3. 鉴别诊断　输尿管肿瘤需要与输尿管结石鉴别,详见输尿管结石章节。

4. 临床价值　输尿管肿瘤虽然发病率较低,但其超声表现有特征性,超声能够对输尿管肿瘤定性及定位,并对肿瘤周围组织结构的情况进行判断,对输尿管肿瘤的临床诊断有很大的帮助。然而,由于肠道气体的干扰以及输尿管较深的位置,会影响超声对输尿管肿瘤的显示。微探头导管超声具有近距离精细探测的优势,能够发现上尿路早期的微小肿瘤。

第六节　膀　胱　疾　病

一、膀　胱　肿　瘤

1. 临床与病理　膀胱肿瘤是泌尿系统中最常见的肿瘤,发病率在男性泌尿生殖器肿瘤中仅次于前列腺癌。男性发病率明显较女性高,多见于40岁以上的成年人。病理上膀胱肿瘤分为上皮细胞性和非上皮细胞性两类。上皮细胞性肿瘤占98%,非上皮性肿瘤仅占2%,而上皮细胞性肿瘤中又以移行上皮乳头状癌最多见,其余为鳞状细胞癌和腺癌。非上皮性肿瘤较少见,包括肉瘤、血管瘤、纤维瘤、嗜铬细胞瘤和畸胎瘤等。膀胱肿瘤发病部位在膀胱侧壁及后壁最多,其次为三角区和顶部,其发生可为多中心。膀胱肿瘤可先后或同时伴有肾盂、输尿管、尿道肿瘤。

血尿为膀胱癌最常见的首发症状,85%的患者可出现反复发作的无痛性间歇性肉眼血尿。出血量可多可少,严重时带有血块。肿瘤组织脱落、肿瘤本身以及血块阻塞膀胱内口处可引起排尿困难,甚至出现尿潴留。癌肿浸润、坏死及感染和凝血块可产生尿频、尿急、尿痛的刺激症状。膀胱肿瘤侵

及输尿管口时,会引起肾盂及输尿管积水,甚至感染,而引起不同程度的腰酸、腰痛症状,如双侧输尿管口受累,可发生急性肾衰竭症状。此外,膀胱肿瘤晚期可出现恶心、食欲缺乏、发热、消瘦、贫血等恶病质表现,如转移到盆腔、腹膜后腔或直肠,可引起腰痛,下腹痛放射到会阴部或大腿,直肠刺激等症状。国际抗癌联盟提出根据肿瘤大小、淋巴结受累数目和有无转移并结合手术及病理检查来确定肿瘤的 TNM 分期。

2. 超声表现　常见的膀胱肿瘤超声表现多为向膀胱腔内凸出的膀胱壁肿块,呈乳头状或菜花状,中等回声或高回声,肿块基底部与膀胱壁相连,基底部可宽可窄。彩色血流图显示肿瘤的基底部有彩色动脉血流进入肿瘤。膀胱移行上皮乳头状瘤或分化较好的移行上皮乳头状癌呈中高回声的乳头状或菜花状肿块,肿块向膀胱腔内突起,膀胱肌层回声未受破坏。分化较差的乳头状癌、膀胱鳞状细胞癌及腺癌则基底较宽,肿块向肌层侵犯,肿块附着处膀胱壁层次不清。

根据声像图中移行上皮乳头状癌向膀胱壁侵

犯的深度和肿瘤基底部宽阔的程度,可估计肿瘤的性质并作出分期。T$_1$期的肿块偏小,呈乳头状,多有蒂,边界清楚,膀胱壁局部增厚,黏膜连续性破坏,肌层回声无中断。T$_2$期的肿块较大,形态不规则,呈菜花样或乳头状,基底部较宽,与肌层界限不清。T$_3$期的肿块侵犯肌层深部,膀胱充盈时肿块多向膀胱外隆起。T$_4$期的肿块膀胱外界膜界限不清。

3. 鉴别诊断

(1)膀胱肿瘤与膀胱结石的鉴别:膀胱肿瘤呈中低回声,当表面坏死伴钙化时也可表现为强回声后伴声影,此时要与膀胱结石鉴别,鉴别要点是:改变体位时,肿瘤钙化灶不能沿重力方向移动,而膀胱结石会沿重力方向移动;此外膀胱肿瘤内可有血流信号。

(2)膀胱肿瘤与凝血块的鉴别:膀胱内凝血块可随着体位的变化而移动,内部没有血流信号,而膀胱肿瘤不会随体位变化移动,内部可有血流信号。

4. 临床价值 超声诊断膀胱肿瘤是临床首选的一种无创检查方法,相比膀胱镜检查,超声不受肉眼血尿和尿道狭窄等因素的限制,能够较好的观察膀胱镜容易遗漏的地方,并能对膀胱肿瘤进行分期;同时还能显示盆腔淋巴结转移的情况,是膀胱镜检查的良好补充。但超声对地毯样早期肿瘤以及3mm以下的肿瘤容易漏诊。微探头导管超声由于其高频率近距离探测的优势,能够清晰显示膀胱壁的三层结构,确定肿瘤与膀胱壁层的关系以及肿瘤与输尿管出口的精确距离,微探头超声与膀胱镜联合使用对膀胱肿瘤的术前分期有较大的帮助。

二、膀 胱 结 石

1. 临床与病理 膀胱结石多由尿路梗阻继发形成,梗阻病因如前列腺增生、尿道狭窄、膀胱憩室等疾病继发形成;也可由肾或输尿管结石排入膀胱所致,膀胱结石临床表现为尿痛、尿急、尿频、血尿、排尿困难等症状。男性膀胱结石发病率远高于女性。

2. 超声表现 膀胱结石超声表现为膀胱内多发或单发的弧形强回声,后方伴声影,转动身体时,结石会随体位改变而向重力方向移动或滚动。

3. 鉴别诊断

(1)膀胱内凝血块:膀胱内凝血块呈片状或无特定形态的强回声,后方无声影,变换体位时形态会改变,而膀胱结石除了泥沙样结石,形态不会发生改变。

(2)膀胱内肿瘤钙化灶:见本章膀胱肿瘤的鉴别诊断。

4. 临床价值 同肾结石一样,超声能显示X线平片和CT不能显示的透光性结石,并能检出0.5cm或更小的小结石,是对放射诊断的一个补充。

三、膀 胱 憩 室

1. 临床与病理 膀胱憩室多为膀胱颈或后尿道梗阻引起,是一种膀胱壁局部向外膨出的疾病,先天性膀胱憩室较为少见,体积较小的膀胱憩室可无临床症状,体积较大的膀胱憩室则会引起排尿不畅或膀胱排空后因憩室内尿液流入膀胱引起再次排尿的现象。

2. 超声表现 膀胱憩室超声表现为膀胱壁周围囊状无回声区,通常发生在膀胱后壁及两侧壁,囊状无回声区与膀胱之间有憩室口相通。憩室口的大小不一,通常为0.5～2.0cm,憩室有大也有小,大的憩室比膀胱还大。憩室内有时可探及结石或肿瘤回声。

3. 鉴别诊断

(1)卵巢囊肿:位于卵巢或盆腔内,也可表现为膀胱周围的无回声区,但不和膀胱相通,且排尿后大小也不会发生改变。

(2)脐尿管囊肿:由胚胎发育时期脐尿管没有完全闭锁而形成,病变位于膀胱顶部、脐与膀胱之间,呈椭圆形无回声区,边界清楚,不与膀胱相通。

4. 临床价值 临床上膀胱镜检查只能看到憩室口,对憩室内情况难以显示,除非憩室口极大。超声检出膀胱憩室较容易,并可了解憩室内有无结石、肿瘤的存在。

第七节 前列腺疾病

一、前列腺增生

1. 临床与病理 良性前列腺增生(benign prostatic hyperplasia,BPH),又称前列腺肥大,是老年男性的常见疾病之一,病因与性激素平衡失调有关,病理表现为腺体组织与平滑肌组织及纤维组织的增生,形成增生结节,增生的腺体压迫尿道,使尿道阻力增加。

前列腺增生的症状可以分为两类,一类是因前列腺增生阻塞尿路产生的梗阻性症状,如尿频、排尿无力、尿流变细、排尿缓慢、尿潴留等;另一类是因尿路梗阻引起的并发症,如肾积水,尿毒症等。

2. 超声表现

(1)前列腺增大:增生前列腺体积增大,尤以前列腺前后径增大最为重要。临床上多用前列腺重量来确定是否存在 BPH,由于前列腺的比重为1.00～1.05,故前列腺重量基本等于其体积。

(2)前列腺形态变圆,饱满,向膀胱突出:前列腺增生显著者腺体呈球形增大,可向膀胱凸出。在前列腺各部位增生程度不一致时,腺体可呈不对称改变。

(3)前列腺内出现增生结节:前列腺内回声不均,可呈结节样改变,增生结节多呈等回声或高回声。尿道受增生结节压迫而其走行扭曲。

(4)前列腺内外腺比例失调:前列腺增生主要是内腺增大,外腺受压变薄,内外腺比例在2.5:1以上。

(5)前列腺内外腺之间出现结石:增生前列腺的内、外腺之间常出现点状或斑状强回声,可呈弧形排列,后方伴声影,也可表现为散在的点状强回声,后方不伴声影。前列腺结石多和良性前列腺增生同时发生,通常没有症状及较大危害,但靠近尿道的结石如果较大,会对后尿道产生压迫。

(6)彩色血流图表现为内腺血流信号增多:前列腺增生是良性病变,与正常腺体组织比较,增生组织的供血增加,因此,内腺可以见到较丰富的血流信号,在增生结节周围可见血流信号环绕。

(7)出现膀胱小梁小房、膀胱结石、肾积水等并发症:前列腺增生引起的尿路梗阻会引起残余尿量增多、尿潴留。可引起膀胱壁增厚,小梁、小房形成,膀胱结石及肾积水等并发症。

3. 鉴别诊断

(1)前列腺增生与前列腺癌的鉴别:前列腺增生的发病部位主要位于内腺(移行区),前列腺增生结节呈圆形或类圆形、规则,多呈中等回声,前列腺癌的发病部位主要位于外腺(周缘区),多呈不规则低回声区,对早期前列腺癌及前列腺增生合并前列腺癌,鉴别较困难,可行超声引导下穿刺活检。

(2)前列腺增生与膀胱颈部肿瘤的鉴别:关键要注意观察前列腺内部结构情况以及膀胱壁是否遭到破坏,必要时经直肠探测能更清晰地显示病变。

(3)前列腺增生与慢性前列腺炎的鉴别:慢性前列腺炎前列腺大小正常或稍大,内部回声不均匀,包膜可增厚,结合临床症状或直肠指检及前列腺液化验可与前列腺增生鉴别。

4. 临床价值 前列腺体积对临床诊断与治疗有较大的帮助,为了准确测量前列腺各径线,如果经腹超声无法清晰显示前列腺,应进一步采用经直肠超声探测。

二、前列腺癌

1. 临床与病理 前列腺癌是男性生殖系最常见的恶性肿瘤之一,发病率随年龄而增长,且发病率有明显的地区差异,前列腺癌欧美国家发病率远高于我国,随着人口老龄化和前列腺检查手段的增多,我国前列腺癌的发病率正呈明显升高趋势。以往发现的前列腺癌多数已属晚期,前列腺癌的肿瘤标志物“前列腺特异抗原(PSA)”的发现,使前列腺癌的早期诊断、早期治疗成为可能。

前列腺癌的起源有明显的区带特征,位于周缘区者约占70%,移行区者占20%～40%,中央区者占8%～10%。发生于周缘区者多为与距包膜3mm内,常见于前列腺尖部、底部及侧方血管神经穿入包膜处,这些部位较易指尖扪及,但仍有少部分的肿瘤位于前部,距包膜较远,不易触及。前列腺癌95%为腺癌,仅有5%的癌肿为移行上皮癌、鳞癌及未分化癌。癌肿的生长方式有结节型、结节浸润型及浸润型,其比例分别为40%、30%及30%。根据前列腺癌被发现的方式不同,可将其分为潜伏型、偶发性、隐匿性及临床型。潜伏型前列腺癌多为尸检时才被发现,多位于中央区及周缘区,且分化较好,患者生前无癌肿的症状或体征。偶发性前列腺癌指在切除良性前列腺增生时病理学检查发现的前列腺癌。隐匿性前列腺癌指临床上没有前列腺癌的症状及体征,但在其他部位的标本(如骨穿、淋巴结活检)中病理学证实的前列腺癌。临床型前列腺指临床检查诊断(指检、影像学检查、PSA 等)为前列腺癌,并经过穿刺活检和病理学检查证实。

前列腺癌早期无明显症状。随着病情的发展,当癌肿引起膀胱颈及后尿道梗阻时可出现尿频、尿急、尿潴留、血尿及排尿疼痛症状,前列腺癌发生转移时,表现为腰背痛、消瘦、无力、贫血等表现。

2. 前列腺癌的组织学类型 1980 年 WHO 公布前列腺肿瘤分类详见有关文献。常见的前列腺腺癌组织学表现分为下列各型。

(1)小腺泡型:癌细胞表现为形态一致的小圆形细胞或立方细胞,排列为单层、小腺泡状,密集分布。

(2)大腺泡型:癌细胞体积较前者大,呈立方状或矮柱状,多数具有透明的胞浆,细胞的异型性不明显,排列成与良性前列腺增生相似的腺样结构,但是呈单层排列,无基底细胞,缺乏正常的扭曲和锯齿状结构特点。

(3)筛状型:癌细胞异型性较前者明显,排列成不规则的上皮细胞团块,其中出现多数圆形或卵圆形的小囊腔,呈筛孔状。

(4)实体型:癌细胞异型性明显,呈实性巢、索状排列,浸润于间质中。

3. 前列腺癌的分级 当前列腺癌诊断确立后,就必须从癌的分级及分期中寻找影响预后的因素。一种好的分级方法对于判断预后有很大帮助。前列腺癌的分级方法很多,但大多数的分级方法很难广泛被接受。目前临床上使用较多的有 Gleason 分级和 Mostofi 分级系统等。

4. 前列腺癌的分期 前列腺癌的临床分期方法较多,目前尚不统一,目前国内外公认的前列腺癌分期标准是 2003 年修改的国际抗癌联盟(UICC)和美国肿瘤联合会(AJCC)联合制定的 TNM 分期法。

5. 超声表现

(1)二维超声:前列腺癌 70% 发生于周缘区。早期前列腺癌声像图往往仅显示周缘区的低回声结节或等回声结节,边界清晰或不清晰,形态欠整齐。病灶向外生长,可超过包膜,进入前列腺周围脂肪组织。一部分前列腺癌灶内有钙化征象。由于经腹壁、经会阴前列腺检查的探头频率低,难以发现较早期的前列腺癌,因此,以上表现主要是通过经直肠超声获得的。中、晚期前列腺癌的声像图容易识别,表现为前列腺内部回声不均匀,边界不整齐,高低不平,甚至包膜不完整,左右不对称。晚期前列腺癌可侵犯精囊、膀胱、直肠等。

(2)彩色多普勒:彩色血流图在一部分前列腺癌显示低回声结节处彩色血流信号明显增加,当患者前列腺特异抗原(PSA)增高,而声像图正常时,如果彩色多普勒检查发现非对称性和异常血流则提示有前列腺癌的可能性,进一步做前列腺穿刺活

检能帮助确诊。

6. 鉴别诊断

(1)前列腺增生:详见前述。

(2)膀胱颈部肿瘤:膀胱颈部癌可侵入前列腺,前列腺癌也可侵犯膀胱,向膀胱内生长,此时两者须鉴别。鉴别要点是膀胱癌自膀胱向腺体内侵犯,而前列腺癌自腺体外后侧向前延伸,膀胱颈部肿瘤 CDFI 多能发现一支滋养血管,而前列腺癌少有这种典型的图像。此外血清 PSA 检查也有助于两者的鉴别。

7. 临床价值 经直肠超声检查能清晰地显示前列腺及周围邻近组织的受侵情况,对于前列腺癌的早期发现和诊断起到了积极作用,已成为诊断前列腺癌的常规检查方法。然而,多种前列腺疾病都可使血清 PSA 增高,因此,当 PSA 增高时,需对前列腺疾病作出鉴别诊断,比如,外腺的低回声病灶还存在其他良性病变的可能性,如炎性结节、良性增生;加之内腺的增生结节需要与内腺的癌灶鉴别等,使得单纯的影像学诊断受到一定的局限性,最终仍然需要前列腺穿刺活检来帮助诊断。超声对盆腔淋巴结的显示能力不足,前列腺癌的临床分期多须依靠 CT、MRI。

PSA 是对前列腺癌诊断和分期的一项重要指标。将 PSA 测定和经直肠超声检查结合分析是前列腺癌诊断的重要进展,可有助于提高前列腺癌的早期诊断率。前列腺癌组织、增生的前列腺组织和正常前列腺组织均可产生 PSA,但它们的每克组织对血清 PSA 水平上升的贡献明显不同,依次为 3ng/ml、0.3 ng/ml 和 0.12 ng/ml。计算前列腺体积可获得预计血清 PSA(PPSA)值。PPSA = 0.12V(前列腺体积)。比较实际 PSA 测值与 PPSA 可估计发生前列腺癌的可能性大小,并且可粗略估计肿瘤组织的体积(estimated tumor volume, TV),TV = (PSA-PPSA)/2。肿瘤的体积大小与前列腺癌的浸润和转移密切有关,也可将血清 PSA 除以前列腺体积,得到 PSA 密度(PSAD),PSAD = PSA/V。PSA 密度反映每克组织可产生多少血清 PSA。对一些病例可做 1 年内的动态观察,了解有关指标的变化情况,如 1 年内血清 PSA 上升率 > 20% 则为不正常,经直肠超声引导下做前列腺穿刺活检可提高前列腺癌组织的检出率。

超声引导下前列腺穿刺活检术包括经会阴前列腺穿刺和经直肠前列腺穿刺术两种。经会阴穿刺术前一般不需要灌肠。穿刺前对会阴部进行消

毒和局部麻醉,在直肠超声引导下对前列腺穿刺目标进行穿刺。经直肠前列腺穿刺术前患者需灌肠,用端射式直肠超声探头扫描前列腺,找到可疑目标后将电子穿刺引导线对准穿刺目标,穿刺后需服用抗生素以防感染。

穿刺方法有 6 针点位穿刺、8 针点位穿刺等。前列腺穿刺点数增加能够增加穿刺的覆盖面积,减少漏诊率,但穿刺点数增加也增加了创伤和并发症的概率,故穿刺点数的确定,需根据患者不同的情况决定,一般在经典 6 点穿刺法的基础上首先保证前列腺癌好发区即周缘区病变不被遗漏,同时最好也覆盖到内腺区,如果前列腺体积较大,可相应扩大穿刺点数;如果指检触及硬结、两维超声发现结节或彩色血流图上发现局部异常血流信号增多,则可在怀疑目标处增加 1~3 针,并标明穿刺病灶的方位是靠近内侧还是外侧。

三、前 列 腺 炎

1. 概述 前列腺炎是指前列腺特异性和非特异感染所致的急慢性炎症,前列腺炎可以发生在各个年龄段,多见于中青年男子。前列腺炎可分急性细菌性前列腺炎、慢性细菌性前列腺炎、慢性非细菌性前列腺炎及无症状性慢性前列腺炎。由于精囊和前列腺彼此相邻,故前列腺炎常常合并有精囊炎。前列腺炎的病因有由尿道炎引起的上行性感染;尿道内留置导尿管引起的医源性感染;邻近器官的炎症,如直肠、结肠、下尿路的感染通过淋巴管引起前列腺炎。此外,性行为频繁、盆腔充血等均可诱发前列腺炎。

急性前列腺炎可有恶寒、发热、乏力等全身症状;局部症状是会阴区胀痛或耻骨上区域有重压感,若有脓肿形成,疼痛剧烈;尿道症状为排尿时有烧灼感、尿急、尿频,可伴有排尿终末血尿或尿道脓性分泌物。炎症迁延不愈则形成慢性前列腺炎,最终导致纤维组织增生,前列腺缩小。慢性前列腺炎

其临床表现多较轻微。前列腺液化验及细菌培养对诊断前列腺炎有较大的价值。

2. 超声表现

(1)二维超声:一般情况下,无论是急性前列腺炎或是慢性前列腺炎,声像图特征都不明显,只有部分患者出现声像图改变,如前列腺内片状低回声区,尿道周围低回声晕环,前列腺周围静脉丛扩张等。

急性前列腺炎并发前列腺脓肿时,超声表现为前列腺体积增大,内腺或内、外腺同时出现低回声病灶,形态多不规则,内部可见液性回声,透声性一般。

慢性前列腺炎的声像图的主要表现是前列腺外腺回声不均匀,可见片状低回声,形态不规则,边界不清晰。若累及范围较大,呈现大片低回声区,应避免将正常回声视为强回声病灶。

(2)彩色多普勒:急性前列腺炎或慢性前列腺炎急性发作时,部分患者的前列腺病灶会出现血流信号增加,脉冲多普勒会显示高速低阻的血流频谱。前列腺脓肿彩色多普勒显示病灶周边可有较丰富的血流信号,病灶内部坏死液性区则无血流信号。

(3)鉴别诊断:前列腺脓肿未液化时表现为形态不规则的低回声区,边界不清晰,彩色多普勒超声显示低回声区血流较丰富,声像图与前列腺癌相似,此时需要结合患者病史、临床表现、实验室检查及直肠指检作出鉴别诊断。

(4)临床价值:超声检查简便、直观,经直肠前列腺检查较经腹壁、经会阴检查能够更清晰地显示前列腺回声改变。二维超声结合彩色多普勒超声能够诊断典型的前列腺急、慢性炎症,有助于前列腺炎治疗疗效的评估。部分前列腺炎症超声检查无明显改变,其诊断还须结合临床表现、实验室检查综合判断。

（胡 兵 冯 亮）

■ 参考文献

[1] Sandra L,Hagen-Ansert. Textbook of diagnostic ultrasonography,5th edition. Mosby Int,2001:247-280.

[2] 王新房,张青萍.中华影像医学超声诊断学.北京:人民卫生出版社,2002.

[3] 周永昌,郭万学.超声医学.4 版.北京:科学技术文献出版社,2007.

[4] 刘吉斌.现代介入性超声诊断与治疗.北京:科学技术文献出版社,2007.

第20章

腹膜后间隙及大血管、肾上腺

第一节　腹膜后间隙

一、解剖和生理概要

腹膜后间隙位于腹后壁的壁腹膜与其后方的腹内筋膜之间,上自横膈,下至盆隔膜。两侧续腹膜外脂肪,前面为后腹膜、右肝裸区和肠系膜根部、十二指肠、升结肠、降结肠和直肠;后面为椎体、骶骨及腰肌等。

腹膜后间隙由前向后可分为肾旁前间隙、肾周间隙、肾旁后间隙3层。①肾旁前间隙,位于腹后壁壁层腹膜与肾前筋膜、侧锥筋膜(侧锥筋膜由肾前、后筋膜于外侧方相互融合而成)之间,向上延伸至肝裸区,向下至髂窝。左右两侧借胰腺相互通连。内含的组织器官主要有胰腺的大部分、十二指肠腹膜后部分、升结肠、降结肠及脂肪组织。②肾周间隙,位于肾前、后筋膜之间,通常认为肾周间隙在上方呈封闭状态,但是,在右肾周间隙注入对比剂后做CT扫描,发现对比剂直接进入肝裸区,提示右肾周间隙向上开放并与肝裸区相通,而且有研究认为左肾周间隙向上也可能与膈下的腹膜外间隙相通。肾周间隙在向下延伸的过程中,前层融合盆腔脂肪组织,后层与髂筋膜疏松融合,在肾周间隙下方略向内成角,开口于髂窝。两侧肾周间隙在大血管前方越中线相通;肾周间隙内组织器官主要有肾上腺、肾、输尿管和肾门处的肾血管以及较多的肾周脂肪。③肾旁后间隙,位于肾后筋膜,侧锥筋膜和腹内筋模之间,两侧续腹膜外脂肪,内侧界为肾后筋膜后层与腰方肌筋膜融合部,上抵膈下,下达盆腔。两侧肾旁后间隙在脊柱前方不相通;在外侧,两侧肾旁后间隙可能通过壁层腹膜与腹横筋膜之间的潜在间隙经腹前壁相通。间隙内主要含有中等量脂肪。

腹膜后间隙内容物大多来自中胚层,主要的组织器官除上述各间隙内脏器外,还有淋巴网状组织、腹腔神经丛、交感神经干、血管、结缔组织、胚胎残留组织及原始泌尿生殖嵴残留成分等。腹膜后间隙的连通关系及腹膜后脏器组织的存在为腹膜后疾病(出血性、感染性、肿瘤性疾病)的发生发展及其在腹膜后间隙和盆外间隙之间互相扩散构筑了一条面积广阔的潜在通道。

腹膜后间隙内的血管主要有腹主动脉、下腔静脉及它们的分支或属支。腹主动脉沿脊柱下行至约 L_4 处分为左、右髂总动脉。下腔静脉由左、右髂总静脉在 L_4、L_5 处汇合而成,紧贴于腹主动脉的右侧上行。

腹膜后间隙的淋巴组织主要走行于腹部大血管周围,沿途收纳腹后壁和腹腔内成对脏器的淋巴组织并向上形成左、右腰干后注入乳糜池。

腹膜后间隙的神经主要由交感神经的周围部和一些内脏神经丛组成。交感神经的周围部由脊柱两旁的椎旁神经节及节间支组成的交感神经干;位于脊柱前方的椎前神经节及其发出的分支和交感神经丛等共同构成。内脏神经丛由交感神经、副交感神经和内脏感觉神经在分布至脏器的过程中互相交织形成。

二、超声检查技术

1. **患者准备**　患者在检查前需禁食8h以上,以减少胃肠道内气体及内容物对腹膜后显示的干扰。若禁食后检查,胃肠道积气仍较多,病人可先行排便、服缓泻药或清洁灌肠。也可以在检查时大量饮水或口服胃肠声学显影剂,以扩大声窗,减少或避免胃肠内容物的影响。

2. 体位 病人一般取仰卧位,充分暴露腹部,必要时也可行侧卧位、半卧位、站立位或胸膝卧位等相结合。为避开胃肠气体干扰,还可采用俯卧位经背部扫查。需要经直肠超声检查盆腔内包块时可选取截石位。

3. 仪器 实时超声诊断仪都可以用于腹膜后间隙的检查,仪器的调节以能清晰显示观察部位的腹膜后间隙为原则,多采用扫查角度大的凸阵探头(3.5~5.0MHz)对腹膜后间隙进行扫查,其声束能通过消化道管腔间或管腔内较小的透声窗观察腹膜后间隙。也可选择线阵、扇形扫描探头,扇形探头体积小,扫描角度大,高频线阵探头对位置表浅的腹膜后间隙显示较清晰,可对一些细节进行显像。

4. 检查方法

(1)从上至下、从外向内做一系列横切、纵切和斜切连续扫查,避开肠腔气体,必要时采用经背部扫查。观察腹膜后间隙正常组织器官或病变的位置、数目、大小、形态、内部回声、血供、周边有无包膜及其与周围组织脏器的毗邻关系等。

(2)多普勒超声检查,观察病变的血流信号的起源、分布和丰富程度,观察病变内血流的频谱特点,必要时,测量病变内血流的峰值流速和阻力指数。

(3)超声造影检查,观察超声造影后的灰阶图像特点、时间-强度曲线及动态血管模式曲线,获取峰值强度、上升支斜率、下降支斜率、不同强度内斜率、不同水平跨峰时间等指标,用于腹膜后良、恶性疾病的诊断和鉴别诊断。

(4)三维超声成像技术在腹膜后脏器及病变中的应用有待进一步开发和研究。

三、正常超声表现

正常状态下腹膜及腹内筋膜呈线样强回声,两者之间的脏器组织即为腹膜后间隙的脏器组织。菲薄的后腹膜及狭窄的腹膜后间隙,由于胃肠道内气体强烈反射,常难以清晰显示;由于腹膜后脏器组织的存在,可通过显示腹膜后脏器组织和病变肿块的关系,对腹膜后病变肿块进行诊断。

四、腹膜后肿瘤

(一)腹膜后囊性肿瘤

1. 病理与临床 腹膜后囊性肿瘤较少见,但其种类颇多,常见者为囊状淋巴管瘤和囊性畸胎瘤等。

腹膜后囊性肿瘤增大后,周围脏器受肿物的挤压,周围脏器常可发生形态、位置和病理生理学的改变,如压迫输尿管可引起输尿管及肾积水,如压迫肠管可引起肠管梗阻等。由于腹膜后囊性肿瘤发生部分的不同,其引起的临床症状亦不同。

2. 超声表现

(1)二维超声:①肿物为椭圆形、分叶状或不规则管状等,壁薄,表面光滑,境界清楚。②肿块内部一般显示为无回声区,可有分隔,呈多房样,囊性畸胎瘤等无回声区中可探及密集细小光点回声;改变体位时可显示暗区内光点漂浮移动征象,有时尚可见毛发样细条状强回声移动。③由于腹膜后肿瘤位置深,随呼吸和体位的变换,肿瘤活动幅度一般比腹腔内脏器和腹腔内脏器肿瘤小。

(2)多普勒超声:肿瘤内一般无明显血流信号。当囊内伴有分隔时需注意分隔中有无血流信号。

3. 鉴别诊断

(1)腹膜后囊性肿瘤与输尿管囊肿的鉴别:前者发生于腹膜后间隙,后者常发生在输尿管末端,突入膀胱;输尿管囊肿随输尿管的喷尿活动形态可有变化,输尿管囊肿可有增大或缩小的改变;合并有结石时,输尿管内可见结石样强回声等;由于输尿管囊肿的存在,同侧或双侧的输尿管可有全程积水声像和肾积水声像,而腹膜后囊性肿瘤压迫引起的输尿管和肾积水常可观察到肿瘤压迫处以上部位的输尿管和肾积水的声像。

(2)腹膜后囊性肿瘤与腹膜后间隙脓肿的鉴别:腹膜后囊性肿瘤在临床上多表现为病变对周围脏器的压迫症状,而腹膜后脓肿,多源于腹膜后脏器的炎性病变播散,病人常有寒战、发热、白细胞增多、腰痛等临床症状;腹膜后间隙脓肿病人在超声检查中还可发现相应原发脏器病变的声像图表现。

(3)腹膜后囊性肿瘤与腰大肌寒性脓肿的鉴别:腰大肌寒性脓肿表现为病侧腰大肌肿胀,病变的肌纤维内可显示坏死的无回声区,该病常伴有腰椎结核的临床症状及超声表现,主要表现在受侵椎体骨质破坏,脊柱椎体前缘强回声线中断,椎体变小,回声减弱不完整,局部骨质及其周围出现不规则低回声区。

(4)腹膜后囊性肿瘤与腰大肌血肿鉴别:腰大肌血肿病人,常有明显的外伤史,受伤的腰大肌纤维部分中断,局部结构不清,因出血可发现局部无回声区,因血液向周围渗透可使局部肌纤维之间间距加大。腹膜后囊性肿瘤多无明显的外伤史,超声表现一般为壁薄,表面光滑,境界清楚的囊性包块。

(5)腹膜后囊性肿瘤与创伤性及炎症后腹膜后囊肿鉴别:创伤性及炎症后腹膜后囊肿常有典型的临床病史及症状、体征等。超声检查可发现相应组织脏器的创伤或炎症病变存在。

(6)此外腹膜后囊性肿瘤还需与以下疾病鉴别:如肾上腺囊肿、卵巢囊肿、阑尾黏液囊肿等相鉴别。与肾上腺囊肿、卵巢囊肿、阑尾黏液囊肿的鉴别主要在于病变的发生部位不同。

4.临床价值 超声诊断腹膜后囊性肿瘤的敏感性较高。它可以明确病变的大小、数目、形态、位置,但是对腹膜后较小的囊性肿瘤,受肥胖、胃肠道气体等影响,容易漏诊。超声在判断腹膜后囊性病变的来源时常有困难,此种情况下,我们能否借助超声造影来进一步判断病变的来源有待进一步研究。

(二)腹膜后实性肿瘤

1.原发性腹膜后实性肿瘤

(1)病理与临床:原发性腹膜后实性肿瘤是指发生在腹膜后各间隙的肿瘤,临床少见,主要来自脂肪组织、肌肉组织、纤维组织、筋膜和血管、神经、淋巴造血组织及胚胎残留组织等,还包括一些来源不明的肿瘤,如未分化癌、未分化肉瘤及成肌细胞瘤等,但不包括发生于胰腺、肾上腺、肾和大血管等腹膜后器官的肿瘤。原发性腹膜后实性肿瘤的病理类型较多,具体见表20-1。原发性腹膜后实性肿瘤,以恶性者居多,其中又以脂肪肉瘤最多。良性肿瘤则以神经纤维瘤、神经鞘瘤等神经源性肿瘤常见。除恶性淋巴瘤外,原发性腹膜后实性肿瘤通常不发生远方淋巴结转移,仅在局部浸润。由于腹膜后间隙较大,肿瘤位置较深,临床症状大多出现较晚,发现时常较大,肿瘤内部可能已发生坏死、出血、囊性变、纤维化或钙化。除少数有功能性化学感受器瘤病人早期可出现高血压或糖尿病等症状外,大部分病人在肿瘤生长至相当大体积后才引起注意。可表现为腰背部隐痛或胀痛,当肿瘤增大压迫胃肠道、胆道、刺激直肠等,可出现食欲缺乏、恶心、呕吐、黄疸,里急后重和排便次数增多等症状;压迫下腔静脉、髂静脉、淋巴管可出现下肢、阴囊水肿;累及输尿管、膀胱可出现肾积水和尿急、尿频、排尿困难;压迫腹主动脉和腰丛、骶丛神经根可引起腰背痛、下肢痛或下肢酸胀无力等。有些病例,如恶性淋巴瘤等还可引起发热、消瘦、乏力等全身症状。

表 20-1 原发性腹膜后实性肿瘤的病理类型

肿瘤来源	良性肿瘤	恶性肿瘤
脂肪组织	脂肪瘤	脂肪肉瘤
平滑肌、横纹肌	平滑肌瘤、横纹肌瘤	平滑肌肉瘤、横纹肌肉瘤
纤维组织	纤维瘤	纤维肉瘤
血管	血管瘤、血管内皮瘤、血管外皮瘤	血管肉瘤
淋巴管	淋巴管瘤	淋巴管肉瘤
多成分间叶组织	间叶瘤	间叶肉瘤
淋巴组织	假性淋巴瘤、淋巴错构瘤	恶性淋巴瘤
组织细胞	瘤样纤维组织增生瘤	黄色肉芽肿、恶性纤维组织细胞瘤
神经组织	神经鞘瘤、神经纤维瘤、神经节细胞瘤	恶性神经鞘瘤、神经纤维肉瘤、成神经细胞瘤
异位肾上腺和嗜铬细胞	嗜铬细胞瘤、化学感受器瘤	恶性嗜铬细胞瘤、恶性化学感受器瘤
胚胎残留组织	畸胎瘤、脊索瘤	恶性畸胎瘤、精原细胞瘤、胚胎性癌、恶性脊索瘤
来源不明组织	成肌细胞瘤	未分化癌、未分化肉瘤等

间叶组织主要包括纤维、脂肪、肌肉和血管淋巴管等脉管组织

（2）超声表现：

①肿瘤形态多样，可圆或扁，可呈哑铃状、长条状、结节状、分叶状或大块状；生长速度慢、体积小的良性肿瘤多包膜完整、轮廓清晰、境界清楚，体积较大的呈膨胀性生长的良性肿瘤，还可见到侧方声影；体积较大呈浸润生长的恶性肿瘤多无完整包膜或包膜厚薄不均，轮廓或境界不清，呈浸润性生长的体积较大的恶性肿瘤对邻近器官有挤压、浸润时肿瘤与邻近器官之界面常难以分辨。

②肿瘤内部多呈均匀或不均匀的低回声或中等强度回声，肿瘤发生坏死、出血、囊性变、纤维化或钙化时，可相应地出现不规则低回声、无回声或强回声区。畸胎瘤内还可出现牙齿和骨骼的强回声。

③有的肿瘤包绕、挤压腹膜后的大血管，声像图上显示血管在肿瘤中穿行或大血管受压向前及对侧移位。

④富含血管和淋巴管的肿瘤、脂肪瘤或脂肪肉瘤等质地柔软，加压肿瘤时，可有一定的形变或移动。

⑤不同的肿瘤其好发部位不同。脂肪肉瘤好发于肾周围脂肪组织，很少发生于盆腔，神经源性肿瘤及异位的嗜铬细胞瘤多见于脊柱两侧。位于盆腔骶骨前的肿块以畸胎瘤、骶椎脊索瘤及神经纤维瘤为常见。

⑥腹膜后良性肿瘤内血流信号常稀疏，恶性者血流较丰富，内部更易找出动脉血流信号。但是，有些病变二维彩超不能显示肿瘤血流，必须叠加立体的三维血流成像才能显示，此时需借助三维血流或者灰阶血流显示病变的血供。

⑦超声造影表现，腹膜后恶性肿瘤病灶内的血流灌注量大，流速快，恶性肿瘤内超声造影剂充盈表现为进入快，衰减时间较长，肿瘤的最大强化程度远大于良性肿瘤；恶性腹膜后肿瘤其造影剂进入方式以从内部开始向周边扩展的中央型较多，良性腹膜后肿瘤其造影剂进入方式以从病灶周边开始向内部扩展的周边型较多；恶性腹膜后肿瘤的造影剂灌注缺损发生率较良性腹膜后肿瘤高。

（3）鉴别诊断

①原发性腹膜后肿瘤与腹腔内脏器肿瘤的鉴别：原发性腹膜后肿瘤表现为腹膜后固定的占位性异常回声，与腹内脏器有分界，深呼吸运动或改变体位观察可见二者之间的相对位置有变化；腹腔内脏器肿瘤，原发脏器会有相应的声像图变化，如脏器肿大、轮廓变形、内部结构紊乱等；超声显示的腹主动脉及其分支的走行、分布和形态改变以及肿瘤的血供来源，也可用于鉴别腹腔内或腹膜后肿瘤。

②原发性腹膜后肿瘤与腹膜后脏器内的肿瘤鉴别：对此必须熟悉腹膜后间隙的解剖层次，了解胰腺、十二指肠、肾及肾上腺等腹膜后脏器的形态和邻接关系及声像图特征，从多方位扫查，观察肿块与这些脏器的关系。

③腹膜后恶性淋巴瘤与肿瘤转移性淋巴结肿大鉴别：单凭声像图所见有时很难对二者进行鉴别，除结合病史资料分析外，恶性淋巴瘤可合并表浅淋巴结肿大，而发生肠粘连或腹水者甚少；肿瘤转移性淋巴结肿大，如合并腹膜转移，往往伴发肠粘连和腹水。必要时可行超声引导下的穿刺活检鉴别。

④原发性腹膜后肿瘤与腹膜后纤维化的鉴别：腹膜后纤维化病变可表现为一个回声较均匀、形态较规则、范围较广泛的包块或肿块，而腹膜后肿瘤常呈结节状或分叶状包块。腹膜后纤维化时腹主动脉、下腔静脉等血管常无明显移位，病变内不会有明显血流信号；而腹膜后肿瘤对腹主动脉、下腔静脉和输尿管主要是压迫、推移，常使腹主动脉抬高并使之远离椎体，病变内有丰富的血流信号，并可侵蚀破坏周围骨质结构，甚至可在血管内形成癌栓。

（4）临床价值：腹膜后原发肿瘤种类繁多，形态多样，声像图表现多样、复杂，仅凭腹膜后原发肿瘤的声像图特征很难作出肿瘤病理细胞学的诊断。超声引导下穿刺活组织做病理检查，可以确定肿瘤的组织学来源，但其存在一定的假阴性率，这是因为，恶性肿瘤细胞由于其生长速度超过了血管的生长速度，所以在距离血管远的肿瘤实质容易发生坏死；但是从坏死发展到完全液化需要相当长的时间，在常规超声下，肿块内部回声不易出现明显的无回声区域，在此已坏死还无液化的部位穿刺活检，常取到坏死的组织。

超声造影剂是血池造影剂，不会出现在血管以外的区域。超声造影时坏死区呈现充盈缺损，近血管周围的肿瘤细胞生长活跃，表现为超声造影增强，为了提高穿刺的阳性率，可借助超声造影检查清晰显示病变后对超声造影增强区域进行活检，可避开坏死及液化区，使定位取材比常规超声更准确，可以大大提高腹膜后原发肿瘤经皮穿刺活检的成功率，有助于恶性病变的确诊。

常规超声诊断虽然不能完全确定腹膜后原发性肿瘤的组织学来源，但是可以明确肿瘤的解剖部位，了解肿瘤的大小、数量、物理性质，肿瘤是否浸润，对邻近的实质性脏器和血管的破坏程度，有助于临床手术前估计肿瘤能否切除以及手术后的疗效观察，判断预后。

2. 继发性腹膜后实性肿瘤

(1)病理与临床：人体内其他部分的肿瘤可以通过直接蔓延、淋巴转移等方式侵犯腹膜后间隙，该种类型的肿瘤大部分以肿大淋巴结的形式存在。肿瘤合并腹膜后转移时，病人除有原发肿瘤症状及肠梗阻、肾积水、胆道梗阻等肿瘤周围脏器受侵、受压后的症状外，病人还可有消瘦、恶液质、腹水等晚期肿瘤病人的临床表现。

(2)超声表现：①转移到腹膜后的肿瘤主要侵犯目标是淋巴结，其声像图主要表现为低回声型肿块，较小的肿块内部一般回声均匀，无明显衰减。较大的肿块内部可发生坏死，纤维化等改变，表现为肿大淋巴结髓质消失或变形，内部回声不均匀，见片状稍高回声区或低回声中见点状稍强回声。②孤立性转移的淋巴结呈散在的圆形或卵圆形结节，边界清楚，多个肿大的淋巴结丛集时，可见蜂窝状或分叶状低回声肿块，与周围组织分界不清。③肿瘤对腹部大血管及其分支造成挤压推移或浸润时，可出现血管受压抬高及血管被包绕的征象。④腹内脏器肿瘤直接侵犯腹膜后间隙时可出现相应的超声改变。⑤通过直接蔓延方式侵犯腹膜后间隙的癌肿多与原发肿瘤连为一体，其后缘贴近脊柱或腰大肌，移动性甚小。⑥肿瘤较小者不易探及血流信号，较大者内可探及点状、杂乱不规则条状血流信号。

(3)鉴别诊断：与腹膜后原发性肿瘤的鉴别。腹膜后转移癌的患者多有原发性肿瘤的病史或有肿瘤切除病史。超声检查除发现腹膜后淋巴结肿大外，未手术切除的病例有时能发现腹内原发病变的超声特征。超声扫查发现腹膜转移引起的肠粘连和腹水时有助于腹膜后继发性肿瘤的判断。对原发病灶不明的，必要时可在超声引导下穿刺活组织做病理检查，以确定肿瘤的组织学来源。

(4)临床价值：腹膜后继发性肿瘤的检查在临床上具有重要的指导意义。①临床已明确原发灶，在手术前，检查腹膜后有无肿大淋巴结及浸润征象，是明确能否根治和估计预后的重要因素之一，为手术方式和治疗方法的选择提供参考；对需要进

行化疗或放疗的，在化疗或放疗前，先行腹膜后检查确定有无转移及转移的病灶数量、大小、位置等，以便对疾病分期和制定治疗方案，化疗或放疗期间或行化疗或放疗后，定期检查腹膜后转移灶的大小、形态、数目变化，为临床判断病情及疗效提供重要依据。②不同发生部位的原发肿瘤，其淋巴结转移分布有一定的特点，如消化系统腹腔脏器恶性肿瘤淋巴结转移以第一肝门区、胰腺周围、肠系膜上动脉分叉处多见；盆腔脏器恶性肿瘤淋巴结转移以双侧髂血管旁、腹主动脉旁多见；膈以上脏器恶性肿瘤以胰腺周围、腹主动脉前方多见。对于原发灶未明确的病例，可根据腹膜后转移性肿大淋巴结声像图特征及分布部位，初步判断原发病灶的来源。

值得提出的是超声检查腹膜后也具有一定局限性。当病灶位置深、胃肠道大量气体干扰或晚期病人出现大量腹水、肠粘连时，超声不易检出转移性病灶，此时需要结合 CT、MRI 等其他检查对疾病作出正确诊断。

五、腹膜后间隙脓肿

1. 病理与临床　腹膜后间隙脓肿主要来源于重症胰腺炎、腹膜后阑尾炎、十二指肠穿孔、升结肠、降结肠穿孔或继发于肾盂肾炎、肾外伤、肾脓肿向周围播散等，是一种较严重的外科感染疾病，临床症状主要有寒战、高热、白细胞增多等。在体检中可发现腹部或腰部的压痛性肿块。但是由于腹膜后间隙脓肿位置深在，临床症状常被原发疾病所掩盖，早期诊断常有困难。

2. 超声表现

(1)二维超声：①腹膜后间隙的囊性包块，形态常表现为圆形、椭圆形、条状或梭形，壁厚、不光整；②边界不规则，与周围组织分界不清；③内部有坏死组织时，可有不规则斑点状回声，并随体位改变移动；④脓肿后壁和后方组织回声可增强；⑤脓肿往往与原发病灶或腹内邻近脏器的炎症病灶并存，超声可观察到相应脏器疾病的声像图表现；⑥随着时间的推移，脓肿大小及内部回声会有一定的改变，恢复期，脓肿内坏死组织逐渐减少，病变范围逐渐缩小。

(2)多普勒超声：脓肿腔内一般无血流信号，在较厚的脓肿壁上常可探及一些星点状血流信号。

3. 鉴别诊断

(1)腹膜后间隙脓肿与腹膜后间隙血肿鉴别：腹膜后血肿多为外伤或者腹部手术后并发症，结合

病史常可作出正确诊断。另外,对腹膜后血肿做动态观察可发现血肿逐渐吸收演变的过程。必要时的超声引导下穿刺抽液可以对二者进行鉴别。

(2)腹膜后间隙脓肿与腹膜后囊性淋巴管瘤的鉴别:腹膜后囊性淋巴管瘤多见于婴幼儿,病史较长,无外伤史,多无明显症状,声像图上呈单房或多房性无回声区,有完整包膜回声,包膜较薄而光滑完整;而腹膜后脓肿,多源于腹膜后脏器的炎性病变播散,病人常有寒战、发热、白细胞增多、腰痛等临床症状,声像图上病变壁厚、不光整,边界不规则,与周围组织分界不清。

(3)腹膜后间隙脓肿与腹膜后寒性脓肿的鉴别:腹膜后寒性脓肿病灶多位于腰大肌内、椎旁;病变多来源于脊柱结核,当病变破坏椎体时,脓液流入腹膜后间隙形成寒性脓肿,并可沿腰大肌鞘膜下降至腹股沟韧带下部;临床上病人多有低热、盗汗、乏力等结核的症状。

4. 临床价值　在疾病发展的过程中,腹膜后脓肿可以出现各种回声强度不同的声像图表现,这对我们单凭声像图表现来诊断腹膜后脓肿带来一定的困难,而且超声显像来诊断腹膜后脓肿也并非是特异性的,所以必须密切结合临床才能提高诊断的正确率。若诊断有困难时,可利用超声显像做动态观察,根据病灶动态变化情况来确诊,或者借助超声引导下的脓肿穿刺抽液来诊断腹膜后脓肿的存在。另外,超声检查有时很难显示脓肿的全貌,特别是对病变范围广泛的脓肿,往往只能检出其中的一部分而漏诊其余部分,这类病人还需要结合其他影像学的检查作出正确诊断。

六、腹膜后间隙血肿

1. 病理与临床　腹膜后间隙血肿大多数是由骨盆及脊柱骨折引起,约占发病率的2/3;其次是由腹膜后脏器(如肾、膀胱、十二指肠和胰腺等)及软组织损伤等引起,大血管本身的病变,如腹主动脉瘤破裂出血引起者少。

腹膜后间隙血肿因出血程度、范围及引起血肿的损伤脏器部位不同,很多临床表现并不恒定,并常因合并脏器损伤而被掩盖。一般来说,除部分伤者可有腰胁部瘀斑外,突出的表现是内出血征象,还可出现腰背痛、腹肌紧张、压痛、反跳痛和肠鸣音减弱或消失等肠麻痹症状,另外,当血液在腹膜后间隙广泛扩散而形成巨大血肿时,可引起失血性休克;伴尿路损伤者则常有血尿,血肿进入盆腔者可

有里急后重感,并可借直肠指诊触及骶前区有伴波动感的隆起。

2. 超声表现

(1)急性期血肿呈无回声或低回声包块,后壁及后方回声可增强,血肿壁可厚而不规则,其前后径较小,边界欠清晰,可沿腹膜后间隙延伸;出血时间长,当血肿内有血凝块形成时,内部可出现较多的低回声,动态观察,包块逐渐变小吸收。

(2)血肿周围可合并一些脏器损伤的声像图表现。如肾旁前间隙的血肿,可因周围肠道损伤而合并出现肠道外气体声像,由脊柱骨折引起的血肿,可发现脊柱骨折的声像等。

(3)血肿周围还可出现一些脏器受压的声像图改变。如脊柱骨折引起的肾旁前间隙较大血肿,可使肾自腹后壁向前移位。

3. 鉴别诊断

(1)腹膜后间隙血肿与腹膜后间隙脓肿鉴别。

(2)腹膜后间隙血肿与腹膜后囊性淋巴管瘤、皮样囊肿的鉴别:腹膜后囊性淋巴管瘤、皮样囊肿在临床上多表现为病变对周围脏器的压迫症状;而腹膜后间隙血肿的病人多有外伤史,常合并骨盆和腰椎骨折,病人有相应的临床症状,当出血较多时可出现休克症状,盆腔腹膜后间隙血肿可引起直肠刺激症状,如里急后重、大便次数增多等。

(3)腹膜后间隙血肿与腹膜后寒性脓肿的鉴别:腹膜后寒性脓肿病灶多位于腰大肌内、椎旁,病变多来源于脊柱结核,临床上病人多有低热、盗汗、乏力等结核的症状。腹膜后间隙血肿多源于高处坠落、挤压、车祸等所致腹膜后脏器(胰、肾、十二指肠)损伤、骨盆或下段脊柱骨折和腹膜后血管损伤引起,多无结核病史及临床症状。

(4)陈旧性腹膜后间隙血肿与腹膜后间隙肿瘤的鉴别:除了通过临床病史不同鉴别外,超声造影也是对两者进行鉴别的有效方式,腹膜后间隙肿瘤内多可见造影剂的充盈,而陈旧性血肿内部完全不充盈,包膜光整。

4. 临床价值　超声显像对腹膜后间隙血肿诊断准确率较高,它不仅可以对腹膜后间隙血肿准确定位,还可以对血肿大致定量,由于这种优势的存在,它逐渐代替了以往具有损伤性的血管造影术对腹膜后间隙血肿的诊断。有外伤史的患者,在体检的基础上,利用超声扫查并结合多次血、尿常规检验,血细胞比容测定和血、尿及腹腔穿刺液生化检查,还可以正确诊断并存的胰腺和空腔脏

器损伤。

CT 检查除能显示血肿病变位置及其病变大致范围外,也可显示周围脏器的损伤情况,尤其对源于脊柱损伤的血肿的准确诊断更有价值。

MR 检查也可以显示血肿的位置、病变范围及其周围脏器的损伤改变,并可动态观察血肿内部成分的不断变化,借以判断预后。

X 线检查也可从脊柱或骨盆骨折、腰大肌阴影消失和肾影异常等征象,提示腹膜后间隙血肿的可能。

因此,对腹膜后间隙血肿的诊断,超声、CT、X线和 MR 检查均有一定的价值。临床工作中可以根据具体情况综合加以运用。另外,值得指出的是,腹部大血管(腹主动脉及下腔静脉)损伤引起的腹膜后间隙血肿,90%以上由穿透伤所致。由于迅速大量出血,多数病人死于现场,送抵医院经抢救后死亡率亦达 70%,此种情况下应在积极抗休克的同时,立即剖腹控制出血,不要因为过分依赖影像诊断而耽误抢救时机。

七、特发性腹膜后纤维化

1. 病理与临床　腹膜后纤维化为腹膜后纤维脂肪组织增生引起的腹膜后广泛纤维化。该病首先由 Ormond 在 1948 年报道,其发病率 1/500 000～1/200 000,根据发生原因不同可分为特发性和继发性两种。约 2/3 的患者无明显诱因,为特发性腹膜后纤维化,其发病与机体对动脉粥样硬化物质的自身免疫过程有关,从腹主动脉或髂总动脉的动脉粥样硬化斑块经变薄的动脉壁渗漏入腹膜后的周围组织引起免疫反应,导致主动脉周围慢性炎症。如腹膜后纤维化比较广泛时,腹腔或腹膜后脏器可受压或蠕动受限,在临床中可出现相应的症状,如非特异性的腹痛、腰痛、背痛、肾和输尿管积水以及高血压、肾功能损害等。腹膜后纤维化也可是全身性特发性纤维性变的一部分,一些患者可有纵隔纤维化、硬化性胆管炎、纤维性眼眶假瘤等腹膜后以外的纤维化,临床中可发现相应的受累脏器病变的表现。

2. 超声表现

(1)二维超声:①腹主动脉、下腔静脉及腰肌前方的弥漫性低回声,前方边界较清,后缘与腹主动脉前壁密不可分,两侧因与后腹膜腔后壁粘连并且受肠气影响显示欠佳,边界不清晰。病变内部回声较均匀。②病变常包绕一侧或双侧输尿管,引起输尿管和肾盂、肾盏积水扩张。病变累及肠管时可引起肠梗阻。③病变包绕的腹主动脉、下腔静脉常无明显移位,管腔清晰,内膜显示较好,部分病例于腹主动脉管壁内可见斑块形成。

(2)多普勒超声:可显示被包绕后的血管的血流信号,如出现血管狭窄时,可有相应的血流改变。腹膜后纤维化病变内一般无新生血管所致的血流信号。

3. 鉴别诊断

(1)腹膜后纤维化与腹主动脉瘤伴发血栓鉴别:腹膜后纤维化时被包绕的血管内膜一般清晰,异常低回声常位于血管前方及两侧的血管壁外,而且范围较广泛。而腹主动脉瘤常表现为动脉壁局部呈梭形膨出,一般可探及边界,而且瘤内内膜不光整,血栓低回声位于动脉管壁内,形态不规则。

(2)腹膜后纤维化与原发性腹膜后肿瘤的鉴别:见本章第一节相关内容。

(3)腹膜后纤维化与多发性大动脉炎的鉴别:大动脉炎多见于青年女性,超声显示受累动脉管壁正常结构消失,管壁不规则增厚,管腔可发生狭窄或闭塞等。腹膜后纤维化时腹主动脉被周围的低回声病变包绕,动脉管壁各层次清晰,当输尿管、肾盂受累时可同时发现输尿管或肾盂积水等征象。

4. 临床价值　腹膜后纤维化虽然发病率较低,但在临床工作中,凡遇到下腹部、腰骶部疼痛,伴有肾功能异常、血沉增高的患者时,应该考虑到腹膜后纤维化的可能。超声在腹膜后纤维化的诊断方面有它独特的优势,甚至可以作为首选。对于超声工作者,在检查中发现肾、输尿管积水时,除了想到结石、炎症或肿瘤等病因外,还应想到腹膜后纤维化的可能,尤其是发现输尿管向中线移位时,应进一步检查腹膜后尤其是腹主动脉至髂动脉分叉处周围看有无广泛分布的低回声包绕带(蚕茧样感觉)存在。

(袁建军　刘银龙)

第二节　肾　上　腺

一、解 剖 概 要

　　肾上腺是腹膜后器官,位于双侧肾的内上方,左右各一,相当于 L_1 椎体与第 11 肋水平,左侧略低于右侧。正常肾上腺高 4.0～6.0cm,宽 2.0～3.0cm,厚 0.2～0.8cm。右侧肾上腺呈三角形,部分位于下腔静脉后方,膈肌脚前方,肝右叶内侧。左侧肾上腺呈半月形,位于主动脉外侧,胰尾后上方。肾上腺表面外披一层薄的包膜,周围为脂肪组织(图 20-1)。

　　肾上腺是人体内重要的内分泌器官。在显微镜下,肾上腺组织由外向内分为被膜、皮质和髓质 3 层。肾上腺皮质和髓质在发生、结构与功能上均不相同,实际上是两种内分泌腺,皮质来自体腔上皮(中胚层),髓质与交感神经系统相同,来源于神经冠(外胚层)。在胎儿期皮质和髓质相互靠近,形成肾上腺。肾上腺皮质较厚,位于表层,约占成人肾上腺的 90%,皮质的外层呈鲜黄色,内层为红棕色,髓质呈灰色。肾上腺皮质由外向内分为球状带、束状带和网状带。其中,球状带细胞分泌盐皮质激素,主要是醛固酮,调节电解质和水盐代谢;束状带细胞则分泌糖皮质激素主要是皮质醇,调节糖、脂肪和蛋白质的代谢;网状带细胞分泌性激素。肾上腺髓质由交感神经细胞和嗜铬细胞组成,分泌去甲肾上腺素和肾上腺素,去甲肾上腺素的主要功能是作用于心肌,使心跳加快、加强;肾上腺素的主要作用是使小动脉平滑肌收缩,使血压升高。

　　肾上腺的血供非常丰富,肾上腺上、中、下动脉分别来自膈下动脉、腹主动脉和肾动脉。肾上腺动脉进入被膜后,分支形成动脉性血管丛,其中大部分分支进入皮质,形成窦状毛细血管网,并与髓质毛细血管沟通。少数小动脉分支穿过皮质直接进入髓质。肾上腺静脉不与动脉伴行,主要以静脉窦形式分布于肾上腺皮质和髓质,回流的小静脉注入中央静脉。右侧肾上腺中央静脉直接注入下腔静脉,左侧肾上腺中央静脉则注入左肾静脉。

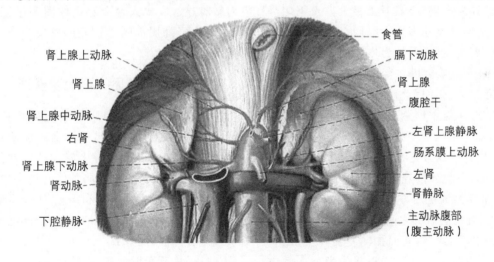

左侧标注(从上到下):肾上腺上动脉、肾上腺、肾上腺中动脉、右肾、肾上腺下动脉、肾动脉、下腔静脉

右侧标注(从上到下):食管、膈下动脉、肾上腺、腹腔干、左肾上腺静脉、肠系膜上动脉、左肾、肾静脉、主动脉腹部(腹主动脉)

图 20-1　肾上腺解剖图

二、超声检查技术

(一)病人准备

　　晨起空腹检查最宜,以减少胃内容物引起的过多气体干扰;对于腹部胀气或便秘患者,检查前日晚还应清淡饮食,睡前服用缓泻药,当日晨起空腹并排便后进行超声检查。

(二)体位

　　正常肾上腺,由于位置深,组织薄,一般在声像图上不易显示,不同的探测体位,需要使用不同的探测手法。肾上腺的探测体位常采取仰卧位、侧卧和俯卧位。

(三)仪器

　　应用腹部超声诊断仪,成人常用 3.5 MHz 探头,肥胖者可适当降低探头频率,选用 2.5MHz 探头,体瘦或少年儿童,可选用 5 MHz 探头,新生儿可选用 7.5 MHz 探头。弧形凸阵探头因具有较宽阔的深部视野,常被用于肾上腺的探测。

超声探测时为获取满意的图像质量需进行仪器设置调节。二维超声探测时应注意扫描深度、深度(时间)增益补偿、增益等的调节,并调整聚焦数及聚焦深度,以获得清晰的二维声像图。由于肾上腺位置较深,彩色多普勒血流图较难显示,检查时,应注意调节彩色总增益、滤波范围、血流速度范围、多普勒取样容积、多普勒取样角度等的调节,以提高彩色血流显示的灵敏度。

(四)检查方法

肾上腺可采用多种体位及途径探测,通过不同的途径探测,可减少对肾上腺病变的遗漏。探测体位包括仰卧位、侧卧位及俯卧位,探测途径包括肋间、肋下、上腹部、背部及侧腰部。探测时嘱患者保持躯体放松,指导患者做适当的呼吸动作以获取满意的显示。

1. 常用探测体位与途径　右侧肾上腺较常用的探测体位和途径是仰卧位经肋间斜切探测,以腋前线为中心,在第 7、8、9 肋间向内后方做斜行扫查,探测时以肝为声窗,在右肾上极上方及下腔静脉附近可见锲形的高回声区,为肾上腺区域,其内出现条装或“Y”形低回声带为皮质回声。左侧肾上腺较常用仰卧位或侧卧位经侧腰部做冠状面探测,在左侧第 9、10 肋间沿腋后线以脾和左肾为声窗做纵向扫查,在腹主动脉、左肾上极可探测到左侧肾上腺。

2. 其他探测体位与途径

(1)仰卧位或侧卧位经腰部探测右侧肾上腺:将探头置于腋后线或更后方,在肾内侧探及下腔静脉,在肾上极、肝与膈肌脚之间可探及右侧肾上腺。

(2)仰卧位经肋间斜切面探测左侧肾上腺:将探头置于腋前线第 7、8、9 肋间以脾为声窗向后方扫查,在脾、腹主动脉和膈肌脚之间可探及左侧肾上腺。

(3)仰卧位经肋间横切面探测肾上腺:将探头置于第 9、10 肋间,右侧于腋前线和腋中线,左侧于腋后线或更后方做横切面扫查,在腹主动脉外侧与下腔静脉后外侧可探及肾上腺。

(4)俯卧位经背部纵切面探测肾上腺:俯卧位将探头沿着肾长轴纵切扫查,显示肾上极内上方,在左肾上极内上方与腹主动脉前外侧之间可探及左侧肾上腺,在右肾上极内上方与下腔静脉前外侧

之间可探及右侧肾上腺。

(5)仰卧位右肋缘下斜切探测右侧肾上腺:将探头置于右肋缘下,以肝为声窗在右肾上极与其内侧的下腔静脉之间可探及紧贴右肾上极的右侧肾上腺。

(6)仰卧位右肋缘下纵切探测右侧肾上腺:将探头置于右肋缘下沿锁骨中线纵切,显示右肾纵轴切面,右肾上方内侧可探及右肾上腺。

(7)仰卧位上腹部横切探测肾上腺:将探头置于上腹部胰腺水平做横切扫查,在胰腺后方探测肾上腺,右侧肾上腺可以右肝为声窗,左侧肾上腺可以充盈的胃腔做声窗,显示肾上腺。

三、正常超声表现

正常肾上腺儿童显示率高于成人,这是因为儿童的肾上腺占肾大小的 1/3,而成人的肾上腺只占肾大小的 1/13,而且儿童肾周脂肪远少于成人,故易显示。儿童肾上腺声像图上的形态较多,可呈一字型、Y 形、V 形或三角形等,声像图上中间为较薄的强回声带,周围为较厚的低回声带。成人肾上腺右侧可以肝为声窗,而左侧由于胃肠积气等原因相对较难显示。成人肾上腺声像图多呈三角形或带状低回声,外周部则是较低的皮质回声,中央为较强的髓质回声。

四、常见的肾上腺疾病

肾上腺疾病分为肾上腺皮质疾病和髓质疾病两类,肾上腺皮质疾病包括肾上腺皮质功能亢进、肾上腺皮质功能不全、肾上腺性征异常症、皮质腺瘤和腺癌,其中肾上腺皮质功能亢进主要包括皮质醇增多症(库欣综合征)和原发性醛固酮增多症。肾上腺髓质疾病包括嗜铬细胞瘤、神经母细胞瘤、节细胞神经瘤等。

(一)皮质醇增多症(库欣综合征)

1. 临床与病理　皮质醇增多症(hypercortisolism),又称库欣综合征(Cushing's syndrome),是指各种原因引起肾上腺皮质分泌过多的糖皮质激素所致疾病的总称。肾上腺皮质腺瘤及腺癌是库欣综合征的一大病因,属于非促肾上腺皮质激素(ACTH)依赖性库欣综合征,而由于垂体分泌促肾上腺皮质激素(ACTH)过多引起的库欣综合征称为库欣病,其中 80% 的患者垂体内有微腺瘤,分泌过量的 ACTH 而引起双侧肾上腺皮质增生。垂体外病变,如支气管肺癌(尤其是燕麦细胞癌)、甲状

腺癌、胸腺癌、鼻咽癌等有时可分泌一种类似ACTH的物质,具有类似ACTH的生物效应,从而引起双侧肾上腺皮质增生。此外,长期大量使用糖皮质激素治疗某些疾病也可出现皮质醇症的临床表现,并抑制垂体分泌ACTH,造成肾上腺皮质萎缩。

临床表现为向心性肥胖、满月脸、水牛背(脂肪代谢异常)(图20-2);因蛋白质过度消耗造成皮肤菲薄,毛细血管脆性增加,呈现典型的皮肤紫纹(蛋白质代谢异常);血糖升高,糖耐量降低(糖代谢异常);轻度水肿或低钾血症(电解质代谢异常),除此之外,还会有月经紊乱、性功能减退、高血压、骨质疏松、溢乳、烦躁、失眠等临床改变。

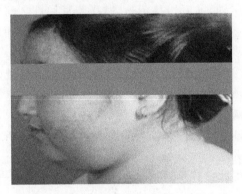

图20-2 库欣综合征(满月脸、水牛背)

2. 超声表现

(1)肾上腺内改变:肾上腺皮质增生常为双侧弥漫性,少数为结节性增生。双侧肾上腺皮质弥漫性增生可表现为肾上腺皮质低回声带增厚,部分病例超声图像无明显改变;肾上腺结节状增生表现为肾上腺区直径约1cm的结节,较大的结节直径可达到2~3cm。肾上腺皮质腺瘤超声表现为肾上腺区圆形或类圆形低回声肿块,直径2~3cm,边界清楚,内部回声多为均匀分布,少部分肿块也可呈分叶状,内部回声不均匀。肾上腺皮质腺癌超声表现为体积较大的肾上腺区肿块,多呈圆形或椭圆形,内部回声均匀或不均匀,肿块较大时会推挤肾。肿瘤生长迅速,直径6~8cm。对于大量使用糖皮质激素造成的肾上腺皮质萎缩超声较难作出诊断。

(2)肾上腺外改变:肾上腺皮质醇增多症在肾上腺外改变为皮下脂肪层增厚,肾周脂肪层或肾上腺周围脂肪回声也明显增厚。

3. 鉴别诊断

(1)肾上腺库欣瘤与醛固酮瘤的鉴别:肾上腺库欣瘤一般大小在2~3cm,而醛固酮瘤相比之下要小一些,为1~2cm,此外两者临床表现和生化指标也有差异,可资鉴别。

(2)肾上腺库欣瘤与嗜铬细胞瘤鉴别:嗜铬细胞瘤一般较库欣瘤大,在3~5cm,嗜铬细胞瘤内部一般呈中等回声,可伴有无回声区,彩色多普勒血流图显示嗜铬细胞瘤内可见星点状血流信号,而库欣瘤多没有血流信号,此外两者临床表现和生化指标也有差异,可加以鉴别。

4. 临床价值 超声对肾上腺皮质腺瘤和腺癌所引起的皮质醇增多症结合其临床症状和生化检查可作出明确的诊断,对于肾上腺皮质增生则较难鉴别,需要进一步结合其他影像学检查明确诊断。

(二)原发性醛固酮增多症

1. 临床与病理 原发性醛固酮增多症(原醛症)是由肾上腺的皮质肿瘤或增生,醛固酮分泌增多所致。发病年龄多为30~50岁,女性较男性多见。分泌过多醛固酮的肾上腺皮质腺瘤谓醛固酮瘤。醛固酮瘤是原醛症最多见的原因,占原醛症的60%~80%。醛固酮瘤大多数为肾上腺单个腺瘤,左侧肾上腺较为多见。双侧肾上腺皮质增生是原醛症的第二大病因,占原醛症的20%~30%,又称为特发性醛固酮增多症。原醛症的其他原因还有醛固酮癌、异位分泌醛固酮的肿瘤以及地塞米松可抑制性醛固酮增多症等。其中,一部分肾上腺皮质腺癌也会分泌大量醛固酮,肿瘤直径多在3cm以上。异位分泌固酮的肿瘤较少见,可发生于肾内的肾上腺残余或卵巢肿瘤。糖皮质类固醇可抑制性固酮增多症,多见于青少年男性,用生理代替性的糖皮质类固醇数周后可使醛固酮分泌量、血压及血钾恢复正常。

原醛症的临床主要表现为:高血压、低血钾及碱中毒症状。高血压是本病的早期症状,多为进展缓慢的良性高血压,但常规降压药疗效不佳,随着病情进展,血压可达210/130mmHg,病程长者可出现肾、心及脑部并发症。原醛症患者由于大量醛固酮释放促进尿钾排泄过多,可有肌肉无力、麻痹、软瘫,甚至吞咽和呼吸困难等低血钾症状,长期低血钾可造成肾远曲小管空泡变性,肾浓缩功能下降,患者出现口渴、多尿、夜尿增多和低比重尿等表现。因血游离钙水平下降,患者出现肢端麻木和手足抽搐等症状,尿液呈中性或碱性。

2. 超声表现 原发性醛固酮增多症的病变发生在肾上腺皮质球状带,病变分为肾上腺皮质腺瘤、肾上腺皮质腺癌和原发性肾上腺皮质增生。肾上腺皮质球状带的腺瘤又称为醛固酮瘤,是原发性醛固酮增多症最多的一种类型,超声表现为肾上腺内1~2cm大小的低回声肿块,呈圆形或类圆形,边界明亮清晰,肿瘤内一般没有明显的血流信号。肾上腺皮质增生的声像图可表现为皮质增厚,但大多数情况下皮质没有明显改变,如果是皮质结节状增生,其结节可达1cm左右。肾上腺皮质腺癌的超声表现为体积较大的肾上腺肿块,呈圆形、椭圆形或分叶状,可同时伴有皮质醇增多症的临床表现。

3. 鉴别诊断　肾上腺醛固酮腺瘤与肾上腺结节样增生鉴别,醛固酮腺瘤体积多较小,因此,有时与肾上腺结节样增生鉴别存在一定困难。若仔细观察可见结节样增生无明显包膜,与其周围的肾上腺组织亦无明显分界,内部回声多比较高,腺瘤有较明显包膜,内部多呈低回声,与周围腺体组织的高回声差别较大,以上声像图表现有助于两者的鉴别。

4. 临床价值　超声检查作为一种无创性检查,可发现直径在1cm以上的肿瘤,有经验的医生可探及到更小的肿瘤,但一般说1cm以下肾上腺肿瘤有时会出现漏诊。CT扫描虽有一定的放射性,但它的分辨率较高,可检出7~8mm的肿瘤。然而肾上腺增生伴较大结节者也可被误诊为肿瘤,此时可结合放射性核素扫描,如双侧肾上腺皆有放射性浓聚,则双侧肾上腺增生可能性大;如两侧肾上腺放射性不对称,则可能为腺瘤。因此,超声可结合CT、核素扫描等对原醛症作出诊断,可提高肿瘤的检出率。

(三)肾上腺皮质腺瘤和腺癌

肾上腺肿瘤可分为功能性和无功能性两大类,功能性肾上腺肿瘤指具有内分泌功能的肾上腺肿瘤;无功能性肾上腺肿瘤指无明显激素活性的肾上腺肿瘤。肾上腺功能性肿瘤主要有库欣瘤、醛固酮瘤和嗜铬细胞瘤;无功能性肿瘤主要有非功能性皮质腺瘤和腺癌、神经母细胞瘤、节细胞神经瘤;另外还包括转移性肿瘤、囊肿、脂肪瘤、血肿等。肿瘤的分类还可按其性质分为良性肿瘤或恶性肿瘤;按发生部位分为皮质肿瘤、髓质肿瘤和间质瘤等。

1. 肾上腺皮质腺瘤

(1)临床与病理:肾上腺皮质腺瘤常为单侧单发性,有薄层包膜,大小为1~3cm,镜下多为类似束状带的泡沫状透明细胞,富含类脂质,瘤细胞排列成团,由含有毛细血管的少量间质分隔。部分腺

瘤为功能性,可引起醛固酮增多症或库欣综合征,无功能性腺瘤往往无明显临床表现,在形态上与功能性腺瘤没有明显区别。

(2)超声表现:肾上腺功能性腺瘤和无功能性腺瘤在形态上无明显差异,前者发现时瘤体一般较小,呈圆形或类圆形肿块,直径为1~3cm,边界清楚,内部回声均匀;后者体积较大。

(3)鉴别诊断:①肾上腺腺瘤与腺癌鉴别,肾上腺腺瘤瘤体一般较小,呈圆形或类圆形肿块,直径为1~3cm,边界清楚,内部回声均匀;腺癌一般体积较大,往往有5~8cm,肿块呈圆形或椭圆形,也可为分叶状,内部回声不均匀,CDFI可发现腺癌内部血流信号较丰富。②右侧肾上腺腺瘤与肝右叶肿瘤鉴别,前者边界清楚,肿瘤与肾和肝之间的分界线形成"海鸥征",呼吸运动时肿瘤与肝之间出现不同步运动,肝肿瘤没有以上特点。

(4)临床价值:对于肾上腺皮质功能亢进的患者超声作为一种无创性的检查方法,可对其进行定位诊断,排除大部分的肾上腺占位病变。肾上腺无功能性皮质腺瘤和腺癌的发病率相对较低,由于多数没有临床症状故不易被发现。近年来由于人们对健康体检日益重视以及医学影像技术的进步,无功能性肾上腺肿瘤的检出率也日益增加。

2. 肾上腺皮质腺癌

(1)临床与病理:肾上腺皮质腺癌较少见,多为功能性,发现时一般体积较大,直径可达5~8cm。肿瘤内常见出血、坏死及囊性变。镜下可见瘤细胞大小不等,分化差异性高,核分裂象多见。肿瘤呈浸润性生长,破坏正常肾上腺组织,并可侵犯周围脂肪组织甚至肾。肿瘤可转移到腹膜后淋巴结或肺、肝等处。腺癌的临床表现主要有腰部肿块,腰痛以及肿瘤转移症状。

(2)超声表现:肾上腺腺癌一般体积较大,肿块呈圆形或椭圆形,也可为分叶状,内部回声不均匀,可伴有液性区。CDFI可发现肿瘤内部血流信号较丰富。当肿瘤出现肝转移时,肝内可见圆形或类圆形低回声肿块。

(3)鉴别诊断:肾上腺腺癌与肾上腺嗜铬细胞瘤鉴别,两者体积一般都较大,内部都可伴有出血或钙化,肿块内都可发现彩色血流信号,故超声较难鉴别之,此时可依靠临床表现、生化检查及其他影像学检查进行鉴别。

(4)临床价值:肾上腺无功能性皮质腺瘤和腺癌的发病率相对较低,由于多数没有临床症状故不

易被发现。近年来由于人们对健康体检日益重视以及医学影像技术的进步，无功能性肾上腺肿瘤的检出率也日益增加。

（四）嗜铬细胞瘤

1.临床与病理 嗜铬细胞在胚胎期的分布与身体的交感神经节有关，随着胚胎的发育成熟，绝大部分嗜铬细胞发生退化，其残余部分形成肾上腺髓质。因此，嗜铬细胞瘤90%左右发生于肾上腺髓质，绝大部分为单侧单发性，约10%的嗜铬细胞瘤见于双侧。嗜铬细胞瘤好发于青壮年，10%的患者有遗传性。肾上腺外的嗜铬细胞瘤一般为多发性，位于主动脉两侧交感结或嗜铬体处，也可见于膀胱壁、卵巢、睾丸等处。由于肿瘤细胞可分泌去甲肾上腺素和肾上腺素，以去甲肾上腺素为主，偶尔也分泌多巴胺及其他激素，故临床主要有儿茶酚胺过高的症状，表现为血压增高，但也有10%的患者不伴高血压。嗜铬细胞瘤患者的高血压多呈间歇性或持续性发作，发病时症状剧烈，血压骤升并伴有头痛、发汗、末梢血管收缩、脉搏加快、血糖增高及基础代谢上升等症状。90%以上的肿瘤为良性，大小不一，有包膜，呈灰红色、灰褐色，常见出血、坏死、囊性变及坏死灶。3%～6%的嗜铬细胞瘤为恶性，可转移到肝、肺、骨骼、淋巴结等处。

2.超声表现 肾上腺嗜铬细胞瘤的声像图表现为肾上腺区圆形或椭圆形肿块，边界清楚，球体感明显。肿块大小多为4～5cm，也有直径10cm的肿瘤。肿块内部回声多呈中等回声，当肿瘤出血或囊性变时，内部可出现无回声区。CDFI有时可在肿瘤内发现点状血流信号。肾上腺外的嗜铬细胞瘤多位于肾门附近，较大的肿瘤会推挤肾向外侧移位。此外，腹主动脉旁、髂血管旁、膀胱壁也可发现等回声的肿瘤。膀胱壁的嗜铬细胞瘤位于膀胱壁层，肿块处膀胱黏膜光滑，一般不向膀胱突出。恶性嗜铬细胞瘤的瘤体一般较大，转移到肝内表现为圆形或类圆形的低回声肿块，边界清楚。

3.鉴别诊断

（1）肾上腺嗜铬细胞瘤与肾上腺醛固酮瘤鉴别：体积小的嗜铬细胞瘤需与醛固酮瘤鉴别，嗜铬细胞瘤内部回声多为等回声，而醛固酮瘤多为低回声；嗜铬细胞瘤内部回声常因出血或坏死而表现不均匀并有液性区，而醛固酮瘤很少出现类似改变；此外，两者的临床表现和生化指标也有不同。

（2）肾上腺嗜铬细胞瘤与肾上腺库欣腺瘤鉴别：详见前述。

4.临床价值 超声对嗜铬细胞瘤的诊断准确率高，而且无创伤，可作为首选检查方法。CT扫描除能对肿瘤进行定位和测量大小外，还可根据肿瘤边界等情况，判断其有否浸润、转移等，超声和CT扫描对1cm以上的肿瘤均可准确定位，对<1cm的肿瘤超声和CT诊断有一定得困难，需结合其他检查综合分析。^{131}I-间碘苯甲基胍（^{131}I-MIBG）造影，其原理是MIBG在化学结构上类似去甲肾上腺素，能被肾上腺髓质和嗜铬细胞瘤摄取。故对嗜铬细胞瘤检查有特异性，能鉴别肾上腺或肾上腺以外其他部位的肿瘤是否为嗜铬细胞瘤，对嗜铬细胞瘤的诊断及定位提供了特异和准确率高的方法。

（五）肾上腺神经母细胞瘤

1.临床与病理 肾上腺神经母细胞瘤多见于儿童，肿瘤的恶性程度很高，常为多发性，转移范围广，以眼部和肝较多。婴幼儿肾上腺神经母细胞瘤临床表现多为腹部包块，预后较差。

2.超声表现 肾上腺神经母细胞瘤多表现为体积较大的实质性肿块，形态不规则，可呈分叶状，肿块内部回声不均匀，内部如有出血或坏死则可形成斑片状强回声伴声影。由于肿块较大，会对周围脏器造成挤压。

3.鉴别诊断 肾上腺神经母细胞瘤要与肾母细胞瘤鉴别，两者为婴幼儿腹部恶性肿瘤，早期都不出现临床症状，发现腹部包块时肿瘤都较大，两者的不同之处是肾上腺神经母细胞瘤来源肾上腺，肿瘤虽对肾有挤压，但仍能探及完整的肾结构，而肾母细胞瘤不能探及完整的肾结构。

4.临床价值 由于本病在早期没有明显的症状，且预后较差，故婴幼儿如能够进行超声普查，对本病的早期诊断和及时治疗会很有帮助。

五、其他肾上腺疾病

（一）节细胞神经瘤

节细胞神经瘤是一种起源于交感神经细胞的良性肿瘤，多见于成人，多发生于颈部至盆腔的交感神经节，发生于肾上腺者较为少见，一般为无功能性肾上腺肿瘤。本病多无临床症状或症状轻微，有时有上腹部不适、隐痛、腹胀、腹泻、乏力等表现，如瘤体较大腹部可扪及包块；偶有一部分肿瘤会释放儿茶酚胺，出现多汗、头痛、头晕、高血压、男性化及重症肌无力的症状。

节细胞神经瘤超声表现为圆形或类圆形肿块，内部回声均匀，呈低回声，边界清楚，如肿块内部出血,可出现无回声液性区。

(二)肾上腺髓样脂肪瘤

肾上腺髓样脂肪瘤是一种少见的良性无功能性肿瘤,由成熟脂肪组织和数量不等的正常骨髓外造血组织组成。多数病例无临床症状,偶尔因肿瘤对周围组织的机械压迫或肿瘤内部出血及坏死产生不典型的腰痛和腹痛症状。

肾上腺髓样脂肪瘤超声表现为肾上腺区高回声或强回声肿块,内部回声细密均匀,也可呈网状结构。肿瘤组织柔软,呼吸运动时能发生形变,少数肿瘤因内部出血,表现为肿块内无回声区。

(三)肾上腺转移性肿瘤

近些年肾上腺转移癌的发病率逐渐上升。因其常为无功能性,所以少有临床症状,除非肿瘤巨大可引起腰痛等压迫症状。肾上腺转移性肿瘤多来源于乳腺癌、肾癌、肺癌等,而其中小细胞肺癌较其他类型的肺癌更易发生转移。肾上腺转移瘤发生于髓质的比率远大于皮质,可发生于单侧,也可发生于双侧。

肾上腺转移瘤超声表现肾上腺区低回声肿块,呈圆形或椭圆形,也可呈不规则形,边界清楚,内部回声均匀,如果肿瘤内出血或坏死,可有无回声液性区。

(四)肾上腺性征异常症

因肾上腺的某种先天性或后天性疾病引起的外生殖器及性征异常,称肾上腺性征异常症或肾上腺生殖综合征。本病可由肾上腺增生和肾上腺肿瘤引起,病变主要发生在皮质网状带。疾病有两类:先天性肾上腺皮质增生症中的 21-羟化酶或 11β-羟化酶缺陷症;肾上腺皮质分泌雄性激素的肿瘤。其中恶性的腺瘤多于良性的腺瘤。

因人体肾上腺产生和分泌的性激素以雄激素为主,雌性激素很少。故肾上腺性征异常主要表现在女性患者向男性转化。这种转化,只是生殖器外形的变化,其真正的性别未变,因决定其性别的性腺和性染色体未变,与真两性畸形不同,后者体内卵巢、睾丸两种性腺皆有。

肾上腺性征异常症的超声表现取决于其病因。肾上腺性征异常症除肾上腺腺瘤、腺癌引起之外,肾上腺皮质增生引进者亦占很大比例,两者的治疗方法不同。超声、CT、MRI 可对三者进行鉴别诊断。鉴别遇到困难时,可应用肾上腺同位素碘化胆固醇闪烁扫描加地塞米松抑制试验,皮质腺瘤较正常吸收较多量的放射标记物,皮质增生摄取量正常,皮质癌则不显示。

(五)肾上腺皮质功能低下

肾上腺皮质功能低下为两侧肾上腺绝大部分破坏,而引起皮质激素不足的一种疾病。本病可分原发性及继发性。原发性慢性肾上腺皮质功能低下又称 Addison 病。继发性肾上腺皮质功能低下多见于下丘脑－垂体功能低下患者,由于促肾上腺皮质激素释放因子(CRF)或促肾上腺皮质激素(ACTH)的分泌不足,导致肾上腺皮质萎缩。肾上腺皮质功能低下的病因主要包括双侧肾上腺结核、特发性肾上腺皮质萎缩和肾上腺转移瘤。

超声检查有助于对肾上腺结核和肾上腺转移瘤作出诊断,提供有意义的信息。肾上腺结核声像图表现为双侧肾上腺低回声区,肾上腺皮、髓质界限消失,肾上腺的三层结构已无法分辨,病程较长的肾上腺结核会伴强回声钙化灶,随着治疗的进程,肾上腺的低回声区大小会相应改变。肾上腺转移瘤声像图详见前述。

(胡　兵　冯　亮)

第三节　腹膜后大血管

一、解 剖 概 要

腹主动脉为主动脉穿过膈肌的主动脉裂孔(相当于 T_{12} 下缘高度)至脐平面(相当于 L_4 平面)分出左、右髂总动脉之前的一段,位于脊柱前方并稍偏中线左侧。其主要分支包括腹腔干、肠系膜上动脉、肾动脉、睾丸(或卵巢)动脉、肠系膜下动脉和髂总动脉。

下腔静脉由左、右髂总静脉在 L_5 前方稍偏右侧汇合而成,然后沿脊柱前方在主动脉的右侧上行,到达肝的下方,通过肝的右纵沟后部的腔静脉沟再穿过膈肌的腔静脉孔和心包,最后进入右心房。其主要属支有肝静脉、肾静脉、肾上腺静脉、睾丸(或卵巢)静脉和髂总静脉。根据下腔静脉的主要属支的起始位置将其分为 3 段:肾静脉开口以下为下段;肾静脉开口以上至肝静脉开口以下为中段;肝静脉开口以上至右心房为上段。

二、超声检查技术

1. 病人准备　除患者病情危急需立即行超声检查外,应常规嘱患者禁食 8h 以上。

2. 体位　根据不同的扫查部位和所针对的血管检查相应地取仰卧位、侧卧位或俯卧位。站立位利用下移的肝做透声窗有助于一些血管段的检查,也可使一些静脉扩张而方便检查。

3. 仪器　常规使用 3.5MHz 的凸型探头为佳,体瘦者可选用 5.0MHz 的探头,肥胖者和位置深在的血管可采用 2MHz 探头。声束与血流方向之间的夹角 <60°,取样门大小为所查血管管径的 1/3～1/2。

4. 检查方法

(1)腹主动脉及其主要分支:①腹主动脉,腹正中纵切和横切扫查是检查腹主动脉的常用切面,深吸气后屏气利用下移的肝做透声窗,有助于腹主动脉上段的检查,探头加压可消除部分肠道气体的干扰,也有助于检查,注意动脉瘤处不宜加压。但肥胖、腹胀及大量腹水患者可导致该切面检查不满意甚至失败,此时,可采用右侧卧位左侧腰部冠状面扫查,利用脾、肾做透声窗来显示腹主动脉。②肾动脉,首先在肠系膜上动脉起始下方 1cm 处测量腹主动脉峰值流速;然后使用腹正中横切扫查、右前腹肋间或肋缘下横切扫查或侧腰部冠状面扫查,观察肾动脉主干血流充盈情况和有无紊乱血流,测量其收缩期峰值流速和舒张末期流速;最后,测量叶间动脉的峰值流速、收缩早期加速度、加速时间和阻力指数。过度肥胖、肠气干扰等影响因素可使肾动脉检查失败。③肠系膜动脉包括腹腔动脉、肠系膜上动脉和肠系膜下动脉。腹腔动脉恰位于肝尾状叶下方,肠系膜上动脉和胰腺的上方,纵切显示其与腹主动脉垂直或与腹主动脉形成向头侧的夹角,横切显示腹腔动脉及其分支呈 Y 或 T 形。纵切稍偏右显示肠系膜上动脉长轴图,其起始于腹主动脉前壁,经脾静脉和胰颈的后方下行,右侧有肠系膜上静脉伴行。在髂总动脉分叉处的上方 3～4cm 处,纵切稍偏左显示肠系膜下动脉起始于腹主动脉前壁,沿腹膜后方朝左下行走,肥胖或肠气干扰明显者常不易显示。

(2)下腔静脉及其属支:①下腔静脉,将探头置于剑突下腹正中线偏右约 2cm 处,自上往下纵切追踪观察下腔静脉的管壁和管腔内状况,横切下腔静脉位于腹主动脉右侧。或将探头置于右前腹肋间或右侧腰部,呈冠状面扫查,利用肝和右肾做透声窗,能够显示呈平行排列的下腔静脉和腹主动脉的长轴图像。站立位或乏氏动作时,由于下腔静脉扩张,有助于帮助观察。②肝静脉,剑突下纵断和横断扫查 3 支肝静脉,观察其内有无异常回声、血流充盈情况和频谱形态。探头置于右肋缘下,声束指向右上方,进行右肋缘下斜断扫查,主要用于观察肝右静脉、肝中静脉以及它们之间的交通支。也可将探头置于右前腹肋间,呈冠状面扫查肝右静脉。③肾静脉与同名动脉的超声探测方法基本类似,参见本节有关内容。

上述血管主要观测内容:有无先天变异,管腔有无狭窄和扩张,有无移位和受压,管腔内有无异常回声,血流方向,管腔血流充盈和有无紊乱血流。静脉还应观察压迫后管腔的改变,静脉血流频谱的期相性。动脉经常测量的参数有收缩期峰值血流速度,舒张末期流速,血流速度比值,加速时间,加速度和阻力指数。

三、正常超声表现

1. 腹主动脉及其主要分支

(1)腹主动脉:纵切腹主动脉呈管状无回声区,横切为一圆形无回声区,体瘦者可显示管壁的三层结构。动脉内径自上而下渐进性变小,随年龄增大而增宽,男性明显大于女性。正常腹主动脉近段内径 2～3cm,中段 1.5～2.5cm,远段 1～2cm。CDFI 血流为层流,流向足侧;近心段舒张期血流有一定程度的正向血流,而远心段舒张早期存在反向波。

(2)腹腔动脉和肠系膜上动脉:正常腹腔动脉内径(0.66±0.17)cm,肠系膜上动脉内径(0.64±0.14)cm。禁食时,肠系膜上动脉血液循环阻力较高,为三相波型,由收缩期前向波、舒张早期反向波和舒张中晚期的低速前向血流组成;进食后,内径明显增宽,整个心动周期(尤其舒张期)流速明显升高,反向血流消失。禁食时腹腔动脉血流为低阻的二相波形,具有较高的舒张期血流,进食后流速仅轻微升高。

(3)肾动脉:成人肾动脉内径为 4～7mm,管腔内血流充盈,血流频谱为低阻型,收缩早期频谱上升陡直,而后缓慢下降,约 50% 肾动脉存在收缩早期切迹。正常肾动脉峰值流速 <150cm/s,收缩早期加速时间 <0.07s,收缩早期加速度 >3m/s²,阻力指数 0.5～0.7。

2. 下腔静脉及其属支

(1)二维超声：下腔静脉及其属支，如肝静脉、肾静脉壁呈薄而平整的细线状回声，有时不易辨认，管腔内为无回声。下腔静脉表现为宽窄不均的管状结构，近右心房处可见明显的生理性狭窄。下腔静脉内径明显受呼吸的影响，吸气时前后径变窄呈扁平状，呼气时前后径增宽呈椭圆形。正常下腔静脉管腔前后径为上段 1.0～1.3cm，中段 0.9～1.2cm，下段 0.9～1.1cm。

(2)彩色多普勒：清晰显示者，管腔内充满血流信号，但肠气干扰和肥胖等影响因素可使静脉管腔内血流信号充盈不满意。下腔静脉近心段和肝静脉随心脏舒缩血流颜色发生变化，但无湍流出现。

(3)频谱多普勒：房室舒缩致血流频谱呈多相型，每一心动周期依次由 S 波、V 波、D 波和 A 波组成，偶尔在 A 波之后还有一个 C 波。S 波和 D 波为前向波，S 波波峰常＞D 波波峰；V 波、A 波及 C 波为反向波。这种多相型频谱常见于下腔静脉近心段和 3 支肝静脉，很少见于右肾静脉，而下腔静脉远心段，左肾静脉和髂静脉血流受心脏舒缩的影响很小，常表现为连续的前向血流。血流频谱也受呼吸的影响，通常吸气时 S 波流速减低，D 波流速升高，而呼气时波形流速改变则正好相反。乏氏试验(深吸气后憋气)时，反向血流消失。

四、腹主动脉及其主要分支疾病

(一)腹主-髂动脉闭塞性疾病

1. 病理与临床　主要病因为动脉粥样硬化、大动脉炎、先天性及外压性因素等。动脉狭窄或闭塞可导致远端器官及组织缺血，缺血程度与病变发生的速度、部位、范围以及侧支循环等多种因素相关。最早出现的症状多为间歇性跛行，足背动脉或踝部胫后动脉搏动减弱或消失，后期出现组织营养障碍性病变，如足趾冰冷、发绀、趾甲增厚、溃疡、坏疽。

2. 超声表现

(1)二维超声：依病因而表现不同。动脉粥样硬化所致，可见病变血管内膜毛糙、增厚，内壁见强回声斑块突起，较大者后方伴声影；大动脉炎所致，可见管壁弥漫性或节段性增厚，一般无强回声。

(2)彩色多普勒：狭窄处血流束变细，狭窄即后段血流紊乱，常可见射流；闭塞段管腔内无血流信号。

(3)频谱多普勒：狭窄段及狭窄即后段测及高速射流频谱，频窗充填，流速升高；狭窄处与上游正常动脉峰值流速比值≥2.0～2.5，可诊断腹主－髂动脉内径狭窄≥50%；远离狭窄下游的动脉血流流速减低，反向波消失。

3. 鉴别诊断　大动脉炎与动脉硬化闭塞症的鉴别：依据两者发病年龄、受累动脉部位特点和声像图表现的明显不同，两者较易鉴别。另外，需与动脉瘤附壁血栓致管腔狭窄进行鉴别。

4. 临床价值　超声检查能够判断腹主-髂动脉狭窄的部位、范围、程度及侧支循环建立的情况，同时有助于提示病因。超声也是本病介入治疗监测及随诊的有效手段。

(二)腹主动脉瘤

腹主动脉瘤分为真性、假性和夹层 3 种。

1. 真性腹主动脉瘤

(1)病理与临床：真性腹主动脉瘤常由管壁粥样硬化引起，也可因感染所致。管壁变薄，受管腔内压力影响，局部血管逐渐扩大而成。好发于肾动脉水平以下的腹主动脉。上段腹主动脉瘤很少发生，一旦发生，有可能与胸主动脉瘤并存。本病多见于老年男性，55 岁以后发病率明显升高。多数患者无临床症状，体型较瘦者可发现腹部出现搏动性包块。

(2)超声表现：①病变段腹主动脉失去正常形态，局限性扩张，多呈梭形或纺锤形，瘤壁仍表现为动脉壁的各层结构，瘤体内常见附壁血栓。CDFI 瘤腔内出现涡流，呈杂色血流信号。②诊断标准：最大径＞3.0cm；腹主动脉最宽处外径较相邻正常段外径增大 1.5 倍以上。符合两者之一即可诊断。

(3)鉴别诊断：①真性腹主动脉瘤应与假性腹主动脉瘤和腹主动脉夹层鉴别。假性腹主动脉瘤多为外伤所致，瘤壁无动脉壁三层结构，在瘤颈部或破裂口处引出"双期双向征"频谱。腹主动脉夹层可显示分离内膜、破裂口和真假腔血流。②应与腹膜后血肿、胰腺囊肿、腹膜后囊性占位、椎旁脓肿及腹膜后淋巴瘤等鉴别。

(4)临床价值：超声能够准确测量动脉瘤的大小，确定动脉瘤的部位，判断受累的动脉分支。当动脉瘤位于腹主动脉远心段而较难显示是否累及肾动脉时，可根据肠系膜上动脉起始部与动脉瘤入口的距离进行判断，＞2cm 提示肾动脉未受累。与血管造影相比，超声有其独特的优越性，可提供瘤壁和附壁血栓的信息。所以，超声为本病治疗方式的选择提供重要依据，也是一项重要的随访工具。

2. 腹主动脉夹层　腹主动脉夹层是指动脉内

膜撕裂,血液从破裂口流入中层,使内膜和中层分离,并向周围和其远端动脉扩展,可累及腹腔动脉、肠系膜上动脉或肾动脉,引起有关脏器供血不足和缺血症状。本病常由胸主动脉夹层蔓延而来,也有原发于腹主动脉的夹层。其病因多样,如遗传性、先天性、损伤、动脉硬化等。男女比例约为 2∶1,年龄以 45～60 岁多见。症状常为突发腹部剧痛。

(1)超声表现:①直接征象。受累动脉内膜分离,分离的内膜呈线状回声,将血管分隔成真、假两腔。急性期常见分离的内膜随心动周期不停地摆动,收缩期向真腔摆动;慢性期分离的内膜较固定。仔细寻找可探及分离内膜的破裂口,破裂口处血流紊乱,流速明显升高。上端动脉内膜破裂口为夹层血流的入口,而下端动脉内膜破裂口为夹层血流的出口。

②间接征象。管腔内血流分隔现象:这是指在彩色血流成像上同一条动脉管腔内血流(实为真腔与假腔内血流)被剥离的内膜和血栓隔开,同一条动脉同一水平存在两种不同性质的血流,分别代表真、假腔血流,多普勒频谱可显示真、假腔血流的不同血流动力学表现。当分离的内膜无远端破裂口时,则无此现象。如果病变较轻,真腔血流表现正常或轻度紊乱。病变严重时,假腔内较多血流通过和较大范围血栓导致真腔狭窄甚至完全闭塞。夹层段动脉扩张:假腔的外侧动脉壁无内膜层回声,当假腔内有血栓形成时,内部有实性回声,内膜贴附于血栓表面。真腔狭窄:收缩期假腔膨胀挤压真腔或假腔内大量血栓形成均可导致真腔狭窄,频谱显示真腔内收缩期流速增高。

(2)鉴别诊断:参见本节"真性腹主动脉瘤"。

(3)临床价值:超声依据上述直接和间接征象不仅能够明确诊断本病,而且可以判断内膜分离的范围、破裂口的位置、数量和大小以及受累动脉的血供状况,为外科手术和介入治疗提供重要依据。

(三)肾动脉狭窄

1. 病理与临床　肾动脉狭窄(renal artery stenosis,RAS)的常见病因为动脉粥样硬化、多发性大动脉炎和纤维肌性发育不良。血压持续升高为其主要临床表现,如血压控制不佳可引起急性左心衰竭,患肾缺血可引起肾萎缩和肾损害等严重并发症。

2. 超声表现

(1)患肾正常大小或萎缩(肾长径<9cm 或较健侧<1.5cm 以上)。

(2)狭窄段管腔变窄,血流束变细,流速明显升高,阻力增大;狭窄即后段为杂色血流信号,仍可测及高速射流。闭塞段管腔内无明显血流信号。

(3)狭窄动脉的肾内动脉分支血流频谱呈小慢波(tardus-parvus waveform)改变,表现为频谱形态低平、圆钝,频谱上升倾斜,流速减低,阻力降低。

3. 诊断标准

(1)内径减少≥60％的 RAS 的诊断标准:①肾动脉湍流处峰值流速≥180cm/s;②肾动脉与腹主动脉峰值流速比值≥3。

注:①当腹主动脉峰值流速<50cm/s 时,不宜使用肾动脉与腹主动脉峰值流速比值指标,此时,肾动脉峰值流速≥200cm/s 可提示≥60％的 RAS;②严重 RAS 的肾动脉峰值流速可在正常范围内。

(2)重度 RAS(内径减少≥70％或 80％)的诊断标准:除(1)的表现外,还包括①肾内动脉小慢波改变,表现为收缩早期波峰消失,频谱低平,收缩早期频谱倾斜;②收缩早期加速时间≥0.07s。

(3)肾动脉闭塞的诊断标准:①肾动脉主干管腔内既无血流信号也未能探测血流频谱;②肾内动脉小慢波改变。

4. 鉴别诊断

(1)RAS 病因的鉴别诊断。依据患者的年龄、性别、狭窄部位和其他动脉声像图表现,能够鉴别大多数 3 种常见病因患者。

(2)除 RAS 以外,肾动脉先天发育不良、肾动静脉瘘、肾静脉血栓形成、主动脉狭窄等也可引起肾血管性高血压,需与这些疾病进行鉴别。

5. 临床价值　CDFI 对 RAS 的诊断价值是肯定的,可以作为血管造影前的筛查手段,也是介入治疗疗效评价和随访的重要工具。但是,超声检查费时,受肾内外多种血液循环因素的影响。超声造影借助增强肾动脉的彩色血流信号而提高肾动脉的检查成功率,进一步拓展了超声诊断 RAS 的应用范围。RAS 患者服用卡托普利后狭窄远端的肾动脉扩张、阻力减低,从而使得 RAS 者肾内动脉频谱形态改变更为异常,而正常肾动脉者肾内动脉频谱形态变得更为正常。所以,对于 RAS 尤其中度狭窄者,常规超声不能明确诊断时,卡托普利肾动脉多普勒超声可以提供帮助。

对于超声检查失败和诊断困难的病例,应建议进一步行其他影像学检查。肾动脉造影是诊断本病的金标准。磁共振血管成像或 CT 血管成像依据血管形态改变来诊断动脉狭窄,对本病的诊断有一定帮助。

(四)肠系膜缺血综合征

肠系膜缺血综合征(mesenteric ischemic syndrome)是由各种原因引起急性或慢性肠道血流灌注不足或回流受阻所致的肠壁缺血坏死和肠管运动功能障碍的一类疾病的总称,分为急性和慢性两种。肠系膜动脉包括腹腔动脉、肠系膜上动脉和肠系膜下动脉。肠系膜静脉通过肠系膜上、下静脉回流至门静脉系统。

1. 急性肠系膜缺血综合征

(1)病理与临床:急性肠系膜缺血综合征是各种原因所致的肠系膜血管闭塞或血流量锐减引起的肠壁缺血坏死和肠管运动功能障碍的一种综合征。病情发展迅速,病情严重,病死率高达60%~90%。常见病因包括:①肠系膜动脉栓塞或血栓形成;②肠系膜静脉血栓形成;③非阻塞性的肠系膜血管缺血。

(2)超声表现:①肠系膜动脉栓塞或血栓形成。血栓形成或栓塞段及其远段动脉管腔内无血流信号。对于动脉粥样硬化基础上形成的血栓,二维超声有时可显示壁上的钙化斑块。②肠系膜静脉血栓形成。静脉增宽,腔内充满低回声,管腔不能被压瘪,CDFI显示管腔内无血流信号。③继发性改变。肠道缺血后肠壁增厚,肠腔狭窄,如肠壁已坏死,肠壁内无血流信号显示。有的患者可见腹腔积液、肠系膜积液。

(3)鉴别诊断:肠系膜上静脉血栓形成与门静脉高压所致肠系膜上静脉血流淤滞的鉴别。后者肠系膜上静脉管径也增宽,但通过调节仪器仍可显示管腔内充满低速血流信号,管腔可被压瘪。

(4)临床价值:超声不仅能够显示肠系膜血管的血流状况,而且能够发现腹腔积液、肠管改变等继发征象,是本病首选影像学检查方法。肠内气体干扰和操作者水平是影响其诊断的主要因素,如不能确诊,应进一步行其他影像学检查。

2. 慢性肠系膜缺血综合征

(1)病理与临床:慢性肠系膜缺血综合征常由肠系膜血管狭窄所致,动脉狭窄的主要病因包括动脉粥样硬化、动脉炎等。通常,在3支肠系膜动脉中至少有2支出现严重狭窄(内径减少>70%)才会出现慢性肠系膜缺血的临床表现,典型症状为餐后腹痛、腹胀、体重下降和腹泻。

(2)超声表现:狭窄段血流束变细,流速明显升高,狭窄即后段为杂色血流信号,狭窄远段血流频谱为小慢波改变。进食后,肠系膜上动脉和腹腔动脉血流的生理反应减弱或消失。

(3)诊断标准:

①禁食时腹腔动脉收缩期峰值流速≥200cm/s提示管径狭窄>70%。

②禁食时肠系膜上动脉收缩期峰值流速≥275cm/s或舒张末期流速>45cm/s提示管径狭窄>70%。

③禁食时肠系膜上动脉或腹腔动脉与腹主动脉收缩期峰值流速比值>3~3.5,高度提示管径狭窄>60%。

(4)鉴别诊断:利用收缩期峰值流速来诊断肠系膜动脉狭窄存在个体差异,心功能不全和弥漫性动脉粥样硬化患者可出现低流速血流,从而表现为假阴性;相反,有的患者,尤其是那些有高心排血量和高代谢疾病的年轻人和儿童,可出现假阳性。在这种情况下,肠系膜动脉与腹主动脉收缩期峰值流速比值指标可以帮助避免一些误诊或漏诊。

(5)临床价值:本病临床表现缺乏特异性,超声是首选影像学检查方法。CDFI对肠系膜血管闭塞的阳性诊断可靠性强,可使患者获得及时救治;对动脉狭窄程度的判断较为准确,可为患者诊治提供重要依据。对于CDFI检查失败和诊断困难的病例,应进一步行其他影像学检查。

(五)肠系膜上动脉压迫综合征

1. 病理与临床 肠系膜上动脉压迫综合征(superior mesenteric artery compression syndrome)指十二指肠第3、4段受肠系膜上动脉压迫所致肠腔梗阻,以致其近端扩张、淤滞而产生的一种临床综合征。本病多发于瘦长体型的青、中年女性或长期卧床者。临床表现主要为十二指肠梗阻,以慢性梗阻最常见。主要症状为餐后上腹胀痛,恶心、呕吐等,症状可因体位改变而减轻。

2. 超声表现

(1)腹主动脉与肠系膜上动脉之间的夹角较小,多数<20°,也有研究者认为<13°。

(2)通过饮水或其他胃肠造影剂,可发现肠系膜上动脉与腹主动脉之间的十二指肠受压,最大前后径<10mm,其近端十二指肠扩张,形态呈漏斗形或葫芦形。

3. 鉴别诊断 本病为肠系膜上动脉压迫十二指肠所致,需与引起十二指肠梗阻的其他疾病鉴别。

4. 临床价值 超声不仅能够较为准确地测量

肠系膜上动脉与腹主动脉之间的夹角,而且也可观察十二指肠受压的状况,为临床提供重要的诊断信息。但是,超声对于判断十二指肠受压程度不如 X 线钡剂检查准确,因此,在采用超声诊断本病时,需结合患者十二指肠梗阻的症状与体征。

五、下腔静脉及其属支疾病

(一)布-加综合征

1. 病理与临床　布-加综合征(Budd-Chiari syndrome)是指肝与右心房之间的肝静脉和(或)下腔静脉发生阻塞而引起肝静脉回流受阻,由此产生一系列症候群。多见于青壮年,病因为先天隔膜、血液高凝状态、肿瘤压迫或侵犯静脉以及血栓性静脉炎等。肝的病理变化主要是由于肝静脉血流受阻而引起肝广泛淤血,整个肝大,尤以肝左叶和尾状叶增大明显;后期可出现肝硬化。发病大多缓慢,自觉腹胀、腹痛、恶心、食欲缺乏、全身乏力等。

2. 超声表现

(1)下腔静脉和(或)肝静脉狭窄、闭塞:①隔膜常位于下腔静脉近右心房处或肝静脉开口处,呈薄膜状,有的合并纤维化、钙化而探及强回声,有的回声较低而不易显示。隔膜近心端血流紊乱,常探及高速射流。②血栓或癌栓:管腔内见实性低或中强回声,血流充盈缺损。③外压性:静脉受压变窄甚至闭塞,邻近见肿物回声。梗阻远心端静脉血流缓慢、方向逆转或频谱平坦。

(2)侧支循环形成:①肝静脉之间交通支血流是从回流受阻的肝静脉流向不受阻的肝静脉或肝右下静脉,频谱常为带状;②阻塞的肝静脉血流通过包膜下静脉与体循环静脉相交通,表现为肝周和包膜下静脉扩张;③第三肝门开放;④以门静脉分支作为侧支循环,表现为门静脉血流减慢,甚至出现双向血流和反流以及脐旁静脉开放。

(3)肝改变:急性或亚急性期,呈淤血肝大表现,尤以尾状叶增大为主;晚期呈肝硬化表现。

3. 鉴别诊断　主要应与肝硬化和门静脉高压症鉴别,依据肝内静脉声像图表现的不同,较好鉴别。还应与肝大、腹水等原因导致下腔静脉肝段外压性狭窄进行鉴别,这种狭窄位于肝静脉开口的远心段,不影响肝静脉回流。此外,下腔静脉远心段或双侧髂静脉梗阻时,回心血量减少,下腔静脉肝段变细,但肝静脉回流不受阻,不难鉴别。

4. 临床价值　依据下腔静脉和(或)肝静脉阻塞以及侧支循环形成情况,超声能够较为可靠地诊断本病,不仅是本病首选影像检查方法,还是疗效判断和随访监测的常用工具。值得注意的是肝小静脉闭塞症是布-加综合征的一种类型,其梗阻水平在肝窦,超声常不能显示肝静脉梗阻征象,易漏诊。

(二)下腔静脉综合征

1. 病理与临床　下腔静脉综合征(inferior vena cava syndrome)通常指肾静脉水平以下的下腔静脉回流障碍。主要病因是血栓形成,其次为腹腔或腹膜后组织的炎症或肿瘤。临床表现主要由静脉回流障碍所引起。由于阻塞水平大都位于肾静脉平面远侧,所引起的症状主要是双侧下肢静脉功能不全,尚可累及外生殖器和下腹壁,表现为重垂感及酸胀不适等。

2. 超声表现　超声表现取决于梗阻病因、程度、范围和病程。

(1)血栓:急性血栓为低回声,血栓段下腔静脉扩张,管腔内血流充盈明显缺损;慢性血栓为中强回声,边界不规则,静脉壁毛糙,血栓之间或血栓与管壁之间探及条状或片状血流信号,超声造影显示血栓无明显强化。不论哪一种血栓,血栓处管腔均不能被完全压瘪。

(2)癌栓:管腔内见单个或数个椭圆形或不规则形低或中强回声区,边界清晰,内可见滋养动脉血流信号,超声造影可见癌栓明显强化。

(3)外压性:受压处下腔静脉移位或有局部压迹,管腔狭窄,但静脉壁回声正常,狭窄远心段下腔静脉扩张。在下腔静脉邻近有异常回声团块。CDFI 见受压处下腔静脉血流束明显变细,见杂色血流信号,流速明显升高。

上述病因均可导致梗阻远心段下腔静脉流速减慢,频谱形态失常,且受呼吸或乏氏动作的影响减弱或消失。

3. 鉴别诊断　本病需与布-加综合征、右心衰竭、缩窄性心包炎和肾病综合征等引起下肢肿胀的疾病进行鉴别。还应注意引起本病的各种病因的相互鉴别,癌栓呈椭圆形,边界规则,内部有滋养血流信号,常可发现原发灶;而血栓则呈管状,边界不规则,内部无滋养血流信号。

4. 临床价值　CDFI 能够判断下腔静脉阻塞的病因、程度和范围,已成为本病首选和可靠的影像学检查方法。但是,在观察侧支循环方面尚存在一定的局限性,过度肥胖、肠气干扰等影响因素可导致下腔静脉显示不满意甚至探测失败。

(三)肾静脉血栓形成

1. 病理与临床　肾静脉血栓形成(renal vein thrombosis)系指肾静脉内形成血栓后所引起的一系列病理改变和临床表现。常与血液高凝状态,肾血液循环障碍和外伤所致肾血管损伤有关。常见临床表现为突发性剧烈腰腹痛;难以解释的血尿增多或尿蛋白增加;难以解释的肾功能急剧下降等。

2. 超声表现

(1)急性期可见受累肾增大,皮质回声减低;慢性期肾可萎缩。

(2)肾静脉内见低或中强回声,血流充盈明显缺损。

(3)患肾静脉血流信号消失或减少,动脉阻力增大,甚至舒张期出现反向波。

3. 鉴别诊断　应与肾梗死、少血供型肾占位进行鉴别。

4. 临床价值　CDFI能够作为本病首选影像学检查方法,常可以确诊急性肾静脉血栓形成,帮助临床迅速采取治疗措施,并有助于治疗后的随访观察。

(四)胡桃夹现象

1. 病理与临床　胡桃夹现象(nut cracker phenomenon)也称为胡桃夹综合征或左肾静脉压迫综合征,是由于腹主动脉与肠系膜上动脉之间的夹角过小引起左肾静脉回流障碍所致。多见于体形瘦长的儿童或青少年。主要临床表现为无症状肉眼血尿和直立性蛋白尿,血尿多在剧烈运动之后或傍晚出现。

2. 超声表现

(1)腹主动脉与肠系膜上动脉之间的间隙变小,致使左肾静脉受压变窄及其远心段扩张。CDFI见狭窄处血流束变细,紊乱,流速明显加快,而狭窄远心段流速明显减慢,频谱低平。

(2)仰卧位左肾静脉扩张处与狭窄处前后径比值>3或脊柱后伸位20min后此比值>4时,在结合临床表现的基础上可以提示本病。

3. 鉴别诊断　本病应与左肾静脉血栓鉴别,两者较好鉴别。

4. 临床价值　超声对本病具有一定的实用价值,为临床首选的影像学检查方法。但是,在应用诊断标准时,须注意:①超声对左肾静脉扩张处尤其是狭窄处的内径测量不太准确;②应结合患者临床表现进行分析,有不少人达到上述诊断标准,但没有明显的临床表现;③本病是由于左肾静脉的回流障碍所致,但目前尚无可靠的血流动力学参数来诊断本病。

六、动、静脉瘘

1. 病理与临床　动、静脉瘘(arteriovenous fistulas)是指动、静脉之间存在异常通道。腹主动脉—下腔静脉瘘比较少见,多为后天性,临床上可分为两种类型:①自发型(80%)即腹主动脉瘤破入下腔静脉;②创伤型(20%),临床症状典型者出现三联征,即腰腹部疼痛、搏动性肿块、粗糙连续的机器样杂音。

肾动、静脉瘘也多为后天性,为肾肿瘤、创伤、炎症和动脉粥样硬化所致。主要症状为血尿,高血压,分流量大时可能出现心力衰竭。瘘较大时可在腰部闻及连续性杂音。

2. 超声表现

(1)瘘口近心端供血动脉血流为高速低阻型;瘘口远端动脉缺血,如分流量大的肾动静脉瘘可导致肾萎缩。

(2)瘘口处为紊乱的血流信号,呈高速低阻型动脉样血流频谱。

(3)与瘘相连的静脉明显扩张,频谱显示静脉血流动脉化。

(4)部分患者有充血性心力衰竭表现。

3. 鉴别诊断　当动、静脉瘘导致供血动脉或引流静脉扩张明显甚至形成动脉瘤和(或)静脉瘤时,可因局部解剖结构失常、血流紊乱掩盖瘘口而导致误诊或漏诊,此时寻找动静脉瘘的特征性表现有助于鉴别。

4. 临床价值　超声常可对动、静脉瘘作出明确的定性诊断,但对瘘口部位、大小、附近血管扩张及侧支循环形成情况的观察不如血管造影检查。

(李建初　王亚红)

■ 参考文献

[1] Nishino M,Hayakawa K,Minami M,et al. Primary retroperitoneal neoplasms:CT and MR imaging findings with anatomic and pathologic diagnostic clue.Radiographics,2003,23(1):45-57.

[2] 李玮,毛赛,张峰,等.腹膜后间隙的断层解剖研究进展.白求恩医学院学报,2008,6(1):25-27.

[3] 李晓东,安力春.成人腹膜后血管淋巴管瘤1例.中国医学影

像技术,2010,26(3):586.

[4]　曹海根,王金锐.实用腹部超声诊断学.2 版.北京:人民卫生出版社,2006:625-637.

[5]　张　璟,姜玉新,孙惠文,等.特发性腹膜后纤维化的超声诊断.中国医学影像技术,2006,22(7):1058-1060.

[6]　周永昌,郭万学.超声医学.4 版.北京:科学技术文献出版社.

[7]　唐　杰,温朝阳.腹部和外周血管彩色多普勒诊断学.3 版.北京:人民卫生出版社,2007.

[8]　李建初.肾动脉狭窄的超声规范化检测与结果分析.中华医学超声杂志(电子版),2010,7(1):3-5.

第21章

妇　科

第一节　解剖与生理概要

女性内生殖器官包括阴道、子宫、输卵管及卵巢,后两者称为附件。

一、女性内生殖器官解剖

(一)阴道

阴道位于子宫下方,上端包绕宫颈,下端开口于阴道前庭后部。阴道分前壁、后壁、上下两端;阴道壁由黏膜、肌层和纤维层构成,有很多横向皱襞称阴道皱襞,具有较大伸展性;阴道黏膜色淡红,表面为复层鳞状细胞所覆盖;阴道黏膜受性激素影响有周期性变化。幼女及绝经后妇女的阴道黏膜菲薄,皱襞少,伸展性小,易受创伤和感染。

环绕子宫颈周围的腔隙称阴道穹窿,后穹窿顶端与子宫直肠陷凹紧邻,为腹腔最低部分。当子宫直肠陷凹有积液时,可经阴道后穹窿穿刺或引流。

(二)子宫

子宫位于下腹小骨盆腔中央、膀胱与直肠之间。正常成人子宫呈倒置梨形,长 7~8cm,宽 4~5cm,厚 2~3cm,重量 40~50g;子宫腔容量约为 5ml。

子宫分为子宫体、峡部及子宫颈。子宫位于两侧输卵管口之间的部分称为子宫底,子宫底两侧为子宫角;子宫下部呈圆柱状的结构即为子宫颈,子宫颈部与宫体相连部分稍狭细,称子宫峡部,在非孕期长约 1cm。宫体与宫颈的比例因年龄而异,一般婴幼儿期为 1:2,青春期为 1:1,生育期为 2:1,绝经后为 1:1。

子宫壁由内向外依次为内膜、肌层及浆膜层。内膜自青春期开始随卵巢激素发生周期性变化增殖与脱落,形成月经;肌层由平滑肌构成,浆膜层即覆盖于子宫的腹膜脏层。腹膜脏层沿宫壁下行至阴道后穹窿上部时,折向后上方覆盖直肠形成一腹膜凹陷,即子宫直肠陷凹。

子宫腔呈上宽下窄的三角形。子宫峡部上端为解剖学内口,下端为组织学内口,即宫颈内口,因黏膜组织在此处由内膜转变为宫颈黏膜。宫颈管黏膜上皮细胞呈高柱状,黏膜层内有许多腺体,能分泌碱性黏液,形成宫颈管内黏液栓。宫颈阴道部则为鳞状上皮覆盖,表面光滑。

子宫位置由一系列子宫韧带固定,通常子宫略呈前倾前屈位。

子宫血供主要来自子宫动脉。子宫动脉起自髂内动脉,于腹膜后沿盆侧壁下行,距宫颈约 2cm 处从前上方横行穿越输尿管到达子宫外侧缘,分支供应子宫。子宫动脉进入子宫肌层后分支行于外 1/3 肌层内,继而发出垂直分支,进入子宫内膜后弯曲形成螺旋动脉。

(三)卵巢

卵巢为女性生殖腺,产生卵子和激素。卵巢左右各一,位于子宫底后外侧、盆腔侧壁髂内动脉和髂外动脉分叉处的下方。

卵巢呈扁椭圆形,正常成年妇女卵巢大小约为 4cm×3cm×1cm,重 5~6g。绝经后卵巢可缩小至生育期卵巢体积的 1/2。

卵巢由卵巢皮质及髓质构成,皮质位于外层,是卵泡所在区域,由数以万计的始基卵泡及致密结缔组织构成;卵巢髓质为卵巢中心部位,内含疏松结缔组织及丰富血管。卵巢表面并无腹膜覆盖,而由一层纤维组织构成的白膜覆盖。

卵巢血供来自卵巢动脉及子宫动脉卵巢支。

卵巢动脉于肾动脉起点稍下方起自腹主动脉,沿腰大肌前方下行至骨盆腔,越过输尿管进入卵巢门供应卵巢。子宫动脉上行至子宫角处分出卵巢支供应卵巢。

(四)输卵管

输卵管为一细长弯曲的管状结构,左右各一,是卵子与精子受精的场所。输卵管位于子宫底两侧,走行于阔韧带上缘,其位置移动度较大。

输卵管全长 8~14cm,由内向外分为间质部、峡部、壶腹部及伞部。间质部又称壁内部,位于子宫壁内,长约 1cm,管腔狭小;峡部位于间质部外侧,长 2~3cm,管壁较厚、管腔小;壶腹部长 5~8cm,管腔较大,卵细胞常在此受精;伞部是输卵管末端,长约 1.5cm,开口于腹腔,呈漏斗状,漏斗周缘有许多指状突起称为输卵管伞,有"拾卵"作用。

二、女性内生殖器官生理

(一)卵泡的生长发育

卵泡生长发育过程经历了始基卵泡、窦前卵泡(或次级卵泡)、窦状卵泡(或三级卵泡)和成熟卵泡 4 个阶段。

始基卵泡形成于胚胎 4 个月至生后 6 个月时,为最基本的生殖单位;其发育至形成窦前卵泡约需 9 个月;窦前卵泡继续生长发育主要受卵泡刺激素(FSH)调控,其发育至窦状卵泡约需 70d。必须在促性腺激素刺激下,窦状卵泡才能继续发育成为排卵前卵泡,即成熟卵泡,需时约 15d。

(二)卵巢周期

卵巢为女性的生殖腺,育龄妇女卵巢生理功能主要包括:①每个月排出一个有受精能力的卵细胞,卵巢结构和功能发生周期性变化,即卵巢周期;②分泌性激素,维持早期胚胎发育。卵巢周期分为卵泡期、排卵期、黄体期。

1. 卵泡期　指卵泡发育至成熟的阶段(月经周期第 1~14 日)。育龄妇女每月发育一批卵泡,一般只有一个优势卵泡成熟并排卵,其余卵泡在其发育的不同阶段退化,称之为卵泡闭锁。

2. 排卵期　在垂体释放的促性腺激素(LH)的刺激及卵泡内各种水解酶、纤溶酶、前列腺素等共同作用下,卵泡破裂,卵母细胞及包绕它的卵丘颗粒细胞一起被排出,称为排卵,多发生在月经期第 14 日。排卵可由两侧卵巢轮流发生,也可由一侧卵巢连续发生。

3. 黄体期　排卵后至月经来潮前为黄体期(月经周期第 15~28 日)。排卵后卵泡液流出,卵泡壁内陷,卵泡颗粒细胞和泡膜细胞向内侵入形成颗粒黄体细胞和泡膜黄体细胞,周围由卵泡外膜包绕;同时基底膜外的毛细血管及纤维母细胞迅速增殖,并穿入基底膜内。一般在排卵后 5d 内先后形成血体及黄体,排卵后的 7~8d,黄体体积和功能达到高峰,直径 1~2cm,外观色黄。

若卵子未受精,垂体促性腺激素进一步下降,黄体在排卵后 9~10d 开始退化,黄体细胞逐渐萎缩,血管减少,周围结缔组织与成纤维细胞侵入并取代黄体,外观色白,称之为白体。退化的黄体转变为白体需 8~10 周的时间。黄体功能衰退后激素分泌功能减退,月经来潮,卵巢中新的卵泡发育,开始新的卵巢周期。

(三)月经周期中子宫内膜的周期性变化

正常育龄妇女生殖系统呈周期性变化,以子宫内膜的变化最为突出。每月子宫内膜脱落一次,即为月经周期,平均时间长为 28d。月经周期是下丘脑—垂体卵巢轴功能的反复表现及生殖道靶器官—子宫内膜结构功能周期性变化的结果。

子宫内膜在结构上分为基底层和功能层。基底层与子宫肌层相连,对月经周期中的激素变化无反应;功能层靠近宫腔,由基底层再生而来,随卵巢激素变化而呈现周期性变化,根据其组织学变化分为增殖期、分泌期和月经期。

1. 增殖期　月经周期第 5~14 日,月经期后子宫内膜仅余基底层,在卵巢卵泡期雌激素的作用下,内膜逐渐开始修复,内膜腺体和间质细胞呈增生状态。

月经周期第 5~7 日为增殖早期,子宫内膜较薄;月经周期第 8~10 日为增殖中期,间质水肿明显,腺上皮细胞增生活跃、腺体数目增多、增粗、增长,螺旋动脉逐渐发育;月经周期第 11~14 日为增殖晚期,内膜进一步增厚,表面高低不平,腺体更长呈弯曲状,组织水肿更明显,螺旋动脉呈弯曲状,管腔增大。

2. 分泌期　月经周期第 15~28 日,与卵巢黄体期相对应。排卵后卵巢黄体继续分泌雌激素及孕激素,在孕激素作用下,子宫内膜呈分泌反应。

排卵后第 1~5 日,即月经周期第 15~19 日,子宫内膜继续增厚,腺体更长,弯曲更明显,间质水肿,螺旋动脉继续增生、弯曲;月经周期第 20~23 日,子宫内膜厚度达高峰,并呈锯齿状,间质高度水肿,螺旋动脉进一步增生、弯曲;月经周期第 24~28

日,卵巢黄体退化,螺旋动脉迅速增长,也更弯曲。

3. 月经期 月经周期第 1～4 日。由于雌、孕激素撤退,螺旋动脉阵发性痉挛及扩张,远端血管及组织缺血坏死,内膜功能层崩解脱落出血,形成月经。

第二节　超声检查技术

二维及彩色多普勒超声成像技术的发展,使超声检查成为妇科疾病不可替代的首选影像检查;高分辨率的经阴道超声又在很大程度上提高了超声检查对妇科疾病的诊断能力。超声诊断的准确性与合理选择检查方法有很大关系。

一、经腹超声检查法

经腹超声扫查范围广泛、切面及角度灵活,能够完整显示盆腔器官全貌,是最常用的妇科超声检查方法之一。适用于所有要求盆腔超声检查的妇女。

其局限性包括易受腹壁厚度、膀胱充盈程度及肠道胀气等因素影响。

(一)检查前的准备

受检者需饮水 500～1000ml,使膀胱充盈。膀胱充盈以中度为适宜(即充盈膀胱达子宫底部或宫底上方 1～2cm 处)。

(二)检查体位

受检者常规取平卧位。

(三)仪器

选用凸阵探头,探头中心频率多为 3.5MHz。对于较瘦患者或儿童患者,也可应用高频的腔内探头或线阵探头直接置于腹壁进行扫查。

(四)检查方法

1. 暴露下腹部,涂抹适量耦合剂,探头直接置于腹壁皮肤进行扫查。

2. 首先进行子宫矢状切面扫查,于子宫矢状切面上测量子宫长径、前后径及内膜厚度。

3. 将探头旋转 90°进行横切面扫查,测量子宫横径;观察子宫及两侧附件情况,并测量卵巢大小。注意卵巢位置变化较大,卵巢最大切面多在盆腔斜切面上获得。

4. 扫查过程中根据病灶或感兴趣区域灵活移动探头,改变扫查方向与角度,以获得病灶及感兴趣区域的最佳图像。

(五)检查技巧

1. 强调膀胱充盈要适度。膀胱过度充盈时,盆腔正常器官被向后推移,不在最佳观察区域内,且可使子宫受压变形;同时患者因膀胱过度充盈而非常不适。膀胱充盈不佳时,无法推开肠管,导致盆腔脏器因肠气干扰不能清楚显示。

2. 扫查范围要大,以避免漏诊位置较高的病变。

3. 观察肿物与周围脏器关系时,应充分利用探头加压、移动连续扫查、嘱患者改变体位等手法进行观察,以了解肿物与周围脏器间的活动情况。

二、经阴道超声检查法

经阴道超声检查(trans-vaginal ultrasound,TVUS)是将超声探头置入阴道内进行超声检查,也是目前最常用的妇科超声检查方法之一。由于经阴道探头频率高,与盆腔器官更接近,图像分辨率佳,能更好地显示子宫、卵巢及盆腔肿块的结构特征及血流情况,且不受肠腔气体干扰和腹壁声衰减的影响,适用于能进行经阴道检查的所有患者,特别是对后位子宫、宫腔内病变(如内膜病变、黏膜下肌瘤、妊娠物残留等)、异位妊娠、辅助生育技术监测卵泡以及对老年患者、肥胖患者等,TVUS 均明显优于经腹超声检查;此外,TVUS 引导下穿刺也是目前介入性超声最常用的方法。

其局限性包括经阴道探头频率高,穿透力有限,聚焦深度<10cm,对较大盆腔肿块或位置较高的卵巢难以显示,需结合经腹超声检查观察。

对无性生活者、阴道畸形、阴道炎症、老年性阴道明显萎缩患者及月经期不应进行 TVUS。

(一)检查前的准备

受检者检查前需排空膀胱。

检查者备好阴道探头及避孕套。对阴道出血患者,确因诊断需要必须进行 TVUS 时,检查者应准备好消毒避孕套。

(二)检查体位

受检者常规取膀胱截石位。必要时用枕头垫高臀部或嘱受检者将手置于臀部下以抬高臀部。

(三)仪器

选择经阴道腔内探头,探头中心频率多为 7.5MHz。

(四)检查方法

1.阴道探头顶端涂适量耦合剂,套上一次性乳胶避孕套,并检查避孕套与探头间无气泡存在。

2.操作者右手持探头,左手轻轻分开阴唇,将探头缓慢置入阴道内,探头顶端抵达阴道穹隆部。子宫后位时探头置于后穹隆,前位时置于前穹隆。

3.扫查时利用旋转、倾斜、抽送等基本手法对盆腔内结构进行矢状切面、横切面及斜切面扫查。于子宫矢状切面上测量子宫长径、前后径及子宫内膜厚度;将探头旋转 90°,于横切面测量子宫横径。

4.然后将探头移向子宫左侧或右侧,扫查左、右附件区,观察双侧卵巢及周围附件区情况。卵巢位置变化较大,应转动探头多切面寻找,并于卵巢最大切面上测量卵巢大小。

5.扫查过程中根据病灶或感兴趣区域灵活移动探头,改变扫查方向与角度,进行多切面扫查,以获得病灶及感兴趣区域的最佳图像。同时要注意子宫直肠陷凹及附件区有无积液。

(五)检查技巧

1.探头置入阴道后,可以参照膀胱位置进行定位,通过子宫与膀胱的位置关系判断子宫为前位、中位或后位。

2.检查过程中,可采用推拉、移动探头的方式推开肠管,并可利用探头推动或加压观察肿物的软硬度,与周围组织结构间的相互移动性等。

3.病灶或脏器位置较高时,可用左手在腹壁加压,使病灶更接近阴道探头。

(六)注意事项

1.月经期一般应避免进行 TVUS,如确因诊断需要必须对子宫出血或月经期妇女进行经阴道超声检查时,应注意无菌操作。

2.阴道探头应定期消毒。

三、经直肠超声检查法

经直肠超声检查法是指将腔内探头置于直肠内进行超声检查的方法。主要用于男性前列腺疾病诊断。妇科方面用于经腹超声检查图像显示不清、但又不能进行经阴道检查的患者,如处女膜未破、阴道畸形或老年性阴道萎缩等。

1.检查前的准备　检查前受检者需排空大小便。一般采用检查前晚服用泻药的方法(如服用酚酞 2 片),检查当天早上空腹,必要时还可于检查前加用 2 支开塞露。

2.检查体位　受检者取左侧卧位,左腿伸直、右腿屈曲。有时也可采用膀胱截石位。

3.仪器　采用经直肠探头,多数仪器经直肠探头与经阴道探头为同一探头。探头频率与经阴道探头一致。

4.检查方法　探头套好乳胶避孕套后,应在避孕套上加适量耦合剂作为润滑剂,以方便将探头置入直肠内。扫查方法和观察顺序与经阴道扫查相似。

四、经阴道介入性超声

经阴道超声引导下进行盆腔穿刺可增加定位的准确性,避免损伤。

治疗性穿刺适用于卵巢内异症囊肿(巧囊)治疗、辅助生殖中穿刺取卵、未破裂型异位妊娠局部药物治疗、卵巢单纯性囊肿穿刺治疗及盆腔脓肿、输卵管积水治疗等。

穿刺并发症包括误穿大血管形成血肿、肠管损伤,如慢性盆腔炎或子宫内膜异位症常与肠管粘连,穿刺不慎时可能损伤肠管;操作者应严格掌握 TVUS 引导下盆腔穿刺术的适应证与禁忌证,严格操作规程,防止并发症发生。

第三节　正常超声表现

一、子　　宫

(一)形态、位置

子宫位于膀胱后方,矢状切面呈倒置梨形,宫底横切面近似三角形,体部横切面呈椭圆形。

根据长轴切面上宫体与宫颈、宫颈与阴道的相对位置关系判断子宫的倾、屈角度。正常子宫呈前倾前屈位,即宫颈与阴道、宫体与宫颈均形成向前的倾斜角度。过度前屈子宫指宫体与宫颈间向前夹角<90°。后位子宫的后倾后屈子宫指宫颈倾斜向后、宫体与宫颈角度亦向后,若宫体与宫颈向后的纵轴角度<90°,则为过度后屈子宫。

(二)声像图表现

1.宫体　子宫体为均质实性结构,肌层呈均匀低回声。矢状切面上呈倒置梨形,宫底横切面呈倒三角形,两侧为宫角,宫体横切面呈椭圆形。

2.内膜 宫腔居中,呈线状强回声,宫腔线周围为内膜回声层。内膜回声随月经周期改变。①月经期:内膜厚度 1～4mm,回声不均,宫腔内可见无回声区。②增殖期:内膜受雌激素作用增生变厚,厚度 4～8mm,呈中等回声;有时可见内膜基底层呈线状强回声而功能层呈低回声,与宫腔线的强回声一起形成"三线征"。③分泌期:内膜在孕激素作用下继续增厚,厚度 7～14mm,血管增殖、腺体分泌,内膜功能层回声增强,使内膜全层呈较均匀一致的强回声。

由于子宫肌层的收缩,增殖期和分泌期 TVUS 时常见内膜涌动现象。

3.子宫颈 宫颈肌层也呈均匀低回声,但回声水平一般较宫体肌层强。宫颈管位于宫颈中央、纵切呈梭形,回声常偏低。前位、中位子宫的宫颈在宫体的下方,而后位子宫的宫颈则位于宫体的上方,此时容易将子宫颈误诊为子宫前壁肌瘤等,应注意识别图像。

(三)CDFI 表现

1.TVUS 时多可见子宫外 1/3 肌层内的弓形动、静脉。放射状动脉在生育年龄妇女可能显示,而内膜的螺旋动脉生理情况下仅在分泌晚期或早孕时显示。

2.子宫动脉:宫颈水平两侧可显示子宫动、静脉,子宫动脉沿子宫体侧缘上行,同时向子宫肌层发出第一级分支弓形动脉,弓形动脉发出垂直于子宫长轴、辐射状分布的放射状动脉,放射状动脉进入子宫内膜,弯曲呈螺旋状称螺旋动脉。子宫动脉血流频谱特征非妊娠期表现为高速高阻型血流,妊娠期血流阻力随孕周增加渐下降。

(四)子宫大小测量

以清楚显示子宫轮廓及宫腔线为标准矢状切面,测量子宫长径和前后径;测量子宫横径时应先找到宫底最大切面(呈三角形,左右为宫角),然后将探头稍向下移,即两侧宫角处横切面的稍下方(呈椭圆形),显示子宫底内膜后,测量子宫最大横径。

育龄妇女子宫正常参考值:子宫长径为 6.0～8.5cm,横径为 3.0～5.0cm,前后径为 2.0～4.0cm;经产妇子宫各径线均较未产妇及初产妇大约 1cm。需要指出的是,关于子宫大小不同书籍间描述有一定差异,对于育龄妇女子宫正常参考值可

以简单记忆为 7cm×5cm×3cm。

(五)绝经后子宫的超声表现

绝经后子宫体萎缩变小,但宫颈缩小不明显;子宫肌层回声可不均或回声减低,浆膜下肌层内有时可见斑点状或短条状强回声,为弓状动脉钙化所致。绝经后子宫内膜萎缩变薄,呈线状,内膜正常参考值为＜5mm。

二、卵 巢

(一)形态、位置

卵巢位于子宫底后外侧、盆腔侧壁髂内、外动脉分叉处的下方,借卵巢固有韧带连于子宫角。矢状切面上卵巢位于充盈膀胱的后外侧。卵巢位置变化较多,一般采用经阴道扫查时在髂内动脉前方容易寻找到卵巢,辨认卵巢最主要的结构特征是卵巢实质内有卵泡回声;但绝经后妇女的卵巢无卵泡,辨别较困难。

卵巢为椭圆形实质性器官,月经周期中卵巢的大小可有变化,主要由于卵巢内卵泡发育和排卵所致。

(二)扫查技巧

卵巢位置变化较多,需熟练掌握扫查技巧。

1.经腹超声检查时,可将探头置于检查侧的对侧,以充盈膀胱做透声窗检查卵巢。若经腹超声不能显示卵巢,应进行 TVUS,一般可以清晰显示卵巢。

2.TVUS 时,将探头侧向盆壁,于髂血管附近容易获得卵巢斜冠状切面图像;双侧卵巢往往不在同一平面上,需移动探头分别观察。

3.子宫不在中线而偏于一侧时,同侧卵巢也往往向上移位,应在较高位置寻找。后位子宫时卵巢往往偏于腹侧并与宫体同一水平,需改变探头方向多角度扫查方可显示。

(三)声像图表现

卵巢呈扁椭圆形,周围皮质呈低回声,皮质内可见大小不等、边界清楚、壁薄的圆形无回声区,为卵泡回声;卵巢中央部为髓质,因不含卵泡而回声略高。由于卵泡内含有卵泡液,有一定张力,成熟卵泡可突向卵巢表面,有时成熟卵泡内可见一小而薄壁的无回声区,为卵丘回声。

卵泡大小随月经周期变化,月经第 5 日起超声图像可显示卵泡,于一侧或两侧卵巢内见 1～2 个或数个小卵泡;随着月经周期推移,卵泡渐增大,当一侧卵巢内出现直径达 1.3cm 以上的卵泡并迅速

发育者,为优势卵泡,而其他小卵泡则逐渐萎缩。优势卵泡的生长速度为 1～2 mm/d,直径达 1.8～2.5cm 时即成为成熟卵泡。

排卵为一瞬间过程,超声难以直接观察到卵泡破裂的过程,但可根据间接征象判断是否排卵。①优势卵泡消失;②血体形成:卵泡破裂后迅速缩小,并由于血液充盈形成血体结构,内为不凝血,表现为卵巢皮质内边界不清、壁稍厚的混合回声区;③CDFI 显示卵巢血体周围环状血流信号,为低阻型血流频谱;④盆腔积液:由于卵泡液流出,一侧卵巢周围或子宫直肠陷凹可见少量积液。

黄体的声像图表现:排卵后血体大约持续72h,随着颗粒细胞或卵泡膜细胞长入而形成黄体。黄体的声像图表现根据排卵后血体内出血量和时间等有较大变化,超声常见为壁稍厚的无回声区,无回声区内部有点状或网状回声,CDFI 特点为无回声区周边见环绕的低阻血流;有时因为出血量较多可表现为类实性结构,应注意鉴别。月经后期若无妊娠,黄体萎缩,体积缩小。若黄体增大,直径＞2.5cm 时即为黄体囊肿,黄体囊肿直径有时可达到6.0cm 甚或更大。

(四)卵巢的 CDFI 特点

正常卵巢内血流随卵巢不同功能期呈周期性改变,TVUS 可较准确评价卵巢血供情况。月经周期第 1～7 天,双侧卵巢内血流很少;从第 9 天开始进入卵巢活动期,优势卵泡发育,卵巢血流开始丰富;黄体形成后黄体周围血管增生,囊壁上血管明显扩张,形成环绕黄体的低阻血流。

(五)卵巢大小测量

卵巢测量应包括三径线,即长径、横径、前后径。找到卵巢最大长轴切面,测量卵巢长径及前后径;将探头旋转 90°,获得卵巢最大横切面,测量卵巢横径。正常卵巢体积在生育年龄最大,绝经后逐渐缩小。育龄妇女卵巢正常参考值约为 4cm×3cm×1cm。

三、输　卵　管

由于输卵管细而弯曲,位置不固定,周围被肠管遮盖,正常情况下不能清楚显示。当盆腔积液或腹水时,输卵管被无回声的液体所衬托,可以清晰地显示,表现为边界回声稍强的弯曲管状结构,下方常可见卵巢回声。

第四节　子宫疾病

一、子宫先天发育异常

子宫先天性发育异常是生殖器官发育异常中最常见的,临床意义亦比较大。受某些因素影响,两侧副中肾管在演化过程的不同阶段停止发育,形成各种子宫发育异常,包括子宫未发育或发育不全(无子宫、始基子宫、幼稚子宫)、两侧副中肾管会合受阻(残角子宫、双子宫、双角子宫)以及副中肾管会合后中隔吸收受阻所致的纵隔子宫等。

(一)子宫未发育或发育不全

1. 病理与临床

(1)先天性无子宫:两侧副中肾管向中线融合形成子宫,如未到中线前即停止发育,则无子宫形成;先天性无子宫常合并先天性无阴道;卵巢可正常。临床表现为原发闭经,但第二性征正常。

(2)始基子宫:两侧副中肾管向中线融合后不久即停止发育,导致子宫发育停留在胎儿期,子宫很小且多数无宫腔或虽有宫腔但无内膜。无月经。

(3)幼稚子宫:青春期以前的任何时期,子宫停止发育,导致青春期后子宫仍为幼儿时期的大小。

幼稚子宫临床表现为原发闭经、痛经、月经量过少、不孕等。

(4)单角子宫:一侧副中肾管发育完好,一侧未发育所致。发育完好的一侧形成单角子宫,该侧有一发育正常输卵管。约 65% 合并残角子宫畸形,常伴同侧肾发育异常。

临床表现包括痛经或原发不育等;妊娠时可能引起流产或难产。

(5)残角子宫:一侧副中肾管发育正常(发育侧子宫),另一侧副中肾管中下段在发育过程中停滞,形成不同程度的残角子宫。表现为发育侧子宫旁一小子宫及其附件,小子宫有纤维组织束与发育侧的单角子宫相连。

残角子宫类型:残角子宫可分为无内膜型及有内膜型,后者根据其内膜腔与发育侧宫腔是否相通分为有内膜相通型与有内膜不相通型。当内膜有功能的残角子宫与发育侧子宫腔不相通时,月经来潮后即出现周期性下腹疼痛症状,经血逆流至腹腔可发生子宫内膜异位症。

残角子宫妊娠:残角子宫妊娠早期多无症状,

有症状时与输卵管间质部妊娠相似。由于残角子宫壁肌层发育不良,肌壁较薄,不能随胎儿生长而相应增长;如未能及时发现和诊断,随着胚胎生长发育,常在妊娠3~4个月时自然破裂,引起大出血危及孕妇生命,因此,及时诊治非常重要。

2.超声表现

(1)先天性无子宫:纵切或横切扫查时下腹部均探查不到膀胱后方的子宫图像。常合并无阴道,双侧卵巢表现可正常。

(2)始基子宫:子宫表现为一很小的条索状低回声结构,子宫长径<2.0cm,宫体、宫颈分界不清;无宫腔回声线及内膜回声。双侧卵巢表现可正常。

(3)幼稚子宫:子宫各径线均明显小于正常,前后径(即子宫厚径)<2.0cm,宫颈相对较长,宫体与宫颈之比为1:2;内膜薄。双侧卵巢表现可正常。

(4)单角子宫:子宫外形呈梭形,横径较小,宫腔内膜呈管状,向一侧稍弯曲,同侧可见正常卵巢。当二维超声上子宫横径小或位置偏于一侧时应怀疑到单角子宫。事实上,二维超声上较难诊断单角子宫,而必须依靠三维超声才能作出较明确的诊断。

(5)残角子宫:①盆腔内见一发育正常子宫,其一侧可见一低回声包块,回声与子宫肌层相似,但与宫颈不相连。易与浆膜下肌瘤混淆。②内膜不相通型残角子宫,月经初潮后即形成残角子宫腔积血,表现为一相对正常子宫的一侧有中心为无回声的囊实性包块。③残角子宫妊娠:正常子宫一侧上方见圆形包块,内见胎囊及胎芽,周围可见肌层回声;较大时见成形胎儿,但宫壁较薄。因此,超声特点为发现偏向一侧盆腔的妊娠包块,另一侧见相对正常的子宫。妊娠囊周围内膜层与正常宫颈管不相通。正常子宫腔内可见厚的蜕膜回声(内膜增厚)或假孕囊回声。

3.临床价值 超声检查是诊断子宫未发育或发育不全的主要影像检查方法。由于此类畸形患者常因合并先天性无阴道,或有阴道但处女膜未破(无性生活)而不能进行经阴道超声检查,因此,经直肠超声检查法是此类子宫发育异常的最佳检查途径,对临床诊断帮助很大。

此外,残角子宫妊娠是需要特别引起注意的,避免漏、误诊的关键是要提高对此种异位妊娠的认识。

(二)两侧副中肾管会合受阻

1.病理与临床

(1)双子宫:两侧副中肾管发育后未完全会合,形成两个分离的子宫体和宫颈,附有各自的输卵管。常伴有阴道纵隔或斜隔。双子宫的宫颈可分开或相连。

双子宫可无临床症状,月经正常,妊娠期分娩过程可无并发症。有症状者表现为月经过多、痛经、易流产、胎儿宫内发育迟缓(IUGR)等。

(2)双角子宫:两侧副中肾管已大部会合,但子宫体仍有部分会合不全,子宫体在宫颈内口水平以上的某一部位分开,导致子宫两侧各有一角突出,称双角子宫。

双角子宫妊娠结局较差,有较高的流产率、早产率。

(3)弓状子宫:为子宫底部未完全会合,宫底部中央区有轻度凹陷的宫壁向宫底、宫腔轻微突出,是最轻的一种子宫发育异常。

2.超声表现

(1)双子宫:可见两个完全分开的子宫,横切面观察尤为清楚,两子宫间有深的凹陷,均有内膜、肌层和浆膜层;多可见横径较宽的双宫颈,两个宫颈管回声彼此相邻但完全分开。偶也可为双子宫、单宫颈。

(2)双角子宫:子宫外形异常,上段分开、下段仍为一体,横切面上可见两个分开的宫角,中间凹陷呈"Y"形或"马鞍形";宫腔内膜回声也呈"Y"形。三维超声表现:三维超声冠状切面可以直观显示子宫底中央的凹陷及两侧的子宫角,整个子宫外形呈"Y"形或呈蝶状、分叶状;宫腔内膜也呈"Y"形或蝶状。

(3)弓状子宫:子宫外形、轮廓正常或仅宫底处略凹陷;子宫横切面见宫底部肌层增厚,此特点在三维超声冠状面上显示更清楚,可见宫底部内膜呈弧形内凹;若在三维超声冠状面上于两侧宫角内膜处做一连线,计算宫底处子宫内膜弧形内凹的垂直距离(内凹的深度),弓状子宫时此深度<1cm;这一点有助与部分纵隔子宫相鉴别。

3.临床价值及注意事项 超声检查是子宫先天性发育异常首选检查方法及主要诊断手段,特别是三维超声成像大大提高了超声对子宫发育异常的诊断能力,对临床帮助很大。

(三)两侧副中肾管会合后中隔吸收受阻

1.病理与临床

纵隔子宫:两侧副中肾管会合后,中隔吸收的某一过程受阻,使中隔完全性或部分性未吸收,即形成不同程度的子宫纵隔,称纵隔子宫,是最常见的子宫发育异常。子宫外形、轮廓正常。

纵隔子宫分为两种类型:①完全纵隔子宫,纵隔由子宫底直至子宫颈内口或外口,未吸收的中隔将子宫腔完全分为两半,即有 2 个子宫腔;此型常伴有阴道纵隔。②不全纵隔子宫,纵隔终止于子宫颈内口以上任何部位。

纵隔子宫可导致不育、自然流产、习惯性流产、宫颈功能不全、早产、IUGR 等。

2. 超声表现

(1)二维超声表现:①子宫外形、轮廓正常,但宫底横径较宽;②横切面时见 2 个宫腔内膜回声,间以一带状低回声,即中隔回声;③若纵隔延续至宫颈,见 2 个完整的宫腔内膜回声,为完全纵隔子宫;若两侧内膜回声在宫腔中部或下部汇合,则为不完全纵隔子宫。

(2)三维超声表现:①纵隔(中隔)三维超声成像的冠状面图像上子宫体中央可见一清晰的与子宫肌壁回声相似的低回声带(纵隔),自子宫底部向下延伸达到(完全纵隔子宫)或未达到宫颈(不完全纵隔子宫)。三维超声不仅可以清晰显示宫腔中的纵隔长度,鉴别完全性与不完全性纵隔子宫,还可以显示纵隔的形态、厚度等。②内膜,由于完全纵隔子宫的纵隔达到宫颈,因此,宫腔内膜回声呈很深的“V”形或彼此平行;不完全纵隔子宫的纵隔未达到宫颈,宫腔下段为一个宫腔,因此,宫腔内膜回声呈“Y”形,两内膜所成夹角常<90°。

3. 鉴别诊断

(1)子宫发育异常与子宫肌瘤的鉴别:①双子宫可能误诊为子宫肌瘤,子宫肌瘤向外突使子宫外形改变也可能误诊为双子宫。鉴别要点是子宫肌瘤结节内无宫腔内膜回声,回声水平通常较正常子宫肌层回声低。②残角子宫时,由于有一相对正常的子宫回声,可能将残角子宫误诊为子宫浆膜下肌瘤或阔韧带肌瘤,应仔细观察其回声水平与子宫肌层的一致性、与子宫相连情况及有无内膜回声。

(2)双角子宫与双子宫的鉴别:双角子宫表现为子宫底中央凹陷,呈 2 个形状完整的宫角(常呈锐角,有时膀胱可见“V”形切迹),宫体仍有部分是融合的;而双子宫则见 2 个完全分开的完整宫体,两宫体间常见肠管回声。

(3)双子宫与纵隔子宫的鉴别:前者外形为 2 个完全分离的子宫,后者外形正常或仅宫底处略凹陷,易于鉴别。

(4)双角子宫与纵隔子宫的鉴别:双角子宫内膜形态与部分纵隔子宫很相似,尤其需要仔细鉴别。双角子宫外形异常,子宫底中央明显凹陷,呈双角表现,而纵隔子宫宫底形态正常或略凹陷,可资鉴别。

(5)弓状子宫与部分纵隔子宫的鉴别:两者的子宫外形、轮廓均呈正常表现或宫底轻度凹陷,二者的鉴别诊断需依靠三维超声成像。三维超声冠状面上于两侧宫角内膜处做一连线,计算宫底处子宫内膜弧形内凹的垂直距离(内凹的深度),弓状子宫此深度≤1cm;而部分纵隔子宫此深度>1cm。

4. 临床价值

(1)经阴道探头更靠近子宫,对双角子宫、残角子宫、纵隔子宫及一些复杂子宫畸形观察更佳;经腹超声可以观察整个子宫外形、轮廓,对双子宫等外形的观察会更全面。因此,二者结合可提高对子宫畸形的诊断准确性,避免不必要的漏诊或误诊。

(2)三维超声成像提供子宫冠状面,能更准确、直观地显示宫腔内膜结构,较好地对纵隔子宫进行分型判断,为手术治疗提供可靠参考资料,是纵隔子宫最佳的诊断手段。

(四)先天性阴道斜隔综合征

1. 病理与临床　阴道斜隔综合征指双子宫、双宫颈时,阴道内隔膜自宫颈一侧斜行附着于阴道壁一侧(阴道斜隔),影响该侧宫腔、宫颈通畅性;多伴有斜隔侧的泌尿系畸形(肾缺如)。

临床表现为初潮后痛经、下腹部坠痛、白带多、有异味或经期延长等。

2. 超声表现

(1)横切面显示 2 个完全分离的子宫体回声,两侧子宫可对称或大小不一;两宫腔内均见宫腔内膜回声;一侧宫腔(斜隔侧)常伴有明显积液(即积血)。

(2)一侧(斜隔侧)子宫下方见一边界清楚的无回声区,内见稀疏至密集的点状回声,其上方可见与之相连的宫颈及宫体回声,有时可见包块与宫颈管及宫腔内积血的相连关系,该包块即为阴道内斜隔上方积血所致的囊性包块。

(3)腹部检查见一侧肾缺如,多为宫腔积血侧(斜隔侧)肾缺如。

(4)经会阴超声检查可观察阴道内斜隔走行及其距宫颈外口距离等。

3. 鉴别诊断　处女膜闭锁:也可表现为宫颈下方囊性包块,但阴道斜隔综合征有双子宫畸形,并伴一侧宫腔积液、一侧肾缺如。经会阴超声有助明确阴道内斜隔的诊断。

4. 临床价值 超声检查以其准确、快捷、实时、无创等优势成为本病的首选诊断方法。超声不仅能显示子宫及宫颈的数目、形态、阴道积血情况，还能准确诊断肾缺如。

（五）三维超声在子宫发育异常中的诊断作用

二维超声，特别是经阴道二维超声可以提供子宫、宫颈、附件区域及部分阴道的清晰图像，在女性生殖道发育异常中的诊断价值是不容置疑的，但由于二维超声无法显示子宫冠状切面，在一定程度上限制了其对子宫发育异常的诊断能力。三维超声成像是对二维超声的一个很好补充。

三维超声成像的子宫冠状切面可显示整个子宫外形轮廓、宫腔内膜回声及宫腔形态，操作可重复性强，能更清晰、直观、立体的观察子宫及内膜的空间位置关系，较准确地对子宫先天性发育异常进行分类及鉴别诊断。国内外文献报道，三维超声对子宫发育异常的诊断敏感性和特异性均较高（92%～100%），能为临床治疗和手术提供更为准确的信息。特别是对纵隔子宫、双角子宫、弓形子宫等在二维超声检查上不易鉴别的子宫发育异常，三维超声有较强的诊断与鉴别诊断能力，是目前诊断子宫发育异常的最佳影像检查方法之一，值得推广应用。

二、子宫肌层病变

（一）子宫肌瘤

1. 病理与临床 子宫肌瘤是女性生殖器官中最常见的良性肿瘤，育龄妇女中发生率高达20%～25%。子宫肌瘤发生原因尚不清楚，多数学者认为与长期和过度雌激素刺激有关。

根据子宫肌瘤与子宫肌壁的关系可分为3类。①肌壁间肌瘤：最多见，肿瘤位于子宫肌层内，周围有正常肌层受压形成的假包膜包绕。②浆膜下肌瘤：肌壁间肌瘤向子宫表面方向发展，大部分突出于子宫表面，肌瘤表面仅覆盖一层浆膜；当肌瘤向外生长，形成仅有一蒂与子宫相连时，称带蒂浆膜下肌瘤。③黏膜下肌瘤：靠近宫腔的肌壁间肌瘤向宫腔方向生长，使肌瘤大部分或完全突向宫腔内，肌瘤表面覆以子宫内膜。

肌瘤大小不一，大者可达10cm以上，使子宫明显增大、变形；小者仅黄豆大小，不改变子宫形态；数目上，子宫肌瘤常多发，甚至可多达几十上百个。

病理上，子宫肌瘤为实性肿瘤，质地较子宫硬，表面并无包膜，但有肌瘤压迫周围肌纤维所形成的假包膜；肌瘤供血主要来自假包膜；肌瘤切面可见瘤内平滑肌组织排列致密，呈旋涡样或编织样结构。

临床症状与肌瘤生长部位、大小、数目及并发症相关。①小的肌瘤多无症状，由超声检查发现。②经量增多、经期延长是子宫肌瘤最常见的症状，最易发生于黏膜下肌瘤和多发肌壁间肌瘤。③腹部包块多见于较大的浆膜下肌瘤或肌壁间肌瘤较大时。④肌瘤恶性变时，表现为短期内迅速增大，伴有阴道不规则出血，若绝经期后肌瘤不缩小，反而继续增大时，尤应警惕。

妊娠期子宫肌瘤：妊娠期子宫血供丰富，肌瘤组织充血、水肿、肌细胞肥大，因此，妊娠时肌瘤常见增大（少部分肌瘤妊娠期可无明显变化）；肌瘤变性也常见于妊娠合并的肌瘤，妊娠期特别要注意肌瘤的红色样变性，这是一种特殊类型的肌瘤坏死，可能由于子宫肌瘤增长较快，瘤体内的血供受阻，引起肌瘤充血、水肿，进而缺血、坏死，坏死区域血红蛋白至血管壁渗透到瘤组织内而产生红色，故称红色样变性。其多发生在6cm以上的妊娠期肌瘤，患者可有发热、腹痛并伴有呕吐，局部明显压痛及白细胞增多。此外研究发现，早孕期肌瘤会增加流产危险性。

2. 超声表现

(1)声像图特点：①子宫肌瘤以低回声为主，回声可不均匀，有时可见肌瘤特有的螺旋样回声排列；部分肌瘤后方回声有衰减或伴声影，使瘤体后边界显示欠清；肌瘤较大发生坏死、囊性变时，出现明显回声不均区域或无回声区。②肌瘤伴钙化时，于肌瘤内见灶状、团块状、半环状或环状强回声区，后方伴声影，有时整个肌瘤呈中强回声为弥漫性钙化的表现。肌瘤钙化更多见于绝经后。③肌壁间小肌瘤并不引起子宫形态与大小的明显变化；较大肌壁间肌瘤使子宫体积增大，宫腔线可因肌瘤受压、变形、移位；较大肌瘤及多发肌瘤常向子宫表面突出，使子宫形态失常，表面凹凸不平。

(2)CDFI表现：肌瘤病灶周边的假包膜区域常可见半环状、环状或条状血流；肌瘤内部的彩色血流信号多分布在病灶周边区域，表现为病灶周边区域内条状或星点状散在分布的血流信号。

(3)黏膜下肌瘤的超声特点：宫腔内见低回声或中等回声区，使宫腔内膜回声受压移位；完全突向宫腔内的黏膜下肌瘤表现为宫腔内实性低回声病灶,内膜回声则包绕在病灶周围。最好用经阴道超声观察,以鉴别黏膜下肌瘤与内膜息肉等。宫腔生理盐水造影对鉴别黏膜下肌瘤与内膜息肉很有帮助,并可以确定肌瘤的准确位置及肌瘤向宫腔内突出的百分比,为临床选择宫腔镜下切除或其他手术方式提供较大帮助。

(4)浆膜下肌瘤的超声特点:表现为向子宫表面明显突出的低回声区,边界清、形态规则;或表现为完全位于子宫外但有蒂与子宫相连的低回声包块,多数情况下可通过经腹或 TVUS 的仔细观察找到肌瘤与子宫相连的蒂部,且 CDFI 下可发现肌瘤的血供来自子宫。

(5)妊娠期肌瘤红色样变性:超声表现以低回声为主,间以不规则无回声的混合回声区,为囊实性包块的特点。

(6)绝经后肌瘤:多数肌瘤在绝经后趋于稳定或缩小,但较常见钙化。这种钙化多由于肌瘤营养缺乏所致,钙化有时可仅表现为肌瘤回声弥漫性增强,并无声影。此外,激素替代治疗的绝经后妇女,其肌瘤可能增大。绝经后患者肌瘤快速增大时,应警惕肌瘤恶变或子宫肉瘤的可能性。

3. 鉴别诊断

(1)子宫腺肌瘤:子宫肌瘤与子宫腺肌瘤的鉴别,不论临床还是超声上都比较困难,需仔细判断。①包膜回声:子宫肌瘤有假包膜,边界较清楚,占位效应较明显;而腺肌瘤无包膜,无明显占位效应,病灶与周围肌层分界不清。②部位、数目和大小:子宫肌瘤可发生于子宫各部位,多发、数目不等,大小不一,小者仅数毫米,大者可达 10cm 以上;而腺肌瘤多发生于子宫后壁,以单发为主,平均大小在4cm 左右。③内部回声:肌瘤以低回声、等回声为多见,多数回声较均匀,可伴钙化;而腺肌瘤多以稍强回声多见,内部回声明显不均,见条索状或短线状强回声,有时可见小囊性区域,不伴钙化。④子宫形态:肌瘤因部位及数目不同,常致子宫表面形态不规则或凹凸不平,腺肌瘤多数不突出于子宫表面或仅轻度突出。⑤CDFI:肌瘤周边可见环绕或部分环绕血流信号,而腺肌瘤并非真正的肿瘤,周边血供不丰富,内部血供可稍丰富,有时可见正常血管穿行。值得注意的是约有半数子宫腺肌症患者同时合并子宫肌瘤,这两种疾病常同时存在增加了鉴别诊断的难度。

(2)卵巢肿瘤:带蒂浆膜下肌瘤完全向外生长,

可能误诊为卵巢实性肿瘤,特别是肌瘤内部发生缺血、变性坏死、钙化等改变时,其声像图表现呈现多样化,更易误诊为卵巢肿瘤。鉴别要点是弄清楚肿块与子宫的关系,如能找到浆膜下肌瘤与子宫相连的蒂,则可明确诊断;TVUS 对蒂的观察优于经腹超声,仔细观察肿物内血流情况及血供的来源,尽量寻找蒂部血流,有助二者的鉴别;但 TVUS 观察范围有限,必须结合经腹超声以避免漏诊远离子宫的带蒂浆膜下肌瘤。当然,找到同侧正常卵巢结构也是鉴别诊断的要点。

(3)内膜息肉:黏膜下肌瘤需与内膜息肉鉴别。黏膜下肌瘤多为低回声区,内膜受压移位;而内膜息肉回声多为中强回声,若在月经周期的增殖期观察,内膜息肉的中强回声周边有低回声的增殖期内膜包绕,易于鉴别;此外,CDFI 也有助二者的鉴别,息肉常见滋养血管自蒂部伸入病灶中央,而黏膜下肌瘤则以周边血流为主。

(4)子宫畸形:双角子宫或残角子宫有时可能误诊为子宫肌瘤。鉴别要点是双角子宫或残角子宫回声与子宫肌层回声一致,且可见宫腔内膜回声,而子宫肌瘤的回声较正常子宫肌层回声低,且无宫腔内回声。

4. 临床价值及注意事项　超声检查是子宫肌瘤诊断与随诊的最佳影像检查,准确、详细的超声报告对临床制定手术方案有很大帮助。超声诊断子宫肌瘤时尚需注意以下几点。

(1)子宫肌瘤的超声报告应尽量详细描述肌瘤大小、位置、数目以及血流情况等。近子宫表面的小肌瘤仅使子宫轮廓轻度变形,应注意观察避免漏诊;CDFI 评价肌瘤血流对临床决策有一定帮助。

(2)浆膜下肌瘤的蒂部通常有丰富血流信号,由子宫进入肿块内,应仔细寻找肿块与子宫连接部有无蒂,并不断改变声束与扫查角度,若能显示一支或数支血流由子宫穿入肿块内,即可判断其为浆膜下肌瘤。

(3)对小肌瘤的识别,对浆膜下、黏膜下及变性肌瘤等较复杂情况的观察以及寻找肌瘤的蒂与血供来源等,TVUS 都明显优于经腹部超声;但对巨大肌瘤、多发较大肌瘤,需经腹超声才能更全面观察。

(二)子宫腺肌症

1. 病理与临床　正常情况下,子宫内膜覆盖于子宫体腔面,如因某些原因,使子宫内膜在子宫内膜区域以外的其他部位生长,即称为子宫内膜异位症。根据其发生的部位不同,可分为腹膜子宫内膜异位症、卵巢子宫内膜异位症及子宫腺肌症。

子宫肌腺症指子宫内膜组织(包括腺体和基质组织)弥漫性或局灶性侵入子宫肌层内形成的一种病症,是子宫内膜异位最常见的形式之一。这种异位的子宫内膜随雌激素水平变化产生周期性少量出血,形成弥漫性分布的局部微小囊腔。如入侵的子宫内膜仅局限于子宫肌层的某一处,形成一局灶性的内膜异位病灶,则称为子宫腺肌瘤。近年来子宫肌腺症的发病率呈不断上升趋势,已成为妇科常见病、多发病,特别是由于其与不育密切相关,正日益受到临床重视。

大体病理上,子宫均匀性增大、质硬,但很少超过孕12周大小。一般为弥漫性生长,即弥漫型子宫腺肌症,多累及后壁;剖面上子宫肌壁明显增厚且硬,肌层组织内见增粗的肌纤维和微小囊腔,腔内可含有陈旧性积血。子宫腺肌瘤则表现为局灶性病灶,与子宫肌瘤易自肌层内剥出的特点相反,很难将腺肌瘤自肌层内剥出。

子宫腺肌症镜下表现为子宫肌层内异位内膜小岛,内膜小岛由典型的子宫内膜腺体与间质组成,伴有周围纤维组织增生。

子宫腺肌症多见于30～45岁的妇女,主要临床症状包括进行性痛经、月经量增多、经期延长及不育。妇科检查时发现子宫均匀性增大、质地较硬,有时有压痛。子宫腺肌瘤的局部结节触诊也较硬。

2. 超声表现

(1)弥漫型子宫腺肌症:①子宫呈球形弥漫性增大;前后壁肌层常呈不对称性增厚,多为后壁增厚更明显;或仅表现为后壁或前壁的明显增厚。②受累肌层回声增强、明显不均,见紊乱的点状或条索状强回声,间以蜂窝状样小低回声区,有时也可见散在的小无回声区,仅数毫米。③后方常伴有放射状或栅栏状细条淡声影。

(2)子宫腺肌瘤:子宫肌层内局灶性不均质中等回声区,边界不清,回声结构特点与弥漫性子宫腺肌症相似,病灶处子宫可有局限性隆起。

(3)子宫腺肌症常合并卵巢内异症:受累卵巢有内膜异位囊肿的相应表现(详见后述)。

3. 鉴别诊断

(1)弥漫性子宫腺肌症与子宫多发肌瘤:子宫肌瘤表现为子宫内多个大小不等的低回声结节,与子宫肌层分界较清,且子宫增大伴形态轮廓改变,

见多个突起;而子宫腺肌症时子宫呈弥漫性增大、饱满,外形轮廓规则,肌层呈弥漫性不均质回声,根据这些超声特点不难鉴别弥漫性子宫腺肌症与子宫肌瘤。

(2)子宫腺肌瘤与子宫肌瘤:鉴别要点见子宫肌瘤一节。对育龄妇女、有进行性痛经、病灶边界欠清、内部回声明显不均或见小囊者应首先考虑子宫腺肌瘤。

4. 临床价值及注意事项

(1)根据声像图表现,结合临床病史、症状、体征及妇科检查,超声可对大多数子宫腺肌症作出判断,特别是对有典型声像图表现的弥漫性子宫腺肌症,超声完全可以作出较明确的诊断。因此,超声在子宫腺肌症的诊断中正发挥着越来越重要的作用。

(2)TVUS能清楚观察子宫内部回声结构,有利于发现微小的囊性病灶,且CDFI观察也优于经腹超声,诊断困难时应进行TVUS检查,尤其是对过度肥胖、术后盆腔脏器粘连所致的解剖结构不清或肠胀气等患者,应采用此检查方法。

(3)部分子宫腺肌症患者同时合并子宫肌瘤,给诊断带来困难,应仔细观察子宫形态、回声及CDFI表现,并结合临床资料综合判断。

(4)误、漏诊原因包括:①是对子宫腺肌病超声特征认识不足;②仅采用经腹超声检查,加上受肠气、肥胖等因素干扰,导致漏、误诊;③满足单一的诊断,对腺肌症常与子宫肌瘤同时存在的情况缺乏足够了解;④对局灶性腺肌瘤的声像图特征观察不充分,未能仔细辨认其边界及内部回声。应进行全面、仔细、多方位的扫查,并结合临床综合判断以减少漏诊和误诊。

(三)子宫肉瘤

1. 病理与临床 子宫肉瘤是一组起源于子宫平滑肌组织或子宫肌层内结缔组织的子宫恶性肿瘤。多发生于40～60岁绝期前后的妇女。

子宫肉瘤组织学成分复杂,包括子宫平滑肌、内膜间质、结缔组织、上皮或非上皮等成分。分类繁多,且分类仍未统一。有学者按发生部位分为子宫平滑肌肉瘤、子宫内膜间质肉瘤、淋巴肉瘤等;按组织来源又主要分为间质来源及上皮与间质混合来源的混合型两类,间质来源包括子宫平滑肌肉瘤及内膜间质肉瘤,上皮与间质混合来源常见的如恶性中胚叶混合瘤(又称为恶性苗勒管混合瘤,即子宫癌肉瘤)。

大体病理上,肿瘤体积较大,多位于肌壁间,可有较清楚假包膜或呈弥漫性生长,与肌层完全分界不清;切面呈鱼肉样,肌瘤典型的螺旋样或编织样结构消失;瘤内常见出血、坏死。

阴道不规则出血为其最常见临床症状。表现为月经不规律或绝经后阴道出血;下腹疼痛也是较常见的症状,这是由于肿瘤增大迅速或瘤内出血、坏死或肿瘤穿透子宫壁所致;下腹部常可扪及腹部包块;其他症状包括压迫症状(如尿频、尿急或尿潴留、大便困难、下肢水肿)。

子宫肉瘤虽罕见,但恶性程度高,较早血行转移以及复发率高,预后差。

2. 超声表现

(1)二维超声表现:①典型表现为子宫内形态不规则(或呈分叶状)、边界不清、回声不均的混合回声包块,内部回声为不规则无回声、低回声或中强回声相间分布,有时呈蜂窝样或网格样表现;②病灶以单发多见,少数表现为多发病灶;③病灶质地较软,探头加压可见变形;④子宫正常肌层变薄或受侵犯。

(2)CDFI:典型表现为内部及周边较丰富的血流信号,不规则且方向紊乱,(杂乱彩色血流);可探及高速低阻型动脉频谱。

3. 鉴别诊断

(1)子宫肌瘤:①子宫肌瘤形态规则,呈圆或椭圆形,而子宫肉瘤形态不规则;②子宫肌瘤以实性为主,见旋涡样回声结构,而子宫肉瘤多以囊实性包块为主,呈蜂窝样;③肌瘤边界清晰,肉瘤则边界模糊;④肌瘤的CDFI呈周边分布,边缘或可见环状或半环状血流,而肉瘤内部可见丰富血流,且多见杂色血流。

(2)子宫内膜癌:子宫内膜间质肉瘤可表现为位于黏膜下的病灶,需与子宫内膜癌进行鉴别。内膜癌多呈宫腔内不均匀中强回声,病灶内很少见无回声区。而黏膜下子宫内膜间质肉瘤一般多呈息肉状或实性肿物,回声不均匀常见病变坏死液化形成的无回声区。但文献报道约半数分化较好的内膜间质肉瘤可以局限于内膜层,呈内膜不均匀增厚,超声上很难与Ⅰ、Ⅱ期内膜癌鉴别,诊断性刮宫有助明确诊断。

4. 临床价值　影像学检查仍是子宫肉瘤主要的术前诊断方法,超声为首选检查方法。根据超声表现及其他影像学检查结果,结合临床症状、体征及诊断性刮宫,可在术前对一部分病例作出诊断。

三、子宫内膜病变

(一)子宫内膜息肉

1. 病理与临床　子宫内膜息肉是妇科常见疾病,其形成可能与炎症、雌激素水平过高相关。

大体病理上,息肉可单发或多发,呈卵圆形或舌形向宫腔内突起;病灶小者仅1～2mm,一般体积多在1cm以下,最大者可达5cm,充满整个宫腔;息肉质地柔软,表面光滑,呈粉红色;有蒂,蒂粗细、长短不一,蒂较长时息肉可突向宫颈管或阴道内;息肉表面可有出血坏死,亦可合并感染。子宫内膜息肉由子宫内膜腺体及间质组成,表面被覆一层立方上皮或低柱状上皮;息肉中央部分形成纤维性纵轴,内含血管。

临床上,本病可发生于青春期后任何年龄,常见于35～50岁妇女。较小息肉常无临床症状。较大者或多发者常见症状为:①月经改变,如月经过多、经期延长、月经淋漓不尽等。②阴道不规则出血,如经间出血或血性白带。③绝经后阴道出血。④息肉突入宫颈管或阴道内时,易发生坏死、感染等,引起不规则出血及脓性分泌物。

2. 超声表现

(1)二维超声表现:①典型单发内膜息肉表现为宫腔内中强回声或中等回声区,与肌层分界清楚,呈卵圆形或舌形,回声常不均。②宫腔内膜线局部变形或消失。③增殖期内膜呈低回声时观察,可见息肉的中等回声与正常内膜的低回声分界清楚。④多发内膜息肉则更多表现为子宫内膜回声增厚、不均,见多个中强回声区,与正常内膜分界欠清。⑤合并宫腔积液时,则形成自然的宫腔造影表现,内膜息肉显示清晰。

(2)超声检查时机:由于增殖晚期与分泌期子宫内膜明显增生,声像图上表现为中强回声,与息肉回声相近,超声上难以清楚显示内膜息肉;增生早期子宫内膜较薄且呈低回声,与内膜息肉回声差别较大,此时检查,内膜息肉易于为超声检出。因此,超声检查较合适的时机是月经干净后第1～7天。

(3)少数息肉病灶内可见多个小无回声区,为腺体扩张囊性变的表现,常见于绝经后妇女的内膜息肉。

(4)CDFI:典型表现为自息肉蒂部伸入息肉中央区的短条状彩色血流信号。

3. 鉴别诊断　内膜息肉需与黏膜下肌瘤、内膜增生、内膜癌等子宫内膜病变鉴别。

(1)黏膜下子宫肌瘤:①黏膜下子宫肌瘤多呈圆形,而息肉以椭圆形多见;②肌瘤多以低回声为主,较明显球体感,后方可伴衰减,而息肉呈中等或中强回声,不伴衰减;③肌瘤致内膜基底层变形或中断,息肉时内膜基底层完整无变形。生理盐水宫腔超声造影有助明确诊断。

(2)子宫内膜增生:多表现为内膜均匀性增厚,宫腔线居中,不难与息肉鉴别。但当内膜增生表现为内膜不均匀性增厚时,则较难与多发小息肉鉴别。内膜囊性增生也难以与内膜息肉的囊性变区分。

(3)子宫内膜癌:内膜癌的内膜回声明显不均、与肌层分界不清,CDFI可见内膜癌病灶内及受浸润肌层处有丰富的彩色血流信号。但息肉体积较大且形态不规则、回声不均匀时难以与内膜癌鉴别。

4.临床价值 超声检查是子宫内膜息肉的首选影像检查方法,经阴道超声观察内膜更清晰,对于具有典型超声表现的息肉病灶,经阴道超声多可明确诊断。生理盐水宫腔超声造影对子宫内膜病变鉴别诊断有很大价值,有助鉴别内膜息肉、黏膜下肌瘤、内膜增生及内膜癌,当然,确诊仍需宫腔镜检查和刮宫病理检查。

(二)子宫内膜增生症

1.病理与临床 子宫内膜增生指发生在子宫内膜的一组增生性病变,是由于内源性或外源性雌激素增高引起的子宫内膜腺体或间质增生;其具有一定的癌变倾向,子宫内膜增生、不典型增生和子宫内膜癌,无论是形态学还是生物学上都呈一连续演变的过程。但研究表明,绝大多数子宫内膜增生是一种可逆性病变或保持长期良性状态,仅少数发展为癌。

病因学上,内源性雌激素刺激包括:①不排卵见于青春期、围绝经期或内分泌失调、多囊卵巢综合征等,卵巢不排卵时子宫内膜持续性受到雌激素作用,无孕激素拮抗。②肥胖。③内分泌功能性肿瘤。外源性雌激素刺激包括:①雌激素替代疗法,若替代疗法仅用雌激素则会刺激内膜增生,需同时联合应用孕激素以避免内膜增生。②三苯氧胺等抗雌激素作用的药物应用,在雌激素低的条件下,三苯氧胺又有微弱的类似雌激素作用。

大体病理上,一般可见子宫内膜普遍增厚,可达0.5~1cm以上(指内膜实际厚度,而超声测量的

为双层内膜厚度),表面光滑,柔软。

组织学上一般将子宫内膜增生分类为单纯增生、囊性增生、腺瘤样增生及不典型增生,按病变程度不同,不典型增生又可分为轻、中、重三度。重度不典型增生有时与内膜高分化腺癌较难鉴别。

子宫内膜增生可发生于任何年龄段,青春期、生殖期、围绝经期或绝经期均可发生,以>40岁更多见。而子宫内膜不典型增生主要发生在生育年龄段妇女。月经异常是本病突出症状之一,以不规则出血为最常见,一般为无排卵性功血;因内分泌失调造成长期不排卵使此类患者生育力低、不育。

2.超声表现

(1)子宫内膜增厚:生育年龄段妇女内膜厚度>15mm;绝经后妇女的内膜厚度≥5mm。内膜增厚常为弥漫性,也可为局灶或不对称性增厚。

(2)内膜回声:内膜呈均匀强回声,宫腔线清晰、居中;有时回声不均匀,见小囊性区域,为囊状扩张的腺体,又称内膜囊性增生。

3.鉴别诊断

(1)内膜息肉:①内膜息肉表现为宫腔内中强回声区,一个或多个,宫腔线不清或变形;内膜增厚则多表现为均匀强回声,宫腔线居中。②可选择在月经干净后1~7d进行超声检查,此时内膜处于增殖期,易于识别息肉的中强回声;但对于月经异常不规则出血的患者,有时则较难鉴别内膜增生与息肉。③CDFI上如可见滋养血管自蒂部伸入息肉内则可能有一定帮助。④绝经后妇女的内膜息肉较难与内膜增生鉴别。⑤宫腔生理盐水超声造影检查可鉴别内膜增生息肉并明确诊断。

(2)子宫内膜癌:多发生于绝经后妇女,常有阴道不规则出血。超声检查见局部或弥漫性宫腔内不均匀性中强回声区;但早期内膜癌可仅表现为内膜不均匀性增厚,与单纯内膜增生难以鉴别;诊断性刮宫是明确诊断的最佳检查方法,对绝经后阴道出血妇女内膜厚度≥5mm时,应进行诊刮以避免漏诊内膜癌。

4.临床价值 超声检查是子宫内膜增生首选的影像检查方法。经阴道超声能够更好地观察内膜病变,特别是对绝经后妇女应强调采用经阴道超声评价。宫腔生理盐水造影在进一步评价内膜病变方面价值较大,有助鉴别局灶性病变和弥漫性异常。

但超声检查难以鉴别内膜增生与早期内膜癌、增生与小息肉等,均需通过诊断性刮宫及病理检查

来明确诊断。

(三)子宫内膜癌

1. **病理与临床** 子宫内膜癌又称为子宫体癌,是女性生殖器官最常见恶性肿瘤之一,仅次于子宫颈癌,占女性生殖道恶性肿瘤的 20%～30%。过去 20 年中子宫内膜癌的发病率呈明显上升趋势。发病率升高与内外环境因素均可能有关。

可以肯定雌激素和内膜癌的发生有密切关系,雌激素长时期持续刺激,引起子宫内膜的过度增生、不典型增生,进而发生内膜癌。

子宫内膜癌的危险因素包括:肥胖、糖尿病、高血压三者可能与高脂饮食有关,而高脂饮食与子宫内膜癌有直接关系。其他危险因素包括:多囊卵巢综合征;月经失调;分泌雌激素的卵巢肿瘤如颗粒细胞瘤、卵泡膜细胞瘤等;外源性雌激素。

大体病理上,子宫内膜癌表现为癌组织局灶性或弥漫性侵犯子宫内膜组织,局灶性者病变多位于子宫底部和宫角,后壁较前壁多见。早期局部病灶表现为内膜表面粗糙,可无明确肿物表现;当肿块向宫腔内生长时,形成突向宫腔的菜花状或息肉状肿块。

内膜癌虽可发生于任何年龄,但平均年龄在 55 岁左右。主要表现为阴道不规则出血或绝经后出血。由于 50%～70%患者发病于绝经之后,因此,绝经后出血是最常见的症状;未绝经者,则表现为不规则出血或经量增多、经期延长等。其他症状还包括阴道异常分泌物。

2. **超声表现**

(1)子宫内膜增厚:绝经后妇女未用激素替代疗法时,若子宫内膜厚度≥5mm,视为内膜增厚。子宫内膜癌的早期病灶可仅表现为内膜轻度增厚,且回声尚均匀,难与内膜增生鉴别,需诊断性刮宫。若内膜厚度<5mm,内膜癌的可能性小。

(2)病灶回声特性:子宫内膜癌病灶局灶性或弥漫性累及宫腔,回声表现为局灶性或弥漫性不均匀中强回声或低回声;中央出现坏死出血时可呈低回声或无回声区。内膜癌病灶形态通常不规则。病灶较大时,子宫肌层受压变薄。

(3)病灶边界:内膜癌病灶可以有清楚的边界。但当肿瘤浸润肌层时病灶与肌层分界不清,局部受累肌层呈低而不均匀回声,与周围正常肌层界限不清。

(4)当病灶位于宫颈内口附近或累及宫颈、或癌肿脱入宫颈管引起阻塞时,可出现宫腔积液。

(5)CDFI 病灶内可见较丰富点状或短条状血流信号,有肌层浸润时,受累肌层局部血流信号也可增加。

3. **鉴别诊断**

(1)内膜息肉:鉴别要点见内膜息肉一节。

(2)内膜增生:①内膜增生时内膜多呈较均匀性增厚,而内膜癌回声则不均匀、不规则;②内膜增生时增厚内膜与肌层分界清,而内膜癌累及肌层时分界不清;③内膜癌病灶及受浸润的肌层内有较丰富的血流信号,对鉴别诊断也有较大帮助。当然,早期子宫内膜癌与内膜增生在超声上是较难鉴别的。

(3)晚期子宫内膜癌偶尔需与多发性子宫肌瘤鉴别。多发性子宫肌瘤结节周边可见假包膜,子宫内膜回声正常,而晚期内膜癌内膜增厚明显,与肌层分界不清。

内膜癌的超声诊断与鉴别诊断应密切结合临床病史,对有不规则阴道出血的中老年妇女,尤其是绝经后妇女,超声发现内膜增厚、回声异常时应高度警惕子宫内膜癌的可能性。

4. **临床价值** 经阴道超声是目前评价子宫内膜癌最好的检查途径,尤其对绝经后妇女强调采用经阴道超声评价内膜癌。但尽管如此,早期子宫内膜癌与内膜增生及息肉的鉴别仍比较困难,必须进行诊断性刮宫才能明确诊断。因此,诊刮仍是目前临床获得内膜癌病理诊断及制定治疗方案的必要手段。

四、子宫颈癌

1. **病理与临床** 子宫颈癌是最常见的妇科恶性肿瘤之一,其发病率有明显地域差异,在发展中国家其发病率仍居妇女恶性肿瘤第一位,而在欧美等发达国家中其发病率远低于乳腺癌。

早婚、性生活过早、性生活紊乱、多产等是宫颈癌的高危因素,也与患者经济状况、种族及环境等因素有一定关系。近年研究发现,人乳头状病毒(HPV)感染与宫颈癌发病有密切关系,HPV 感染也成为宫颈癌的主要危险因素。

病理学上,宫颈上皮内瘤变(cervical intraepithelial neoplasia,CIN)是一组与宫颈浸润癌密切相关的癌前病变的统称,包括宫颈不典型增生及宫颈原位癌,反映了宫颈癌发生中连续发展的过程,即宫颈不典型增生(轻→中→重)→原位癌→早期浸润癌→浸润癌的一系列病理变化。

宫颈癌好发部位在宫颈管单层柱状上皮与宫颈外口鳞状上皮间的移行区域。宫颈浸润癌中90％为鳞状细胞癌,约5％为腺癌,其余5％为混合癌。

大体病理上,宫颈浸润癌可分为4种类型:即外生型、内生型、溃疡型及宫颈管型,前3种类型常向阴道内生长,阴道窥器检查时容易观察到病灶。后一种类型病灶发生于宫颈管内,多为腺癌,可向上累及宫体。

临床表现上,宫颈癌早期常无症状。宫颈浸润癌的主要症状包括:①接触性出血。②阴道排液,早期为稀薄水样液,晚期合并感染时可见脓性恶臭白带。③肿瘤侵犯周围器官时可出现尿道刺激症状、大便异常、肾盂积水等。妇科检查时可见宫颈肥大、质硬及宫颈口处肿物。

子宫颈细胞学检查,特别是薄层液基细胞学(TCT)是早期宫颈癌诊断的必要手段。

子宫颈癌的分期

0期:即原位癌(CIS),肿瘤仅局限于宫颈上皮内。

Ⅰ期:病变局限于子宫颈部位。依肿瘤侵犯程度分Ⅰa与Ⅰb两期。

Ⅱ期:病变超出宫颈,但未达盆壁。阴道浸润未达阴道下1/3。

Ⅲ期:病变浸润达盆壁,阴道浸润达阴道下1/3。

Ⅳ期:病变浸润已超出真骨盆,或已浸润膀胱、直肠(Ⅳa),甚至发生远处转移(Ⅳb)。

2. 超声表现 首先需指出,声像图上并不能显示宫颈不典型增生与宫颈原位癌,而且宫颈浸润癌早期因病灶较小,宫颈大小、形态、宫颈管梭形结构等仍可无异常表现;随着肿瘤增大,宫颈形态学改变较明显时,超声检查特别是经阴道超声检查有助宫颈浸润癌及病变范围与宫旁浸润情况的判断。宫颈浸润癌的超声表现包括以下几点:

(1)宫颈增大,宫颈管回声线中断。

(2)宫颈区域可见实性肿物,外生型肿瘤表现为宫颈外口处呈不均质低回声的实性肿物;内生型肿瘤则表现为宫颈肌层内不规则低回声区,与周围组织分界不清,有时可见蟹足状表现;宫颈腺癌时可见宫颈管回声弥漫性增强(较宫颈肌层回声强),呈实体性结构。

(3)侵犯周围组织的表现:宫颈癌侵犯阴道时,阴道与宫颈分界不清,阴道缩短;侵犯宫体时,子宫下段内膜和肌层与宫颈界限不清;侵犯膀胱时,可致膀胱后壁回声连续性中断或可见肿物向膀胱内突起,与宫颈分界不清;肿物压迫输尿管时,可致肾输尿管积水。宫旁转移时则表现为子宫颈两侧混合回声包块。

需要注意的是对向阴道内生长的宫颈浸润癌,经阴道超声检查时可能出现接触性出血,应注意尽量小心操作、动作轻柔,避免接触性出血,特别是较多量的出血。

(4)CDFI:宫颈肿块内见丰富血流信号,呈散在点、条状或不规则状;可见低阻型动脉频谱,RI可<0.40。

3. 鉴别诊断 目前,临床有很好的辅助检查手段来诊断子宫颈癌,即子宫颈细胞学检查(TCT),因此,宫颈癌的诊断并不困难。超声上需要与宫颈浸润癌鉴别的主要是宫颈炎性改变,如慢性宫颈炎、宫颈肥大等,慢性宫颈炎可表现为宫颈增大、变硬,但无肿物的局灶性表现,可助鉴别。慢性宫颈炎与早期宫颈癌的鉴别仍主要依靠宫颈细胞学检查。

4. 临床价值 ①超声检查尤其是经阴道超声检查对了解宫颈癌病灶的浸润范围及盆腔内转移情况有很大临床价值,如了解宫腔内、膀胱、直肠受侵及宫旁受侵等情况,为临床分期及治疗提供帮助。②对宫颈管型宫颈癌,经阴道超声结合彩色多普勒超声检查(CDFI)可对宫颈管病变作出较早期诊断,有较大的临床价值。③宫颈癌放射治疗(放疗)期间,超声随诊观察、评价宫颈癌病灶大小的变化、血流改变等有很大临床价值。

CT、磁共振(MRI)及正子放射断层摄影(PET)检查对了解子宫颈癌周围脏器浸润情况也有帮助。

第五节 卵巢疾病

一、卵巢瘤样病变

卵巢瘤样病变是指一组病因、病理、临床表现各异的疾病,多发生于生育年龄段妇女。根据世界卫生组织(WHO)的分类,卵巢瘤样病变主要包括滤泡囊肿、黄体囊肿、黄素化囊肿、内膜异位囊肿、多囊卵巢、卵巢冠囊肿等。

（一）滤泡囊肿

1. 病理与临床 滤泡囊肿是由于卵泡不破裂，滤泡液聚集所形成的卵巢单纯性囊肿，是最常见的卵巢生理性囊肿。正常生理情况下卵泡发育为成熟卵泡并排卵，若卵泡不破裂排卵，致卵泡液积聚则形成囊状卵泡，当其直径＞2.5cm 时即称为滤泡囊肿。滤泡囊肿多发生于单侧且单发，表面光滑，向卵巢表面局部隆起，囊壁薄而光滑，内含液体清亮。滤泡囊肿直径多＜5cm，少数达 7～8cm，甚至 10cm 以上。

患者一般无自觉症状，由妇检或超声检查偶尔发现。囊肿 4～6 周可自然吸收、消失。个别患者由于持续性卵泡分泌雌激素，可引起子宫内膜增生及功能性子宫出血，偶可见滤泡囊肿破裂或扭转所致急腹症。

2. 超声表现

（1）滤泡囊肿声像图表现呈典型单纯性囊肿的特点：于一侧卵巢上可见无回声区，边界清楚、光滑、壁薄、后方回声增强，多数直径＜5cm，但少数较大，甚至＞10cm。

（2）生理性囊肿在生育年龄妇女常见，尤其是年轻女性。多数在 1～2 个月经周期消失（最多4～5 个月经周期），因此，随诊观察囊肿变化非常重要。常间隔 6 周复查，观察到囊肿缩小以至消失，可明确诊断。

（3）CDFI：内部无血流信号。

3. 鉴别诊断

（1）卵巢内异症囊肿（巧囊）：经阴道超声检查时巧囊内常见密集点状回声，且巧囊不会在数月内自行消失，因此，随诊观察可资鉴别。

（2）卵巢冠囊肿：也具有单纯性囊肿的特点，但其不是生理性囊肿，不会自行消失。

（3）黄素囊肿：发生在妊娠期或滋养细胞肿瘤时以及辅助生殖促排卵治疗时。

4. 临床价值 超声不仅是卵巢滤泡囊肿的首选检查方法，也是随诊的最好方式。多数患者可通过超声及超声随诊得到准确诊断，从而避免进行其他不必要的影像检查。

（二）黄体囊肿

1. 病理与临床 黄体囊肿也属生理性囊肿，是由于黄体吸收失败或黄体出血所致，较滤泡囊肿少见，也多单侧发生。正常或妊娠期黄体直径＜2cm，若黄体直径达 2～3cm，称囊状黄体；直径＞

3cm 时则称黄体囊肿，囊肿直径很少＞5cm，偶可达10cm 者。黄体囊肿常伴有出血，因此，黄体腔内多为褐色液体或凝血块。多数在 1～2 个月经周期自行消失。

临床上，黄体囊肿多发生于生育年龄段妇女，一般无明显自觉症状，患者可能诉月经延迟，常在行妇检或超声检查时发现囊肿。

卵巢黄体或黄体囊肿破裂：可由于性交、排便、腹部受撞击等外力引起，也可自发性破裂。由于黄体囊肿位于卵巢表面，张力大、质脆而缺乏弹性、内含丰富血管，发生破裂时，极易出血，血液积聚于盆腹腔，刺激腹膜引起腹痛，这是为什么黄体囊肿破裂易致急腹症，而成熟卵泡排卵并不引起急腹症的原因。应该充分认识到卵巢黄体或黄体囊肿破裂是妇产科较常见的急腹症之一，以避免不必要的漏、误诊。其临床症状主要表现为月经中后期腹痛，疼痛程度不一，出血多者可伴休克。一般无阴道出血。文献报道，多数黄体破裂发生于黄体囊肿。

2. 超声表现

（1）黄体囊肿超声表现变化较大，取决于囊内出血量多少及出血时间长短。无出血的黄体囊肿声像图表现与滤泡囊肿相似；出血性黄体囊肿囊壁稍厚，囊内见网状中强回声及散在点状回声；或可见血凝块的团块状中等回声等各种血液不同时期的表现。于月经周期的不同时期（如 2 周后或 6 周后）随诊可明确诊断，随诊观察可见囊内回声改变，囊肿缩小以至消失。

（2）CDFI：囊壁可见环状血流信号，频谱呈低阻型；囊内无血流信号。

（3）黄体囊肿破裂时，早期可仍为黄体囊肿的回声表现，TVUS 可见卵巢包膜不完整；随之出现卵巢囊性或混合性包块，包块边界不清；或表现为附件区一囊实性包块，内见边界不清的卵巢及黄体回声。临床表现为急腹症，易误诊为宫外孕破裂。

3. 鉴别诊断

（1）卵巢肿瘤：黄体囊肿出血时呈混合回声表现，需与卵巢肿瘤鉴别。鉴别要点：黄体囊肿出血时见网状、点状及团块状回声，随诊观察时可见囊内回声变化较大，囊肿大小也呈缩小趋势，且囊内无血流信号等，均有助鉴别。

（2）黄体囊肿破裂的鉴别诊断：超声上黄体囊肿破裂应与宫外孕、急性盆腔炎、卵巢囊肿或肿瘤扭转相鉴别。①宫外孕：卵巢黄体囊肿破裂腹痛均发生于月经中后期且往往在性生活等外力作用后，血绒毛膜促性腺激素（HCG）阴性；而宫外孕一般有停经史及不规则阴道出血，血绒毛膜促性腺激素（HCG）升高，经阴道超声上可见宫外孕形成的附件包块与卵巢相邻但能分开，内大多可探及低阻型血流。密切结合临床与超声表现，一般不难鉴别。②急性盆腔炎：常有发热、腹痛、白带增多，血白细胞升高等急性感染表现，盆腔内混合回声包块形态不规则，边界不清，后穹窿穿刺为非血性液体，卵巢多未见明显异常等可资鉴别。

4. 临床价值　超声检查不仅是黄体囊肿的首选检查方法，也是最好的随诊方式。多数患者可通过超声及超声随诊得到准确诊断。

（三）卵巢子宫内膜异位囊肿

1. 病理与临床　卵巢子宫内膜异位症是指具有生长功能的子宫内膜组织异位到卵巢上，与子宫腔内膜一样发生周期性的增殖、分泌和出血所致的囊肿。由于异位到卵巢的子宫内膜没有一个自然引流的途径，从而在局部形成一个内容物为经血的囊性包块，因其内容物似巧克力，又称巧克力囊肿，简称巧囊。卵巢子宫内膜异位是内膜异位症最常见的形式，约80%的子宫内膜异位症累及卵巢。

卵巢内异症多发生于育龄妇女，以30～45岁为多见，与异位到子宫肌层的内异症（子宫腺肌症）一样，卵巢内异症的发病率近年来也呈明显上升趋势，成为妇科的常见病、多发病，也是女性不育的重要原因之一。其发生学说包括子宫内膜种植学说、体腔上皮化生学说、转移学说等，其中以种植学说最为广泛认同，认为子宫内膜及间质组织细胞随月经血通过输卵管逆流进入盆腔，种植到卵巢和盆腔腹膜上。

卵巢内异症囊肿可单侧发生，也常可双侧发生，大小从数毫米到十几厘米不等，多数大小在5～8cm，囊壁厚薄不均。

临床表现上卵巢内膜异位症的主要症状包括慢性盆腔痛、痛经、性交痛、月经量多以及不育等，其中痛经是最常见症状，病变侵及子宫直肠窝、宫骶韧带时，疼痛可放射到直肠、会阴及后腰背部；囊肿破裂则导致急腹症。一部分患者的临床症状不甚明显或没有症状，由超声检查发现病灶。

近年来发现卵巢内膜异位症与不育的关系越来越密切，约有1/3不明原因的不育患者腹腔镜检查到内膜异位症病灶，而在内膜异位症病例中则有半数左右合并不育。

2. 超声表现

（1）典型巧囊的超声表现为边界清楚的附件区囊性包块，包块内充满密集均匀的点状回声，这一特征性表现在经阴道超声图像上显示率高，图像更清晰。少部分巧囊经腹部及经阴道超声均显示内部为完全性无回声，且壁薄而光滑，与单纯囊肿，如滤泡囊肿难以鉴别。

（2）巧囊的囊壁常较厚，壁上有时可见点状或条状中强回声，部分巧囊肿内可见分隔；巧囊内部也常可见局灶性中等或中强回声（为血凝块的实性回声，CDFI无血流信号）。

（3）CDFI：巧囊内无血流信号，仅可在囊壁上见部分环状或条状血流信号。

（4）巧囊的大小、回声特性随月经周期可能有变化，诊断时应结合临床与声像图特征综合判断。

3. 鉴别诊断

（1）巧囊虽有较典型的超声表现，但单纯囊肿伴囊内出血、畸胎瘤、卵巢上皮性肿瘤、盆腔脓肿等均可能表现为囊肿内充满均匀点状回声；而巧囊内血凝块的实性回声也需与卵巢肿瘤的壁上结节鉴别。

巧囊与其他病变的鉴别要点。①出血性黄体囊肿：出血性囊肿内常见网状、条索状或较粗的点状低回声，不均匀；而巧囊内多为均匀细腻的点状回声。随诊观察囊肿大小与回声的变化是鉴别出血性囊肿与巧囊的关键，出血性黄体囊肿多发生于月经周期的中后期，间隔2～6周复查大小与回声变化较大。②畸胎瘤：点状回声水平高于巧囊，并常伴有声影的团块状强回声可资鉴别。③卵巢上皮性肿瘤：卵巢壁上的实性结节，CDFI可见血流信号。④盆腔脓肿：不同时期的盆腔脓肿都可以有类似于内膜异位症囊肿的超声表现，但是二者临床表现完全不同，盆腔脓肿临床常有发热、下腹疼痛与明显压痛等急性感染的症状。

（2）巧囊有时呈类实性表现，需与卵巢实性肿瘤相鉴别，可以通过经阴道超声CDFI观察其内的血流信息，不能确诊时，进行超声造影将对诊断帮助很大，可以明确病灶内有否血供，超声造影上巧囊为内部完全无血供的囊性包块，而卵巢实性肿瘤则为内部有血供的实性肿物。

4. 临床价值　超声检查是巧囊首选的检查方法。多数患者可通过超声表现、临床症状、体征以及超声随诊得到明确诊断。

经阴道超声可更好地观察到病变内部回声结

构及病灶内血流信息,在巧囊的鉴别诊断中发挥着非常重要的作用,如显示巧囊内部典型的均匀细腻的点状低回声、出血性囊肿内部典型的网状回声等,经阴道超声均明显优于经腹超声。

(四)卵巢冠囊肿

1. 病理与临床 卵巢冠囊肿指位于输卵管系膜与卵巢门之间的囊肿,目前认为其组织来源包括间皮、副中肾管及中肾管来源。以生育年龄妇女多见,为良性囊肿,但也偶有腺癌样恶变的报道。病理上,囊肿多为 5cm 左右,但也可大至 15cm 以上,单发,壁薄光滑,内为清亮液体。临床常无自觉症状,囊肿较大时可扪及包块。

2. 超声表现 位于一侧卵巢旁,为典型单纯性囊肿的表现,呈圆形或椭圆形、单房、壁薄,双侧卵巢可见正常。囊肿偶可以扭转和破裂。

3. 鉴别诊断 应与卵巢其他单纯囊肿(如滤泡囊肿)鉴别。典型卵巢冠囊肿表现为附件区圆形或椭圆形单房囊肿,常可见完整卵巢声像图,随诊观察时不会自行消失;经阴道超声检查时用探头推之可见囊肿与卵巢分开。而滤泡囊肿时卵巢图像不完整或显示不清,且随诊观察可见自行消失。

4. 临床价值 卵巢冠囊肿多数可通过超声发现,并通过超声随诊得到较明确诊断。

(五)卵巢黄素囊肿

1. 病理与临床 卵巢黄素囊肿指卵泡壁上卵泡膜细胞在大量绒毛膜促性腺激素(HCG)刺激下黄素化、分泌大量液体而形成的囊肿。可见于:①滋养细胞疾病,如葡萄胎、恶葡、绒癌等;②正常妊娠、双胎、糖尿病合并妊娠、妊娠高血压症等产生过多 HCG 的情况;③促排卵时治疗引起卵巢过度刺激,其卵巢的多囊性改变同黄素囊肿。

卵巢黄素化囊肿常为双侧性,数厘米大小。大多无临床症状,可自行消退。

2. 超声表现 卵巢黄素化囊肿具有典型卵巢单纯性囊肿的回声特点,即圆形或椭圆形无回声区、壁薄、光滑、边界清;可表现为单侧或双侧,单房或多房。

3. 鉴别诊断 需与其他卵巢单纯性囊肿鉴别,密切结合临床资料一般不难鉴别。

4. 临床价值 卵巢黄素化囊肿多数通过超声发现及明确诊断。

(六)多囊卵巢综合征

1. 病理与临床 多囊卵巢综合征(polycystic ovary syndrome,PCOS)是以慢性无排卵、闭经或月经稀发、不育、肥胖、多毛及双侧卵巢多囊性改变为特征的临床综合征。是育龄期妇女无排卵最常见的原因。关于 PCOS 的发病机制,至今尚不十分清楚,认为可能与促性腺激素分泌异常、代谢异常、肥胖、卵巢内分泌失调、高雄激素水平以及遗传等有关,主要内分泌特征包括 LH/FSH 比例增大、雄激素过高等。

大体病理上,60%～70%PCOS 患者表现为双侧卵巢对称性增大,少数病例卵巢无增大或仅单侧增大,切面显示卵巢白膜明显增厚,白膜下一排囊性卵泡,数个至数十个不等,直径 0.2～0.6cm。镜下见白膜增厚、卵巢间质和卵泡膜细胞增生。

PCOS 主要为青春期发病,临床表现包括:①月经失调,为长期不排卵所致。表现为月经稀发、量少或继发闭经,偶见功能性出血;②不育,系慢性无排卵所致;③多毛,多毛常见于口唇、下颌颊侧、下腹、耻上、股内侧,并伴有痤疮;④肥胖,约半数患者有不同程度的肥胖;⑤双侧卵巢增大,呈对称性,比正常卵巢大 1～3 倍,⑥激素测定:LH/FSH>3,血清睾酮升高、高胰岛素血症等。

2. 超声表现

(1)PCOS 的典型超声特点:①双侧卵巢增大(但约 30%PCOS 患者卵巢体积可正常);②双侧卵巢内见多个小卵泡,沿卵巢周边部呈车轮状排列,卵泡大小 0.2～0.8cm,每侧卵巢最大切面卵泡数目≥10 个卵泡;③卵巢表面见强回声厚膜包绕;④卵巢中央的卵巢基质回声增强。

(2)经阴道超声可更好地观察小卵泡情况,若观察到卵巢基质回声增强也是一个较敏感而特异的诊断指标。

(3)少数 PCOS 患者上述卵巢的超声表现仅为单侧性。

3. 鉴别诊断 根据 PCOS 卵巢的特征性超声表现,并密切结合临床资料,一般较易与其他病变鉴别。

4. 临床价值 超声检查是 PCOS 首选的影像检查方法,其典型超声表现也是 PCOS 诊断的最佳指标之一,根据卵巢的特征性表现,结合临床表现与生化检查,一般可以对多囊卵巢作出较明确诊断。

经阴道超声不受患者肥胖的影响,在 PCOS 诊断中起着重要的作用,如其显示 PCOS 小卵泡及基质情况即明显优于经腹超声,可提高 PCOS 的诊断准确性。

二、卵巢上皮性肿瘤

卵巢肿瘤是女性生殖系统常见肿瘤,其中恶性肿瘤约占卵巢肿瘤的10%。卵巢恶性肿瘤是仅次于宫颈癌和子宫内膜癌的女性生殖道第三大癌瘤,恶性程度高、死亡率高,尽早发现、及时手术与治疗是提高卵巢癌生存率的关键。

卵巢肿瘤组织类型繁多而复杂,以上皮性肿瘤最为多见,约占所有原发卵巢肿瘤的2/3、卵巢良性肿瘤的50%、原发卵巢恶性肿瘤的85%~90%。上皮性肿瘤又分为良性、交界性、恶性肿瘤;根据细胞类型,上皮性肿瘤分为浆液性、黏液性肿瘤、子宫内膜样肿瘤、透明细胞瘤等。良性上皮性肿瘤包括囊腺瘤、乳头状囊腺瘤等;恶性包括囊腺癌、乳头状囊腺癌、腺癌等。

卵巢上皮性肿瘤多发生于40~60岁,很少发生于青春期前。

(一)卵巢浆液性肿瘤

卵巢浆液性肿瘤是卵巢上皮性肿瘤中最常见的,占卵巢肿瘤的30%~40%,而恶性浆液性肿瘤约占卵巢癌的50%。卵巢浆液性肿瘤包括:①良性浆液性肿瘤。②交界性浆液性肿瘤。③浆液性乳头状囊腺癌。其中良性约占70%。

1.良性浆液性肿瘤

(1)病理与临床:主要有囊腺瘤及乳头状囊腺瘤两种。大体病理上为囊性肿物,大多单侧发生,直径1~20cm,单房或多房;囊内壁无明显乳头或有简单乳头者为囊腺瘤;有较复杂乳头者为乳头状囊腺瘤。囊的内壁、外壁均光滑,多数囊内含清亮的浆液,少数也可能含黏稠液。

可发生于任何年龄,但以育龄期多见。小者无临床症状,大者可及下腹包块或有压迫症状、腹痛等。

交界性浆液性肿瘤:9%~15%的浆液性肿瘤为交界性。肿瘤外观与良性浆液性囊腺瘤或乳头状囊腺瘤相似,唯乳头结构更多而细密复杂,且体积较大,可伴腹水。镜下表现为交界性肿瘤的细胞核特点。

(2)超声表现:①单纯性浆液性囊腺瘤,肿块呈圆形或椭圆形无回声区,边界清楚,单房多见,囊壁薄而完整、内壁光滑,囊内含清亮透明浆液或略浑浊囊液;直径大小多在5~10cm,较黏液性囊腺瘤小。②浆液性乳头状囊腺瘤,单房或多房囊性肿物,边界清楚,囊内见单个或多个内生性和(或)外

生性乳头状突起。囊内液体多为完全性无回声区,当囊内为浑浊囊液时,无回声区内可充满点状回声。CDFI显示乳头上可见少许血流信号。③交界性浆液性乳头状囊腺瘤的表现与上述相似,但乳头可能更多、更大,CDFI可能显示乳头上较丰富血流信号。

(3)鉴别诊断:①单纯性浆液性囊腺瘤与其他单纯性卵巢囊肿表现相似,一次超声检查有时鉴别较困难,可结合临床并通过随诊观察大小变化等加以区别。滤泡囊肿属生理性囊肿,多会自行消失;卵巢冠囊肿位于卵巢旁;黄素囊肿多于高HCG状态有关。②浆液性乳头状囊腺瘤需与巧囊等鉴别,巧囊内或壁上的实性回声CDFI上无血流信号,乳头状囊腺瘤的乳头上可见血流信号,超声造影可帮助明确诊断。

(4)临床价值:超声是良性浆液性肿瘤较为可靠的首选影像检查方法。

2.浆液性乳头状囊腺癌

(1)病理与临床:浆液性乳头状囊腺癌是最常见的卵巢原发恶性肿瘤,好发于40~60岁。肿瘤直径10~15cm,常以形成囊腔和乳头为特征,切面为囊实性,有多数糟脆的乳头和实性结节。囊内容物为浆液性或浑浊血性液。

临床上,早期常无症状而不易发现,后期随着肿瘤增大扪及包块或出现腹水时才被发现,对高危人群的重点普查有助早期发现卵巢肿瘤。

(2)超声表现:①常表现为多房性囊实性混合回声肿块,囊壁及分隔较厚且不规则及厚薄不均;内部回声呈多样性,实性回声不均质、不规则,囊内壁或隔上可见较大乳头状或不规则状实性回声团块向无回声区内突起。②常合并腹水。③CDFI于囊壁、分隔及肿瘤实性部分均可探及丰富的低阻血流信号,RI值常<0.5。

(3)鉴别诊断:见后述卵巢良恶性肿瘤的鉴别。

(4)临床价值:超声检查是诊断卵巢肿瘤的首选检查方法,能发现附件区肿物,判断其为实性、囊性或囊实性肿块,并能对肿物良、恶性作出一定判断,为临床诊治提供较充分的依据。应充分利用超声检查这一便捷手段,结合生化检查,如CA125检测等,对高危人群重点普查,以助早期发现卵巢肿瘤。

(二)卵巢黏液性肿瘤

卵巢黏液性肿瘤亦是卵巢常见的上皮性肿瘤。良性黏液性囊腺瘤约占卵巢良性肿瘤的20%,恶性

黏液性肿瘤约占卵巢癌的 15%。

1. 黏液性囊腺瘤

(1)病理与临床:①良性黏液性囊腺瘤,大体病理上,肿瘤为囊性,呈圆形,体积可巨大;表面光滑,切面常为多房性,囊壁薄而光滑,有时因房过密而呈实性。囊腔内充满胶陈样黏稠的黏液,乳头少,但少数囊内为浆液性液。②交界性黏液性囊腺瘤,较交界性的浆液性肿瘤少见。大体病理与黏液性囊腺瘤或囊腺癌很难区别。一般体积较大,切面多房性,有时囊壁较厚,有囊内乳头。

(2)超声表现:常为单侧性,囊肿较大,直径 15~30cm,多数为多房性,且分隔较多,囊壁及分隔光滑而均匀;囊内无回声区中充满较密或稀疏点状回声(由于黏液物质引起)。少数可见乳头状突起。

(3)鉴别诊断:与卵巢囊性畸胎瘤鉴别。①肿瘤大小:卵巢畸胎瘤中等大小,黏液性囊腺瘤则多见较大;②肿瘤内部回声:畸胎瘤内可见团块状强回声区,后方有衰减或声影,囊内可见脂液分层。黏液性囊腺瘤的无回声区内多见充满较密或稀疏点状回声(也可表现为单纯性无回声区),分隔较多,后方回声增强,无声影等,可资鉴别。

参见后述卵巢良、恶性肿瘤的鉴别中相关内容。

(4)临床价值:超声是良性黏液性肿瘤较为可靠的首选影像检查方法。

2. 黏液性囊腺癌

(1)病理与临床:大体病理上肿瘤切面多房性,囊腔多而密集,囊内壁可见乳头,囊内见实性区及实性壁内结节。囊液为黏稠黏液或血性液,但有约 1/4 囊内含浆液性液。

临床症状、表现与浆液性癌相似,一般表现为腹部肿物、腹胀、腹痛或压迫症状。晚期出现恶病质、消瘦等。

(2)超声表现:①超声表现与浆液性囊腺癌相似,不同的是黏液性囊腺癌的无回声区内可充满密集或稀疏点状回声(黏液)。②部分黏液性囊腺瘤包膜穿透或破裂后,发生腹膜种植,形成腹腔内巨大囊肿,又叫腹膜假性黏液瘤。超声表现为腹水,腹水内有特征性点状回声和无数的小分隔,充满盆腹腔,这种情况也可发生在阑尾和结肠的黏液瘤。

(3)鉴别诊断:参见后述卵巢良、恶性肿瘤的鉴别中相关内容。

(4)临床价值:参见浆液性囊腺瘤。

(三)卵巢子宫内膜样癌

1. 病理与临床 子宫内膜样癌占卵巢癌的 16%~31%,约 1/3 为双侧性;大体上肿物为囊实性或大部分为实性,大多数为直径 10~20cm,囊内可有乳头状突起,但很少有表面乳头。如囊内含血性液则应仔细检查是否有子宫内膜异位囊肿。其镜下组织结构与子宫内膜癌极相似。

临床表现包括盆腔包块、腹胀、腹痛、不规则阴道出血、腹水等。

2. 超声表现 声像图表现类似卵巢乳头状囊腺癌,以实性为主的囊实性肿块,肿瘤内有许多乳头状突起和实性回声。

3. 鉴别诊断 需要指出的是术前超声很难作出卵巢癌组织类型的判断。良恶性鉴别见后述卵巢良、恶性肿瘤鉴别的相关内容。

本病可能为子宫内膜异位囊肿恶变,也可与子宫内膜癌并发,因此,当发现囊实性类似囊腺癌的肿块时,若有内异症囊肿病史或同时发现子宫内膜癌时,应注意子宫内膜样腺癌的可能。

4. 临床价值 参考浆液性囊腺癌。

三、卵巢性索-间质肿瘤

卵巢性索-间质肿瘤包括由性腺间质来源的颗粒细胞、泡膜细胞、纤维母细胞、支持细胞或间质细胞发生的肿瘤,性索间质肿瘤的很多类型能分泌类固醇激素,从而导致临床出现相应的内分泌症状,如月经紊乱、绝经后出血等,有助于临床诊断,但最终诊断要根据肿瘤的病理形态。

(一)颗粒细胞瘤

1. 病理与临床 卵巢颗粒细胞瘤属低度恶性的卵巢肿瘤,是性索间质肿瘤的主要类型之一;约 75% 以上的肿瘤分泌雌激素。自然病程较长,有易复发的特点。

大体病理上,肿瘤大小不等,圆形、卵圆形或分叶状,表面光滑;切面实性或囊实性,可有灶性出血或坏死;少数颗粒细胞瘤以囊性为主,内充满淡黄色液体,大体病理上似囊腺瘤。

颗粒细胞瘤可分为成人型及幼年型,成人型约占 95%,而幼年型约占 5%。幼年型患者可出现性早熟症状。

成人患者好发年龄为 40~50 岁妇女及绝经后妇女,主要临床症状包括月经紊乱、绝经后阴道不规则出血;其他临床症状包括盆腔包块、腹胀、腹痛等。

颗粒细胞瘤的临床症状与肿瘤分泌雌激素相关,幼女发病(幼女型)可出现性早熟;生育年龄段妇女可出现月经紊乱、月经过多、经期延长或闭经等症状;而绝经后妇女表现为绝经后阴道出血,甚至出现月经周期;高水平雌激素的长期刺激使子宫内膜增生或出现息肉甚至癌变,还会出现子宫肌瘤等。

2. 超声表现

(1)颗粒细胞瘤可以为实性、囊实性或囊性,因而声像图表现呈多样性。小者以实性不均质低回声为主,后方无明显声衰减。大者可因出血、坏死、囊性变而呈囊实性或囊性,可有多个分隔而呈多房囊实型,有时表现为实性包块中见蜂窝状无回声区;囊性为主包块可表现为多房性或大的单房性囊肿。

(2)CDFI:由于颗粒细胞瘤产生雌激素,使瘤体内部血管扩张明显,多数肿瘤实性部分和分隔上可检出较丰富血流信号。

(3)子宫:肿瘤产生的雌激素可导致子宫内膜增生、息肉甚至内膜癌表现。

3. 鉴别诊断

(1)实性的卵巢颗粒细胞瘤需与浆膜下子宫肌瘤鉴别:肌瘤内部回声一般无囊腔,且多数情况下可发现蒂或通过 CDFI 观察发现浆膜下肌瘤与子宫间血流的密切关系;颗粒细胞瘤内部常见小囊腔回声,结合临床资料一般可以鉴别。

(2)多房囊实性的卵巢颗粒细胞瘤与其他卵巢肿瘤,如浆液性囊腺癌、黏液性囊腺瘤/癌等较难鉴别:典型浆液性囊腺癌囊壁及分隔厚而不均,囊内实性回声不规则,常见乳头;黏液性囊腺瘤/癌囊内有含黏液的密集云雾状低回声。而颗粒细胞瘤囊内分隔有时呈蜂窝样或网络状,形态相对规则,囊壁及分隔尚光滑,无乳头状结节突入囊腔。需结合临床资料综合判断,但多数情况下鉴别仍困难。

(3)囊肿型颗粒细胞瘤内含清亮液体回声且壁薄,需与囊腺瘤甚或卵巢单纯性囊肿鉴别:多数情况下鉴别较困难,需密切结合临床资料综合判断。

4. 临床价值　超声检查有助于本病的诊断,是必不可少的影像检查方法。

(二)卵泡膜细胞瘤

1. 病理与临床　卵泡膜细胞瘤基本为良性肿瘤,也有分泌雌激素的功能。多中等大且质实,瘤细胞含脂质使肿瘤切面呈黄色,间以灰白色的纤维组织。

卵泡膜细胞瘤好发于绝经前后,约65％发生在绝经后,几乎不发生在月经初潮之前。临床症状与颗粒细胞瘤非常相似,雌激素增高引起的功能性表现尤为明显,包括月经紊乱、绝经后阴道出血等。

需要注意的是,卵泡膜细胞瘤分泌雌激素的功能并不如颗粒细胞瘤明显,部分患者可无雌激素增高引起的症状。

卵泡膜细胞瘤与卵巢纤维瘤常混合存在,故有泡膜纤维瘤之称。

2. 超声表现

(1)肿物以实性低回声或中等强回声为主,呈圆形或卵圆形,边界清楚;伴出血、坏死、囊性变时可见无回声区;偶可见钙化灶。

(2)卵泡膜细胞瘤中纤维组织成分较多时,实性包块后方常伴回声衰减;细胞成分多、纤维成分少时,以均匀低回声为主,后方不伴回声衰减;肿物囊性变时则后方回声呈增强效应。

(3)CDFI:肿瘤内部血流一般不丰富,但有时也可见血流较丰富者。

(4)少部分病例伴胸腔积液、腹水。

3. 鉴别诊断

(1)子宫浆膜下肌瘤:向子宫外生长,可仅有细蒂与子宫相连,可以通过经阴道彩色多普勒显示细蒂及肿块血供来源,从而判定肿块来自子宫;如能探及卵巢,且肿物与卵巢分离,则浆膜下肌瘤可能性大。肌瘤的内部漩涡状回声表现也有助鉴别诊断。

(2)卵巢纤维瘤:亦是性索间质肿瘤常见的类型,与卵泡膜细胞瘤存在连续组织学谱系,故两者声像图不易区分。由于纤维细胞含量不同声像图有一些区别,如卵泡膜细胞瘤后方回声衰减程度较轻,而纤维瘤则衰减更明显。

(3)卵巢恶性肿瘤:大量腹水、盆腔包块及CA125升高是卵巢癌的典型临床表现,但卵巢卵泡膜细胞瘤有时也有类似表现,这种情况下无论临床还是超声都难以与卵巢恶性肿瘤鉴别。超声上卵巢恶性肿瘤以囊实性为主、形态不规则、内部血流丰富有助鉴别诊断。

4. 临床价值　卵泡膜细胞瘤声像图表现有一定特点,超声检查有助于本病的诊断,是常规的影像检查方法。

(三)卵巢纤维瘤

1. 病理与临床　卵巢纤维瘤发生率明显高于泡膜细胞瘤,约占卵巢性索间质肿瘤的76.5％。肿瘤呈圆形、肾形或分叶状;质实而硬,表面光滑,有包膜。切面白色、灰白或粉白色编织状。镜下形态与一般纤维瘤相同。

临床上,卵巢纤维瘤多发于中、老年妇女。主要临床症状包括腹痛、腹部包块以及由于肿瘤压迫引起的泌尿系症状等。特别是卵巢纤维瘤多为中等大小、光滑活动、质实而沉,易扭转而发生急性腹痛。有相当的病例并没有临床症状,于体检及其他手术时发现或因急性扭转始来就诊。

少部分卵巢纤维瘤可能合并腹水或胸腹水,称麦格综合征(Meig's 综合征,指卵巢肿瘤合并胸腹水),肿瘤切除后胸腹水消失。

2. 超声表现

(1)为圆形或椭圆形低回声区(回声水平常较子宫肌瘤更低),边界轮廓清晰,常伴后方衰减。有时难与带蒂的子宫浆膜下肌瘤或阔韧带肌瘤鉴别。

(2)需指出的是卵泡膜细胞瘤与卵巢纤维瘤都起自卵巢基质,即使病理上都可能很难将二者鉴别开来,有大量泡膜细胞的肿瘤确定为卵泡膜细胞瘤,而泡膜组织很少但有大量纤维细胞时定义为泡膜纤维瘤或纤维瘤,泡膜细胞瘤可产生雌激素,而纤维瘤罕见产生雌激素,因此,常无症状。纤维瘤较大时可合并胸腹水,即 Meig 综合征。

(3)CDFI:卵巢纤维瘤内可见走行规则的条状血流。

3. 鉴别诊断

(1)子宫浆膜下肌瘤:大多数情况下,可以发现浆膜下肌瘤与子宫相连的蒂,鉴别较易;不能观察到蒂时,若见双侧正常卵巢,也可以判断浆膜下子宫肌瘤的可能性大,若同侧的卵巢未显示则卵巢纤维瘤可能性大。

(2)卵巢囊肿:少数质地致密的纤维瘤,声像图上回声极低,尤其经腹扫查时可表现为无回声样包块,可能误诊为卵巢囊肿。经阴道超声仔细观察后方增强特征及病灶内有否血流信号可帮助明确诊断。

4. 临床价值　卵巢纤维瘤的声像图表现有一定特点,超声检查有助于本病的诊断,是首选而常规的影像检查方法。

四、卵巢生殖细胞肿瘤

卵巢生殖细胞肿瘤发病率低于上皮性肿瘤,占原发性卵巢肿瘤的第二位,其中95%为良性。大多数生殖细胞肿瘤来源于胚胎期性腺的原始生殖细胞,包括畸胎瘤、无性细胞瘤、卵黄囊瘤(内胚窦瘤)、胚胎癌等。

(一)成熟性畸胎瘤

1. 病理与临床　成熟性畸胎瘤即良性畸胎瘤,肿瘤以外胚层来源的皮肤附件成分构成的囊性畸胎瘤为多,故又称皮样囊肿,是最常见卵巢肿瘤之一。占卵巢肿瘤的 10%～20%,卵巢生殖细胞肿瘤的 97%。

大体病理上,肿瘤最小的仅 1cm,最大者可达30cm 或充满腹腔,双侧性占 8%～24%;肿瘤为圆形或卵圆形,包膜完整光滑;切面多为单房,亦可多房性。囊内含黄色皮脂样物和毛发等。囊壁内常有一个或数个乳头或头结节。头结节常为脂肪、骨、软骨,可见到一个或数个完好的牙齿长出,偶可见部分肠、气管等结构。镜下头结节处可见多胚层组织,但外胚层最多。

成熟畸胎瘤可发生在任何年龄,但 80%～90%为生育年龄妇女。通常无临床症状,多在盆腔检查或影像检查时发现。肿瘤大者可及腹部包块。合并症有扭转、破裂和继发感染。扭转和破裂均可导致急腹症发生。

2. 超声表现　成熟性畸胎瘤的声像图表现多样,从完全无回声到完全强回声均有,特征性表现与其成分密切相关。

(1)皮脂部分表现为密集的细点状中强回声,而毛发多表现为短线状回声或团块状强回声。以皮脂和毛发为主要成分者表现为强回声区间以少部分无回声、或无回声区内团块状强回声、或整个肿物完全呈强回声。瘤内有时可见牙齿或骨骼的灶状强回声,后方伴声影,也是成熟性畸胎瘤的特征性表现。

(2)肿物多呈圆形或椭圆形,表面光滑,形态规则,但常见边界不清,特别是肿物后方伴衰减时,后壁很难显示。

(3)有时可见脂-液平面,为特征性表现之一。

(4)少数成熟性畸胎瘤表现为多房性,内壁或分隔上可见单个或多个低回声或强回声结节样突起,病理上称头节,可为牙齿、骨骼或其他组织的化生,因此结节突起后方可伴声影。

(5)CDFI:肿物内部无血流信号,偶可于壁或分隔上见规则的短条状血流。

(6)有时仍可见患侧的部分卵巢结构(卵巢组织)。

3. 鉴别诊断　成熟性畸胎瘤的声像图表现较

典型,鉴别较容易。但仍需与下列疾病相鉴别。

(1)卵巢巧克力囊肿:巧囊可能与良性囊性畸胎瘤混淆,需仔细观察。畸胎瘤内密集点状回声的回声水平常高于巧囊,且常见有后方声影的团状强回声。

(2)卵巢出血性囊肿:囊内回声水平较畸胎瘤低。

(3)盆腔脓肿:临床有腹痛、发热等急性感染症状,不难与畸胎瘤鉴别。

特别需要注意的是畸胎瘤可能被误认为肠道内气体回声而漏诊,应仔细观察肠管蠕动,必要时嘱患者排便后复查。

4.临床价值 超声检查是成熟性畸胎瘤最佳影像检查方法,可以使绝大多数成熟性畸胎瘤的诊断得以明确;当肿瘤较小、尚不具备手术指征时,超声检查也是随诊的主要手段。其他影像检查,如CT检查也有助于本病的诊断。

(二)未成熟性畸胎瘤

1.病理与临床 卵巢未成熟畸胎瘤即恶性畸胎瘤,较少见,仅占卵巢畸胎瘤的1%~3%。未成熟中除三胚层来的成熟组织外还有未成熟组织,最常见的成分是神经上皮。

大体病理上,大多数肿瘤为单侧性巨大肿物。肿瘤多数呈囊实性,实性部分质软,肿瘤可自行破裂或在手术中撕裂。可见毛发、骨、软骨、黑色脉络膜及脑组织等,但牙齿少见。

未成熟畸胎瘤多见于年轻患者,平均年龄17~19岁。常见症状为腹部包块、腹痛等;因腹腔种植率高,60%有腹水。血清AFP可升高。

2.超声表现 未成熟畸胎瘤病理上以神经外胚层多见,如脑及神经组织;毛发、皮脂则较少见,牙齿、肠襻、骨骼等器官样结构也很少见,因此,声像图表现可无特异性。

(1)常为囊实性包块,无回声区内可见呈"云雾样"或"破絮状"实性中等回声,有时可见伴声影的团状强回声(钙化)。

(2)部分型未成熟畸胎瘤,与成熟囊性畸胎瘤并存,因此,可合并成熟囊性畸胎瘤的特征性声像图表现,给鉴别带来困难。

(3)CDFI:肿瘤内实性区域可显示血流信号,可见低阻力血流,RI≤0.40。

3.鉴别诊断

(1)成熟性畸胎瘤:未成熟性畸胎瘤肿物更大,且短期内增大明显,内部无毛发、皮脂、牙齿、骨骼

等成熟性畸胎瘤常见组织结构的特征性声图像表现,且CDFI上常见血流信号;而成熟性畸胎瘤内无血流信号,有助鉴别。年轻患者,包块迅速增大,超声上表现为囊实性肿物,实性成分呈"云雾样"表现等,应考虑到卵巢未成熟畸胎瘤的可能性。

(2)其他卵巢恶性肿瘤:由于未成熟性畸胎瘤的超声表现特征性不强,鉴别较困难,需密切结合临床资料判断。

4.临床价值 超声检查有助于本病的诊断,是必不可少的影像检查方法。

(三)无性细胞癌

1.病理与临床 卵巢无性细胞瘤来源于尚未分化以前的原始生殖细胞,其病理形态及组织来源与睾丸精原细胞瘤很相似。为少见的肿瘤,但为儿童、青少年和妊娠妇女常见的卵巢恶性肿瘤,好发年龄10~30岁,平均20岁,17%的患者合并妊娠。

大体病理上,肿物呈圆形或卵圆形,切面实性,可有灶性出血坏死,囊性变不常见。肿瘤平均直径15cm。

常见症状包括盆腔包块、腹胀。肿瘤生长迅速,病程较短。

2.超声表现

(1)以低回声为主的实性包块,回声较均匀,有时瘤内可见树枝状稍强回声分隔,将实性肿瘤组织分隔成小叶状低回声区;囊性变可呈混合回声(囊实性)。

(2)肿物边界清楚,边缘规则,后方回声无衰减或呈后方回声增强效应。

(3)肿块大,且增大速度快,腹水常见。

(4)CDFI显示瘤内散在血流信号,可为高速低阻血流。

3.鉴别诊断 需与其他卵巢肿瘤鉴别,无性细胞瘤患者年轻、肿物大、实性回声、边界清、后方无衰减等特点可资鉴别。

4.临床价值 本病的声像图表现较具特征性,结合临床资料,超声检查可在一定程度上作出较明确判断,是首选的影像检查方法,对临床诊治帮助较大。

五、卵巢转移瘤

1.病理与临床 卵巢转移性肿瘤指从其他脏器转移至卵巢的恶性肿瘤。不少原发于消化道的肿瘤及乳腺癌都可能转移到卵巢,以胃肠道肿瘤转移为多见,典型者为库肯勃瘤转移。

大体形态上来源于生殖器官以外的卵巢转移瘤一般均保持卵巢的原状,卵巢均匀增大,呈肾形或长圆形,表面光滑或结节状,可有完整的包膜,极少与周围组织粘连;切面实性。双侧性是转移性卵巢瘤的另一个突出特点,报道双侧性卵巢转移占到 60%~80%。

卵巢转移瘤一般无自觉症状,原发于胃肠道的转移瘤可有腹痛、腹胀以及原发肿瘤的相应症状。腹水在转移性卵巢癌中相当常见。

2. 超声表现 卵巢转移瘤常表现为双侧卵巢增大,但形态仍为肾形或卵圆形,呈双侧性实性包块,表面可结节状改变;无明显包膜回声,但边界清晰。常伴腹水,腹水既可为原发性也可为转移性。CDFI 显示瘤内血流丰富。

3. 鉴别诊断 主要需要与原发性卵巢肿瘤鉴别。卵巢转移瘤常有卵巢以外部位的原发肿瘤病史,且多为双侧性;而原发肿瘤无其他部位肿瘤病史,单侧多见,可资鉴别。

六、超声对附件包块的鉴别诊断价值

1. 卵巢肿瘤良、恶性鉴别 根据声像图特征结合 CDFI 表现可对一部分卵巢肿瘤的良、恶性进行判断。

(1)良性肿瘤多表现为囊性或以囊性为主的混合性包块,如单房囊肿、无实性成分或乳头或多房囊肿,有分隔,但无实性成分或乳头,一般为良性;有乳头但数目少且规则,也多为良性。

(2)有实性成分的单房或多房囊肿,乳头数目较多、不规则时要考虑到恶性;以实性为主的囊实性或回声不均匀的实性肿瘤则大多为恶性。恶性肿瘤较大时形态不规则、边界欠清、内部回声明显不均,可见厚薄不均的分隔,多合并腹水。

(3)CDFI 对卵巢肿瘤良、恶性鉴别的帮助也是肯定的。恶性肿瘤由于其大量新生血管及动、静脉瘘形成,血管管壁缺乏平滑肌,CDFI 可见丰富血流信号,动脉血流呈低阻型,多数学者认为,RI≤0.4 可作为诊断恶性卵巢肿瘤的 RI 阈值。

2. 卵巢瘤样病变及炎性包块与卵巢肿瘤的鉴别 卵巢瘤样病变,如生理性囊肿合并出血、不典型卵巢内异症囊肿以及盆腔炎包块等的声像图表现与卵巢肿瘤有较多重叠;而临床表现及生化检查上,卵巢内膜异位症囊肿及盆腔炎包块等与卵巢肿瘤特别是恶性肿瘤也不易区分,如均可有 CA125 升高等,给鉴别诊断带来困难,需要超声医师高度重视。鉴别要点如下。

(1)卵巢生理性囊肿合并出血:主要指黄体囊肿出血。出血性囊肿的囊壁上若有结节或乳头回声,为凝血块附着所致,结节或乳头内无血流信号,且 2~6 周随诊可见大小及回声的变化;而卵巢囊性肿瘤的实性结节和分隔上可见血流信号,随诊无明显变化,可资鉴别。

(2)卵巢内膜异位症囊肿:典型的巧囊内常含均匀密集的点状低回声(毛玻璃样改变),其内也常见团块状中等回声,CDFI 显示无血流信号。而不典型巧囊可表现为无回声区内见附壁类实性回声,有时与囊腺瘤鉴别较困难,鉴别要点是应用经阴道超声观察病灶内血流情况,巧囊内附壁类实性回声无血流信号。超声造影可帮助确定诊断,因此,必要时可进行超声造影检查。利用探头推动包块,观察病灶内回声移动情况,也有助判断。当然,需结合临床资料综合判断。此外,单纯型黏液性囊腺瘤也需与较大的巧克力囊肿鉴别。

(3)盆腔炎性包块:二维及 CDFI 特征与卵巢恶性肿瘤有不少相似之处,是超声鉴别诊断的难点。仔细观察是否有正常卵巢回声是鉴别诊断的关键,若在附件区域或病灶包块内如可见正常卵巢结构则首先考虑是炎性病变;当然,盆腔炎症明显累及卵巢(如输卵管-卵巢脓肿)时,单凭超声表现是很难确定的,必须密切结合临床病史、症状及体征进行综合判断。

3. 超声诊断卵巢肿瘤注意事项

(1)卵巢肿瘤组织学种类繁多,声像图表现各异,超声检查通常无法作出组织学判断。超声医师虽可根据超声特点对一部分肿瘤的组织学作出推断,超声报告时也可提示组织学诊断的可能性,但不可太绝对。

(2)一部分卵巢肿瘤,如畸胎瘤、浆液性囊性瘤、黏液性囊腺瘤、纤维瘤等有较典型超声特征,根据这些超声特征可作出较明确的良、恶性判断,但超声医师仍需密切结合临床病史、症状、体征及实验室检查进行综合分析判断。

(3)经阴道超声检查能更清晰地显示肿瘤内部回声、边界与周围脏器的关系及肿瘤血供情况,对卵巢肿瘤的诊断与鉴别诊断帮助较大;特别是对小的卵巢肿瘤,可能较早期发现病变。

(4)尽管畸胎瘤有较特征性超声表现,但临床上即使有经验的超声医师也可能漏诊或误诊畸胎瘤。主要原因是畸胎瘤回声与肠管内气体强回声非常相似,如不仔细观察或对此类肿瘤认识不充分,就可能误认为是肠管而漏诊或将肠道气体误诊为畸胎瘤。仔细观察仍是诊断关键。观察不清时,应嘱患者排便后复查。

(5)三维超声成像不仅能显示与二维超声相似的结构断面,还能显示肿瘤整体观及内部结构,如囊壁的特征、分隔厚度、乳头数目、大小、位置等,对肿瘤边界的显示亦优于二维超声,有望在卵巢肿瘤

的诊断中发挥越来越大的作用。

(6)超声造影能更准确地提供附件包块的血流信息,对常规超声上表现为类实性的囊性病变,超声造影可以起到关键的诊断作用;对一些疑难的附件包块良、恶性鉴别诊断,造影能提供较常规超声丰富的诊断信息,可以作为附件区包块疑难病例的辅助检查手段之一。

第六节　盆腔炎性疾病

(一)病理与临床

盆腔炎性疾病(pelvic inflammatory diseases,PID)主要包括子宫内膜炎、输卵管炎、输卵管-卵巢炎、输卵管-卵巢脓肿以及盆腔腹膜炎等,其中以输卵管炎最常见。PID 是妇科常见病、多发病。

引起 PID 的致病菌分为内源性及外源性两类,前者来自寄居于阴道内的菌群(包括需氧菌及厌氧菌,以两者的混合感染多见),后者主要为性传播疾病的病原体,如淋球菌。

感染途径主要包括上行性感染与邻近脏器炎症蔓延两种。性生活紊乱或经期性交、产后、剖宫术后,都可能导致外来及内在的致病菌经内膜剥脱面、胎盘剥离面、剖宫术切口、胎盘残留等部位上行性感染引起 PID;妇科器械操作也是感染的原因之一,如人工流产、宫内节育器放置、诊断性刮宫、输卵管通液等都可能造成上行性感染。邻近脏器的炎症,如阑尾炎、憩室炎、腹膜炎蔓延至输卵管可引起 PID。

当慢性盆腔炎反复急性发作,则形成盆腔粘连或形成盆腔炎性包块、输卵管积水、积脓等。PID 的发生与年龄、性活动、避孕方式及经济状况等诸多因素有关。

大体病理上,输卵管炎时可见输卵管壁明显增厚、增粗、充血、水肿、炎性渗出液或脓性渗出液,并与卵巢粘连形成盆腔炎性包块;输卵管上皮发生退行性变脱落时引起管腔粘连、闭塞,致输卵管伞端闭锁,即形成输卵管积水或积脓。由于卵巢表面包裹卵巢白膜,形成天然屏障,因此,卵巢很少单独发生炎症;当输卵管发生炎症时,输卵管伞端与卵巢粘连,发生卵巢周围炎;严重时即形成输卵管-卵巢脓肿(脓肿位于子宫后方、阔韧带与肠管之间)。

急性盆腔炎症或慢性炎症急性发作时,盆腔内常可见积液,为渗出液积聚在盆腔粘连的间隙内或

子宫-直肠窝处;有时也可形成单个或多个脓肿。慢性盆腔炎为急性盆腔炎未能彻底治疗,或患者体质较差,病程迁延所致,以慢性输卵管炎最常见。输卵管积水又是慢性输卵管炎最常见的表现,系炎症引起输卵管伞端闭锁,管腔中渗出液积聚而成;有的则为输卵管积脓,脓液吸收液化后呈浆液状,演变成输卵管积水。

PID 的临床表现视病情轻重及病变范围而不同。轻者可无临床症状或仅有轻微下腹痛等;下腹隐性不适感、腰背部及骶部酸痛、发胀、下坠感是 PID 常见的症状,常因劳累而加剧;重者可发热甚至高热,伴明显下腹痛。其他包括月经过频、月经量过多(可能为盆腔充血及卵巢功能障碍所致)、白带增多、性交痛、痛经以及继发性不孕等。

妇科检查时可见阴道、宫颈充血,黄色或脓性分泌物,宫颈举痛,双附件增厚或扪及盆腔包块。

(二)超声表现

早期 PID 的声像图可以正常,随着疾病进展,出现相应超声表现。

1. 子宫内膜不规则增厚或宫腔少量积液时,提示子宫内膜炎,但子宫内膜炎的这些声像图表现并无特异性,很难由超声诊断,必须结合临床。

2. 急性输卵管炎早期仅见输卵管轻度肿大、增粗,卵巢饱满、回声减低;继之出现回声不均、边界不清的盆腔囊实性包块,双侧性常见。

3. 卵巢周围炎时,表现为卵巢增大、呈多囊性改变(多个小囊性区)及卵巢边界欠清。

4. 随着感染加重,卵巢和输卵管粘连、融合形成输卵管-卵巢炎,用阴道探头推之,卵巢与卵管不能分开。进一步发展形成输卵管-卵巢脓肿,表现为混合回声包块,形态不规则、壁厚、有多个分隔、边界不清,内部有点状或团块状回声,常有后方回声增强。因这些表现无特异性,超声上较难与其

他附件包块或卵巢肿瘤鉴别,需密切结合临床。

5. 盆腔积脓可以发生在宫腔或子宫直肠窝,表现为充满点状回声的积液;宫腔积脓时,应注意有无宫颈口狭窄或占位引起的阻塞。

6. 输卵管积水的主要超声特征为输卵管扩张并伴有不全分隔。具体表现为:①附件区囊性包块,常为双侧性;②包块呈曲颈瓶状、S形、粗管状或腊肠形,边界清楚,张力较低;③囊壁厚薄不一,囊内见不完整分隔(经阴道超声下仔细观察可见分隔呈双层壁结构,即皱褶表现),这是输卵管积水的重要声像图特征;④常可见正常的卵巢回声;⑤输卵管积脓时液体内充满点状回声。

7. 盆腔积液也是PID感染时常见的超声征象,表现为子宫两侧或子宫直肠隐窝局限性无回声区,张力低,有时内部可见薄的纤细分隔。

8. CDFI:PID时输卵管壁常增厚、增粗、充血、水肿,CDFI可见输卵管壁血流信号增加;卵巢周围炎时,卵巢血流信号也增加。

(三)鉴别诊断

1. 与卵巢瘤样病变鉴别

(1)滤泡囊肿或黄体囊肿随诊可见变化(缩小或消失);黄素化囊肿多见于与妊娠相关的情况。而输卵管积水未累及卵巢时可探及正常卵巢回声,这一点对鉴别诊断很重要。应仔细观察两侧卵巢回声,囊性包块内有无不完整分隔等,以明确输卵管积水的诊断。

(2)卵巢冠囊肿:卵巢冠囊肿是位于阔韧带内靠近输卵管侧的囊肿,多为圆形或椭圆形、单房、壁薄而光滑、张力较高,可探及正常卵巢。而输卵管积水的形态往往呈长椭圆形或腊肠形,常见不完整分隔,张力较低等可资鉴别。重度输卵管积水时,积水的输卵管已不具有腊肠样或"S"形特征,而呈类圆形,此时超声鉴别困难,结合临床病史及症状、体征有助判断。

(3)卵巢巧克力囊肿:囊肿内见细小密集的点状回声是巧囊与输卵管积水鉴别的要点,但输卵管脓肿时内部也充满点状回声,较难鉴别,需结合临床;巧囊与输卵管积水在囊肿形态上也多不同,巧囊为圆形或椭圆形,而输卵管积水多呈腊肠状或"S"形等。

2. 淋巴管囊肿　患者常有手术史,手术清扫淋巴结后出现淋巴囊肿,为圆形或椭圆形囊肿,淋巴管囊肿有较特定的发生部位,即双侧髂血管旁,可助鉴别。

3. 巨输尿管　超声显示为类圆形、长柱形或腊肠样无回声区,内径可达4cm以上,分段追踪检查可显示输尿管全段扩张,合并不同程度肾积水。

4. 与卵巢肿瘤鉴别　输卵管卵巢炎、输卵管卵巢脓肿等,均表现为非特异性的囊实性包块,且盆腔炎时CA125也可以升高,因此,临床及超声上与卵巢肿瘤鉴别均较困难。若包块内或其旁见到正常卵巢回声,则炎性包块可能性很大;炎性包块多形态欠规则,边界模糊不清,而卵巢肿瘤多数边界尚清;另外,双侧性囊实性包块,尤其是可见卵巢样结构时,为炎性包块。必要时需行穿刺或腹腔镜手术探查。

(四)临床价值

经阴道超声可更好地观察壁上皱褶,囊壁边界、血流等,有助诊断与鉴别诊断。根据输卵管积水典型的声像图表现,并尽可能找到卵巢声像图,同时结合临床病史及妇科检查,超声多数应该能提示盆腔炎性包块及输卵管积水的诊断。

但事实上,往往由于对本病的超声特征及鉴别诊断认识不足,临床上超声诊断准确率并不理想,超声医师应提高对盆腔炎症及输卵管积水的认识,避免不必要的误诊。

(戴　晴)

■参考文献

[1] 曹泽毅.中华妇产科学.2版.北京:人民卫生出版社,2005.

[2] 常才.经阴道超声诊断学.2版.北京:科学出版社,2007.

[3] Rumack CM,Wilson SR,Charboneau JW. Diagnostic Ultrasound. 3rd edtion,Maryland Heights:Mosby Inc,2004;

[4] Callen PW. Ultrasoonography in Obstetrics and Gynecology. 5th edtion,Maryland Heights:Elsevier,2008.

[5] McGahan JP,Goldberg BB. Dianostic Ultrasound:A Logical Approach. Philadelphia:Lippincott-Raven,1997;935-964.

第 22 章

产　科

第一节　妊娠解剖及生理概要

妊娠是指胚胎/胎儿在母体子宫内生长、发育的过程,自卵子受精开始,至胎儿及其附属物自母体排出为止,全过程平均约38周(相当于月经龄40周)。临床上以月经龄计算,早期妊娠为孕13周末前,中期妊娠为孕第14周至第27周末,晚期妊娠为孕28周后。受精后8周(月经龄10周)内的孕体称为胚胎(embryo),自受精后9周(月经龄11周)起称为胎儿(fetus);胚胎/胎儿在整个孕期中处于不断发育成熟中;母体子宫及卵巢为了适应胚胎/胎儿发育生长的需要发生一系列适应性解剖及生理改变。

一、胚胎/胎儿发育过程

胚胎/胎儿发育过程,见表22-1。

表 22-1　胚胎/胎儿发育过程

时间(月经龄)	发育过程
孕 4 周	妊娠囊平均内径约 3mm,胚盘与体蒂形成,卵黄囊出现,初级绒毛膜形成
孕 5 周	胚长 2~5mm,原肠胚形成,建立三胚层胚盘,即外胚层、中胚层与内胚层,原条和脊索形成,脊索诱导上方的外胚层形成神经板,神经管开始闭合,中胚层形成原始心管,并出现心管搏动
孕 6 周	胚长 6~10mm,神经管于该期末完全闭合,3 个初级脑泡即前脑(前脑泡)、中脑(中脑泡)和后脑(菱脑泡)发育形成,原肠形成,上肢肢芽出现,眼沟、听窝及耳结节出现
孕 7 周	胚长 10~14mm,大脑的 3 个初始脑泡进一步分化,演变为各部位的脑室系统,大脑各结构原基开始形成,眼、鼻和口也开始发育,手板形成,下肢肢芽出现,尾部变细
孕 8 周	头臀长(crown-rump length,CRL)约 20mm,胚胎已初具人形,可区分头部及躯干,头占胎体一半,足板形成,能分辨出眼、耳、鼻、口,心脏外形形成,原始生殖腺开始发育,直肠与泌尿生殖窦分开
孕 9 周	CRL 30mm,四肢更明显,可辨认肱骨及股骨,躯干开始增长和变直,同时可出现明显的生理性中肠疝
孕 10 周	CRL 约 40mm,完成胚胎过程。心脏、面部结构已基本形成,外周血管最终形成,肛膜出现孔眼,颅骨、脊柱开始骨化,男女性腺开始分化
孕 11 周	CRL 约 50mm,肾上升至正常位置,四肢可活动,手指、足趾形成,生理性中肠疝回复到腹腔内
孕 12 周	CRL 60~70mm,可出现躯干活动,如翻身等,肾与集合管相通,开始产生尿液
孕 14 周末	CRL 约 80mm,部分可确定胎儿性别,大脑外侧裂开始形成一浅沟,羊膜与绒毛膜的胚外中胚层相连封闭胚外体腔
孕 16 周末	CRL 约 120mm,外生殖器发育完全,头皮已经长出头发,开始出现呼吸运动,部分产妇已能自觉胎动
孕 19 周	胼胝体、小脑蚓部逐渐发育完成

（续　表）

时间（月经龄）	发育过程
孕20周末	大脑外侧裂发育完成，眼睛上、下睑分开
孕24周末	体重约630g，各脏器均已发育
孕28周末	体重约1000g，眼睛半张开，出现眼睫毛
孕32周末	体重约1700g，睾丸下降
孕36周末	体重约2500g，睾丸已位于阴囊
孕40周末	体重约3400g

二、胎儿血液循环特点

来自胎盘的有氧血通过脐静脉进入胎体，经肝静脉、门静脉及静脉导管后进入下腔静脉，与来自胎儿下半身回流的含氧量低的血流一起回流入右心房，下腔静脉回流的血流50%以上通过开口正对下腔静脉的卵圆孔进入左心房，供应胎儿上半身；上腔静脉回流入右心房的血流及小部分下腔静脉回流血流通过三尖瓣进入右心室后流入肺动脉，肺动脉血液大部分经动脉导管流入主动脉供应胎儿下半身，仅约10%的血液经肺静脉回流入左心房。流入主动脉的血除了供应胎儿下半身，大部分通过脐动脉流向胎盘进行气血交换。

胎儿血液循环通道在出生后发生改变，如脐静脉出生后闭锁为肝圆韧带，静脉导管闭锁为静脉韧带，动脉导管闭锁为动脉韧带，脐动脉闭锁成为脐动脉索，卵圆孔瓣因左心房压力增高覆盖卵圆孔，卵圆孔关闭。

三、妊娠期母体子宫及卵巢的变化

妊娠期间母体子宫体积从非孕期6cm×5cm×3.5cm增加至足月的35cm×25cm×22cm，宫体容积从非孕期5ml增加到足月的5 000ml。宫体位置自妊娠12周后自盆腔上升至腹腔，此时，超声检查无需充盈膀胱。子宫肌壁非孕时厚约1cm，妊娠期可增厚达2~2.5cm，至妊娠末期变薄，特别是子宫下段，但正常情况下，下段肌层亦≥0.3cm。妊娠期间宫颈管会出现逐渐变短，但一般≥3cm，宫颈管的正常长度是胎儿在宫内生存至足月的重要保证。子宫动脉为了供应胎儿生长发育出现相应变化，中孕期子宫动脉直径可增加40%~60%，舒张期流速增高，阻力降低，舒张早期切迹消失（一般在孕17周后）。

母体卵巢妊娠期略增大，排卵和新卵泡发育停止。在孕妇的卵巢中一般仅能发现一个妊娠黄体，黄体功能一般于孕10周完全由胎盘取代，黄体开始萎缩。

第二节　超声检查技术

1. 患者准备　检查前应告知孕妇产科超声检查的适应证、最适检查时间、该次检查内容、检查的风险、检查所需时间、孕妇所需准备等。

经腹部超声检查：早孕期（孕11周前），患者需充盈膀胱，要求与妇科经腹部超声检查前一致；孕11周及其后检查胎儿无需特殊准备，但此期要检查孕妇宫颈情况时需充盈膀胱。

经会阴、阴道超声检查：排空膀胱后进行。

2. 体位

(1)经腹部超声检查：孕妇一般取仰卧位，患者充分暴露下腹部，中晚孕期为了更好显示胎儿解剖结构，可根据胎儿体位调整孕妇体位，如左侧卧位、右侧卧位。为了更好显示宫颈与宫颈内口，可垫高孕妇臀部。

(2)经会阴、阴道超声检查：孕妇取截石位。

3. 仪器　实时超声显像仪，常用凸阵探头，在探测深度内尽可能使用高频率探头，常用腹部探头频率3.0~6.0MHz，阴道探头频率7.0~10.0MHz。

4. 检查方法

(1)早孕期：主要通过子宫系列纵切面、横切面观察妊娠囊、卵黄囊、胚胎/胎儿数目、胎心搏动、胚长或头臀长、绒毛膜囊数、羊膜囊数、孕妇子宫形态及其肌层、宫腔情况;在宫底横切面上探头稍向左侧、右侧偏斜观察双侧附件情况。

颈部透明层:最适检查时间在 $11^{+0} \sim 13^{+6}$ 周。此外,此期超声检查还可以观察胎儿大体解剖结构,但信息有限,仍不能替代中孕期超声检查。

(2)中晚孕期:超声检查内容包括某些解剖结构的测量,如双顶径、头围、腹围、股骨长等,预测孕周大小;其次是估计胎儿体重、判断胎位、胎儿数目、估测羊水量、观察胎盘、脐带、孕妇子宫、宫颈等,最后也是在这个时期最重要的检查内容是对胎儿解剖结构的全面检查。

中孕期最适检查时间是 $18 \sim 24$ 孕周,此时期是检查胎儿解剖结构和筛查胎儿畸形的最佳时期,能对胎儿各个系统的重要解剖结构进行系统检查。目前已有多个产科超声检查指南发表,最详细的检查为胎儿系统超声检查,要求检查的胎儿解剖结构包括颅脑结构、颜面部、颈部、肺、心脏、腹腔脏器(肝、胆囊、胃肠道、肾、膀胱)、腹壁、脊柱、四肢(包括手和足)等。这些结构的观察与检查,可以通过胎儿多个标准切面实现,常用的超声切面有 $32 \sim 36$ 个切面。

第三节　正常妊娠超声表现

一、早孕期超声表现

1. 妊娠囊　正常妊娠囊(gestational sac,GS)位于宫腔中上部,周边为一完整、厚度均匀的强回声环,厚度至少不低于 2mm,这一强回声壁由正在发育的绒毛与邻近的蜕膜组成。早早孕时,妊娠囊表现为子宫内膜内极小的无回声,有人将此称为"蜕膜内征"。随着妊娠囊的增大,形成特征性的"双绒毛环征"或"双环征"。这一征象在妊娠囊平均内径为 10mm 或以上时能恒定显示。

当妊娠囊内未见卵黄囊或胚胎时,须与假妊娠囊鉴别。假妊娠囊轮廓不规则或不清楚,形状与宫腔一致,囊壁回声低,厚度不一,无"双环征",内无胚芽和卵黄囊,有时可见少许点状回声。

2. 卵黄囊　卵黄囊(yolk sac,YS)是妊娠囊内超声能发现的第一个解剖结构。正常妊娠时,卵黄囊呈球形,囊壁薄呈细线状,中央为无回声,透声好,在 $5 \sim 10$ 周,其大小稳步增长,最大不超过 $5 \sim 6mm$,至孕 12 周时卵黄囊囊腔消失。

3. 胚芽及心管搏动　一般来说,胚芽(embryo bud)长为 $4 \sim 5mm$ 时,常规能检出心管搏动,相应孕周为 $6 \sim 6.5$ 周,相应妊娠囊大小为 $13 \sim 18mm$。胚芽长 $\geqslant 5mm$ 仍未见胎心搏动时,提示胚胎停止发育。

4. 羊膜囊　早期羊膜囊(amniotic sac,AS)囊壁菲薄(厚 $0.02 \sim 0.05mm$),超声常不能显示。孕 7 周以后加大增益或用高频阴道探头检查,可以清楚显示薄层羊膜,在绒毛膜腔内形成一球形囊状结构即为羊膜囊,胚胎则位于羊膜囊内。在头臀长达 7mm 或以上时,正常妊娠常可显示弧形羊膜及羊膜囊,在超声束与羊膜垂直的部分更易显示出羊膜回声。一般在孕 $12 \sim 16$ 周羊膜与绒毛膜全部融合,绒毛膜腔消失,羊膜不再显示。

5. 颈项透明层　颈部透明层(nuchal translucency,NT)是指胎儿颈部皮下的无回声带,位于颈后皮肤高回声带与深部软组织高回声带之间。这是早孕期尤其在早孕晚期,所有胎儿均可出现的一种超声征象。早孕期 NT 增厚与唐氏综合征的危险性增高有关。增厚的 NT 可以逐渐发展成为大的水囊瘤,可伴有或不伴有胎儿水肿。绝大部分胎儿 NT 增厚,没有明显的胎儿水肿。

NT 于 20 世纪 90 年代开始应用于临床后,现已广泛用于筛查胎儿染色体异常,特别是唐氏综合征。据统计,利用 NT 及孕妇年龄可以筛查 75% 左右的唐氏综合征患儿。

(1)NT 检查时间:在 $11 \sim 13^{+6}$ 周,此时头臀长相当于 $45 \sim 84mm$。

(2)NT 测量方法:应取得胎儿正中矢切面图,并在胎儿自然姿势时测量 NT。应将图像尽量放大,使影像只显示胎儿头部及上胸及令光标尺的轻微移动只会改变测量结果 0.1 mm。应在皮肤与颈椎上的软组织之间距离最宽的透明带位置测量,注意分辨胎儿皮肤及羊膜。

游标尺应放在定义 NT 厚度的界在线——横标尺不应放于颈部积水上,而应放置在强回声线的边界,直至两者融合而横标尺不易被察看到。应测量多次,并记录测量所得的最大数值。

有颈部脑脊膜膨出、颈部脐带时,注意辨认,避免误测。颈部脐带时,应测值上下端最宽距离,取两者的平均值。

（3）NT 判断标准：最近研究表明，早孕期胎儿 NT 正常值范围随孕周的增大而增大，因此，在早孕晚期与中孕早期测量 NT，显然不能使用同一个标准来判断。目前多数学者认为不同孕周使用不同截断值来判断更敏感且更具特异性，但目前大部分研究仍使用 NT≥3mm 为异常标准。Nicolaids 等研究结果表明随着头臀长的增大，NT 在第 5、第 25、第 75 和第 95 百分位数增大。第 99 百分位 NT 值为 3.5mm。

二、中晚孕期超声表现

1. 胎儿头颅　胎儿头颅主要采用横切面检查。最重要、最常用的横切面有丘脑水平横切面、侧脑室水平横切面和小脑横切面，通过这 3 个切面可以观察颅内重要结构，包括大脑、丘脑、透明隔腔、第三脑室、侧脑室、脉络丛、小脑、小脑蚓部、颅后窝池等，测量双顶径和头围、侧脑室宽度、小脑横径等。

2. 胎儿脊柱　胎儿脊柱主要检查切面包括矢状切面、横切面及冠状切面。矢状切面上脊柱呈两行排列整齐的串珠状平行强回声带，从枕骨延续至骶尾部并略向后翘，最后融合在一起。在腰段膨大，两强回声带略增宽，两强回声带之间为椎管，其内有脊髓、马尾等。横切面上脊椎呈 3 个分离的圆形或短棒状强回声，2 个后骨化中心较小且向后逐渐靠拢，呈"∧"字形排列，前方中央较大者为椎体骨化中心。冠状切面上可见整齐排列的 2 条或 3 条平行强回声带，中间一条反射回声来自椎体，两侧的来自椎弓骨化中心。

3. 胎儿面部　可通过矢状切面、冠状切面及横切面来检查，主要的观察的结构有双眼球及眼眶、上唇等结构。

4. 胎儿肢体骨骼　妊娠中期时羊水适中，胎动较活跃，四肢成像较好，此时期是检查胎儿四肢畸形的最好时期。四肢超声检查应遵循一定的检查顺序，对胎儿每条肢体从近段逐一追踪显示至远段，分别依次显示肱骨、尺骨、桡骨、手，股骨、胫骨、腓骨、足。

5. 胎儿胸部　观察胎儿的胸部最常用的切面是横切面，横切面上肺位于心脏两侧，两侧肺大小相近，呈实质性均匀中等回声，随妊娠进展，肺回声渐强。胎儿胸廓的大小与肺的大小有关，观察和测量胸廓的大小可以间接了解胎儿肺的发育情况。

6. 胎儿心脏　检查胎儿心脏的主要切面有四腔心切面、左心室流出道切面、右心室流出道切面、三血管切面或三血管气管切面、主动脉弓切面、动脉导管弓切面、上下腔静脉长轴切面等。通过这些切面观察胎儿心脏各个结构，包括左心房、右心房、左心室、右心室、主动脉、肺动脉、动脉导管、房间隔、卵圆孔及卵圆孔瓣、室间隔、二尖瓣、三尖瓣等。

7. 胎儿腹部　腹部脏器主要有肝、胆囊、胃、肠、双肾、膀胱。主要筛查切面有上腹部横切面、双肾横切面、脐孔切面、膀胱切面等。

8. 胎儿外生殖器　男胎外生殖器较女胎者易显示。胎儿生殖器在 20 周后 94%～100% 可正确辨认。男性可显示阴茎和阴囊，32 周后睾丸下降，在阴囊内可显示双侧睾丸回声。女性可显示双侧大阴唇、小阴唇回声。

9. 胎盘　超声观察的内容包括胎盘着床位置、大小、数目、内部回声、成熟度、与宫颈内口关系、胎盘后方回声以及胎盘内多普勒血流情况等。一般情况下，胎盘厚度 2.0～4.0cm，超声测量胎盘厚度时应在近胎盘中心的横切面或纵切面上，垂直于胎盘内外缘测量最厚处厚度。

胎盘分级：临床上通常用胎盘分级来估计胎盘功能和胎儿成熟度，胎盘分级主要根据绒毛膜板、胎盘实质、基底膜 3 个部分的回声特征进行判断，见表 22-2。

表 22-2　胎盘声像分级

级别	绒毛膜板	胎盘实质	基底膜
0 级	直而清晰，光滑平整	均匀分布，回声细微	分辨不清
Ⅰ级	出现轻微波状起伏	出现散在点状强回声	似无回声
Ⅱ级	出现切迹并伸入胎盘实质内，未达到基底膜	出现逗点状强回声	出现线状排列小点状强回声其长轴与胎盘长轴平行
Ⅲ	深达基底膜	出现环状回声和不规则点状和团状强回声，后方伴声影	点状强回声增大，可融合相连，后方伴声影

10. 脐带 脐带横切面可显示 2 条脐动脉和 1 条脐静脉的横断面呈"品"字形排列,纵切面上表现为 2 条脐动脉围绕脐静脉呈螺旋状排列。整个孕期脐带长度几乎和胎儿身长一致,但超声不能确定正常妊娠脐带长度。脐动脉多普勒血流成像可评估胎盘-胎儿循环。脐动脉搏动指数(PI)、阻力指数(RI)及收缩期最大血流速度(S)与舒张末期血流速度(D)比值(S/D)均是用来反映胎盘血管阻力,正常情况下 PI、RI、s/D 随孕周增大而降低,孕 7 周脐动脉阻力大,只可测到脐动脉收缩期血流信号,孕 14 周后,所有胎儿都应该出现舒张期血流,通常晚孕期 S/D 比值<3.0。

11. 羊水超声测量

(1)羊水指数:以母体脐部为中心,划分出左上、左下、右上、右下 4 个象限,声束平面垂直于水平面,分别测量 4 个象限内羊水池的最大深度,4 个测值之和即为羊水指数(amniotic fluid index,AFI)。AFI≥20.0cm 时为羊水过多,AFI<5.0cm 时为羊水过少。

(2)最大羊水池深度:寻找羊膜腔内最大羊水池,内不能有肢体或脐带,声束平面垂直于水平面,测量其最大垂直深度即为最大羊水池深度(largest single pocket depth)。最大羊水池深度<2.0cm 为羊水过少,最大羊水池深度>8.0cm 为羊水过多。

12. 胎儿生物物理评分 胎儿生物物理评分主要应用于晚孕期评估胎儿是否存在宫内缺氧,通过实时超声持续观察 30min 评价 4 项指标:胎儿呼吸样运动、胎动、肌张力及羊水量,总分 8 分(表 22-3)。临床医师可根据评分作出相应的处理,8 分:无明显缺氧改变,可于 1 周内或后再重复监测 1 次;6 分:可能有缺氧,如胎肺成熟,宫颈条件好,予以引产;≤4 分:胎儿宫内情况不良,特别是 0~2 分需终止妊娠。

(1)胎儿呼吸样运动:在实时超声观察下见胎儿胸廓或腹壁节律的运动为胎儿呼吸样运动(fetal breathing movement,FBM),也可经矢状切面观察膈肌的上下节律运动。

(2)胎动:胎动(Fetal movement,FM)是指胎儿在宫内的活动,指躯体旋转及四肢运动。

(3)胎儿肌张力:正常情况下胎儿在宫内有一定张力,肌肉有一定的收缩性,肢体一般处于屈曲状态,胎体和肢体活动后又回复到原来的屈曲状态为正常的胎儿肌张力(fetal tone,FT)。

(4)羊水量:(Amniotic fluid volume,AFV)即羊膜腔内羊水容量,最大羊水池深度≥2cm 为正常。

表 22-3 胎儿生物物理评分

项目	2分(正常)	0分(异常)
FBM	30min 内至少有 1 次且持续 30s 以上	30min 内无 FBM 或持续时间不足 30s
FM	30min 之内出现 3 次以上躯干、胎头或大的肢体活动	30min 内出现<3 次躯干、胎头或肢体活动或无胎动
FT	胎儿躯干或肢体至少有 1 次伸展并恢复至原来的屈曲状态,手指推开合拢	无活动,胎儿肢体伸展不屈或胎动后不回复屈曲位
AFV	最大羊水池深度≥2cm	最大羊水池深度<2cm

第四节 异常妊娠超声表现

一、流 产

流产(abortion)是指妊娠不足 28 周、胎儿体重不足 1000g 而终止者,发生在妊娠 12 周前称早期流产,发生在妊娠 12 周后称晚期流产。

1. 病理与临床 临床上分为先兆流产、难免流产、不全流产、完全流产、稽留流产。导致自然流产的病因很多,包括子宫畸形、染色体异常、孕妇内分泌失调(黄体功能不足、严重甲状腺疾病和糖尿病)、免疫因素、宫颈功能不全、母体传染性疾病、服用抗癌类药物、酗酒、外伤等,但 68% 的自然流产病因不明。

流产的主要临床症状:有停经史,妊娠试验阳性,阴道流血,腰背部酸痛,腹部阵发性疼痛。早期流产先出现阴道流血,而后出现腹痛。晚期流产先出现腹痛,后出现阴道流血。

大多数早期流产物由蜕膜和不成熟绒毛/胎盘组织混合,少数可同时见到胚胎/胎儿组织。晚期流产物可见胎儿及胎盘组织。

2. 超声表现

(1)先兆流产:子宫、妊娠囊、囊内胚芽或胎儿大小与停经孕周相符,有胎心搏动,宫颈内口紧闭。部分先兆流产患者可表现为妊娠囊一侧局限性新月形无回声区或云雾样低回声区。

(2)难免流产:宫颈内口已开,妊娠囊可部分下移至宫颈内口或宫颈管,妊娠囊变形呈"葫芦状"。胚胎停育后流产症状迟早会发生,也属难免流产。胚胎停育超声表现为妊娠囊变形,囊壁欠平滑;经腹部超声检查妊娠囊平均内径为 20mm 或以上或经阴道超声检查妊娠囊平均内径为 8mm 或以上时,未显示卵黄囊;经腹部超声检查妊娠囊平均内径为 25mm 或以上时,未显示胚芽;经阴道扫查显示妊娠囊平均内径为 16mm 或以上时,未显示胎心搏动;胚芽长≥5mm 时,未显示胎心搏动。

(3)不全流产:部分妊娠物排出宫腔,宫腔内见不规则斑状、团状回声,CDFI 检查无明显血流信号,但相邻子宫肌层内可见局灶性血流信号。

(4)完全流产:妊娠物已全部排出,子宫内膜呈线状,宫腔内可有少许积血声像,无斑状或团块状回声。

(5)稽留流产:胚胎或胎儿已死亡,无胎心搏动;妊娠囊存在者,妊娠囊皱缩变形,囊壁回声减弱、变薄,内壁毛糙;妊娠囊消失者,宫腔内回声杂乱,不能分辨妊娠囊和胚胎结构,呈团块状实质性回声和低或无回声区杂乱分布。CDFI 检查团块状实性回声区及无回声区周边可见较丰富血流信号。宫颈内口未开,子宫较停经孕周小。

3. 鉴别诊断

(1)双胎妊娠:先兆流产伴宫内积血时需与双胎妊娠鉴别。双绒毛膜双胎妊娠可见 2 个妊娠囊声像,呈强回声环,形态规则,每个妊娠囊内均可见卵黄囊、胚芽。先兆流产时宫腔内的积血多呈新月形分布,强回声壁不明显,无回声区内无卵黄囊及胚芽。

(2)宫颈妊娠:难免流产妊娠囊下移至宫颈时应与宫颈妊娠鉴别。宫颈妊娠时,宫颈膨大,与宫体比例近 1:1,甚至大于宫体,宫腔内膜增厚并蜕膜化,宫颈内口闭合,宫颈妊娠囊内可见胚芽和胎心搏动。

(3)异位妊娠:异位妊娠宫腔内积血可表现为假妊娠囊,需与胚胎停育的空妊娠囊鉴别,特别是异位妊娠包块较小,经腹超声易将假妊娠囊误诊为胚胎停育。假妊娠囊周边为子宫内膜,无"双环征",形态与宫腔一致。

(4)葡萄胎:稽留流产需与葡萄胎鉴别,葡萄胎子宫大于停经月份,质地软,呈蜂窝状回声,CDFI 检查血流信号不明显。

4. 临床价值 超声医师可以通过妊娠囊、卵黄囊、胚芽、胎心搏动以及宫颈内口情况,结合停经史判断胚胎是否存活,如果超声检查不能确定胚胎存活,可结合血 HCG 检查。对超声诊断难免流产及稽留流产的,临床可以及时处理,避免盲目安胎,以致造成不全流产大出血,甚至宫内感染等。

二、异 位 妊 娠

孕卵在子宫腔以外着床发育,称为异位妊娠(ectopic pregnancy)。

临床与病理:与异位妊娠有关的原因主要有盆腔炎症、输卵管结核、子宫内膜异位、输卵管手术、盆腔手术、宫内节育器、性激素与避孕药、血吸虫病、辅助生育技术、受精卵游走、输卵管发育异常、吸烟、多次流产史等。本病 95%～98%发生在输卵管,其中 80%发生在输卵管壶腹部,有时也可发生在腹腔、卵巢、宫颈等部位。

1. 输卵管妊娠(tubal pregnancy) 主要临床表现有停经史、腹痛、阴道流血、晕厥等;未破裂的输卵管妊娠无明显腹痛;流产型有腹痛但不剧烈;破裂型腹痛较剧烈,伴贫血;陈旧性输卵管妊娠不规则阴道流血时间较长,曾有剧烈腹痛,后呈持续性隐痛。体征:腹部压痛或反跳痛、一侧髂窝压痛、宫颈举痛(包括阴道超声检查时)、宫体增大柔软。后穹隆穿刺可抽出不凝血。

输卵管间质部妊娠(intramural pregnancy)是特殊、少见的输卵管妊娠,输卵管间质部肌层较厚,妊娠可维持至 14～16 周才发生破裂。临床表现多为妊娠 14～16 周时突发性腹痛,伴有脸色苍白、手脚冰冷、大汗淋漓等休克症状。

2. 腹腔妊娠(abdominal pregnancy) 患者常呈贫血貌,有早期妊娠时突然腹部剧痛或伴有少量阴道流血病史。如存活至足月,检查时可较清楚扪到胎儿肢体,却难以扪清子宫轮廓,胎心清晰。

3. 宫颈妊娠(cervical pregnancy) 多见于经

产妇,有停经史及早孕反应,阴道流血,起初为血性分泌物或少量出血,继而出现大量阴道出血。出血多自孕5周开始,在孕7~10周出血常为大量出血。妇科三合诊检查宫颈明显增大。

4.卵巢妊娠(ovarian pregnancy) 较罕见,与输卵管异位妊娠表现相似,同样有停经、腹痛、阴道出血、腹腔内出血、腹部压痛、反跳痛、后穹窿触痛等,临床上很难区分,但卵巢妊娠症状体征出现较早。

异位妊娠时子宫内膜对异位妊娠产生的激素有反应,腺体呈分泌亢进、蜕膜样变和局灶 Arias-Stella 反应。异位妊娠手术切除送检标本有绒毛、胚/胎儿组织或新鲜种植部位,卵巢妊娠囊壁上必须有卵巢组织,输卵管完整。

(一)输卵管妊娠

1.超声表现 输卵管妊娠的共同声像图表现为子宫稍增大,子宫内膜明显增厚,但宫内无妊娠囊结构,有时可见宫腔内积液或积血,形成假妊娠囊声像图。根据输卵管妊娠症状的轻重、结局分为4种类型。

(1)未破裂型:附件区可见一类妊娠囊环状高回声结构,壁厚回声强,中央呈无回声,似"甜面圈",故称为"甜面圈征"(Donut 征)。在类妊娠囊周围可记录到类滋养层周围血流频谱。停经6周以上经阴道超声扫查常可以观察到卵黄囊、胚胎和原始心管搏动。此期盆腔和腹腔多无积液声像。

(2)流产型:附件区可观察到边界不清、形态不规则混合回声包块,包块内有时可以辨认类妊娠囊结构,盆腔内可见积液,量较少。

(3)破裂型:附件区可见较大、形态不规则混合回声包块,无明显边界,内部回声紊乱,难以辨认妊娠囊结构,盆、腹腔内大量游离液体,内有大量细密点状回声或云雾样回声。

(4)陈旧型:附件区可见实质性不均匀中、高回声包块,边界清楚,包块内不能辨认妊娠囊结构,可有少量盆腔积液。CDFI 显示包块内血流信号不丰富。

输卵管间质部妊娠是一种较特殊的输卵管妊娠,与宫腔距离近,需要与宫角妊娠区分。超声表现为子宫内膜增厚,宫腔内无妊娠囊,宫底一侧向外突出一包块,内见妊娠囊结构,囊内可见胚芽或胎儿,妊娠囊周围有薄层肌组织围绕,但子宫内膜线在角部呈闭合状,子宫内膜与包块无连续关系。

2.鉴别诊断

(1)难免流产:难免流产时宫腔内妊娠囊变形,强回声环变薄,回声减低,与输卵管妊娠宫腔积血形成的假妊娠囊相似,但难免流产的妊娠囊内有时可见变形的卵黄囊(直径多>7mm)及胚芽,双侧附件区无包块表现。

(2)黄体破裂:多发生在月经周期后期,一般无停经史,突发腹痛。超声表现子宫未见明显增大,子宫内膜无明显增厚,患侧卵巢增大,可见不规则混合回声包块,盆、腹腔可见积液。血与尿 HCG 阴性。

(3)宫角妊娠:妊娠囊位于一侧宫角,妊娠囊与宫腔相连,子宫内膜在宫角部呈喇叭状,妊娠囊与内膜相连续。宫角妊娠有两种转归,如果大部分绒毛种植于宫腔内膜,妊娠过程中随着妊娠囊的增大,妊娠囊突入宫腔,成为正常妊娠,临床表现无特殊;若绒毛种植面正位于输卵管开口处,妊娠囊向输卵管间质部方向生长,则可发展成为输卵管间质部妊娠。

3.临床意义 超声检查是辅助诊断输卵管妊娠的主要手段。经阴道超声检查较经腹检查能较早检出附件区包块,进而早期治疗,避免出现腹腔内大出血等危急情况。超声检查还能描述输卵管妊娠包块大小及盆腔出血多少,帮助临床医生决定治疗方案及手术方式。

(二)腹腔妊娠

1.超声表现 宫腔内无妊娠囊或中、晚孕期宫颈纵切面难以显示宫颈与增大宫体肌壁组成的倒喇叭口声像。早期腹腔妊娠较难定位,因为妊娠囊可以异位到腹腔内任何部位。较大孕周的腹腔妊娠,妊娠囊或羊膜囊周围无光滑而较厚的低回声子宫肌壁包绕,胎儿与孕妇腹壁贴近。若胎儿死亡,胎体边界不清晰;由于羊水量不足,胎盘多处粘连及部分被肠管覆盖,胎盘呈境界不清的不均质性回声包块。

2.鉴别诊断

(1)早期腹腔妊娠与输卵管妊娠不易鉴别:位于盆腔以外,如脾肾之间、肝肾之间的腹腔妊娠较易与输卵管妊娠鉴别。

(2)残角子宫妊娠:较大孕周的残角子宫妊娠由于妊娠囊周边的低回声肌层十分薄,难以与腹腔妊娠时妊娠囊周边的腹膜、大网膜包裹鉴别,易误诊为腹腔妊娠。但残角子宫妊娠包块经多切面扫查能够显示其与子宫相连的某些特征,腹腔妊娠包块不与子宫相连。

3. 临床意义 腹腔妊娠胎死腹腔时可引起继发感染、脓肿等并发症。超声检查是诊断腹腔妊娠的可靠方法,一经诊断,需及时剖宫取胎。

(三)宫颈妊娠

1. 超声表现 子宫体内无妊娠囊。宫颈增大,宫颈和宫体呈"葫芦样"改变,妊娠囊着床在宫颈管内。CDFI显示宫颈肌层血管扩张,血流异常丰富。宫颈内口关闭。早早孕时期,宫颈可无明显增大而缺乏"葫芦样"特征。

2. 鉴别诊断 宫颈妊娠容易与难免流产妊娠囊脱落至宫颈管内相混淆。难免流产时宫腔内妊娠囊变形、下移,胚胎无胎心搏动,宫颈大小正常,宫颈内口张开,宫颈肌层无低阻的滋养血流信号。

3. 临床意义 临床早期诊断宫颈妊娠比较困难,容易误诊为难免流产,盲目刮宫易发生大出血。超声是诊断宫颈妊娠十分重要的辅助诊断方法,其准确率达80%以上。

(四)卵巢妊娠

1. 超声表现 超声诊断卵巢妊娠主要通过显示妊娠囊与卵巢的关系来诊断。卵巢妊娠未破裂时,超声扫查可见一侧卵巢增大,形态不规则,其内可见一小的环状强回声,卵巢周围无肿块。破裂后形成杂乱回声包块,与输卵管妊娠破裂难以鉴别。

2. 鉴别诊断 输卵管妊娠:未破裂型输卵管异位妊娠包块位于卵巢旁。卵巢妊娠破裂后与输卵管妊娠破裂难以鉴别,但输卵管妊娠破裂后经阴道超声可显示正常卵巢,卵巢妊娠破裂者则不能显示正常卵巢图像。

3. 临床意义 卵巢妊娠未破裂时可以注射氨甲蝶呤保守治疗,破裂后一般需手术治疗。超声检查为临床治疗方案的选择提供依据。

三、子宫畸形合并妊娠

1. 临床与病理 子宫畸形合并妊娠(uterine malformation with pregnancy),子宫畸形可以是双子宫、双角子宫、纵隔子宫、残角子宫等。

(1)双子宫合并妊娠(double uterus with pregnance):由于双子宫一侧子宫仅接受同一侧子宫动脉的血液供应,血供相对不足,故在孕早期蜕膜反应不良,流产率增高;同时在孕中期及晚期,可导致胎盘功能不全,胎儿生长受限发生率增高。严重时子宫胎盘缺血缺氧,妊娠高血压综合征发病率较正常妊娠高1倍。

(2)双角子宫合并妊娠(bicornuate uterus with

pregnance):双角子宫可分为完全双角子宫、部分双角子宫及弓形子宫。完全双角子宫宫底完全不融合,宫角分离起始于宫颈内口处,与双子宫不同的是只有一个宫颈;部分双角子宫宫角分离距宫颈内口距离不一,子宫底部横断面如马鞍形,未分离的子宫体部仅为一个宫腔;弓形子宫是程度最轻微的双角子宫,仅宫底向子宫内腔突出,宫底凹陷,形如弓形。不同类型的双角子宫合并妊娠临床表现不一样。双角子宫流产率较高,可达26%~61%。

(3)纵隔子宫合并妊娠(uterus septus with pregnancy):多无明显临床症状。但纵隔子宫亦会导致不孕及流产。

(4)残角子宫妊娠(pregnancy in rudimentary horn):妊娠早期无特殊表现。妊娠中期残角子宫破裂时其临床表现与异位妊娠类似,出现突发下腹剧痛,伴脸色苍白、手脚冰冷、大汗淋漓等休克症状。

2. 超声表现

(1)双子宫合并妊娠:盆腔内可见双宫体、双宫颈。一侧宫体相对增大,该侧宫腔内可见妊娠囊、胚芽/胎儿及胎心搏动等妊娠特征。另一侧宫体相对较小,宫腔内无妊娠囊,但内膜增厚。

(2)双角子宫合并妊娠:类型不同的双角子宫,合并妊娠的超声表现不一样。完全双角子宫合并妊娠时与双子宫合并妊娠超声表现相似,只是前者仅见一个宫颈。部分双角子宫妊娠囊可见于一侧宫角,也可见于未分离的宫腔内。弓形子宫妊娠与正常子宫妊娠相似,只是宫底内凹,形如弓形。

(3)纵隔子宫合并妊娠:宫底明显增宽,并见一带状低回声将宫腔分成左右两个,完全纵隔子宫低回声纵隔可从宫底延伸至宫颈内口甚至外口;不完全纵隔子宫低回声纵隔自宫底至宫颈内口以上的某个部位,左右侧宫腔内膜在宫颈内口上方融合。合并妊娠时,两侧宫腔不等大,妊娠囊位于一侧宫腔内,另一侧宫腔内膜增厚。

(4)残角子宫妊娠:子宫内膜较厚,宫腔内未见妊娠囊,仅显示一侧宫角,对侧可见一明显突出的包块回声,内有妊娠囊结构,胚胎存活时可见胚胎及胎心搏动,妊娠囊周边有肌层环绕。

3. 鉴别诊断

(1)子宫浆膜下肌瘤合并妊娠:子宫浆膜下肌瘤与宫体相连,呈圆形肿块,肿块常为低回声,CDFI显示肿块周边可见环状血流信号,宫腔内可清楚显示妊娠囊。

（2）腹腔妊娠：通过宫颈矢状切面后，向上追踪宫体，宫腔内不能显示妊娠囊，与残角子宫妊娠相似。但腹腔妊娠胚胎/胎儿周围无光滑而较厚的低回声子宫肌壁包绕，包块与子宫不相连，中、晚孕期胎儿与孕妇腹壁贴近。且腹腔妊娠包块与子宫无相连。

4. 临床意义　超声提示诊断子宫畸形合并妊娠后，临床通过加强监测，防止流产、早产及其他并发症的发生，且对清宫的处理及分娩方式的选择也有利。由于残角子宫肌层发育不良，常于妊娠中期破裂，引起大出血，危及患者生命，准确的超声判断有助于及时手术治疗。

四、盆腔肿物合并妊娠

1. 临床与病理　盆腔肿物可以是子宫肌瘤或附件包块等。子宫肌瘤合并妊娠（myoma with prenancy），由于雌激素水平增高，会加速肌瘤生长，可发生红色变，出现剧烈腹痛伴恶心、呕吐、发热、白细胞计数升高，较大肌壁间肌瘤由于机械性阻碍或宫腔畸形容易发生流产，较大的浆膜下肌瘤易发生蒂扭转，子宫颈部肌瘤较大时阻碍产道引起难产。附件肿物合并妊娠（adnexal masses with pregnancy），附件肿物可以是妊娠前就已发生的肿物，或者是促孕激素所致的卵巢肿物，可无明显临床表现，但易发生蒂扭转，较非孕期高 3～5 倍，发生蒂扭转时孕妇出现中下腹部绞痛，呈持续性或阵发性加重。这些附件肿物可以是肿瘤或囊肿等。

2. 超声表现

（1）子宫肌瘤合并妊娠：子宫轮廓可不规则，病变部位可见实质性肿物，一般回声较低，呈类圆形，边界清晰，CDFI 可探及少许血流信号。随着妊娠的进展，子宫增大，子宫壁伸展，肌瘤位置也随之发生变化。少数子宫肌瘤发生软化、红色变性等，有相应的超声表现。

（2）附件肿物合并妊娠：附件肿物，如畸胎瘤、巧克力囊肿、卵巢恶性/交界性肿瘤、输卵管积水等声像表现见妇科相关章节。合并蒂扭转时，患侧正常卵巢消失，出现异常回声包块，包块常较大，CD-FI 显示包块内血流信号稀少或无明显血流信号。

3. 鉴别诊断　子宫肌瘤合并妊娠应与子宫收缩波鉴别。妊娠中晚期常有子宫局部收缩，似肌瘤，动态观察可鉴别，子宫收缩波在数分钟后形态明显变化或完全消失。

4. 临床意义　子宫肌瘤对妊娠的影响视肌瘤的大小和部位而异，超声可判断肌瘤的部位、大小、回声改变等，这对临床处理非常重要。

早孕期超声检查应对附件区详细观察，及时发现并诊断附件肿物，万一患者出现妊娠期急腹症时临床医师可以及时诊断并处理，如果蒂扭转处理不恰当，将严重影响孕妇及胎儿的安全，甚至死亡。

五、多胎妊娠

多胎妊娠（multiple pregnancy）是指一次妊娠同时有 2 个或 2 个以上胎儿的妊娠。人类的多胎妊娠中以双胎多见，三胎少见，四胎或四胎以上罕见。双胎妊娠可以是由 2 个独立的卵子或单个卵子受精而形成。大约 2/3 的双胎是双卵双胎，1/3 是单卵双胎。所有双卵双胎均是由 2 个胚泡种植而成，形成双绒毛膜囊双羊膜囊双胎妊娠。单卵双胎是在从卵裂到原条出现这一阶段，尚具有全能分化潜能的细胞群，每份都发育成一个完整胚胎的结果。根据 2 个全能细胞群分离时间的早晚不同，单卵双胎的绒毛膜、羊膜数目也不同，从而形成双绒毛膜囊双羊膜囊双胎、单绒毛膜囊双羊膜囊双胎、单绒毛膜囊单羊膜囊双胎。

（一）双胎类型的确定

1. 早孕期双胎类型确定

（1）绒毛膜囊的计数：绒毛膜囊数等于妊娠囊数目。

于第 6～10 孕周，超声计数妊娠囊数目很准确，此时期通过超声显示妊娠囊数目可预测绒毛膜囊数。第 6 孕周以前超声可能会少计数妊娠囊数目，这种情况大约出现在 15% 的病例中。

（2）羊膜囊的计数

①双绒毛膜囊双胎妊娠的羊膜计数：由于羊膜分化晚于绒毛膜，双绒毛膜囊一定有双羊膜囊。妊娠囊和胚芽的数目为 1:1，因此，如果 2 个妊娠囊各自有单个胚芽或胎心搏动则可诊断为双绒毛膜囊双羊膜囊双胎妊娠。

②单绒毛膜囊双胎妊娠的羊膜囊计数：单绒毛膜囊双胎妊娠，可以是双羊膜囊，也可以是单羊膜囊。如果超声显示 1 个妊娠囊内含有 2 个胚芽，则可能为单绒毛膜囊双羊膜囊或单绒毛膜囊单羊膜囊双胎妊娠。通过显示清楚羊膜囊数目或卵黄囊数目来确定羊膜囊数目。

2. 中、晚期妊娠绒毛膜囊、羊膜囊的确定

（1）胎儿生殖器：双胎性别不同是由于源于 2 个不同的卵子受精，总是双绒毛膜囊双羊膜囊双胎

妊娠,如果胎儿性别相同或外生殖器不能确定,则不能通过这个标准评估绒毛膜囊个数。

(2)胎盘数目:如果超声显示2个独立的胎盘则可确定为双绒毛膜囊双胎妊娠。但当2个胚泡植入地相互靠近,两胎盘边缘融合在一起时,超声则难以凭超声显示胎盘数目来区分单绒毛膜囊双胎和双绒毛膜囊双胎。

(3)双胎之间分隔膜:双绒毛膜囊双胎妊娠,两胎之间的分隔膜通常较厚,一般>1mm,或者显示为3~4层;单羊膜囊双胎妊娠,两者之间的分隔膜较薄,或者只能显示两层。但是继发于羊水过少的贴附胎儿则难显示两者之间的分隔膜。

(4)双胎峰(twin peak):在胎盘绒合的双绒毛膜囊双胎妊娠中,一个呈三角形与胎盘实质回声相等的滋养层组织,从胎盘表面突向间隔膜内。超声横切面呈三角形,较宽的一面与绒毛膜表面相连接,尖部指向两胎分隔膜之间。这一特征也是中、晚期区分双胎类型的一种有效方法。

(二)双胎及多胎妊娠的生长发育

1. 双胎及多胎妊娠早期的生长特点 在多胎妊娠早期,头臀长(CRL)的生长和单胎妊娠相似。精确估计孕龄的办法是对所有胚胎的CRL进行平均,通过平均CRL估计孕龄。孕早期胚胎的生长主要受到遗传因素的影响。子宫内的种植位置也起到很重要的作用。正常情况下,在孕早期CRL之间存在的差异较小,但是如孕早期CRL存在明显的差别,提示可能异常,如与预计的孕周相差5周以上极可能存在生长不协调,Weissman等发现较小的那个胎儿均存在较大的先天畸形可能性。

2. 双胎及多胎妊娠中、晚期的生长特点 迄今认为,在孕27~30周双胎的生长率与单胎相似,在以后的妊娠中,双胎增加体重较单胎慢。

3. 双胎体重生长的不协调 双胎之间生长不协调的定义为体重相差20%以上,据报道可发生在23%的双胎妊娠。生长不协调的原因很多:①双卵双胎中可能存在潜在的不同遗传因子,但通常不会引起明显的生长不协调。②无论是单卵双胎或双卵双胎,结构畸形,非整倍体染色体畸形,可能仅影响双胎之一,导致严重的生长不协调。③胎盘的不平衡,双胎之一由不良胎盘支持,可能会阻碍该胎儿的生长。④在单绒毛膜囊双胎,2个胎儿共享一个胎盘,两胎儿通过胎盘产生不平衡的血管短路引起严重的生长不协调,结果产生双胎输血综合征。相对体重基本相等的双胎而言,生长不协调双胎的

发病率和死亡率明显增高。

(三)双胎妊娠与胎儿畸形

双胎及多胎妊娠时,胎儿先天性畸形的发生率较单胎妊娠高。两胎儿可能均有畸形,所发生的畸形可以相同,也可以完全不同;可以出现一胎儿完全正常,而另一胎儿却有严重的畸形,即使是单卵双胎妊娠也不例外。双胎妊娠胎儿畸形除了存在一些与单胎妊娠相同的畸形外,还存在一些与双胎有关的特殊畸形,本节主要讲述与双胎有关的特殊畸形。

1. 联体双胎

(1)临床与病理:联体双胎(Conjoined twins)是罕见的畸形,发生率为1/50 000到1/100 000。联体双胎只发生在单绒毛膜囊单羊膜囊(即单卵)双胎妊娠中。联体双体可分为相等联胎(对称性联胎)和不相等联胎(不对称性联胎),后者两胎大小不一,排列不一,小的一胎又称为寄生胎。

对称性联胎有多种类型,常根据两胎相连融合的解剖部位来命名,其命名一般在相连融合的解剖部位后加上"联胎"即为某种联胎畸形。如头部联胎指头与头相连,胸部联胎指胸与胸相连,腹部联胎指腹与腹相连等。此类联胎一般为前后相连的联胎,相连融合的范围一般较局限,仅为身体的某一部分相连。如果为侧侧相连融合的联胎,相连融合的范围一般较广泛,常从头或臀开始向下或向上出现身体侧侧广泛融合,且常融合至胸部,这种大范围、多部位的联胎习惯上用未融合的解剖结构来命名,如双头畸形,指胸、腹部广泛相连而头部未相连,有两个完整的头。

(2)超声表现:联体双胎的类型不同,超声表现亦不同,其超声特征有:①两胎胎体的某一部位相连在一起不能分开,相连处皮肤相互延续。②胎儿在宫内的相对位置无改变,总是处于同一相对位置,胎动时亦不会发生改变。③两胎头总是在同一水平,出现胎动后亦不会发生胎头相对位置的明显改变。④仅有1条脐带,但脐带内的血管数增多,有3条以上血管。⑤早孕期检查时,如果胚胎脊柱显示分叉时应高度怀疑联体双胎的可能,应在稍大孕周进行复查以确诊。⑥大多数联体双胎在腹侧融合,面部表现为面对面,颈部则各自向后仰伸。最常见的类型为胸部联胎、脐部联胎、胸脐联胎。⑦双头联胎时,常为侧侧融合,其融合范围广泛,可在颈以下完全融合在一起。⑧寄生胎为不对称性联体双胎,表现为两胎大小不一,排列不一,一个胎

儿各器官可正常发育,而另一个较小的寄生胎则未能发育成形,声像图上有时类似一肿物样图像。

(3)鉴别诊断:主要与口腔畸胎瘤、骶尾部畸胎瘤等鉴别。

(4)临床意义:大多数联体双胎会早产,约40%左右为死胎,35%左右在出生后24h内死亡。存活者根据联体的具体部位不同及是否合并其他畸形,其预后不同。胎儿产后生存能力取决于联体的器官及该器官的融合程度以及是否能进行外科分离手术。

2. 无心畸胎序列征

(1)临床与病理:无心畸胎序列征(acardiac twins sequence)又称动脉反向灌注综合征,发生率在所有妊娠中约为1/35 000,在单卵双胎中约为1%。无心畸胎对双胎均是一种致死性的严重畸形。

无心畸胎序列征只发生在单卵双胎妊娠中。一胎发育正常,一胎为无心畸形或仅有心脏痕迹或为无功能的心脏。发育正常的胎儿称为"泵血"儿,泵血儿不仅要负责其自身的血液循环,而且还要负责无心畸胎的血液供应,因此,无心畸胎又是受血儿。泵血儿与受血儿之间的血管交通非常复杂,但两者之间至少必须具备动脉-动脉及静脉-静脉两大血管交通才能完成上述循环过程。由于无心畸胎血液供应来源于泵血胎儿脐动脉血液(静脉血),首先通过髂内动脉供应无心畸胎的下部身体,使下部身体发育相对较好,而上部身体由于严重缺血缺氧而出现各种不同的严重畸形。泵血儿由于高心排血量,常会导致心力衰竭,羊水过多及胎儿水肿。

(2)超声表现:①双胎儿中一胎形态、结构发育正常,另一胎出现严重畸形,以上部身体严重畸形为主,可有下部身体,如双下肢等结构。②无心畸胎体内常无心脏及心脏搏动,如果无心畸胎存在心脏残腔或心脏遗迹,可有微弱的搏动。③上部身体严重畸形,可表现为无头、无双上肢、胸腔发育极差。④部分无心畸胎上部身体结构难辨,仅表现为一不规则实质性团块组织回声,内部无内脏器官结构。⑤无心畸胎常有广泛的皮下水肿声像改变,在上部身体常有明显的水囊瘤。⑥频谱及彩色多普勒血流显像可显示无心畸胎脐动脉及脐静脉内血流方向与正常胎儿者相反,无心畸胎脐动脉血流从胎盘流向胎儿髂内动脉达胎儿全身,脐静脉血流从胎儿脐部流向胎盘,正好与正常胎儿脐动脉、静脉血流方向相反。

(3)鉴别诊断:双胎之一死亡:在妊娠较早时期检查,无心畸胎二维声像图与双胎之一死亡类似,彩色多普勒较容易鉴别两者,双胎之一死胎中无血流信号显示,无心畸胎可检查血流信号。另动态追踪观察,也可以鉴别两者,无心畸胎会继续生长、增大。

(4)临床意义:无心畸胎的病死率为100%,结构正常的泵血胎儿病死率可达50%,后者死亡的主要原因是早产及充血性心力衰竭。本病为散发性,家族遗传倾向尚未见报道。

泵血儿出现充血性心力衰竭常提示预后不良。无心畸胎与泵血儿之间的体重比可做为泵血儿预后好坏的指标。有学者报道,该体重比>70%的泵血儿早产、羊水过多、心力衰竭的发生率明显高于体重比<70%者。

本病的治疗方面,目前的一个显著进展是栓塞或结扎无心畸胎的脐动脉,可取得良好效果。亦有用地高辛治疗胎儿心力衰竭,用吲哚美辛治疗羊水过多的报道。

(四)双胎输血综合征(twin-twin transfusion syndrome,TTTS)

1. 临床与病理 双胎输血综合征(TTTS)是指2个胎儿循环之间通过胎盘的血管吻合进行血液输注,从而引起一系列病理生理变化及临床症状。TTTS在单绒毛膜囊双胎妊娠中的发生率为4%～35%,在所有双胎妊娠中发生率约为1.6%。

2. 超声表现

(1)两胎儿性别相同,只有一个胎盘,在双胎胎盘的连接处,见"T"字形征,两胎间分隔膜薄。

(2)两个羊膜囊体积有差异,受血儿羊水过多,最大羊水深度≥8cm,膀胱增大;供血儿羊水过少,最大羊水深度≤2cm,不见膀胱,严重时出现胎儿"贴附"在子宫壁上,贴附儿常贴于子宫前壁和侧壁。

(3)由于受血儿心排血量增加,严重时会出现胎儿水肿或有充血性心力衰竭,表现为心脏增大、胸腔积液、腹水、心包积液、三尖瓣A峰<E峰,并可出现三尖瓣反流等。

(4)胎儿各生长参数有明显不同。两胎儿间体重估计相差>20%或腹围相差>20mm。此外有作者认为,两胎股骨长相差>5mm。双胎之间生长参数不同仅能作为参考,而不能作为诊断标准。

(5)Quintero等根据双胎输血综合征超声表现,将TTTS分为Ⅰ～Ⅴ级。

Ⅰ级:一胎羊水过多,一胎羊水过少,供血儿的膀胱仍然可以显示。

Ⅱ级:供血儿的膀胱不显示(经过60min后的再次复查确定),胎儿肾衰竭。

Ⅲ级:供血儿膀胱不显示,同时具有特征性多普勒频谱异常:脐动脉舒张末期血流消失或反向血流;受血儿膀胱增大,同时具有特征性多普勒频谱异常:脐静脉血流呈搏动性,静脉导管心房收缩期反流(A波反向)。

Ⅳ级:受血儿或2个均水肿。

Ⅴ级:双胎之一或2个均死亡。

3.鉴别诊断

(1)双胎之一胎羊膜早破:羊水外漏时,该胎儿羊水少可表现为"贴附儿",在双绒毛膜囊及单绒毛膜囊双胎中均可发生,应与双胎输血综合征鉴别。前者另一胎羊水正常,且不会出现TTTS受血儿的改变,如水肿,膀胱增大等。

(2)双胎之一胎儿生长受限(FGR):大胎儿羊水正常;TTTS大胎儿(受血儿)羊水过多。如果鉴别有困难,可通过检测胎儿心排血量对两者进行鉴别,双胎儿之一FGR大胎儿的心排血量正常,TTTS受血儿的心排血量增多。

4.临床意义　双胎输血综合征的严重程度取决于吻合血管的大小、范围、部位及分流发生的时间。如果发生在12~20周,可能导致双胎之一死亡,形成纸样胎儿。如果发生在20周以后,可能发生典型的TTTS。据报道发生在28周以前未治疗的TTTS其围生期死亡率可高达90%~100%。孕28周后发生TTTS者,其围生儿死亡率亦可达40%~80%。围生儿一胎宫内死亡则可造成存活儿的大脑、肾、肝等血管梗死,存活儿中27%有神经系统后遗症。近年随着激光治疗开展和技术水平不断提高,胎儿存活率也由2004年的57%上升到2007年的77%。

六、胎儿生长受限

胎儿生长受限(fetal growth retardation, FGR)是指孕37周后,胎儿出生体重<2 500g;或胎儿体重小于正常值的第10百分位数或低于同孕龄平均体重的2个标准差。

(一)病理与临床

临床表现为孕妇子宫大小与孕周不符,宫高低于正常宫高平均值2个标准差,孕妇体重增加缓慢或停滞。凡能影响以下环节均可导致FGR,如营养物质和氧气传输至胎盘、通过胎盘或胎儿对这些物质的吸收、胎儿生长速度的调节。这些影响因素可分为母体因素、子宫因素、胎盘因素和胎儿因素。

胎儿生长受限胎儿可分为匀称型(头部和身体成比例减小)和非匀称型(腹围缩小与头部、肢体不成比例)。匀称型生长受限是孕早期暴露于化学物品、发生病毒感染或非整倍体引起遗传性细胞发育异常等造成头部和身体成比例减小。非匀称型是在孕晚期因高血压等引起的胎盘功能下降,从而使反映肝大小的胎儿腹围减小,而大脑和头部可正常发育。

50%的FGR病例病理学检查发现胎盘存在异常,其中最常见的胎盘异常包括胎儿血管血栓形成、慢性胎盘缺血、慢性绒毛膜炎,少见的异常包括梗死、慢性绒毛间质炎和感染性慢性绒毛炎。

(二)超声表现

1.FGR的二维超声表现

(1)生长参数异常:头围(head circumference, HC)、腹围(abdominal circumference, AC)、股骨长(femur length, FL)低于正常平均值的2个标准差(M-2SD),匀称型FGR的HC/AC比值正常;非匀称型FGR的HC/AC(或FL/AC)比值异常增加。

(2)胎儿大小与生长:当胎儿体重低于均数的2个标准差或低于第10百分位数,可能为小于胎龄儿或FGR,但FGR者多次超声评价可见生长速度降低,小于胎龄儿者稳定生长。

(3)FGR常合并羊水过少。当合并羊水增多时,胎儿染色体异常风险明显增高。

2.FGR的多普勒超声表现　多普勒超声可以支持FGR的诊断,但不可排除FGR的可能。

(1)子宫动脉:在孕34周以前检查母体子宫动脉多普勒较有意义,主要表现为子宫动脉血管阻力增高,舒张早期出现明显切迹。

(2)脐动脉:正常情况下,晚孕期脐动脉S/D≤3。脐动脉多普勒频谱舒张期成分减少、缺如或逆向,提示胎盘功能不良,胎盘循环阻力增高。脐动脉舒张末期血流缺如或反向者,围生儿死亡率高,结局极差。

(三)鉴别诊断

小于胎龄儿:小于胎龄儿稳定生长,生长速度正常,且多普勒超声脐动脉、子宫动脉等频谱无异常改变。

(四)临床意义

怀疑FGR者应进行脐血管穿刺染色体核型分

析，每2～3周超声检查一次，了解羊水量、胎儿生长速度及多普勒参数的变化。

七、巨大胎儿

新生儿体重达到或超过4 000g者为巨大胎儿（fetal macrosomia）。

1. 临床表现与病理　糖尿病孕妇、孕妇肥胖或身材高大的父母易导致巨大胎儿的发生。

临床表现：孕妇肥胖、孕期体重增加明显，腹部明显膨隆，子宫长度＞35.0cm。

2. 超声表现　胎儿生长指标超过正常范围，胎儿双顶径（biparietal diameter，BPD）、HC、AC、FL、体重均超过正常值上限。部分巨大胎儿BPD（HC）不超过正常值的上限，但AC、体重超过正常值范围的上限。此外，巨大胎儿常合并羊水过多。

3. 临床意义　巨大胎儿分娩时可出现头盆比例不称，出肩困难，发生难产的概率高，肩难产可造成新生儿臂丛神经损伤、锁骨骨折、颅内出血等分娩并发症，甚至可造成新生儿死亡。母亲方面则可发生严重产道裂伤，甚至子宫破裂、尾骨骨折、尿漏等，因此，产前超声预测巨大胎儿，指导分娩方式选择，对围生期保健有重要意义。

八、子宫颈功能不全

子宫颈功能不全（cervical incompetence）亦称宫颈内口闭锁不全或子宫颈口松弛症，是指妊娠期宫颈过早地松弛、扩张，呈漏斗样变，剩余宫颈长度短，羊膜囊突入宫颈管内，到一定程度则发生羊膜破裂，是造成习惯性流产及早产的一个主要原因。

1. 临床与病理　子宫颈功能不全患者的宫颈含纤维组织、弹性纤维及平滑肌等均较少，或由于宫颈内口纤维组织断裂、峡部括约肌能力降低，使宫颈呈病理性扩张和松弛。病因大致有如下几种。①分娩损伤，产时扩张宫颈均引起子宫颈口损伤，如急产、巨大儿、子宫口未开全行臀位牵引术、产钳术等。②人工流产时扩张宫颈过快过猛。③宫颈楔形切除术后。④子宫颈发育不良。

孕妇常有明确的反复中期妊娠自然流产病史，流产时往往无下腹痛而宫颈管消失，在非孕期宫颈内口可顺利通过8号宫颈扩张器。

2. 超声表现　当怀疑子宫颈功能不全时，常采用经会阴超声检查，也可经阴道超声检查。经会阴超声检查时探头用无菌手套包裹后置于左、右侧大阴唇之间，探头纵轴与阴唇平行。探头可前、后、左、右摆动，尽可能显示宫颈及宫颈内口情况。

正常情况下，孕妇宫颈长≥3.0cm。子宫颈功能不全表现为宫颈管长度缩短≤2.0cm，宫颈内口扩张，扩张的宫颈管呈"V"字形、"Y"字形、"U"字形或"T"字形，羊膜囊突入宫颈管内。

3. 临床意义　子宫颈功能不全常导致习惯性流产和早产。超声可以观察子宫内口、子宫颈管，测量宫颈长度，对诊断子宫颈功能不全有重要价值，可使临床提早注意并预防，避免不良后果发生。

九、胎死宫内

胎死宫内（intrauterine fetal death）是指妊娠物从母体完全排出之前胎儿发生死亡，胎心停止搏动。不同国家对胎死宫内的孕周界定不一，我国死胎的定义为孕20周以后的胎儿死亡及分娩过程中的死产。

1. 病理与临床　胎儿严重畸形、脐带打结、胎盘早剥等可造成胎儿宫内死亡。孕妇自觉胎动消失，子宫不再增大。腹部检查：宫高与停经月份不相符，无胎动及胎心音。胎儿死亡时间长于4周，孕妇可感到乏力、食欲缺乏、下腹坠痛或有少量阴道出血。

2. 超声表现　胎死宫内时间较短者，胎儿形态结构无明显变化，实时二维、M型、多普勒超声均显示胎儿无胎心搏动和胎动征象，CDFI检测胎体、胎心均无血流信号，羊水、胎盘无明显变化。

胎死宫内时间较长者，除无胎心搏动和胎动外，可出现明显形态学异常，包括胎儿全身水肿，皮肤呈双层回声；颅骨重叠，颅内结构模糊不清；脊柱弯曲度发生改变，甚至成角；胸腹腔内结构模糊不清，可见胸腔积液或腹水；胎盘肿胀，内部回声减弱，绒毛膜板模糊不清，甚至胎盘轮廓难以分辨、成片状或团状强回声；羊水无回声区内出现大量漂浮点状回声，羊水量减少。

3. 临床意义　胎死宫内超过4周后可能引起母体凝血功能障碍。因此超声及时诊断，使死胎尽快排出母体，可防止胎盘组织发生退行性变，释放凝血活素进入母体循环，引起弥散性血管内凝血。

十、羊水过多与过少

（一）羊水过多

妊娠晚期羊水量超过2 000ml为羊水过多（polyhydramnios）。分慢性羊水过多和急性羊水过多两种，前者是指羊水量在中晚期妊娠即已超过

2 000ml,呈缓慢增多趋势,后者指羊水量在数日内急剧增加而使子宫明显膨胀。

1. **病理与临床**　任何导致胎儿尿液生成过多、吞咽受阻(消化道闭锁、神经管缺陷、颈部肿物、膈疝、多发性关节挛缩、13-三体、18-三体)、羊膜与绒毛膜电解质转运异常(糖尿病、感染)都可导致羊水过多。

羊水过多常出现于中期妊娠以后,伴有孕妇腹围大于孕周,腹部不适或子宫收缩等。90%病例表现为缓慢发展过程,10%病例可表现为严重急性羊水增多。急性羊水过多者,子宫迅速增大造成的机械性压迫导致孕妇出现一系列的症状,压迫膈肌导致呼吸急促,压迫盆腔血管导致外阴及下肢水肿,偶见压迫输尿管引起少尿。临床检查方法包括测量宫高及腹部触诊,当出现腹部紧张、胎儿肢体触诊或胎心听诊不清时可提示羊水过多。

2. **超声表现**　羊膜腔内可见多处羊水较深的区域,胎儿自由漂浮、活动频繁且幅度大,胎盘变薄,AFI≥20.0cm或最大羊水池深度>8.0cm为羊水过多。

羊水过多时,应仔细认真观察胎儿有无合并畸形存在,较常见的胎儿畸形有神经管缺陷,以无脑儿、脊柱裂最多见,其次为消化道畸形,主要有食管闭锁、十二指肠闭锁等,胎盘绒毛膜血管瘤、双胎输血综合征等也常导致羊水过多。

3. **临床意义**　超声检查包括评估羊水量及详细的胎儿解剖学结构检查,是寻找导致羊水过多原因的重要影像诊断工具,如果超声未发现胎儿畸形,临床上可根据羊水增长的速度及临床症状、孕周大小决定处理方案。

(二)羊水过少

妊娠晚期羊水量<300ml为羊水过少(oligohydramnios)。

1. **病理与临床**　导致羊水过少的原因有双肾缺如、双肾发育不全、多囊肾、双侧多发性囊性发育不良肾、尿道梗阻、严重胎儿生长受限、胎膜早破、染色体异常(通常为三倍体)等。胎盘功能不良者常有胎动减少。胎膜早破者有阴道流液。腹部检查:宫高、腹围较小。

2. **超声表现**　超声检查时目测羊水无回声区总体上少,图像上很少出现羊水无回声区,胎儿紧贴子宫壁,胎儿肢体明显聚拢,胎动减少,最大羊水池深度<2.0cm或AFI<5.0cm。

发现羊水过少时,应进行详细系统胎儿畸形检查,尤其是胎儿泌尿系统畸形,如双肾缺如、双侧多囊肾、双侧多发性囊性发育不良肾、尿道梗阻、人体鱼序列征等。

3. **临床意义**　超声检查亦是寻找导致羊水过少原因的重要影像诊断工具,重点应注意胎儿泌尿系统的解剖结构检查。对于确诊羊水过少且不伴有胎膜早破及胎儿异常的患者,超声还可以每周随诊以监护胎儿生长发育,包括羊水量、脐动脉多普勒检查及妊娠26周以后的生物物理评分等一系列生长指标监测。

第五节　胎盘脐带异常

一、前置胎盘

前置胎盘(placenta previa)可发生于0.4%～0.8%的妊娠中,是指妊娠28周后胎盘部分或全部位于子宫下段,甚至胎盘下缘达到或覆盖宫颈内口,其位置低于胎先露部。

1. **病理与临床**　前置胎盘病因未明,但已证实与孕妇年龄(>35岁)、经产数、剖宫产史有关,其他原因与吸烟、酗酒、流产史、前置胎盘史有关。

孕妇妊娠晚期常发生反复无痛性阴道出血。但亦有少数完全性前置胎盘直至妊娠足月而无阴道流血,不过一旦出血,血量较多。胎儿可发生窘迫,甚至胎死宫内。因子宫下段有胎盘占据,影响胎头下降,故往往胎头高浮,常伴有胎位异常,主要

是臀位。在耻骨联合上缘可听到胎盘杂音。部分前置胎盘合并胎盘植入。

2. **超声表现**　胎盘位置较低,附着于子宫下段或覆盖子宫内口,胎先露至膀胱后壁或至骶骨岬的距离加大。

(1)低置胎盘:胎盘最低部分附着于子宫下段,接近但未抵达宫颈内口。

(2)边缘性前置胎盘:胎盘下缘紧靠宫颈内口边缘,但未覆盖宫颈内口。

(3)部分性前置胎盘:宫颈内口为部分胎盘组织所覆盖。部分性前置胎盘只在宫颈口扩张后诊断,所以超声难以诊断部分性前置胎盘。

(4)中央性或完全性前置胎盘:宫颈内口完全被胎盘组织覆盖。横切面时,宫颈上方全部为胎盘

回声。

3. 鉴别诊断

(1)胎盘边缘血窦破裂:临床上可有明显阴道出血,与前置胎盘表现相似。但超声检查宫颈内口上方无胎盘覆盖,胎盘位置可正常,胎膜下可见出血所致的不均质低回声。

(2)子宫下段局限性收缩:子宫下段收缩时,肌壁增厚隆起,回声增高,类似胎盘回声,可误诊为低位胎盘或前置胎盘,待子宫收缩缓解后复查可区别。

4. 临床意义 前置胎盘是妊娠晚期阴道出血的常见原因之一。严重出血不仅危及孕妇生命,而且常常因此必须终止妊娠。超声检查胎盘定位是诊断前置胎盘的首选方法,安全、简便、准确、可重复,对减少围生期孕妇及胎儿的死亡率有重大价值。

二、血 管 前 置

血管前置(vasa previa)指胎膜血管位于胎儿先露前方跨越宫颈内口或接近宫颈内口,是绒毛的异常发育所致。

1. 临床与病理 血管前置的确切病因目前尚不清楚。但脐带帆状入口、副胎盘、双叶状胎盘和膜状胎盘等都可能发生绒毛异常发育,易发生前置血管。

血管前置是一种危险的妊娠情况,有人称之为"胎儿杀手",当胎先露下降时可直接压迫前置血管,导致胎儿窘迫;破膜以后,覆盖在宫颈内口的血管破裂出血,可导致胎儿死亡。

2. 超声表现 宫颈内口或内口边缘可见一条或多条胎膜血管跨过,位于先露与宫颈内口之间,形成前置血管,经阴道超声和 CDFI 检查更有帮助。频谱多普勒显示跨过宫颈内口或宫颈内口边缘的血管为胎儿血管。可合并帆状胎盘或副胎盘及出血的相应表现。

3. 鉴别诊断

(1)胎盘早剥:显性胎盘早剥,胎盘后血肿的血液部分从胎膜与宫壁间流向宫颈内口上方时,宫颈内口上方的无回声区要与血管前置鉴别,血管前置时无回声的血管腔形态规则,呈条状,有壁,CDFI可探及血流信号。

(2)脐带脱垂:除在宫颈内口部位有脐带显示外,宫颈管内亦有脐带血管显示,而前置的胎膜血管不会位于宫颈管内。

4. 临床意义 血管前置是胎儿潜在的灾难,破膜以后,覆盖在宫颈内口的血管易破裂,使胎儿迅速失血和死亡,即使不破裂,前置的血管可能在分娩过程被胎先露压迫,导致循环受阻而发生胎儿窘迫,甚至胎儿死亡。因此,产前超声诊断极其重要,对临床有重要指导作用,于 37～38 周剖宫产,能使胎儿安全分娩。

三、胎 盘 早 剥

胎盘早剥(placental abruption)是在妊娠 20 周后或分娩期胎儿娩出前,胎盘部分或全部从子宫壁分离,引起局部出血或形成血肿。

1. 病理与临床 胎盘早剥与下列因素有关。①血管病变:重度妊娠高血压综合征、慢性高血压及慢性肾病等全身血管病变患者;胎盘底蜕膜小动脉痉挛硬化,引起远端毛细血管缺血坏死、破裂出血,导致宫壁与胎盘分离;②机械性因素:如腹部外伤、外倒转术矫正胎位、脐带过短或脐带绕颈及宫腔内压骤减等导致胎盘早剥;③子宫静脉压突然增高:当孕妇长时间处于仰卧位时,妊娠子宫压迫下腔静脉,使子宫静脉压增高,蜕膜静脉床充血,可引起部分或全部胎盘剥离。

临床上分为轻、重两型:轻型者胎盘剥离面不超过胎盘面积的 1/3,包括胎盘边缘血窦破裂出血,以阴道出血为主要临床表现,体征不明显。重型以隐性出血为主,胎盘剥离面超过胎盘面积的 1/3,同时有较大的胎盘后血肿,主要症状为突发性剧烈腹痛,可无或仅有少量阴道出血,可有贫血。腹部检查:子宫压痛、硬如板状,胎位不清,胎儿严重宫内窘迫或死亡。

胎盘早剥主要病理变化是底蜕膜出血,形成血肿,使胎盘从附着处分离。出现胎盘早剥时,有时大体标本可见层状黏附性血块,有时血块进入并破坏附近胎盘实质,陈旧性胎盘剥离的血凝块变得坚硬、干燥、纤维化,最终呈褐色。黏附性血凝块附近胎盘可以是暗红色、变薄或坚硬呈灰色。

2. 超声表现 因胎盘着床部位、剥离部位、剥离面大小、出血时间等的不同,胎盘早剥有不同超声表现。

(1)胎盘剥离早期:正常胎盘应紧贴子宫壁。胎盘剥离时胎盘与子宫壁间见边缘粗糙、形态不规则的无回声区,其内可见散在斑点状回声,有时为条带状回声。随着时间的推移,胎盘后方呈不均质团块状高回声,该处胎盘胎儿面突向羊膜腔,CDFI

无明显血流信号。也可表现为胎盘异常增厚,呈不均匀高回声。凝血块突入羊膜腔,可形成羊膜腔内肿块,为重型胎盘早剥的声像。

(2)胎盘剥离后期:胎盘剥离出血不多自行停止后,胎盘后血肿于数天后逐渐液化,内部呈无回声,与子宫壁分界清楚。血肿机化后,呈不均质高回声团,该处胎盘明显增厚,胎盘的胎儿面可向羊膜腔内膨出。

(3)胎盘边缘血窦破裂:如果胎盘边缘与子宫壁剥离,胎盘边缘胎膜与宫壁分离、隆起,胎膜下出血表现为不均质低回声,不形成胎盘后血肿。

3. 鉴别诊断

(1)胎盘内血池:位于胎盘实质内,在胎盘切面内呈不规则形无回声区,内有云雾样回声流动。

(2)胎盘后方子宫肌瘤:边缘较清,形态规则,常呈圆形或类圆形,多呈不均质低回声,CDFI 可见肿块内血流信号。

(3)胎盘囊肿:位于胎盘的胎儿面或母面,边缘清楚,圆形,壁薄,内部为无回声。

(4)胎盘血管瘤:多位于绒毛膜板下胎盘实质内,可突向羊膜腔,回声较均匀,边界清,CDFI 可见较丰富血流信号。

(5)子宫局部收缩:若发生在胎盘附着处,可见向胎盘突出的半圆形弱回声区,可根据子宫舒张后图像恢复正常与血肿鉴别。

4. 临床意义　如果剥离面较小,无明显临床症状,临床要求超声检查的概率少。剥离面较大时,出现腹痛、阴道出血等临床症状,应行超声检查,可以发现和诊断胎盘早剥,指导临床及时处理可避免出现子宫胎盘卒中、产后大出血等危重情况。但胎盘位于后壁时,诊断较困难,应结合患者病史和体征作出判断。

四、胎 盘 植 入

胎盘植入(placenta accreta)是指胎盘附着异常,表现为胎盘绒毛异常植入到子宫肌层。

1. 病理与临床　大部分患者有刮宫、剖宫产等宫腔操作病史。胎盘植入大多因为蜕膜基底层缺乏,蜕膜部分或完全由疏松结缔组织替代,因此,子宫瘢痕、黏膜下肌瘤、子宫下段、残角子宫等部位容易发生胎盘植入。合并前置胎盘可出现阴道出血。产后出现胎盘滞留、大出血、子宫穿孔、继发感染等。

2. 超声表现　胎盘增厚,面积增大,胎盘内血

池异常丰富,表现为大小不等、形态不规则的无回声区,内见流动的云雾样回声。胎盘后间隙消失或不显示,胎盘后方子宫肌层低回声带(正常厚 1.0～2.0cm)消失或明显变薄≤2.0mm。严重者胎盘附着处出现子宫局部向外生长包块。在极少数胎盘绒毛组织侵及膀胱的病例中,经腹超声可能显示与子宫相邻的膀胱浆膜层强回声带消失,表现为一个局部外突的、结节状、增厚的膀胱壁包块。CDFI 显示胎盘周围血管分布明显增多且粗而不规则。

3. 鉴别诊断　胎盘植入应与胎盘内血池鉴别,胎盘血池表现为胎盘内有 1 个或数个低回声腔隙,内见缓慢流动血流,结合胎盘与子宫肌层关系综合分析可供鉴别。

4. 临床意义　胎盘植入可导致产后大出血、子宫穿孔、继发感染等,是产科严重并发症。对超声提示诊断者临床可以提前计划治疗方案。

五、胎 盘 畸 形

(一)帆状胎盘

帆状胎盘(velamentous placenta)是指脐带入口在胎盘边缘以外的游离胎膜内,通过羊膜与绒毛膜之间走行一段距离后再进入胎盘实质内。

1. 临床与病理　目前对帆状胎盘的发生机制尚不清楚。认为是子宫内膜发育不良或子宫内膜炎症,囊胚附着处营养条件或血供不好,促使胎盘找一较好的蜕膜部位,即胎盘迁徙,因而形成副胎盘、多叶胎盘、帆状胎盘等胎盘畸形。由于膜内脐血管无华腾胶保护,易并发脐带血管破裂和栓塞。帆状胎盘分娩时由于宫缩等原因胎膜内血管破裂出血易导致围生儿死亡。帆状胎盘合并血管前置时临床表现为破膜时出血以及迅速出现胎儿宫内窘迫,围生儿死亡。

2. 超声表现　脐带入口不直接插入胎盘中央或边缘部,而直接插入胎膜,脐血管多个分支呈扇形在胎膜内行走一段距离后,再进入胎盘内。CDFI 能更好地显示这一特征。帆状胎盘可合并血管前置,应注意扫查。

3. 鉴别诊断　边缘性脐带入口:脐带入口位于距离胎盘边缘 2cm 以内的部位,脐带入口处有胎盘组织。

4. 临床意义　目前已有研究发现帆状胎盘与低出生体重儿、小于胎龄儿、早产、低 Apgar 评分相关。

帆状胎盘是一种严重威胁围生儿安全的疾病,

特别是合并血管前置时，一旦前置血管破裂出血，围产儿死亡率极高。产前超声诊断帆状脐带入口，可让孕妇行选择性剖宫产，新生儿存活率可达100%。

(二)副胎盘

副胎盘(succenturiate placenta)是在离主胎盘的周边一段距离的胎膜内，有1个或数个胎盘小叶发育，副胎盘与主胎盘之间有胎儿来源的血管相连。

1. 临床与病理　副胎盘可能与胎膜绒毛不完全退化有关，边缘完全分离，形成较小的胎盘组织岛，并由胎膜的胎儿血管连接。

副胎盘如未在产前得到诊断，容易造成副胎盘遗留，引起产后大出血。

2. 超声表现　二维超声显示在主胎盘之外有1个或几个与胎盘回声相同的副胎盘，与主胎盘之间有一定距离，间隔一般超过2.0cm。CDFI显示副胎盘与主胎盘之间有血管相连接，频谱多普勒提示为胎儿血管。注意是否合并血管前置。

3. 鉴别诊断

(1)多个胎盘：多个胎盘间无血管连接，每个叶的血管仅在进入脐带后才汇合。

(2)多叶胎盘：是一个胎盘分成两叶或多叶，但叶与叶之间胎盘组织互相连在一起。

4. 临床意义　副胎盘遗留在宫腔内，造成胎盘残留，易导致产后出血及感染。如果主、副胎盘间血管位于先露部之前形成前置血管，可引起产前出血或产时出血，导致胎儿宫内窘迫和死亡。产前超声检出副胎盘，可指导临床相关处理，避免不良后果的发生。

六、胎盘绒毛血管瘤

胎盘绒毛膜血管瘤(placental chorioangioma)是指胎盘内绒毛血管不正常增殖而形成，是一种良性毛细血管瘤，主要由血管和结缔组织构成。

1. 临床与病理　胎盘绒毛膜血管瘤可发生在胎盘的各个部位，临床症状与其大小及生长部位有关，多半较小，埋于胎盘组织中，无明显临床症状。如肿瘤较大(>5cm)或生长在脐带附近时，可压迫脐静脉，羊水过多。

2. 超声表现　胎盘绒毛血管瘤表现为边界清晰包块，有包膜或无包膜，可以位于胎盘的母面、子面或胎盘实质内。位于胎盘胎儿面者向羊膜腔突出。由于其内部含血管和结缔组织成分的比例不

同，超声表现也不尽相同。有的呈实质性低回声，可有索条状交错分隔成网状，有的表现为很多小囊腔如蜂窝状，有的呈无回声或混合性回声。结缔组织成分多者回声稍强，如实性肿物样回声。肿物大者可合并羊水过多。CDFI可显示肿块内较丰富的血流信号。

3. 鉴别诊断

(1)胎盘内血池：胎盘内1个或数个无回声腔隙内见缓慢流动液体，因流速低，血流信号难以显示。

(2)胎盘早剥：当血管瘤位于胎盘母面时，容易与胎盘早剥混淆。胎盘早剥包块内无血流信号，可有胎心异常等。

4. 临床意义　胎盘绒毛血管瘤常合并一系列妊娠合并症，如胎儿非免疫性水肿、心力衰竭、贫血、血小板减少症、FGR、早产、围生期死亡、羊水过多、孕妇子痫等。超声可以提示绒毛血管瘤并测量大小，监测胎儿是否出现相关并发症。

七、单脐动脉

正常脐带中有2条脐动脉与1条脐静脉，脐带中仅有1条脐动脉者称为单脐动脉(single umbilical artery，SUA)。

1. 病理与临床　单脐动脉的发生可能是一支脐动脉先天性未发育，在镜下只见到一支脐动脉，而无第二支脐动脉痕迹；也可能是胚胎初期存在两支脐动脉，但以后在发育过程中一支脐动脉继发性萎缩而逐渐消失，在镜下除见到一支脐动脉外，还可见到1根十分细小而萎缩的血管，管腔闭锁，甚至仅见到血管壁或弹力纤维的痕迹。

单脐动脉本身可无明显临床表现，但单脐动脉可能增加FGR、染色体异常的风险。合并胎儿畸形者，出现相应临床表现。

2. 超声表现　在膀胱水平横切面上膀胱两侧只能显示1条脐动脉，CDFI显示更清楚。在游离段脐带的横切面上，正常由2条脐动脉和1条脐静脉组成的"品"字形结构消失，而由仅含1条脐动脉和1条脐静脉组成的"吕"字形结构所取代，CDFI显示一红一蓝2个圆形结构。

3. 鉴别诊断

(1)双脐动脉之一细小：膀胱横切面，CDFI检查似只见1条脐动脉，但将探头向头侧或足侧偏斜，还可见另一条细小的脐动脉，脐带游离段横切面可见3个圆形无回声断面，其中1个相对细小。

（2）胎儿股动脉：当胎儿下肢屈曲贴近胎儿腹壁时，膀胱横切面上有时可将胎儿股动脉误认为脐动脉，漏诊单脐动脉。追踪血管的走行方向可资鉴别。

4. **临床意义**　单纯单脐动脉预后良好。合并畸形时，其预后视合并畸形情况而定。但到目前为止，尚未发现单脐动脉与某种特定畸形存在明确的相关性。单脐动脉可能与所有较大器官畸形有关，也可能与染色体异常有关，而且具有单脐动脉的胎儿，即使无相关畸形存在，其 FGR 的危险性也可能增加。超声检查发现单脐动脉后，应仔细扫查胎儿有无合并其他部位畸形。

第六节　胎儿畸形

一、颅脑畸形

（一）无脑畸形

1. **病理与临床**　无脑畸形（anencephaly）系前神经孔闭合失败所致，是神经管缺陷的最严重类型。其主要特征是颅骨穹窿缺如（眶上嵴以上额骨、顶骨和枕骨的扁平部缺如），伴大脑、小脑及覆盖颅骨的皮肤缺如，但面部骨、脑干、部分枕骨和中脑常存在。眼球突出，呈"蛙样"面容。

2. **超声表现**　颅骨在孕 12 周后才骨化，超声在此前一般不诊断无脑畸形。孕 12 周后，无脑畸形超声表现主要有颅骨强回声环缺失，仅在颅底显示部分强回声的骨化结构及脑干与中脑组织，无大脑半球，有人称之为"瘤结"。头颅形态严重异常，不能测量双顶径。面部冠状切面与双眼球横切面均可显示双眼球向前突出，呈蛙状面容，眼眶上方无颅盖骨。有时可显示胎手碰触搔扒暴露在羊水中的脑组织。脑组织破碎，脱落于羊水中，使羊水变"浑浊"，回声增强，大量点状回声在羊水中漂浮，似"牛奶样羊水"。50% 合并颈段或腰骶段脊髓脊膜膨出。妊娠后期，因吞咽反射缺乏致羊水增多。

3. **鉴别诊断**

（1）小头畸形：颅骨强回声环存在，双顶径、头围等生物学测量参数明显减小，前额后缩。

（2）颅脑畸形：颅盖骨部分或完全缺失，脑组织存在，但结构紊乱，浸泡于羊水中。

4. **临床意义**　无脑畸形预后极差，一般在出生后几小时内死亡。因此，无脑畸形一旦作出诊断，均应终止妊娠。

（二）脑膨出及脑膜膨出

1. **病理与临床**　脑膨出（encephalocele）是指颅骨缺损伴有脑膜和脑组织从缺损处膨出，脑膜膨出（meningocele）则仅有脑膜而没有脑组织从颅骨缺损处膨出。从胎头额部起，沿颅顶中线至后枕部均可发生脑或脑膜膨出（约占 85%），其中约 75% 发生在枕部。少部分发生在偏中线的其他部位，如顶部偏中线区（约占 12%）。包块可大可小，包块内容物为脑膜、脑脊液和（或）脑组织。常伴有小头、脑积水、脊柱裂，可见于羊膜带综合征、Meckel-Gruber 综合征、Walker-Warburg 综合征等。额部脑或脑膜膨出常伴有面部中线结构畸形，如眼距过远、鼻畸形等。

2. **超声表现**　颅骨强回声连续性的中断，是脑或脑膜膨出的特征性表现之一。当颅骨缺损处有脑组织和脑膜膨出时，呈不均质低回声包块，当有大量脑组织膨出时，可导致小头畸形。当颅骨缺损处仅有脑膜膨出时，囊内仅含脑脊液而呈无回声区。

3. **鉴别诊断**　颈部脑膜膨出应与颈部水囊瘤相鉴别，而位于额部者应注意和额、鼻部的畸胎瘤相区别。位于额部脑或脑膜膨出，常有眼距过远、面部畸形、胼胝体发育不良等。

4. **临床意义**　该病预后与膨出的部位、大小、膨出的脑组织多少、染色体是否异常、有无合并其他畸形等有关。脑组织膨出越多、合并其他畸形越多或染色体异常者，其预后越差。脑或脑膜膨出新生儿总死亡率约 40%，存活者 80% 以上有智力和神经系统功能障碍。额部小的脑膨出，不伴有其他畸形时，其预后较其他部位的相同大小脑膨出预后好，这可能与小部分额叶皮质缺失仅引起较少的神经功能缺损有关，但额部脑膨出可导致语音障碍。

（三）脊柱裂

1. **病理与临床**　脊柱裂（spina bifida）是后神经孔闭合失败所致，主要特征是背侧 2 个椎弓未能融合，脊膜和（或）脊髓可通过未完全闭合的脊柱疝出或向外暴露。可以发生在脊柱的任何一段，常见于腰骶部和颈部。主要类型有闭合性脊柱裂、开放性脊柱裂。

2. **超声表现**　闭合性脊柱裂在产前超声检查中常难发现，少部分病例在闭合性脊柱裂处的皮下出现较大脂肪瘤时有可能被检出。较大的开放性脊柱裂(3个或3个以上脊椎受累)产前超声较易发现,较小的开放性脊柱裂因病变较小,超声常难显示脊柱异常的直接声像。

(1)开放性脊柱裂的脊柱特征:从胎儿背侧方向对脊柱做矢状扫查,受累脊柱位于后方的强回声线连续性中断,裂口处皮肤及其深部软组织回声连续性亦中断,囊状脊柱裂可见中断处膨出一囊性包块,内有脊膜、马尾神经或脊髓组织。可伴有脊柱后凸或侧凸畸形。脊柱横切面上显示位于后方的2个椎弓骨化中心向后开放,呈典型的 V 或 U 字形改变。脊柱冠状切面亦可显示后方的 2 个椎弓骨化中心距离增大。

(2)开放性脊柱裂的脑部特征:脊柱裂常伴有一系列特征性的脑部声像异常,主要有小脑异常(小脑变小、弯曲呈"香蕉状",小脑发育不良甚至小脑缺如)、颅后窝池消失、柠檬头征(横切胎头时出现前额隆起,双侧颞骨塌陷,形似柠檬)、脑室扩大等。

(3)开放性脊柱裂合并其他畸形:包括足内翻、足外翻、膝反屈、先天性髋关节脱位、脑积水、肾畸形、羊水过多等。

3. 鉴别诊断

半椎体:可伴脊柱侧凸畸形,颅后窝池存在,皮肤连续性完好,脊柱横切面和冠状切面可见椎体的一侧存在,另一侧缺如,无囊性包块膨出。

4. 临床意义 病变平面越低,病变内仅含脑积液而无神经组织,其预后越好。约 25% 胎儿死产。早期外科手术可以使许多脊柱裂新生儿存活,但存活者常有严重功能障碍,主要有双下肢瘫痪、大小便失禁等。如果不手术,17% 的患者可存活至10 多岁。智力发育迟缓与脑积水有关。

(四)脑积水

1. 病理与临床 胎儿脑积水(hydrocephalus)是指脑脊液过多地聚集于脑室系统内,致使脑室系统扩张和压力升高。其发生率在新生儿中约 2‰。侧脑室后角宽径>10mm,<15mm 为轻度脑室扩张。侧脑室后角宽径>15mm 为脑积水或重度脑室扩张,第三脑室和第四脑室也可增大,如果没有合并其他脑发育异常称为孤立性脑积水。

2. 超声表现 脑室系统扩张,脉络丛似"悬挂"于侧脑室内。可为一侧侧脑室扩大,或两侧侧脑室扩大,也可表现为侧脑室、第三脑室、第四脑室均扩大。中脑导水管狭窄导致的脑积水,第四脑室

不扩张。根据梗阻程度、扩张的脑室可推测梗阻平面。发现胎儿脑积水,应寻找脑内可能存在的其他畸形,可能引起脑积水的脑外畸形及其他脏器可能的合并畸形。

3. 鉴别诊断

(1)胼胝体发育不全或缺失:双侧侧脑室常增大,但侧脑室形态异常,呈泪滴状改变,透明隔腔消失,第三脑室上抬,胼胝体不显示。

(2)全前脑:无大脑镰和半球裂隙,胼胝体和透明隔腔消失,丘脑融合,单一原始脑室,同时可检出颜面部严重畸形,包括独眼、喙鼻、单鼻孔、正中唇腭裂等。

(3)脑裂畸形:大脑裂开成前后两部分,裂开处呈无回声,分别与侧脑室及蛛网膜下腔相通。

4. 临床意义 一般来说,胎儿脑积水的预后与其伴发畸形有密切关系。

轻度侧脑室扩张(≤15mm)一般预后良好,大部分不会发展成为脑积水,但当脑室后角扩大超过15mm 时神经系统发育异常风险增加。但轻度侧脑室扩张发生染色体异常(21-三体)的危险性增高。此外少数单侧脑室扩张者,可伴有大脑发育不良(如无脑回畸形)或坏死病灶(如脑室周围白质软化)。

(五)全前脑

1. 病理与临床 全前脑(holoprosencephaly)又称前脑无裂畸形,为前脑未完全分开成左右两叶,而导致一系列脑畸形和由此而引起的一系列面部畸形,如眼距过近、独眼畸形、单鼻孔畸形、喙鼻畸形、正中唇腭裂、小口、无人中等。本病常与染色体畸形,如 13-三体、18-三体、18 号染色体短臂缺失等有关。

全前脑有以下 3 种类型。

(1)无叶全前脑:最严重,大脑半球完全融合未分开,大脑镰及半球裂隙缺失,仅单个原始脑室,丘脑融合。

(2)半叶全前脑:为一种中间类型,介于无叶全前脑和叶状全前脑之间。大脑半球及侧脑室仅在后侧分开,前方仍相连,仍为单一侧脑室,丘脑常融合或不完全融合。

(3)叶状全前脑:大脑镰部分发育,大脑半球的前后裂隙发育尚好,丘脑和第三脑室正常,无透明隔和胼胝体。颜面多无明显异常,可有眼距过近。

2. 超声表现 无叶全前脑可表现为单一原始脑室、丘脑融合、大脑半球间裂缺如、脑中线结构消

失、透明隔腔与第三脑室消失、胼胝体消失、脑组织变薄及一系列面部畸形,如喙鼻、眼距过近或独眼、正中唇腭裂等。

半叶全前脑主要表现为前部为单一脑室腔且明显增大,后部可分开为 2 个脑室,丘脑融合、枕后叶部分形成、第四脑室或颅后窝池增大,面部畸形可能较轻,眼眶及眼距可正常,扁平鼻;也可合并有严重面部畸形,如猴头畸形、单鼻孔等。

叶状全前脑由于脑内结构及面部结构异常不明显,胎儿期很难被检出。透明隔腔消失时应想到本病可能,可伴有胼胝体发育不全,冠状切面上侧脑室前角可在中线处相互连通。

3. 鉴别诊断

(1)脑积水:脑中线存在,特别是近颅顶部横切面可较清楚显示,双侧侧脑室分开,丘脑未融合,可有第三脑室扩大。

(2)积水性无脑畸形:颅腔内广大范围均为无回声区,几乎呈一囊性胎头,不能显示大脑半球和大脑镰,更不能显示任何大脑皮质回声,在颅腔下部近枕部可见小脑、中脑组织,似小岛样的低回声结构突向囊腔内,与无叶全前脑极易混淆。但无叶全前脑可显示大脑皮质、丘脑融合,同时可检出相应的面部畸形。

(3)视隔发育不良:颅内表现与叶状全前脑相似,但视隔发育不良伴视神经发育不全。

4. 预后　无叶全前脑和半叶全前脑常为致死性,出生后不久即夭折。而叶状全前脑可存活,但常伴有脑发育迟缓,智力低下。

(六)Dandy-Walker 畸形

1. 病理与临床　Dandy—Walker 畸形以小脑蚓部缺失、第四脑室和颅后窝池扩张为特征,约 1/3 伴脑积水。目前,对 Dandy—Walker 畸形分类尚不统一,一般可将其分为以下 3 型。

(1)典型 Dandy—Walker 畸形:以小脑蚓部完全缺失为特征,此型较少。

(2)Dandy—Walker 变异型:以小脑下蚓部发育不全为特征,可伴有或不伴有颅后窝池增大。

(3)单纯颅后窝池增大:小脑蚓部完整,第四脑室正常,小脑幕上结构无异常。

2. 超声表现

(1)典型 Dandy—Walker 畸形:两侧小脑半球分开,中间无联系,蚓部完全缺如。颅后窝池明显增大,第四脑室增大,两者相互连通。

(2)Dandy—Walker 变异型:两侧小脑半球之间在颅后窝偏上方可见小脑上蚓部,声束平面略下移时可见下蚓部缺失,两小脑半球分开。颅后窝池增大,可伴有第四脑室扩张,两者相互连通。

(3)单纯颅后窝池增大:超声检查仅为一增大的颅后窝池(>10mm),而小脑、小脑蚓部、第四脑室及小脑幕上结构无异常发现。

3. 鉴别诊断　颅后窝池蛛网膜囊肿:有包膜,呈类圆形,位置可正中或偏离中线,小脑可受压移位,但蚓部发育良好。

4. 临床意义　典型 Dandy—Walker 畸形产后死亡率高(约 20%),存活者常在 1 岁内出现脑积水或其他神经系统症状,40%~70% 患者出现智力和神经系统功能发育障碍。Dandy—Walker 畸形越典型,预后不良的可能性越大。Dandy—Walker 畸形变异型的预后差异较大,可以是新生儿正常发育,也可以是死亡,不伴染色体异常和其他结构畸形,其预后大多数是良好的。单纯颅后窝池增大除外染色体异常和其他结构畸形后,可能是颅后窝池的一种正常变异。

二、唇　腭　裂

1. 病理与临床　唇腭裂(cleft lip/palate)有多种分类方法,根据唇腭裂的部位、程度可分以下几类:

(1)单纯唇裂:可分为单侧和双侧唇裂。根据唇裂的程度可分为以下 3 度。

Ⅰ度唇裂:裂隙只限于唇红部。

Ⅱ度唇裂:裂隙达上唇皮肤,但未达鼻底。

Ⅲ度唇裂:从唇红至鼻底完全裂开。

Ⅰ、Ⅱ度唇裂为不完全唇裂,Ⅲ度唇裂为完全唇裂。

(2)单纯腭裂:可分为单侧与双侧腭裂。根据腭裂的程度可分为以下 3 度。

Ⅰ度腭裂:悬雍垂裂或软腭裂。

Ⅱ度腭裂:全软腭裂及部分硬腭裂,裂口未达牙槽突(即无原发腭裂或牙槽突裂)。

Ⅲ度腭裂:软腭、硬腭全部裂开且达牙槽突。(即包括原发腭与继发腭之间及继发腭与鼻中隔之间均未隔合)。

Ⅰ、Ⅱ度腭裂为不完全腭裂,Ⅲ度腭裂为完全腭裂。前者一般单独发生,不伴唇裂,仅偶有伴发唇裂者;后者常伴有同侧完全唇裂。

(3)完全唇裂伴牙槽突裂或完全腭裂:可分为单侧和双侧。

（4）正中唇腭裂：常发生在全前脑与中部面裂综合征,唇中部、原发腭缺失,裂口宽大,鼻发育异常。

（5）不规则唇裂：与羊膜带综合征有关,唇裂常不规则、奇形怪状,常在少见的部位出现。除唇裂外,常伴有其他部位的严重异常,如裂腹、缺肢、脑膜膨出等。

2. 超声表现

（1）单纯唇裂：在胎儿颜面部冠状切面和横切面上观察最清楚,主要表现为一侧或双侧上唇连续性中断,中断处为无回声带,可延伸达鼻孔。上牙槽突连续性好,乳牙排列整齐。

（2）单侧完全唇裂合并牙槽突裂或完全腭裂：除上述唇裂征象外,横切面示上颌骨牙槽突连续性中断,乳牙排列不整齐,呈"错位"征象。

（3）双侧完全唇裂合并牙槽突裂或完全腭裂：双侧上唇、牙槽突连续性中断,在鼻的下方可显示一明显向前突出的强回声块,该强回声块浅层为软组织（上唇中部及牙龈）,深层为骨性结构（前颌突）,称为颌骨前突（premaxillary protrusion）。颌骨前突在正中矢状切面最明显。

（4）单纯不完全腭裂（不伴唇裂和牙槽裂）：在超声图像上难以显示出它的直接征象,产前常漏诊。

（5）正中唇腭裂：上唇及上腭中部连续性中断,裂口宽大,鼻结构明显异常,常伴发于全前脑和中部面裂综合征。

（6）不规则唇裂：常表现为面部及唇严重变形,裂口形态不规则,形状怪异,裂口可发生在唇的任何部位。此外,除上述裂畸形外,常可检出胎儿其他部位,包括头部、躯干、肢体等部位的明显异常,如不规则脑或脑膜膨出、腹壁缺损、缺肢、缺指（趾）等。常有羊水过少。

3. 鉴别诊断

（1）假性唇裂：正常口裂由于切面不标准可误为唇裂,脐带压迫唇部、子宫壁贴近唇部、人中过深等均可造成唇裂假象,所以诊断唇裂应通过相互垂直的多个切面相互印证,才能减少假阳性结果。

（2）上颌骨肿瘤：双侧完全唇腭裂常有颌骨前突表现,在鼻的下方呈明显向前突出的强回声块,应注意与来源于上颌骨的肿瘤,如畸胎瘤相鉴别,后者肿块从口腔或鼻腔内突出,唇和牙槽突连续。

4. 临床意义　不伴其他结构畸形的单纯唇腭裂预后较好,可通过手术修补治愈。但正中唇腭裂

及不规则唇裂常预后不良。唇腭裂伴有其他结构畸形或染色体异常者,其预后取决于伴发畸形的严重程度。

三、胸腔畸形

胸腔畸形主要有肺发育不良、肺缺如、先天性膈疝、肺囊腺瘤畸形、隔离肺、胸腔积液、喉-气管闭锁、一侧支气管闭锁等。这里主要介绍先天性肺囊腺瘤畸形、隔离肺、先天性膈疝。

（一）先天性肺囊腺瘤畸形

1. 病理与临床　先天性肺囊性腺瘤畸形（congenital cystic adenomatoid malformation,CCAM）是一种良性的非肿瘤性质的异常肺组织。组织学上以支气管样气道异常增生、缺乏正常肺泡为特征,提示正常肺泡发育受阻。

CCAM 可分为以下 3 种类型。

Ⅰ型：大囊型,病变以多个较大囊肿为主,囊肿大小不等,多为 2～10cm。

Ⅱ型：中囊型,病变内有多个囊肿,囊肿大小不超过 2cm。

Ⅲ型：小囊型,病变内有大量细小囊肿,囊肿大小不超过 0.5cm,呈实质性改变,有大量腺瘤样结构,其内有散在的、薄壁的、类似支气管的结构。

2. 超声表现　CCAM 超声分型可简单地分为大囊型和微囊型（以实性改变为主）。前者以囊性病变为主,呈囊实混合回声,囊泡直径＞5mm;后者囊泡直径＜5mm,为实质性均质高回声,高分辨力超声仪器的高频探头在强回声的实性肿块内部可显示出弥漫分布的筛孔状囊性暗区。

与其他胸内占位性病变一样,CCAM 可对同侧和对侧肺产生明显压迫,导致正常肺组织回声极少,从而引起肺发育不良和胎儿水肿。心脏及纵隔可受压移位,偏向对侧。肿块越大,心脏及纵隔移位越明显。肿块明显压迫心脏及胸内大血管时,可引起胎儿腹水及全身水肿。可有羊水过多。

3. 鉴别诊断

（1）膈疝：胸腔内异常回声包块为腹内脏器组成,腹腔内不能显示胃泡,包块一般紧贴心脏,心脏、纵隔移位,肺受压发育不良。矢状切面或冠状切面膈肌连续性中断。

（2）隔离肺：一般位于左肺基底部呈叶状或三角形,边界清晰的高回声团块,回声较均匀,CDFI检查其供血动脉来源于主动脉。

4. 预后　CCAM 大小、纵隔移位程度、是否伴

发胎儿水肿和羊水过多等,均是判断预后的重要指标。合并胎儿水肿,肺发育不良和(或)羊水增多的病例预后差。肿块较小,无心脏及纵隔移位,未合并其他畸形者,预后最好,成活率可达100%。如果CCAM随着妊娠的进展逐渐缩小,则预后良好。因此,有必要对CCAM胎儿进行连续动态观察。

(二)隔离肺

1. *病理与临床* 隔离肺(pulmonary seques-tration)又称肺隔离症,是以血管发育异常为基础的胚胎发育缺陷。隔离肺是由胚胎的前原肠、额外发育的气管和支气管肺芽接受体循环的血液供应而形成的无功能肺组织团块。可分为叶内型隔离肺(intralobar sequestrations,ILS)和叶外型隔离肺(extralobar sequestrations,ELS)两大类。胎儿ILS罕见,大多数为ELS。

2. *超声表现* 由于绝大多数胎儿期诊断的肺隔离是ELS,下面主要介绍ELS的超声特征。ELS多位于左侧胸腔内,超声表现为左肺基底部叶状或三角形,边界清晰的高回声包块,包块大小不一,较大者可引起纵隔移位和胎儿水肿。少数内部偶然可以观察到囊肿(即扩张的支气管或与CCAM共存)。此外,ELS还可出现在腹腔内,常表现为腹腔内高回声团块。CDFI有助于诊断隔离肺,显示滋养血管来自胸主动脉或腹主动脉。

3. *鉴别诊断*

(1)先天性肺囊腺瘤畸形:大囊型包块内多能显示多个囊泡,微囊型与隔离肺较难区别,CDFI检测供血动脉有助于鉴别,肺囊腺瘤畸形血供来自肺动脉。

(2)膈疝:胸腔内异常回声包块为腹内脏器组成,回声不均匀,腹腔内不能显示胃泡,包块一般紧贴心脏,心脏、纵隔移位,肺受压发育不良。矢状切面或冠状切面膈肌连续性中断。

4. *预后* 隔离肺预后良好,尤其在逐渐缩小的隔离肺胎儿,预后更佳,出生后可不出现任何呼吸道症状。合并有胸腔积液者,可导致严重肺发育不良和胎儿水肿,从而威胁胎儿生命。有大量胸腔积液者,行胎儿胸腔积液羊膜分流术可改善预后。

(三)先天性膈疝

1. *病理与临床* 先天性膈疝(congenital dia-phragmatic hernia,CDH)是膈的发育缺陷导致腹腔内容物疝入胸腔,疝入胸腔的脏器常为胃、小肠、肝、脾等。疝入胸腔的腹腔内容物可压迫肺,引起肺发育不良,同时肺血管分支内径缩小,肺小动脉肌层持续为胎儿型,故产后新生儿常出现肺动脉高压。

2. *超声表现* 腹腔内脏器通过膈肌缺损处进入胸腔,形成胸腔内包块,心脏向对侧移位。如为左侧CDH,胃疝入胸腔较常见,表现为心脏左后方出现胃泡,与左房相邻,而腹腔内胃泡不能显示。如果为右侧CDH,则疝入胸腔的器官主要为肝右叶,由于肝为实质性器官,回声与肺实质回声相近,给诊断带来困难,CDFI追踪显示肝门静脉,如果门静脉超过膈肌水平,可确定胸内实质性回声为肝,从而确立诊断。由于内脏疝入胸腔,故腹围缩小。

胸腹腔矢状及冠状切面显示正常膈肌弧形低回声带中断或消失,理论上此种征象最具有诊断价值,是诊断CDH的直接征象,但实际上大部分病例超声很难确认,只有在右侧较大的膈肌缺损时,此征象才明显。

CDH可合并羊水过多,部分胎儿可有胸腔积液、腹水、胎儿水肿及颈部透明层明显增厚。

3. *鉴别诊断*

(1)肺囊腺瘤:软大的肺囊腺瘤回声混杂,也可造成胎儿纵隔移位改变,但上腹部横切面可见胃泡、脐静脉等正常结构回声,矢状切面显示膈肌连续。

(2)隔离肺:位于右侧较大的隔离肺和右侧膈疝鉴别,前者呈叶状或三角形、边界清晰的高回声团块,回声较均匀,CDFI检查供血动脉来源于主动脉。

4. *预后* CDH围生儿死亡与下列因素有关:诊断CDH的孕周、CDH的大小、胸内胃和肝的存在、对侧肺的大小、有关合并畸形的存在等。在产前诊断的CDH大多数是比较大的,围生儿死亡率可能高达80%。孕晚期才发现的小的膈疝,双肺发育良好,产后手术预后好。

四、心脏畸形

胎儿心脏畸形发生率高,据统计,在活产儿中发病率达7‰~8‰。这里主要介绍几种严重心脏畸形的产前超声诊断。

(一)单心房

1. *病理与临床* 单心房(single atrium)是一种罕见的先天性心脏病,系胚胎发育期房间隔的第1隔和第2隔均未发育所致,有2个心耳,但仅有1个共同心房腔,房间隔的痕迹也不存在,而室间隔完整,故又称为二室三腔心或单心房三腔心。

2.超声表现 胸骨旁四腔心及心尖四腔心切面显示房间隔回声消失,由房间隔、室间隔、二尖瓣、三尖瓣在心脏中央形成的"十"字交叉消失,变为 T 字形。二、三尖瓣处于同一水平。

当发现单心房后,应详细检查心内其他结构,排除合并其他心内畸形,如二尖瓣裂、单心室、永存动脉干、永存左上腔静脉等。

3.鉴别诊断 房间隔缺损:巨大房间隔缺损酷似单心房,前者在心房底部可显示房间隔回声,合并有原发孔缺损者,二尖瓣和三尖瓣附着在室间隔同一水平。后者心房内不能显示任何房间隔回声,二尖瓣和三尖瓣附着在室间隔同一水平。

4.临床意义 单心房因房内存在混合血,可引起缺氧、发绀,可因红细胞增多而发生脑栓塞、感染等。故诊断明确的患儿,只要尚未发生严重的肺血管阻塞性病变,均应争取早期手术。

(二)单心室

1.病理与临床 单心室(single ventricle)是指一个较大的主心腔接受来自心房血液,可以有两组房室瓣或只有一组房室瓣,房室瓣均对向主心腔。

主心腔形态有 3 种类型。

(1)左心室型:主腔为形态学左心室,附属腔为形态学右心室,位于主腔的前方(可为正前、左前、右前方),占 65%～78%。

(2)右心室型:主腔为形态学右心室,附属腔为形态学左心室,位于主腔的左后或右后方,占 10%～15%。

(3)中间型:主腔形态介于左心室与右心室之间,无附属腔,占 10%～20%。

2.超声表现 四腔心切面上"十"字交叉失常,室间隔不显示,仅显示一个心室腔,房室瓣均与这个心室相连,心室形态多为左心室。附属腔常难以显示,如能显示,多位于主腔前方。CDFI 可显示心房内血液经房室瓣流向一共同心室腔内,双房室瓣时可见两股血流束进入单一心室腔后混合,单一房室瓣时仅见一股血流束进入单一心室。常合并有大动脉异常出现相应超声表现。

3.鉴别诊断

(1)室间隔缺损:巨大室间隔缺损易和单心室混淆,注意室间隔、乳头肌、房室瓣等结构的辨认,对鉴别诊断有重要意义。

(2)心内膜垫缺损:心尖部可见室间隔,室间隔上部、房间隔下部缺损,共同房室瓣等是其特征,单心室可有共同房室瓣特征,乳头肌粗大者可将其误认为室间隔。

4.临床意义 单心室预后不良,50%死于出生后 1 个月内,74%死于头 6 个月。

(三)心内膜垫缺损

1.病理与临床 心内膜垫缺损(endocardial cushion defect)又称为房室间隔缺损(atrioventricular septal defect),是一组累及房间隔、房室瓣和室间隔的复杂性先天性心脏畸形,详细情况参见第 2 章第四节。

2.超声表现 胎儿四腔心切面是诊断本病的主要切面,大部分异常征象都能在此切面上显示。

(1)完全型心内膜垫缺损:胎儿四腔心切面上显示房间隔下部与室间隔上部连接性中断,仅见一组共同房室瓣在心脏中央启闭运动,由房室间隔和房室瓣在心脏中央形成的"十"字交叉图像消失,4 个心腔相互交通。CDFI 更直观地显示 4 个心腔血流交通,正常双流入道血流消失,为一粗大血流束进入两侧心室,收缩期可有明显的瓣膜反流。

(2)部分型心内膜垫缺损:四腔心切面上房间隔下部连续性中断(即原发孔缺损)。二尖瓣和三尖瓣在室间隔的附着点在同一水平上,正常三尖瓣附着点较二尖瓣更近心尖的"错位"征象消失。有瓣膜反流时,CDFI 和脉冲多普勒有相应表现。

3.鉴别诊断 应与单心房、单心室、室间隔缺损等鉴别。

4.临床意义 心内膜垫缺损总的预后并不乐观,50%伴发于染色体三体,尤其是 21-三体(占 60%)和 18-三体(占 25%)。产后未接受手术治疗的婴儿中有 50%在 1 岁内死于心力衰竭、心律失常、肺动脉高压所致右向左分流。6 个月内接受手术治疗疗效较好,但 10%的患儿需行第 2 次房室瓣修补术或置换术。伴有染色体异常尤其是 21-三体和 18-三体,常有智力低下。

(四)埃勃斯坦畸形

1.病理与临床 埃勃斯坦畸形(Ebstein's anomaly)又称三尖瓣下移畸形,主要特点在于三尖瓣部分或全部下移至右心室,下移的瓣叶常发育不全,表现为瓣叶短小或缺如,隔叶与室间隔紧密粘连而使瓣叶游离部显著下移,或隔叶起始部虽近于瓣环,但体部与室间隔粘连而使瓣尖下移。右心室被下移的三尖瓣分成 2 部分,房化右心室及功能右心室,房化右心室与原有右心房共同构成巨大的右心房,功能右心室腔则变小,常失去正常右心室收缩功能。由于三尖瓣的发育不良及下移,常伴三尖瓣反流,加重了右心房负荷。三尖瓣下移极易发生心力衰竭,发生率约50％。

2. 超声表现

(1)四腔心切面上显示心脏明显增大,尤以右心房扩大为甚。三尖瓣回声增强、增厚,瓣膜附着点或瓣尖明显下移至右心室。下移轻者,产前超声难检出。

(2)CDFI与频谱多普勒显示三尖瓣严重反流,反流血流束宽大、明亮,常达右心房底部。

(3)心胸比例明显增大,心脏增大,导致严重肺发育不良,心力衰竭时可伴心包积液。

3. 鉴别诊断　应与扩张型心肌病等鉴别。

4. 临床意义　预后极差,特别是合并右心室流出道和左心室流出道梗阻、三尖瓣严重反流,出生后多数不能存活。轻型三尖瓣下移畸形直至成年才被发现,这说明产前检出的这些畸形比儿童期或成人期检出者严重得多。

(五)法洛四联症

1. 病理与临床　法洛四联症(tetralogy of Fallot)主要特征有肺动脉口狭窄(主要为瓣下狭窄)、主动脉根部增宽右移骑跨、室间隔缺损、右心室壁肥厚。胎儿时期右心室壁肥厚可不明显。

2. 超声表现　法洛四联症主要在左心长轴、右心室流出道与肺动脉长轴及大动脉短轴切面上观察,仅在四腔心切面上不能诊断本症,四腔心切面可正常,右心室常无明显肥厚,左、右心室对称,大小基本相等。左心长轴切面上可显示较大的室间隔缺损,主动脉增宽并骑跨。右心室流出道与大动脉短轴切面示主肺动脉较主动脉明显缩小。CDFI与频谱多普勒在右心室流出道和肺动脉内检出高速血流,可显示主动脉同时接受左、右心室的射血。

3. 鉴别诊断　应与右心室双出口等相鉴别。

4. 临床意义　本病在胎儿期和新生儿期均少出现心力衰竭。右心室流出道有严重梗阻时,出生后可出现发绀,右心室流出道梗阻较轻者,发绀可在1岁左右才出现。肺动脉闭锁者,随着动脉导管的闭合,病情可突然加重导致新生儿死亡。手术(出生后3个月手术)生存率在90％以上,约80％生存者可以耐受正常体力。

(六)大动脉转位

1. 病理与临床　大动脉转位(transposition of the great arteries)分两种类型。

(1)完全型大动脉转位:房室连接正常,主动脉起自右心室,肺动脉起自左心室。

(2)矫正型大动脉转位:房室连接不一致,大动脉与心室亦不一致。因此,血流动力学得以完全矫正。

50％大动脉转位伴有心内其他畸形,如室间隔缺损,肺动脉狭窄,二尖瓣畸形等,但伴发心外畸形少见。

2. 超声表现

(1)完全型大动脉转位:四腔心切面,左、右心室对称,房室连接一致。大动脉与心室连接不一致。主动脉起自右心室,行程长,分出头臂动脉后主干仍存在;肺动脉起自左心室,行程短,分出左、右肺动脉后主干消失,可见动脉导管与降主动脉相连,肺动脉瓣与二尖瓣前叶相延续。大动脉根部形成的"十"字交叉排列关系消失,代之以两大动脉平行排列。主动脉常位于肺动脉的右前方。

(2)矫正型大动脉转位:四腔心切面两心室对称,但房室连接不一致。位于左侧的心室为形态学右心室,心室内壁较粗,心尖部可见调节束,房室瓣附着点更靠近心尖,左心房与之相连。位于右侧的心室为形态学左心室,心室内壁较光滑,房室瓣附着点高于对侧,右心房与之相连。主动脉与左侧心室即形态学右心室相连,肺动脉与右侧心室即形态学左心室相连,大动脉与心室连接不一致,大动脉在心底平行排列,动脉起始部的交叉关系消失而呈平行排列,主动脉位于肺动脉的左侧。

3. 鉴别诊断　应与右心室双出口等相鉴别。

4. 临床意义　由于胎儿血液循环的特殊性,完全型大动脉转位胎儿在宫内可继续发育。完全型大动脉转位不伴室间隔缺损时,出生后即刻出现青紫并很快恶化,因严重缺氧而死亡。伴有室间隔缺损者,发绀较轻,临床表现可在出生后2～4周才出现,最常出现的表现是心力衰竭。伴有室间隔缺损和严重肺动脉狭窄时,临床与法洛四联症相似。单纯矫正型大动脉转位预后较好,直至40岁分别有40％出现左侧三尖瓣关闭不全和完全性房室传导阻滞,随着年龄增长,大部分病例出现左侧心室功能减退,发生心力衰竭;伴发其他心内畸形时,视伴发畸形的严重程度而定。

(七)右心室双出口

1. 病理与临床　右心室双出口(double outlet right ventricle)主要特征是两条大动脉完全或大部分起源于右心室,几乎所有病例均伴有室间隔缺损。肺动脉狭窄较常见,主动脉狭窄、缩窄、主动脉弓离断相对少见。本病还合并其他心内畸形,主要有房室共道畸形、二尖瓣闭锁、一侧心室发育不全、完全型肺静脉畸形引流等。

2. 超声表现 右心室双出口产前超声诊断主要根据大动脉的平行排列关系及两大动脉均起源于右心室而得以诊断,由于本病常合并有其他严重心脏畸形,如房室共道、二尖瓣闭锁等,在产前超声检查中常先检出上述合并畸形。

(1)大动脉长轴切面上显示两条大动脉呈平行排列,均与右心室相连,左心室的唯一出口为室间隔缺损。

(2)典型者主动脉瓣下及肺动脉瓣下均可见肌性圆锥组织,可出现与二尖瓣前叶的纤维连续中断。

(3)合并其他心内畸形时有相应表现。

(4)彩色多普勒血流显像可显示两条平行彩色血流与右心室相连,分别为肺动脉与主动脉。

3. 鉴别诊断 应与法洛四联症、大动脉转位等鉴别。

4. 临床意义 由于胎儿血循环的特殊性,右室双出口胎儿宫内很少发生心力衰竭。出生后其血流动力学变化取决于右心室双出口的类型和伴发畸形的严重程度,预后也与此密切相关。此外,右心室双出口常伴有心外畸形和(或)染色体畸形。早期手术死亡率约 10%。

(八)肺动脉闭锁

1. 肺动脉闭锁伴室间隔完整(pulmonary atresia with intact ventricular septum)

(1)病理与临床:此病特征性改变是肺动脉瓣闭锁而室间隔完整,右心室与主肺动脉之间无交通,血液不能从右心室腔射入主肺动脉,从右心房经三尖瓣进入右心室的血液,由于室间隔连续完整,唯一出路是再经三尖瓣反流入右心房。伴三尖瓣狭窄时,右心室壁常肥厚,而右心室腔缩小。伴有严重三尖瓣反流时,右心室可扩张。回流入右心房的血流则只有经过卵圆孔到左心房,再经左心室到主动脉,最后分布到全身,因此左心系统承担了整个心脏的输出负荷,左心房、左心室增大,主动脉增宽。肺动脉的灌注则来自动脉导管的倒流。

(2)超声表现:四腔心切面上"十"字交叉存在,但左、右心室不对称,伴三尖瓣狭窄时右心室壁明显增厚而心腔缩小。伴有明显三尖瓣反流时,右心室腔可扩张,右心房可明显增大。主动脉与肺动脉不成比例,主动脉较肺动脉为宽,部分病例肺动脉

极小而显示不清。本病多为肺动脉瓣闭锁,在右心室流出道及肺动脉长轴切面上,可显示肺动脉瓣呈膜状强回声带,实时超声检查无启闭运动。CDFI不能检出右心室至肺动脉的血流信号,但可显示由动脉导管内反流入肺动脉的血流信号。左、右房室瓣血流明显不对称,左侧血流束粗大,右侧则细小。如有三尖瓣反流,则可显示收缩期右心室经三尖瓣反流入右心房,血流束反流速度一般很高。

2. 肺动脉闭锁伴室间隔缺损(pulmonary atresia with ventricular septal defect)

(1)病理与临床:此病特征性改变是主肺动脉干闭锁,室间隔缺损(多为流出道缺损),主动脉前移并骑跨。常有较大分支直接从主动脉分出供应肺,左、右肺动脉可存在。

(2)超声表现:四腔心切面上房室大小可表现正常,伴右心室发育不良者,可表现为右心明显缩小。可伴有三尖瓣闭锁。五腔心切面上可显示主动脉增宽、骑跨、流出道型室间隔缺损。如能显示胸骨旁左心室长轴切面,则上述表现更为清楚。右心室流出道切面不能显示出肺动脉,有时可显示出左、右肺动脉。CDFI可显示动脉导管内和肺动脉内反向血流,三血管平面显示肺动脉内与主动脉内血流方向相反。

3. 鉴别诊断 应与永存动脉干等鉴别。

4. 临床意义 本畸形属于圆锥干畸形,有可能存在染色体 22q 缺失,因此,有条件者进行荧光原位杂交法排除 22q 缺失;本病预后较差,如不经过处理,50% 死于生后 2 周内,85% 在 6 个月死亡。存活者需多次手术治疗。合并其他心内外畸形者,预后尚取决于合并畸形。肺动脉闭锁合并室间隔缺损(VSD)者,当动脉导管闭合时,约有 50% 在生后 6 个月死亡,90% 在 1 岁内死亡。

五、消化系统畸形

消化系统畸形主要有消化道狭窄与闭锁,其他异常有重复肠(胃)、胎粪性肠梗阻、胎粪性腹膜炎、先天性巨结肠、永久性右脐静脉、肝肿瘤等。这里主要介绍消化道闭锁与狭窄、消化道重复畸形和胎粪性腹膜炎。

(一)消化道闭锁与狭窄

1. 病理与临床 消化道闭锁与狭窄可发生在消化道的任何部位,如食管闭锁(esophageal atresia)、十二指肠闭锁与狭窄(duodenal atresia and stenosis)、空肠闭锁(jejunal atresia)、回肠闭锁(ile-

al atresia)、结肠闭锁(colonic atresia)、肛门闭锁(imperforate anus)等。

2. 超声表现 消化道闭锁与狭窄的共同超声特征有闭锁以上消化道扩张,出现逆蠕动,羊水过多。不同部位的闭锁与狭窄有其特征性表现。

(1)食管闭锁:胃泡小或胃不显示。伴有气管食管瘘者,由于有足够的羊水经过瘘管到胃,胃可正常充盈。闭锁以上食管可随吞咽出现扩张和缩小交替变化,80%食管闭锁(伴有或不伴有气管食管瘘)胎儿在晚孕期均有羊水过多的表现。

(2)十二指肠闭锁:典型超声表现为胃及十二指肠近段明显扩张,胎儿上腹横切时可见典型的"双泡征",位于左侧者为胃,右侧者为扩张的十二指肠近段,侧动探头时两泡在幽门管处相通。

(3)空肠与回肠闭锁:如果产前超声发现胎儿腹中部多个扩张肠管切面,内径>7mm,实时超声下肠蠕动明显增强,并出现逆蠕动,应怀疑小肠闭锁的可能。但是闭锁的确切部位、闭锁类型与导致闭锁的原因产前超声不能显示与确定。

(4)肛门闭锁:产前超声诊断本病主要依靠结肠扩张来推断,但很多肛门闭锁不表现结肠扩张。因此,肛门闭锁产前超声诊断困难。有时在胎儿盆腔下部显示出"V"形或"U"形扩张的肠管。

3. 超声鉴别诊断 胎粪性腹膜炎:胎粪性腹膜炎可出现肠管扩张,但胎粪性腹膜炎回声混杂,可见散在分布的点状、斑状、团状强回声,可有腹水,透声差或假性囊肿。

4. 临床意义 先天性食管闭锁的预后与其是否有伴发畸形有关,不伴其他畸形者预后较好,新生儿死亡率低于10%,多发畸形者死亡率可高达85.7%。

单纯十二指肠闭锁与狭窄预后较好。但十二指肠闭锁者患唐氏综合征的危险性明显增高,约30%十二指肠闭锁胎儿有唐氏综合征,而15%的唐氏综合征胎儿可发生十二指肠闭锁。

空肠与回肠闭锁外科手术治愈率较高,总死亡率低于10%。长期随访资料表明患儿生长发育和智力发育未见障碍,能正常生活、学习和工作。

肛门闭锁手术治疗效果较好,总死亡率低于10%。

(二)消化道重复畸形

1. 病理与临床 消化道重复畸形是一种少见的先天畸形,从口腔至直肠的任何部位都可发生,肠重复畸形(intestinal duplication)最多见,其发病率为0.025%~1%。发病原因可能是多源性的,包括原肠腔化障碍、憩室样外袋增生膨出、脊索-原肠分离障碍、原肠缺血坏死等。

肠重复畸形根据其外观形态可分为以下两种类型。

(1)囊肿型:约占82%,囊肿呈圆形,位于小肠系膜侧,大小不等,多与肠腔不相连,少数可有交通孔。囊肿位于肠壁肌层外者,称肠外囊肿型,位于肠壁肌间及黏膜下层者,称肠内囊肿型。

(2)管状型:约占18%,重复肠管呈管状,位于主肠管侧缘,与主肠管平行走行,外观呈平行管状,短者数厘米长,长者可超过100cm。管状重复畸形与主肠管有共壁,多在其远端有共同开口,但也有在近端开口者或两端均有开口者。近端有开口而远端无开口者,其远端重复肠腔内的潴留液过多,肠腔扩张而形成包块。

2. 超声表现

(1)囊肿型肠重复畸形主要表现为腹腔内圆形或椭圆形囊性无回声区,根据其发生的肠管不同,具体部位不同。此型很难与腹腔其他囊肿鉴别。

(2)管状肠重复畸形由于其多与主肠管相通,超声难以发现。有潴留物积聚者,超声可显示为椭圆形或长条状无回声区,其壁偶可见蠕动波。

(3)食管重复畸形亦为囊性包块,位于后纵隔内,向前压迫气管,食管被压向一侧,重复食管可伸展到颈部或腹部,可与主食管、气管、胃及小肠相通,相通者超声难以检出。

(4)胃重复畸形多表现为胃腔内囊性包块或胃近端的囊性包块。

3. 鉴别诊断

(1)卵巢囊肿:见于女性胎儿,多位于下腹部,囊壁薄。

(2)胎粪性腹膜炎假性囊肿:壁厚,不规则,周边回声混杂,肠管回声异常或内径增宽或粘连,腹腔内可见散在点状、斑状、团状强回声及积液。

4. 预后 消化道重复畸形预后良好,手术切除成功率高。新生儿最常见的并发症为肠梗阻、出血及腹膜炎。新生儿死亡率低于4%。

(三)胎粪性腹膜炎

1. 病理与临床 胎粪性腹膜炎(meconium peritonitis)是在胎儿期肠道穿孔,胎粪进入腹腔后引起的无菌性化学性腹膜炎。导致胎粪性腹膜炎的主要原因有肠扭转、闭锁、供血不足及胎粪性肠梗阻,此外,也可能与母体吸毒、巨细胞病毒感染有关。

2. **超声表现** 产前超声的主要特征有腹腔内强回声钙化斑、肠管扩张、肠管回声增强、腹水、胎粪性假囊肿、混合性不均质包块、羊水过多,如果有膈疝者,可出现胸腔内钙化强回声及胸腔积液等。

腹内钙化性强回声可在86%的胎粪性腹膜炎中出现,动物实验表明,胎粪进入腹腔后至少要8d后超声才能检出钙化灶回声。钙化灶较大者强回声后方可伴声影,钙化灶较小者后方可无声影。

3. **鉴别诊断**

(1)腹腔内钙化:本病的腹腔内钙化需与先天性感染、肝坏死及肿瘤导致的肝、脾内钙化灶相区别。前者分布于腹膜腔的广大区域内,而后者仅局限在肝、脾等部位。

(2)腹腔积液:单纯腹腔积液呈无回声区,透声好,肠管无明显扩张,漂浮于腹水中,无明显异常包块回声,无腹腔内强回声钙化灶。

(3)畸胎瘤:多位于下腹部,呈囊性或囊实性包块,呈类圆形、边界清,对其周边腹腔内脏器可有压迫,包块以外腹腔内无散在点状、斑状、团状强回声。

4. **临床意义** 本病预后取决于引起胎粪性腹膜炎的原因。没有囊性纤维化者,预后一般较好,单纯腹膜腔内钙化灶可能为较轻型胎粪性腹膜炎,预后较好,不需外科手术治疗;而超声检查除有腹腔内钙化灶外,还有其他超声表现,则可能为严重的胎粪性腹膜炎,预后较差,50%患儿可能需要外科手术。

六、泌尿系统畸形

虽然胎儿大多数泌尿生殖系统先天畸形对生命并不造成很大威胁,可以存活,不影响生存质量,如一侧异位肾、一侧多发性囊性发育不良肾、一侧肾积水等,但仍有约10%的双侧严重肾畸形是致死性畸形,此类畸形一般应终止妊娠,如双肾不发育(缺如)、双侧多囊肾等。

(一)肾积水

1. **病理与临床** 胎儿肾积水(hydronephrosis)可由泌尿道梗阻性病变和非梗阻性病变(如膀胱输尿管反流)引起。最常见的原因是肾盂输尿管连接处梗阻、膀胱输尿管反流、膀胱输尿管连接处梗阻、后尿道瓣膜以及重复肾中的梗阻。

2. **超声表现** 肾积水严重程度不同,超声表现有一定差异,可仅有肾盂扩张,也可以表现为肾盂、肾盏均扩张,肾皮质变薄。

美国胎儿泌尿学会建议将胎儿上尿路扩张分为5级。

0级:无肾盂扩张。

Ⅰ级:仅肾盂扩张。

Ⅱ级:肾盂扩张,肾盏可见。

Ⅲ级:肾盂肾盏均扩张

Ⅳ级:除有Ⅲ级表现外,扩张更严重,伴有肾皮质变薄。

超声诊断胎儿肾盂积水的标准和小儿及成人不同,因为肾盂扩张在许多正常胎儿中亦相当常见。许多学者提出了肾盂扩张前后径不同的截断值来诊断不同孕周胎儿肾积水(表22-4),但即使使用不同的截断值来诊断,似乎不能明显改善其敏感性和假阳性率,超声诊断肾积水的敏感性为69%~100%,假阳性率可高达37%~81%。

表 22-4 不同作者诊断胎儿肾积水的标准

作者	诊断标准
Arger 等(1985)	肾盂扩张前后径≥10mm
	肾盂扩张前后径/肾前后径比值>0.5
Corteville 等(1991)	肾盂扩张前后径≥7mm,<33周者肾盂扩张前后径≥4mm
	肾盂扩张前后径/肾前后径比值>0.28
Mandell 等(1991)	<20周,肾盂扩张前后径≥5mm
	20~30周,肾盂扩张前后径≥8mm
	30周以上,肾盂扩张≥10mm
Anderson 等(1995)	16~23周>4mm
	23~30周>6mm
	30周以上>8mm
James 等(1998)	16~28周>5mm
	28周以上>7mm

3. 临床意义 肾盂扩张<4mm,大多数胎儿为正常胎儿。肾盂扩张为5～10mm,或者有膀胱扩张、输尿管扩张、肾盏扩张或仅可显示肾盏的肾盂扩张,应在以后妊娠过程中随访观察监测。如果肾盂扩张在10mm以内,肾盂/肾前后径之比<0.5,且胎儿无其他异常发现,那么产后出现临床相关疾病的可能性较低。肾盂扩张>10mm,出现肾病理情况的可能性增加。产后应行肾功能检查及排泄性膀胱尿路造影除外梗阻和膀胱输尿管反流。

(二)肾不发育

肾不发育(renal agenesis)又称肾缺如。由于输尿管芽不发育,不能诱导后肾原基使其分化为后肾,从而导致肾缺如。双侧肾缺如是泌尿系统最严重的畸形,双肾完全缺如,常导致严重羊水过少。由于羊水过少,胎儿受压及活动受限,进一步导致典型的Potter综合征,如耳低位、眼距过远、小下颌畸形、扁平鼻、内眦上赘、皮肤皱褶、四肢挛缩、足内翻畸形、短头畸形、肺发育不良等。单侧肾缺如,如果对侧肾发育正常,羊水可正常。

1. 超声表现

(1)双肾缺如:双侧肾床区、盆腔、腹腔其他部位及胸腔内均不能显示胎儿肾图像。肾上腺相对增大,出现肾上腺"平卧"征("lying down" adrenal sign)。胎儿膀胱长时间不充盈而不显示。严重羊水过少。CDFI不能显示双侧肾动脉。

(2)单侧肾缺如:缺如的一侧超声不能显示肾图像,可显示肾上腺"平卧"征,发育正常的肾呈代偿性增大。CDFI可显示患侧肾动脉缺如,而健侧肾动脉存在。胎儿膀胱显示良好。羊水量正常。

2. 超声鉴别诊断 异位肾:肾床区不能显示肾图像,肾上腺增大呈"平卧"征,但盆腔异位肾在盆腔可见肾图像,交叉异位肾在另一侧可见2个肾图像,冠状切面上容易显示。

3. 临床意义 双肾缺如是致死性的,出生后不能存活。新生儿主要死于严重肺发育不良。再发肾缺如的危险性约为3%。但有家族史者,再发风险高得多,有报道一对夫妇连续4胎均为双侧肾缺如。

不合并其他畸形的单侧肾缺如预后好,可正常生存,预期寿命亦不受影响。

(三)多囊肾

1. 常染色体隐性遗传性(婴儿型)多囊肾(pot-ter Ⅰ型) 常染色体隐性遗传性多囊肾[autosomal recessive(infantile) polycystic kidney disease, ARPKD],又称婴儿型多囊肾,是一种常染色体隐性遗传病。该病少见。切面上,在肾实质内集合管囊状扩张呈放射状排列,类似海绵断面。本病除肾受累外,常累及肝,表现为不同程度的门静脉周围纤维化和胆管发育不良,且肾与肝受累程度呈典型反比关系。本病发病基因位于6号染色体短臂。

(1)超声表现:ARPKD产前超声的主要表现有羊水过少。双侧肾对称性、均匀性增大。晚孕期胎儿双侧肾常显著增大,可达正常肾的3～10倍,充满整个腹腔。双侧肾回声增强,且回声增强主要在肾髓质部分,而皮质部分则表现为低回声。

(2)超声鉴别诊断:成人型多囊肾可表现为肾增大,回声增强,但肾增大较ARPKD轻,回声增强主要在肾皮质,而髓质仍为低回声。父母一方可检出多囊肾。

(3)临床意义:本病预后与肾病变的严重程度有关。围生期即表现有严重肾病变者,预后最差,多数患儿在新生儿期死亡。随着肾病变的减轻,其预后也变好。远期合并症有高血压、尿路感染和门静脉高压。本病的复发危险性为25%。

2. 常染色体显性遗传性(成人型)多囊肾(pot-ter Ⅲ型) 常染色体显性遗传性多囊肾[autoso-mal dominant(adult) polycystic kidney disease, ADPKD]又称成人型多囊肾,是一种常染色体显性遗传病。本病的主要病理特征是肾单位的囊状扩张及肾增大。但临床上多在成人期才表现出临床症状,临床开始出现症状的平均年龄约为40岁,主要表现为高血压和肾衰竭。

目前的研究认为,本病的发病基因有3个,90%与位于16号染色体短臂上的PKD1基因有关,1%～4%与位于4号染色体的PKD2基因有关,此外,PKD3基因的确切部位尚不清楚。

(1)超声表现:本病超声表现与ARPKD相似,亦表现肾增大,回声增强。但与ARPKD相反的是ADPKD可较好地显示低回声的肾髓质,且肾髓质无明显增大。由于ADPKD不引起胎儿肾功能不全,因此,羊水在正常范围。而ARPKD则常在24周后出现羊水中度或严重过少。

当怀疑ADKPD时,应对父母双方均进行检查,如果父母一方患有此病,则对本病的诊断很有帮助。

(2)超声鉴别诊断:婴儿型多囊肾。

(3)临床意义:产前诊断本病者,其预后尚不完全清楚。文献报道的结果亦相差较大。从本病家族研究报道看,产前诊断本病者,约43%病例在1岁内死亡,存活者中69%发生高血压,约3%在3岁内出现严重肾衰竭。多数本病的成人患者在40岁之前可无任何临床症状,50岁后可出现高血压和肾功能不全。

(四)多发性囊性发育不良肾(PotterⅡ型)

多发性囊性发育不良肾(multicystic dysplastic kidney,MCDK)是较常见的一种肾囊性疾病,其发生率约为1/3 000。本病无遗传,以男性多见,常为单侧发病,对侧肾多发育正常。但双侧发病者亦可高达23%,本病是新生儿期腹部肿物的常见原因,但临床上仅37%的婴儿可触及包块。

1. 超声表现 有特征性超声表现者,产前诊断较容易,表现为病变侧无正常形态的肾图像,代之为一多房性囊性包块,包块可大可小,位于脊柱的前方,其内的囊肿大小不等,形态各异,囊与囊之间互不相通,随机分布,周边较大的囊增大可使肾轮廓扭曲变形为葡萄串样。肾中央或囊之间常可见团状或小岛样实质性组织,但肾周围无正常的肾皮质,亦不能显示正常的集合系统回声。CDFI显示肾内肾动脉分支紊乱,主肾动脉难显示,动脉频谱为高阻型频谱。

如为双侧MCDK,则常有羊水过少及膀胱不显示等特征。

当梗阻发生于妊娠较晚时期(10周之后,38周之前),MCDK表现为非典型的肾盂积水形态。虽然病理学上的改变与上述典型者极相似,但肾盂及漏斗部不闭锁,肾盂扩张,并与周围囊相通,肾形态较典型者扭曲较少,超声上较难与肾盂积水区分。

大多数病例在肾单位完全消失之前随孕周的增大而增大,在肾单位完全消失之后,肾逐渐缩小甚至完全消失,即使尸解亦可能检不出肾、输尿管及肾动脉。

2. 临床意义 单侧多发性囊性发育不良肾患者,如果对侧肾发育正常,预后好;如果对侧肾异常,则预后取决于这个肾畸形的严重程度。如果伴有肾外畸形,则预后不良。双侧多发性囊性发育不良肾预后不良,因常伴羊水过少,引起肺严重发育不良而导致新生儿死亡。

单侧者在出生后应定期随访观察,一般认为1岁内每3个月1次,然后每半年1次,随访至3岁,以后应每年1次超声检查随访。

单侧病变者长期随访结果发现,18%患者在1岁内病变消失,13%在随访后2年内消失,23%在5岁内消失。44%在5岁后维持不变,估计20年后均会消失。

七、前腹壁畸形

前腹壁畸形是产前超声检查较常见的畸形之一,从仅有肠管疝入脐带根部的小型脐膨出到大的腹壁缺损,包括腹裂、Canctrell五联征、早期羊膜破裂序列征、膀胱外翻、泄殖腔外翻等。这里主要介绍腹裂和脐膨出。

(一)腹裂

1. 病理与临床 腹裂(gastroschisis)是与腹腔脏器外翻有关的一侧前腹壁全层缺陷的先天畸形。腹裂发生率约为1/30 000。

2. 超声表现 在脐带入口右侧的前腹壁全层连续性中断,一般为2~3cm,极少数腹壁缺损可位于脐带入口左侧前腹壁。胃、肠等腹腔内脏器外翻至胎儿腹腔外,其表面无膜状物覆盖,肠管自由漂浮在羊水中。外翻的肠管有时可见局部节段性扩张,管壁增厚,蠕动差,肠腔内容物呈密集点状低回声,这与继发的肠畸形,如肠闭锁、肠扭转、肠梗阻有关。腹围小于孕周。常伴羊水过多,羊水内可见较多点状低回声翻动。CDFI可较好区分外翻的肠管与脐带。

3. 鉴别诊断 脐膨出:腹壁连续性中断,但脐膨出包块表面有包膜,膨出物没有直接漂浮于羊水中,脐带插入部位异常,位于包块表面。

4. 临床意义 腹裂的预后总体来说较好。新生儿存活率为85%~95%,新生儿结局与进入羊膜腔内的小肠数量无关。腹裂胎儿宫内死亡率约为10.6%,胎儿窘迫发生率为43%,早产发生率为40%~67%,FGR发生率为25%~48%。与腹裂有关的不良神经系统结局亦有报道。腹裂围生期发病率和死亡率不受分娩方式影响。

(二)脐膨出

1. 病理与临床 脐膨出(omphalocele)是先天性前腹壁发育不全,在正中线处脐带周围腹壁肌肉、皮肤缺损,致使腹膜及腹腔内器官一起膨出体外,膨出内容物的表面覆盖有一层很薄的膜,为羊膜和腹膜,在两层膜之间有华腾胶。病理上根据脐膨出及腹壁缺损大小,将脐膨出分为巨型和小型两种。

2. 超声表现 前腹壁中线处腹壁连续性中断,

中断处可见一个向外膨出的包块,包块内容物依缺损大小而不同,缺损小者包块内仅含肠管,缺损大时,除了肠管外,还有肝、脾等内容物。包块表面有一线状强回声膜覆盖,表面可有囊肿。脐带腹壁入口明显异常,往往位于包块的表面,可以是中央顶端,也可以偏于一侧,CDFI有助于显示脐带插入部位。

3. 鉴别诊断　应与腹裂畸形相鉴别。

4. 临床意义　脐膨出的预后很大程度上取决于合并畸形的存在与否及其严重程度,如果存在较严重的合并畸形或染色体异常或两者均存在,则围生儿死亡率高达80%~100%,因此,仔细的超声检查,尽可能发现有关的合并畸形,对胎儿的预后评估方面很有用。

不合并其他畸形的脐膨出胎儿预后良好,尽管部分病例手术需要进行分期腹壁修补。小型脐膨出不一定需要在出生数小时内立即行外科手术,可以延迟修复。

八、肌肉骨骼系统畸形

胎儿肌肉骨骼系统畸形病因复杂,种类繁杂,表现形式多样。这里主要介绍致死性和非致死性骨发育不良、肢体缺失和截肢。

(一)骨发育不良

1. 致死性骨发育不良

(1)病理与临床:致死性骨发育不良包括致死性侏儒(thanatophoric dysplasia,TD)、软骨不发育(achondrogenesis)、成骨不全(osteogenesis imperfecta,OI)Ⅱ型,罕见的还有磷酸酶过少症、短肋多指综合征、屈肢骨发育不良等。

(2)超声表现:致死性骨发育不全的共同超声表现有肢体严重短肢及弯曲,四肢长骨长度低于正常孕周平均值的4个标准差或以下,FL/AC<0.16;窄胸,胸围低于正常孕周平均值的第5百分位,心胸比值>60%;某些特殊征象,如"听筒状"长骨,"三叶草"头颅、骨折等。

致死性侏儒:长骨明显缩短,TDⅠ型骨干明显弯曲,长骨干骺端粗大呈"电话听筒"状。TDⅡ型骨干弯曲较Ⅰ型为轻,无典型之"听筒"状长骨。胸腔狭窄,胸围明显缩小,心胸比值>60%。腹部明显膨隆,正中矢状切面上胸部向腹部移行时,移行处在腹侧突然增大。头颅大,前额向前突出。TDⅡ型常有典型的"三叶草形"头颅,TDⅠ型此种征象不明显。其他特征有皮肤增厚、水肿、浆膜腔积

液、胎儿在宫内的姿势和运动异常、羊水过多等。

软骨不发育:四肢长骨极度短小,因骨化差而回声强度减弱,骨后方声影不明显。胸腔狭窄,腹部较膨隆,可有腹水。椎体骨化极差而呈低回声,腰骶部更明显,横切时不能显示椎体及两侧椎弓内的三角形骨化中心。头颅增大,双顶径、头围与孕周不符,不成比例。30%胎儿可有全身水肿,浆膜腔积液,颈部水囊瘤等表现。50%病例有羊水过多。

成骨发育不全Ⅱ型:四肢严重短小,长骨短而粗,弯曲,且有多处骨折声像,骨折后成角、弯曲变形,骨折愈合后局部变粗,钙化差。胸部变形,横切胸腔时因肋骨骨折而导致胸部变形,肋骨可有多处骨折表现。因骨化差或不骨化,胎儿颅骨薄,回声明显低于正常,颅骨回声强度较脑中线回声为低,近探头侧脑组织及侧脑室等结构可显示清晰。实时超声下探头对胎儿头部略加压,即可见到胎头变形,颅骨柔软。眼眶及面部其他各骨骨化亦差,眼眶可呈低回声。可伴有羊水过多。

(3)临床意义:预后不良,胎儿出生后不能存活。

2. 非致死性骨发育不良　非致死性骨发育不良极其少见,发生率低于1/20 000,部分类型极其罕见。主要有杂合子软骨发育不良,成骨不全Ⅰ、Ⅲ、Ⅳ型等。

(1)超声表现:产前超声可以发现非致死性骨发育不良,但很难对它们的具体类型一一作出鉴别。主要超声表现有轻—中度短肢,部分短肢在中孕晚期或晚孕期才出现,如杂合子软骨发育不良;可有前额隆起、水平肋、窄胸等骨骼异常表现,但窄胸不是渐进性的,可伴有其他畸形,如轴后多指、小下颌、足内翻、先天性心脏病、唇(腭)裂等。常伴羊水过多。

(2)鉴别诊断:股骨低于第十百分位数或-2SD以下,胎儿可以是正常的生理变异或FGR,正常生理变异者父母亲身材均不高,FGR者可伴多普勒异常或羊水异常,这些胎儿均不伴有窄胸、前额突出、颅骨异常等骨发育不良声像。

(3)临床意义:多能存活,患儿身材矮小,智力可正常。

(二)肢体缺失和截肢

1. 病理与临床　先天性肢体缺失和截肢(congenital limb deficiencie and amputation)分类、命名尚不统一,目前广泛采用的命名分类方法是国际义

肢和支具学会在苏格兰由 Kay 起草的一个统一命名草案,该草案将此类畸形分为两大类,即横形肢体缺陷(先天性截肢)和纵形肢体缺陷。横形肢体缺陷包括某一肢体完全缺失、部分缺失。纵形肢体缺陷包括近侧纵形、远侧纵形和混合纵形缺陷。

2. 超声表现

(1)横形肢体缺陷(先天性截肢):胎儿某一肢体完全或部分缺失,缺失以远的肢体软组织及其内的骨骼均不显示。

完全截肢:上肢或下肢整条肢体完全缺失,在肩关节以远的上臂、前臂、手及其内的骨骼或髋关节以远的大腿、小腿、足及其内的骨骼均缺失,产前超声只能显示 3 条肢体图像。缺失侧的肩关节或髋关节,不显示参与该关节构成肱骨头或股骨头,断端一般较平整。

部分截肢:在截肢平面以上的肢体可显示,截断平面以下的肢体不显示,断端可规则、整齐、也可不规则、不整齐。上臂中段截肢,超声仅显示近段上臂及其内近段肱骨,可显示肱骨头,该肢体的远侧不显示。前臂截肢,则可显示完整的上臂,其内的肱骨亦完整,但肱骨以远的前臂、手及其内骨骼均缺失而不能显示。手腕水平截肢,超声可显示上臂、前臂及其内骨骼,而手腕、手及其内的骨骼均缺失而不显示。下肢部分截肢的表现与上肢一样,在截肢平面以下的肢体缺失而不显示。

(2)纵形肢体缺陷:

①上臂或大腿完全或部分纵形缺陷:上臂或大腿及其内的肱骨或股骨完全或部分缺如而不显示,前臂或小腿直接与肩关节或髋关节相连。

②上臂与前臂或大腿与小腿完全缺如:手、足直接与躯干相连,称为完全性海豹肢畸形。也可仅表现为单侧或双侧上肢或下肢海豹肢畸形。

③前臂纵形缺陷:如果尺、桡骨完全缺如,则前臂完全缺如,手直接和上臂远端相连;仅有桡骨或尺骨缺如,前臂软组织回声及手仍显示,前臂内仅显示一根长骨回声,桡骨缺如较尺骨缺如多见。可合并手畸形。

④小腿纵形缺陷:胫骨和腓骨完全缺如时,小腿完全缺如而不显示,足直接与大腿远端相连。仅有胫骨或腓骨缺如时,小腿只显示一根长骨回声,以腓骨缺如多见。常合并足畸形。

3. 临床意义 如不合并其他畸形,患儿出生后可存活,但生存质量受影响。

九、胎儿水肿与肿瘤

(一)颈部水囊状淋巴管瘤

1. 病理与临床 颈部水囊状淋巴管瘤(cystic hygroma of the neck)又称颈部淋巴水囊瘤,是颈部最常见的异常。它是一种淋巴系统的发育异常,表现为厚壁囊肿,内部常有多个分隔,多位于头、颈的背侧,也可出现在颈部前方、两侧及腋下。无分隔水囊瘤常较小,多位于颈部两侧。

2. 超声表现 超声可根据囊内有无分隔,可将水囊瘤分为有分隔和无分隔水囊瘤两种类型。

(1)无分隔水囊瘤(Non-septated hygromas):主要表现为单房囊性包块,多位于颈前部两侧,体积多较小,易漏诊。

(2)有分隔水囊瘤(septated cystic hygromas):典型超声表现为多房囊性肿块,内有明显的多个分隔,有时仅可见中央单一分隔将囊分为左、右两半。囊肿一般较大,最多见于颈背部,偶可位于颈前部、腋窝及纵隔内。

3. 鉴别诊断 主要与胎儿皮下血管瘤等相鉴别。

4. 临床意义 有分隔水囊瘤常合并染色体畸形、心血管畸形及胎儿水肿。最常见的染色体畸形为 Turner 综合征(45,XO)(占 75%),其次为 18-三体(占 5%)及 21-三体(占 5%),其余 15% 的水囊瘤胎儿染色体则正常。伴有胎儿水肿者,预后极差,其总的死亡率估计高达 80%~90%。单纯水囊瘤不伴其他异常,且染色体核型正常者,预后较好,可在新生儿期手术切除而治愈。如果水囊瘤发生时间较晚,在晚孕期才表现出来,则预后较好。

位于颈部前方水囊瘤,可压迫呼吸道,在新生儿期可导致呼吸困难,因此,产时应对新生儿进行严密监护。

(二)胎儿骶尾部畸胎瘤

1. 病理与临床 胎儿骶尾部畸胎瘤(sacrococcygeal teratoma)是最常见胎儿先天性肿瘤,女孩发病是男孩的 4 倍。本病为散发性,但亦有遗传类型的报道。

根据肿瘤的部位以及肿瘤伸向腹腔内的程度,骶尾部畸胎瘤可分为 4 种类型。

Ⅰ型:肿瘤瘤体主要突于体腔外,仅小部分位于骶骨前方。

Ⅱ型:肿瘤瘤体显著突于体腔外,但亦明显向盆腔内生长、伸展。

Ⅲ型:肿瘤瘤体突于体腔外,但肿瘤的主要部分位于盆腔和腹腔内。

Ⅳ型:肿瘤仅位于骶骨前方,不向体腔外突出。

骶尾部畸胎瘤在宫内常可生长得很大。组织学上绝大部分为良性(约占80%),恶性者约占12%,但恶性者中肿瘤完全位于腹腔内者(Ⅳ型)比Ⅰ型高。

2.超声表现　由于骶尾部畸胎瘤组织成分由3个胚层发育而来,组织成分复杂,回声亦复杂多样,可表现为实质性、囊实混合性及以囊性为主的肿块图像。肿瘤常较大,从骶尾部突向体外,在臀部形成较大肿块,位于盆腔内、骶尾部前方的部分有时显示困难。以囊性为主的畸胎瘤超声不易漏诊,囊内容物主要为出血、坏死液化,亦有部分含清亮囊液的囊肿,囊液常为脑脊液,由肿瘤内脉络丛组织产生。较小的以实质为主的畸胎易漏诊。如为单纯囊性畸胎瘤,应特别注意和脊膜膨出相鉴别,仔细检查脊柱的完整性及脊柱位于肿块的后方可资区别,同时脑内无异常亦是鉴别的要点之一。

彩色多普勒血流显像可显示肿块内血液丰富,伴有动静脉瘘者,血流速度明显增加而出现五彩血流,频谱图上可出现典型高速低阻频谱。由于肿瘤血液供应丰富,生长迅速,肿瘤内出血,动静脉瘘形成可导致高心排血量心力衰竭,可出现胎儿水肿、羊水过多、胎盘增大。

肿块可压迫膀胱,使膀胱向前移位。压迫膀胱流出道可导致膀胱出口梗阻而出现相应表现,压迫泌尿系统其他部位亦可导致泌尿系统慢性梗阻表现,严重者可导致肾发育不良,压迫肠道时可致肠道梗阻改变。

3.鉴别诊断　主要与骶尾部囊状脊柱裂、骶尾部寄生胎等相鉴别。

4.临床意义　肿瘤较小者预后良好,出生后手术切除成功率高。肿瘤较大者,预后较差。据报道,本病宫内死亡率约为19%,早产率约50%。实质性肿瘤预后最差,宫内死亡率可达67%。本病围生期总的死亡率约为50%(主要由于早产所致)。肿瘤明显突入腹腔者,手术难度加大,可引起神经损伤而导致患儿大小便失禁。肿瘤虽然多为良性,但随着婴儿年龄的增大,肿瘤有恶性倾向,最终可转为恶性而出现转移。因此,应在出生后尽早完整切除,手术延后或切除不完全,均有恶变的可能。据报道,出生后2个月内恶变转移者约为20%,4个月后达80%。

第七节　妊娠滋养细胞疾病

妊娠滋养细胞疾病(gestational trophoblastic disease)包括葡萄胎、侵蚀性葡萄胎、绒毛膜癌及胎盘部位滋养细胞肿瘤。侵蚀性葡萄胎是从葡萄胎发展而来,绒毛膜癌及胎盘部位滋养细胞肿瘤可发生在葡萄胎、足月妊娠、流产或异位妊娠后。

一、葡　萄　胎

病理与临床:葡萄胎与孕妇年龄有关,年龄<15岁怀孕发生该病的风险比25~30岁高6倍,>45岁怀孕风险更高,约300倍。部分还与胚胎/胎儿染色体异常相关(如三倍体),此类多为部分性葡萄胎。

葡萄胎(hydatidiform mole)分为完全性和部分性葡萄胎。完全性葡萄胎的滋养叶细胞增生和绒毛间质水肿变性,绒毛间质血管消失,形成无数大小不等葡萄样小囊泡组织块,水泡状物占满整个宫腔,无胎儿、脐带或羊膜囊成分。部分性葡萄胎表现为胎盘绒毛部分发生水肿变性及局灶性滋养细胞增生活跃,可见胎儿、脐带或羊膜囊等。

临床表现为停经,阴道流血(常发生在停经后8~12周),子宫大于停经月份,腹痛,呕吐,双侧附件区可扪及包块。实验室检查HCG水平异常升高。

(一)完全性葡萄胎

1.超声表现　子宫一般显著增大,明显大于孕周。极少数患者由于水肿、变性的绒毛组织大量排出,子宫增大可不明显,甚至子宫各径线减小,与孕周不符。在宫腔内可见弥漫分布的点状和小囊泡样回声,小囊泡的直径大小不等为0.3~1cm,大者达2cm以上,呈蜂窝状。分辨力低的仪器显示不出小囊泡样或蜂窝状回声,而呈弥漫分布的粗点状强回声或落雪状图像。子宫肌壁回声与蜂窝状回声分界清楚,肌壁完整。

完全性葡萄胎常合并卵巢黄素化囊肿,发生于25%~60%的患者。多为双侧性,位于子宫底部两旁或子宫直肠窝内,多数呈椭圆形多房结构,后壁回声增强。

2.鉴别诊断

(1)稽留流产(回声混杂型):宫腔内回声混杂,

有团状实性回声及无回声区等,葡萄胎呈蜂窝样或落雪样改变,CDFI有助于鉴别,稽留流产宫内异常回声周边子宫肌层血流信号丰富,而葡萄胎血流信号不明显。结合HCG水平可以准确诊断。

(2)部分性葡萄胎:可见存活或死亡胎儿,子宫大小与孕周相符或小于孕周。

3. 临床意义　葡萄胎如未及时诊断、处理,可发生反复出血、宫腔积血,也可在自然排出时发生大出血。确诊需病理活检,超声可以辅助诊断葡萄胎,为临床及时处理、减少并发症提供依据。超声还能指导临床清宫,评价清宫是否完全。

(二)部分性葡萄胎

1. 超声表现　子宫大小与孕周相符或小于孕周,宫腔内可见到存活或死亡的胎儿。与宫腔大小相比,胎盘明显增大。个别局限性胎盘水泡样变性,可见多个小圆形无回声区,有正常胎盘组织,正常与异常胎盘组织间分界清楚。

2. 鉴别诊断

(1)完全性葡萄胎:子宫大于停经月份,宫腔内充满蜂窝状无回声区,无羊膜腔与胎儿,多合并卵巢黄素化囊肿。

(2)稽留流产:部分稽留流产(类似水泡状胎块型)胎盘回声减低,呈蜂窝状回声,但稽留流产是整个胎盘回声发生变化,且稽留流产胎儿结构常变形、模糊不清。

3. 临床意义　部分性葡萄胎与稽留流产虽然临床处理都是清宫、排胎,但部分性葡萄胎常需追踪复查,以预防恶变等并发症发生。虽然超声诊断对临床处理有着十分重要的指导作用,但部分性葡萄胎的确诊需病理活检。

二、侵蚀性葡萄胎及绒毛膜癌

1. 病理与临床　葡萄胎超出宫腔范围为侵蚀性葡萄胎(invasive hydatidiform mole),多发生在葡萄胎后的6个月内。绒毛膜癌(choriocarcinoma)是继发于正常或异常妊娠后的滋养细胞肿瘤,距前次妊娠时间长短不一,而继发于葡萄胎的绒癌绝大多数在1年以上才发病。侵蚀性葡萄胎与绒癌临床表现相同,出现持续的阴道不规则流血,量多少不定,子宫复旧不全或不均匀性增大,多伴卵巢黄素化囊肿,少数出现腹痛,可伴发转移性病灶,如肺转移、阴道转移、肝转移、脑转移等,发生转移时出现相应的临床症状。

侵蚀性葡萄胎可见子宫肌壁内有大小不等、深浅不一的水泡状组织,宫腔内可有原发病灶,也可以没有原发病灶。侵蚀病灶可接近浆膜层或穿破浆膜层。镜下可见侵入肌层的水泡状组织的形态和葡萄胎相似,可见绒毛结构及滋养细胞增生和分化不良。

绒癌大多数原发于子宫,肿瘤常位于子宫肌层内,也可突向宫腔或穿破浆膜。镜下特点为滋养细胞不形成绒毛或水泡状结构,成片高度增生,并广泛侵入子宫肌层并破坏血管,造成坏死。

2. 超声表现　绒毛膜癌的声像图表现与侵蚀性葡萄胎的声像图表现相似。子宫轻度或明显增大,肌层回声分布不均,有不均质回声肿块,边缘清但欠规整,CDFI显示肿块血流丰富,频谱多普勒为低阻血流。肿瘤细胞可破坏血管壁,形成动静脉瘘,出现典型高速低阻频谱。合并黄素化囊肿者有相应表现。发生宫旁转移时出现盆腔肿块。

3. 鉴别诊断

(1)子宫肌瘤变性:有子宫肌瘤病史,无阴道流血及β-HCG增高,肿块边界清,呈类圆形,CDFI血流不丰富。

(2)胎盘残留:有近期分娩史,残留胎盘回声较高,边界清,CDFI血流不丰富。

(3)子宫内膜癌:发生在绝经前后妇女,宫腔内回声不均,血β-HCG阴性。

4. 临床意义　依据超声表现,结合临床表现,可辅助临床诊断及鉴别诊断,且对临床分期及预后、随访提供重要信息。需要注意的是极少数绒癌在子宫体可查不出原发灶,因此,超声检查阴性不能否定绒癌的诊断。

(李胜利　文华轩)

■ **参考文献**

[1] 周永昌,郭万学.超声医学.5版.北京:科学技术文献出版社,2005.

[2] 李胜利.胎儿畸形产前超声诊断学.北京:人民军医出版社,2004.

[3] Peter W. Callen. Ultrasonography in Obstetrics and Gynecology. 4th edition. Philadelphia,WB Saunders,2000.

[4] 李胜利.产科超声检查.北京:人民军医出版社,2008.

第23章

外周血管

第一节 颅脑血管

一、解剖概要

正常人脑血流供应由颈内动脉与椎-基底动脉两大系统完成,颈内动脉主要供应前循环即大脑半球的前、中部脑组织,包括额叶、颞叶、顶叶等。椎-基底动脉主要供应后循环脑组织包括小脑、脑干延髓、大脑的枕叶等。

(一)颈内动脉系

根据解剖位置,颈内动脉分颅外段(入颅前段)与颅内段两大部分。右侧颈总动脉由无名动脉分出,左侧颈总动脉直接起自主动脉弓。双侧颈总动脉走行于胸锁乳突肌的内缘,在甲状软骨上缘或第四颈椎水平分出颈内动脉和颈外动脉。颈内动脉颅内段包括岩骨段(C_5段)、海绵窦段(C_4段)、膝段(C_3段)、床突上段(C_2段)和终末段(C_1段)。C_2、C_3、C_4段组成颈内动脉虹吸部。由C_1段分出大脑中动脉、大脑前动脉、后交通动脉。双侧大脑前动脉之间为前交通动脉。眼动脉从颈内动脉虹吸部发出。

(二)椎-基底动脉系

椎-基底动脉系主要包括椎动脉、基底动脉及小脑的3支供血动脉(小脑后下动脉、小脑前下动脉及小脑上动脉)。超声检查通常仅能探及小脑后下动脉。双侧椎动脉起源于双侧锁骨下动脉,也可能直接起源于主动脉动脉弓(起源异常)。在颈部向上穿行于颈椎横突孔,经枕骨大孔入颅,至脑桥下缘汇合成基底动脉。大脑后动脉是基底动脉的终末分支。正常情况下,大脑后动脉的血液供应多数来自椎-基底动脉系统,但有25%~30%人群通过颈内动脉供血。以后交通动脉为界,大脑后动脉可分为交通前段(P_1段)和交通后段(P_2段)。

(三)脑动脉侧支循环途径

正常人通过颈内动脉和椎-基底动脉系统的动脉构成一个类似六边形的颅底动脉环,或称之为Willis环。Willis环是双侧颈内动脉系统间、颈内动脉与椎-基底动脉系统之间侧支循环通路的解剖结构基础,是脑血管超声检查的重要部分。典型侧支循环有3条途径:①经眼动脉建立颈内、外动脉之间的侧支通路。②经前交通动脉建立双侧颈内动脉系统之间的侧支通路。③经后交通动脉建立颈内动脉与椎动脉-基底动脉系统之间的侧支通路。

二、超声检查技术

(一)病人准备

检查前无须特殊准备,应进食及饮水,避免血液黏稠度对血流速度测值的影响。

(二)体位

1. 颈内动脉颅外段及双侧半球动脉的检查通常采用仰卧位。

2. 椎-基底动脉系统检查采用侧卧位或坐位,嘱患者头稍低,颈部放松。

(三)仪器

1. 经颅多普勒超声(transcranial Doppler, TCD) 检查颅内动脉,频率1.6~2.0MHz。颅外段颈内动脉的检测,可以选择2.0MHz脉冲波多普勒探头,降低发射功率强度(10%~20%功率),从深度10~15mm开始检测。常规TCD仪器还配备连续波多普勒探头,频率为4.0MHz或8.0MHz,可用于颈总动脉、颈内动脉颅外段、锁骨下动脉等动脉的检测。

2. 经颅彩色多普勒超声(transcranial color code sonography, TCCS) 采用 1~2.5MHz 的相控阵探头,有利于声束穿透颅骨。

(四)检查方法

1. TCD 检查

(1)通过检查深度、血流信号的连续性、解剖位置评价颅底动脉功能状态。

(2)通过血流方向鉴别不同的动脉及侧支循环的建立。

(3)通过颈总动脉压迫试验对检查动脉及侧支循环途径进行鉴别。

(4)通过屏气或过度换气试验对脑血管舒缩功能进行评价。

(5)通过脉冲波多普勒频谱测定血流速度及血管搏动指数。以频谱显示最清晰、血流速度最高时进行血流参数测量。

2. TCCS 检查

(1)采用二维超声显示双侧半球(额、顶、枕叶)脑实质基本结构。

(2)采用彩色多普勒成像观察颅内动脉的走向及血流充盈状态、血流方向及速度分布。

(3)采用脉冲波多普勒分支、分段检测血流频谱,测量血流速度等血流动力学参数。TCCS 检查时取样容积不宜过大,多普勒取样与血流束之间的夹角应<45°。

3. 检测声窗 无论是 TCD 或 TCCS 检查,均需通过特定的部位(易于声波穿透颅骨的位置)-声窗。常规检查声窗包括以下几种。

(1)颞窗(经颞骨嶙部):检查大脑中动脉、大脑前动脉、大脑后动脉、前交通动脉、后交通动脉。

(2)眼窗(经闭合的上眼睑):检查眼动脉及虹吸部各段。

(3)枕窗(经枕骨大孔):检查椎动脉、小脑后下动脉、基底动脉。

(4)颌下窗:检查颈内动脉颅外段。

4. 多普勒频谱 正常脑动脉血流频谱类似直角三角形,周边为明亮色彩,中间接近基线水平色彩偏暗,形成频窗,收缩期快速升高的尖锐波峰(S_1峰)是收缩期最高峰值流速的测量点,随后的收缩晚期波峰即 S_2(血液进入大动脉后出现的血管搏动波),心脏舒张早期形成一低谷波峰(D 峰)。正常舒张末期流速测值是在 D 峰以后的最低值。正常脑动脉血流频谱波峰测值高低顺序是 $S_1 > S_2 > D$ 峰(cm/s)。TCCS 检测与 TCD 检测方式及成像模式不同,是在彩色血流成像的基础上,但获取的动脉血流频谱形态与 TCD 相同。

5. 脑动脉血流动力学参数 常规 TCD 或 TCCS 的血流动力学参数测量包括收缩期峰值血流速度(systolic peak velocity, SPV 或 Vs),舒张期末流速(end of diastolic velocity, EDV 或 Vd),平均血流速度(mean velocity, Vm),血管搏动指数[pulsitility index, PI, PI=(Vs-Vd)/Vm]和血管阻力指数[resistence index, RI, RI=(Vs-Vd)/Vs]。正常脑动脉 PI 值为 0.65~1.10。

6. 血流方向的判断 不同的动脉解剖走行不同,相对于探头检测时的血流方向不同。朝向探头的血流为正向,频谱位于基线上方;背离探头的血流为负向,频谱位于基线下方。当多普勒取样容积位于血管的分支处或血管弯曲走向时,可以检测到双向血流频谱。表 23-1 列出了 Aaslid(1982)报道的 TCD 对颅内动脉正常血流方向检测结果。

表 23-1 颅内动脉 TCD 检测正常值(Aaslid,1982)

检测动脉	声窗	深度(mm)	血流方向	平均血流速度(cm/s)
大脑中动脉	颞窗	30~60	正向	55±12
大脑前动脉	颞窗	60~85	负向	50±11
大脑后动脉	颞窗	60~70	正向、负向	40±10
颈内动脉末端	颞窗	55~65	正向	39±09
颈内动脉虹吸部	眼窗	60~80	正向、双向、负向	45±15
眼动脉	眼窗	40~60	正向	20±10
椎动脉	枕窗	60~80	负向	38±10
基底动脉	枕窗	80~110	负向	41±10

三、颅外段颈内动脉狭窄、闭塞

(一)病理与临床

颅外段颈内动脉是动脉粥样硬化性病变的好发部位。颈内动脉狭窄或闭塞是缺血性脑血管病的重要原因之一。病变可以是单侧,也可能双侧并发,表现为一侧狭窄、一侧闭塞,或双侧狭窄、双侧闭塞。临床上,患者可以表现为短暂性脑缺血发作(Transient ischemic attack,TIA),严重者出现脑卒中(stroke)。常见的症状与体征有患侧眼突发黑矇,一侧肢体麻木或无力,肢体运动、言语障碍等。

(二)超声表现

1. 血流速度异常　一侧或双侧颅外段颈内动脉狭窄(≥70%)时,患侧颅外段颈内动脉流速节段性升高(狭窄段流速升高,狭窄远段流速下降,狭窄段与远段流速比值>4:1)。当血管闭塞时,血流信号消失。患侧颈内动脉系远段虹吸部、大脑中动脉、大脑前动脉、颈内动脉末段血流速度较健侧明显减低。若存在双侧病变时,血流速度明显低于椎动脉与基底动脉。

2. 血流频谱与血管搏动指数异常　狭窄段可探及涡流或湍流频谱,狭窄远段及颅内动脉血管搏动指数下降,表现为低搏动性血流频谱。

3. 典型侧支循环开放

(1)前交通动脉开放:血流通过健侧颈内动脉经开放的前交通动脉向患侧颈内动脉系统供血。患侧大脑前动脉血流方向逆转,与健侧不一致。

(2)后交通动脉开放:血流通过患侧的大脑后动脉经开放的后交通动脉向患侧颈内动脉、大脑中动脉供血。表现为患侧大脑后动脉流速明显高于健侧。

(3)颈内-外动脉侧支循环开放:血流通过患侧颈外动脉经眼动脉向患侧颈内动脉、大脑中动脉供血。双侧眼动脉血流速度、频谱形态、血流方向不一致,患侧眼动脉血流反向。

(三)临床价值

TCD对颈内动脉颅外段重度狭窄或闭塞性病变检测的临床价值在于能够准确评价颅内侧支循环的建立途径,为患者选择有效的治疗手段,提供重要的、客观的颅内动脉血流动力学变化信息,特别是对于接受外科治疗的患者,TCD是首选评估颅内动脉侧支循环是否建立的无创、客观的筛查方法。

四、颅内动脉狭窄和闭塞

(一)病理与临床

颅内动脉狭窄或闭塞性病变的常见病理基础是动脉粥样硬化,此外还有先天性颅底动脉环(Willis环)发育不良性病变、脑动脉炎等。有8%~10%的缺血性脑血管病是动脉硬化性血管狭窄引起,其中大脑中动脉占20%,椎动脉狭窄占后循环脑缺血患者的25%。基底动脉狭窄也是重要原因之一。临床上,由于病变部位和程度不同,发生的脑缺血表现也不同。大脑中动脉病变主要以偏身感觉、运动障碍、言语障碍等为特征。椎动脉、基底动脉病变主要表现为头晕、眩晕、共济失调等后循环缺血(posterior circulation ischemic,PCI)的特征。

(二)超声表现

1. 大脑中动脉狭窄

(1)血流速度异常:①轻度狭窄,动脉血管内径减小50%。大脑中动脉狭窄段峰值流速140~170cm/s,平均流速90~120cm/s。②中度狭窄,动脉血管内径减小50%~69%。大脑中动脉狭窄段峰值流速170~200cm/s,平均流速120~150cm/s。狭窄近段流速正常,远端流速相对减低,PI值尚正常,血流频谱形态基本正常。③重度狭窄,动脉血管内径减小≥70%。狭窄段峰值流速>200cm/s,平均流速>150cm/s。狭窄近、远段流速均减低,特别是狭窄远端大脑中动脉 M_2 段明显下降,PI明显减低,血流频谱形态异常,峰钝。

(2)血流频谱和音频异常:轻度狭窄时血流频谱形态基本正常,中、重度狭窄时收缩期出现涡流或湍流频谱,闻及粗糙的血流音频或血管杂音,异常音频呈索条状高强频谱信号分布于基线上下。

(3)TCCS检测:CDFI显示大脑中动脉狭窄段血流充盈纤细,伴紊乱的五彩镶嵌样血流信号。狭窄远端管腔扩张,血流充盈带增宽,形成典型的"束腰征"。

2. 大脑中动脉闭塞

(1)急性闭塞:TCD沿大脑中动脉主干检测深度40~65mm范围内均未探测到血流信号或仅探及不连续的低速高阻力型或单峰型血流信号。通过对侧颞窗交叉探测(深度达90~100mm)也未获得大脑中动脉主干血流信号。病变同侧大脑前动脉、大脑后动脉血流信号可探及,流速与健侧比较基本对称,无明显升高。TCCS影像显示大脑前动脉及大脑后动脉血流充盈良好,流速升高的特征,而大脑中动脉主干血流信号中断或从起始段消失。

(2)慢性闭塞:沿大脑中动脉主干(深度40~65mm)探及单向或双向低流速低阻力型(PI值明显减低)不连续性血流信号。患侧大脑前动脉、大脑后动脉流速明显升高(高于健侧20%~30%),伴PI减低(软脑膜动脉代偿特征),血流频谱形态异常,峰钝。TCCS显示患侧大脑前动脉及大脑后动脉血流充盈带增宽,流速升高,远端可探及皮质丰富的细小动脉血流信号,脑膜支侧支循环建立的特征。

3. 椎-基底动脉狭窄、闭塞

(1)基底动脉狭窄:狭窄段流速明显升高。近心端双侧椎动脉流速相对减低,PI相对升高。基底动脉狭窄段以远及双侧或单侧大脑后动脉(由基底动脉供血者)流速明显减低伴PI下降,血流频谱形态改变。基底动脉轻、中度狭窄时仅为狭窄的流速升高,而远端流速减低不明显。

(2)基底动脉闭塞:

①急性闭塞,双侧椎动脉流速明显减低伴高阻力型(PI升高)血流频谱改变。沿双侧椎动脉增加检测深度,到达基底动脉水平时,血流信号微弱或消失。双侧大脑后动脉血流方向或流速异常。

②慢性闭塞,双侧或单侧大脑后动脉出现流速减低伴低搏动性血流频谱特征。若基底动脉为节段性闭塞,闭塞近、远端之间有良好的侧支循环通路,闭塞以远的基底动脉流速可能减低不明显,但具有典型低搏动性血流频谱特征改变。

(3)椎动脉狭窄、闭塞:一侧或双侧椎动脉狭窄者均具有节段性血流速度升高的特征。重度狭窄时(狭窄≥70%),单侧与双侧椎动脉狭窄远端的基底动脉、大脑后动脉流速及血流频谱将出现不同的血流动力学变化。

双侧椎动脉重度狭窄或一侧椎动脉闭塞并另一侧重度狭窄时,病变远端的基底动脉、大脑后动脉血流速度、血管搏动指数明显减低,出现典型的低流速低搏动性血流频谱。

(三)鉴别诊断

1. 与大脑中动脉狭窄鉴别的病变

(1)脑血管痉挛:此类病变特点是广泛性颅内动脉流速升高,流速的高低与病变进程、原发病变相关。常见于蛛网膜下腔出血性病变继发的血流动力学改变。

(2)脑动、静脉畸形:病变是由于脑组织形成局限性增生的血管团,动、静脉之间直接形成短路,供血动脉阻力明显减低,血流速度升高是全程性、收缩与舒张末期非对称升高,表现为高流速低搏动性血流频谱特征。

2. 与椎动脉-基底动脉狭窄鉴别的病变 主要是颅外段颈内动脉狭窄或闭塞性病变,导致后交通动脉开放时产生的椎动脉、基底动脉流速升高。此类病变出现的椎动脉、基底动脉流速升高是全程代偿性血流动力学变化。

(四)临床价值

对于颅内动脉狭窄性或闭塞性病变的TCD检查,可以提供临床关注的动脉血流异常诊断;动态的血流动力学变化监测结果;脑膜支代偿的客观判断;药物或介入治疗的有效性评估。

五、蛛网膜下腔出血

(一)病理与临床

脑血管痉挛是蛛网膜下腔出血(subarachnoid hemorrhage,SAH)后临床上常见的严重并发症之一。由脑动脉瘤破裂、脑血管畸形、动脉粥样硬化性血管破裂等原因引发的SAH是原发性SAH;外伤后、脑肿瘤术中或术后、介入治疗术中等发生的SAH是继发性SAH。无论何种原因的SAH均有可能引发脑血管痉挛(vasospasm,VSP)。严重的VSP可能造成严重的脑缺血并发症而危及患者的生命。

(二)超声表现

1. 血流速度异常 SAH后4~8d颅内动脉血流速度广泛升高,高峰持续时间1~2周,3~4周脑动脉血流速度逐渐恢复正常。通常血流速度升高以大脑中动脉明显,但是前交通动脉动脉瘤破裂早期以大脑前动脉流速升高为著,而基底动脉瘤破裂以基底动脉流速升高明显,因此,SAH后应尽早检测颅内动脉基础血流速度,动态观察血流速度变化。根据Vs及大脑中动脉与颅外段颈内动脉的比值,确定VSP及程度。正常大脑中动脉与颈内动脉颅外段流速比值为1.2~2.5:1。当比值≥3即可以考虑VSP的形成,当比值≥6为重度VSP,介于二者之间为中度,比值越高VSP越严重。以峰值流速判断轻度VSP为120~140cm/s,中度140~200cm/s,峰值流速>200cm/s为重度VSP。

2. 血流频谱异常 多普勒血流频谱呈现收缩峰(S_1峰)尖锐并融合(S_1与S_2),随VSP程度的减轻血流速度逐渐恢复,频谱形态逐渐恢复。

3. 血管搏动指数　PI值随VSP及继发脑缺血程度的变化出现升高、相对减低、恢复正常的动态改变。

(三)鉴别诊断

1. 动脉硬化性血管狭窄　血流速度与狭窄性病变血管相关,其流速升高为节段性。

2. 脑动静脉畸形　非对称性血流速度升高、血流频谱分布异常及血管搏动指数减低等典型特征。但是,当畸形血管破裂引发SAH时,TCD鉴别存在一定困难,要注意动态血流变化。

(四)临床价值

TCD对于SAH后血流动力学的变化,是临床预防VSP发生、减少脑缺血并发症的重要检查和监测手段。随着VSP程度的变化,出现脑缺血、脑组织水肿导致颅内压升高的病理生理改变,血管搏动指数(PI)的检测与动态观察可以说明颅内压的改变对防治VSP具有重要的临床价值。

六、脑动、静脉畸形

(一)病理与临床

人类脑血管畸形以脑动、静脉畸形(arteriovenous malformation,AVM)最常见,占80%,其他有毛细血管扩张,海绵状血管扩张,静脉血管畸形(脑静脉曲张、Sturge-Weber综合征,大脑大静脉畸形)等。AVM的主要临床表现有以下几点。

1. 头痛　约占60%,具有突发性、剧烈性、周期性、进行性加重的特征。

2. 脑出血　是AVM最严重的并发症,多见于青壮年患者。

3. 癫痫发作　多发于20~30岁患者。癫痫发作以局限性小发作多见,也可为全身大发作。

4. 进行性神经功能损害或智力减退　表现为进行性大脑半球功能障碍(轻偏瘫)。三叉神经痛、进行性双眼视力下降。约50%的患者有精神症状与痴呆。

5. 颅内压增高、听诊闻及血管杂音、一侧眼球突出等。AVM的病理基础为动-静脉血液的直接相通,动脉血管阻力的减低。

(二)超声表现

1. 血流速度异常　AVM供血动脉血流速度异常升高,通常高于正常的2倍、3倍或更多。供血动脉收缩期与舒张期流速为非对称性升高,以舒张期血流速度增加为著,收缩与舒张期流速比值<2:1(正常为2.0~2.4:1)。

2. 血流频谱异常　AVM供血动脉的血流频谱增宽(舒张期流速升高),舒张期无平滑线性下降特征,呈"毛刺样"改变,频窗消失,并可探测到涡流或湍流血流频谱,索条状"乐性"血管杂音信号,分布于基线上下方。

3. 血管搏动指数异常　由于AVM供血动脉血流速度为非对称性升高(舒张期高流速),血管搏动指数明显减低,通常<0.65。

4. 血流音频异常　血流音频紊乱粗糙,伴随高调的混乱血管杂音,如同"机器房样"。

5. 自动调节功能异常　AVM病变局部血管扩张、血管壁变薄,失去正常的血管弹性。因此,供血动脉的血管自动调节功能减退或消失,血流速度随血压的升高而增加、血压的减低而下降。

6. 脑动脉舒缩功能异常　正常人血液中CO_2浓度在一定范围内升高时,可使脑血管扩张,脑血流量增加,血流速度升高。AVM血管团内由于动、静脉血液的混流,即使增加血液中CO_2浓度,供血动脉的血流速度也无明显改变,即脑血管舒缩功能异常。

7. TCCS检测　二维超声检测病变处脑组织局限性回声不均或中-高回声。彩色血流成像显示病变区域呈五彩镶嵌样,多普勒检测血流速度明显升高,血流频谱与音频改变与TCD具有一致性。

(三)鉴别诊断

AVM主要与动脉硬化性血管狭窄或VSP引起的动脉血流速度升高相鉴别。

(四)临床价值

TCD对于AVM的检查意义在于客观评估供血动脉的血流动力学特征,动态随访AVM介入或手术治疗后供血动脉血流动力学变化。

七、颅内高压与脑死亡

(一)病理与临床

引起颅内压升高的常见原因有两种。

1. 颅腔内容积的增大,如各种外伤性或非外伤性病变导致脑组织缺血、缺氧、脑细胞水肿继发颅内压升高。

2. 狭颅症、颅骨纤维结构发育不良、颅底凹陷症、内生性颅骨骨瘤等病变使颅腔空间相对缩小,脑组织受压,颅内调节受限或不能调节引发颅内压升高。

无论何种病因导致严重的颅内压升高最终使脑循环停止、脑功能丧失不可逆转,但脑以外的生命体征,如心脏搏动、呼吸功能等用药物或人工机械可以维持一定时间,即脑死亡。

(二)超声表现

1.血流速度异常 在颅内压升高早期,以舒张期末流速下降为主,平均流速相对减低,随着颅内压的不断增加,收缩期流速逐渐下降。

2.血流频谱异常 血流频谱表现为收缩峰高尖,S_2峰消失,舒张期前切迹加深。

3.血管搏动指数异常 随颅内压的升高 PI 值进行性增加。

4.脑死亡血流变化

(1)收缩期峰值流速<50cm/s。

(2)舒张期血流方向逆转,出现"振荡型"血流频谱。

(3)血流方向指数(direction flow index,DFI)<0.8,DFI=1−R/F(R、F 分别为反向与正向血流速度值)。

(4)舒张期流速为零,出现"钉子波"。

(5)无血流信号,脑血流循环完全停止。

(三)鉴别诊断

检查过程中应及时注意与血压相对减低引发脑灌注压下降出现的相对颅内压升高鉴别。另外,对于重症脑病患者的脑死亡判断,需要注意与声窗不穿透、是否存在骨窗开放等情况对血流评价的影响。

(四)临床价值

TCD 对于颅内压升高的血流动力学变化是临床无创评价的重要手段。20 世纪 90 年代初,美国临床医学领域就已开展 TCD 对颅内高压、脑死亡的判断。通过 TCD 对脑动脉血流动力学变化的监测,指导临床及时纠正颅内高压,及时发现重症脑病患者脑死亡血流变化特征。

(华 扬)

第二节 颈 部 血 管

一、解 剖 概 要

1.颈总动脉 右侧颈总动脉起源于头臂干-无名动脉,左侧颈总动脉直接发自主动脉弓。双侧颈总动脉走行于胸锁乳突肌内缘,在甲状软骨水平上缘或第四颈椎椎体水平,分出颈内动脉和颈外动脉。

正常人脑血流的 70%来源于颈总动脉,30%为椎动脉。颈总动脉血液的 70%上行向颈内动脉供血,30%分流入颈外动脉。因此,颈内动脉管径大于颈外动脉。正常颈内动脉的颅外段无分支,从颈总动脉分出后向后外侧上行经颈动脉管进入颅内。

2.颈外动脉 颈外动脉自颈总动脉分出后,位于颈内动脉的前内侧,在颈动脉三角内上行。两侧颈外动脉之间有丰富的吻合支。颈外动脉的重要分支有甲状腺上动脉、舌动脉、面动脉、枕动脉、咽升动脉、颞浅动脉、上颌动脉、脑膜中动脉,其中上颌动脉和颞浅动脉是颈外动脉两大终支。

3.颈内动脉 颈内动脉在甲状软骨上缘自颈总动脉分出,近段管径相对增宽,称为颈内动脉球部(颈动脉窦),远段经颈动脉管到达颅内,正常颈内动脉管径约 0.5cm。入颅后颈内动脉沿蝶鞍外侧通过海绵窦上行,在颅底部走行弯曲为岩骨段

(C_5段)、海绵窦段(C_4段)、膝段(C_3段)、床突上段(C_2段)和终末段(C_1段)。眼动脉是颈内动脉的第一大分支,颈内动脉狭窄或闭塞是造成缺血性眼病的重要原因。

4.椎动脉 双侧椎动脉分别发自于左右侧锁骨下动脉。椎动脉从锁骨下动脉分出至入颅之前,按其解剖结构走行分为颈段或 V_1 段;椎间隙段或 V_2 段;枕段或 V_3 段。椎动脉入颅后为颅内段或 V_4 段

5.锁骨下动脉 正常右侧锁骨下动脉自无名动脉分出,左侧锁骨下动脉直接起源于主动脉弓。双侧锁骨下动脉同样可能存在生理性起源异常。双侧锁骨下动脉是后循环动脉系统重要的血供来源。

6.无名动脉 无名动脉直接发自主动脉弓,在胸锁关节水平分出右侧锁骨下动脉和颈总动脉。无名动脉同样存在生理性不发育的情况,即右侧锁骨下动脉、颈总动脉直接起源于主动脉弓。

二、超声检查技术

颈动脉超声常规检测包括双侧颈总动脉、颈内动脉、颈外动脉、椎动脉和锁骨下动脉、无名动脉。常规测量参数包括动脉血管内径(颈总动脉、颈内动脉、椎动脉)、内-中膜厚度(intima-media thickness,IMT)和血流动力学参数,包括收缩期峰值流速(PSV)、舒张期末流速(EDV)、血管搏动指数(PI)及血管阻力指数(RI)、血流加速时间、血流量测值等。临床常规检查 PSV、EDV、IMT、血管内径。

1. 病人准备 颈动脉超声检查前一般无需特殊准备,被检者应穿着较低衣领的服装,特别是冬季接受颈动脉多普勒超声检查者。

超声检查前应简略询问病史,并向被检者简单介绍超声检查步骤,以获得检查过程中被检者的配合。

(1)病史:主要的临床症状与体征。与颈动脉病变和发病时间相关的危险因素,如高血压、糖尿病、冠心病、高脂血症、吸烟与戒烟时间、TIA 与卒中发病史及接受心脑血管病药物、介入、手术等治疗史。

(2)体检:双上肢血压及心率的测量,颈部血管杂音的听诊,局部有无手术治疗后瘢痕等。

2. 体位 常用的体位是平卧位,头枕高低以患者头部舒适为主(尤其老年患者),检测一侧颈部动脉时患者头略偏向对侧,避免过伸造成肌肉紧张影响检测结果。

3. 仪器 颈动脉超声检查所用的超声仪应配备高频线阵探头。频率范围 5～12MHz,对于肥胖、颈部较短、椎动脉或锁骨下动脉检查困难者,可采用 2～5MHz 凸阵探头。

4. 检查方法

(1)采用二维超声显示颈动脉走行、动脉管腔透声情况、血管壁结构、内-中膜厚度及血管内径的测量。

(2)采用彩色多普勒、能量多普勒成像观察血流充盈状态、血流方向、血流速度分布。

(3)采用频谱多普勒分析血流频谱、测量血流速度。检测时血流束与多普勒取样角度应＜60°。

三、正常颈动脉超声表现

(一)颈总动脉

1. 二维超声 通过前后位、内外侧位、后前位检测观察血管壁结构及腔内回声。正常颈总动脉的管壁包括内膜层,为一细线样连续光滑的等回声带;中膜平滑肌层,为低回声暗带;外膜层,清晰而明亮的强回声带,为疏松结缔组织构成。正常 IMT 是内-中膜的厚度(包括内膜层和中膜层)。颈总动脉管径及 IMT 的测量在颈总动脉分叉水平下方1～1.5cm 范围,取内膜均匀无斑块病变的部位测量。

2. 彩色多普勒 正常颈总动脉的彩色多普勒血流成像受到心动周期的变化及血细胞与血管壁之间的黏滞性的影响。从血管周边至管腔中心呈现由弱到强或由低速到高速或由暗到明亮的色彩变化,符合层流血流动力学特征。常规检查中应注意不同的彩色多普勒成像及取样角度对血流成像的敏感性和图像质量的影响。

3. 脉冲多普勒 正常颈总动脉多普勒频谱为窄带型,收缩期频窗清晰,舒张期流速较低,收缩与舒张期血流信号同方向,血管阻力介于颈内动脉与颈外动脉之间。

(二)颈内动脉

1. 二维超声 正常颈内动脉自颈总动脉分出后出现局限性管径相对增宽,称颈内动脉球部。球部以远的颈内动脉管腔大小相对均匀一致。颈内动脉与颈外动脉及颈总动脉远端在同一断面可以显示出典型的 Y 字形结构。常规颈内动脉管径及 IMT 的测量部位应在颈总动脉分支水平上方 1～1.5cm。

2. 彩色多普勒 正常颈内动脉近段球部,彩色血流成像显示低速涡流红蓝相间的血流信号。在球部以远的颈内动脉管腔内径相对减小,局部血流恢复层流状态,CDFI 成像再次出现中心亮带血流特征。

3. 脉冲多普勒 正常颈内动脉收缩期与舒张期血流速度具有对称性(PSV/EDV＝2～2.4∶1)、低阻力性特征(阻力低于颈总动脉)。

(三)颈外动脉

1. 二维超声 颈外动脉自颈总动脉分出后即可观察到多个分支,是颈外动脉与颈内动脉鉴别的血管结构特征。

2. 彩色多普勒 彩色血流成像可见多条动脉分支结构,血流充盈与颈总动脉、颈内动脉相同,具有中心亮带血流特征。

3. 脉冲多普勒 正常颈外动脉血管阻力高于颈总动脉,血流频谱为高阻力型。当颈内动脉闭塞后,颈外动脉管径相对增宽,血流速度升高,血流阻力相对减低,呈颈内动脉化特征。表 23-2 总结了颈外动脉与颈内动脉的基本鉴别特征。

表 23-2　颈内、外动脉的鉴别

分类/血管	颈内动脉	颈外动脉
解剖特征	无分支	多个分支
检测位置	后外侧,探头朝向脊柱	前内侧,探头朝向颜面
频谱形态	低阻力型	高阻力型
颞浅动脉敲击试验	无变化	传导性震颤性血流频谱

（四）椎动脉

1. 二维超声　正常椎动脉的二维超声显示为节段性血管腔结构（椎动脉行于横突孔）。当出现椎动脉绕行 1 个或多个椎体前方上行时,可以观察到长段无椎体遮挡的椎动脉管腔,即生理性走行变异。

2. 彩色多普勒　血流成像显示节段性血流充盈具有中心亮带血流分布特征。当存在双侧管径生理性不对称时,管径纤细一侧,可以无典型中心亮带征,呈现低速单一色彩血流成像。

3. 脉冲多普勒　椎动脉血流频谱为低阻力型,与颈内动脉相似。当出现生理性管径不对称,管径纤细的一侧椎动脉多普勒血流频谱表现为高阻力型。

（五）锁骨下动脉

1. 二维超声　右侧锁骨下动脉与颈总动脉均由无名动脉分出,形成典型的 Y 字形结构特征。锁骨下动脉位于颈总动脉后外方。左侧锁骨下动脉直接起源于主动脉弓,位置深,二维结构显示较为困难,通常以凸阵探头容易显示开口处及血管腔结构。

2. 彩色多普勒　双侧锁骨下动脉是外周血管,其彩色多普勒血流成像不同于颈总动脉及颈内动脉,CDFI 显示中心亮带相间低速反向的蓝色血流信号（负向血流）。

3. 脉冲多普勒　血流频谱显示为三相波或四相波特征。

（六）无名动脉

1. 二维超声　无名动脉管径较颈总动脉、锁骨下动脉相对粗大,近端自主动脉弓分出,远端为颈总动脉、锁骨下动脉分支形成的 Y 字形。正常检测于锁骨上窝平行于锁骨切面可显示无名动脉的纵向断面之血管腔。

2. 彩色多普勒　彩色血流成像显示管腔内血流充盈呈层流状态,中心亮带存在。应注意自主动脉弓开口处血流成像,防止病变遗漏。

3. 脉冲多普勒　多普勒血流频谱与颈总动脉

基本一致,为相对高阻力性血流频谱特征。

四、颈动脉粥样硬化病变

（一）病理与临床

颈动脉粥样硬化病变是颈动脉缺血性脑血管病变的重要原因之一。动脉粥样硬化病变好发的部位以颈动脉分叉处最多见,基本病理改变为颈动脉内-中膜融合增厚（IMT 增厚）、硬化斑块的形成、动脉狭窄和（或）闭塞,最后导致脑血流供应障碍。

（二）超声表现

1. 二维超声　颈动脉内膜层与中层平滑肌融合,呈局限性或弥漫性增厚。通常 IMT≥1.0mm 界定为颈动脉内-中膜增厚。在 IMT 增厚的基础上出现动脉硬化斑块。斑块的基本结构包括斑块表面的纤维帽、核心部、基底部和上、下肩部。

（1）形态学分类:将斑块分为规则型（表面纤维帽完整）、不规则型（纤维帽不完整）和溃疡性斑块（纤维帽破裂不完整,形成"火山口征"）。

（2）声波特性分类:将颈动脉粥样硬化斑块分类为均质性（斑块内部回声均匀一致,表现为均匀的高、中、低回声）和不均质性回声斑块（斑块内部高、中、低回声混合）。不均回声斑块的定义是斑块内部有 20% 以上面积的回声不一致。

（3）颈动脉狭窄或闭塞:颈动脉狭窄和闭塞是颈动脉硬化病变发展的严重阶段。二维超声对于血管狭窄率的计算可通过长轴（纵断面）管径测量和短轴（横断面）面积测量。管径测量一般根据 DSA 评估颈动脉狭窄采用的几种标准方法:北美症状性颈动脉内膜剥脱术标准（NASCET）、欧洲颈动脉外科标准（ECST）、颈总动脉（CC）和颈动脉指数测量法（CSI）。面积法测量:狭窄率＝（1－狭窄处最小管腔截面积/原始管腔截面积）×100%。

上述 4 种管径测量的检测评价,具有一定的差异性。对于颈动脉狭窄率的评估,不能单纯依据血管管径或面积测量确定,应充分结合血流动力学参数,才能获得与 DSA 结果的较高符合率。

2. 彩色多普勒　彩色血流成像对于颈动脉粥

样硬化病变的检查可以表现为:①血流充盈不全(不规则或溃疡性斑块表面)。②狭窄段血流充盈呈细线样,狭窄以远段血管扩张,五彩镶嵌样涡流、湍流血流信号。当血管闭塞时血流信号消失。

3. 多普勒频谱 狭窄段血流频谱增宽,血流速度增快。狭窄近、远段流速正常或减低。对于颈动脉狭窄程度评估的血流参数,2003 北美放射年会超声会议通过了统一检测标准(表 23-3)。

表 23-3 2003 美国放射年会超声会议公布的标准

狭窄程度	PSV(cm/s)	EDV(cm/s)	PSV$_{颈内动脉}$/PSV$_{颈总动脉}$
0%～49%	<125	<40	<2.0
50%～69%	≥125,<230	≥40,<100	≥2.0,<4.0
70%～99%	≥230	≥100	≥4.0
闭塞	无血流信号	无血流信号	无血流信号

根据表 23-3 列出的颈动脉粥样硬化狭窄或闭塞病变程度分类有 4 级。Ⅰ级:0%～49%(轻度);Ⅱ级:50%～69%(中度);Ⅲ级 70%～99%(重度);Ⅳ级:血管闭塞。

(三)鉴别诊断

颈动脉粥样硬化性血管狭窄或闭塞应该与以下病变鉴别。

1. 大动脉炎性血管狭窄或闭塞 病变的基本病理是由于非特异性炎性病变造成颈总动脉结构损害,但颈内、外动脉很少受到炎性病变的损害。超声表现为颈总动脉血管壁均匀性向心性增厚,管腔狭窄、血栓形成、血管闭塞等。颈内、外动脉管壁结构基本正常。

2. 颈动脉栓塞 见于心房纤颤等心源病变,导致血栓脱落造成颈动脉闭塞。超声显示病变局部血管壁内膜显示清晰,血管腔内充填低回声或不均回声,无典型动脉硬化斑块形成特征。

3. 颈内动脉肌纤维发育不良 一侧颈内动脉全程纤细呈串珠样,血流充盈不全,多普勒频谱通常表现为高阻力型,无节段性血流速度升高特征。

五、颈动脉其他病变

(一)颈内动脉肌纤维发育不良

1. 病理与临床 颈内动脉肌纤维发育不良是动脉肌性结构发育不良,病因不明的非炎症性病变。多见于青少年或 30～40 岁年龄组。病理显示动脉中层肌纤维结构异常,中膜层增厚与变薄的病理改变交替存在。增厚处中膜纤维和平滑肌细胞增生肥大,突向管腔,造成血管狭窄,变薄处中膜肌纤维减少,局部内弹力板结构不完整或消失,管壁受血流切应力作用向外扩张膨出,形成微动脉瘤或小的囊性动脉瘤。血管造影显示动脉管腔呈串珠

样改变。临床上患者因患侧颅内动脉缺血出现相应的症状与体征。

2. 超声表现

(1)二维超声:一侧或双侧颈内动脉动脉管径不均匀性缩窄,动脉内-中膜结构不清,无正常中膜平滑肌特有的低回声暗带。

(2)彩色多普勒:显示无中心亮带血流特征。采用低频率凸阵探头,显示病变侧颈内动脉颅外段全程管腔内血流充盈不全,呈串珠样改变,远段血流信号低弱。

(3)脉冲多普勒:病变侧颈内动脉血流频谱呈低流速高阻力特征,伴节段性血流速度升高或减低。

3. 鉴别诊断 对于颈内动脉肌纤维发育不良造成的血管狭窄,应注意与先天性颈内动脉发育不对称鉴别。后者超声表现为全程管径纤细但无管腔节段性狭窄,CDFI 显示血流充盈一致但无中心亮带特征。脉冲多普勒频谱也为高阻力型(与健侧比较),无节段性血流速度改变。

4. 临床价值 颈内动脉肌纤维发育不良性血管狭窄的准确诊断,对于患者治疗方法的选择具有重要的鉴别意义。

(二)颈动脉夹层动脉瘤

1. 病理与临床 各种原因引起动脉管壁内膜或中膜撕裂后,受血流的冲击,使内膜、中膜层与外膜层分离,血液注入形成假性管腔或血栓形成,导致真性血管腔狭窄或闭塞,引发缺血性脑血管病。根据假腔破裂口的位置与真假腔血液流动的方向不同,血流动力学变化有所不同。临床上的主要表现与病变引起的脑缺血程度相关。

2. 超声表现

(1)二维超声:假腔破裂出、入口均与真腔相通

者,二维超声纵断、横断切面均显示真、假双腔结构,血管腔内可见线状膜样中等回声随血流漂动。

假腔只有单一入口、无出口时,血管腔外径明显增宽。真腔内径相对减小,假腔内径增宽,内可探及低回声或不均回声(血栓)。

(2)彩色多普勒:①若假腔入口位于近心端、出口位于远端时,假腔内的血流方向与真腔一致,血流色彩与真腔一致,但假腔内血流无中心亮带,真腔管径减小出现血流加速、五彩镶嵌特征。②若假腔入口位于远心端,假腔内血流方向与真腔相反,真、假腔内血流色彩不同。③若假腔只有入口(单一破裂口)时,病变早期可探及双腔结构,假腔内单向收缩期低速血流信号。若假腔内血栓形成,血管腔内膜状结构消失,撕脱的内膜附着于假腔内的血栓表面,真腔管径减小,出现血管狭窄血流动力学改变。若假腔内血栓形成迅速可导致真腔闭塞。

(3)脉冲多普勒:当存在真假双腔结构时,真腔内血流速度升高,血流频谱与血管狭窄相同。假腔内血流频谱异常,收缩与舒张期流速不对称,血管阻力相对升高。

3. 鉴别诊断　颈动脉夹层动脉瘤主要与以下两种疾病相鉴别。

(1)颈动脉真性动脉瘤:超声表现为血管壁结构完整,血管腔呈瘤样扩张,病变管腔内探及低速涡流血流信号。

(2)假性动脉瘤:病变与外伤或医源性诊疗操作等相关。超声表现为动脉周边组织间隙形成无血管壁结构的搏动性包块,内可见涡流血流信号,其后方或侧方与邻近动脉之间形成细小管状或针孔样通道,彩色多普勒显示红蓝交替的血流信号,脉冲多普勒显示双向"振荡型"血流频谱。

4. 临床价值　颈动脉夹层动脉瘤是引起急性脑缺血性病变的重要原因。及时准确的诊断,对于临床采用有效的治疗方法(药物或外科)、预防脑缺血病变的发生与进展具有重要的价值。

六、颈动脉支架

1. 病理与临床　颈动脉狭窄患者因心血管疾病或其他原因不能接受外科手术治疗时,或药物治疗不能有效控制脑缺血病变的进程,通常采用微创性介入性颈动脉支架置入的治疗手段。Theron (1990)和 Dietrich(1996)先后报道了血管内球囊扩张加支架置入治疗颈动脉狭窄性病变的方法及临床研究,是治疗颈动脉狭窄病变的重要手段之一。

超声技术对于颈动脉狭窄介入治疗患者的检查,应该包括治疗前、后的动态评估。术前对动脉硬化斑块的回声特性、分布范围、血管残余管径、血流速度参数等形态学和血流动力学综合评价,准确评估血管狭窄程度,术后检查评估详见下述。

2. 超声表现

(1)二维超声:纵断面成像显示血管腔内平行走行的线条状网状强回声。横断面成像显示为双环状结构,内层为强回声支架影像,外层为血管壁或压缩不全的斑块结构。

对于支架术后的患者,二维超声检测包括支架近端、中段、远端内径,注意支架残余狭窄及术后1～3个月内膜增生及斑块再生情况。若存在残余狭窄时,分别测量支架近、中、远段内径。

(2)彩色多普勒:支架术后血流充盈状态与二维超声测量的管径及内膜观察部位相对应。支架成功者超声表现为血流充盈完全,血流速度分布正常。支架以远动脉管腔内和支架旁颈外动脉的血流速度均正常。

(3)脉冲多普勒:支架内血流速度、血流频谱恢复正常(与术前比较)。若发现支架内流速异常升高,可疑支架内残余狭窄或再狭窄时,可以观察到近、中、远段的流速变化,特别是狭窄段与狭窄远段(尽可能长范围检测)流速的异常。同时,要结合颅内动脉血流动力学的检测结果,才能准确判断支架术后血管再狭窄的程度。对于术后再狭窄程度的超声评价,目前国际上尚无统一标准,可以参照表23-1诊断标准。

3. 鉴别诊断　对于颈动脉支架的超声检查,应注意支架内血栓形成与支架处内膜增生或斑块的再生相鉴别。通常支架内血栓形成发生于支架术后早期,与患者用药不规范等原因相关。超声表现支架内壁低回声附着,血流充盈不全。内膜增生或斑块形成通常是在术后3个月以上。

4. 临床价值　超声对于颈动脉支架术后的动态检查,是颈动脉狭窄介入治疗后远期疗效随访的重要手段,对于再狭窄的早期诊断、预防缺血性脑血管病的再发具有重要的临床意义。

七、颈动脉内膜剥脱术超声检查

1. 病理与临床　颈动脉狭窄的外科治疗手段除介入治疗外,还可以采用颈动脉内膜剥脱术(carotid endarterectomy,CEA)治疗。CEA 自 20 世纪 50 年代初在国际上开展,是颈动脉狭窄治疗有效及经典的外科学方法。

2. 超声表现 对于实施 CEA 的患者,超声检测内容应包括患侧颈动脉术前、术中和术后的解剖结构及血流动力学的综合评估。

(1)二维超声:术前超声检测包括血管腔内动脉硬化斑块的大小、分布、回声特性及残余管腔内径。术后检测应注意血管内膜结构、斑块的去除、血管腔内径的恢复情况等。CEA 术中超声检查可以发现血管前壁点状强回声(血管壁切口缝合征),残留的细小片内膜结构、残留的斑块以及血管腔内径测量存在残余狭窄情况。

(2)彩色多普勒:术前血管狭窄段血流充盈呈细线样,局部出现五彩镶嵌样血流特征,狭窄远段血流色彩相对减低呈单色低速血流改变。术中、术后检查病变血管血流充盈恢复正常。若狭窄部位残留斑块或因手术缝合造成血管再狭窄时,彩色血流成像可以及时发现并评估病变的位置与程度,提高 CEA 的成功率。

(3)脉冲多普勒:术前动脉狭窄段呈高流速特

征,狭窄远段流速明显减低,诊断标准同常规颈动脉检查。术中斑块去除完整,血流恢复畅通时,血流速度明显改善或恢复正常。若术中发现有斑块残留时,血流速度测值与术前相差不明显,局部残留斑块时,说明 CEA 不成功。术后 1 周内应密切观察血流速度恢复情况。

3. 临床价值 超声技术可在 CEA 术中及时评估血管的通畅性、术后 24h 内及时发现颈动脉血栓形成等异常情况,提高 CEA 的成功率。因为术后 24h 内是急性动脉血栓形成的危险期,根据患者病情动态观察患侧血流动力学的变化,是 CEA 术成功的关键。CEA 术后 1 周常规颈动脉超声检查应注意原狭窄部位管腔的通畅性、有无新鲜血栓、残余内膜、动脉管腔周边软组织有无异常回声(血肿)。术后血肿的形成是造成围术期并发症的重要原因。超声检查对 CEA 的术前、术中、术后的评估具有重要价值。

(华 扬)

第三节 四肢动脉

一、解 剖 概 要

(一)上肢主要动脉

上肢动脉的主干包括锁骨下动脉、腋动脉、肱动脉、桡动脉和尺动脉。

左锁骨下动脉直接从主动脉弓发出,右锁骨下动脉则发自头臂干。锁骨下动脉最重要的分支是椎动脉,甲状颈干和肋颈干也是锁骨下动脉的分支,在超声检查时应避免二者与椎动脉混淆。

锁骨下动脉穿过锁骨和第一肋之间的间隙成为腋动脉。腋动脉在越过大圆肌外下缘后成为肱动脉。肱动脉的主要分支为肱深动脉,肱动脉闭塞时,肱深动脉成为重要的侧支循环动脉。肱动脉在肘部分成桡动脉和尺动脉。桡动脉走行于前臂的外侧至腕部并与掌深弓相连接;尺动脉则走行于前臂的内侧至腕部并与掌浅弓相连接。骨间动脉是尺动脉的重要分支,桡动脉和尺动脉闭塞时,骨间动脉可成为侧支循环的重要供血动脉。

上肢动脉可出现不同的解剖变异,包括:①左锁骨下动脉与左颈总动脉共干并发自主动脉弓;②肱动脉高位分叉;③桡动脉发自腋动脉;④尺动脉发自腋动脉。

(二)下肢主要动脉

下肢动脉的主干包括股总动脉、股浅动脉、腘动脉、胫前动脉、胫腓干、胫后动脉、腓动脉和足背动脉。

股总动脉在腹股沟韧带水平续于髂外动脉。股总动脉在腹股沟分叉形成股深动脉和股浅动脉。股深动脉位于股浅动脉的外侧、深部,其分支供应大腿肌肉。股深动脉的分支与盆腔动脉及腘动脉均有交通,是髂股动脉闭塞后的重要侧支循环动脉。股浅动脉走行于大腿内侧进入腘窝成为腘动脉。股浅动脉在大腿段无重要分支。

腘动脉经膝关节后方下行,并发出膝上内、膝上外、膝下内、膝下外动脉。当股浅动脉及腘动脉闭塞时,膝动脉成为重要的侧支循环动脉。

胫前动脉在膝下从腘动脉分出,向前外侧穿过骨间膜后沿小腿前外侧下行至足背成为足背动脉。足背动脉走行于拇长伸肌腱和趾长伸肌腱之间,位置较浅,可触及其搏动。

腘动脉分出胫前动脉后成为胫腓干。后者分叉为胫后动脉和腓动脉。胫后动脉沿小腿浅、深屈肌之间下行,经内踝后方转入足底并分成足底内侧动脉和足底外侧动脉。腓动脉沿腓骨的内侧下行,至外踝上方浅出,分布于外踝和跟骨的外侧面。

下肢动脉可出现不同的解剖变异,包括:①股总动脉高位分叉;②股深动脉上段走行于股浅动脉的内后方;③胫前动脉在膝关节或膝关节以上水平从腘动脉发出;④腓动脉发自胫前动脉。

二、超声检查技术

(一)患者准备

检查室和患者身体要保证足够温暖。检查床要足够宽以使患者的四肢和躯干能舒适放松。患者要处于安静平和状态。

(二)体位

1. 上肢动脉 一般采用平卧位,被检肢体外展、外旋,掌心向上。当被检者疑患胸廓出口综合征时,可采用坐位检查锁骨下动脉和腋动脉以便了解上肢体位变化对上述血管产生的影响。

2. 下肢动脉 一般采用平卧位,被检肢体略外展、外旋,膝关节略为弯曲。采用这一体位可以扫描股总动脉、股浅动脉、腘动脉、胫前动脉的起始部、胫后动脉及腓动脉。从小腿前外侧扫描胫前动脉或从小腿后外侧扫描腓动脉时,则需让被检肢体伸直,必要时略为内旋。

(三)仪器

1. 上肢动脉 通常采用5~10MHz线阵探头。从锁骨上窝扫描锁骨下动脉的近端时,可采用5~7MHz凸阵探头。

2. 下肢动脉 通常采用5~7MHz线阵探头。股浅动脉的远段和胫腓干的部位较深,必要时可用3~5MHz凸阵探头。胫前动脉的远段和足背动脉则较为浅表,可采用7~10MHz线阵探头。

(四)检查方法

1. 四肢动脉超声检查内容 ①采用灰阶超声显示动脉,观察动脉内壁和管腔结构,测量动脉内径,识别解剖变异;②观察动脉彩色多普勒,包括血流方向、流速分布以及流速增高引起的彩色混叠;③对被检动脉分段进行脉冲多普勒采样并对所记录的多普勒频谱进行分析。

2. 上肢动脉检查步骤

(1)锁骨下动脉:超声检查从锁骨上窝开始,首先显示位于锁骨下静脉上方的锁骨下动脉。右侧锁骨下动脉从头臂干发出,一般能显示其起始段。左侧锁骨下动脉从主动脉弓直接发出,通常难以显示其起始段。由于锁骨造成的声影,位于锁骨后方的锁骨下动脉段通常显露较差。锁骨下动脉与肺

尖相邻,从锁骨上方扫描锁骨下动脉时,可能出现以胸膜为界面的镜面伪像。锁骨下动脉远心段可从锁骨下方显示。

(2)腋动脉和肱动脉:锁骨下动脉直接延续为腋动脉。腋动脉可从肩部前方或经腋窝扫描。腋动脉下行至上臂成为肱动脉。锁骨下动脉、腋动脉和肱动脉为同一动脉主干的延续,解剖学上根据动脉段所在的解剖部位分段命名。腋动脉与锁骨下动脉的分界点为第一肋的外侧缘,与肱动脉的分界点为大圆肌的下缘。超声检查时一般可以根据以上解剖特点来判断。当动脉病变处于锁骨下动脉与腋动脉交界部,可以测量并记录动脉病变部位与体表解剖标志(如肘窝皮肤皱褶的距离)来协助病变的定位。肱动脉上段可从上臂内侧显示。肱动脉远心段可从肘窝及前臂上段的前方显示。

(3)桡动脉和尺动脉:肱动脉在前臂上段分叉后成为桡动脉和尺动脉,二者可从前臂前方显示。在前臂上段,尺动脉的位置通常较桡动脉为深。桡动脉和尺动脉在手腕部甚为浅表,较易显示。必要时可从腕部开始显露桡、尺动脉,然后逆向扫描至其起始部。

3. 下肢动脉检查步骤

(1)股总动脉:超声检查从腹股沟部开始,首先采用横切扫描显示位于股总静脉外侧的股总动脉,然后逐渐下移超声探头直至显示股总动脉分叉。旋转超声探头显示股总动脉的纵切面,并显示股浅动脉和股深动脉的上段。

(2)股深动脉:在股总动脉分叉处,股深动脉通常位于股浅动脉的外后方。股深动脉分支较多,一般可以追踪到大腿中部。股浅动脉闭塞时,股深动脉成为下肢主要的侧支循环动脉,对远端肢体的血供甚为重要。

(3)股浅动脉:股浅动脉的超声扫描可经大腿内侧,股浅动脉的近段较为浅表,一般较易显示。股浅动脉的近段,位于股浅静脉的上方。股浅动脉的远段走行于收肌管内而部位较深,检查时应适当调节超声仪的设置,必要时改用频率较低的超声探头,使该段动脉显示良好。此外可从膝后显示腘动脉后,向上逆向扫描股浅动脉的远段以保证显示股浅动脉的全程显示。股浅动脉的远段为下肢动脉闭塞性病变的好发段,长段的腘动脉瘤也可累及股浅动脉的远段。

(4)腘动脉:经膝后的腘窝,可以显示位于腘静脉下方的腘动脉。检查腘动脉时,除了采用平卧位

以外,也可采用侧卧位,俯卧位或坐位,无论采用何种体位检查,都应保证被检肢体膝关节放松。腘动脉是动脉瘤的好发部位,应注意其口径变化,并观察动脉腔内是否有附壁血栓。腘动脉的近段与股浅动脉的远段相连,也可从大腿内侧显示。

(5)胫前动脉:从膝下腘动脉发出,其近端可经腘窝显示。经腘窝扫描时,胫前动脉位于腘动脉的下方,与腘动脉几乎垂直。经膝后扫描一般只能显示短段胫前动脉,为1~2cm。胫前动脉近段穿过小腿骨间膜进入小腿前外侧。在小腿上部经前外侧扫描可显示该段动脉朝向超声探头略呈弧形。胫前动脉在沿小腿下行过程中,先贴着骨间膜,然后走在胫骨前方,该动脉在足背部成为足背脉。胫前动脉的远段位于小腿前方,其为浅表,必要时可改用10 MHz超声探头检查。

(6)胫腓干、胫后动脉和腓动脉:腘动脉分出胫前动脉后成为胫腓干。胫腓干可从小腿上部的后方或内侧扫描。胫腓干为短段动脉,在小腿上部分为胫后动脉和腓动脉。胫后动脉和腓动脉从小腿内侧检测时,前者的位置较后者为浅。腓动脉除了可从小腿内侧显示以外,也可从小腿后外侧显示。有时还可从小腿前外侧显示,此时腓动脉位于胫前动脉的深部。胫后动脉和腓动脉的远心段较为浅表,一般较其上段更加容易显示,必要时可从这些动脉的远端开始扫描,逐渐向上直至腘动脉。

三、正常超声表现

(一)灰阶超声

正常肢体动脉管腔清晰,无局限性狭窄或扩张;管壁规则,无斑块或血栓形成。在灰阶超声图像上,动脉壁的内膜和中层结构分别表现为偏强回声和低回声的均质条带,可见于内径较大且较为浅表的动脉,如腋动脉、肱动脉、股总动脉,股浅动脉的近段以及腘动脉。当动脉处于较深的部位和(或)动脉内径较小,动脉管腔和管壁结构的分辨度可受到限制,利用彩色多普勒显示血管甚为重要。

(二)彩色多普勒

正常肢体动脉的腔内可见充盈良好的色彩,通常为红色和蓝色。直行的动脉段内的血流呈层流,表现为动脉管腔的中央流速较快,色彩较为浅亮;管腔的边缘流速较慢,色彩较深暗。正常肢体动脉的彩色血流具有搏动性,彩色多普勒可显示为与心动周期内动脉流速变化一致的周期性红蓝相间的色彩变化。红蓝两色分别代表收缩期的前进血流和舒张期的短暂反流。

(三)脉冲多普勒

肢体动脉循环属于高阻循环系统。静息状态下,正常肢体动脉的典型脉冲多普勒频谱为三相型,即收缩期的高速上升波,舒张早期的短暂反流波和舒张晚期的低流速上升波。在老年或心脏输出功能较差的患者,脉冲多普勒频谱可呈双相型,甚至单相型。当肢体运动、感染或温度升高而出现血管扩张时,外周阻力下降,舒张早期的反向血流消失,在收缩期和舒张期均为正向血流。

正常动脉内无湍流,脉冲多普勒频谱波形呈现清晰的频窗。肢体动脉的血流速度从近端到远端逐渐下降。当正常动脉呈弧形时,动脉腔内流速分布出现变化,表现为近动脉外侧壁,即弧形较大一侧的管腔内流速较快,而在近动脉内侧壁,即弧形较小一侧的管腔内流速较慢。

应用脉冲多普勒检测动脉内的血流速度对诊断动脉狭窄甚为重要,临床上一般采用狭窄处收缩期峰值流速以及该值与其相邻的近侧动脉内收缩期峰值流速之比诊断动脉狭窄的程度。

四、动脉硬化闭塞症

四肢动脉硬化闭塞症

1. 病理与临床 四肢动脉硬化闭塞症是由动脉粥样硬化病变引起的慢性动脉闭塞性疾病,动脉粥样硬化斑块、动脉中层变性以及继发血栓形成可导致动脉管腔狭窄以至闭塞,从而引起相应的肢体缺血。四肢动脉硬化性闭塞症可引起肢体发冷、麻木、间歇性跛行、静息痛以至肢端溃疡或坏疽。下肢病变远较上肢病变多见。股动脉病变以内收肌管处的股浅动脉为常见,股深动脉则较少累及。糖尿病患者的动脉闭塞性病变可先发生在小动脉,如胫前动脉和胫后动脉。上肢动脉病变如果发生,一般累及锁骨下动脉近端。

2. 超声表现

(1)灰阶超声:动脉硬化闭塞症的灰阶超声表现包括动脉内膜和中层增厚,管壁钙化、斑块形成,并可伴有附壁血栓。动脉粥样硬化斑块可为局限性,也可为弥漫性。斑块因其成分不同而有不同的超声表现:钙化斑块具有较强的超声反射界面而呈强回声。动脉内壁或斑块表面的附壁血栓,因超声反射较弱而呈低回声。新鲜血栓在灰阶超声上与血液的回声甚为接近,单独应用灰阶超声成像较难分辨附壁血栓与腔内血液的界面。含有较多纤维组织的斑块则介于以上二者之间。混合型斑块内可存在不同的成分而具有以上各种斑块的不同表现。混合型斑块内存在低回声区域往往提示斑块内出血。动脉壁严重钙化时可因超声反射而产生声影,影响其深部组织结构的显示。

(2)彩色多普勒:发生血栓时彩色多普勒成像有助于分辨附壁血栓与腔内血液的界面。当四肢动脉狭窄时,彩色血流形态不规则,充盈缺损,与对侧或正常动脉比较,血流变细,流速增快或呈射流,三相血流消失;狭窄开口处出现湍流,即五彩样血流。如果动脉闭塞,病变段则无血流信号。

(3)脉冲多普勒:根据脉冲多普勒频谱的变化特点,即收缩期峰值血流速度、舒张期早期反向血流速度、频带特征等,可有效地确定四肢动脉狭窄程度。近年来,动脉狭窄和闭塞的超声诊断标准更注重病变处收缩期峰值流速与其近侧正常动脉段内收缩期峰值流速的比值(表 23-4)。

表 23-4　动脉狭窄和闭塞的超声诊断标准(Zwiebel 等)

动脉狭窄程度	收缩期峰值流速升高率*	病变处多普勒频谱	近侧及远侧多普勒频谱
正常	-	三相波,无频带增宽	正常
1%～19%	<30%	三相波,轻微频带增宽	正常
20%～49%	30%～100%	三相波,反向血流成分可能减少,频带增宽更为明显,有频窗充填	正常
50%～99%	>100%	单相波,无反向波,全心动周期均为正向血流,明显频带增宽	远侧为单相频谱,且收缩期流速减低
闭塞	-	所显示动脉段无血流信号	紧邻阻塞处的近心段可闻及"撞击音"。远心段为单相频谱且收缩期流速减低

＊病变处与相邻近侧正常动脉段相比;动脉狭窄程度是指直径狭窄率

3. 鉴别诊断

(1)下肢动脉硬化闭塞症与其他下肢动脉疾病的鉴别:①下肢动脉硬化闭塞症与血栓闭塞性脉管炎的鉴别。血栓闭塞性脉管炎多见于青壮年男性;动脉病变主要累及肢体中、小动静脉;病变多呈节段性,病变之间血管相对正常;发病早期可出现复发游走血栓性静脉炎。下肢动脉硬化闭塞症则常见于 50 岁以上的男性,患者常有糖尿病、高血压、高血脂病史;病变主要累及大、中动脉(糖尿病患者可发生在小动脉);病变呈弥漫性。②下肢动脉硬化闭塞症与急性下肢动脉栓塞的鉴别。急性下肢动脉栓塞起病急骤,患肢突然出现疼痛、苍白、厥冷、麻木、运动障碍及动脉搏动消失;多见于心脏病患者,特别是房颤患者;发病前可无间歇性跛行等下肢慢性缺血症状。可与下肢动脉硬化闭塞症鉴别。③下肢动脉硬化闭塞症与多发性大动脉炎的鉴别。多发性大动脉炎如果病变累及主-髂动脉,临床上可出现下肢缺血的症状,但此疾病多见于年轻女性,动脉病变主要累及主动脉及其分支的起始部,疾病活动期有发热和血沉升高等现象,可与下肢动脉硬化闭塞症鉴别。

(2)上肢动脉硬化闭塞症与其他上肢动脉疾病的鉴别:①上肢动脉硬化闭塞症与胸廓出口综合征的鉴别。胸廓出口综合征为锁骨下动、静脉及臂丛神经在胸廓出口处受压而出现的相应临床症状和体征,锁骨下动脉受压时可出现患肢发凉、麻木、无力,桡动脉搏动减弱甚至消失,发病通常与患肢的体位有关,据此可与上肢动脉硬化闭塞症鉴别。②上肢动脉硬化闭塞症与雷诺综合征的鉴别。雷诺综合征多见于女性,临床上表现为肢体远端(通常为手指)阵发性苍白—发绀—潮红,发病与寒冷刺激或精神紧张而引起的肢体远端动脉痉挛有关,可与上肢动脉硬化闭塞症相鉴别。③上肢动脉硬化闭塞症与多发性大动脉炎的鉴别。多发性大动脉炎多见于年轻女性,如果病变累及锁骨下动脉,临床上可出现上肢缺血的症状;但此病变多为全身病变的一部分,较少独立发生,颈动脉常同时受累,临床表现为肢体无力、麻木、脉搏减弱或无脉;疾病活动期有发热和血沉升高等现象。

4. 临床价值　彩色多普勒超声在诊断四肢动

脉疾病方面具有很高的特异性和敏感性,加之其具有无创性、可重复性等特点,已经成为四肢动脉疾病的首选检查方法。由于超声对四肢动脉狭窄的定量诊断主要依赖于动脉狭窄的多普勒频谱分析和血流速度测定,因此,准确分析和测量尤为重要。

五、四肢动脉其他疾病

(一)急性动脉栓塞

1. 病理与临床 急性动脉栓塞是指栓子自心脏或近心端动脉壁脱落或自外界进入动脉,随动脉血流冲入并停留在管径与栓子大小相当的动脉内,引起受累动脉供应区组织的急性缺血而出现相应的临床症状。肢体动脉急性栓塞常具有特征性的所谓"5P"征,即疼痛(pain)、麻木(parasthesia)、苍白(palor)、无脉(pulseless)和运动障碍(paralysis)。上述各种症状出现的早晚并不一致,症状的轻重取决于栓塞的位置、程度、继发性血栓的范围、是否有动脉粥样硬化性动脉狭窄以及侧支循环代偿的情况。在肢体动脉栓塞中,下肢动脉栓塞远多于上肢,发病率较上肢约高10倍。下肢动脉栓塞以股动脉栓塞的发病率最高,其次是腘动脉。上肢动脉栓塞则以肱动脉为常见。

2. 超声表现

(1)灰阶超声:动脉管腔内见不均质实性偏低回声,有时可见不规则强回声斑块伴典型或不典型声影,有时于栓塞近心端可见到血栓头漂浮于管腔内。

(2)彩色多普勒:急性动脉完全栓塞时,彩色血流于栓塞部位突然中断。不完全性栓塞时,彩色血流呈不规则细条或细线状,色彩明亮或暗淡。

(3)脉冲多普勒:完全栓塞时,动脉栓塞段不能探及血流频谱。不完全栓塞时,栓塞区血栓与管壁间可见不规则血流信号,此处的血流速度多不太高,脉冲多普勒频谱波形不定。栓塞远心端动脉内可探及低速低阻或单相连续性带状频谱。

3. 鉴别诊断 急性四肢动脉栓塞须与急性四肢深静脉血栓形成鉴别,后者可引起动脉反射性痉挛,使远心端动脉搏动减弱、皮温降低、皮色苍白,以致和急性四肢动脉栓塞相混淆;但是,急性四肢深静脉血栓形成时,二维超声可发现四肢深静脉有血栓,彩色多普勒则显示深静脉血流异常,而动脉血流通畅。

4. 临床价值 由于肢体动脉的急性栓塞起病急,发展快,若不及时治疗可使患者终身残疾,甚至危及生命。因而须尽快对栓子的部位、继发血栓的范围作出诊断,以便于尽早切开取栓或经血管内导管取栓。彩色多普勒超声检查简便、快捷,能够无创直观地显示栓塞动脉的形态和血流动力学改变,从而迅速确定栓塞的部位和范围,其定位远较通过皮肤温度和感觉改变间接推断栓塞部位更加准确,常可以免除动脉造影检查,对临床诊治具有重要的指导作用,也可作为取栓术后了解血流重建情况的监测手段。

(二)血栓闭塞性脉管炎

1. 病理与临床 血栓闭塞性脉管炎(Buerger病)是一种发作性和节段性的炎症和血栓并存的疾病,侵犯四肢中小动脉和静脉,好发于下肢,以20～40岁年轻吸烟男性多见。病因尚不明确,目前公认的可能因素包括吸烟,内分泌紊乱,地理环境,自身免疫,血液高凝状态等。血栓闭塞性脉管炎的主要病理改变是非化脓性全层血管炎症、增厚。病变早期有动脉内膜增厚,伴管腔内血栓形成;晚期动、静脉周围显著纤维化,伴侧支循环形成。

此疾病早期症状较轻,可仅表现为肢体特别是足趾发凉、怕冷、麻木和感觉异常等;病情继续发展,出现间歇性跛行;晚期动脉缺血严重时,患肢可出现静息痛,甚至出现指端或足趾的溃疡甚至坏疽。

2. 超声表现

(1)灰阶超声:病变动脉段内径不均匀性变细甚至闭塞,内膜面粗糙不平呈"虫蚀"状,管壁不均匀增厚。由于病变呈节段性,可见正常动脉段与病变段交替;病变近心端和远心端的正常动脉段内中膜无相应改变;病变段无动脉粥样斑块形成,一般无钙化。多以腘动脉以下病变为主。

(2)彩色多普勒:病变动脉段彩色血流图像变细、边缘不平整,血流间断性变细、稀疏。如完全闭塞则无彩色血流显示。病程较长者可见侧支循环建立。

(3)脉冲多普勒:由于血栓闭塞性脉管炎一般会累及一段较长的动脉,呈非局限性特点(不像动脉粥样硬化所致的动脉狭窄,一般呈局限性),脉冲多普勒频谱变化较大。如果病变较轻,仅有内膜或管腔的轻度改变,频谱形态可接近正常的三相波。但多数情况下,脉冲多普勒频谱呈单相波,流速增高或减低,病变以远正常动脉内的脉冲多普勒频谱呈高度狭窄远段的"小慢波"。在闭塞病变段探测不到脉冲多普勒频谱。

3. 鉴别诊断

(1)血栓闭塞性脉管炎与动脉粥样硬化的鉴别:动脉粥样硬化老年人好发,动脉管壁上可见粥样斑块及钙化,两者根据临床表现和超声图像特点容易鉴别。

(2)血栓闭塞性脉管炎与结节性动脉周围炎的鉴别:结节性动脉周围炎主要累及中、小动脉,肢体可出现类似血栓闭塞性脉管炎的缺血症状。其特点是病变广泛,常侵犯肾、心等内脏,皮下有沿动脉排列的结节,常有乏力、发热和红细胞沉降率增快。血液检查呈高球蛋白血症(α 和 α_2)。确诊需做活组织检查。

4. 临床价值　彩色多普勒超声具有无创、廉价、分辨力高的优点,可准确、直观地显示血管闭塞性脉管炎受累的范围和程度,并能够反映疾病造成的血流动力学改变,有助于疾病的分期和疗效的判断。

(三)动脉瘤

1. 真性动脉瘤

(1)病理与临床:真性动脉瘤的定义是一条动脉病变处的管径为相邻正常管径的 1.5 倍或以上,其发生常与动脉粥样硬化有关。真性动脉瘤的瘤壁由动脉壁全层(内膜、中膜和外膜)组成,与假性动脉瘤不同;而且可以发生继发性改变,包括破裂、附壁血栓形成和继发感染等。

四肢真性动脉瘤破裂并不常见,主要临床表现包括动脉瘤附壁血栓脱落形成急性动脉栓塞;动脉瘤管腔扩张压迫局部周围神经和静脉;其他症状包括疼痛、感染和动脉瘤腔闭塞导致肢体缺血。腘动脉瘤是四肢动脉最常见的真性动脉瘤。

(2)超声表现:

①灰阶超声,动脉局限性梭状或囊状扩张,内径为相邻正常动脉的 1.5 倍或以上;内壁回声可能有异常改变,如回声增强、不光滑或毛糙或见大小不等、形态各异的强回声斑块,部分斑块后方伴声影;可有附壁血栓,呈低回声或中等回声。

肢体动脉瘤最大直径的测量方法是从动脉外膜测至外膜,尚需测量动脉瘤长度及血栓厚度(如果有血栓),同时应该测量瘤体近端至近心端动脉分叉、瘤体远端至远心端动脉分叉的距离,为临床介入治疗提供更多信息。

②彩色多普勒,动脉瘤内血流紊乱,其程度与动脉扩张的大小与形状有关。在扩张明显或呈囊状扩张的病变区内可见涡流。附壁血栓形成时,可

见彩色血流充盈缺损。彩色多普勒对发现是否因血栓形成导致动脉闭塞具有重要价值。

③脉冲多普勒,血流由正常动脉段进入动脉瘤,管腔突然扩大,可造成明显的血流紊乱,在动脉瘤腔的不同位置取样,可得到不同的血流频谱波形。脉冲多普勒对于识别瘤腔因血栓形成而闭塞具有重要价值。

(3)鉴别诊断:请参见表 23-5。

(4)临床价值:彩色或脉冲多普勒对于评价有无附壁血栓形成,血栓是否导致动脉闭塞具有重要诊断价值。超声可以测量瘤体距近心端和远心端动脉分支或分叉处的距离,为临床介入治疗提供资料。

2. 假性动脉瘤

(1)病理与临床:局部动脉壁全层破损,引起局限性出血及动脉旁血肿形成,形成假性动脉瘤。常见诱因是局部创伤,如动脉刺伤或插管、挫伤、贯通伤、动脉断裂等。当动脉损伤后,血液进入肌肉和筋膜间隙,形成搏动性血肿。很多情况下,动脉破口可自行愈合,血肿自行吸收。否则,在动脉管腔与血肿之间存在着血流交通,血肿的中心部仍处于液性状态,周围则形成凝血块。一段时间后,凝血块和血肿的周围机化吸收,形成纤维组织的外层,其内衬以一层上皮细胞。这种动脉瘤的形态常不规则,绝大部分是偏心性的,即动脉瘤体位于损伤动脉的一侧。

不同原因所致、不同部位的假性动脉瘤,症状有所不同。一般来讲,多有疼痛,如果瘤体压迫周围脏器组织可能产生局部压迫症状,也可能伴发感染,位于浅表部位动脉的假性动脉瘤可能有搏动性包块。

(2)超声表现:①灰阶超声,动脉外侧可见无回声病灶,呈类圆形或不规则,即假性动脉瘤瘤腔。当伴有血栓形成时,瘤腔壁见厚薄不均的低或中等回声。高频探头可以显示瘤腔内血流回声,呈"云雾"状流动。如果动脉与病灶之间的开口较大(>2mm),灰阶图像可以帮助确定开口位置。②彩色多普勒,瘤腔内血流紊乱或呈涡流状。除此之外,彩色多普勒还可以帮助确定灰阶超声不能显示的动脉与瘤腔之间的小开口,即瘤颈。于瘤颈处可见收缩期由动脉"喷射"状入瘤体内的高速血流束,舒张期瘤体内的血液流回动脉腔,彩色血流暗淡。瘤体内的彩色血流充盈情况与瘤颈的大小及腔内有无血栓形成有关。如瘤体内有血栓形成,彩色血流

显示局限性充盈缺损。③脉冲多普勒,于瘤颈处可探及双向血流频谱,即收缩期由动脉流入瘤体的高速血流频谱,舒张期瘤体内的血流反流入动脉的低速血流频谱,这是假性动脉瘤的特点和诊断要点。在瘤腔内血流紊乱,不同位置探及的血流频谱不同。

(3)鉴别诊断:请参见表23-5。

3. 动脉夹层

(1)病理与临床:四肢的动脉夹层主要为主动脉夹层发展所累及。当超声检查诊断有四肢动脉夹层,应该进一步检查主动脉;相应的,当诊断主动脉夹层后,应该进一步检查四肢动脉是否也被累及。经动脉导管介入性操作,也可造成四肢动脉夹层。动脉夹层为动脉内膜与中层分离。当动脉夹层伴有动脉瘤形成时成为夹层动脉瘤。

(2)超声表现:①灰阶超声,显示动脉夹层的整个外界较正常增宽,但没有真性动脉瘤那样明显。动脉管腔被分成两个部分,即真腔和假腔,假腔内径一般大于真腔。真腔和假腔之间的隔膜随每一次动脉搏动而摆动,收缩期隔膜摆动的方向一般是假腔所在的位置。假腔内可并发血栓形成。②彩色多普勒,真腔与假腔具有不同的血流类型。真腔的血流方向与正常动脉相似,而假腔内血流常不规则。如能发现动脉夹层的破裂口,彩色多普勒可显示收缩期血流从真腔经破裂口流入假腔内,流经破裂口的血流速度可以很高;假腔内的血流可在舒张期经破裂口回流至真腔;有时可能因为假腔内血流速度太低或血栓形成而不能探及明确血流信号。③脉冲多普勒,可以很好地显示真腔与假腔血流类型的差异,包括血流方向和流速等。

(3)鉴别诊断:假性动脉瘤与真性动脉瘤及动脉夹层的鉴别诊断,请参见表23-5。

表23-5 真性动脉瘤与假性动脉瘤、动脉夹层的鉴别

		真性动脉瘤	假性动脉瘤	动脉夹层
病因		动脉粥样硬化	外伤、感染	动脉粥样硬化、梅毒、Marfan综合征等
起病		缓慢	较慢	急骤
好发部位		肾动脉以下	—	升主动脉、主动脉弓、胸主动脉、向下延伸
形态		梭形、囊状	囊状	梭形或螺旋形
灰阶超声	纵切面	梭形	类圆形或不规则	双腔(真腔和假腔)
	横切面	圆形、类圆形	腹主动脉外侧,类圆形或不规则	双腔
	彩色多普勒	紊乱血流或涡流	瘤腔内见高速射流	真、假腔内彩色血流一般不同(方向、彩色血流亮度等)
	脉冲多普勒	同彩色多普勒	湍流或高速射流频谱	真、假腔多普勒频谱一般不同(方向、流速等)

(4)临床价值:超声可对动脉瘤的部位、大小、瘤内有无血栓等提供证据,具有确诊价值;多普勒超声可用于假性动脉瘤的随访,观察瘤体大小变化、瘤体内血流充盈状况,并可观察假性动脉瘤的治疗效果。

近年来,利用超声引导对股动脉假性动脉瘤进行治疗,报道疗效肯定。主要有两种方法,超声引导下压迫治疗和超声引导下注射凝血药物治疗。前者是在超声引导下,用超声探头局部加压股动脉假性动脉瘤,彩色多普勒观察分流口处无血流通过时,再持续加压一段时间即可完成。如果失败,可以重复治疗;后者系在超声引导下经皮瘤内注入促凝药物(多为凝血酶)促使血栓形成,进行治疗。两种方法均可取得较好的临床疗效。

(四)胸廓出口综合征

1. 病理与临床 胸廓出口综合征(Thoracic Outlet Syndrome,TOS)是指臂丛神经,锁骨下动、静脉在经过锁骨后方和第1肋骨前方的胸廓出口处,受到骨性组织或软组织压迫而产生的一组神经和(或)血管受压的症候群。许多患者神经、血管的压迫不一定为持续性,只有在一定的体位下才会发生。锁骨下动脉和腋动脉长期受压可出现管壁受损,部分患者可出现动脉狭窄和动脉瘤。锁骨下静脉和腋静脉长期受压可出现内膜受损,部分患者可出现静脉血栓形成。

胸廓出口综合征的临床表现一般以神经受压为主,表现为患侧上肢及手部的疼痛、麻木和针刺感,尺侧多见;患肢软弱、无力,严重时不能上举梳头;可出现上肢及手部肌肉萎缩。部分患者同时出现血管受压表现,锁骨下动脉或腋动脉受压时,可出现患肢缺血症状,如发凉、麻木、无力以及肢端苍白发紫;锁骨下静脉或腋静脉受压时,可出现患肢静脉回流障碍的症状,如肿胀,上肢下垂时前臂和手指青紫;临床症状的严重程度与是否出现并发症,如动脉栓塞和静脉血栓有关。

2. 超声表现　胸廓出口综合征的超声检查应从锁骨上方和锁骨下方逐段扫查锁骨下动、静脉和腋动、静脉。检查中体位首先采取自然平卧,头部转向对侧,上肢位于身体两旁,掌心向上;然后上肢外展,肘关节弯曲,掌心朝上并置于枕后,观察上肢处于不同位置时,是否出现动、静脉受压的表现;若上述检查无受压,可令被检者坐在检查床的边缘,头部转向对侧,上肢外展约 90°,肘关节弯曲呈锐角,挺胸,上臂用力向后(行军礼位)或肘关节的弯曲呈直角或钝角(宣誓位);若以上体位仍未发现受压,在诱发患者临床症状的体位下扫查。

(1)灰阶超声:对于不存在动脉并发症,即动脉尚无器质性病变的患者,锁骨下动脉和腋动脉通常无异常表现。对于病程较长、病情较重的患者,由于动脉长期受压而受到损伤,可出现动脉狭窄和(或)动脉扩张。扩张动脉段(动脉瘤)多见于狭窄动脉段的远心段。如发现动脉瘤,应注意瘤腔内是否存在附壁血栓。

(2)彩色多普勒:发生动脉狭窄时,彩色多普勒显示彩色混叠及湍流;发生动脉闭塞时,闭塞动脉段内无彩色多普勒信号。

(3)脉冲多普勒:对于不存在动脉并发症,即动脉尚无器质性病变的患者,锁骨下动脉和腋动脉的频谱呈正常三相型。发生动脉狭窄时,狭窄处脉冲多普勒频谱显示流速增快、频带增宽。当发生闭塞或严重狭窄时,其远心端的腋动脉频谱发生变化,表现为收缩期峰值流速降低,收缩期和舒张期均为正向血流。

3. 鉴别诊断　通常,无特殊疾病需要与本病相鉴别。超声检查已经成为胸廓出口综合征患者动、静脉辅助检查的首选方法。其他影像学检查方法,如 X 线平片、CT 血管成像、磁共振血管成像和动脉造影也可用于此征的辅助诊断,并对发现引起动、静脉挤压的骨性组织或软组织具有重要意义。

4. 临床价值　超声检查可用于判断锁骨下动、静脉和腋动、静脉是否受压从而诊断胸廓出口综合征,也可用于诊断动、静脉长期受压后出现的并发症,如动脉狭窄、动脉瘤、动脉血栓形成、动脉栓塞以及静脉血栓形成。超声检查可以评价胸廓出口综合征患者局部动脉受损情况以及远侧动脉闭塞状况,临床上可据此选择治疗方式。超声检查还用于评估胸廓出口综合征患者手术治疗的疗效,并可用于动脉血管移植术后的长期随访。

(唐　杰)

第四节　四 肢 静 脉

一、解 剖 概 要

(一)上肢主要静脉

上肢静脉可分为深静脉和浅静脉两类。深静脉多走行于深筋膜的深面并与同名动脉相伴而行;浅静脉走行于皮下组织内,不与动脉伴行;深浅静脉之间常通过穿静脉相互交通。上肢深静脉包括桡静脉、尺静脉、肱静脉、腋静脉和锁骨下静脉;浅静脉包括头静脉、贵要静脉和肘正中静脉。

桡、尺静脉分别伴行于桡、尺动脉的两侧,向上延伸成为肱静脉。肱静脉伴行于肱动脉的两侧,在近端汇合成一总干向上到腋窝,并与头静脉、贵要静脉汇合成为腋静脉。腋静脉在第一肋的外侧缘延续为锁骨下静脉。锁骨下静脉进入胸腔出口向近端走行在第一肋上缘、前斜角肌的前方,与锁骨下动脉以前斜角肌相隔。

头静脉起于手背静脉网的桡侧,沿前臂桡侧向上行;贵要静脉起于手背静脉网的尺侧,逐渐转至前臂屈侧;二者在肘窝处通过肘正中静脉相交通。然后头静脉沿肱二头肌外侧间沟上行,经三角胸大肌间沟穿过深筋膜,注入腋静脉或锁骨下静脉;贵要静脉沿肱二头肌内侧间沟上行至臂中点的稍下方穿深筋膜并伴随肱动脉的内侧上行至大圆肌的下缘高度与肱静脉汇合后形成腋静脉。前臂的浅静脉有多种变异。

(二)下肢主要静脉

下肢静脉也分为深静脉与浅静脉,其交通是通过穿静脉实现的。深静脉与同名动脉相伴,而浅静脉则无。下肢深静脉包括小腿的胫前静脉、胫后静脉、腓静脉、胫腓静脉干;腘窝处的腘静脉;大腿的股浅静脉、股深静脉和股总静脉。下肢浅静脉包括大隐静脉和小隐静脉。

胫后静脉伴随胫后动脉走行于小腿后部,腓静脉与腓动脉伴行,二者在腘窝汇合成胫腓静脉干。胫前静脉伴随胫前动脉上行于小腿前外侧,在胫骨近端的后方穿骨间膜从内侧向中部汇入胫腓静脉干,后者向上延续为腘静脉。腘静脉在腘窝内位于胫神经和腘动脉之间,腘动脉的正后方,向上行至大收肌腱裂孔处续于股静脉。股静脉由股浅静脉、股深静脉和股总静脉构成。股浅静脉为腘静脉的延续,位于股动脉的后外侧,为大腿主要的回流静脉,由于表面没有肌肉组织,因此位置表浅;股深静脉由伴随穿动脉的相应静脉属支汇合而成,位于股深动脉前方,在腹股沟韧带下方7~8cm处与股浅静脉汇合成股总静脉;股总静脉上行至股三角的尖处位于股动脉的后方,在股三角内上行至腹股沟韧带逐渐转至动脉的内侧。

大隐静脉为全身最长的浅静脉,缘起于内侧足背静脉网,经内踝前方沿小腿内侧和大腿内侧上行,逐渐行向前上,在大腿根部的前方,于耻骨结节下外方3~4cm处穿隐静脉裂孔向深部汇入股总静脉。大隐静脉在注入股静脉之前还接收旋髂浅静脉、腹壁浅静脉、阴部外浅静脉、股内侧浅静脉和股外侧浅静脉5条属支。大隐静脉大有10~20对静脉瓣,末端有一对较为固定的瓣膜,对防止血液的逆流发挥重要作用,若此瓣膜功能丧失可导致大隐静脉曲张。小隐静脉缘起于外侧足背静脉网,经外踝后方沿小腿后面上行,经腓肠肌两头之间达腘窝并在此注入腘静脉。

穿静脉穿过深、浅静脉之间的肌层,分为两类:一种是直接连接在深、浅静脉之间并沟通两者的一组静脉,另一种则通过肌肉内静脉连接深、浅静脉。穿静脉多位于大腿远心段和小腿。正常情况下,穿静脉的功能是将浅静脉系统的血流向深静脉引流,穿静脉瓣膜功能不全将导致静脉血液从深静脉向浅静脉逆流,引起踝部肿胀、浅静脉曲张、皮肤色素沉着、增厚和慢性静脉溃疡等临床症状。

二、超声检查技术

(一)患者准备

检查室和患者要足够温暖以防止外周血管收缩而致静脉变细,导致超声检查困难。检查床要足够宽以使患者的四肢和躯干能舒适放松,否则肌肉收缩压迫和阻滞静脉会影响检查,同时也会妨碍探头的放置。患者平静呼吸,并保持心境平和,尽量减少因呼吸引起的胸内压变化及心脏活动而导致的静脉血流波形的变化。

(二)体位

1. 上肢静脉 一般采用平卧位,被检肢体外展、外旋,掌心向上。

2. 下肢静脉 一般采用平卧位,被检肢体略外展、外旋,膝关节略为弯曲。采用这一体位可以扫查股总静脉、股浅静脉、腘静脉、胫前静脉的起始部、胫后静脉及腓静脉。从小腿前外侧扫查胫前静脉或从小腿后外侧扫查腓静脉时,则需让被检肢体伸直,必要时略为内旋。卧位检查如有困难,可站立位检查,由于站立位静脉膨胀,容易观察这些情况,特别适合于大部分或完全再通的血栓形成后综合征患者内膜和残存小血栓的观察。

(三)仪器

1. 上肢静脉 锁骨下静脉和腋静脉一般可使用5MHz的凸阵探头;上肢其他静脉比较表浅,可使用7.5MHz或10MHz线阵探头。

2. 下肢静脉 一般使用5~7MHz线阵探头。有时,肢体粗大者位置深在的静脉(如股浅静脉远心段)需使用3.5MHz凸阵探头。相反,浅表静脉可使用10MHz以上线阵探头。

(四)检查方法

1. 四肢静脉超声检查内容 四肢静脉疾病主要包括静脉血栓和功能不全,每条(段)静脉的观察内容大致相同,包括:①观察静脉变异、内膜、管腔内回声情况;②进行压迫试验,观察静脉腔被压瘪的程度,进而判定管腔内有无静脉血栓;③观察静脉管腔内是否有自发性血流信号以及血流信号的充盈情况;④检查瓣膜功能。

2. 上肢静脉检查步骤

(1)上肢深静脉:锁骨下静脉最难显示,可采用锁骨上、下径路或胸骨上窝径路进行探测。腋静脉可从胸前扫查在胸前肌肉后方显示,也可将探头置于腋窝高处,从腋部扫查来显示。肱静脉可从肱二头肌内侧寻找肱动脉,然后在其两侧进行追踪观察。一般来说,上肢深静脉检查至肘部即可,若临床怀疑前臂静脉血栓,则需进一步检查前臂静脉。

(2)上肢浅静脉:先在三角肌旁找到头静脉与锁骨下静脉或腋静脉的连接处,然后沿肱二头肌外侧追踪观察头静脉;检查贵要静脉需要先在上臂找到贵要静脉与肱静脉或腋静脉连接处,然后沿肱二头肌内侧追踪观察;上述静脉也可由肱骨下端向上检查。

3．下肢静脉检查步骤

（1）下肢深静脉：在腹股沟处显示股总静脉，向上观察至髂外静脉的远端，向下观察到股浅静脉与股深静脉近心段。股浅静脉远心段位置较深，可采用前侧或后侧径路来充分显示此段静脉；其中位于收肌管内段位置很深，不能被有效地按压，应纵切采用彩色多普勒观察管腔内血流信号，必要时使用3.5～5MHz的凸阵探头。检查腘静脉时患者可取仰卧位，膝关节弯曲或取俯卧位，在检查侧踝部垫一小枕，使膝关节轻度屈曲，从而腘静脉处于膨胀状态。将探头置于股浅静脉远心段，使收肌管裂孔处的股、腘静脉获得清晰显示，一直追踪观察至胫前静脉汇入处。胫后静脉探查常用小腿前内侧径路：患者取仰卧位，膝关节稍弯曲，小腿外展，探头置于小腿前内侧，声束指向后方或后外方，沿胫骨外侧与肌肉之间的间隙向上追踪观察。腓静脉探查可采用与探测胫后静脉相同的小腿前内侧径路，在胫后静脉后方显示腓静脉。胫前静脉探查常采用仰卧位小腿前外侧径路，探头先置于内外踝连线的中点附近，显示胫前静脉远心端，然后沿小腿前外方向上追踪观察。腓肠肌静脉和比目鱼肌静脉也最好常规检查，特别是当患者小腿局部疼痛和（或）触痛而深静脉系统正常时，探测这些静脉是否有血栓很重要。

（2）下肢浅静脉：全程检查大隐静脉，沿小腿内侧上行，经过膝关节内侧，再沿大腿内侧上行，并逐渐转向前方，最后于耻骨结节下外方3～4cm处汇入股总静脉。小隐静脉走行表浅，经过外踝后方，沿小腿后面上升，经腓肠肌两头之间达腘窝并在此注入腘静脉。

4．探查注意事项

（1）深静脉与同名动脉伴行。在超声检查时，常以伴随的同名动脉作为静脉寻找和鉴别标志。

（2）检查浅静脉及部分位置表浅的深静脉时以探头轻触皮肤为宜。探头压力过大会影响静脉显示。

（3）评价静脉血栓时可在灰阶图像上横切扫查，应用间断按压法或持续按压法，观察静脉腔被压瘪的程度。间断按压法是指探头横切按压血管，尽量使静脉腔被压瘪，然后放松，按顺序每隔1～2cm反复进行，扫查整条血管。持续按压法是指探头横切滑行时持续按压血管，观察管腔的变化。静脉腔被压瘪程度的判定主要依据压迫前后近、远侧静脉壁距离的变化。若探头加压后管腔消失，近、远侧静脉壁完全相贴，则认为无静脉血栓。否则，存在静脉血栓。

（4）小腿静脉检查采用将横切按压和纵切彩色多普勒相结合的方法。一般应用横切按压法从踝关节开始检查，往往容易发现胫、腓静脉并能较好地追踪观察。采用纵切观察管腔内的彩色血流信号，特别是在小腿上部，成对的静脉汇合成静脉干。

（5）小腿深静脉的超声检查主要受骨骼、位置深在和水肿的影响，而且当动脉粥样硬化而动脉显示不清时，小腿静脉的检查也会受到限制。小腿静脉内的血流通常不是自发性的，需要通过不断的按压足部或检查处远端小腿来显示血流。

三、正常超声表现

1．灰阶超声 四肢主要静脉内径大于伴行动脉内径，且随呼吸运动而变化。在深吸气或Valsalva动作时，较大的静脉内径发生相应的改变。正常四肢静脉具有以下4个灰阶声像图特征：①静脉壁非常薄，甚至在灰阶超声上都难以显示；②内膜平整光滑；③超声图像上管腔内的血流呈无回声，高分辨力超声仪可显示流动的红细胞呈现弱回声；④可压缩性，探头加压可使管腔消失，此特征在鉴别静脉血栓时具有重要意义。部分人在管腔内看见的瓣膜，经常见于锁骨下静脉、股总静脉及大隐静脉。

2．彩色多普勒 正常四肢静脉内显示单一方向的回心血流信号，充盈于整个管腔；挤压远端肢体静脉时，管腔内血流信号增强；而当挤压远端肢体放松后或Valsalva动作（Valsalva动作：深吸气后紧闭声门，再用力做呼气动作）时血流信号立即中断或短暂反流后中断。有一些正常小静脉（桡、尺静脉，胫、腓静脉）可无自发性血流，人工挤压远端肢体时，管腔内可呈现血流信号；加压后静脉管腔消失，血流信号亦随之消失。

3．脉冲多普勒 正常四肢静脉重要的多普勒特征。①自发性：当受检者肢体处于休息或活动状态时，大、中静脉内存在血流信号，小静脉内可缺乏自发血流。②呼吸期相性：正常四肢静脉血流速度和血流量随呼吸运动而变化，脉冲多普勒能更直观地观察上述变化。吸气时胸内压降低，右心房压随之降低，上肢静脉压与右心房压的压力阶差增大，上肢静脉血液回流增加、血流速度加快；呼气时则相反。下肢静脉血流的期相性变化正好与上肢静脉相反，吸气时，膈肌下降，腹内压增高，下腔静脉受压,下肢外周静脉与腹部静脉之间的压力阶差降低,造成下肢血液回流减少和血流速度减慢;呼气时则相反。当静脉血流缺乏期相性,变为连续性血流时,预示着检查部位近端,有时可为远端严重的阻塞。③ Valsalva 反应:正常 Valsalva 反应是指深吸气后憋气,四肢大静脉或中等大小的静脉内径明显增宽,血流信号减少、短暂消失甚至出现短暂反流,用于判断从检查部位至胸腔的静脉系统的开放情况。严重的静脉阻塞才引起异常的 Valsalva 反应。④挤压远端肢体血流信号增强:人工挤压检查处远端肢体后,正常四肢静脉呈现短暂的血流信号增强或多普勒频移加快,这种反应可以证实检查部位与被压迫处之间的静脉段是开放的;如果挤压检查处远端肢体后,血流信号没有增强,则说明在检查部位以远的静脉存在阻塞;血流信号延迟或微弱的增强,提示远端静脉不完全阻塞或周围有侧支循环。⑤单向回心血流:因静脉瓣膜防止血液反流,故正常下肢静脉血液仅回流至心脏。当先天或后天因素造成瓣膜功能不全时,静脉血液的反流时间会明显延长,据此可判断瓣膜功能不全。

四、四肢静脉血栓

(一)四肢浅静脉血栓

1. 病理与临床 四肢浅静脉血栓常发生于静脉输液的部位,由输入的药物或静脉腔内放置导管的刺激所致;也常见于浅静脉曲张患者膝以下的大隐静脉及其属支。四肢浅静脉血栓具有明显体征,能够在静脉走行区皮下触及条索状肿块,有触痛,可伴有局部红斑。虽然浅静脉血栓较少发展成深静脉血栓,但深静脉血栓却常累及浅静脉。

2. 超声表现

(1)灰阶超声:使用高频探头,在静脉走行区皮下不能探及正常的浅静脉,取而代之的是一条索状的低或中强回声,边界清晰或模糊,管腔不能被压瘪。血栓处静脉壁明显增厚呈低回声,是由血栓导致相邻静脉壁的炎症反应所致。

(2)彩色多普勒:它显示内部无或可见部分再通的静脉血流信号。

3. 鉴别诊断 四肢浅静脉血栓与深静脉血栓的鉴别:因为治疗方式不同,二者的鉴别具有重要临床意义。四肢浅静脉血栓可在皮下触及条索状结构,常不发生远端肢体肿胀,超声显示为典型的静脉血栓,其周围没有伴行动脉;四肢深静脉血栓部位较深,不易触及异常静脉,常有梗阻水平以下的肢体肿

胀,超声显示血栓的静脉周围有伴行动脉。

4. 临床价值 超声不仅能够准确判断血栓部位,而且能够监测血栓发展情况,有助于临床制定治疗方案。超声有助于确定伴发的无临床症状的深静脉血栓。有些看似浅静脉炎性病变的患者,实际是软组织感染或血肿,彩色多普勒超声很容易对两者进行鉴别。

(二)四肢深静脉血栓

1. 病理与临床 四肢深静脉血栓是一种比较常见的疾病,以下肢多见。Fowkes 等人系统调查得出四肢深静脉血栓在全体人群中的发病率约为每年5/10 000,这一数字随年龄增高明显增长,70~79 岁可达20/10 000。长期肢体制动或偏瘫、全麻、感染以及先天解剖变异等可引起静脉血流迟缓;化学药物、机械性或感染性损伤可导致内膜损伤,启动外源性凝血途径;大型手术、严重脱水、严重感染、晚期肿瘤和先天遗传性疾病等使血液处于高凝状态,上述条件均可导致血栓形成。

下肢深静脉血栓以股浅静脉和腘静脉的发生率为最高,股总静脉次之,多段受累常见。常见的临床表现:①血栓水平以下的肢体持续肿胀,站立时加重,呈凹陷性水肿;②疼痛和压痛,皮温升高,其主要原因为血栓在静脉内引起的炎性反应和静脉回流受阻所致;③浅静脉曲张;④"股青肿"是下肢静脉血栓中最为严重的一种情况,当整个下肢静脉系统回流严重受阻时,组织张力极度增高,致使下肢动脉痉挛,肢体缺血甚至坏死;⑤血栓脱落,可造成肺栓塞。70%~90%肺栓塞的栓子来源于下肢深静脉,故及时诊断下肢深静脉血栓非常重要。

2. 超声表现

(1)灰阶超声:血栓形成后数小时到数天之内表现为无回声,1周后逐渐变为低回声,低于周围肌肉组织,边界平整。血栓处静脉管径通常明显扩张,显著大于相邻动脉,管腔不能被压瘪。血栓可自由飘动或随肢体挤压而飘动,这是急性血栓的诊断依据,而且是非常危险的征象,因为它预示了肺栓塞的可能。血栓处静脉壁明显增厚,为低回声,这是由于血栓导致相邻静脉壁的炎症反应所致。侧支循环形成,可位于血栓的附近或较远部位,一般较正常静脉细且多数走行纡曲或交错排列。

亚急性血栓(2周至6个月)回声较急性阶段逐渐增强,血栓变小且固定,静脉扩张程度减轻,甚至恢复至正常大小。血栓处静脉管腔不能完全被压瘪。血栓黏附于静脉壁,不再自由浮动。

（2）彩色多普勒：血栓段静脉内完全无血流信号或探及少量血流信号。血栓再通，静脉腔内血流信号逐渐增多，但这并不一定预示着静脉恢复正常。在另外一些病例，静脉可能始终为阻塞状态。

（3）脉冲多普勒：当血栓使静脉完全闭塞时，血栓远端静脉频谱变为连续性，失去期相性，Valsalva反应减弱甚至消失，但血栓致管腔部分阻塞或阻塞后形成丰富的侧支循环时，可能不发生这些改变。

3. 鉴别诊断

（1）正常四肢深静脉与深静脉血栓的鉴别：将正常四肢静脉误认为静脉血栓的情况见于髂静脉、收肌管内的股浅静脉、腘静脉以及小腿深部静脉。其产生的主要原因除了缺乏自发性血流信号，还有仪器调节不当、图像质量差、静脉被压闭的效果不好等原因。

（2）急性、亚急性与慢性四肢静脉血栓的鉴别：急性血栓是指发生时间在2周之内，亚急性血栓一般指血栓发生的时间在2周到6个月之间，慢性期血栓是指血栓发生在6个月以上。超声可以依据血栓的回声特点来大概推断血栓形成的时间长短，对上述三者之间的鉴别有一定帮助。急性血栓超声特点为形成后数小时到数天之内表现为无回声，1周后回声逐渐增强呈低回声；血栓处静脉管径明显扩张，显著大于相邻动脉；近心端往往是最新形成的凝血块，未附着于静脉壁，自由漂浮在管腔中。亚急性血栓超声特点为回声逐渐增强，但回声强度的差异较大；血栓逐渐溶解和收缩，导致血栓变小且固定，静脉扩张程度减轻，甚至恢复至正常大小；血栓黏附于静脉壁，不再自由浮动；由于血栓再通，静脉腔内血流信号逐渐增多；侧支循环形成。慢性期血栓逐渐发生纤维化，超声特点包括静脉管壁不规则增厚、静脉瓣膜增厚、静脉反流和侧支静脉循环形成等。

（3）四肢浅静脉与深静脉血栓的鉴别：见本节四肢浅静脉血栓。

（4）四肢静脉血栓与外压性静脉狭窄的鉴别：手术后、肿瘤压迫、左髂总静脉受压综合征及胸出口综合征等因素均可导致静脉回流障碍而引起肢体肿胀，且受阻处的远心段静脉血流频谱有类似改变，采用超声观察梗阻处静脉及其周围结构是正确鉴别的关键。

（5）四肢静脉血栓与静脉血流缓慢的鉴别：当静脉管腔内血液流动缓慢或使用较高频率探头时，血液可表现为云雾状似血栓样回声，采用压迫试验可很好地鉴别。

（6）四肢静脉血栓与四肢淋巴水肿的鉴别诊断：淋巴水肿是指淋巴液流通受阻或淋巴液反流所引起的浅层组织内体液积聚及继而产生的纤维增生、脂肪硬化、筋膜增厚及整个患肢变粗的病理状态。两者鉴别的关键是静脉血流的通畅与否。

（7）四肢静脉血栓与动脉血栓形成的鉴别诊断：见表23-6

表 23-6　四肢静脉血栓与动脉血栓形成的鉴别诊断

	四肢静脉血栓	四肢动脉血栓
两端连接关系	与静脉相连	与动脉相连
血栓位置	静脉内	动脉内
血流频谱特点	静脉频谱	动脉频谱，远端血流频谱为狭窄远段改变
血管壁	无三层结构、无钙化斑块	三层结构、钙化斑块常见
临床表现	肢体水肿、皮温升高、脉搏存在	肢体瘦缩、皮温降低、脉搏消失

4. 临床价值　下肢深静脉血栓形成可能有肺动脉栓塞的危险。超声不仅能够准确判断血栓部位，而且能够监测血栓发展情况，有助于临床制定治疗方案，具有重要的临床意义。Goodacre等对各种超声检查方法进行系统综述和Meta分析，发现超声对近段和远段下肢静脉血栓诊断的敏感性分别为96%和75%。

五、下肢静脉瓣膜功能不全

（一）病理与临床

下肢静脉瓣膜功能不全包括下肢浅静脉、深静脉和穿静脉的瓣膜功能不全，依据他们单独发生或继发于静脉血栓而分为原发性与继发性两类。

原发性下肢静脉瓣膜功能不全的病因至今尚未完全清晰，有以下几种可能的产生机制。①瓣膜先天发育异常或缺如；②应力性撑扯和损害；③瓣膜的弹性纤维组织变性；④瓣膜相对关闭不全：静脉壁弹性下降，导致静脉扩张，并最终造成瓣膜相对关闭不全。

下肢深静脉瓣膜功能不全可引起一系列症状。酸胀不适和疼痛为本病的早期症状。往往在静息站立时发生，逐渐加重；稍行走后舒适，长时间行走后又复现;平卧休息时感到舒适。当小腿深静脉(或同时穿静脉)瓣膜功能不全时,久站或远行之后,出现小腿踝关节部位肿胀,肿胀往往在傍晚较明显,休息一夜后即减轻或消失。病程后期,足踝内侧至小腿下部皮肤颜色发生改变,呈棕褐以至明显的紫癜,色素沉着,继而局部营养不良,乃至破溃不愈。还可以同时并发下肢浅静脉瓣膜功能不全。

下肢浅静脉瓣膜功能不全的患者可出现进行性加重的下肢浅静脉扩张、隆起和纡曲,尤以小腿内侧最为明显,有时可并发血栓性静脉炎和急性淋巴管炎。其他表现与下肢深静脉瓣膜功能不全相似。

(二)超声表现

1. 灰阶超声　下肢浅静脉瓣膜功能不全表现为病变处浅静脉扩张、走行纡曲,有的患者病变处浅静脉可发现血栓;部分可合并穿静脉瓣膜功能不全,表现为连接于深、浅静脉之间的纡曲扩张的管状结构,内径比正常的穿静脉要宽得多。对于继发性浅静脉瓣膜功能不全,可同时观察到同侧下肢深静脉的血栓病变和(或)瓣膜功能不全。

下肢深静脉瓣膜功能不全常表现为静脉管腔增宽,管壁内膜平整、不增厚,管腔内无实性回声,探头加压后管腔能被压闭。有的患者超声能够显示较大静脉或浅表静脉的瓣膜,可观察到瓣膜关闭不全或可见瓣膜不对称、瓣膜增厚,甚至缺如。

2. 彩色多普勒　静脉管腔内血流充盈满意,回心血流与正常静脉无明显不同或回心血流量增加。Valsalva动作或挤压小腿放松后,可见病变段静脉瓣膜处显示线样或束状反向血流信号,其持续时间的长短与瓣膜功能不全的程度相关。

3. 脉冲多普勒　脉冲多普勒测定的反流时间和峰值流速可用于诊断反流。目前,反流程度的判断尚没有建立统一可靠的诊断标准。多数学者认为,反流时间<0.5 s提示正常,以反流时间>1.0 s来诊断下肢深静脉瓣膜功能不全较为合适,而采用反流峰值流速诊断下肢静脉瓣膜功能不全存在较大争议。

(三)鉴别诊断

1. 原发性与继发性下肢浅静脉瓣膜功能不全的鉴别　前者深静脉并不受累,因此,超声能够显示从髂静脉到小腿深静脉血流正常;后者深静脉系统受累,超声可显示深静脉的慢性阻塞和(或)瓣膜功能不全。

2. 下肢浅静脉瓣膜功能不全与先天性动、静脉瘘的鉴别　先天性动、静脉瘘也可出现明显的浅静脉曲张,需与本病鉴别。先天性动、静脉瘘局部可触及震颤和闻及连续性血管杂音,皮温升高,远端肢体可有发凉等缺血表现。彩色多普勒表现具有特征性,病变部位呈蜂窝样改变,可见散在分布的色彩明亮的五彩镶嵌样血流信号,扩张静脉内探及动脉样血流频谱,供血动脉增宽且其血流频谱为高速低阻型。

3. 下肢浅静脉瓣膜功能不全与下肢血管瘤鉴别　下肢血管瘤多为先天性,发病年龄轻。超声显示软组织内有一明确的混合性肿块,多数边界清晰,内部有粗细不等、走行纡曲的管道结构,挤压远端肢体后这些管道结构内充满静脉血流信号。而下肢浅静脉瓣膜功能不全则为中老年发病,病变范围以浅静脉属支分布的区域为主,如小腿后内侧的大隐静脉形成区域,不能探及有明确界线的肿块。

4. 原发性下肢深静脉瓣膜功能不全与正常下肢深静脉的鉴别　在许多无下肢深静脉瓣膜功能不全症状的受试者中,经常可发现挤压远端肢体放松后或Valsalva动作时有短暂反流,但股静脉的反流时间一般在1s以内,膝关节以下静脉的反流时间一般在0.5 s以内。而有明显症状的原发性下肢深静脉瓣膜功能不全受试者中,一般反流时间>1s。

5. 原发性与继发性下肢深静脉瓣膜功能不全的鉴别　由于两者的病因不同,治疗方法也不尽相同,对其鉴别具有重要的临床意义。若发现静脉腔内有明显的血栓或患者有血栓史,一般认为这种患者发生瓣膜功能不全是继发性的。但是,深静脉血栓后血流完全或绝大部分再通后所致瓣膜功能不全与原发性的鉴别却存在一定的困难,然而只要仔细检查,还是可以辨别的,见表23-7。

6. 下肢深静脉瓣膜功能不全与下肢动、静脉瘘鉴别　如动、静脉瘘累及深静脉,则由于高速动脉血流冲击静脉,可导致深静脉瓣膜功能不全。依据动、静脉瘘的特征性彩色多普勒表现,结合临床症状和体征,能较好地确诊本病。

7. 原发性下肢静脉瓣膜功能不全与先天性静脉曲张性骨肥大综合征的鉴别　先天性静脉曲张性骨肥大综合征(Klippel-Trenaunay Syndrome)为先天性血管畸形,常继发下肢浅静脉、深静脉瓣膜功能不全。该疾病患者静脉瓣膜功能不全较广泛,常累及大腿外侧和后侧,患肢较健侧增粗增长,且皮肤有大片"葡萄酒色"血管痣,但无动静脉瘘。据此三联征,较易鉴别。

表 23-7　原发性与继发性下肢深静脉瓣膜功能不全的鉴别要点

项目	原发性	继发性
病史	多为长期站立或强体力劳动者	多有血栓史
浅静脉曲张	局限于下肢	范围广泛、可涉及下腹壁
内膜	平整	既毛糙又增厚
瓣膜	活动正常	不但增厚而且活动僵硬甚至固定
管腔内血栓	无血栓	可有残存细小血栓
挤压后管腔改变	消失	血栓处不消失

（四）临床价值

超声对于明确下肢静脉瓣膜功能不全的性质、范围及选择治疗方法非常有帮助。如大隐静脉瓣膜功能良好，临床治疗可针对瓣膜功能不全的静脉，不一定需要外科手术。相反，如发现大隐静脉静脉瓣功能不全，尽管临床检查静脉瓣膜功能不全并不明显，但仍需剥脱静脉以减少复发。如超声排除了深静脉血栓和（或）瓣膜功能不全，阻断穿静脉或剥脱浅静脉可能已足够，而且预示能够获得满意的治疗效果。如果患者拟定进行手术治疗，则彩色多普勒能够将穿静脉准确定位并在体表标记出来，从而指导外科手术结扎穿静脉。超声对大隐静脉瓣膜功能不全术后复发原因的鉴别具有一定帮助。对于不足够高位的大隐静脉结扎，会导致大隐静脉反流入皮下静脉分支，超声可显示腹股沟区的异常静脉丛。超声也能判断大隐静脉瓣膜功能不全术后复发的其他原因，如大隐静脉结扎失败、新发的静脉曲张或存在双支大隐静脉。

六、四肢动、静脉瘘

动、静脉瘘是指动脉和静脉之间存在的异常通道，有先天性和后天性两种，本节仅阐述后天性四肢动静脉瘘，先天性动静脉瘘见下一节先天性四肢血管畸形。

（一）病理与临床

动、静脉瘘使动脉和静脉之间的血流出现短路，对局部、周围循环和全身循环造成不同程度的影响。后天性动静脉瘘的主要病因为外伤，如枪伤、刀伤、骨折断端穿刺；其次是医源性血管损伤，如腘动、静脉和股动、静脉穿刺或插管，血管手术；动脉瘤和动脉粥样硬化也可腐蚀动、静脉壁而形成动、静脉瘘。此外，感染和恶性肿瘤也可引起本病。

后天性动、静脉瘘的临床表现因瘘口大小、部位和形成时间而异。急性动、静脉瘘的临床表现为损伤局部有血肿，绝大多数有震颤和杂音，部分病例伴有远端肢体缺血症状。慢性期的表现有静脉功能不全，局部组织营养障碍，患侧皮温升高，杂音和震颤，严重者可有心力衰竭的表现。

（二）超声表现

1. 灰阶超声　动、静脉瘘较大者，瘘近心端动脉内径增宽或呈瘤样扩张，而瘘远心端动脉变细；动、静脉瘘较小者，瘘近、远心端动脉内径无明显变化。有的患者引流静脉呈瘤样扩张，有时引流静脉内可探及血栓，呈低或中强回声。供血动脉与引流静脉之间有一无回声管道结构（导管型）或裂孔（裂孔型），有时瘘道呈瘤样扩张。灰阶超声可能遗漏裂孔型动、静脉瘘。

2. 彩色多普勒　显示血流持续从动脉流向静脉，并可根据瘘口处血流束的宽度大致测量瘘大小。高速血流的冲击造成瘘口或瘘道周围组织振动产生五彩镶嵌的彩色信号；同时造成引流静脉扩张、有搏动性、血流紊乱，压迫瘘近心端供血动脉，引流静脉内动脉样血流流速降低。彩色多普勒超声检查时，应注意动、静脉瘘和动脉瘤的同时存在，因为动脉瘤可逐渐粘连、腐蚀最后穿破伴行的静脉形成动、静脉瘘，且外伤也可造成假性动脉瘤与动、静脉瘘合并存在。

3. 脉冲多普勒　动脉血流通过瘘口直接分流到静脉内，导致引流静脉管腔内探及动脉样血流频谱（静脉血流动脉化），这是后天性动、静脉瘘的特征性表现之一。瘘口或瘘道处血流为高速低阻型动脉样频谱，频谱明显增宽；瘘近心端供血动脉血流阻力降低，流速常增快；远心端动脉血流方向正常，频谱形态呈三相波或二相波，少数患者血流方向逆转。Valsalva 动作时，与瘘口相连的静脉内高速血流信号消失证明分流量较小，而与瘘口相连的静脉内仍存在持续的高速血流信号则证明分流量较大。

（三）鉴别诊断

1. 四肢动、静脉瘘与动脉瘤的鉴别 临床上症状不明显的损伤性动、静脉瘘易与动脉瘤混淆，应予以鉴别，参加表23-8。

表23-8 四肢动静脉瘘与动脉瘤的鉴别要点

项目	动、静脉瘘	动脉瘤
搏动性肿块	较小、搏动不明显	最常见
杂音	持续性、收缩期增强	收缩期
局部浅静脉	明显曲张	无变化或轻度曲张
远侧动脉压	可减低	无变化或减低
脉压	增大	无变化
心脏	可扩大	无变化
动、静脉之间	有异常通道，为高速动脉样血流信号	无异常通道
受累动脉	瘘口近端动脉高速低阻血流，很少合并瘤样扩张，瘘口远端动脉血流频谱基本正常	局限性明显扩张或通过瘤颈部与邻近的搏动性肿物血流交通
受累静脉	扩张、血栓形成和血流动脉化	一般不累及静脉
动脉造影	动、静脉之间有异常通道	无异常通道

2. 四肢动、静脉瘘与血栓性深静脉炎的鉴别 由于动、静脉瘘患者肢体肿胀和静脉曲张，有时需与血栓性深静脉炎鉴别。血栓性深静脉炎患者一般肢体静脉曲张比较轻，局部没有震颤和杂音，动、静脉之间无异常通道，静脉内无动脉样血流信号，邻近动脉也无高速低阻血流。应用彩色多普勒超声，两者很容易鉴别。

（四）临床价值

对于四肢后天性动、静脉瘘，大多数患者彩色多普勒超声可作出肯定性结论，对瘘准确地定位，并将瘘的位置在体表标记出来。这能避免术前的血管造影检查，指导手术时寻找瘘口。但有的患者发现静脉内有动脉样血流频谱和其他动、静脉瘘超声征象，而未能判断瘘具体位置时，则可作出推断性结论。

彩色多普勒超声能够评价瘘分流量的大小，瘘远端动脉血供情况，引流静脉有无功能障碍，为临床治疗方案的选择提供重要依据。

七、先天性四肢血管畸形

（一）四肢血管瘤

1. 病理与临床 血管瘤可分为毛细血管瘤，海绵状血管瘤和蔓状血管瘤3类，发生于肢体皮下或深层肌肉组织中的先天性血管瘤以后两者多见。海绵状血管瘤是由于血管组织主要是小静脉和脂肪组织向周围延伸、扩张而形成的薄壁的囊腔状结构，并大片互相吻合，其囊腔内血流相对缓慢，有时可形成血栓；多数生长在皮下组织内，并常常侵袭到深部组织和肌肉内，病变可以增大并压迫周围组织。蔓状血管瘤是由于细小的动脉和静脉异常吻合使血管丛明显扩张、纤曲而形成局部的瘤样病变；瘤体范围广泛、界限不清，其内的血管形态不规则、直径较宽、壁较厚，瘤体内有动、静脉瘘存在；此病变除可发生在皮下及深层肌肉组织外，还常侵入骨组织。

海绵状血管瘤可呈局限或弥漫性改变，病变部位的局部皮肤可以正常或呈暗蓝色，可有毛细血管扩张。瘤的局部略有隆起、边界模糊不清，可有轻度压痛。发生在肌肉内的海绵状血管瘤常使患肢出现久站后肿胀等不适的感觉。

蔓状血管瘤表现为患处不规则的、呈紫蓝色的囊状肿物，其表面常有蜿蜒的血管。瘤体受压后可以缩小，放松后恢复原样。在瘤体部位能触及震颤、闻及血管杂音。由于瘤体内血管的搏动挤压皮下神经、产生明显的疼痛。病变发生在下肢时，由于营养障碍，皮肤变薄、色素沉着、甚至破溃坏疽。

2. 超声表现

（1）灰阶超声：海绵状血管瘤瘤体内可见大小不等、形态各异、分格状的低回声或无回声囊腔，边界不清，无包膜；囊腔内可有弱、等、强不同程度的血栓回声。蔓状血管瘤瘤体表现为不规则、走行纤曲的无回声管腔样结构，无明确的边界。瘤体受压均可变小。

（2）彩色多普勒：海绵状血管瘤表现为在瘤体

内无回声区中有不规则、红蓝相间、小片状血流信号,颜色较暗,可无血流信号显示;探头加压后快速放松时,瘤体内血流信号可显示或者颜色较前变亮;瘤体受压时可变小,瘤体内的血流信号消失,而压力解除或挤压瘤体远端的肢体时,瘤体恢复原来的大小。上述现象可以帮助确定海绵状血管瘤的存在。

蔓状血管瘤瘤体内有丰富的红蓝相间的彩色血流,颜色明亮,有细小动、静脉瘘部位的血流呈五彩镶嵌样。与海绵状血管瘤不同的是无须加压,瘤体内的彩色血流即可清楚显示。

(3)脉冲多普勒:海绵状血管瘤可以测到不规则、速度较低的静脉样频谱;瘤体近段动脉血流阻力减低,可以呈现低阻力型动脉频谱。蔓状血管瘤可以测及瘤体内速度较快的动脉频谱,形态呈低阻力型;动、静脉瘘的部位可以测得高速的湍流样频谱;在距离瘤体较近的静脉内能测到随心动周期变化的、速度较快的静脉频谱;瘤体近段动脉呈低阻力型频谱。

3. 鉴别诊断

(1)四肢血管瘤与血管球瘤的鉴别:血管球瘤较小,表面可呈浅红色、紫色或稍暗,多发生在指、趾甲床及其附近。临床主要表现为阵发性剧烈疼痛,寒冷刺激时明显。超声表现为包膜完整的低回声肿物;彩色多普勒示瘤体内及周边血流丰富,呈花环状,与正常组织的血流形成鲜明对比;脉冲多普勒呈低速低阻表现。可与四肢血管瘤鉴别。

(2)四肢血管瘤与淋巴管瘤的鉴别:四肢淋巴管瘤与血管瘤超声图像难以鉴别,特别是两者极易混合生长。淋巴管瘤挤压后也可见红蓝彩色信号,可能为挤压后造成内部淋巴液流动或混有血管瘤成分所致。

4. 临床价值 彩色多普勒超声可作为本病的初步检查手段和随访工具,典型者彩色多普勒超声可以进一步鉴别海绵状血管瘤和蔓状血管瘤,作出明确诊断,指导治疗。

(二)先天性动静脉瘘

1. 病理与临床 先天性动、静脉瘘是由于胚胎原基在演变过程中,动、静脉之间形成的异常交通所致。动、静脉瘘可以发生于人体任何部位,最常见于下肢,特别是踝部。在上肢瘘管常起源于尺动脉的分支、手掌动脉和手指动脉。

先天性动、静脉瘘分为 3 型。①干状动、静脉瘘:在周围动、静脉主干之间存在横向交通,多数为一个瘘口,瘘口分流量较大;②瘤样动、静脉瘘:动、静脉主干的分支之间有众多细小交通,累及局部软组织和骨骼,瘘口细小,局部组织伴有瘤样血管扩张,分流量较小;③混合型:有干状和瘤样的多发动、静脉交通。

婴幼儿期常无症状,到学龄期或青春发育期逐渐出现临床症状。患肢增长、增粗,皮温升高,静脉曲张,血管瘤等症状。在骨骺闭合前,先天性动、静脉瘘的存在能刺激骨骺生长,常伴有毛发增长、出汗增多现象。由于静脉压的增高,导致静脉曲张,并伴发色素沉着、溃疡,如瘘口远端的周围组织灌注不良,可表现为缺血症状,如麻木、坏疽等。病变处可触及震颤和闻及血管杂音。病变广泛、瘘口较大及病程较长者,可出现心悸,甚至心力衰竭,但多数患者心功能正常。

2. 超声表现

(1)灰阶超声:受累部位可见许多散在的管状和圆形无回声区,呈蜂窝样改变。

(2)彩色多普勒:无回声区内充满血流信号,并可见散在分布明亮的五彩镶嵌的血流信号。

(3)脉冲多普勒:病变部位动脉血流频谱为高速低阻型。仔细观察病变处可探及许多扩张的静脉,有的内部显示动脉样血流频谱。在病变近心端参与瘘血供的动脉常增宽,走行弯曲,甚至呈瘤样扩张,血流频谱为高速低阻型。

3. 鉴别诊断 先天性动、静脉瘘与后天性动、静脉瘘鉴别:最重要的鉴别依据是病史,后天性动静脉瘘继发于外伤、医源性血管损伤、动脉粥样硬化、动脉瘤等病因,而先天性动、静脉瘘是在发育过程中形成的。后天性动、静脉瘘的瘘口可大可小;供血动脉与引流静脉之间有一无回声管道结构(导管型)或裂孔(裂孔型),有时瘘道呈瘤样扩张。而先天性动、静脉瘘常发生于细小的动、静脉之间,瘘口众多、细小,不容易判断瘘口的具体部位。

4. 临床价值 彩色多普勒超声可作为本病的初步检查手段和术后的随访工具。典型者彩色多普勒超声可以作出明确诊断。先天性动、静脉瘘常发生于细小的动、静脉之间,瘘口众多、细小,不容易判断瘘口的具体部位,瘘口处五彩镶嵌样血流信号具有提示作用。另外,彩色多普勒超声可以判断参与瘘口血供的动脉。不典型者,彩色多普勒超声难以确诊,应建议行其他影像学检查。动脉造影的动态观察可显示病变的部位和范围,对确定治疗方案有决定性意义。

(三)先天性静脉曲张性骨肥大综合征

1. 病理与临床 先天性静脉曲张性骨肥大综合征目前病因尚未明确，根据临床和组织学研究认为与先天因素有关。其基本病变包括：①浅静脉曲张，常伴有深静脉异常，表现为深静脉缺如、静脉狭窄或扩张，并伴静脉瓣缺如；②皮肤毛细血管瘤或海绵状血管瘤；③骨骼和软组织过度生长。

2. 超声表现

(1)灰阶超声：可在病变肢体外侧探及扩张、纡曲、网状的异常浅静脉。曲张静脉内可有血栓存在。如伴有海绵状血管瘤时可见静脉石（静脉血栓和钙化）回声。同侧深静脉可有变细或增粗的改变，也可能探查不到深静脉（缺如）。

(2)彩色多普勒：可直接显示浅、深静脉的分支、走行、管壁回声，管腔透声情况。如合并栓塞时，可见管腔内实性回声，探头加压管径无变化或不全消失，并可观察浅静脉粗大紊乱呈瘤样扩张及团块变化以及交通静脉形成情况。结合 Valsalva 动作，可直接观察彩色血流信号反流。可探及深静脉缺如、部分缺如或不同程度的发育不全，如静脉狭窄、瓣膜畸形等。随探头抬起和加压可观察到血管瘤内静脉血流信号的改变情况。

(3)脉冲多普勒：可测量其反流时间，从而判断浅、深静脉瓣的功能状况。对海绵状血管瘤可直接测及动脉型及动、静脉瘘型血流信号。

3. 鉴别诊断 由于肢体增粗、增长和浅静脉曲张，临床上易与伴有动、静脉瘘的先天性血管发育不全或肢体血管瘤相混淆。本综合征中动脉正常，无动、静脉瘘，据此可作出鉴别诊断。

4. 临床价值 超声检查可发现深静脉的畸形、发育不良、缺如和静脉瓣的发育异常（缺如和反流），可发现浅静脉的扩张和分布范围的异常，也可与动、静脉瘘鉴别，对疾病的发现及明确诊断具有重要的应用价值。

（唐 杰）

■ 参考文献

[1] 郑宇,华扬译著.血管超声入门.北京:中国医药科技出版社,2005.

[2] 华扬主译.脑血管超声与卒中防治.北京:人民卫生出版社,2006.

[3] 华扬.实用颈动脉和颅脑血管超声诊断学.北京:科学出版社,2002.

[4] 华扬,高山,吴钢,等.经颅多普勒超声操作规范及标准指南.中华医学超声杂志(电子版),2008,5(2):197-222.

[5] 李秋平,华扬.缺血性脑血管病的超声检测与临床病变相关性的流行病学研究.中华医学超声杂志(电子版),2006,3(4),247-250.

[6] 凌锋.脑血管病理论与实践.北京:人民卫生出版社,2006;45-51.

[7] Zwiebel WJ,Pellerito JS. Introduction to Vascular Ultrasonography. Fifth ed. USA;Elsevier Saunders Press 2005.

[8] Goodacre S, Sampson F, Thomas S, et al. Systematic review and meta analysis of the diagnostic accuracy of ultrasonography for deep vein thrombosis. BMC Medical Imaging 2005,5;6.

[9] Fowkes FJ,Price JF,Fowkes FG. Incidence of diagnosed deep vein thrombosis in the general population;systematic review. European Journal of Vascular and Endovascular Surgery 2003, 25;1-5.

第24章

浅表器官

第一节　眼　　部

超声检查应用于眼部至今已有 50 余年的历史。从最初单纯应用 A 型超声进行疾病的诊断，到应用 B 型超声观察眼内结构的改变以及目前使用彩色多普勒血流成像观察眼部的血供情况等，超声检查在眼部的应用取得了突飞猛进的发展。目前，眼部超声检查在国内已经相当普及，不仅可以用来对眼部病变的形态特点进行观察，提供明确的诊断依据，为进一步的治疗提供帮助。此外，应用超声检查对正常和异常的眼球结构、血流特征的分析，探讨疾病的发病机制，为相关疾病的诊断和治疗提供依据。

一、解剖概要

眼为人体的视觉器官，分为眼球、视路和眼附属器 3 部分。眼球和视路共同完成视觉功能，眼附属器则起保护和运动等辅助作用。眼球(eyeball)近于球形，其前后径为 24mm，垂直径为 23mm，水平径为 23.5mm，位于眼眶内。眼球分为眼球壁和眼内容两个部分。眼球壁包括 3 层膜：外层为纤维膜、中层为色素膜、内层为视网膜。眼内容物包括房水、晶状体和玻璃体。

(一)眼球壁

1. 纤维膜　角膜(cornea)和巩膜(sclera)组成眼球外膜，主要由纤维结缔组织构成，故总称为纤维膜。

2. 色素膜　又称葡萄膜(uvea)，是位于巩膜和视网膜之间富含色素的血管性结构，分虹膜(iris)、睫状体(ciliary body)和脉络膜(choroid) 3 部分。色素膜内血供丰富，主要生理功能是营养眼球。

(1)虹膜：为色素膜的最前部分，为一圆盘状膜，由睫状体前部伸展到晶状体前面，中央有一圆孔称为瞳孔。

(2)睫状体：位于视网膜与锯齿缘之间，前与虹膜根部相连，向后移行于脉络膜，切面为三角形，顶端向后指向锯齿缘，基底指向虹膜，环绕晶状体赤道部。

(3)脉络膜：由视网膜锯齿缘开始，直到视神经孔，覆盖眼球后部。厚度约 0.25mm，为色素丰富的血管性结构。

3. 视网膜(retina)　前界为锯齿缘，后界为视乳头周围，外为脉络膜，内为玻璃体。后极部可见一直径 1.5mm 边界清晰的淡红色圆盘状结构，称为视盘(视乳头)(optic papilla, optic disc)，为视网膜神经纤维汇集穿过巩膜筛板的部位。在视盘颞侧 3mm 处可见直径约 2mm 的浅漏斗状小凹陷，称为黄斑(macula lutea)，其中有一小凹为黄斑中心凹(fovea centralis)，为视网膜视觉最敏锐的部位。

(二)眼内容

1. 晶状体(lens)　由晶状体囊和纤维组成，形似双凸镜的透明体，借晶状体悬韧带与睫状体相连，固定在虹膜后、玻璃体前，富有弹性。晶状体直径 9～10mm，厚度 4～5mm，前后两面相接处为晶状体赤道部。

2. 玻璃体(vitreous body)　为充满眼球后 4/5 空腔内的透明无色胶体，其 99% 为水分，充满在晶状体后，玻璃体内没有血管和神经，在其外层有少量游走细胞。玻璃体组织由玻璃体界膜、玻璃体皮质、中央玻璃体、中央管及玻璃体细胞构成。

3. 房水(aqueous humor)　是眼内透明液体，充满眼前房和后房。房水由睫状突无色素上皮细胞分泌产生,主要功能是维持眼内压,营养角膜、晶状体和玻璃体,保护眼结构的完整性和光学透明性。

(三)眼部血管解剖

1. 动脉系统

(1)眼动脉(Ophthalmic artery,OA):眼动脉是颈内动脉的第一分支。它通过视神经管与视神经相伴行进入眼眶。其在眶内的行程可以分为3部分。第一部分在眶外下方向前走行到视神经,然后在眶中部穿越视神经到其鼻上方(第二部分);约85%的病例,眼动脉在视神经的上方越过;其余在视神经的下方越过。在视神经鼻侧(第三部分)眼动脉分出其末支。

(2)视网膜中央动脉(central retinal artery,CRA):由眼动脉的第二部分分出,于球后约12mm处进入视神经,然后在视神经实质中向前行走直到眼球为止。在视神经内,视网膜中央动脉和视网膜中央静脉相伴行。

(3)睫状后长动脉(posterior ciliary artery long,PCAl)和睫状后短动脉(posterior ciliary artery short,PCAs):包括6～8条短动脉和2条长动脉,均在视神经附近从后进入眼内,为脉络膜(睫状后短动脉)以及虹膜和睫状体(睫状后长动脉)提供血供。

2. 静脉系统

(1)眼静脉(Ophthalmic vein,OV):共2支,即眼上静脉(superior ophthalmic vein,SOV)和眼下静脉。其中,眼上静脉是引流眼球及其附属器的主要血管,直接向后引流至海绵窦。眼下静脉在进入海绵窦之前,发出分支汇入眼上静脉,另一支汇入翼状丛。部分血液也向前经内眦静脉入面静脉引流。

(2)涡静脉(vortex vein,VV):为引流脉络膜、睫状体和虹膜的主要血管。脉络膜后部的静脉向前集合,赤道前的脉络膜静脉则向后集合,在赤道部附近形成4～5支涡静脉。

(3)视网膜中央静脉(central retinal vein,CRV):其走行在视神经内,与视网膜中央动脉走行完全相同。经眼上静脉或直接回流到海绵窦。

二、超声检查技术

1. 患者准备 检查前应通过与患者的密切交流消除其紧张、恐惧心理,配合医生的检查,如平稳呼吸、减少瞬目等。通过询问病史、阅读病历了解患者的基本病情。

2. 体位 一般为仰卧位检查,特殊情况下可以采用坐位检查。

3. 仪器 一般使用高频线阵探头、仪器内置的小器官条件即可,但需降低发射功率、尽量缩短多普勒检查的时间。

4. 检查方法

(1)二维超声检查方法:首先将仪器的增益调整至最高,以免将细小的病变遗漏,一般依照如下顺序进行扫查。①横切扫描:将探头置于6点角膜巩膜缘,得到上方眼球后极部的图像,向下(穹窿部)移动探头,依次得到眼球后极部、赤道部、周边部的图像。应用相同的方法分别对眼球的下方、鼻侧、颞侧进行检查。②纵切扫描:如果应用横切扫描有异常发现,或者有不能详尽观察的盲区,可以进行纵切扫描。旋转探头90°(与横切扫描相垂直),同样自角膜巩膜缘向穹窿部移动探头,观察病变的情况。③轴位扫描:将探头置于眼球中央,得到自角膜顶点至视神经的眼球图像为轴位图,可以明确病变与视神经、黄斑之间的关系。

(2)彩色多普勒成像的检查方法:这里主要介绍眶内血管的检查方法。

做眼球的轴位切面,在视神经的两侧找寻类似英文字母"S"形的粗大血管即眼动脉。视神经的低回声区内可以发现红-蓝相间的血流信号即视网膜中央动脉和视网膜中央静脉。在视神经的两侧可以发现单一颜色的条带状血流信号为睫状后短动脉。

三、正常超声表现

1. 眼的结构 眼球呈类圆形,有回声和无回声相间组成。角膜呈弧形带状回声,如果探头对角膜加压可见角膜形态发生改变,即角膜顶点的回声局限变平。前房为半球形无回声区。虹膜显示为对称的带状回声,中央区回声局限缺如为瞳孔区。晶状体的全部均可清晰显示,呈类椭圆形中强回声。玻璃体表现为无回声区,与眼球壁回声之间界限清晰。球壁回声为类圆形带状强回声,与玻璃体回声形成明显的对比,受到仪器分辨力的影响,正常情况下超声诊断仪无法将球壁的3层结构明确分辨。

眼眶主要由中强点状回声组成呈类英文字母"W"形,视神经表现为带状无回声区,前与视盘回声相连,向后延伸至颅内,但一般的超声诊断仪仅能显示60mm左右的眶内结构。眼球的上、下、鼻、颞侧各有一条肌肉,二维超声表现为带状回声,边缘回声较中央明显增强,与周边的眶脂肪组织可以清晰分辨。泪腺位于眼球的颞上方,呈类三角形,内为中低回声,边界清晰,无压缩性。

2. 眶内的血管　眼动脉为颈内动脉的主要分支,自视神经孔进入眶内。呈英文字母"S"形与视神经相伴自视神经孔走形到眼前部。眼动脉再走形的过程中分出视网膜中央动脉和睫状动脉。视网膜中央动脉自球后 15mm 眼眶内的血管根据其解剖及走行 CDFI 检查一般只对眼动脉、视网膜中央动脉和睫状后短动脉进行观察和定量测量。所有的眼局部动脉血管的频谱与颈内动脉类似,均为三峰双切迹状。

四、眼部疾病

(一)玻璃体积血

玻璃体积血(vitreous hemorrhage)为眼外伤或视网膜血管性疾病所致的常见并发症。任何原因所致视网膜、色素膜血管或新生血管破裂,血液流出并积聚于玻璃体腔内均可形成玻璃体积血。

1. 病理与临床　正常人玻璃体内本无血管,但在玻璃体纤维血管组织增生等情况下,玻璃体腔内可出现新生血管。眼外伤和眼底血管性疾病为临床上引起玻璃体积血的常见原因。眼科检查,出血较少时可见红细胞聚集于玻璃体凝胶的支架中,呈柠檬色尘状;中等量的新鲜出血可致致密的黑色条状混浊;大量出血致眼底无红光反射,视力可下降至光感。

2. 超声表现

(1)二维超声:少量的玻璃体积血表现为玻璃体内局部点状弱回声,大量的玻璃体积血可以充满整个玻璃体,分布一般与出血的位置有关,也可均匀分布在玻璃体内。点状回声不与眼球壁回声紧密相连,运动试验和后运动试验均阳性。玻璃体内积血运动一般无固定规律,为随眼球活动的随意运动。

(2)多普勒超声:由于玻璃体内的积血有轻微的流动性,但其流动的速度尚不足以引起多普勒效应,所以在玻璃体积血时病变内无异常血流信号发现。

3. 鉴别诊断　见视网膜脱离部分。

4. 临床价值　超声诊断对玻璃体积血的诊断与眼底镜的观察同样重要,除非临床医生能够明确只有玻璃体积血而无其他并发症的存在,否则一般

均需要进行超声检查除外其他并发症。如玻璃体后脱离、视网膜脱离、脉络膜脱离等。

(二)玻璃体后脱离

玻璃体后脱离(posterior vetreous detachment,PVD)是指基底部以后的玻璃体与视网膜相互分离。玻璃体后脱离多为老年变性引起,其发病率随年龄增加而提高,据统计,年龄 50 岁以上有 53% 发生玻璃体后脱离,超过 65 岁其发病率可高达 65%。此外,炎症、出血、外伤等也可导致玻璃体后脱离。

1. 病理与临床　玻璃体后脱离起病急,主要表现为飞蚊症和闪光感。客观检查可以观察到玻璃体后脱离现象。眼底镜检查表现为视盘前环形混浊(weiss 环),即自视盘脱离但仍附着在后玻璃体皮质上的视盘周围胶质样物质。如果胶原组织纤细可能无法观察到此现象,可结合其他检查方法。有时后玻璃体皮质增厚,发生玻璃体后脱离时玻璃体内可见片状混浊物,病人可经常有眼前黑影飘动的感觉。

玻璃体后脱离时约 12% 的病例可以伴发视网膜裂孔,这也是引起玻璃体积血的原因。

2. 超声表现

(1)二维超声:根据玻璃体后界膜与球壁回声之间的关系将玻璃体后脱离分为两型即完全型玻璃体后脱离和不完全型玻璃体后脱离。①完全型玻璃体后脱离。玻璃体内连续条带状弱回声,不与后极部眼球壁回声相连,运动和后运动试验均为阳性。玻璃体后界膜脱离的运动有自己的特点,即运动是自眼球一侧向另一侧的波浪状运动。在后极部中央可观察到玻璃体后界膜回声局限增强,可表现为双条带状回声,为 Weiss 环的回声,也是诊断玻璃体后脱离的特征之一。②不完全型玻璃体后脱离。由于玻璃体后界膜与视盘、黄斑等结构之间的连接紧密,所以一部分病例检查时可以扫查到玻璃体后界膜与视盘、黄斑或其他后极部眼球壁回声相固着。运动试验和后运动试验也同样为阳性,只是运动的后界膜为在玻璃体腔内随眼球运动方向摆动而非波浪状运动。

(2)多普勒超声:不论是完全型玻璃体后脱离还是不完全型玻璃体后脱离,CDFI 检查在其上均无异常血流信号发现。这也是与其他膜状回声相鉴别之处。

单纯的玻璃体后脱离一般超声检查不易发现,检查时需要将仪器的增益值增大以免漏诊。如果

同时合并玻璃体积血,由于积血沉积在玻璃体后界膜之上,后界膜的回声增强,较单纯的玻璃体后脱离更容易显示。对于完全玻璃体后脱离其典型的运动特点和连续的条带状回声为其诊断的特点。而不完全玻璃体后脱离由于与眼球壁之间有固着关系,尤其与视盘有固着关系时,与视网膜脱离之间很难鉴别。此时CDFI对二者的鉴别有帮助。

3. 鉴别诊断　见视网膜脱离部分。

4. 临床价值　玻璃体后脱离常发于60岁以上的老年人,单纯的玻璃体后脱离一般无重要临床意义,向病人解释清楚即可。但是部分患者由于玻璃体后界膜的牵拉可能导致视网膜破孔甚至视网膜脱离,这是行超声检查时必须注意的。如果玻璃体后脱离与玻璃体积血等同时存在,则玻璃体后界膜与后极部眼球壁之间的固着关系为扫查的重点。在诊断报告中务必明确注明,以利临床医生选择治疗方案和手术方式等。

(三)视网膜脱离

视网膜脱离(retinal detachment)是视网膜色素上皮质与神经上皮质之间的分离,而非视网膜与脉络膜之间的分离。

1. 病理与临床　视网膜源于胚胎的原始视杯,视杯的神经外胚叶的外层发育成视网膜的色素上皮质,神经外胚叶的内层高度分化增厚形成视网膜神经上皮质,二者之间存在一个潜在的间隙。临床检查,视网膜脱离初发时有"飞蚊症"或眼前漂浮物,某一方向有闪光感,眼前阴影遮挡且与脱离的视网膜区域相对应。视网膜脱离累及黄斑区时可表现为显著的视力减退,眼内压多偏低。眼底检查可见脱离的视网膜变为蓝灰色,不透明,视网膜隆起呈波浪状,其上有暗红色的视网膜血管。

2. 超声表现

(1)二维超声:局限性视网膜脱离,表现为与视盘回声相连的带状强回声。完全性视网膜脱离则表现为玻璃体内类似英文字母"V"形的条带状回声,V形带状回声的尖端与视盘回声相连,两端分别与周边部球壁回声相连。脱离的视网膜回声表面光滑,与球壁回声的弧度基本一致。运动试验一般为阳性,且视网膜的运动方向一般与眼球壁回声相垂直,为以脱离的视网膜为中心的垂直轻微摆动。

(2)多普勒超声:脱离的视网膜上有点状、条带状血流信号,且与视网膜中央动脉的血流信号相延续。频谱为与视网膜中央动、静脉血流频谱完全相同的动、静脉伴行的血流频谱。

3. 鉴别诊断　与视网膜脱离鉴别的常见疾病有玻璃体内机化膜、玻璃体后脱离、脉络膜脱离等。鉴别主要以病变的形态、回声强度、病变与眼球的固着关系、运动情况、后运动情况以及病变内部的血流情况进行鉴别(表24-1)。

表 24-1　眼内膜状回声鉴别诊断表

病种	形状	固着点	运动	后运动	血流情况
视网膜脱离	带状,规则,光滑凹面向前"V"	一端与视盘相连,一端与周边球壁相连	(+)	(-)	与视网膜中央动、静脉相延续频谱特征亦为动静脉伴行型
脉络膜脱离	带状,规则,光滑,多个,凸面向玻璃体	一般在眼赤道部之前,不与视盘回声相连	(+/-)	(-)	血流信号丰富,血流频谱为低速动脉型血流
玻璃体后脱离	连续带状,光滑弧形	不确定,可与眼球的任意部分相固着	(+)	(+)	病变上无血流信号
玻璃体积血	不规则,均匀点状	一般不与球壁回声相连	(+)	(+)	病变上无血流信号

4. 临床价值　对于视网膜脱离的病例,如果患者的屈光间质清晰,可以确定视网膜脱离的性质时一般不需超声检查。如果患者的屈光间质欠清晰或不能确定继发性视网膜脱离的性质等特殊情况下,超声检查可为其诊断提供帮助。形态特征和血流特点的相互结合是准确诊断视网膜脱离的基本保证。

(四)脉络膜脱离

由于脉络膜血管内皮细胞结合疏松,仅靠少量结缔组织和单层内皮细胞的窦腔连接,在外界因素的作用下,血管外压力突然下降导致血浆大量渗出,积聚于脉络膜上腔而发生脉络膜脱离(choroidal detachment)。

1. 病理与临床　脉络膜脱离多见于外伤性眼

病或眼内手术后,也可见于巩膜炎、葡萄膜炎等炎症疾病和眼局部循环障碍性疾病。一般患者的视力下降不显著,眼底检查在周边部可发现灰褐色或棕黑色环形隆起,边缘清晰,表面的视网膜正常无脱离。脱离的脉络膜受涡静脉的影响可以被分割为大小、形态各不相同的多个局限性球形隆起。严重的脉络膜脱离可以越过涡静脉向眼球后极部发展甚至到达视神经的周围。

2. 超声表现

(1)二维超声:轴位切面上可以探及至少2个条带状回声,一般在眼球的周边部,与眼球赤道附近的球壁回声相连。带状回声的凸面相对,其下为无回声区。类冠状切面上可以探及多个弧形带状回声,有多个点与眼球壁回声相连,形态类似“花瓣”状,即花瓣征阳性。横切面上脱离的脉络膜呈双带状回声,但可能不与球壁回声相连。

(2)多普勒超声:脱离的脉络膜上有较丰富的血流信号,呈低速动脉型血流频谱,与睫状后短动脉的血流频谱特征相同。

3. 鉴别诊断　见视网膜脱离部分。

4. 临床价值　脉络膜脱离由于一般继发于眼外伤或眼内手术之后,且患者一般没有显著的视力障碍在诊断上存在一定困难。超声检查结合其特殊的形态改变和血流特点一般可以得到准确诊断,对疾病的诊断和治疗有极大的帮助。

(五)视网膜母细胞瘤

视网膜母细胞瘤(retinoblastoma,RB)为婴幼儿常见的眼内恶性肿瘤,严重危害患儿的生命和视力。平均发病年龄单眼病例为24个月(7岁以上少见),双眼病例在10个月左右(3岁以上少见),有家族史者的发病年龄较单独发生的病例发病年龄早。

1. 病理与临床　视网膜母细胞瘤可分为遗传型和非遗传型两类。约40%的病例为遗传型,其发病为合子前决定,即由患病的父母或基因携带者父母遗传所致,为常染色体显性遗传。约60%的病例为非遗传型,为视网膜母细胞突变所致,不遗传。少数病例(约5%)有体细胞染色体畸变。

早期症状和体征是视力障碍和眼底改变。由于视力丧失,瞳孔开大,经瞳孔可见黄白色反光,称为“黑矇性猫眼”。临床以“猫眼”为视网膜母细胞瘤的早期症状。肿瘤向眼外扩展的基本途径如下:穿破角膜或巩膜后形成突出于睑裂的肿块,表面可

见出血和坏死;穿破巩膜或巩膜上导管蔓延至眼眶内形成肿块,使眼球突出;沿视神经或视网膜中央动脉向眼眶内或颅内蔓延,此为最常见的扩展途径。

2. 超声诊断表现

(1)二维超声表现:肿瘤形状多样,可以为半球形、V形、不规则形等;可以表现为眼球壁的广泛增厚;可以充满整个玻璃体腔;可以为单一病灶,也可以为多发病灶。肿瘤可以位于眼球的任何部位,但以后极部病变居多,边界清晰,与周围组织之间可以准确地鉴别。

肿瘤内部回声不均匀,70%～80%的病变内可探及不规则形斑块状强回声,即“钙斑”。钙斑之后可见声影。由于肿瘤源于视网膜,受肿瘤生长的影响极易导致视网膜脱离。如果肿瘤蔓延至眶内,可在眶内发现与球内病变相延续且内回声强度一致的病变。如果肿瘤生长过程中破坏了视网膜上的血管,可以并发玻璃体积血。

(2)多普勒超声:病变内可以发现与视网膜中央动脉、静脉相延续的血流信号,呈树枝状广泛地分布在病变内,频谱特点为与视网膜中央动脉、静脉完全一致的动脉与静脉伴行的血流频谱。

3. 鉴别诊断　本病主要需与其他同样表现为“白瞳”的疾病进行鉴别,如 Coats 病、原始永存玻璃体增生症、早产儿视网膜病变、先天性白内障、眼内炎等相鉴别,详见表24-2。

4. 临床价值　视网膜母细胞瘤为婴、幼儿眼内的恶性肿瘤,直接威胁患儿的生命。由于很多疾病均可表现为“白瞳”,单纯依靠裂隙灯显微镜、眼底镜检查对视网膜母细胞瘤的诊断是远远不够的。超声诊断通过对视网膜母细胞瘤形态特征和血流改变的研究,可以准确地诊断视网膜母细胞瘤。

此外,对于视网膜母细胞瘤,可以采用放射治疗、化学治疗、冷冻治疗和激光治疗等保存视功能疗法,应用超声检查可以及时了解治疗后病变的大小和形态变化,血流变化等,为观察治疗效果提供依据。

(六)脉络膜黑色素瘤

脉络膜黑色素瘤(choroidal melanoma)由恶性黑色素性瘤细胞组成的肿瘤,其组织发生于脉络膜基质内的黑色素细胞。

表 24-2 白瞳症鉴别诊断表

病种	发病年龄	患侧	形状	内回声	血流情况
视网膜母细胞瘤	婴幼儿期发病可有家族史	单侧或双侧	球形,不规则形单个或多个病灶	强弱不等,典型病例内可见"钙斑"	病变内呈树枝状分布,与网膜中央动静脉相延续,频谱特征亦为动、静脉伴行
Coats 病	儿童期多见	单侧或双侧	类V形条带状回声,其下均匀点状回声	典型病例均匀点状有流动性	带状回声上有与视网膜中央动、静脉相延续的血流信号,频谱特征亦相同
早产儿视网膜病变	婴幼儿期发病有不足月分娩、吸氧及低体重史	双侧	晶状体后花冠状包绕向后与视盘回声相连	均匀,中强回声	病变内可见与视网膜中央动脉相延续的血流信号,频谱特征亦相同
原始永存玻璃体增生症	各年龄段均可发病,儿童多见	单侧或双侧	圆锥形,自晶状体向后与视盘回声相连	均匀,中强回声	病变内可见与视网膜中央动脉相延续的血流信号,频谱特征亦相同

1. 病理与临床 临床表现与肿瘤位置和大小有密切关系。位于眼球周边部的肿瘤或体积小的肿瘤早期症状不明显;位于后极部或黄斑区的肿瘤多以视力下降、视野缺损和玻璃体内飘浮物为就诊的主要原因。典型病例眼底检查早期为结节状色素性肿物,由于生长在 Bruch 膜下,故生长速度缓慢;如果随瘤体的增大突破 Bruch 膜和视网膜的色素上皮质,则病变沿破裂处向视网膜下生长,呈典型的蕈状病变,其表面可见斑块状橘皮样色素沉着,可以引起继发浆液性视网膜脱离。

2. 超声表现

(1)二维超声表现:肿瘤突破 Bruch 膜后所具备的典型表现。一般有如下特征。

病变为典型的蕈菇状,即头膨大,中央有缩窄区,基底较宽大,病变边界清晰。当肿瘤表面有完整的视网膜时,病变的边缘光滑。在声像图上近场回声强,接近球壁时减弱甚至消失。

病变内部回声不均匀,以中低回声为主。由于肿瘤边缘血管呈窦样扩张,故声像图上前缘回声强,后方回声逐渐减少,接近球壁形成无回声区,即所谓"挖空"(acoustic quiet zone)现象。

肿瘤所在部位的脉络膜被瘤细胞浸润,形成局部脉络膜无回声区,呈盘状凹陷带,称脉络膜凹陷(choroidal exeavation)。一般在病变的基底部、65%的患者可探及这一典型特征。

因声衰减显著,肿瘤后眼球壁及球后脂肪回声较低或缺乏回声,形成声影,用低灵敏度检查更易发现。另外,二维超声还可以显示玻璃体混浊、继发视网膜脱离、肿瘤穿破巩膜后相邻眼眶脂肪内出现低或无回声区等继发性病变特征。

(2)多普勒超声:肿瘤的内部和肿瘤的表面均可探及丰富的血流信号。病变内可探及丰富的血流信号,呈树枝状分布在整个瘤体内,血流频谱表现为单纯动脉型血流频谱,与睫状后短动脉的血流特征相同。

3. 鉴别诊断

(1)脉络膜血管瘤:血管瘤呈橘红色圆形实性病变,表面可有色素沉着。但内回声均匀,为中等强度,无脉络膜凹陷和声衰减等超声特点,荧光血管造影检查与脉络膜黑色素瘤亦不相同。

(2)脉络膜转移癌:为视网膜下结节状扁平隆起,边界欠整齐。内部回声缺乏变化、比较均一,其典型的边界特点为超声诊断的特征之一。

4. 临床价值 对于脉络膜黑色素瘤手术摘除不是最终的追求目标,如何能够做到既治疗肿瘤又保存患者的有用视力是最高的追求。应用超声检查可以及时了解病变的性质、内部回声变化、准确测量病变的大小等,为保存视力治疗提供帮助。此外,对于病变内血流信号的观察也是了解治疗效果很好的指标。

(七)脉络膜血管瘤

脉络膜血管瘤(choroidal hemangioma)为良性、血管性、错构性病变。大多数为海绵状血管瘤,毛细血管型血管瘤极为罕见。

1. 病理与临床 临床上将脉络膜血管瘤分为孤立型和弥漫型两类。孤立型脉络膜血管瘤多发生在眼球后极部,边界清晰;弥漫型脉络膜血管瘤无明显界限,一般自锯齿缘延伸至眼球后极部,而且常伴发脑－颜面血管瘤病(Sturge－Weber 综合征)。

脉络膜血管瘤发生部位:如果病变发生在黄斑下方,早期可出现视力下降或单眼远视,为瘤体推顶视网膜前移所致。如果肿瘤发生在黄斑区以外的部位且未引起视网膜脱离,可以在相当长的时间内无明显临床症状。

继发性改变:脉络膜血管瘤内无明显细胞增生现象,提示脉络膜血管瘤无生长倾向或仅有缓慢生长的倾向。肿瘤病变区的变化以及临床症状的发展主要与肿瘤引起的继发性视网膜病变有关,如视网膜囊样变性、视网膜脱离和色素上皮增生等。继发性青光眼主要见于弥漫性血管瘤,多认为青光眼的发生与前房角组织发育异常有关,由于发病早,可导致眼球体积增大。部分病例由于合并视网膜脱离,导致晶状体－虹膜膈位置前移、虹膜根部与房角结构前粘连所致。

2. 超声表现

(1)二维超声:根据肿瘤的形态分为孤立型和弥漫型两性,其二维超声诊断特点分述如下。①孤立型:表现为眼球后极部实性病变,形态以半球形为主,病变边界清晰,内回声均匀,回声强度呈中等程度到强回声。病变与周围组织之间界限清晰,没有显著的声衰减,无挖空征和脉络膜凹陷。部分病例可以同时伴有视网膜脱离、玻璃体积血等的超声表现。②弥漫型:表现为眼球壁回声的普遍增厚,在病变的早期,如果不仔细分辨可能会漏诊或者误诊为脉络膜水肿,但是结合临床特点需要仔细鉴别。随着疾病的发展,可以有局限的眼球壁回声增厚,回声强度较正常脉络膜回声强,与正常脉络膜回声之间界限清晰。总体来说,病变隆起度不高,一般在 5mm 之内。

(2)多普勒超声:在病变的基底部和病变内均可探及十分丰富的血流信号,以基底部分布最为丰富,可以呈"血管池"样表现。频谱为低速动脉型血流频谱,与睫状后短动脉的血流频谱完全相同。但对病变表面的血流信号需要仔细分辨,可能为被覆在肿瘤表面的视网膜血管,因此,频谱可以表现为动脉－静脉伴行的血流频谱。

3. 鉴别诊断　主要与其他脉络膜实性占位病变相鉴别,如脉络膜黑色素瘤、脉络膜转移癌、脉络膜骨瘤等。

4. 临床意义　对于脉络膜血管瘤一般均可以应用激光、冷冻、放射治疗等方法消灭肿瘤,达到改

善视力的目的。因此,应用超声检查可以定量测量病变的大小,应用 CDFI 可以定量测量肿瘤内的血流情况,二者相互结合对疾病的治疗效果的观察有很大帮助。

(八)眼眶海绵状血管瘤

海绵状血管瘤(cavernous hemangioma)是成年时期最常见的眼眶原发性良性肿瘤。

1. 病理与临床　海绵状血管瘤主要见于成年人,平均发病年龄接近 40 岁。主要临床表现为轴位眼球突出,无自发性疼痛。晚期可引起视力下降和眼球运动障碍。肿瘤长期压迫可致视神经萎缩、脉络膜皱褶。如肿瘤原发于眶尖早期可视力下降;肿瘤位于眶前部时可触及有弹性肿物,表面光滑。肿瘤由充满血液的管腔构成这样一种特殊的组织结构,间隔为纤维结缔组织。

2. 超声表现

(1)二维超声:海绵状血管瘤主要位于肌锥内,呈圆形或椭圆形,边界清楚,光滑,一般不与眶内正常结构粘连,除非肿瘤原发于眶尖。肿瘤包膜完整,显示为边界清晰的占位病变,内部回声较多,且分布均匀。因为肿瘤有一定的弹性,在超声检查时用探头压迫眼球可致肿瘤体积变小。但临床确实可见肿瘤原发于眶尖,且体积较小,所以超声可能出现假阴性。

(2)多普勒超声:肿瘤内血流信号不丰富,部分病例的肿瘤内部可探及点状血流信号。

3. 鉴别诊断

(1)神经鞘瘤:与海绵状血管瘤相同均发生于肌锥内,但神经鞘瘤发病率稍低。海绵状血管瘤具有强回声特征,而神经鞘瘤是低回声肿瘤。

(2)泪腺良性多形性腺瘤:发生于眼眶外上方的泪腺区,因肿瘤质地较硬,常引起局部骨质凹陷,二维超声显示肿瘤后界向后突出,这是海绵状血管瘤所不具备的超声特征。

4. 临床价值　超声诊断眼眶海绵状血管瘤准确性最高可达 96% 以上,检查时应注意病变的位置及其与视神经的关系,这对手术入路的选择非常重要。

(九)良性泪腺混合瘤

泪腺良性多形性腺瘤(benign pleomorphic adenoma of lacrimal gland)是最多见的泪腺良性肿瘤。因肿瘤内含有中胚叶间质成分和外胚叶上皮成分,且形态多样,又称为泪腺混合瘤(mixed tumor)。

1. 病理与临床 本病多见于成年女性,表现为眼球突出和内下方移位,眶外上方可触及硬性肿物,一般无眼睑肿胀和压痛。受病变的影响可导致眼球形变,引起屈光系统改变导致部分病例伴有视力下降。眼球向上运动受限。肿瘤大体呈圆形或椭圆形,表面常有结节,一般包膜完整。肿瘤灰白色,质脆,切面细腻。镜下肿瘤由分化的上皮细胞构成的大量管状结构及形态各异的细胞巢构成,散在透明样、黏液样、软骨样结构。

2. 超声诊断表现

(1)二维超声:病变呈圆形或类圆形和椭圆形,边界清楚,内回声较多,分布均匀,声衰减中等。此肿瘤多压迫局部骨质,二维超声显示病变后界呈明显向后突出,骨壁回声光滑,这是泪腺上皮性肿瘤的较典型特征,也是和其他泪腺区肿瘤鉴别要点之一。偶尔可见肿瘤内有液化腔。线阵探头二维图像可以将睑叶和眶叶泪腺病变完整地显示,病变形态不规则,类似椭圆形,内部回声不均匀,以中强回声为主,间有小的囊样无回声区,压缩性阴性。

(2)多普勒超声:病变内可见较丰富的血流信号,病变的周边可探及点状、条带状血流信号。脉冲多普勒频谱分析为中速动脉型血流频谱。

3. 鉴别诊断 泪腺位于眼眶外上方,除了泪腺本身的肿瘤外,还可发生表皮样囊肿、炎性假瘤等。有时此位置的表皮样囊肿和多形性腺瘤有非常类似的二维超声图像,鉴别困难,必要时应参考CT图像。在超声上和此瘤类似的是海绵状血管瘤,后者很少发生于泪腺区。

泪腺炎性假瘤在超声上常显示为低回声性占位病变,一般容易鉴别。

(十)神经胶质瘤

视神经胶质瘤(optic nerve glioma)是发生于视神经胶质细胞的良性或低度恶性肿瘤。

1. 病理与临床 多为单侧发病,病变进程缓慢,不引起血行和淋巴转移。肿瘤可发生于眶内或颅内,但多起自视神经孔附近,向眼眶内或颅内发展。儿童较成人多见,位于眼眶内的肿瘤,由于肿瘤逐渐增大,导致视力下降、眼球向正前方突出、视神经水肿或萎缩等一系列视功能损害。但一般视力下降多发生在眼球突出之前。眼底检查可见明显的视神经萎缩,是本病与其他肌锥内肿瘤相鉴的重要特点。肿瘤较大的病例,眼底可见放射状条纹。如果肿瘤向颅内蔓延,可以引起视神经孔增大,眼底无明显改变。晚期肿瘤增大,眼球高度突

出,由正前方变为向眼球的外下突出,可在眼眶的内上触及质地坚硬的肿块。

2. 超声诊断表现

(1)二维超声:视神经呈梭形增粗,内回声较弱,增粗视神经边界回声清晰。应用线阵探头可以清晰地显示增粗的视神经的全貌,视神经可呈扭曲状态,有中度声衰减。视盘回声受到肿瘤的影响可以向眼球内突出,与视神经水肿也有关。

(2)多普勒超声:为血流不丰富的肿瘤,部分病例可在病变内发现异常血流信号。但需与正常的视网膜中央动脉相鉴别。

3. 鉴别诊断 本病为视神经源性的肿瘤,病变的位置与视神经有关。本病主要需要与泪腺混合瘤相鉴别。详见泪腺混合瘤部分。

(十一)甲状腺相关性免疫眼眶病

甲状腺相关性免疫眼眶病(thyroid-related immune orbitopathy,TRIO)又称内分泌性眼外肌肌病(endocrinic external myopathy)、Graves病,为甲状腺功能异常引起的以眼球突出、上睑退缩、迟落,复视和眼球运动障碍为特征的一组综合征。

1. 病理与临床 甲状腺相关性免疫眼眶病可发生于甲状腺功能亢进或正常的人,患者有单侧或双侧眼球突出,结膜充血水肿,上睑退缩。二维超声或CT常可发现眼外肌肥大,以肌腹部为主。病变最常累及下直肌和内直肌,其他肌肉也可受累。在疾病的早期由于眼眶组织和眼外肌的水肿、炎症,眼球向各方向运动均可受限,并出现复视。在疾病的晚期眼外肌水肿消退,但纤维化改变使之失去弹性,因而向拮抗肌方向运动受限。严重者肿大的眼外肌在眶尖肌锥部压迫视神经和血管,造成恶性突眼,视力下降。组织学检查眼外肌的间质水肿,淋巴细胞浸润。牵拉试验呈阳性,手术时可见肌肉纤维化而失去弹性。在疾病的炎症期应用皮质类固醇激素及免疫抑制药治疗有效。但肥大的眼外肌多不能恢复正常的形态及运动功能。

2. 超声表现

(1)二维超声:眼外肌厚度的增加为本病的主要超声表现。通过对内直肌、外直肌、上直肌和下直肌厚度的测量,将测量结果与正常参考值相比较一般可以确诊。本病超声检查除显示眼外肌增粗外,还可显示眼上静脉增粗,急性期时可以表现为眼球筋膜囊水肿,超声检查表现为球后可见"T"形征,部分病例甚至可见视神经增粗。眼外肌增粗以下直肌和内直肌多见(表24-3)。

表24-3　眼外肌测量的正常参考值

肌肉	正常范围（mm）
上直肌/提上睑肌复合体	3.9～6.8
外直肌	2.2～3.8
下直肌	1.6～3.6
内直肌	2.3～4.7
全部肌肉总数	11.9～16.9

（2）多普勒超声：增厚的眼外肌内未见异常血流信号。如果合并眼上静脉增粗，CDFI检查可见眼上静脉的血流信号（正常人一般在眶内无法观察到眼上静脉）。

3.临床意义　TRIO是累及全眼外肌的病变。根据病变的程度、病程的长短，不同眼外肌受累的程度也不同。肌肉止端的改变与肌腹的肥大程度是一致的。在疾病的炎症期，肌腹和肌止端的水肿肥大程度较恢复期更为明显。超声检查可以作为评价眼外肌病变程度和疾病过程的方法之一。

（十二）异物

1.病理与临床　异物（foreign body）占眼外伤的2%～6%。异物伤中最多见为金属异物，其中磁性异物占78%～90%。有些位于前房和晶状体内的异物可在裂隙灯下被直接发现，而另一些位于虹膜后睫状体附近的微小异物，穿孔伤口细小且已闭合，或是巩膜伤口被出血遮挡不易被发现，即使在裂隙灯下也需要仔细辨认，使用常规定位的辅助检查也存在着一定的困难。多数病例需要借助于影像学检查及二维超声等方法寻找异物。

2.超声表现

（1）二维超声：位于眼球内的异物，不论异物的性质是金属还是非金属，都表现为眼内的最强回声。异物的形态不规则，内回声根据异物的性质不同而不同，但一般都比较均匀。异物之后可见声影。部分异物后的声波逐渐减低直至消失，称为"彗尾征"。如果眼内的异物治疗不及时，可以并发眼内炎症，二维超声检查可见异物周围均匀弱点状回声，运动度小。严重的病例可以并发视网膜脱离和脉络膜脱离。

（2）多普勒超声：异物内没有异常血流信号，但部分病例可见"快闪伪像"。

3.临床价值　应用超声检查诊断球内异物，对确定异物在眼内的位置有很大帮助，如异物在玻璃体内、眼球壁上等，由于超声检查可以将眼球和异物置于一个平面上，因此可以准确显示异物的位置。此外，应用超声检查可以对异物伴随的情况进行诊断，如是否合并玻璃体积血、玻璃体积脓、视网膜脱离、脉络膜脱离等。

（杨文利）

第二节　涎　腺

一、解剖概要

涎腺属于外分泌腺，主要包括腮腺、颌下腺及舌下腺3对大腺体，这些腺体左右对称，均有导管与口腔相连，它们所分泌的唾液，经导管排入口腔。腮腺为涎腺中最大的腺体，大多数的涎腺疾病好发于腮腺，某些疾病可同时发生于多个腺体。

腮腺位于外耳道前下方，咬肌后缘，下颌后窝内。其形状为不规则楔形，分为深叶和浅叶，浅叶是肿瘤的好发区域。腮腺前上缘向前延伸形成副腮腺，其长1.5～1.8cm，宽1.0～1.2cm。腮腺导管始于腺泡腔，经润管、小叶内导管、叶间导管至主导管。主导管从腮腺浅叶前缘发出，并穿过颊肌而开口于口腔颊黏膜，其外径约3mm，长5～6cm。主导管开口的体表投影位于耳屏至鼻翼根部连线的中点上。

颌下腺位于颌下三角内，呈椭圆形，大小如鸽蛋。颌下腺导管外径约3mm，长约5cm，从颌下腺内侧面发出，开口于舌系带外侧方、舌下肉阜。颌下腺导管开口口径较大，异物容易进入。导管走形弯曲，使异物容易滞留而形成结石。

舌下腺位于口底舌下襞下方，形态如杏仁。舌下腺有5～15条小导管，从腺体上缘发出，并开口于舌下皱襞上。

二、超声检查技术

1.病人准备　涎腺超声检查前，病人不需要做准备。

2.体位　病人取仰卧位，检查腮腺时，头部偏向对侧。检查颌下腺、舌下腺时，头部后仰，充分暴露下颌区。

3.仪器　腮腺、颌下腺位置浅表，检查时多选用线阵探头,频率 7.0～14.0MHz。舌下腺位置较深,特别对肥胖病人检查时,应选用低频弧形探头,频率 3.0～5.0MHz。检查明显肿大的腺体,应加用低频率探头。

4. 检查方法 直接接触皮肤扫查,对腮腺、颌下腺进行纵切、横切及多方位扫查。检查舌下腺时,声束朝向口底,尽可能多切面扫查。

三、正常超声表现

1. 二维超声 腮腺纵切或横切时,其形态近似倒三角形。以下颌骨表面延长线为标志,把腮腺分为深叶、浅叶,浅叶边缘清晰,深叶后缘不容易完整显示。颌下腺纵切呈椭圆形,边界清晰。舌下腺形态可呈椭圆形,两侧舌下腺相连时,其形态近似马蹄形,舌下腺边界不容易完整显示。

涎腺实质为均匀高回声,略高于甲状腺的回声。涎腺的导管不易显示。副腮腺沿腺体前缘向前延伸,实质回声与腮腺一致。在腮腺周缘的淋巴结呈椭圆形或圆形低回声。

2. 彩色与频谱多普勒 涎腺实质内血流信号大多为稀疏点状分布,少数显示为条状分布。动脉血流频谱呈高阻型。

3. 涎腺测量方法及正常参考值 平行于耳郭纵切腮腺,并取其最大切面,测量上下径(长径)和左右径(厚径)。取腮腺最大横切面,测量前后径(宽径)。平行于下颌骨纵切颌下腺,并取最大切面,测量长径和厚径。舌下腺位置深,不容易完整地显示其长径和厚径,可在最大斜冠状面,测其左右径(宽径)。

腮腺长径 5～6cm,宽径 4～5cm,厚径 1.5～2cm。颌下腺长径 3～4cm,厚径 1.5～2cm。舌下腺宽径 1.5～2.5cm。

四、涎腺炎症

1. 病理和临床 涎腺炎症,其病因主要包括细菌性、病毒性及特异性感染,根据其病程可分为急性炎症、慢性炎症及复发性炎症。炎症多见于腮腺,其次为颌下腺,舌下腺很少见。

急性腮腺炎以流行性腮腺炎多见,单侧或双侧发病,流行病学、血液检查能够帮助鉴别。急性化脓性炎症少见,多发生于成年人,年老体弱者易于发病,主要发生于腮腺及颌下腺,以单侧为主。炎症急性发作时,局部疼痛、皮肤红肿,饮食时症状加剧,口腔内导管开口充血肿胀,严重者可见脓液排

出。涎腺结核极少见。

慢性腮腺炎分为阻塞性和复发性。慢性阻塞性腮腺炎,因腺导管结石、外伤或异物的梗阻而引起的。临床表现,梗阻侧腮腺反复发生肿痛,进餐时症状尤为明显,挤压腺体导管口分泌物为黏稠性唾液或稀脓液。慢性复发性腮腺炎,以 5 岁以下儿童多见,既往有流行性腮腺炎病史。临床表现,局部肿胀疼痛反复发作,年龄越小,发作次数越频繁,挤压腺体时,口腔内导管口分泌物异常。

慢性腮腺炎病理表现,腺体正常结构不清,腺泡不同程度变性、萎缩,腺体内小导管节段性狭窄或扩张,管周及间质炎症细胞浸润。

2. 超声表现

(1)急性炎症:细菌性炎症以单侧多见,涎腺腺体中度至重度肿大,包膜不清晰,腺体实质回声不均匀,血供丰富。当腺体实质出现含有点状回声漂浮的液性区时,提示脓肿形成。脓肿单发多见,边界不规则,脓腔后方见声增强效应,腔内无血流信号显示。流行性腮腺炎,多为双侧腺体发病,双侧同时发生或先后发生。

(2)慢性炎症:涎腺腺体无明显肿大,边界不光滑,腺实质回声呈弥漫性增粗、不均匀,或表现为局灶性不均匀区、边界不清晰,腺体内血流信号轻度至中度增多。慢性阻塞性炎症,可见到腺导管扩张,或可见到结石的回声。

3. 鉴别诊断

(1)流行性腮腺炎:应与急性细菌性腮腺炎相鉴别,流行病学、发病特征及血液检查有助于区别。

(2)慢性炎症:应与良性淋巴上皮病相鉴别,眼干、口干、鼻干等干燥综合征的特有症状有助于两者的鉴别。局灶性炎症,易与恶性肿瘤相混淆,病史及随访观察能够帮助鉴别。

五、涎 腺 结 石

1. 病理和临床 涎腺结石,腮腺少见(约占 10%),大多数发生于颌下腺(约占 80%),多见于中青年人。涎腺结石单发或多发,位于扩张的腺导管内,常伴发涎腺炎症。小结石可无症状,大结石阻塞时,唾液淤滞,引起局部胀痛,进餐时症状加重,容易反复发作。

2. 超声表现 涎腺结石,以颌下腺多见,结石大多数为椭圆形,单发或多发。典型的结石,表现为强回声团,后方伴声影,近端腺导管扩张。

3. 鉴别诊断 涎腺结石应与腺体内钙化灶区

别,结石位于腺导管内、伴有导管扩张,而钙化位于腺实质内或导管壁。

六、涎腺肥大

1. 病理和临床　涎腺肥大为一种非炎性、非免疫性、非肿瘤性的涎腺良性病变,与肥胖、糖尿病、高血压及营养代谢异常等全身性疾病有关,以中老年人多见,主要发生于腮腺,颌下腺不多见。临床表现,涎腺肿大,形态无明显改变,呈无痛性、弥漫性及对称性肿大,导管口无红肿,分泌物无异常。

病理改变,涎腺腺胞体积增大,可达正常腺胞的2~3倍,导管系统多无明显改变,腺小体间质无炎症细胞浸润、主要为脂肪细胞沉积。

2. 超声表现

(1)涎腺肥大多表现为腮腺双侧、对称性肿大,偶伴有颌下腺肿大。

(2)肿大的腮腺浅叶腺体边界清楚,深叶边界不清楚,颌下腺显示完整。

(3)腺体实质回声增强,分布均匀,腺导管不容易显示。

(4)CDFI,腺体内可见少量稀疏、点状血流信号分布。

3. 鉴别诊断　涎腺肥大应与涎腺慢性炎症相区别,年龄、病史、症状及体征等有助于鉴别。

七、良性淋巴上皮病

1. 病理和临床　良性淋巴上皮病(亦称舍格伦综合征或干燥综合征)为自身免疫性疾病。病理主要表现,早期淋巴细胞弥漫浸润涎腺实质(腺小叶),一般不越过小叶间的结缔组织,小叶内小导管扩张,腺小叶形态无明显改变;后期,腺泡萎缩,甚至消失。可累及多对腺体。少数的良性淋巴上皮病可能发展为非霍奇金淋巴瘤。

临床上多见于中老年女性,主要表现为双侧腮腺无痛性肿大,大多数病例为弥漫性肿大,少数病例为不对称局灶性肿大。触诊,腺体质地较硬,表面不平。口腔干燥明显,可伴有眼干、鼻干等症状。

2. 超声表现

(1)双侧腮腺弥漫性肿大,腺体内回声不均,可见散在小低回声灶,呈"网格"样分布。

(2)少数病灶表现为结节状、团块状、边界不清晰,内部回声不均匀。

(3)CDFI,大多数受累腺体内血流信号明显增多。

(4)颌下腺及舌下腺也可同时存在相应的超声表现。

3. 鉴别诊断　良性淋巴上皮病应注意与慢性腮腺炎相鉴别,病史、症状等有助于鉴别。

八、涎腺囊肿

1. 病理和临床　涎腺囊肿好发于舌下腺,腮腺、颌下腺少见。涎腺囊肿有以下几种类型。①潴留性黏液囊肿,囊壁有导管上皮衬里。腺导管发育异常、阻塞或狭窄使局部导管扩张而形成囊肿,囊内潴留黏液。②外渗性黏液囊肿,亦称假性囊肿,囊壁主要成分是纤维结缔组织或肉芽组织。腺导管破裂、黏液外漏入组织间隙而形成此类囊肿。③淋巴上皮囊肿,囊壁内有丰富的淋巴组织,其组织发生来源尚不明确。

临床主要表现为局部无痛性肿块,质软,境界清楚。囊肿伴发感染时,肿块明显触痛。舌下腺囊肿多发生于青少年,可自行破溃,也易复发。

2. 超声表现

(1)涎腺囊肿形态多呈圆形,少数呈哑铃形,如舌下腺外渗性黏液囊肿,其两端分别位于舌下区和颌下区。

(2)囊壁薄而清晰,边界清楚,囊壁及后方伴有声增强效应。

(3)囊内呈无回声或含有稀疏细点状回声。

(4)伴发感染时,囊壁增厚,囊内见密集细点状或絮状回声。

3. 鉴别诊断　腮腺囊肿要注意与第一鳃裂囊肿区别,后者可伴有鳃裂瘘;舌下腺囊肿要注意与口底皮样囊肿区别,后者位于口底。涎腺囊肿含有密集细点状回声时,要注意与实性肿瘤区别。

九、涎腺多形性腺瘤

1. 病理和临床　多形性腺瘤或称混合瘤是涎腺良性肿瘤中最常见的类型,好发于腮腺,其次为颌下腺,在舌下腺中罕见。混合瘤形态多呈圆形,大的瘤体也可呈分叶状,瘤体边界清晰,为纤维组织包绕。大多数的瘤体呈实性,由腺样上皮和间充质组织构成,有的瘤体呈囊性变,也可含有软骨样组织。

临床主要表现为局部无痛性、缓慢生长的肿块,多为单发。大约5%的混合瘤可发展为恶性混合瘤。

2.超声表现

(1)大多数混合瘤的形态呈圆形或椭圆形,有的瘤体呈分叶状。

(2)瘤体边界清晰,瘤体后方组织可出现回声增强。

(3)瘤内回声多样性,可呈均质或不均质低回声,有的瘤内出现液性区或钙化灶。

(4)CDFI,大多数混合瘤内部、尤其体积大的瘤体常显示较丰富的血流信号,PW检测多为低阻动脉血流频谱。

3.鉴别诊断 多形性腺瘤要注意与乳头状淋巴囊腺瘤、恶性混合瘤相鉴别。恶性混合瘤,边界不清楚,瘤内回声不均匀,伴有钙化点,瘤内动脉血流频谱为高速高阻型。

十、乳头状淋巴囊腺瘤

1.病理和临床 在涎腺良性肿瘤中,乳头状淋巴囊腺瘤(亦称Warthin瘤)仅次于混合瘤,好发于腮腺,也可同时见于多个涎腺中。乳头状淋巴囊腺瘤起源于涎腺内上皮和淋巴组织,可呈多发性,瘤体形态呈圆形或椭圆形,有包膜。瘤体内呈囊实性,含有大小不等的囊腔,内含黏液样液体,囊壁有乳头状结构。

临床表现,以中老年男性多见,肿块多发生于腮腺后下极,为无痛性生长,病程缓慢,质软,无压痛。

2.超声表现

(1)Warthin瘤瘤体的形态,多呈圆形或椭圆形,少数呈分叶状。

(2)瘤体边界清晰,瘤体后方可伴有声增强效应。

(3)瘤内内部多呈低回声,也可见到液性区,呈分隔多灶性。

(4)肿瘤可呈多发性,单个腺体或多个腺体分布。

(5)CDFI,实性瘤体内可见到较丰富血流信号,以囊性为主的瘤体血供不丰富。

3.鉴别诊断 要注意与多形性腺瘤相鉴别,乳头状淋巴囊腺瘤的特点是瘤体呈多发性、囊实性、多个涎腺分布。

十一、涎腺恶性肿瘤

1.病理和临床 在涎腺恶性肿瘤中,黏液表皮样癌居首位,好发于腮腺;腺样囊性癌也较多见,但好发于颌下腺。黏液表皮样癌,肿瘤多无包膜,瘤内含有大小不等的囊腔,根据病理不同改变,可分为低度、中度和高度恶性,低度恶性黏液表皮样癌不易与良性肿瘤区别。腺样囊性癌,呈实性,常有出血灶。

临床表现,肿块生长缓慢,病程后期肿块质硬、触痛、界限不清。

2.超声表现

(1)恶性肿瘤,以单发为主,形态多呈不规则,边缘不清晰。

(2)黏液表皮样癌,以不均匀低回声多见,内可含有液性区、呈囊实性,后方可出现回声增强。

(3)腺样囊性癌,内部为不均匀低回声,后方常伴声衰减。

(4)瘤体内可见到丰富血流信号,PW检测多为高速动脉血流频谱。

(5)可伴有同侧颈内静脉上段周围淋巴结肿瘤转移征象。

3.鉴别诊断 涎腺恶性肿瘤,根据其肿块的形态、边界、回声、血供及淋巴结是否肿大,可与良性肿瘤进行鉴别,但低度恶性肿瘤容易与良性肿瘤混淆。

十二、涎腺疾病超声技术进展

X线涎腺造影、超声检查、CT、MRI和核素^{99m}TC等检查对涎腺疾病的诊断都有一定的价值,但目前应用较多的方法是超声检查,它在囊实性病变、炎症及结石等疾病的诊断较其他影像学检查更具优势。但也有不足之处,如超声检查容易发现涎腺主导管的扩张,而对小叶间导管、末梢导管的显示则不如X线造影检查。识别深部肿瘤与周围组织(尤其是骨组织)关系的能力逊于CT、MRI。三维超声断层成像技术(TUI)能够获得涎腺肿瘤全方位的多断层图像,有助于观察病灶边缘的浸润现象。超声造影提供了涎腺肿瘤内部更为敏感的血管灌注和分布的信息。超声引导下涎腺组织细针吸取细胞学检查,操作简单,有助于明确诊断,其符合率可达90%以上。但要注意的是涎腺肿瘤的组织活检可能导致肿瘤沿切割针道种植性播散。

(薛恩生)

第三节 甲状腺和甲状旁腺

一、解剖概要

1. 甲状腺 是成年人体内最大的内分泌腺，由左右两侧叶和连接两侧叶的峡部组成，呈 H 形横跨于气管上段。有 30%～50% 的人在峡部上缘有一尖端向上的锥体叶。成年人甲状腺重量为 15～30g；侧叶长 4～6cm，宽 1.5～2cm，厚 1～2cm，峡部长 1.2～1.5cm，厚 0.2cm。

甲状腺前方为胸骨舌骨肌及胸骨甲状肌，外前方为胸锁乳突肌，两侧叶后方为颈长肌。两侧叶的后内侧与喉和气管、咽和食管以及喉返神经等相邻，后外侧为颈总动脉和颈内静脉。甲状腺表面覆盖有两层被膜，外层称甲状腺假被膜，覆盖甲状腺的前面和两侧；内层称甲状腺真被膜，贴于腺体组织表面，并伸入腺体实质内，将腺体组织分隔为若干小叶。

甲状腺的血供非常丰富，主要由双侧的甲状腺上、下动脉及少数人存在的甲状腺最下动脉构成。甲状腺的静脉起自甲状腺腺体的表面和气管前面的静脉丛，分为上、中、下 3 对静脉。

甲状腺主要分泌甲状腺激素和降钙素，生理功能十分广泛，主要是促进人体的能量代谢和物质代谢，促进生长和发育。

2. 甲状旁腺 位于甲状腺两侧叶的背面，为黄褐色圆形小体，有薄层结缔组织被膜。成人每个腺体重 30～50mg；长 3～6mm，宽 2～4mm，厚 0.5～2mm。甲状旁腺的数目和位置变化较大。约 90% 人群有 4 个甲状旁腺，每侧上、下 2 个，有的人为 3 个或 5 个腺体。上一对甲状旁腺位置比较恒定，多位于甲状腺侧叶后缘上中 1/3 交界处。下一对甲状旁腺位置变化较大，约 60% 位于甲状腺侧叶下极的后缘（正常位置），可异位于甲状腺胸腺韧带内、纵隔和颈动脉鞘内。

上一对甲状旁腺由甲状腺上动脉或甲状腺下动脉或两者的吻合支供应，下一对甲状旁腺由甲状腺下动脉发出的分支供应。甲状旁腺的静脉回流同甲状腺，分别回流至颈内静脉和头臂静脉。

甲状旁腺主细胞分泌甲状旁腺素，具有升高血钙、降低血磷的作用。甲状旁腺素的分泌主要受血钙浓度的负反馈调节，并与甲状腺 C 细胞分泌的降钙素以及 1,25-$(OH)_2$ 维生素 D_3 共同调节钙磷代谢，控制血浆中钙、磷水平。

二、超声检查技术

1. 病人准备 检查前患者无特殊准备。

2. 体位 一般取仰卧位，颈后垫一小枕使头略向后仰，充分暴露颈部。

3. 仪器 一般使用具有高频带线阵探头（5～10MHz）的彩色多普勒超声仪对甲状腺和甲状旁腺进行探测。必要时采用扇形探头结合吞咽动作对锁骨后或胸骨后甲状腺肿或异位甲状旁腺病变进行观察。

4. 检查方法

（1）甲状腺：①测量甲状腺大小和体积。沿侧叶纵切扫查，取最大切面测量上下径，横切扫查时取最大横切面测量横径和前后径；用同样的方法测量峡部各径。必要时，测量甲状腺体积，常用的方法为椭圆体计算法：以椭圆体公式（V＝π/6×长径×宽径×厚径）计算两侧叶及峡部的体积，然后相加即为甲状腺的总体积。②从上至下、从外向内做一系列横切和纵切扫查，观察甲状腺实质及结节的二维超声表现。结节回声水平分为极低回声（低于颈前肌）、低回声（高于颈前肌低于甲状腺实质）、等回声（与甲状腺实质回声相当）和高回声（高于甲状腺实质回声）。判断甲状腺实质回声水平，以邻近胸锁乳突肌回声作参照。③CDFI 检查：观察腺体和结节的血流信号的分布和丰富程度，测量结节内动脉血流的峰值流速和阻力指数。必要时，测量甲状腺上、下动脉的内径、峰值流速和阻力指数。

（2）甲状旁腺：①正常位置甲状旁腺的超声检查方法与甲状腺的基本相似。由于甲状旁腺位置更深，使用的探头频率更低，特别是甲状旁腺明显增大时。②甲状旁腺常见异位于甲状腺内、颈动脉鞘内、食管后和胸骨上窝，应仔细扫查。③嘱患者做吞咽动作，使病灶提升，同时采用扇形探头（扫查方向朝向足侧）在胸骨上窝和锁骨上方进行探测，有可能发现异位于胸骨或锁骨后方的病灶。

三、正常超声表现

1. 甲状腺

（1）正常甲状腺左右侧叶上下径 4～6cm，左右径 1.5～2cm；峡部前后径 0.2～0.4cm。正常甲状腺大小存在较大个体差异,但侧叶前后径的个体差异相对较小,若侧叶前后径>2cm,可诊断甲状腺肿大。

(2)甲状腺被膜为一薄而规整的高回声带,实质为分布均匀的细而密集的中等回声,回声水平明显高于邻近的胸锁乳突肌回声。高档彩色多普勒超声仪显示腺体内弥漫性分布的较为丰富的点状、条状血流信号。

(3)甲状腺上、下动脉的平均内径约2mm,为搏动性动脉血流频谱,收缩期峰值流速为30～50cm/s。甲状腺的3对静脉为连续性低振幅频谱。

2. 甲状旁腺 由于正常甲状旁腺体积过小(平均大小5mm×3mm×1mm),且与周围组织不能形成良好的反射界面,超声很难显示。正常甲状旁腺回声与甲状腺相近或略低,多为边界清楚的卵圆形或圆形的均匀低回声,内部一般无明显的血流信号。

四、甲状腺疾病的超声分类及其超声鉴别诊断

1. 甲状腺疾病的超声分类 为了便于超声鉴别诊断,将甲状腺疾病大致分为两大类:甲状腺弥漫性肿大和甲状腺结节。前者包括毒性弥漫性甲状腺肿、单纯性甲状腺肿、亚急性甲状腺炎、桥本甲状腺炎及原发性恶性淋巴瘤;临床上甲状腺结节被描述为正常大小或弥漫性肿大的腺体内单发或多个结节,包括结节性甲状腺肿、甲状腺腺瘤、甲状腺癌、局限性炎性结节。超声区分甲状腺弥漫性肿大与甲状腺结节,具有重要的临床意义,因为前者常常是良性疾病,一般不需外科手术治疗,而后者需重视鉴别诊断,应尽可能发现并鉴别那些需外科手术治疗的结节。但是,需要积极治疗的原发性恶性淋巴瘤也常表现为弥漫性肿大。甲状腺炎无论以弥漫性肿大还是结节的形式出现,都不需要外科手术治疗。

2. 甲状腺疾病的超声鉴别诊断步骤

(1)定位鉴别诊断:需与甲状腺病变鉴别的疾病有甲状旁腺肿物,周围淋巴结疾病和食管肿瘤等。

(2)区分甲状腺弥漫性肿大与甲状腺结节。一般来说,超声能很好地区分甲状腺弥漫性肿大与甲状腺结节。当甲状腺结节很大几乎占据整叶腺体或均匀等回声结节时,有可能误诊为弥漫性肿大或遗漏结节。观察结节周边晕环或环绕血流信号有

助于发现结节。

(3)区分哪一种疾病引起甲状腺弥漫性肿大或甲状腺结节。

(4)鉴别颈部有无异常淋巴结以及淋巴结的良、恶性,参见本章第6节。

五、甲状腺先天发育异常

(一)甲状舌管囊肿

1. 病理与临床 甲状腺的发生开始于胚胎第3～4周,在咽底部(相当于舌盲孔处)的内胚胎层增生,形成甲状舌管后下降到正常甲状腺处,发育成甲状腺峡部及左、右叶,而甲状舌管在胚胎5～6周时,即开始退化、闭锁、消失。若甲状舌管退化停滞,可在出生后有不同程度的保留,部分扩张形成甲状舌管囊肿(thyroglossal cysts),尚有一部分病例在甲状舌管或囊肿内残留有功能或无功能的甲状腺组织。

2. 超声表现

(1)二维超声:①多见于颈前区中线上部(舌骨下方),能随吞咽或伸舌、缩舌运动而上下活动;②通常表现为1～2cm大小的圆形或不规则形的无回声区,包膜完整,与周围界限清晰,后方回声增强;③当囊肿内部液体黏稠时,可表现为类实性低回声;当囊肿合并感染时,内见大小不等的点状回声;当囊肿内残留甲状腺组织时,可探及类甲状腺实质结构;文献报道,囊肿内也可发生乳头状癌,表现为其内实性低回声。

(2)多普勒超声:一般内部无明显血流信号。合并乳头状癌常在实性部分探及血流信号。

3. 鉴别诊断 通常,无特殊疾病需要与本病相鉴别。需要注意的是当内部液体黏稠时,不要误诊为肿瘤;合并残留正常甲状腺组织或在此基础上发生各类甲状腺病变,应警惕误诊。

4. 临床价值 超声常能够明确提示本病,并有助于对合并残留正常甲状腺组织或在此基础上发生各类甲状腺疾病的诊断。

(二)异位甲状腺

1. 病理与临床 异位甲状腺(ectopic thyroid gland)是一种胚胎发育异常的疾病。由于某种原因使甲状腺部分或全部未下降到颈部正常解剖位置。女性是男性的4倍。异位甲状腺常合并正常解剖部位甲状腺缺如;少数为正常解剖部位甲状腺与异位腺体并存。异位的甲状腺腺体绝大多数(90%)位于舌根部,其功能与腺体的发育相关,可

无临床症状或表现为甲状腺功能减退。

2. 超声表现

(1)正常解剖部位未能探及甲状腺组织或发现甲状腺较正常明显减小,但声像图无明显异常。

(2)在可能发生异位的部位显示类似正常解剖部位的甲状腺组织回声,如表现为实性均匀的中等回声,边界清晰,CDFI 示内部血流信号丰富。

(3)异位的甲状腺也可并发各种甲状腺疾病而具有相应声像图表现。

3. 鉴别诊断

(1)异位甲状腺与肿物的鉴别:前者表现为类似正常解剖部位的甲状腺回声,如边界清晰的均匀中等回声,分布规则的血流信号;而后者具有各类新生肿物、炎症等表现。

(2)甲状腺缺如与颈前肌肉的鉴别:正常解剖部位无甲状腺组织十分少见。若无典型的甲状腺组织,判断为甲状腺缺如和(或)异位甲状腺时,应注意勿将颈前肌肉误诊为甲状腺组织。

(3)甲状腺先天发育不全与后天性甲状腺萎缩的鉴别:后天性甲状腺萎缩常见于桥本甲状腺炎病程后期,表现为腺体回声减低、不均,并可见许多条状高回声;而甲状腺发育不全和异位甲状腺均可出现甲状腺体积小,但腺体回声无明显异常。

4. 临床价值 当在颈部、口腔内或其他可能发生甲状腺异位的部位探及实性肿物,同时发现正常解剖部位未探及甲状腺或甲状腺明显较正常小但声像图无明显异常时,应想到甲状腺发育不全和

异位甲状腺,切不可轻易作出诊断,导致将异位甲状腺切除而造成甲状腺功能低下的不良后果。核素显像是发现和诊断异位甲状腺的最佳影像检查方法,可以对甲状腺缺如和异位甲状腺的部位、数量作出明确诊断。

六、甲状腺炎症性疾病

(一)亚急性甲状腺炎

1. 病理与临床 亚急性甲状腺炎(subacute thyroiditis)是一种自限性非化脓性炎性疾病,多见于 20~50 岁的女性,迄今病因尚不确定。发病初期有上呼吸道感染的表现,之后出现受累甲状腺局部有疼痛,可放射至下颌、耳部或枕骨部。病程一般持续 2~3 个月,可自行缓解消失。

2. 超声表现

(1)患侧甲状腺肿大,被膜下病灶常使甲状腺与颈前肌之间的间隙模糊或消失。

(2)腺体内见边界模糊的散在性或融合性片状低回声,被称为冲洗过征(wash-out sign),此为本病的特征表现。病程初期低回声区常有压痛。CDFI:病灶内显示原有甲状腺血管穿行,周边无明显环绕血管。

(3)病灶回声随病程而改变,恢复期回声增强、不均,低回声区缩小甚至消失,恢复为正常腺体回声。

3. 鉴别诊断 亚急性甲状腺炎主要应与甲状腺癌和局限性桥本甲状腺炎相鉴别(表 24-4)。

表 24-4 亚急性甲状腺炎、甲状腺癌与局限性桥本甲状腺炎的超声鉴别诊断要点

	甲状腺癌	局限性桥本甲状腺炎	亚急性甲状腺炎
数量	单发多见	单发多见	多发多见,分布于双侧叶
占位效应	有	无	无
内部回声	实性不均质低回声	散在条状高回声	可见正常腺体组织
钙化	微小钙化	无	无
晕环	常无	常无	无
环绕血管	<1/2 圈	常无	常无
内部血流	血供丰富,分布不规则,无正常穿行血管	血供丰富,正常穿行血管	血供随病程有变化,正常穿行血管
局部疼痛	常无	无	发病初期常有
颈部淋巴结转移	可伴有	无	无

4. 临床价值 超声结合患者临床症状和体征不仅能明确诊断本病,而且是随访的良好手段。

(二)桥本甲状腺炎

1. 病理与临床 桥本甲状腺炎(Hashimoto

thyroiditis)又称为慢性淋巴细胞性甲状腺炎,是一种自身免疫性疾病。好发于 30~50 岁的青中年女性。镜检见病变甲状腺组织中淋巴细胞和浆细胞呈弥漫性浸润。本病起病隐匿,常无特殊症状。体

检触及甲状腺正常大小或中度弥漫性肿大,腺体质韧如橡皮。

2.超声表现

(1)甲状腺两侧叶弥漫性肿大,以前后径改变最为明显,峡部也明显增厚;病程后期可表现为腺体萎缩。

(2)腺体声像图表现为以下类型。①弥漫回声减低型:表现为肿大腺体弥漫性回声减低,较为均匀,伴有许多条状高回声,腺体内布满搏动性彩色血流信号,密集如一片火的海洋,Ralls 称之为火海征(inferno),与毒性弥漫性甲状腺肿表现类似;②弥漫网络型:肿大腺体内见许多散在细小低回声而呈网络状改变,CDFI 显示血供丰富,呈弥漫性分布;③萎缩型:腺体呈弥漫性萎缩,无或轻度血流信号增加;④局限型:病变局限在某一区域。

(3)病程早期甲状腺上动脉流速明显加快,血流量增多。

3.鉴别诊断 本病鉴别诊断见本节"毒性弥漫性甲状腺肿"和"亚急性甲状腺炎"。

4.临床价值 仅依赖超声表现常不能对本病作出明确诊断。超声检查结合患者症状和体征,尤其实验室检查甲状腺微粒体抗体和球蛋白抗体的滴度明显升高,方能作出明确诊断。

七、甲状腺增生性疾病

(一)毒性弥漫性甲状腺肿

1.病理与临床 毒性弥漫性甲状腺肿(toxic diffuse goiter)又称原发性甲状腺功能亢进症、突眼性甲状腺肿或 Graves 病,是一种伴甲状腺激素分泌增多的器官特异性自身免疫病。本病多见于 20～40 岁青年女性,男女比例约 1:5。甲状腺的主要病理变化是实质组织的增生和肥大。其临床特征为多器官受累和高代谢状态,主要表现有心慌、怕热、多汗、食欲亢进、大便次数增多、消瘦、情绪激动等。

2.超声表现

(1)甲状腺弥漫性对称性肿大,被膜规整。

(2)未经治疗的初发者,腺体表现可分为两种类型。①弥漫回声减低型:双侧腺体弥漫性回声减低、较为均匀,CDFI 表现为火海征;②散在回声减低型:双侧腺体内见多个边界模糊的片状回声减低区,探头挤压后回声增强和范围缩小,CDFI 回声减低处血流信号尤为丰富。此型常见于年龄较大者。

(3)有的病程较长或反复发作者,腺体回声水平可与正常腺体相当,不均匀,部分病例因形成纤维分隔而伴有条状高回声。

(4)多数病例甲状腺上、下动脉内径增宽,流速明显加快,阻力减低。

3.鉴别诊断 毒性弥漫性甲状腺肿的弥漫回声减低型需与早期桥本甲状腺炎和单纯性甲状腺肿相鉴别(表 24-5),散在回声减低型需与亚急性甲状腺炎、单纯性结节性甲状腺肿相鉴别(表 24-6)。桥本甲状腺炎的病程后期或病程较长者,虽也表现为双侧腺体回声弥漫性减低,但腺体萎缩、纤维化改变更明显,血流信号仅轻度或无明显增加,与毒性弥漫性甲状腺肿声像图表现有较大差异,两者较易鉴别。

表 24-5 弥漫回声减低型毒性弥漫性甲状腺肿、早期桥本甲状腺炎与单纯性甲状腺肿的超声鉴别要点

	毒性弥漫性甲状腺肿	早期桥本甲状腺炎	单纯性甲状腺肿
肿大特点	以侧叶长径增大为主	以侧叶前后径和峡部增大为主	以侧叶长径增大为主
腺体回声	弥漫性或散在性回声减低	弥漫性减低伴条状高回声,或网络样改变	正常水平、不均
腺体血供	火海征	火海征或中度增加	正常或轻度增加

毒性弥漫性甲状腺肿患者是指表现为弥漫性回声减低者,且未经抗甲状腺功能亢进药物治疗

表 24-6 散在回声减低型毒性弥漫性甲状腺肿、亚急性甲状腺炎与单纯性结节性甲状腺肿的超声鉴别要点

	毒性弥漫性甲状腺肿	亚急性甲状腺炎	单纯性结节性甲状腺肿
病灶回声	类实性低回声,边界模糊	类实性低回声,边界模糊	回声水平不一,边界清晰或模糊
血供	回声减低区尤为明显	病变区无或轻度增加	病变区丰富程度不一
病灶占位效应	无,原有血管穿行	无,原有血管穿行	有,原有血管绕行
探头挤压后	回声减低区缩小	病变区无明显变化	实性结节无明显变化

毒性弥漫性甲状腺肿患者是指表现为散在、局灶回声减低者,且未经抗甲状腺功能亢进药物治疗

4. 临床价值　仅依靠超声检查较难对本病作出明确诊断,需结合临床症状和体征及实验室检查结果方能作出明确诊断。另外,超声能够准确测量甲状腺体积,了解腺体的血供状况,从而帮助选择治疗方式、计算^{131}I用量和判断疗效。

(二)单纯性弥漫性甲状腺肿

1. 病理与临床　单纯性弥漫性甲状腺肿(simple diffuse goiter)是单纯性甲状腺肿的早期阶段,甲状腺两侧叶呈对称性弥漫性肿大,一般不伴有甲状腺的功能变化和全身症状。甲状腺过度肿大者可压迫周围器官组织而产生相应的症状。①压迫气管造成呼吸困难;②压迫食管引起吞咽困难;③压迫颈静脉、上腔静脉造成头面部及上肢水肿;④压迫周围神经引起声音嘶哑或霍纳综合征(Horner syndrome)。

2. 超声表现

(1)甲状腺呈弥漫性、对称性肿大,表面平整,肿大程度常较毒性弥漫性甲状腺肿明显。腺体肿大明显时,可压迫气管、颈部血管,并使血管移位。

(2)病程早期腺体内部回声基本正常;病程后期除腺体实质回声普遍不均外,由于滤泡内充满胶质而高度扩张,腺体内显示弥漫分布的多发薄壁无回声区伴囊内点状强回声。

(3)腺体内血流信号无明显增多,甲状腺上动脉内径正常或稍增宽,流速在正常范围内或轻度增高。

3. 鉴别诊断　本病需与毒性弥漫性甲状腺肿和结节性甲状腺肿相鉴别,见本节"毒性弥漫性甲状腺肿"。

4. 临床价值　依据甲状腺声像图表现和甲状腺功能正常,较易诊断本病,但有时与单纯性结节性甲状腺肿较难鉴别。超声能够准确测量甲状腺大小,是本病随访和判断疗效的良好工具。

(三)单纯性结节性甲状腺肿

1. 病理与临床　单纯性结节性甲状腺肿(simple nodular goiter)是单纯性甲状腺肿发展至后期的表现。在甲状腺弥漫性肿大的基础上,滤泡上皮细胞反复增生和不均匀的复原,形成增生性结节(也称腺瘤样增生)。结节进一步发展,压迫结节间血管,使结节血供不足而发生变性、坏死、出血等病变。出血和坏死组织可逐渐纤维化,形成不规则瘢痕,其中可发生钙盐沉积。本病一般无明显症状,但肿大的甲状腺可压迫周围组织,如气管和食管而产生相应的症状。

2. 超声表现

(1)甲状腺正常大小或两侧叶不对称性增大,表面不平整。

(2)腺体内见单个或多个回声不同的结节,边界清晰或模糊,可伴有弧形或颗粒状钙化。结节内血供状态不等,有的增生结节内部血流丰富,甚至呈彩球状,以退化为主(如囊性变、液化、坏死等)的结节内部无或少许血流信号。

(3)结节以外的腺体回声可能表现为均匀、不均或散在的点状或条状高回声,血供无明显增多。

(4)甲状腺上动脉内径正常或稍增宽,流速在正常范围内或稍加快。

3. 鉴别诊断　本病需与单纯性弥漫性甲状腺肿、毒性弥漫性甲状腺肿和甲状腺肿瘤相鉴别,见本节相应疾病。

4. 临床价值　超声不仅是本病的首选检查方法,而且较易诊断本病,多数患者能够避免进行其他影像学检查。但是,超声对结节是否合并癌变,是否合并甲状腺功能亢进症的判断存在一定困难。

八、甲状腺肿瘤

(一)甲状腺腺瘤

1. 病理与临床　甲状腺腺瘤(thyroid adenoma)系良性肿瘤,起自腺上皮组织,可分为滤泡型腺瘤、乳头状腺瘤和混合型3种。多见于中青年女性。肿瘤生长缓慢,患者一般无明显自觉症状。若肿瘤内突然出血,则肿块迅速增大,伴局部疼痛。少数病例可发生功能自主性腺瘤,出现甲状腺功能亢进症状。10%的腺瘤可以癌变。体检触及单个圆形或椭圆形肿块,质韧,表面光滑,无压痛,可随吞咽而活动。

2. 超声表现

(1)腺瘤一般为单发,极少数为多发;呈圆形或椭圆形,肿物长轴常与腺体的长轴平行,如位于峡部的腺瘤的长轴与矢状面垂直。

(2)肿物内部回声类似正常腺体实质回声,多数为均匀等回声,少数为低回声;较大者易合并囊性变、出血或坏死,内部有不规则无回声区、钙化灶或浓缩胶质。浓缩胶质表现为点状强回声后方伴彗星尾征,此为良性结节的特征性表现。

(3)肿物边界清楚、整齐,有高回声包膜,80%肿瘤周边见规整的薄晕环;后壁及后方回声增强或无明显变化。

(4)CDFI:内部血供程度不等,多数腺瘤内部可见丰富血流信号,有的形成网状或彩球状;周边常见较为完整的环绕血管。

3. 鉴别诊断 主要应与单纯性结节性甲状腺肿和甲状腺癌相鉴别(表 24-7)。

表 24-7 甲状腺癌、甲状腺腺瘤与单纯性结节性甲状腺肿的超声鉴别要点

	甲状腺癌	甲状腺腺瘤	单纯性结节性甲状腺肿
数量	单发多见	单发多见	多发多见
形态	不规则	椭圆形或圆形	规则或不规则
边界	模糊,不整	清晰,整齐,有高回声包膜	清晰或模糊、整齐或不整齐
内部回声	多为实性不均质低回声	均匀,多为等或高回声	回声水平不等
囊性变	少见	常见	常见
晕环	多数无晕环,少数不规则晕环	常有规则晕环	有或无
环绕血管	无或<1/2圈	常有,>1/2圈	有或无
钙化	微小钙化	少见,粗大	常见,弧形、颗粒状
后方回声	衰减或无变化	无变化或增强	无变化、增强或衰减
血供	癌灶血供丰富,分布不规则	实性部分血供丰富,分布尚规则	血供程度不一
颈部淋巴结转移	可伴有	无	无

4. 临床价值 多数甲状腺腺瘤仅凭超声即可作出提示,但少数腺瘤与边界清晰的恶性病变较难区分。另外,超声对腺瘤恶变和功能自主性腺瘤的诊断价值有限。

(二)甲状腺癌

1. 病理与临床 甲状腺癌(thyroid cancer)占所有恶性肿瘤的 1%,好发年龄 40~50 岁,女性多见。通常分为乳头状癌、滤泡癌、髓样癌和未分化癌 4 种。乳头状癌占所有甲状腺癌的 75%~90%,发展缓慢,可多年无任何症状。未分化癌和少数髓样癌发展迅速。临床表现因病理类型不同而异。

2. 超声表现

(1)边界:较大癌灶常表现为边界模糊,未分化癌可呈蟹足样改变,但髓样癌和微小癌(直径<1cm)表现为边界清晰。癌灶周边晕环常不完整或厚薄不均,环绕血流信号不规整,<1/2 圈。

(2)内部回声:癌灶常表现为实性不均质低回声,较少出现囊性成分。微小癌回声常低于颈前肌肉回声,较大癌肿回声有所增强,但常低于正常腺体回声。微小钙化(1mm 左右的点状强回声)预测恶性的特异性较高,但敏感性很低。CDFI:内部血流信号分布不规则,可见穿支血管。

(3)形态:较大癌灶常表现为形态不规则,前后径与横径比值>1。

(4)合并颈部淋巴结转移癌 参见本章第六节。

3. 鉴别诊断 甲状腺癌应与单纯性结节性甲状腺肿、腺瘤相鉴别,有时需与甲状腺炎相鉴别。

4. 临床价值 超声是甲状腺癌较为可靠的首选影像学检查方法。但是,甲状腺癌具有多种不同病理类型和生物学特征,其复杂多样的声像图表现给超声检查带来困难。必要时,应与核素显像或 CT 成像结合起来应用。如多种检查方法仍无法明确诊断,可进行超声引导下针吸、活检检查。

(三)甲状腺淋巴瘤

1. 病理与临床 甲状腺淋巴瘤(thyroid lymphoma)罕见,占所有甲状腺癌的 1%~3%。一般为非霍奇金淋巴瘤,常见于老年女性患者,多发生于既往有桥本甲状腺炎的基础上。多为弥漫型,大者可累及甲状腺两侧叶,结节型很少见。典型临床表现为老年女性患者甲状腺迅速增大,并触及质硬的无痛性肿物。

2. 超声表现

(1)腺体弥漫性肿大,回声不均,但无明显结节,易漏诊。

(2)肿大腺体内见边界模糊的不规则低回声区,后方回声增强;部分回声极低呈"假囊征"。

(3)CDFI:病变无明显环绕血管,内部可见明显增加的血流信号。

3. 鉴别诊断 本病应注意与桥本甲状腺炎和亚急性甲状腺炎鉴别。

4. 临床价值 甲状腺淋巴瘤多发生于桥本甲状腺炎的基础之上,加上病灶占位感不强,超声检查易漏诊。本病的定性诊断主要依靠细针穿刺细胞学检查、粗针组织活检以及手术活检。

九、甲状旁腺疾病

1. 病理与临床

(1)甲状旁腺腺瘤:在原发性甲状旁腺功能亢进患者中,80%以上由腺瘤引起。腺瘤可以单发,也可以是多发性内分泌腺瘤的一部分。多见于女性,以40~60岁多见。

(2)甲状旁腺增生:约10%原发性甲状旁腺功能亢进是由原发性增生所致,而对于继发性增生,则于慢性肾病的患者较为常见。增生常累及多个腺体。

(3)甲状旁腺癌:其占原发性甲状旁腺功能亢进患者的2%~4%,发病年龄较腺瘤略低,平均44岁,发病率无性别差异。大多数甲状旁腺癌是功能性的,无功能性癌较少。

上述3种疾病均可由于钙、磷代谢障碍而引起骨质疏松、脱钙及骨折。另外,甲状旁腺癌还可以侵犯周围组织器官而引起相应的临床表现。

2. 超声表现

(1)甲状旁腺腺瘤:①肿瘤位于甲状腺与颈长肌、颈总动脉与气管之间,属正常位置。肿瘤为椭圆形、三角形或不规则形,其长轴与身体矢状面平行。②肿瘤为均匀低回声,边界清晰、规则,可见包膜回声,少数可伴有钙化灶或囊性变。③肿瘤与甲状腺之间可见双层中强回声带,可能为甲状腺被膜与腺瘤的包膜所致。④肿瘤前缘常有明显的血管绕行,并可见多条动脉分支进入瘤体内,内部血供丰富,有时可显示肿瘤的蒂部。

(2)甲状旁腺增生:可显示数个甲状旁腺不同程度增大,形态呈椭圆形或不规则形,内部为均匀低或等回声,一般无囊性变或钙化灶,血供不如腺瘤丰富。

(3)甲状旁腺癌:①肿瘤较大,形态不规则或呈分叶状;②内部为不均匀低回声,可伴有囊性变或钙化灶;③肿瘤可侵犯邻近的解剖结构;④CDFI:癌灶内部及周边血供丰富,分布不规则;⑤可发现同侧颈部淋巴结转移癌。

3. 鉴别诊断

(1)甲状旁腺占位应与甲状腺结节和颈部淋巴结相鉴别(表24-8)。

表24-8　甲状腺结节与甲状旁腺肿物的超声鉴别要点

	甲状腺结节	甲状旁腺肿物
部位	甲状腺内	甲状腺后方或异于其他部位
回声水平△	多种回声	低回声
囊性变	常见	少见
钙化灶	常见	少见
晕环	常见	一般无
周边环绕血管	常有	除蒂部位外,一般无
甲状旁腺功能亢进	无	有

△与甲状腺实质回声水平比较

(2)甲状旁腺腺瘤与增生的鉴别:腺瘤常为单发,而增生常为多发;腺瘤一般>2cm,而增生一般<2cm。

(3)甲状旁腺腺瘤与腺癌的鉴别:根据肿瘤内部回声明显不均、有钙化灶、侵犯邻近解剖结构和颈部淋巴结转移癌有助于提示腺癌。

4. 临床价值

高频彩色多普勒超声可显示5mm左右的甲状旁腺病灶,诊断敏感性达90%以上,已成为引起甲状旁腺功能亢进的肿物术前定位的首选检查方法。如在颈部反复探测未发现肿大甲状旁腺,大致能排除正常位置的甲状旁腺病变,但可遗漏小的病灶;如甲状旁腺功能亢进诊断明确,而超声在颈部未发现异常增大的甲状旁腺,则需辅以CT成像、核素显像技术等检查手段寻找异位甲状旁腺病变。

(李建初　张一休　姜玉新)

第四节　乳　　腺

乳腺作为最大的体表具有分泌功能的性激素依赖性器官之一,在一生中受性激素的周期性变化表现为发育、退化等形态学变化。大量研究发现，近年来乳腺癌已经成为妇女恶性肿瘤的第一，严重影响女性的心身健康，乳腺恶性肿瘤的早期发现和早期治疗已经成为我国医疗卫生的重要任务之一。

乳腺超声检查始于 20 世纪 50 年代，1951 年 Wild 等首先应用脉冲法 A 型超声对乳腺组织及乳腺肿物进行探测。1972 年 Kossoff 利用灰阶超声能清楚显示乳腺正常及其病理结构的解剖特征。20 世纪 70 年代后期我国开始在临床上应用实时超声检查乳腺疾病。随着超声技术的不断发展，目前已作为临床上重要常规辅助检查方法之一。

一、乳腺的解剖

（一）乳腺的解剖

正常成年女性乳房为对称性的半球形，位于前胸廓相当于第 2～6 肋间水平。乳腺是汗腺组织的一种类型，内达胸骨旁，外至腋前线，外上方呈角状伸向腋窝的腺体组织称为 Spence 腋尾区，在乳癌根治切除时该结构具有重要意义，手术时的解剖分界包括上述范围。乳房中央前方突起为乳头，其周围色素沉着区为乳晕。

1. 位置与形态　乳腺位于前胸壁两侧，相当于第 2～6 肋骨的浅筋膜浅层与深层，内侧为胸骨缘，外侧达腋前线或至腋中线，轮廓均匀，呈圆锥形，两侧大小相似。为定位需要通过乳头中心做垂直线和水平线，再绕乳晕外做环行线，将乳房分为 5 个区，即外上象限、外下象限、内下象限、内上象限及乳晕区；此外还可以按时钟法结合距离乳头进行定位，协助临床手术。

2. 乳管　乳腺导管系统为输乳管反复分支形成的树枝状的结构。直径一般 2.0～4.5mm，随导管分支逐渐变细，分支处直径略增大，95% 以上的分支导管与上一级导管主轴延长线的夹角<90°，随分支变细则夹角增大，甚至与上一级导管主轴线呈直角相交，这些结构特点有利于乳汁的分泌和排泄。

3. 乳腺叶　乳腺系从大汗腺衍生而来的复管状腺，是乳腺组织独立的结构单位，由乳管、乳腺小叶及腺泡组成。成人的乳腺有 15～20 个乳管系统，每 1 系统组成一个乳腺叶，腺叶之间具丰富的脂肪结缔组织，称为叶间结缔组织。乳管系统由乳头皮肤开口部起始向四周辐射，同时乳头区域还有 2～3 个皮脂腺。每个小叶有输乳管，管径为 2～3mm，输乳管以乳头为中心呈放射状排列，在乳头

的基底部呈壶腹样膨大，直径 5～6mm，称为输乳窦。输乳窦在乳头尖端处再行变细，最后以点状开口于乳头；继乳窦之后为较窄的短管，而后为膨大的乳管壶腹，其后为大乳管，再分支为中小乳管，最后为末端乳管而与腺泡相通。每个乳腺含有 15～20 个呈轮辐状排列的腺叶、腺小叶及 10～100 个腺泡组成；腺叶之间、腺叶与腺泡之间均有结缔组织间隔。腺叶间上连皮肤与浅筋膜浅层，下连浅筋膜深层的纤维束称为 Cooper 韧带，亦称为乳腺悬韧带，使乳腺保持一定的活动度，各腺小叶内与腺泡相通的乳管，向乳头方向汇集形成腺叶乳管，逐渐增大形成壶腹，再分成 6～8 个开口于乳头表面；大乳管形成壶腹的膨大处，是导管内乳头状癌的好发部位。乳管内衬有上皮细胞，其基底层（生发层）明显增生时，可形成不同的病变，如囊性增生病和导管癌等。

（二）乳腺血管分布

分布于乳腺的动脉主要包括胸肩峰动脉、胸外侧动脉、乳腺动脉、胸廓内动脉、肋间动脉穿支等。

1. 胸肩峰动脉　多起自腋动脉，行走于胸小肌后方；少部分行走于胸小肌上缘，穿锁胸筋膜或胸小肌后即分出数支肌支行于胸大小肌之间，除支配胸大小肌外，并分出乳腺支供应乳腺深面组织。

2. 胸外侧动脉　位于胸小肌深面、胸肩峰动脉起点下方，起自腋动脉，向外下紧贴胸壁前锯肌表面，沿胸小肌下缘向下，止于胸小肌的胸壁起点附近后侧，供应胸小肌、前锯肌等胸壁肌肉和皮肤以及乳腺外侧部分。

3. 乳腺动脉　起自肩胛下动脉起点上方、胸外侧动脉起点的下方，由腋动脉发出，向内下前方向进入乳腺的外上方，支配该区域的乳腺。

4. 胸廓内动脉、肋间动脉穿支　胸廓内动脉起源于锁骨下动脉，行于肋软骨后方，壁层胸膜前，一般距胸骨缘 1～1.5cm，其中在第 1～4 肋间有穿支穿肋间肌、胸大肌后支配乳腺内侧份乳腺组织。肋间动脉的穿支在第 2～4 肋间较明显，其穿出点位于胸廓内动脉穿出点的外侧 2～3cm，支配乳腺胸肌及乳腺，由于其分支细小，对乳腺的血供意义不大，在乳腺癌根治术时注意结扎之，以免术后出血。乳腺内侧的血供主要来源于胸廓内动脉和肋间动脉穿支。

5. 乳腺的静脉回流　为乳腺癌血行转移的最重要途径。在乳腺皮下浅筋膜浅层存在着丰富的乳腺静脉网，分为横向和纵向两种。横向的静脉网

汇合向内形成胸廓内静脉穿支,伴随胸廓内动脉穿支穿胸大小肌、肋间肌注入胸廓内静脉,后者与同名动脉伴行。乳腺的纵向浅静脉向上与颈根部的浅静脉相交通,可注入颈前静脉。

腋静脉的分支包括胸肩峰静脉、胸外侧静脉、乳腺静脉、肩胛下静脉等与同名动脉相伴行,引流乳腺上、外侧的静脉血。与肋间动脉穿支伴行的为同名静脉,引流乳腺深部的血液回流,向内注入肋间静脉,进而注入奇静脉或半奇静脉,后二者与椎静脉相交通,乳腺癌细胞可经此途径较容易地进入椎静脉系统,从而引起椎骨、颅骨以及盆骨等的转移。

(三)乳腺的淋巴结和淋巴引流

乳腺的淋巴系由皮肤和乳腺小叶间的浅深两层淋巴管网和淋巴管丛所组成。浅层向乳头、乳晕下集中,而后再经毛细淋巴管注入深层淋巴管网。在胸前壁和外侧壁呈扇形分布,集中走向腋窝,并注入腋淋巴结。

1. 乳腺内部淋巴回流　乳腺表面皮肤的淋巴引流类似机体其他部位的皮肤,由浅层和深层淋巴管网组成。浅层的毛细淋巴管网位于真皮下层,无瓣膜;乳腺组织内淋巴构成深层淋巴管网,含瓣膜,与浅层相比较为疏松且管径较粗,在乳头和乳晕下方形成相对致密的网状结构,称为乳晕下淋巴管丛。乳腺内的淋巴管起源于小叶周围,与各级导管相伴行,与乳腺的各级导管结构不同的是淋巴管之间相互吻合成网状,并汇集成集合淋巴管,乳腺实质内的淋巴管网与乳晕下淋巴管丛相交通,集合淋巴管可能伴随深静脉汇入相应的淋巴结。

2. 乳腺外部的淋巴回流　乳腺外的淋巴引流区在生理状态下主要包括两大部分,即腋淋巴结区和乳内淋巴结区,一般认为约75%的乳腺淋巴液流向腋淋巴结区,而约25%的乳腺淋巴液流向乳内淋巴结区。

3. 腋淋巴结解剖学分群

(1)外侧群淋巴结:沿腋静脉内侧排列的腋淋巴结,又称腋静脉淋巴结,乳腺癌手术清扫该组淋巴结时不需打开腋鞘,可有效地避免术后上肢水肿。

(2)前群淋巴结:位于前锯肌表面、胸小肌下缘,沿胸外侧动、静脉分布,又称胸肌淋巴结。

(3)后群淋巴结:位于肩胛下动、静脉及胸背神经周围,又称为肩胛下淋巴结,在清扫该群淋巴结时注意避免损伤胸背神经及肩胛下动静脉,结扎切断肩胛下血管的乳腺支,以避免术后出血。

(4)中央群淋巴结:位于腋窝中央的脂肪组织内,是临床体检最易发现的淋巴结群,当上肢内收放松时,可以触及该群淋巴结,本组是腋淋巴结中最大、数目最多的。

(5)尖群淋巴结:位于锁骨下肌下内方、胸小肌上缘及内侧、胸锁筋膜深面、Haslted韧带外侧、沿腋静脉排列,其所处的位置是腋窝的顶端,因其又位于锁骨下,故又称锁骨下淋巴结,是乳腺癌根治术时必须清除的淋巴结,与锁骨上淋巴结相交通。

(6)胸肌间淋巴结位于胸大、小肌之间的血管周围的脂肪内,沿胸肩峰血管肌支分布,又称为Rotter's淋巴结。

根据解剖学对腋淋巴结分群在手术时淋巴结的清扫中具有指导意义,各群淋巴结之间有着丰富的淋巴干相连接,任何一群淋巴结受累及均可以汇集到尖群淋巴结,而尖群淋巴结与锁骨上淋巴结、纵隔淋巴结相交通,其淋巴干可直接注入颈内静脉或锁骨下静脉,引发锁骨上、纵隔淋巴结转移或血行播散。但该分群方法不适用病理科医师,因无法在标本上进行淋巴结定位,故解剖学分群的临床意义受到限制。

从乳腺癌的转移特征和病理学角度出发,腋窝淋巴结分群目前较为容易接受并能应用的是以胸小肌为标志三群腋淋巴结。Ⅰ组或称下群:胸小肌下缘的所有腋淋巴结。Ⅱ组或中群:胸小肌上、下缘之间的淋巴结,包括胸小肌深面和胸大小肌之间的淋巴结。Ⅲ组或称为上群:胸小肌上缘的腋淋巴结。

二、乳腺的发育

乳房的发育特别是女性一生具有较大变化,受许多因素的影响,如胚胎发育的过程、内分泌、脂肪的代谢和分布,皮肤质量和长时间重力效应等。按照女性乳房的发育过程,可以分几个阶段:胚胎期、幼儿期、青春期、生育年龄期(成年期)、妊娠期、哺乳期和老年期。不同时期乳房的形态不同,这种变化是延续的、有规律的,主要是受内分泌激素的调节影响。

(一)胚胎期

胚胎期是乳腺形成和发育的第一阶段,由外胚层分化形成。胚胎第6周,外胚层上出现乳腺生发线,简称乳线。乳线位于胚胎躯干前壁两侧,由外胚层细胞局部增殖变厚形成崤状的乳房始基,乳房始基由 4～5 层移行上皮细胞构成,其深层即为富于腺管细胞。妊娠第 9 周,乳线的上 1/3 和下 1/3 乳房始基开始退化,仅保留位于胸部 1/3 继续发育,首先外胚叶细胞层向其深层的中胚叶细胞下陷形成凹状结构,表皮的基底细胞也随着增生而同时下降,形成乳芽,并参与两侧乳房发育。妊娠第 3 个月,乳芽近端形成小叶芽,即乳腺腺泡的原始结构,乳芽远端发育成乳管和乳头。胎儿时期和出生后,甚至青春期前这种结构基本不发生变化。如果在胚胎期乳腺上下部分未完全退化,可形成正常部位以外的乳腺组织,即副乳,副乳可以有 1 个或者是多个。如果胚胎期乳线全部退化或者一侧全部退化,则表现为先天性乳房缺失或单侧乳房缺失。

(二)幼儿期

胎儿出生后进入婴幼儿期,胎儿时期由于受母体的性腺和胎盘产生的性激素影响,乳房有一定程度的发育和生理性活动。出生时无论男女乳房均可略隆起,并可触到 1～2cm 大的结节,挤压乳头时可见乳汁样分泌物,称为巫乳,一般在出生后 2～3d 出现,1～3 周逐渐消失,随后乳腺进入幼儿期的相对静止状态。在 10 岁左右,女孩在下丘脑部和脑垂体的激素分泌量逐渐增加,刺激卵泡发育并分泌性激素,为青春期的发育做好准备。

(三)青春期

青春期是乳腺发育最重要的时期,受性激素等影响男女乳房发育出现明显区别。女性随着下丘脑和脑垂体促性腺激素的分泌量增加,导致卵巢内卵泡周期性发育和生长,从而引起女性体内性激素的周期性变化,在雌激素的作用下,内外生殖器官不断发育增大,女性第二征象也相继出现,如腋毛和阴毛出现,脂肪分布于肩、胸、臀部而形成女性体态。乳房在性激素和垂体激素的作用下,乳腺小叶细胞增生和小叶不断形成,乳腺组织不断丰满,乳头乳晕也相继增大,且色泽逐渐加深。进入青春期大约 1 年后,整个乳房呈盘状,一般青春期 3～5 年,在青春期末,也就是月经开始时,乳房的发育趋于完善,形状大多数呈半球形。此时的乳房皮下纤维、脂肪组织大量增加;乳管周围纤维组织增生,血管增多;乳管延长,扩张,并不断形成完全分支,但腺小叶尚未完全形成。男性乳腺的青春期发育开始晚于女性,发育程度也不甚规则;多数男性表现为乳房较前略突出,乳头下面可触及腺纤维组织形成的小结节,质地较硬,有轻触痛;一般在 1～1.5 年逐渐消失,否则可形成男性乳房肥大。

(四)生育年龄期(成年期)

成年期乳腺(又称为性成熟期乳腺)的变化特点为组织结构已经形成,但随月经周期和性激素的变化,乳腺组织也发生相应的变化,并且该期内还包括妊娠期和哺乳期。未孕妇女的乳腺同样有周期性变化。

成年未孕女性月经周期中由于垂体、肾上腺和卵巢的正常生理变化,乳腺在雌激素和孕激素的作用下,乳房发育与子宫内膜一样,呈现周期性变化,可分为增生期与月经期。

增生期:对应的是月经干净至下次月经来潮之前的时期,表现为卵巢内卵泡生长、成熟、排卵和黄体的形成、萎缩。性激素的升高、达峰和降低的周期变化,引起乳腺的乳管扩张,上皮细胞肥大增生,以乳管末端为明显,乳管周围有淋巴细胞浸润、纤维增生和间质水肿。整个乳房的变化为体积较前增大,尤其至月经前期,乳房变硬,部分可有发胀感,少数可触及乳房内的小结节,并有疼痛和压痛。月经后症状消失或减轻并逐渐恢复。

月经期:为月经来潮到月经干净的时间段。受低水平性激素影响,表现为乳腺的乳管末端和腺小叶的显著缩小,乳管收缩、上皮细胞萎缩、管周围纤维减少和淋巴细胞浸润减少。无论乳腺增生程度如何,增生期出现的乳房症状在此期内一般均可消失。

乳腺组织随月经周期变化而有增生或缩小,为本时期乳房的最大特点。

(五)妊娠期

妊娠后卵巢不再发生周期性变化,但妊娠黄体的持续存在,为孕妇体内提供大量的性激素,妊娠 3 个月后妇女体内的性激素和作用乳腺的相关激素基本上由胎盘产生。一般妊娠 5～6 周时,乳房开始逐渐增大和明显充血,孕妇常自觉乳房发胀或刺痛,乳房表面的浅静脉明显可见。妊娠前半期乳房增大最为明显。乳管末端小叶融合成大叶,管腔扩张成腺泡,上皮细胞呈立方形,细胞内出现脂肪小滴;以后大叶扩展,腺泡逐渐扩大,其内分泌物增多,乳管周围纤维因受压而大部分消失,代之以较多毛细血管,乳管内亦由分泌物充填。腺泡增生致乳房变韧。乳头增大着色,易勃起。乳晕着色,乳晕上的皮脂腺肥大形成散在的小隆起,称为蒙氏结节。如果妊娠期乳腺中的乳管末端未充分发展成乳腺小叶,在哺乳期将会出现乳汁不足。

（六）哺乳期

胎儿娩出后乳腺进入哺乳期，受体内性激素减少和泌乳素等分娩变化的影响，乳汁开始分泌。产后 2～3d 时乳腺腺叶细胞高度增生肥大，腺泡上皮排列成单行，其内充满乳汁，乳管周围纤维组织几乎消失，代之为毛细血管，腺泡和乳管普遍扩张，内储乳汁和细胞脱落物。腺小叶的增生发育。哺乳期后期，随断乳的情况乳腺改变各不相同。如产后不哺乳，乳管内压力渐高，乳管扩张，压迫管壁和乳腺小叶，导致乳腺结构发生退化性改变，以致于乳房复原后其体积小于妊娠前的水平。若产后哺乳，则乳汁持续分泌，其分泌期长短不一，一般在分娩后 8 个月左右乳汁分泌开始逐渐减少，乳腺开始退化，此时断乳很快就停止泌乳，并且乳腺复原后体积影响不大，但也有人较妊娠前乳房体积增大，原因是妊娠前一些静止的腺小叶在哺乳期得以充分发育的缘故。若泌乳减少后仍坚持哺乳则对乳腺组织消耗较大，特别是不规则哺乳的妇女，会使乳房松弛下垂，原因是乳腺基质中的纤维组织增生小叶消耗。一般而言，断乳后数月乳房的形态即可完全复原。

（七）老年退化期

女性乳房进入成年后期，其腺体内脂肪渐增多，而乳腺小叶和乳管等腺结构逐渐减少或萎缩，乳腺组织周围的纤维组织增生且较为致密，这种变化的程度与分娩的次数多少有关，分娩次数少或未分娩者变化较轻且晚。由于脂肪的沉积以及乳房皮肤的松弛，乳房逐渐下垂，并随着年龄的增加而越发明显。进入老年期，由于机体内分泌的变化，乳腺结构也相应发生变化，乳管周围的纤维增多，并可出现钙化，小乳管和血管逐渐硬化而闭塞，乳房内仅仅充满了纤维和脂肪组织。肥胖者以脂肪居多，瘦者以纤维组织居多，乳房瘦小而干瘪，腺体组织逐渐萎缩而减少，乳腺形态变形、变薄。

三、正常乳腺的超声特征

乳腺超声检查技术经过半个世纪的发展，已经发生了巨大变化；从早期低频探头发展到现在的高频探头，从需要水囊作为介质到目前直接放置乳腺表面进行检查，而且图像质量和成像速度等均明显提高，并且不断有新的技术（如三维超声、弹性超声和超声造影）应用在临床诊断中；而且超声也广泛应用在临床治疗目的中（如介入超声、术前定位等）；从而在临床诊断和治疗中起到不可替代的价值。

（一）乳腺超声设备和检查要求

乳腺位于胸前壁皮下，距离表皮较浅，超声检查时不需要超声过大的穿透能力，故可以使用相对频率较高的超声波，从而提高图像的空间分辨力，相对而言乳腺结构随时间变化不大，因此，不需要时间分辨力过高。所以乳腺超声检查时的要求有以下几点。

1. 超声探头频率要求　应该是在保证穿透深度所需的前提下，尽可能使用高频率。目前临床常用的探头频率范围为 5～17MHz，宽频探头使得近区使用更加高的频率，远区应用相对低的频率，从而保证图像近区的分辨力和远区图像的穿透力，探头宽度一般为 38～50mm。

2. 深度要求　最深以显示胸大肌筋膜为准。

3. 增益和 TCG 条件　通过增益和 TCG 调节，图像明暗适中，结构层次清晰显示。

4. 检查时患者体位　取仰卧位或者对侧斜卧位（如果乳腺过大，倒向同侧，则身体向对侧倾斜），检查侧手臂尽量上抬外展抱头，充分暴露乳腺及同侧腋下。

5. 探头扫查方式　以乳头为中心，进行 360°的钟表指针样旋转或探头自上而下，自左而右在乳腺表面的矩形范围内移动扫查全部乳腺。扫查区域应当存在重叠，并且包括乳晕和腋下。

6. 彩色超声和多普勒超声　当发现病灶或可疑区域时，可以启动彩色超声观察相应区域的血流信号存在情况，彩色超声检查时应选择合适的彩色超声频率、增益和敏感性，以便能显示低速血流信号。但彩色超声检测到血流信号存在时，可利用多普勒超声测量血流动力学参数，从而间接判断血流速度、血流量等信息。

7. 超声新技术

（1）三维成像：三维超声是利用计算机技术对二维图像的立体重建，从而为超声医师提供具有空间关系的超声图像，并可以在计算机帮助下完成体积的测量。三维超声联合彩色（或能量）超声可观察组织内部血管的分布、走向等，同时可以提供常规二维平面不能获得的冠状面。在冠状面上，最大的特征肿块周边产生汇聚现象，类似于星芒或者太阳，国内外不同学者称为汇聚征或者太阳征。

（2）弹性成像：技术检测的是组织的软硬度，通过测量不同组织的弹性（硬度）从而评估可能的组织成分，为鉴别良、恶性肿瘤提供不同于传统超声的信息。多数研究数据显示,恶性肿瘤的硬度较高。但是由于不同仪器的不同设定,目前弹性成像没有统一的标准,而且第一代弹性成像技术以外力作为弹性源,因而会受到操作者的主观影响。第二代弹性成像采取了内源性的加压,但是尚没有形成一致的认识。

(3)造影增强成像:超声造影技术为利用微泡造影剂增加血管内超声波的非线性回波信号进行成像,在肝病的诊断和鉴别中已经广泛应用并达到临床的认可;由于超声造影剂适用的频率段相对低,在高频的乳腺超声检查中的应用价值仍在探索之中。国内外文献报道超声造影技术在乳腺良、恶性疾病的鉴别中有一定的帮助;但由于文献报道差别较大,目前仍缺乏公认的诊断标准,需要临床进一步的研究和验证。

(二)乳腺超声检查指征

1. 诊断目的

(1)可扪及的乳房肿块。

(2)放射学(钼靶)发现为致密的乳房者。

(3)乳腺X线图像上不能确定的病变是否存在者

(4)有乳腺X线检查禁忌时(如妊娠、哺乳和<30岁)的可疑病变。

2. 介入治疗目的

(1)超声引导下囊肿穿刺和抽吸。

(2)实质性肿块的细针抽吸和活检手术。

(3)术前或者术中进行乳癌的定位引导切除。

(4)前哨淋巴结活检和瘤旁注射。

3. 术后随访

(1)乳房切除术或者肿块切除术后肿胀的术后诊断和随访。

(2)乳房切除术后胸壁上结节性质的评判。

(3)术后血肿和积液的诊断、治疗及随访。

(4)假体随访(例如渗漏)。

(三)乳腺检查的手法和测量

病灶的测量应该选取最大径线的切面进行,然后取与之垂直的最大切面上进行二次测量。从而获取病灶的相互垂直的3条最大经线。肿块边界清晰时按照边界测量,肿块边界模糊时,测量的范围应包括肿块的边缘部分和周边的声晕,但是声晕不一定包含肿瘤细胞,可能仅是结缔组织反应性增生,或者是纤维腺体实质组织的压缩,但是应当作为肿块的边界部分一并测量,测量时应注意在第一个最大平面上测量平行皮肤的最大经线和垂直皮

肤的最大经线,另一最大平面上测量第3条经线,同样为平行皮肤测量。

(四)正常乳腺组织超声图像特征

正常乳腺的声像图由浅入深依次为以下几层。

1. 皮肤 呈带状强回声厚度2～3mm,边缘光滑整齐。

2. 浅筋膜和皮下脂肪 浅筋膜呈线状高回声,脂肪组织呈低回声,由条索状高回声分隔,境界欠清。

3. 乳腺腺体 因人而异,厚薄不一,通常厚度为1～1.5cm,由腺叶、小叶、腺泡、导管及脂肪等组成。在老年人可萎缩仅3mm,腺体呈中高回声,间夹杂有低回声,排列较整齐。腺体与皮肤间有三角形的中强回声韧带,称为库柏(Copper)韧带,其后方回声可衰减;深筋膜:筋膜呈线状高回声,光滑整齐,筋膜间脂肪呈低回声;胸肌及肋骨:胸肌为梭形的均质低回声区,肋骨为弧形强回声,其后方衰减为声影。整体的乳腺超声表现有均匀和不均匀两种,均匀的乳腺在声像图上表现为连续一致的脂肪、韧带、纤维及腺体组织回声,从乳头、乳晕至周边组织腺体逐渐变薄。乳腺的不均匀可以表现为局部性或者弥漫性的,声像图表现为腺体不规律的增厚、回声的增强或者减弱等。

4. 乳腺后方组织 主要包括胸前壁肌肉和筋膜,超声图像上表现为肌肉的低回声和筋膜的高回声;体型瘦小时可以显示肋骨回声,尤其肋骨的横断面上呈前方的弧形强回声、中间的弱回声伴后方声影;肋骨回声往往表现为规律排列以及平行肋骨扫查时呈长条状,从而可以和乳腺或前胸部占位区别。

四、乳腺不同病理类型疾病的超声特征

乳腺的疾病主要包括来源乳腺组织内成分,根据病因可分为增生性、炎症性和肿瘤性。根据疾病的来源可分为纤维组织来源、乳腺导管来源、乳腺腺叶来源等。目前临床和病理上常根据组织来源进行分类。

(一)乳腺增生病

乳腺增生病又称乳腺纤维囊性增生病或乳腺小叶增生、乳腺增生症、乳腺结构不良。病理上表现为以乳腺纤维组织及上皮增生,同时伴囊肿形成的一种乳腺结构紊乱的疾病,故也可称为纤维囊性乳腺病。

1. 病因和病理 1829年首先由Astley Coop-

er描述,特征为腺上皮首先增生,逐渐出现纤维组织增生、纤维囊性增生和纤维腺瘤形成等一系列组织形态方面的病理改变。由于疾病各个时期的临床表现不同,从而导致各种各样的命名。从临床与病理角度考虑,该病名以纤维囊性增生病更为合适。好发于30~50岁年龄,发生率可高达15%左右,乳腺病专科门诊中占50%~70%,高峰发病年龄在30~45岁,绝经后较为少见,但随着保健性食品以及绝经后激素替代疗法的应用,绝经后的发病率也有升高趋势。主要原因有以下几种。①雌激素、孕激素和催乳素等激素:雌激素可使乳腺导管扩张、延伸、细胞蛋白质的合成和糖的利用,增强毛细血管的通透性和促进组织内水钠潴留。孕激素可使已被雌激素作用的腺泡进一步发育成小叶,还能降低毛细血管的通透性和组织内的水钠潴留。催乳素可促使乳腺上皮生长和发育。当体内雌激素水平绝对或相对增加或孕激素水平相对或绝对减少时,都会造成体内激素内环境的失衡,最终引起乳腺结构的紊乱。②也有学者认为口服避孕药可能会诱发纤维囊性增生病。③黄嘌呤及其他结构相似的药物、吸烟均有可能加重病情。

2. 临床表现　根据临床表现可将乳腺增生病分为4个不同阶段。

(1)增生前期(乳痛症):常见青春发育期或青年女性,表现为经前有明显的乳房肿胀、疼痛,有时疼痛可延及肩背部,局部常有疼痛及震动性疼痛。经后乳房疼痛及肿胀逐渐自行缓解,并有松弛感。常伴有痛经、月经失调及经期紧张症。缓解期仅有乳房增厚感,未能扣及结节,属生理变化范围。

(2)小叶增生:为乳腺增生中最常见的临床阶段,多见于20~30岁的青年女性。主要表现为经前期乳房胀痛、不适,痛剧时可延及肩背与腋下。乳房局部常可扣及大小不等的结节或片状组织增厚。经后结节缩小,组织柔软,但结节很难完全消退。病变较多分布于乳房的外上象限或呈弥散性分布。此期在病理中已出现明显的腺上皮增生表现。

(3)纤维腺瘤或乳头状瘤病:由小叶进一步增生发展而来。临床表现为整个乳腺常均匀增厚,可扣及边界清晰的小结节或纤维腺瘤,活动度好,无压痛,月经后不消失。此期从病理上看,若以腺上皮及纤维组织增生为主,则可由此衍化为纤维腺瘤;若为导管上皮呈乳头状增生,则可发展为乳头状瘤,多发于腺体边缘,呈多发性者,成为乳头状瘤病,有较高的癌变率。

(4)纤维囊性增生病或硬化性乳腺病:多发生30岁以上女性。表现为乳房坚实、增厚,表面光滑或呈结节状,无压痛。经前、经后无症状与体征的改变,囊肿形成后则表现为乳房内有散在的、多发、大小不等的结节。患者常由于乳房扣及结节而就医,部分患者可以出现浆液性或浆液血性的乳头溢液;少数患者可同时有腋淋巴结肿大,甚至可发生癌变。

3. 超声表现　为双侧乳房形态对称,组织增厚,内部为不均匀低回声结节,分布紊乱,边界不清,形态不规则,有囊肿存在时则为无回声,后方回声增强,需要与纤维腺瘤和乳腺癌鉴别。

(二)乳腺纤维腺瘤

乳腺纤维腺瘤是最常见良性肿瘤之一,发病率仅次于乳腺囊性增生病,好发年龄为20~25岁的青年女性。

1. 病因　与雌激素的过度刺激有关,故多见于20~25岁性功能旺盛期女性。妊娠和哺乳期或绝经前期,由于雌激素大量分泌,可使肿瘤迅速生长;动物实验亦证实,大量的雌激素可诱发肿瘤生成。

2. 临床表现　乳腺纤维腺瘤的好发部位,以外上象限为多,且多数(约75%)为单发,少数为多发性的。特征是无痛性孤立肿块,病史叙述中多在无意中偶然发现;肿块呈圆形或椭圆形,直径多在1~5cm,偶有巨型纤维腺瘤,直径可超过10cm;月经周期对肿瘤大小无影响,亦无异常乳头溢液。生长速度比较缓慢。扣诊肿块表面光滑、边界清楚、质地坚韧、与皮肤和周围组织无粘连,极易被推动,腋窝淋巴结不肿大。

3. 超声表现　纤维腺瘤一般呈圆形或椭圆形,形态规则,边境清晰,边缘光滑,内部回声尚均匀,后方回声不变或稍增强,周围组织受瘤体推挤可变形,但多数情况下周围组织形态和回声没有变化,CDFI在瘤体内部可发现点状血流信号或无血流信号。瘤体回声与其内部组织成分有一定关系,当腺体成分较多时,可表现为等回声或高回声。

乳腺纤维腺瘤虽属良性,但亦有恶变可能,一经发现,应予手术切除。手术可在局麻下进行,于肿块表面皮肤做放射状切口;显露肿瘤后,将瘤体连同其包膜完整切除;并常规送病理检查,以排除恶性病变的可能。

(三)脂肪坏死

脂肪坏死为非细菌性的炎性。好发部位是乳

腺或骨性隆起上。原因可能与外伤、缺血、囊肿抽吸术、组织活检、局部病灶切除术、放射治疗、乳房复位成形术、乳房重建术、置入物移除术、抗凝治疗等有关。

临床、病理和超声表现多种多样，从囊肿到类似恶性的毛刺状肿块。从组织学上看，脂肪细胞的局部破坏，发展为细胞内大小不等的空泡，内充满了脂质物，周边包绕着巨噬细胞、多核巨细胞、成纤维细胞所形成的油脂囊肿，坏死后开始纤维化。乳房脂肪坏死的 X 线摄影从良性、不典型到恶性表现的团块，有时可伴有钙化。声像图上表现为实质性回声或无回声，后方回声不增强或伴声影。超声检查时需与乳腺恶性病变鉴别。

(四)乳管内乳头状瘤

好发于 40～50 岁女性，约 75% 的病例发生在大乳管近乳头的膨大部分。瘤体较小，带蒂并有许多绒毛，血管丰富且壁薄、质脆，极易出血。

1. 临床表现　最常见症状为乳头溢液或血性溢液，通常为白色或鲜红色，由于病灶较小临床触诊不易扪及肿块。多因偶然中发现内衣血迹而就医；如在乳晕区内扪及质软、可被推动的肿块，轻按可从乳头排出血性溢液，则多可诊断。一般无其他症状（如疼痛），偶可因肿瘤阻塞乳管而出现疼痛，一旦积血排出，疼痛可消失并可反复。

2. 超声表现　早期病灶较小时超声图像常无改变或仅表现为乳腺组织增生改变，乳管内有液体聚集时可发现乳管扩张，一般内径在 2mm 左右，但一旦液体排出，超声多不能发现扩张乳管。如果发现乳管扩张，超声应仔细检查扩张乳管壁是否光滑，当有乳头状瘤存在时，可以发现扩张乳管内低回声或等回声乳头状突出，与乳管壁相连，内部回声较为均匀，血流往往难以显示。较多病灶时，常规超声检查可以在乳头附近发现低或等回声结节状结构，边境清晰，形态规则，内部回声尚均匀，后方无声影，CDFI 可以在内部发现点状血流信号，可同时伴导管扩张，从而形成囊实性混合结构。探头挤压时可见乳头内液体溢出。

乳管内乳头状瘤属良性肿瘤，但 6%～8% 的病例可发生恶变，当出现乳头溢液（血），超声未发现改变，可选择 X 线钼靶乳导管造影检查，乳管镜检查对明确病变部位有一定的帮助。

(五)乳腺癌

绝大多数乳房的恶性肿瘤来源于乳腺的上皮组织（导管和小叶），极少数可来源非上皮组织（肉瘤）。乳腺癌的发病率及死亡在世界上有较为明显的地域性差异，以西方国家发病率为高，我国近年来乳腺癌的发病率逐年升高，已经成为女性恶性肿瘤的首位，尤其大城市（北京、上海）发病率高达 80/10 万以上。乳腺癌常发生于 50 岁左右的妇女，20 岁以前很少见。患者女性亲属中乳腺癌的发病率高于常人 2～3 倍。半数以上发生于乳腺外上象限，其次为乳腺中央区和区上象限。

1. 病因　乳癌的病因尚不能完全明了。多数学者认为，绝经前后雌激素是刺激发生乳腺癌的明显因素。临床资料统计，乳癌的发病年龄多在 40～60 岁，其中又以 45～49 岁（更年期）和 60～64 岁最多见。也有些学者认为，未婚、未育或未哺乳的妇女乳癌发病率较高，大量的文献报道，乳腺癌家族史的妇女其乳腺癌发病率高于无家族史者 15 倍之多，提示遗传因素在发病中的重要作用。其他可能因素有进食高脂饮食和肥胖、胸部多次接受 X 线透视或摄影照射、乳房良性疾病（乳房囊性增生病、纤维腺瘤、乳管内乳头状瘤等）。

2. 病理及其分类　乳腺癌的病理分类可按肿瘤细胞的分化程度分为分化低的和分化高的两大类，也可以根据肿瘤的细胞成分分为多种类型。如根据组织发生和形态结构而将其分为导管癌、小叶癌和特殊型癌 3 大类型。①导管癌较多见，来源于乳腺导管系统，特别是末梢导管，包括非浸润性导管内癌及浸润性导管癌；②小叶癌较少见，又称腺泡内癌，来源尚未完全确定，有人认为系起源于肌上皮细胞，也有人认为发生于小叶内导管，包括非浸润性的小叶原位癌及浸润性小叶癌；③特殊型癌少见，为具有特殊形态结构的一类乳腺癌，如黏液癌、大汗腺样癌、腺样囊性癌、鳞状细胞癌及炎性癌等。

(1)分化低癌：特点是细胞分化程度低，恶性程度高，包括以下几种。①硬癌为最多见的类型之一，约占总数的 2/3。切片见癌细胞较少，体积也较小，呈条索状和片状排列；其间纤维组织较多。临床特点是肿块较小，质地坚硬；恶性程度高，早期即有转移。②髓样癌较少见，切片见癌细胞较多，体积也较大，排列紧密，呈索、片状分布；细胞间纤维成分甚少。临床特点是肿块较大，质地较软，易发生溃疡；恶性程度高，早期常有转移。③炎性癌极为少见。切片见癌细胞呈弥漫性增长，皮肤内的淋巴管和毛细血管内充满大量的癌细胞并可形成癌细胞栓子；细胞间纤维组织极少，局部有明显的水肿及大量的淋巴细胞浸润等。临床表现较为特殊,主要特点为皮肤明显水肿,色多暗红,肿瘤发展迅速而常累及整个乳房,没有明显的占位;部分患者可表现为患侧乳房皮肤干燥,弥漫性鳞屑,增厚如铠甲,故也有称铠甲癌者。多见于青年妇女,恶性程度极高,转移早而且广,往往初诊时就发现有远处转移,预后极差,多在短期内死亡。④黏液癌很少见。肿块切面呈胶胨样半透明状;切片见癌细胞数不多,周围伴有多量黏液,临床特点是肿块生长缓慢,转移较晚。

(2)分化高的乳癌:特点是肿瘤细胞分化高,恶性程度较低。①腺癌较少见,起源于腺泡或小乳管。癌细胞排列呈腺样结构。临床特点:肿块常偏大,恶性程度中等,转移较晚。②导管癌可分为导管内癌和浸润性导管癌,起源于中、小乳管。切片可见很多极度增生的乳管样组织,管腔内充满癌细胞,中心部癌细胞可发生坏死。肿块切面可见灰白色半固体状颗粒物质充满小管腔,可挤压出牙膏状物,尤如粉刺内容物,故又名粉刺癌。此型癌恶性程度低,转移晚。③乳头状癌(亦称乳头状腺癌),往往起源于靠近乳头的大乳管。亦可由乳管内乳头状瘤恶变形成。此型癌病程较长,肿块较大,有时有囊性变。恶性程度较低,转移较晚。④湿疹样癌(亦称 Paget 乳头病)很少见,起源于乳头内的大乳管。癌细胞呈空泡状,在乳头、乳晕的表皮深层浸润发展。临床特点是乳头、乳晕周围皮肤瘙痒、粗糙或皮肤增厚、轻度糜烂,伴有灰黄色痂皮等。此型癌恶性程度低,淋巴转移很晚。⑤小叶癌包括小叶原位癌和小叶浸润癌。一般发生于绝经前妇女。临床上一般摸不到肿块,也无症状。标本肉眼观与一般小叶增生不易区别。镜检癌变小叶体积增大,但小叶轮廓尚保存,小管高度扩张,其中充满单一松散排列的癌细胞。癌细胞呈圆形,大小形状较为一致,核圆形及卵圆形,核分裂象很少。基底膜完整。小叶原位癌经过一定时间可发展为浸润性小叶癌。

乳腺叶状肿瘤是乳腺的一种纤维上皮性肿瘤,病因尚不清楚,多数学者认为与雌激素分泌和代谢紊乱有关,多发于中年妇女。既往国内外对这种疾病的命名比较混乱,1981 年 WHO 乳腺肿瘤分类推荐叶状肿瘤,将其分为良性、恶性和交界性 3 种类型。本病一般为单发、生长较慢、无触痛、与皮肤和胸大肌无粘连,病灶大小不等,有短期内迅速增大的临床特点。

叶状肿瘤是双相分化肿瘤,组织学特征为裂隙状分布的双层上皮细胞被过度生长的富于细胞的间叶成分围绕,形成典型的叶状、无包膜结构。多数乳腺叶状肿瘤肿块边界清楚,超声显示有强回声包膜,是由邻近受压乳腺间质构成,而非真包膜。叶状肿瘤的生长方式:良性呈膨胀性生长,交界性可有点、灶性浸润,恶性多表现为较大范围的浸润,中间可出现片灶性坏死区。良性和恶性乳腺叶状肿瘤均可发生局部复发和转移,因此,对乳腺叶状肿瘤术后超声随访和术前超声诊断同样重要,有利于及早发现肿瘤是否复发和转移,以便采取措施。

3. 转移途径

(1)直接浸润:直接侵入皮肤、胸肌筋膜、胸肌等周围组织。

(2)淋巴转移:为乳腺癌的主要转移途径。其中主要的途径为:①癌细胞经胸大肌外侧缘淋巴管侵入同侧腋窝淋巴结,然后累及锁骨下淋巴结以至锁骨上淋巴结;转移至锁骨上淋巴结的癌细胞,又可经胸导管(左)或右侧淋巴导管进入静脉血流导致远处转移。②癌细胞向内侧达胸骨旁淋巴结,继而达到锁骨上淋巴结,之后可经同样途径血行转移。根据文献报道,腋窝淋巴结转移率约为 60%,胸骨旁淋巴结转移率为 30%~35%。另外,乳癌原发部位与转移途径也有一定关系。一般说来,有腋窝淋巴结转移者,原发灶大多(80%)在乳房的外侧象限;有胸骨旁淋巴结转移者,原发灶则大多(70%)在乳房内侧象限。

(3)血液转移:癌细胞经血液向远处转移者多发生在晚期,有学者认为,乳癌的血行转移可能在早期即已发生,以微小癌灶的形式隐藏在体内,成为日后致命的隐患。癌细胞除可经淋巴途径进入静脉,也可直接侵入血液循环。最常见的远处转移依次为肺、骨、肝。在骨转移中,则依次为椎骨、骨盆和股骨。

4. 临床表现　不同的病理类型其临床表现出现的早晚和表现可以不同。临床上较为多见的、较早的表现是患侧乳房出现单发的、无痛性并呈进行性生长的肿块。肿块位于外上象限最多见(占 45%~50%),其次是乳头、乳晕区(为 15%~20%)和内上象限(占 12%~15%)。触诊时肿块质地较硬,表面不光滑,边界不清楚,活动度差。如果患者无自觉症状,病人在无意中(如洗澡、更衣)发现占位常为就诊的因素;少数病人可有不同程度的触痛或刺痛和乳头溢液。肿块的生长速度较快时,受累的周围组织可引起乳房外形的改变。如癌组织累及连接腺体与皮肤的 Cooper 韧带,使之收缩并失去弹性,可导致肿瘤表面皮肤凹陷;邻近乳头的癌肿因侵及乳管使之收缩,可将乳头牵向癌肿方向;乳头深部的肿瘤可因侵入乳管而使乳头内陷。癌肿较大者可使整个乳房组织收缩,肿块明显凸出。癌肿继续增长,表面皮肤可因皮内和皮下淋巴管被癌细胞堵塞而引起局部淋巴水肿,由于皮肤在毛囊处与皮下组织连接紧密,淋巴水肿部位可见毛囊处出现很多点状凹陷,形成所谓"橘皮样"改变。

乳腺癌的淋巴转移多为同侧腋窝淋巴结肿大,最初转移淋巴结为散在、无痛、质硬、可活动,数目较少,随着病程的发展,肿大的淋巴结数目增多,互相粘连成团,与皮肤或腋窝深部组织粘连而固定。如腋窝主要淋巴管被癌细胞栓塞,可出现患侧上肢淋巴水肿。胸骨旁淋巴结位置较深,通常需要在手术中探查时才能确定有无转移。晚期,锁骨上淋巴结亦肿大、变硬。少数病人可出现对侧腋窝淋巴结转移。

炎性乳腺癌并不多见,一般发生在青年妇女,尤其是在妊娠期或哺乳期。该型乳腺癌发展迅速,病程凶险,可在短期内迅速侵及整个乳房。临床特征是患侧乳房明显增大,皮肤充血、发红、发热犹如急性炎症。触诊扪及整个乳房肿大发硬,无明显局限性肿块。癌细胞转移早且广,对侧乳房亦常被侵及。预后极差,病人常在发病后数月内死亡。

5. 超声表现　乳腺癌的病理类型和超声图像特征有一定的关系,不同的病理类型可以有不同的超声表现,但同一种病理类型也可以表现为不同的超声图像特征。故乳腺癌的超声图像总体表现包括形状圆形、椭圆形或分叶状或不规则;纵横比<2:1或接近于1;边界不清晰;边缘不光整,表现为小叶、成角或毛刺状;内部回声可表现为低回声、等回声或不均匀回声,占位较大时内部可出现坏死液化或导管扩张,积液时可出现无回声,也可见点状高回声或钙化强回声;后方回声多表现为不变、衰减或混合性变化;晚期由于癌细胞浸润和周围组织破坏,皮肤等也可出现相应改变,如皮肤及皮下脂肪组织层水肿增厚、凹陷、结构扭曲;病灶引起周围正常解剖层次的结构的扭曲或连续性中断,包括病灶处皮肤、浅筋膜层等。彩色及能量多普勒超声显示恶性病灶内部及周边的血流可以明显增多,且走向杂乱无序,部分病灶有由周边穿入的特征性血流,关于阻力指数(RI)等血流动力学参数的应用多存在争议,一般认为恶性病变的 RI>0.70。

此外,三维成像、影增强对比成像和弹性超声作为超声新技术已在乳腺疾病的良、恶性鉴别中发挥其相应的价值(表 24-9)。

表 24-9　乳腺良、恶性肿瘤的超声特征比较

超声特征	良性	恶性
形态	椭圆形、圆形	圆形、不规则形状
边缘	光整	分叶状、毛刺状、成角
边界	清晰或欠清晰	欠清晰或不清晰
回声	低回声或等回声	等回声、高回声或混合回声
钙化	无	细小钙化
纵横比	>2	<2
彩色超声	点状血流信号或无	条状或网状血流信号
RI	<0.7	>0.7
后方改变	增强	无变化或衰减
周围组织	受压或无变化	受压、水肿、扭曲

(六)乳腺炎

好发于哺乳期,多因乳头皲裂、乳汁淤积、中性粒细胞的渗出所致。最常见的病原体为葡萄球菌和链球菌。急性乳腺炎的主要表现为乳腺的红、肿、热、痛。慢性炎症致增厚的皮肤类似橘子皮,乳腺组织活动度减小,通常伴腋下淋巴结肿大,如果形成脓肿,可扪及占位性病变。声像图上表现为皮肤和皮下组织增厚、水肿,乳腺组织回声紊乱,后方可伴声影,但多没有占位性回声;一旦脓肿形成,超声检查时可发现边境不清、形态欠规则的占位,如表现为无回声,需与乳腺囊肿鉴别;如表现为低回声,易和恶性肿瘤混淆。

附:BI-RADS 分级

超声对病灶特征描述的专业术语要有统一的规范标准。超声描述的专业术语需要体现对病灶良、恶性的判断和分级的影响,且对多个特征指标的综合分析优于单个指标的判断。随着超声技术的发展,相应的专业术语内涵也将会有所改变。本指南分级标准参照美国放射学会的乳腺影像报告和数据系统即 breast imaging reporting and data system,BI-RADS-US 并结合我国的实际情况制定了以下分级标准。

(1)评估是不完全的

0 级:需要进一步其他影像学检查(如乳腺 X 线检查或 MRI 等)评估。

在多数情况下,超声检查可对乳腺进行全面评估。当超声作为初次检查时,下列情况则需要进一步做其他检查:一种情况是超声检查乳腺内有明显的病灶而其超声特征又不足以作出评价,此时必须借助乳腺 X 线检查或 MRI;另一种情况是临床有阳性体征,如触及肿块、浆液性溢液或乳头溢血、乳腺癌术后以及放疗后瘢痕需要明确是否复发等,超声检查无异常发现,也必须借助乳腺 X 线检查或 MRI 对乳腺进行的评估。

(2)评估是完全的—最后分级

1 级:阴性

临床上无阳性体征,超声影像未见异常,如无肿块、无结构扭曲、无皮肤增厚及无微钙化等。为使阴性结论更可信,超声检查部位尽量与乳腺 X 线检查联合检查所关注的乳腺组织区域相应。

2 级:良性病灶

基本上可以排除恶性病变。根据年龄及临床表现 6~12 个月随诊。如单纯囊肿、乳腺假体、脂肪瘤、乳腺内淋巴结(也可以归类 1 级),多次复查图像无变化的良性病灶术后改变,有记录的经过多次检查影像变化不大的可能纤维腺瘤。

3 级:可能良性病灶

建议复查(3~6 个月)及其他进一步检查。根据乳腺 X 线检查积累的临床经验,超声发现明确的典型良性超声特征(实性椭圆形、边界清、不饱满的肿块)病灶,很大可能是乳腺纤维腺瘤,它的恶性危险性应该<2%,如同时得到临床、乳腺 X 线检查或 MRI 的印证更佳。多中心研究数据证实,除了基于

超声检查发现的活检,超声检查短期随访也是安全的,短期随访是一种现在的处理策略。新发现的纤维腺瘤、囊性腺病、瘤样增生结节(属不确定类)、未扪及的多发复杂囊肿或簇状囊肿、病理明确的乳腺炎症、恶性病变的术后早期随访都可归于该级。

4 级:可疑的恶性病灶

建议活检。此级病灶的恶性危险性 3%～94%。评估 4 级即建议组织病理学检查:细针抽吸细胞学检查、空芯针穿刺活检、手术活检提供细胞学或组织病理学诊断。超声声像图上表现不完全符合良性病变或有恶性特征均分于该级。目前可将其划分为 4A,4B 以及 4C 3 类。4A 级更倾向于良性可能,不能肯定的纤维腺瘤,有乳头溢液或溢血的导管内病灶,不能明确的乳腺炎症都可归于该级,此级恶性符合率在 3%～30%;4B 级倾向于恶性,此级恶性符合率在 31%～60%;4C 级提示恶性可能性较高,此级恶性符合率在 61%～94%。

5 级:高度可能恶性

应积极采取适当的诊断及处理。声像图恶性特征明显的病灶归于此级,其恶性危险性>95%,应开始进行积极的的治疗,经皮活检(通常是影像引导下的空芯针穿刺活检)或手术治疗。

6 级:已经活检证实为恶性

此级用于在活检已证实为恶性,但还未进行治疗的影像评价或监测手术前和新辅助化疗前后的影像改变。

(常　才)

第五节　阴囊与阴茎

一、解 剖 概 要

(一)阴囊

阴囊由中隔分为对称的左右两侧,分别容纳睾丸、附睾和末段精索。阴囊壁的结构由皮肤、内膜、精索外筋膜、提睾肌、精索内筋膜和睾丸鞘膜壁层组成。

睾丸呈卵圆形,除附着于阴囊壁的睾丸上端后部和后缘外,其余部分由鞘膜脏层所包裹,光滑而游离。睾丸鞘膜腔由鞘膜脏层和鞘膜壁层围成,内有少量液体。睾丸被膜由鞘膜脏层、白膜和血管膜构成。白膜在睾丸后缘凹陷于睾丸实质内,形成条索状睾丸纵隔,直细精管汇入睾丸纵隔、形成睾丸

网。

附睾分为头部、体部和尾部,分别附着于睾丸的上端、后外侧缘和下端。附睾头部主要由输出小管组成,体部和尾部由附睾管蟠曲而成,输出小管连接睾丸网和附睾管。

精索内含有输精管、动脉及蔓状静脉丛等,精索鞘膜包裹其表面。

睾丸和附睾的附件分别附着于睾丸上极和附睾头,大多数附件为带蒂、卵圆形。

供应睾丸及附睾的血液主要来自睾丸动脉和输精管动脉。睾丸动脉由腹主动脉发出,经腹股沟在睾丸上方分为睾丸支和附睾支,大多数睾丸支在睾丸血管膜内延为包膜动脉,包膜动脉向睾丸实质

分出向心动脉,分布于大部分睾丸实质。少数睾丸支经睾丸纵隔,延为穿隔动脉,后者穿过睾丸实质至对侧血管膜内形成包膜动脉。附睾支分布于附睾头。输精管动脉由膀胱下动脉发出,分布于睾丸下极和附睾体尾部。

蔓状静脉丛收纳睾丸附睾的血液,围绕睾丸动脉周围上行,在阴囊根部汇合成数条精索内静脉。穿越腹股沟后,左侧精索内静脉汇入左肾静脉,右侧精索内静脉汇入下腔静脉。精索外静脉主要收纳提睾肌及其周围组织的血液,沿蔓状静脉丛后方上行,汇入髂外静脉。蔓状静脉丛与精索外静脉之间存在交通支。

(二)阴茎

阴茎主要由 1 个尿道海绵体和 2 个阴茎海绵体构成,阴茎海绵体位于阴茎背侧,2 个海绵体并行排列,它的前端嵌入龟头内,它的后端形成阴茎脚,位于尿道球两侧。两侧阴茎海绵体之间的背侧和腹侧各有 1 条纵沟,背侧沟容纳血管、神经,腹侧沟与尿道海绵体相邻。尿道海绵体前端膨大为龟头,后端膨大为尿道球。海绵体表面被覆白膜和筋膜,白膜位于内侧,致密坚韧。阴茎海绵体白膜厚 1~2mm,尿道海绵体白膜厚 0.2~0.4mm。阴茎海绵体之间的白膜融合形成梳状隔,隔的前部薄且有许多裂隙,隔的后部厚而致密。筋膜位于外侧,结构松软,分为深浅两层。尿道穿行于尿道海绵体中央,尿道球内和龟头内的尿道局部膨大,分别形成尿道壶腹和舟状窝。

阴茎的血液主要有阴茎深动脉和阴茎背动脉供应。阴茎深动脉穿行于阴茎海绵体中央,左右海绵体各 1 条深动脉,阴茎深动脉垂直分出螺旋动脉,进入海绵体窦。阴茎背动脉有 2 条,走行于阴茎海绵体背侧沟内、白膜与筋膜之间,其分支供应阴茎海绵体和被膜的营养,2 条阴茎背动脉的末端相吻合并发出分支营养龟头。此外,阴茎还有尿道动脉、尿道球动脉,各动脉之间均有广泛吻合。

阴茎的血液主要由阴茎深静脉和阴茎背深静脉回纳。阴茎深静脉穿行于阴茎海绵体深部,每侧海绵体各有 3~4 条以上,不与阴茎深动脉伴行。阴茎背深静脉仅有 1 条,走行于阴茎背动脉之间。

阴茎是男子的性交器官,具有丰富的血管、神经。性刺激后,通过初级勃起中枢形成完整的神经反射弧,阴茎深动脉扩张,血流量明显增大,同时静脉系统回流明显减少,使海绵体窦充血扩张、阴茎勃起。性刺激时,阴茎深动脉供血不充足或静脉系统回流量明显增多,都可导致阴茎勃起障碍。

二、超声检查技术

1. **病人准备** 病人一般无特殊准备,适当充盈膀胱以利于盆腔内隐睾的寻找,应在能够保护患者隐私的环境中完成检查。阳痿患者检查前,备好罂粟碱等扩血管药物。

2. **体位** 患者受检时,常用仰卧位,充分暴露外阴部。对于精索静脉曲张、疝应加站立位检查。

3. **仪器** 使用彩色多普勒超声诊断仪,将仪器调至小器官或阴囊条件,选用 7~14MHz 频率的线阵探头。检查明显肿大的阴囊时,应使用 3.5~5MHz 频率的凸阵探头。检查阴茎应选用 10~14MHz 频率的线阵探头。

适当调节频率、增益、聚焦点及时间增益补偿,清晰显示阴囊阴茎的结构。适当调节彩色多普勒频率、速度、增益、取样框、聚焦及壁滤波,以利于观察阴囊阴茎的血流分布。多普勒血流量程调节在低速范围,多普勒取样线与被测血管之间的夹角应 <60°。

4. **检查方法** 用灰阶超声完整地观察阴囊壁、睾丸、附睾、附件、鞘膜腔及精索的形态和回声,要进行多切面和双侧对照扫查,以避免遗漏小病灶,必要时测量睾丸、附睾的大小。检查阴茎时将阴茎上拉、平放于阴阜上,探头置于阴茎腹侧,纵切、横切阴茎,观察阴茎皮下组织、白膜、海绵体及尿道的形态和回声。也应从阴茎背侧进行扫查,以避免遗漏小病灶。利用彩色多普勒超声观察睾丸、附睾动脉的分布及静脉的血流方向。采用 Valsalva 动作,以利于精索静脉曲张或隐睾的诊断。纵切阴茎,分别显示海绵体深动脉、阴茎背深动、静脉,尽可能显示其全程。脉冲多普勒检测各血管的血流动力学参数。

三、正常超声表现

(一)阴囊

1. **二维超声** 睾丸纵切呈卵圆形,横切呈近圆形。睾丸表面光滑,实质呈中等回声,分布均匀。睾丸纵隔位于睾丸后外侧缘,呈高回声,纵切面呈条索状,横切面呈近圆形。

附睾附着于睾丸后外侧缘,纵切面头部、尾部膨大,体部狭小,横切面呈扁圆形或圆形。头部回声与睾丸相似,体部、尾部回声略低于睾丸。

精索纵切面呈条索状,上段走向较平直、下段弯曲,横切面呈圆形。精索呈不均匀高回声,内可见到数条管状结构。

睾丸、附睾、附件,大多数的形态呈卵圆形、带蒂,少数呈其他形状。附件内部,大多数呈均匀、中等回声,少数呈无回声。成年人附件容易显示。

阴囊壁、阴囊中隔呈中等回声,正常成年人的睾丸鞘膜腔内可存在少量液体。

2.彩色与频谱多普勒 睾丸动脉位于精索内,上段走向较平直、下段弯曲,血流信号明亮。包膜动脉环绕于包膜下,以两侧边缘容易显示。穿隔动脉穿越睾丸实质,走形平直。向心动脉呈点状或条状血流信号,分布于睾丸实质内。附睾内动脉血流信号多呈点状分布。在平静呼吸状态下,精索内静脉、蔓状静脉丛的血流不易显示,深吸气时可见血液回流。睾丸动脉及其分支的血流频谱均为低速、低阻型。

3.睾丸附睾测量方法及正常参考值 取睾丸最大纵切面和横切面,分别测量长径和厚径、宽径。取附睾最大纵切面,分别测量头部、体部和尾部的厚径。正常成年人,睾丸长径 3.5～4.5cm,厚径 1.8～2.5cm,宽径 2～3cm,附睾头部厚径<1cm,尾部厚径<0.8cm。

(二)阴茎

1.二维超声 阴茎的海绵体呈均匀、略低回声。纵断面,海绵体呈长条状。腹侧横断面,尿道海绵体位于前方,两侧阴茎海绵体位于其后,三者呈"品"字形排列。阴茎皮下组织呈略低回声,海绵体周围的白膜呈高回声,纵断面阴茎海绵体之间的白膜(前部)可呈梳状。尿道海绵体纵断面,尿道壁呈线状高回声。

2.彩色与频谱多普勒 阴茎海绵体动脉呈双线状高回声,位于海绵体中央。阴茎背深动脉位于阴茎背侧皮下组织内,背深静脉位于背深动脉之间。阴茎海绵体动脉的血流频谱为高阻型。

阴茎勃起时,海绵体增粗,动脉扩张,血流速度加快,阻力指数升高,阴茎海绵体动脉收缩期峰值流速>30cm/s,阻力指数>0.85,二者随充血时间和状态而变化。海绵体窦扩张,静脉管腔扩张,阴茎背深静脉为间断或低速静脉血流。

四、睾丸附睾炎

1.病理和临床 临床上,急性睾丸炎多继发于流行性腮腺炎或并发于急性附睾炎,单纯性急性睾丸炎罕见。急性附睾炎较多见,主要是因前列腺

的细菌通过输精管逆行感染所致。附睾局部肿大,多见于附睾尾部。附睾也可弥漫性肿大或伴有睾丸弥漫性肿大。睾丸、附睾组织水肿、充血,严重者可形成脓肿。临床表现为阴囊急性肿大、发红、疼痛,以一侧多见,少数患者伴有高热、寒战等症状。继发于流行性腮腺炎的急性睾丸炎,有流行性腮腺炎的病史,后期可出现睾丸萎缩。

2.超声表现

(1)二维超声:急性睾丸炎,多表现为一侧睾丸弥漫性肿大,回声不均匀,继发于流行性腮腺炎的睾丸炎症可发生于双侧睾丸。急性附睾炎,附睾尾部肿大,多呈不均匀低回声,炎症也可局限于附睾头部或弥漫于整个附睾。脓肿形成,炎症区内出现含细点状回声的液性区,边界不清晰。

急性附睾炎,多伴发精索炎症,表现为精索增粗,回声不均匀增强。患侧阴囊壁明显增厚,回声不均匀。睾丸鞘膜腔少量积液或含有细点状、细条状回声。

(2)彩色与频谱多普勒:睾丸或附睾血供明显增多,附睾炎血流信号分布不均匀,睾丸炎血流信号呈扇形分布。睾丸动脉及其分支的血流速度加快,频谱呈高速低阻型。

3.鉴别诊断 急性附睾炎应注意与附睾结核相鉴别,后者有结核病史,附睾胀痛反复发作。急性睾丸炎应注意与睾丸扭转后松解相鉴别。急性炎性,疼痛越明显,睾丸内血供越丰富。扭转松解,疼痛明显减轻,而睾丸内血供增多。

4.临床价值 阴囊彩色多普勒超声检查是临床鉴别阴囊急症病因的主要方法。通过检查,能够明确炎症的诊断,并判断其部位、范围及程度。当患者胀痛症状加重,而超声复查睾丸血供却明显减少时,要考虑睾丸有发生缺血坏死的可能。

五、睾丸附睾结核

1.病理和临床 大多数的睾丸、附睾结核继发于泌尿系结核,结核病灶多位于附睾尾部,也可局限于附睾头部或弥散于整个附睾。重症者结核病灶甚至蔓延至精索、睾丸、阴囊壁。结核性肉芽肿、干酪样坏死、脓肿及纤维化、钙化等是其主要的病理改变。临床上,以附睾痛性肿块为常见表现,肿块边界不清晰,并有反复发作史。症状发作时,疼痛加剧,肿块增大,可伴有阴囊壁红肿。重症者睾丸、附睾触诊不清,阴囊壁触及结节或皮肤破溃。

2.超声表现

(1)附睾结核:多表现为附睾尾部肿大、形态不规则,病灶多呈不均匀低回声,无明显境界。病灶也可局限于附睾头部或弥散于整个附睾。

(2)睾丸结核:并发于附睾结核,睾丸体积正常或增大,病灶以低回声多见,呈单发块状或散在结节分布。有附睾结核浸润者,睾丸局部包膜不完整。

(3)阴囊壁结核:阴囊壁局部增厚,回声不均匀或呈低回声结节或可见到液性区,常伴有鞘膜腔积脓。

急性期病灶以不均匀低回声为主,血供较丰富,脓肿形成时,病灶内含有液性区,内见飘浮的细点状回声。慢性期病灶多呈中等至高回声,分布不均匀,有少量血流信号显示,也可见到斑点状钙化。

3. 鉴别诊断 睾丸附睾结核应注意与睾丸附睾炎、睾丸肿瘤鉴别(参见急性睾丸附睾炎、睾丸肿瘤)。

4. 临床价值 具有睾丸、附睾结核的典型声像图表现及相应病史,超声检查容易获得明确诊断。但有的附睾局灶性结核(尤其是慢性期)并无相应的症状与体征,也无典型的声像图表现,不易与慢性炎症及肿瘤相鉴别。睾丸、附睾结核大多数是继发于泌尿系结核,当无典型的声像图表现时,可同时检查泌尿系,以便获得有价值的诊断信息。

六、睾丸附睾肿瘤

(一)睾丸恶性肿瘤

1. 病理和临床 恶性睾丸肿瘤可分为原发性肿瘤和继发性肿瘤。大多数的睾丸肿瘤为原发性恶性肿瘤,其中以精原细胞瘤最为常见,占35%～71%,多发生于30～50岁。胚胎癌和畸胎瘤(癌)好发于青少年,卵黄囊瘤多见于婴幼儿。原发性恶性睾丸肿瘤以淋巴结转移为主,包括腹股沟及腹膜后淋巴结的转移。继发性恶性睾丸肿瘤主要见于白血病睾丸浸润,其他脏器原发癌睾丸转移罕见。

临床表现:睾丸小肿瘤无任何症状和体征,仅在阴囊超声检查时被发现。大肿瘤,睾丸沉重、肿大,质变硬。当肿瘤出血、坏死时,可伴发阴囊疼痛。白血病睾丸浸润,表现为阴囊红肿、胀痛。卵黄囊瘤、畸胎癌及60%胚胎癌的患者血清α-FP升高;绒癌和50%胚胎癌的患者血清HCG阳性,10%精原细胞瘤的HCG阳性。

2. 超声表现

(1)原发性睾丸肿瘤,单发为主,大肿瘤可占据大部分睾丸,睾丸肿大。继发性睾丸肿瘤,多为双侧性,睾丸不同程度肿大,实质内出现散在斑片状回声或多发低回声小结节,境界清楚或不清楚。肿瘤侵及包膜时,睾丸包膜回声不完整。

(2)精原细胞瘤,呈实质性团块,以不均匀低回声多见,境界清楚。畸胎瘤(癌),呈多房性囊性团块,囊腔内含有细点状回声及团状强回声等,境界清楚。胚胎癌、卵黄囊瘤,以实性为主,回声不均匀,可含有少量液性区,境界清楚或不清楚。

(3)大多数恶性肿瘤血供丰富,血管分布紊乱,血流速度加快。畸胎瘤(癌),血供不丰富,血流信号主要分布于分隔内。

(二)睾丸良性肿瘤

1. 病理和临床 睾丸良性肿瘤临床不多见,主要有表皮样囊肿、间质性肿瘤等。一般无症状,临床检查不易发现。大肿瘤,睾丸肿大,质变硬。

2. 超声表现

(1)表皮样囊肿:单发为主,呈圆形或椭圆形,境界清楚,内部回声不均匀,呈类实性改变。表皮样囊肿典型声像图表现为厚壁,内部呈"洋葱"样改变。瘤内无血流信号显示。

(2)间质性肿瘤:圆形或椭圆形,内部多呈高回声,分布较均匀,边界清楚。瘤内可有少量血流信号显示。

(三)附睾肿瘤

1. 病理和临床 附睾肿瘤临床甚为少见,多数为单发,以附睾尾部居多。附睾肿瘤大约80%为良性肿瘤,以腺样瘤为居多,其次为平滑肌瘤及囊腺瘤;20%为恶性肿瘤,主要为肉瘤和癌。

临床表现:附睾局部硬结,无压痛或轻微压痛。良性肿瘤,生长缓慢,无明显疼痛。恶性肿瘤生长迅速。

2. 超声表现

(1)良性肿瘤:形态呈圆形或椭圆形,边界清楚,有的可显示完整的包膜。瘤体以实性为主,回声分布均匀,低至高回声,血供不丰富。囊腺瘤,瘤体呈多房囊性,分隔见少量血流信号。

(2)恶性肿瘤:其形态多表现为不规则,边界不清楚,回声不均匀,内部血供较丰富。

(3)附睾尾部肿瘤:可伴有附睾头体部附睾管扩张。

(四)鉴别诊断

睾丸良性与恶性肿瘤的鉴别:肿瘤的边界、回声、血流分布以及病史、α-FP、β-HCG检测等有助于判别。睾丸肿瘤要注意与睾丸结核、局灶性炎症或坏死相鉴别。原发性肿瘤形态呈球形,多偶然发现;结核、局灶性炎症或坏死,形态不规则,一般无明显球形感,具有相应的症状与体征。

附睾肿瘤应与慢性附睾炎、附睾结核相鉴别,参见"附睾结核"。

(五)临床价值

高频彩色多普勒超声检查是诊断睾丸肿瘤的首选方法,它能够发现直径<5mm 的肿瘤,并可进行睾丸肿瘤的分期及预后评估。

七、睾丸先天发育异常

1. 病理和临床 睾丸先天发育异常包括睾丸先天性下降异常、睾丸发育不良及多睾丸畸形等,其中最多见的是隐睾。

隐睾指睾丸在下降过程中因受其他因素影响而停留于同侧腹股沟皮下环以上的腹股沟内或腹膜后。腹股沟隐睾约占 75%,腹膜后隐睾约为25%。隐睾容易发生恶变,也可伴发睾丸扭转、炎症,双侧隐睾还可导致不育。临床表现自幼阴囊空虚,以单侧多见,较大的腹股沟隐睾可触及。

睾丸发育不良,睾丸体积<10ml。原发性睾丸发育不良为双侧性,继发性睾丸发育不良,可为双侧或单侧,发育不良的睾丸不能产生精子和分泌足量的男性性激素。

多睾是指人体内存在 2 个以上的睾丸,多为三睾畸形,多睾临床上较罕见。临床上无特异症状,多余的睾丸,大多数位于阴囊内,可触及。

2. 超声表现

(1)隐睾:①隐睾位于腹股沟或腹膜后,形态呈椭圆形,境界清楚,内部回声均匀。有的隐睾周围存在少量积液。②隐睾恶变,睾丸实质内可见低回声团块,境界清楚或不清楚,有的整个隐睾为团块所占据。③隐睾合并急性炎症或扭转,睾丸体积较前明显肿大,回声不均匀,触痛明显。④腹膜后隐睾、小隐睾血流信号不易显示。隐睾恶变,团块内可见到丰富的血流信号。合并急性炎症的隐睾血供明显增多,而扭转则无血流信号显示。

(2)睾丸发育不良:发育不良的睾丸,位置正常,其体积小于同龄组或健侧睾丸,多<30%以上。睾丸实质回声均匀,血流信号明显少于正常睾丸。

(3)多睾畸形:多余的睾丸位于阴囊内或其他部位,其体积小于健侧睾丸,同侧睾丸体积也小于健侧睾丸。多余的睾丸呈圆形或卵圆形,回声及血流分布与正常睾丸相似。

3. 鉴别诊断 隐睾要注意与腹股沟或腹膜后肿大的淋巴结及肿瘤相鉴别。腹股沟隐睾在 Valsalva 动作或外力作用下可滑动,而淋巴结不移动。隐睾回声均匀,淋巴结及肿瘤回声不均匀。

睾丸发育不良要与睾丸萎缩相鉴别,在急性睾丸炎、阴囊外伤或睾丸扭转后,睾丸体积逐渐缩小,则为睾丸萎缩。

位于腹股沟内或腹膜后的多睾要注意与淋巴结区别,阴囊内的多睾要注意与睾丸旁肿瘤相区别。

4. 临床价值 睾丸下降异常是指出生 6 个月后睾丸仍未降入并固定于同侧的阴囊底部,根据其位置和移动情况,可分为隐睾、滑行睾丸、阴囊高位睾丸、回缩睾丸和异位睾丸。不同的睾丸异常下降类型,治疗方式也不相同。大多数隐睾患者通过超声检查,可获得明确诊断,但小隐睾(<0.5cm、尤其位于腹膜后)超声不易显示。明确的多睾,临床不必治疗,可通过超声检查进行随访。

八、睾丸、附睾囊肿

1. 病理和临床 睾丸囊肿可分为白膜囊肿、单纯性囊肿和睾丸网囊肿。单纯性囊肿主要因曲细精管、直细精管等局部阻塞、扩张而形成的,睾丸网囊肿主要因睾丸网局部扩张而形成的。白膜囊肿发生于睾丸白膜内,并可向表面凸起,容易触及,无触痛。附睾囊肿,由输出小管、附睾管局部阻塞扩张而形成,以附睾头囊肿多见,体积大的囊肿(>1cm)容易触及,质地软,无触痛。精液囊肿,囊内含有大量精子。

2. 超声表现

(1)睾丸囊肿:单发多见,位于实质内、纵隔内或包膜内,呈圆形或椭圆形,囊壁薄,边界清晰,内透声好,大的囊肿后方回声增强。

(2)附睾囊肿:单发或多发,多见于附睾头内,呈圆形或椭圆形,边界清晰,囊壁薄,内透声好。

(3)精液囊肿:多见于附睾头内或附睾头旁,囊内可见大量细点状回声漂浮或沉积。

3. 鉴别诊断 睾丸、附睾囊肿应注意与结核、肿瘤、脓肿、静脉曲张及动脉瘤等相鉴别。病史、临床表现及彩色多普勒检查能够帮助鉴别。

4. 临床价值 高频彩色多普勒超声检查容易识别睾丸附睾囊肿,有助于睾丸附睾结节的鉴别诊断。

九、睾丸及附件扭转

(一)睾丸扭转

1. 病理和临床 "钟摆"式睾丸是睾丸扭转的主要原因。正常睾丸后侧缘附着于阴囊内壁上、无鞘膜覆盖。当睾丸附着异常,睾丸完全被鞘膜包绕时,则形成"钟摆"式睾丸,阴囊过度收缩、碰撞或剧烈运动都可使睾丸发生扭转。扭转时,精索内血管受压、血流受阻,睾丸淤血、缺氧,以致缺血、坏死。当扭转>360°、扭转时间超过24h,睾丸发生完全坏死。睾丸扭转可分为完全扭转和不完全扭转,后者多见。少数不全扭转可自行松解。

睾丸扭转发病急骤,患侧阴囊剧痛,随后皮肤发红、肿胀,触痛明显。扭转后期(慢性扭转),症状消退,而睾丸体积缩小。扭转自行松解时,疼痛可明显减轻,但也容易再发作。

2. 超声表现

(1)二维超声:①睾丸完全扭转,睾丸体积轻度增大,实质回声不均匀。②睾丸不完全扭转早期,睾丸淤血肿大,实质回声不均匀。晚期,睾丸缺血坏死,实质内出现小片状低回声区或放射状低回声。③精索末段扭曲、增粗,呈"线团"征,并可嵌入"睾丸门"而形成"镶嵌"征。④附睾肿大,回声不均匀。阴囊壁增厚,回声不均匀。睾丸鞘膜腔少量积液。

(2)彩色与频谱多普勒:①睾丸完全扭转,睾丸及扭曲精索内血流信号消失。②睾丸不完全扭转早期,睾丸内血流信号明显减少,睾丸内动脉的血流阻力指数增高。晚期睾丸内无血流信号显示。

3. 鉴别诊断 睾丸扭转应注意与急性睾丸附睾炎相鉴别(参见急性睾丸附睾炎)。

4. 临床价值 睾丸扭转为泌尿外科常见急症之一,临床上容易与急性睾丸附睾炎相混淆。彩色多普勒超声检查已成为临床诊断睾丸扭转的主要方法,分析灰阶图像、彩色及频谱多普勒的表现,能够判别睾丸扭转的程度及其预后。对于睾丸扭转不典型的超声表现,应结合临床表现及超声随诊进行甄别。

(二)睾丸、附睾附件扭转

1. 病理和临床 睾丸附件为 Müller 管的残留体,附睾附件为 Wolf 管的残留体,两者分别附着于睾丸上极和附睾头。附件多呈卵圆形,直径2～5mm,有的附件蒂部细而短,在外力的作用下容易发生扭转。扭转的附件淤血肿胀或缺血坏死,附件附着处组织充血水肿。附件扭转多见于儿童少年,临床表现为一侧阴囊轻度红肿,局部触痛明显。部分患儿,局部阴囊皮肤可呈紫蓝色,即"蓝点"征。

2. 超声表现

(1)附件肿大,位于睾丸上极或附睾头旁,呈卵圆形或圆形,回声不均匀。

(2)扭转的附件内无血流信号显示,其周围组织血流信号增多。

(3)附睾附件的扭转,可使附睾头充血肿胀,回声不均匀,血供增多。

(4)睾丸大小、实质回声无改变,患侧阴囊壁增厚、睾丸鞘膜腔少量积液。

3. 鉴别诊断 附睾附件扭转主要与急性附睾头部炎症相鉴别,主要识别有无扭转的附件。

4. 临床价值 阴囊超声检查,快捷方便,患儿容易接受。通过高频彩色多普勒超声检查,绝大多数睾丸附睾附件扭转能够获得明确的诊断。通过非手术治疗,大多数的附件扭转的病例可获得痊愈。

十、阴 囊 外 伤

1. 病理和临床 阴囊外伤可分为开放性损伤和闭合性损伤,大多数阴囊外伤为闭合性损伤。外伤后,阴囊壁水肿充血或形成血肿,睾丸鞘膜腔积液或积血。损伤时,可合并睾丸、附睾或精索损伤。睾丸损伤可分为钝挫伤、挫裂伤和破碎。临床表现,阴囊肿胀疼痛,阴囊内容物触诊不清楚。睾丸脱位,指外伤后睾丸脱离阴囊而滑入阴囊周围皮下,多见于精索鞘膜闭锁不良患者。

2. 超声表现

(1)睾丸钝挫伤:睾丸大小正常或轻度增大,包膜回声完整,包膜下局限性积液,损伤区多呈不均匀低回声,边界不清晰。损伤区多无血流信号显示,其周围实质血流信号可增多。

(2)睾丸挫裂伤:睾丸增大,形态不完整,睾丸实质回声不均匀,包膜不连续、不清晰,其周围鞘膜腔内出现回声不均匀团块,形态不规则,为溢出的睾丸内容物和(或)血块。

(3)睾丸破碎:阴囊内结构杂乱,睾丸附睾显示不清或间有不规则液性区,多无血流信号显示。

(4)附睾损伤:附睾局部肿大,回声不均匀或整个肿大,轮廓显示不清。

(5)精索损伤:精索增粗,回声不均,血管扩张,精索周围积液。

（6）阴囊挫伤：局部壁肿胀增厚，回声不均匀。血肿形成，壁内出现含有密集细点状回声的液性区，形态不规则。睾丸鞘膜腔积液，积血表现为内含有细点状或絮状物回声。

3. 鉴别诊断 睾丸钝挫伤要注意与睾丸肿瘤或局灶性炎症相区别，睾丸破碎要注意与斜疝嵌顿相鉴别。此外，还要注意的是外伤也可导致睾丸扭转。

4. 临床价值 临床检查难以判断阴囊闭合性损伤的程度，超声检查能够快速可靠地对损伤程度进行分型。睾丸挫裂伤、破碎及睾丸脱位需及时手术。

十一、精索静脉曲张

1. 病理和临床 精索静脉曲张多见于青壮年，其主因是精索内静脉瓣缺如或关闭不全，使肾静脉血液通过精索内静脉反流而致蔓状静脉丛扩张、纡曲。曲张的静脉，血液淤滞，睾丸微循环障碍，使睾丸附睾的生精功能下降，严重者导致不育。

临床表现，轻度精索静脉曲张无任何症状和体征，重度精索静脉曲张有阴囊胀痛，长时间站立或行走时尤为明显。

2. 超声表现

（1）二维超声：蔓状静脉丛扩张，内径超过2.0mm。明显曲张者，静脉走向盘曲、杂乱，可见缓慢流动的血液或伴精索外静脉的扩张。

（2）彩色多普勒超声：Valsalva 试验时，扩张的蔓状静脉丛内出现反向血流，脉冲多普勒检测，反流时间超过 1s。Valsalva 试验时，如伴有精索外静脉回流增多，提示蔓状静脉丛与外静脉之间交通支开放。

（3）精索静脉反流的彩色多普勒分级：Ⅰ级，仅在 Valsalva 试验时，蔓状静脉丛出现反流且持续时间≥1s；Ⅱ级，深呼吸时蔓状静脉丛出现反流，Valsalva 试验反流加重；Ⅲ级，平静呼吸时蔓状静脉丛即可出现反流，深呼吸及 Valsalva 试验反流加重。

3. 鉴别诊断 在判断精索静脉是否曲张时，要注意识别蔓状静脉丛、精索外静脉及阴囊后壁静脉，后两者血液分别回流至髂外静脉和阴部内静脉，即使曲张也不易出现反流。

4. 临床价值 目前，彩色多普勒超声已替代 X 线静脉造影成为检查精索静脉曲张的主要方法，其临床应用价值在于对精索静脉曲张进行诊断和分级，并指导治疗。

十二、鞘 膜 积 液

1. 病理和临床 当睾丸下降时，局部腹膜形成鞘状突并伴随着睾丸通过腹股沟管进入阴囊。包绕精索的鞘状突为精索鞘膜，在睾丸进入阴囊后则闭锁，闭锁不良者可产生精索鞘膜积液。精索鞘膜积液，临床表现为腹股沟或阴囊根部无痛性包块，触及呈囊性感。包绕睾丸的鞘状突形成睾丸鞘膜壁层和脏层。睾丸附睾炎症、阴囊静脉回流障碍、淋巴管阻塞以及低蛋白血症等均可导致睾丸鞘膜积液。睾丸鞘膜积液，临床表现为阴囊无痛性肿大，大量积液时睾丸附睾触诊不清。未闭锁的精索鞘膜与腹腔和（或）睾丸鞘膜腔相通则形成交通性鞘膜积液，临床表现为站立位腹股沟或阴囊包块增大而平卧后缩小。

2. 超声表现

（1）精索鞘膜积液，积液包绕精索，多呈长椭圆形液性包块，境界清楚。

（2）睾丸鞘膜积液，少量积液，液体聚集于睾丸上、下极周围，大量积液，液体可环绕睾丸（除后缘外）。

（3）交通性鞘膜积液，精索或睾丸鞘膜腔内聚集的液体量，在平卧位或挤压时可明显减少，也可合并斜疝。

（4）混合型鞘膜积液，精索下段周围及睾丸鞘膜腔内较多量积液。

（5）伴有炎症、出血时，鞘膜腔积液内出现细点状、带状及絮状物回声。

3. 鉴别诊断 睾丸、精索鞘膜积液要注意与睾丸、精索囊肿相鉴别，积液环绕睾丸、精索，囊肿位于睾丸、精索一侧。

4. 临床价值 超声检查，除了鞘膜积液的诊断、分型外，还可发现引起鞘膜积液的其他阴囊疾病。

十三、斜　　疝

1. 病理和临床 斜疝是因腹股沟管内腹膜鞘状突未闭锁而导致大网膜或小肠进入腹股沟甚至阴囊。临床表现，多见于少儿及老年人，腹股沟和（或）阴囊根部包块，无明显疼痛，多可还纳，即平卧位或挤压时，包块缩小、甚至消失。包块也可持续存在，并逐渐增大。斜疝嵌顿时，局部剧烈疼痛或伴有肠梗阻表现。

2. 超声表现

（1）斜疝其形态呈条索状包块,位于腹股沟和
（或）阴囊根部,其周围常有少量液体聚集。

（2）斜疝内容物为大网膜时,包块呈不均质高
回声,无蠕动现象。内容物为肠管时,可见到肠壁、
肠腔及肠蠕动。大网膜或肠管壁内有少量血流信
号显示。Valsalva 试验,包块向下滑动、体积增大。

（3）嵌顿疝包块不滑动,包块内无血流信号显
示。疝内容物若为肠管,肠蠕动亢进或消失,肠腔
明显扩张、积液。

3. 鉴别诊断　斜疝应注意与直疝相鉴别。斜
疝,疝内容物经腹壁下动脉外侧的腹股沟管内环进
入腹股沟管。直疝,疝内容物经腹壁下动脉内侧的
腹股沟三角进入腹股沟区。斜疝应注意与精索肿
瘤相鉴别,精索肿瘤不随腹压改变而滑动。

4. 临床价值　超声检查能够帮助临床鉴别腹
股沟肿块（如腹股沟斜疝、直疝、精索肿瘤及精索鞘
膜积液等）的性质。

十四、阴 囊 结 石

1. 病理和临床　阴囊结石包括睾丸微小结
石,睾丸鞘膜腔结石和阴囊壁结石。

睾丸微小结石,常并发于隐睾和精索静脉曲
张。结石是由睾丸曲细精管萎缩、上皮细胞脱落和
钙盐沉着所形成的,结石散在分布于双侧睾丸曲细
精管内。临床上无特异的症状与体征。

睾丸鞘膜腔结石主要是由睾丸鞘膜腔的坏死、
萎缩组织及积液析出物等有形成分经钙盐沉积后
形成。患者一般无自觉症状,小结石不易被发现,
大结石可被扪及,并可移动。

2. 超声表现

（1）睾丸微小结石:双侧睾丸实质内,散在分布
的点状强回声,后无声影,直径在 1mm 以下。睾丸
大小正常,实质内无特异血流动力学改变。可伴发
于隐睾和精索静脉曲张等。

（2）睾丸鞘膜腔结石:结石大多数为椭圆形,单
个或多个,位于鞘膜腔积液中,可移动。结石大小
多为数毫米,呈点状、团状强回声,可伴有声影。

3. 鉴别诊断　睾丸微小结石应注意与睾丸钙
化相鉴别,钙化呈局灶性分布,表现为短棒状、小片
状强回声。睾丸鞘膜腔结石要与睾丸鞘膜壁钙化
灶鉴别,后者不移动。

4. 临床价值　睾丸微小结石和鞘膜腔结石,
超声检查容易明确诊断。鞘膜腔结石,临床触诊有
时不易与阴囊其他结节相鉴别。由于睾丸微小结

石常并发于精索静脉曲张和隐睾,可能与不育症、
睾丸肿瘤有关,因而应定期进行超声复查。

十五、阴茎纤维性海绵体炎

1. 病理与临床　阴茎纤维性海绵体炎也称
Peyronie 病、阴茎硬结症,好发于中年人。主要病
因可能是阴茎的炎症及反复轻微损伤。病理表现,
阴茎局部白膜及周围结缔组织淋巴细胞和浆细胞
浸润,增生纤维化,呈斑片状,病程缓慢,后期病灶
可钙化或骨化。

临床表现:阴茎皮下触及硬结,呈索状或块状,
质地较坚硬,轻微触痛。勃起时,阴茎向受损侧弯
曲、疼痛,影响性交功能。

2. 超声表现

（1）病灶单发或多发,多位于阴茎背侧、白膜及
其周围组织,包括海绵体。

（2）病灶形态不规则,多呈斑片状,边界多不清
晰,内部多呈高回声,可伴有钙化灶,后伴声影。

（3）病灶无明显血流信号显示。

3. 鉴别诊断　阴茎纤维性海绵体炎要注意与
阴茎癌、阴茎结核相鉴别。阴茎癌主要发生于阴茎
头部,海绵体内结核可形成局部纤维化改变,但常
伴有阴茎皮肤溃疡。

4. 临床价值　阴茎纤维性海绵体炎,X 线阴茎
海绵体造影、MRI 也可发现炎症病灶,但高频超声
检查能够观察病损斑块的程度和范围,简便可靠。

十六、阴 茎 癌

1. 病理与临床　阴茎癌的主要病因是包皮垢
的长期刺激。95％以上的癌位于包皮内,可侵及阴
茎筋膜、阴茎海绵体等,以鳞状细胞癌最常见,可通
过腹股沟淋巴结、血液转移。

临床表现:包皮内阴茎癌,不易被早期发现。
癌肿隆起、表面溃疡。腹股沟触及肿块,提示淋巴
结转移。

2. 超声表现

（1）肿块位于包皮内,边界不清晰,内部回声不
均匀,多为低回声,血供较丰富。

（2）肿块可包绕龟头或突破白膜,侵及海绵体。

（3）淋巴结转移时,腹股沟可见到肿大的淋巴
结。

3. 鉴别诊断　阴茎癌应注意与阴茎乳头状瘤、
阴茎结核相鉴别。阴茎乳头状瘤生长缓慢,边界清
楚,明确诊断要靠活检。

4. 临床价值　初步判断阴茎癌侵犯范围及是否有腹股沟盆腔淋巴结转移。

十七、包皮嵌顿

1. 病理与临床　包茎或包皮过长者,包皮上翻后不能及时复位,包皮口紧紧箍住阴茎冠状沟,使阴茎头的血液回流障碍,外观呈暗红色,严重者可导致包皮、龟头的糜烂、坏死。

2. 超声表现　龟头肿胀,回声不均匀,内无血流信号显示。阴茎皮肤增厚,低回声带分布于肿胀的各层组织间,形成"组织分层"征,无明显血流信号显示。

3. 鉴别诊断　包皮嵌顿应与单纯阴茎皮肤水肿相鉴别。

十八、阴茎囊性病变

1. 病理与临床　阴茎囊肿可分为单纯性囊肿、表皮样囊肿和淋巴管囊肿,好发于冠状沟,也可见于阴茎背部等其他位置。形成阴茎囊肿的病因,可能与阴茎损伤、发育异常等有关。

临床表现:阴茎头部或其他部位触及无痛性肿块,表面光滑,质软,有弹性感,肿块生长缓慢。

2. 超声表现

(1)囊肿位于阴茎头部或阴茎其他部位,多为单发。

(2)囊肿呈圆形、椭圆形或其他形状,囊壁清晰,后方回声增强。

(3)单纯性囊肿、淋巴管囊肿,囊内透声好;表皮样囊肿,囊内呈类实性改变,无血流信号显示。

3. 鉴别诊断　阴茎淋巴管囊肿应与扩张的阴茎静脉相鉴别,表皮样囊肿应与阴茎肿瘤鉴别。

4. 临床价值　阴茎囊肿,超声检查容易与阴茎结节、肿瘤等疾病相鉴别。

十九、阴茎外伤

1. 病理与临床　阴茎勃起时,海绵体充盈、脆性增大,外力作用下可导致阴茎的闭合性损伤。轻者,阴茎挫伤,皮肤青紫,皮下、海绵体淤血,重者白膜、海绵体破裂,血肿形成,伴有剧痛。治疗不当,可形成假性动脉瘤或继发感染形成脓肿。

2. 超声表现

(1)阴茎肿胀,局部软组织增厚,回声不均匀,无明显边界,血供增多。

(2)局部白膜及海绵体形态不完整,可见回声不均团块,边界不清,内含液性区,无血流信号。

(3)海绵体假性动脉瘤,局部海绵体出现液性区,多呈圆形。多普勒检查,内显示为动脉血流,可见与之相通的海绵体动脉。

3. 鉴别诊断　结合外伤病史,超声检查对阴茎损伤容易作出诊断,假性动脉瘤要注意与血肿相鉴别。

4. 临床价值　超声检查能够判断阴茎损伤的程度,能够观察白膜及海绵体形态是否完整,可为临床治疗提供帮助。

二十、阳　萎

1. 病理与临床　血管性阳萎可分为动脉性阳萎和静脉性阳萎。动脉性阳萎见于动脉的狭窄、阻塞,常见的病因是阴部内动脉及其分支动脉粥样硬化;静脉性阳萎可见于静脉瓣关闭不全,海绵体间静脉漏,阴茎背深背浅静脉间静脉漏等。

2. 超声表现

(1)于阴茎海绵体内注射扩血管药物,5min后检测阴茎海绵体动脉和阴茎背深静脉。

(2)动脉性阳萎,阴茎海绵体动脉内径扩张＜60%,收缩期峰值流速＜30cm/s,阻力指数＞0.85,阴茎背深静脉为间断或低速静脉血流。

(3)静脉性阳萎,阴茎海绵体动脉收缩期峰值流速＞30cm/s,舒张期流速＞7cm/s,阻力指数＜0.80,阴茎背深静脉扩张、持续大量回流,有的可检测出静脉漏血流频谱。

(4)混合性阳萎,阴茎海绵体动脉收缩期峰值流速＜30cm/s,舒张期流速＞7cm/s,阻力指数＜0.80,阴茎背深静脉血液持续明显回流。

3. 临床价值　药物注入阴茎海绵体联合彩色多普勒超声检查是诊断血管性阳萎的主要方法之一。在阴茎根部压迫、阻断阴茎静脉回流,于一侧阴茎海绵体内注射罂粟碱30mg和酚妥拉明1mg,5min后解除压迫,并刺激阴茎勃起,然后检测阴茎海绵体动脉和阴茎背深静脉。由于超声难以直接观察到动脉狭窄或静脉瘘的具体位置,因而对血管性阳萎的可靠性不如X线海绵体造影。

二十一、阴囊疾病超声技术进展

(一)精索静脉曲张彩色多普勒超声诊断、分型及其临床意义

1. 精索静脉反流的彩色多普勒诊断标准　患者站立位,Valsalva试验时,蔓状静脉丛连续出现

反流、时间超过 1s。

2. 精索静脉曲张的彩色多普勒分级(参见精索静脉曲张节)

3. 精索静脉曲张的分型

(1)回流型：占大多数，反流的血液沿精索内静脉回流。

(2)分流型：部分反流的血液通过精索外静脉回流至髂外静脉。

(3)瘀滞型：蔓状静脉丛扩张明显，但反流不显著。

4. 精索静脉曲张超声分型对手术后精液质量改善的影响　精索静脉曲张Ⅰ级手术后精液质量没有明显的改善，故超声诊断为精索静脉曲张Ⅰ级患者不必要行手术治疗。

5. 亚临床型精索静脉曲张概念　指精索静脉中存在彩色多普勒能够检出血液反流而临床不能触及发现的精索静脉曲张。

(二)睾丸内静脉曲张的彩色多普勒超声诊断标准

在 Valsalva 动作时，睾丸内静脉扩张(内径≥1.0mm)，并充盈反向血流。

(三)输精管道梗阻的超声诊断、临床应用价值

1. 超声能够清晰显示近、远段输精管道内、外结构。

2. 实时动态观察近、远段输精管道内淤积情况。

3. 判断是否存在输精管道梗阻。

4. 判断输精管道梗阻的部位。

5. 判断近、远段输精管道梗阻的病因。

(四)睾丸扭转超声表现对扭转复位后睾丸功能变化的预测

1. 睾丸扭转可分为完全扭转和不完全扭转，临床上，大多数病例为不全扭转。睾丸不全扭转分为早期、中期、晚期。

2. 睾丸扭转的超声表现与复位后睾丸活性及健侧睾丸功能的关系

(1)不全扭转早期：睾丸体积、实质回声无明显变化，睾丸内血流信号减少不明显。睾丸动脉的血流频谱可呈低阻型。超声造影："慢进慢退"，到达时间、速度、达峰时间、消退时间有明显改变，但峰值无明显变化。此阶段睾丸扭转再灌注后血供恢复良好，可以存活，健侧睾丸细胞无明显凋亡。

(2)不全扭转中期：睾丸体积明显增大，实质回声不均匀，血流信号明显减少。睾丸动脉及其分支的血流频谱呈高阻型，甚至出现舒张期反向血流。超声造影："慢进慢退"，到达时间、速度、达峰时间、消退时间、峰值强度均明显改变。此阶段睾丸扭转再灌注后不易存活，健侧睾丸细胞明显凋亡。

(3)不全扭转晚期：睾丸体积明显增大，实质回声出现放射状或小片状低回声区，血流信号消失。扭转睾丸内未见造影剂充盈，时间强度曲线为一直线。此阶段的睾丸扭转再灌注后不能存活，健侧睾丸细胞无明显凋亡。

(薛恩生)

第六节　浅表淋巴结

一、解剖概要

正常人浅表淋巴结主要分布在头颈、腋窝和腹股沟，数目有 300～400 个。淋巴结形态呈豆形，淋巴门位于凹陷的一侧，内有输出淋巴管、动静脉和神经穿过，隆凸的一侧接纳数条输入淋巴管。淋巴结可分为皮质区和髓质区，皮质区位于被膜下，内有淋巴小结、弥散淋巴组织和皮窦。髓质区位于中央及门部，内有髓索和髓窦。

正常淋巴结质地柔软，表面光滑，无压痛，可滑动，大多数浅表淋巴结不易触及。淋巴结收集引流区域的淋巴液，经输入淋巴管流入皮窦、髓窦，再汇入输出淋巴管。

二、超声检查技术

1. 病人准备　病人一般无特殊准备。

2. 体位　病人取仰卧位或其他体位，充分暴露受检部位。

3. 仪器　使用彩色多普勒超声诊断仪，选择>7MHz 频率的线阵探头。将仪器调至仪器内预设的小器官或浅表器官条件，适当调节频率、增益、聚焦等，清晰显示淋巴结结构。适当调节彩色多普勒频率、血流速度标尺、取样框、灵敏度、壁滤波等，以利于观察淋巴结内血流信号分布。必要时，进行频谱多普勒检测。

4. 检查方法　可根据疾病的发生部位检查相关的浅表淋巴结。对于口腔、咽等疾病，应重点扫查颏下、颌下及颈上深淋巴结;对于甲状腺疾病,应重点扫查颈中、颈下深及气管周围淋巴结;对于胸腔或腹腔疾病,应重点扫查右侧或左侧锁骨上窝淋巴结;对于乳房疾病,应重点扫查腋窝,锁骨上、下窝及胸骨旁淋巴结。

检查时,可沿着淋巴结长轴和短轴分别进行纵断面和横断面扫查。观察淋巴结的排列、形态、大小、边界、内部结构及血流分布特征等,必要时检测淋巴结血流动力学的变化。

三、正常超声表现

1. 二维超声　浅表淋巴结形态,纵切呈扁椭圆形或长条形,横切呈椭圆形,表面光滑,包膜呈线状高回声。髓质位于中央,呈条带状高回声。皮质位于髓质周围,呈均匀低回声。大多数淋巴结门位于淋巴结凹陷的一侧,与髓质及包膜相延续。少数淋巴结门位于淋巴结的一端。

2. 多普勒超声　淋巴结内血流信号呈稀疏点状或条状分布,部分淋巴结门部及髓质内可见到树杈状的血流信号。频谱多普勒检测,动脉血流为低速低阻型或低速高阻型。

3. 浅表淋巴结测量方法及正常参考值　取纵切淋巴结最大切面,测量其上下径(长径)和前后径(厚径)。正常淋巴结上下径可超过 3.0cm,前后径大多<5mm,两者之比>2。

四、淋 巴 结 炎

1. 病理和临床　淋巴结炎是由细菌、病毒及真菌等感染引起的。病理表现,淋巴结充血、水肿,中性粒细胞、单核细胞及浆细胞浸润,淋巴细胞、巨噬细胞增生,严重者形成脓肿和坏死。

临床表现:急性淋巴结炎,淋巴结肿大,局部红肿、疼痛,有的周边皮肤可见到淋巴管炎所致的“红线”,感染严重者可伴有发热及白细胞增高等。慢性淋巴结炎,淋巴结有反复肿胀史,淋巴结质地中等,可活动,有轻微压痛,局部皮肤无明显炎症表现。

2. 超声表现

(1)急性淋巴结炎:①淋巴结体积明显增大,形态呈椭圆形或圆形,长厚径之比>2。包膜清楚,淋巴结之间无融合。②皮质髓质增厚,皮质呈低回声,髓质呈高回声。③淋巴结内血供明显增多,沿门部、髓质、皮质呈放射状分布。多普勒检测,动脉血流收缩期峰值流速加快,频谱为高速低阻型。④

脓肿形成,出现不规则液性区,髓质显示不清,脓肿区则无血流信号显示。

(2)慢性淋巴结炎:①淋巴结体积轻度增大,形态多呈椭圆形,长径厚径之比>2,包膜清楚。②皮质增厚,髓质也可增厚,两者之间分界清楚,皮质呈均匀低回声。③淋巴结内血供不丰富,大多分布于门部、髓质。

3. 鉴别诊断　急性淋巴结炎主要与淋巴结结核区别,慢性淋巴结炎应与淋巴结反应性增生区别,可根据病史及其他检查资料进行鉴别。

五、淋巴结结核

1. 病理和临床　浅表淋巴结结核主要见于颈部淋巴结,大多数的颈部淋巴结结核是继发于扁桃体、呼吸道的结核。病理主要改变,淋巴结内肉芽肿、干酪样坏死、寒性脓肿及纤维化。脓肿也可破溃,形成窦道。

临床主要表现:颈部一侧或双侧多个淋巴结肿大,大小不等,早期可无症状。晚期皮肤色素沉着,淋巴结相互融合成团,并与皮肤粘连。并可出现低热、盗汗、消瘦等全身中毒症状等。

2. 超声表现

(1)多个淋巴结肿大,形态多呈椭圆形,长径厚径之比<2。包膜完整也可不清楚,或融合成串珠状。

(2)皮质回声不均匀,以低回声为主,髓质偏心、变形或显示不清或可见到斑片状强回声灶。

(3)脓肿形成,表现为不规则液性区,含有细点状或絮状回声、可漂动。

(4)脓肿破溃,淋巴结与周围组织融合,后者可见到不规则液性区。

(5)急性期,淋巴结内血流信号增多,分布杂乱。干酪样坏死、脓肿区则无血流信号显示。

3. 鉴别诊断　淋巴结结核要注意与转移癌、淋巴瘤等鉴别,环绕皮质边缘的血流分布特点及其他临床相关资料有助于鉴别。

六、淋巴结反应性增生

1. 病理和临床　浅表组织器官免疫性疾病或受细菌、病毒等感染可导致相应区域的淋巴结发生免疫反应性增生。病理表现,淋巴结内淋巴细胞、巨噬细胞大量增生,淋巴滤泡增大,而皮髓质结构无明显改变。

临床表现:大多数为局部淋巴结肿大,无明显压痛,局部皮肤外观无改变。肿大的淋巴结可随相应疾病痊愈而复原。

2. 超声表现

(1)淋巴结肿大,呈多发性,包膜完整,形态多呈椭圆形,长径厚径之比＞2。

(2)皮质增厚较明显,呈均匀低回声,髓质形态回声多无改变,两者分界清楚。

(3)淋巴结内血供轻度增多,少数为明显增多,呈树叉状分布于门部、髓质或可分布于整个淋巴结。血流速度加快,动脉阻力指数正常或偏低。

3. 鉴别诊断 淋巴结反应性增生要与淋巴结核、恶性淋巴结肿大相鉴别,淋巴结皮质均匀增厚和树权状血供分布是淋巴结反应增生疾病鉴别要点。

七、恶性淋巴瘤

1. 病理和临床 恶性淋巴瘤分为霍奇金淋巴瘤和非霍奇金淋巴瘤,霍奇金淋巴瘤主要发生于淋巴结,非霍奇金淋巴瘤发生于淋巴结或结外淋巴组织。病理改变,主要表现为肿瘤细胞替代了淋巴结皮质髓质的正常结构,霍奇金淋巴瘤的肿瘤细胞为多形性及特征性 Reed－sternberg,非霍奇金淋巴瘤的肿瘤细胞为单一形态。

临床表现:浅表淋巴结肿大,病程缓慢。早期淋巴结质较软、可活动、无触痛。晚期淋巴结分布广泛,质硬、固定、融合或伴有发热、消瘦等全身症状。

2. 超声表现

(1)淋巴结肿大,大小不等,形态呈椭圆形、圆形,长径厚径之比＜2。边界清晰或不清晰或相互融合。

(2)皮质明显增厚,呈均匀或不均匀低回声,髓质受压变形或显示不清或消失,使整个淋巴结呈低回声,甚至为无回声。

(3)淋巴结内血供轻度或明显增多,血管分布杂乱,血流速度明显加快,动脉阻力指数正常或偏高。

(4)放、化疗后的淋巴瘤的大小、形态、内部回声及血供可发生相应的改变。

3. 鉴别诊断 恶性淋巴瘤要注意与淋巴结核、淋巴结转移癌相鉴别。

八、淋巴结转移癌

1. 病理和临床 原发癌经淋巴系统转移,首先转移至其相应区域的淋巴结。病理过程,癌细胞先种植于淋巴结内的皮窦,而后浸润整个淋巴结,甚至穿透被膜,侵犯周围组织,大量走形杂乱的新生血管形成。

临床表现:淋巴结呈进行性、无痛性快速肿大,触诊质硬、固定或融合成不规则形。

2. 超声表现

(1)淋巴结肿大,多发,形态呈椭圆形、圆形或融合成团。皮质弥漫性增厚或局限性增厚、隆起,髓质偏心变形或消失。

(2)淋巴结内回声因原发癌类型不同而异,呈不均匀低回声或有钙化或液化。甲状腺乳头状癌内的砂砾体也可见于转移淋巴结内,呈现簇状分布的点状强回声。

(3)淋巴结内血供丰富,血管走行扭曲、分布杂乱。由于癌细胞浸润模式不同,血流分布形式可呈边缘(局部)型、中央型和混合型。血流速度明显加快,动脉血流频谱为高速高阻型。

3. 鉴别诊断 淋巴结转移癌,结内回声可呈混合回声、钙化、液化等,血管走向杂乱;恶性淋巴瘤,淋巴结皮质明显增厚,呈低回声,血管分支分布杂乱;淋巴结反应性增生或淋巴结炎,皮质呈均匀低回声,皮髓质分界清楚,血管走向清晰。

九、淋巴结疾病超声技术进展

高频超声对浅表淋巴结的检出率高于其他影像技术检查,而且方便、快捷。在多数情况下,结合临床病史及其他临床资料,高频超声能够帮助鉴别良、恶性淋巴结疾病。对于不典型的病例,可在超声引导下进行穿刺,以获取细胞学及组织学的信息。

三维彩色多普勒超声能够显示浅表淋巴结内部更完整的血流分布,尤其对走行纤曲的血管判断更明晰。三维超声断层成像技术(TUI)能够获得淋巴结的多断层图像,有助于观察淋巴结之间的融合情况。超声造影提供了浅表淋巴结内部的血管灌注和分布的信息,转移癌表现为癌组织的造影剂不均匀分布、低灌注或充盈缺损,而区别于良性的均匀性增强,能够提高超声鉴别良、恶性淋巴结的能力。乳腺癌原发灶周围组织注射造影剂,通过跟踪造影剂分布,能够发现前哨淋巴结。超声造影引导下在淋巴结异常灌注区穿刺活检,更能提高穿刺活检的成功率。

(薛恩生)

■ 参考文献

［1］ Byrne SF, Green RL. Ultrasound of the eye and orbit. St Louis, Mosby, 2002, 2nd edition.

［2］ 杨文利, 王宁利. 眼超声诊断学. 北京. 科学技术文献出版社, 2006.

［3］ 吕　珂, 姜玉新, 张缙熙, 等. 甲状腺结节的超声诊断研究. 中华超声影像学杂志, 2003, 12(6): 285-288.

［4］ 姜玉新, 李建初. 血管和浅表器官彩色多普勒超声诊断图谱. 南昌: 江西科学技术出版社, 2007.

［5］ 张缙熙、姜玉新, 浅表器官及组织超声诊断学. 北京: 科学技术文献出版社, 2000.

［6］ 徐智章, 腹部超声诊断学, 2 版, 北京: 科学出版社, 2008.

［7］ Hendriks Jan H. C. L, Perry N, Broeders, M, et al edit. European guidelines for quality assurance in breast cancer screening and diagnosis, Four th edition, 2006.

［8］ Quing Zhu, Edward B. Cronin, Allen A, et al. Benign versus Malignant Breast Masses; Optical Differentiation with US-guided Optical Imaging Reconstruction. Radiology. 2005 October; 237 (1): 57-66.

［9］ 姜玉新, 李建初. 周围血管和浅表器官超声鉴别诊断图谱. 南昌: 江西科学技术出版社, 2007.

［10］ 薛恩生, 梁荣喜, 林礼务, 等. 彩色多普勒超声对精索静脉曲张术后生育力指数变化的预测价值. 中华超声影像学杂志, 2010, 19(1): 36-39.

［11］ 薛恩生, 陈　舜, 林礼务, 等. 睾丸动脉舒张期反向血流的临床意义. 中华超声影像学杂志, 2007, 16(2): 139-141.

［12］ 张武. 浅表淋巴结超声检查及进展. 中华医学超声杂志(电子版), 2007, 5(1): 16-27.

第25章

肌肉骨骼系统

第一节 肌 肉

一、解 剖 概 要

运动系统由骨骼肌支配,其大小和厚薄悬殊。大者甚至延展超过 2 个关节,最长的肌肉可超过 50cm,而小者仅数毫米。肌肉组织的特殊构造决定了肌肉对负荷具有极大的适应性。每块肌肉至少由一个肌腹、2 个肌腱组成,肌腹通过肌腱和纤维(Sharpey 纤维)骨性连接附着于骨骼上。但也可能有多个肌腹,肌腹之间由纤维间隔分开,如腹直肌;或有多个肌腱而仅有 2 个肌腹,如肱二头肌、肱三头肌和股四头肌。骨骼肌的内部结构差别较大,取决于其特定的功能。梭形肌肌纤维沿纵轴平行排列,最适合进行大幅度运动。半羽肌的肌束斜行排在腱的一侧,形如半个鸟羽。肌束排在腱的两侧称羽肌。多个半羽肌或羽肌组成多羽肌,这样的结构更适合于短距收缩及负重,不同的肌肉结构声像图容易显示。

肌纤维(即肌细胞)是肌腹的最基本单位,该细胞呈细长的圆柱形,因整条肌肉结构和功能的不同而长度各异。骨骼肌由两种不同的纤维组成。

Ⅰ型纤维:也称慢收缩纤维。收缩速度慢,但是抗疲劳性很强,主要存在于姿势性肌肉。

Ⅱ型纤维:也叫快收缩纤维。收缩速度快,但是易于疲劳,主要见于四肢。

每条肌纤维由肌内膜包绕,肌内膜内有毛细血管和神经构成的广泛联络。许多肌纤维成束状被肌束膜包绕,肌束膜(即纤维脂肪性分隔)由结缔组织、血管、神经和脂肪构成。初级肌束组成次级肌束,三、四级肌束形成肌肉,后者由致密结缔组织构成的肌外膜包绕。单一肌肉和肌肉群又被筋膜层(即肌间隔)分隔。

二、超声检查技术

1. 患者准备 检查前患者无特殊准备,需充分暴露相关检查部位。

2. 体位 检查侧肢体自然放松,进行对比扫查时,双侧肢体应该处于相同姿势。

3. 仪器 肌肉检查最常选用 7～10MHz 线阵探头,体胖者可能需要 5MHz 的探头以增加穿透力。此外,对肌肉检查,具备双幅显示功能的仪器更便于双侧对比。宽景成像技术使超声扫查可以显示延伸跨越多个关节的肌肉,获得长达 60cm 的大幅高分辨力声像图,使不在同一解剖断面的肌肉、肌腱结构(如斜向走行的缝匠肌)和神经血管束得以连续而完整地显示。这种技术的另一个优点是可以准确测量长度,测量误差<2%。

4. 检查方法 采用探头直接接触法,在某些特殊情况下,检查肌肉可能需要加用水囊,使表浅组织置于探头的最佳聚焦区,以利于显示。当皮肤表面不规则时,利用水囊还可以使图像的显示更加容易,并可利用水囊调整声束与感兴趣区间的夹角。

局部肌肉疼痛时,超声检查的重点应放在疼痛区,探头轻压指定的区域进行详细检查,有人将这种技术称为"超声触诊"。注意加压的强度要尽可能一致。因为筋膜和纤维脂肪间隔是肌肉结构中回声最强的成分,当加压使得这些成分更加紧密时,整个肌肉的回声都会增强,不应误认为异常。检查开始时探头不要施压,进行全面扫查后在逐级加压并配合肌肉等长收缩。松弛状态下的声像图,小的肌肉撕裂可能被掩盖，但在等长收缩时会清楚地显示出来。在进行超声触诊时，首先探头在肌肉长轴方向上开始动态检查，确定异常部位后，分别获取松弛状态和等长收缩状态下的图像。然后探头旋转90°，在横断面上重复上述过程。

肌肉病变往往是单侧的，并且肌肉是活动的组织。因此，单侧静态扫查不能全面评价肌肉状态。静态、主动或被动运动状态下进行双侧对比检查，有时对发现病变异常重要，可以更好地观察肌肉、肌腱及韧带有无撕裂并判断撕裂的程度和范围，明确有无与周围组织发生粘连，了解肌腱有无滑脱等。

三、正常超声表现

肌肉整体回声低于肌腱和皮下组织，其中肌束表现为低回声，肌束外周包绕的肌束膜、肌外膜、肌间隔及薄层纤维脂肪组织，均呈较强的线状或条状高回声。纵断面二者互相平行，排列自然有序，成羽状、带状或梭形，轻度倾斜于肢体长轴。横断面，每条肌肉略呈圆形、梭形或不规则形，肌束呈低回声，肌束间可见网状、带状及点状强回声分隔。肌肉中较大的血管呈管状无回声，彩色多普勒血流显像（CDFI）和能量多普勒成像（PDI）可显示彩色血流信号。

肌肉收缩时，肌束直径增加，长度缩短，回声强度常减弱。相反，放松或探头加压会导致单位体积内的声界面增多，肌肉回声增高。肌肉发达的运动员肌束肥大也表现为回声减低，可作为评价运动员锻炼水平的指标。

四、肌肉撕裂

（一）病理与临床

大部分由牵拉所致，肌肉突然的强有力收缩可以产生内部应力，从而导致牵拉伤。此类损伤易发生于跨越2个关节的肌肉，下肢最常受累，如腘绳肌、股直肌、腓肠肌内侧头等。

牵拉损伤导致肌肉撕裂的部位多为肌肉—肌腱连接处，该部位为肌肉-肌腱单位中最薄弱的部

分。另外一个常见的部位是肌—筋膜连接部（肌纤维与肌束膜或筋膜之间的连接），故而在半羽肌的边缘或羽状肌及环羽肌的中心可以见到，导致肌肉在筋膜下回缩。

根据严重程度，肌肉撕裂可以分为4级，表25-1。

（二）超声表现

1. 不同的肌肉撕裂程度，超声表现有所不同

0级：肌纤维损伤可逆，不累及结缔组织，伤后数小时即可恢复正常功能。超声检查无阳性发现。

Ⅰ级：肌肉整体牵拉伤仍在其弹性极限内。超声检查表现为肌腹内不规则的低回声区，外形类似"火焰状"，邻近肌—腱连接部，局部正常肌肉结构消失。病变范围可以很长，但横断面直径很小。有时微小病变很难与伪像区分，必须多断面扫查。

Ⅱ级：肌肉拉伸超出弹性极限造成的广泛损伤，声像图可以清晰地显示肌肉失去连续性，伴有纤维脂肪隔中断。断裂处常填充血肿，呈低回声区，肌肉断端碎片可延伸至血肿内，探头轻微加压可以看到肌肉碎片自由的漂浮，被称作"铃舌征"（bell clapper sign）。肌肉内的低回声血肿、强回声厚壁、铃舌征是肌肉裂伤的超声"三联征"，这种特征性表现是超声诊断肌肉撕裂的佐证。血肿周围的肉芽组织增生和肌纤维再生形成厚壁，回声增强。损伤的肌肉只有在肌纤维鞘没有断裂的情况下才有可能再生；否则就会被肉芽瘢痕填充，超声表现为线样、结节样或星形的强回声区。肌肉缺损区越大，瘢痕就会越大。

Ⅲ级：肌肉完全性断裂，一般体检也可以发现。超声检查显示肌肉连续性完全中断，边缘呈波浪状，远端肌肉回缩聚成一团，可类似组织肿块。血肿填充肌肉断端回缩形成的空腔。断裂肌肉的筋膜可以完整，超声可以见到血肿沿筋膜间隙蔓延。

2. 肌肉撕裂并发症的超声表现

（1）血肿：肌肉撕裂，特别是肌肉完全撕裂几乎都伴有血肿。血肿的大小通常能提示损伤的范围。

直接外伤可造成富含血管的纤维脂肪隔挫伤，超声图像上表现为分隔显著增厚。广泛的肌间出

表 25-1 肌肉撕裂分级

0 级	肌纤维可逆性损伤，不伴结缔组织的损伤
Ⅰ 级	受累肌肉的体积＜5%，横断面直径 2～1cm，小血肿（＜1cm）
Ⅱ 级	部分撕裂，累及肌肉体积或横断面直径的 5%～50%，中等血肿（＜3cm）
Ⅲ 级	整个肌肉的完全撕裂，回缩，大血肿（＞3cm）

血导致回声普遍性增强。发生肌外膜血管断裂,可引起肌间较大的血肿。在声像图上,肌间血肿的特征性表现为肌肉筋膜层间的无回声或低回声带。在肌肉完全断裂的病例中,血肿可蔓延超出肌肉筋膜范围,较大的血肿可呈肿块样改变。

肌内血肿的动态变化过程与身体其他部位的血肿类似。急性期表现为高回声,几小时后可能表现为均匀的低回声。当细胞成分及纤维蛋白析出后,则形成液-液平面。几天后血肿液化变为均一的无回声。此时抽吸出的液体表现为"机油"样的外观,具有特征性。血肿重吸收缓慢,如果不加干预,需要数周才会逐渐消失。

应用抗凝治疗的患者可以出现自发性血肿。此外,超声检查时必须警惕软组织肉瘤,特别是恶性纤维组织细胞瘤,也可因肿瘤内急性出血而引起肌肉内血肿。对于可疑的老年患者,如顽固性不能重吸收的大腿肌肉内血肿,应考虑到恶性肿瘤的可能,必要时尽早活检。

(2)骨筋膜室综合征:指由骨、骨间膜、肌间隔和深筋膜形成的骨筋膜室内肌肉和神经因急性缺血而产生的一系列症候群,最多见于前臂掌侧和小腿。常由剧烈运动、创伤、外压等因素使骨筋膜室容积减小而导致骨筋膜室内压力增高所致。全身性低血压、肌肉萎缩或筋膜纤维化挛缩导致肌肉缺血水肿,会引起相同的效应。骨筋膜室综合征室内压力增高引起毛细血管血流灌注受损时,肢体动脉主干仍然是开放的。因此,在大多数病例中,受累肢体远端仍可触及动脉搏动,可误导临床医师。

急性骨筋膜室综合征由创伤、骨折或肌肉过度负荷引起。患者多在数小时内出现肢体疼痛和紧迫症状,被动拉伸时明显加重,最常见于小腿的前方、后方和侧方肌间隔室。如果延误治疗会造成肌肉功能和神经的永久性受损,所以必须尽早作出诊断。

直到现在,直接压力测量仍是唯一可以确诊骨筋膜室综合征的方法。局部麻醉下,将导管或开有侧口的细针插入可疑的肌间隔室内进行压力测量,正常压力为 0~4mmHg,超过 15mmHg 时就可引起血流受损和肌肉缺血坏死。

骨筋膜室综合征的声像图表现为患侧肌肉体积增大,包绕肌肉的筋膜呈弓形凸出并显著移位。位于纤维脂肪隔旁的肌纤维因血供相对丰富而损伤最轻,回声可正常,其余的肌纤维回声增强。与化脓性肌炎不同,肌肉内的纤维脂肪隔仍然为强回声。双侧对比检查,可估计患侧肌肉的肿胀程度。

当肌肉由缺血向坏死进展时,超声表现为正常肌肉结构消失,肌内出现无回声区,表明骨筋膜室综合征发展到了晚期。随着无回声区域的不断扩展,内部会出现一些高回声物质,可能为广泛的横纹肌溶解所致。此时,临床症状更加严重,表现出神经麻痹,下垂足及 Wolkmann 挛缩等。

超声检查不仅成为直接压力测量的一个很好的替代方法,而且还可排除其他需要与骨筋膜室综合征进行鉴别的疾病,如损伤后血肿、脓肿、深静脉血栓及腘窝囊肿破裂等。

3. 肌肉撕裂愈合的超声随访　肌肉裂伤较挫伤愈合缓慢,通常需要 3~16 周才能完全恢复。愈合所需的时间不仅与损伤范围成比例,而且与病变的位置有关,小腿肌肉的病变较其他部位恢复得慢。肌肉有很强的自身修复和再生能力,如果肌纤维膜鞘完整,可以通过肌细胞的再生恢复正常的肌肉机构。广泛的损伤通过肌细胞再生和纤维瘢痕形成两种不同的方式修复,这两种过程相互影响。再生的过程通过伤口边缘未损伤的肌纤维增长和肌内膜聚集的储备细胞形成新的肌纤维实现。超声可以通过 3 个方面评估肌肉损伤的恢复程度。

(1)评估损伤的范围和测量损伤裂口的范围。这是预测瘢痕形成比例最有价值的指标。受累的肌肉范围越大,拉伸损伤缺损越多,形成瘢痕的比例就越高。

(2)确定愈合的分期:愈合过程中最早的声像图变化是伤口边缘的回声增强,并随着愈合的进展逐渐增厚,最后添满整个缺损区。几周后,这个区域进一步机化,并可见带有纤维脂肪隔的正常肌肉结构。这一声像图的动态变化对确定患者何时恢复有限、安全的运动训练极有价值。根据 Chhem 等的经验,当缺损区被高回声填充而无明确的进一步机化表现时,如果恢复训练则导致再损伤的危险增加。过早的恢复训练运动会延长恢复期并增加瘢痕的形成,造成永久性损失。

(3)评价瘢痕形成的大小:纤维化在声像图上表现为高回声。拉伸损伤的纤维瘢痕通常呈线样高回声,而挤压裂伤的纤维瘢痕通常为结节状或三角状的高回声。表浅撕裂的纤维瘢痕可造成局部筋膜或肌间隔向病变中心挛缩。评价纤维化的范围可直接评估肌力的损失程度。此外,再损伤的危险也与残留的纤维瘢痕数量密切相关,瘢痕愈多,危险愈大。

(三)鉴别诊断

肌肉撕裂时多有明确病史,超声诊断一般不

难。需要注意,超声检查发现肌肉撕裂的同时,应注意撕裂是否继发于肌肉内肿物。

(四)临床价值

肌肉撕裂最适于应用超声检查。随着超声仪器分辨力的提高和高频探头技术的改进,超声检查在目前成为评价肌肉撕裂的首选影像学检查方法。

传统的 X 线平片对于评价肌肉撕裂价值很小。CT 检查不能很好地分辨肌肉细微结构。此外,CT通常是横断面图像,而肌肉损伤时沿长轴回缩,这种改变在横断面图像上很难发现,不适用于评价肌肉损伤。

磁共振成像(MRI)具有多平面成像能力和较CT 更好的组织分辨力,适用于评价肌肉外伤。但是,MRI 无法进行实时动态检查,对于那些只有在运动时或某种特殊姿势下才能表现出来的肌肉细小撕裂,MRI 无能为力。

第二节 肌 腱

一、解 剖 概 要

肌腱在肌腹的两端,由结缔组织包绕胶原纤维构成。构成肌腱的胶原纤维大都平行排列,走行方向与所承受的牵引力一致。许多胶原纤维组成粗大的纤维束,有的彼此拧绕,增强牢固性。在肌腱的每一纤维束周围,由少量疏松的结缔组织包裹,即腱内膜。较多的纤维束再被同样疏松的结缔组织腱束膜包绕。包绕整个肌腱外的致密结缔组织构成腱外膜。肌腱的血管、淋巴管和神经都沿着腱膜穿行分布。

为了减缓肌腱运动时与骨面的摩擦,肌腱周围一般有辅助结构包绕,如滑囊、腱周组织以及腱鞘。腱鞘最为普遍,为包绕在肌腱周围的鞘管,主要位于活动度较大的腕、指和踝附近。腱鞘帮助肌腱固定于某一位置并减少摩擦。腱鞘分外面的纤维层和内面的滑膜层,纤维层由深筋膜增厚形成,与骨共同构成骨性纤维性管道。滑膜层由滑膜构成双层套管,内含少量滑液,内层贴附肌腱表面,为脏层;外层贴于纤维层内面,为壁层。脏、壁层之间有少量滑液保证肌腱的滑动。

某些肌腱内尚包含小的骨块,称作籽骨,全身最大的籽骨是髌骨,手掌和足底的肌腱中也常含有小的籽骨。籽骨能使肌腱灵活的滑动于骨面,减少摩擦,还可改变肌的拉力方向。

二、超声检查技术

1. **患者准备** 检查前患者无特殊准备,需充分暴露相关检查部位。

2. **体位** 肌腱走行区域的肢体自然放松,关节位置多置于使肌腱轻度紧张的状态。其中肩关节、肘关节及踝关节周围的肌腱检查对体位要求较高。

(1)肩关节周围肌腱:患者坐于可以调节高度的旋转椅,这样只需简单的转动座椅就可以完成肩部各部分的检查。检查者先面向患者,从肩关节前面和内侧面开始,通过旋转座椅再依次检查外侧面和后面。①肱二头肌长头肌腱:肘关节屈曲90°,手掌面向上,前臂置于同侧大腿,上肢轻微内旋。②肩胛下肌腱:肘关节屈曲 90°,肘部紧贴侧胸壁,肩关节外旋位,并做前臂旋后动作。③冈上肌腱:可有两种体位。第一种是患者上肢置于身后,屈肘,肘尖尽量指向人体后正中线,手掌贴于腰部,该体位更易于显示肌腱-肌肉连接处。第二种体位是使患者肩关节尽可能内旋,屈肘同时前臂后伸,手背紧贴对侧的后背,肘部紧贴外侧胸壁,肘窝与胸壁不留空隙。这种体位使冈上肌腱更多地移向前方,适于检查者坐于患者正对面检查。④冈下肌腱和小圆肌腱:受检者手放在对侧肩上。检查者坐于后方或侧方。

(2)肘关节周围肌腱:肘关节内侧的屈肌总腱。超声检查时患者身体应斜靠向检查侧,前臂尽量外旋,肘部伸展或稍屈曲放于检查台上。将超声探头的头端放在肱骨远端的内上髁处行冠状扫查可见位于浅表位置的屈肌总腱起始部,为外形光滑的鸟嘴样结构,左右对称(两侧厚度之差不超过 2mm),内部呈均匀高回声,有明显的纤维状结构。其附着处的内上髁骨表面通常较光滑。

肘关节外侧可观察的伸肌总腱。检查肘外侧部时,病人需保持拇指向上,双掌合拢,两肘伸展或者屈位姿势。将超声探头的头端置于外上髁,沿长轴冠状切面扫查可见位于浅表位置的伸肌总腱,加压有助于获得清晰图像,其声像图特点与屈肌总腱相似。深方的桡侧副韧带虽然也可显示,但因与其表层的伸肌腱同为纤维条状结构,两者不易在声像图上区分开。伸肌总腱附着处也可利用短轴切面进行扫查,同时,应注意进行两侧对比观察以了解是否对称。

（3）腕关节周围肌腱：主要分腕关节掌侧面与背侧面2个位置进行扫查。

掌侧面为腕管结构,腕骨形成腕管的底及侧壁,屈肌支持带（腕横韧带）构成腕管顶部。屈肌支持带近端尺侧附着于豌豆骨,桡侧附着于舟状骨;支持带的远端尺侧附着于钩骨,桡侧附着于大多角骨。横断面声像图易于显示,略呈弧形的薄层强回声带。腕管内有拇长屈肌腱,2～4指浅、深屈肌腱和正中神经通过。拇长屈肌腱被桡侧滑囊包裹,其他肌腱为尺侧滑囊包裹。主动或被动屈伸手指时,可见肌腱的实时滑动。腱周的腱鞘呈薄层低回声,厚1～2mm。

正中神经在腕管内位置最表浅,紧贴于屈肌支持带深方。正中神经声像图特征与肌腱相似,但总体回声较低,内部的低回声代表神经束,强回声代表神经束膜。与屈肌腱相比,正中神经向远端走行逐渐变细并发出分支,向近端扫查神经逐渐走行于指浅屈肌和指深屈肌之间,形态无明显变化,而肌腱则移行为肌腹。当手指进行屈伸活动时,肌腱滑动幅度明显大于正中神经。

背侧面由伸肌支持带发出分隔,形成6个骨纤维管供不同伸肌腱通过。以桡骨下端的背侧结节（Lister结节）为超声解剖学标志,背侧结节浅方为拇长伸肌腱,其内侧向尺骨端依次为示指伸肌腱、指伸肌腱、小指伸肌腱（通常位于尺桡关节浅方）、尺侧腕伸肌腱,自背侧结节向桡侧依次有桡侧腕短伸肌腱、桡侧腕长伸肌腱、拇短伸肌腱和拇长展肌腱。

（4）髋关节周围肌腱：最主要的肌腱为髂腰肌腱。患者仰卧位,下肢自然平伸。探头与股骨颈长轴平行矢状连续平行扫查可依次清晰显示髋关节囊、股骨及髂腰肌腱长轴切面;横断面扫查可观察髂腰肌腱、关节囊以及股血管的相互位置关系。髂腰肌腱远端附着于股骨小转子,髋关节和膝关节轻度屈曲、外展、外旋即"蛙腿"位利于显示。

（5）膝关节周围肌腱：膝关节周围肌腱较多,按照分布的位置不同,依次按关节个面逐一检查。主要扫查肌腱及体位,见表25-2。

表 25-2　膝关节不同扫查区域观察结构

	患者体位	膝关节位置	观察肌腱名称
前区	仰卧位	屈曲15°～20°（腘窝下垫枕）	股四头肌腱、髌腱、髌支持带
内侧区	仰卧位,向患膝轻度倾斜	下肢外旋,髋关节及膝关节轻度屈曲	鹅足腱及滑囊
外侧区	患膝对侧侧卧位	膝关节侧方垫枕	腘肌腱、股二头肌联合腱
后区	俯卧位	伸直（双足垂于床沿）	半膜肌-腓肠肌内侧头肌腱

3. 仪器　肌腱位置多表浅,因此,超声检查时采用的频率一般高于检查肌肉时所用。手部的肌腱可以采用7～15MHz甚至更高频率的线阵探头。

4. 检查方法　与肌肉超声扫查时的技术要求一样,对于肌腱也需动态观察、双侧对比等方法。除此之外,由于肌腱的胶原纤维为超声声束的镜面反射体,故只有在与声束成90°夹角时才会产生最大反射。如果两者间角度不是90°,则不论在长轴或短轴图像上,声束均不会被恰当地反射,肌腱会表现为低回声甚至无回声,此现象称为各向异性效应（anisotropic effect）。尽管肌肉扫查时也会出现,但是在肌腱中最为明显。各向异性现象的消除办法是使用线阵探头,并且在扫查时通过不断摆正和调整探头,使其与肌腱纤维总是保持垂直。如果通过此方法能够探测到正常的肌腱结构,则表明此肌腱正常;如果应用此方法后,肌腱回声仍呈局限性或弥漫性减低,则表明有病理改变。

有些肌腱较为宽大,仅进行长轴切面扫查容易漏诊,因此,要结合短轴切面相互观察。

三、正常超声表现

由于肌腱的组成结构为胶原纤维,故其声像图特征在长轴切面表现为强弱回声交替分布的平行线状结构,在短轴切面呈网状结构。一般探头频率越高,肌腱的线状结构越清晰。正常肌腱的特点是径线均匀一致且左右两侧对称,轮廓光滑,无局部增粗或变细,无断裂或缺口,无或有极少量腱周积液。有腱鞘包绕的肌腱,声像图表现为肌腱周围的低回声带,有时可见腱鞘内少量液体,一般不超过2mm。无腱鞘包裹的肌腱多由腱旁组织包绕或腱周滑囊来减少肌腱运动中的摩擦,腱旁组织为肌腱周围的脂肪,表现为强回声围绕肌腱并勾勒出肌腱轮廓。而腱周滑囊,正常情况下多显示不清,如含有少量液体,深度不超过 2mm。正常成人主要肌腱厚度测值,见表 25-3。

表 25-3　正常成人肌腱厚度

髌腱	3～6mm
跟腱	4～6mm
肱二头肌长头腱	4～6mm
跖腱膜	2～3mm
指伸肌腱	1～1.5mm

四、肌腱炎与腱鞘炎

1. 病理与临床　肌腱炎是最常见的肌腱异常之一,因急性创伤或过度劳损所致。肌腱内钙化常见于慢性肌腱炎。肌腱炎的组织病理学表现为肌腱组织退行性改变,确切地说应称为肌腱病(tendinosis)。运动劳损引起的肌腱病多累及肌腱附着处,因此,又称为末端病,典型的部位,如肘关节的伸肌总腱出现的肌腱病,临床又称为网球肘。主要症状表现为肘关节外侧疼痛,开始表现为某一动作时出现。随病程进展,症状逐渐加重,变为持续性,甚至影响睡眠。体检局部出现明显压痛。

需要注意的是除局部因素外,某些全身性疾病也可能造成肌腱肿胀、增厚(表 25-4),其声像图表现与肌腱炎相似,故超声诊断需密切结合临床。

表 25-4　肌腱增厚性病变常见病因

肌腱炎(末端病)	痛风(主要累及跟腱)
手术后(多为跟腱)	高胆固醇血症(主要累及跟腱)
撕裂后的愈合(部分或全部撕裂)	进行性系统性硬化症
类风湿或血清阴性的关节炎(常累及胫后肌腱)	肿瘤(非常罕见)

腱鞘炎(或腱周炎)为腱鞘的炎症表现,也是常见的肌腱异常。急性腱鞘炎常与肌腱炎同时发生。如表 25-5 所示,腱鞘炎病因包括创伤、感染性、炎性、代谢性或机械性因素。典型的炎性病变发生于类风湿和血清阴性的关节炎患者。机械性的原因多为过度劳损、骨性侵蚀、相邻硬物或腱鞘内的关节游离体摩擦。腱鞘炎的主要病理变化是腱鞘内积液,腱鞘增厚。早期肌腱除表面粗糙外,外形大致正常。慢性期,肌腱在腱鞘狭窄部变细,两端水肿呈梭形。

表 25-5　腱鞘炎/腱周炎常见病因

| 创伤后 |
| 感染性 |
| 炎症:类风湿,血清阴性的关节炎 |
| 代谢性:痛风 |
| 机械性:继发于过度劳损、骨性侵蚀、相邻硬物的摩擦、或腱鞘内游离体 |

肌腱炎及腱鞘炎患者临床多表现为局部压痛,相应肌腱主动运动时因疼痛而停止,但被动运动仍可完成。慢性患者可表现为主动及被动运动均受限。腱鞘炎主要发生在手腕及足踝区。较为常见的如桡骨茎突部腱鞘炎,主要累及拇长展肌和拇短伸肌腱鞘。

2. 超声表现　肌腱炎主要表现为肌腱肿大、增厚,回声减低,局部结构不清晰。病变绝大多数为局限性,弥漫性全腱炎少见。腱体内,邻近滑囊、腱周及腱鞘内可见无回声积液。有时腱纤维鞘(膜)和腱周脂肪组织增厚,回声增强。肌腱附着处骨面不光滑,可见骨赘形成,腱体内亦可见钙化强回声。急性肌腱炎,CDFI 显示病灶区血流信号明显增多。

腱鞘炎可与肌腱炎伴发或单独存在,声像图表现为腱鞘积液,壁增厚,回声减低。肌腱在鞘内滑动可受限,单纯性急性腱鞘炎时,肌腱表面多光滑完整。慢性腱鞘炎多表现为腱鞘增厚,回声不均匀,积液少见。动态试验肌腱在腱鞘内滑动受限或消失。

3. 鉴别诊断　肌腱炎与腱鞘炎的声像图表现明确,结合患者病史有时也能作出病因诊断。值得指出,腱鞘炎时的腱鞘增厚,回声可极低,甚至类似无回声,需要与腱鞘积液鉴别。腱鞘增厚时,探头加压其形态改变不大,腱鞘积液多可被推挤。CDFI 检查可显示增厚腱鞘上的血流信号,积液则无。

4. 临床价值　与 MRI 比较,超声检查的优势在于分辨力高,可动态观察并进行双侧对比,便于随访。但是,超声对早期肌腱炎的轻微改变敏感性差,而此时 MRI 信号多有改变。

五、肌腱撕裂

1. 病理与临床　青年人多为急性运动损伤,与肌肉撕裂机制相似,由牵拉伤所致。患者有明确的肌肉突然收缩病史,多数患者主诉撕裂瞬间听到"喀"声或感觉患肢局部被踢打。老年人多由肌腱炎引起。常发生于肱二头肌长头腱、胫后肌腱、髌腱、肩袖、跟腱及股四头肌腱等。根据撕裂的程度不同,可分为完全撕裂和部分撕裂。完全性撕裂,由于断端肌腹回缩,可类似肿物。

表 25-6 所列为下肢常见的肌腱撕裂类型及部位。

表 25-6　肌腱撕裂的类型及部位

胫后肌腱:横向撕裂,内踝下方
腓肠肌腱:纵向撕裂,腓骨下方
跟腱:斜向或横向撕裂,跟骨附着点上方 2~6cm 处

2. 超声表现　肌腱的完全撕裂表现为肌腱连续性中断。中断处在急性期由血肿填充,病史较长的患者为瘢痕或肉芽组织填充。断裂两端回缩常见于完全性撕裂,实时扫查时可见相关肌肉收缩和舒张时肌腱不能进行正常的滑动。肌腱的部分撕裂表现为肌腱纤维的部分中断并延至肌腱表面。需要指出,无论何种撕裂,诊断均应在两个相互垂直的超声切面上得到证实以避免假阳性。肌腱撕裂可能是肌腱炎的一种延续性改变:即在炎症的基础上,肌腱先出现部分撕裂,如未及时治疗,则可能发展至完全撕裂。在临床上,对肌腱炎、腱鞘炎和肌腱部分撕裂的及时诊断至关重要,可使患者得到有效治疗而避免完全撕裂的发生。

3. 鉴别诊断　肌腱撕裂的超声诊断关键在于判断完全性撕裂与部分性撕裂。除声像图判断肌腱连续性外,还应结合主动及被动运动进行鉴别。完全性撕裂,主动及被动运动时,超声显示撕裂处肌腱断端不能同步运动,甚至呈相向运动。而部分撕裂,肌腱的运动仍可同向传导。

4. 临床价值　肌腱撕裂的超声诊断简单易行,便于随访,已经成为临床的首选影像学方法。

第三节　韧　带

一、解剖概要

韧带由致密的结缔组织构成,分布在关节周围,加强骨与骨间的连接并限制关节运动。按照韧带与关节囊间的关系可分为囊韧带、囊内韧带和囊外韧带。囊韧带为关节囊纤维层局部增厚的部分,囊内韧带与囊外韧带分别位于关节囊的内、外。

人体内骨骼韧带多达数百个,大部分韧带以起止点命名,如喙肩韧带;有些根据形态命名,如踝关节内侧三角韧带;有些根据与关节间的位置关系命名,如膝关节侧副韧带。

韧带的组织学成分大部分与肌腱类似,即由胶原纤维束沿韧带受力方向排列而成。一些研究也发现,某些韧带,如膝关节的前交叉韧带具有类似软骨组织的特征。

二、超声检查技术

1. 患者准备　检查前患者无特殊准备,需充分暴露相关检查部位。

2. 体位　韧带位置较肌肉及肌腱深在,走行方向多变,对扫查体位及手法要求较高,各关节周围韧带的扫查体位需结合解剖位置具体设定。

(1)肩关节周围韧带:肩关节周围韧带主要扫查喙肩韧带,患者取坐位,上臂自然下垂。探头一端置于喙突表面,一端置于肩峰之上,即可显示两者间的喙肩韧带。

(2)肘关节周围韧带:主要观察肘关节内侧的尺侧副韧带。检查体位可有两种方法,受检者坐在医师对侧,身体向检查侧倾斜,手旋后(掌面向前),前臂用力外翻(该动作可由医师协助使受检者被动外翻)置于检查床上,肘关节保持伸直或轻微屈曲。另一种较为舒适的体位是患者坐在检查床上,背对医师,检查侧手掌手指向前,平置于检查床上。探头两端置于肱骨内上髁与尺骨近端,显示屈肌总腱长轴及起点(附着点于内上髁)。该肌腱深面略向尺侧偏转探头即可显示尺侧副韧带的前束。

(3)腕关节周围韧带:主要观察腕关节背侧的腕骨间韧带。手掌平放于检查台上,掌心向下。以桡骨背侧结节为标志,探头横切逐渐向远端移动并结合其他切面扫查,可以较容易的确定诸腕骨的位置和形状,随后即可辨认连接腕骨间的各个韧带。

(4)膝关节周围韧带:主要是膝关节内、外侧副韧带。检查内侧副韧带时患者仰卧位,轻度屈膝,髋及膝关节轻度外旋或取侧卧位检查。而检查外侧副韧带时则需要髋及膝关节轻度内旋或取侧卧位检查。

(5)踝关节周围韧带:首先患者取坐位,屈膝,足底平置于检查床,根据韧带位置依次进行体位要求。①距腓前韧带的扫查:踝关节轻度内旋,内收,使胫腓前韧带处于紧张位以利于显示。②内侧三角韧带:踝关节背屈,探头一端指向内踝下缘,另一端分别指向足舟骨、距骨和跟骨,可分别观察胫距韧带、胫跟韧带和胫舟骨韧带的长轴声像图。③跟腓韧带:踝关节内旋、内收。探头上端置于外踝骨下缘(尖部),下端轻度后斜,指向跟骨。

3. 仪器　根据检查部位和结构,常规使用10MHz的线阵探头,有时也会使用10MHz以上。

4. 检查方法　超声扫查的关键是明确解剖标示,因为韧带两端均附着于骨表面,扫查某条韧带时,首先寻找和明确其相应的骨性结构,再根据韧带的解剖走行方向调整探头扫查角度。需要指出,韧带的各向异性伪像也很明显。

三、正常超声表现

韧带的正常声像图表现与肌腱类似,长轴切面呈层状强回声,根据位置不同,薄厚变化很大。如内踝处的胫距韧带,呈肥厚的三角形,而肘关节内侧副韧带前束则较薄。

四、膝关节内侧副韧带撕裂

1. 病理与临床　剧烈运动时,在膝水平发生的对抗性(如足球运动的阻截性动作)动作常造成内侧副韧带撕裂,在膝关节韧带损伤中占第二位,仅次于前交叉韧带损伤。临床上常见的损伤动作为膝关节屈曲,小腿突然外展外旋或大腿突然内收内旋。撕裂的部位多在韧带股骨附着处。受伤后通常表现为膝部内侧突然剧痛,但很快减轻,随即逐渐加重。体检膝关节内侧局部触痛。

内侧副韧带撕裂可分为不完全撕裂和完全撕裂。不完全撕裂扭转力量较小,韧带仍保持完整性,

所以膝关节各个位置上均无超过异常范围的膝外翻活动。一般来说,也不会合并膝关节积血。完全撕裂时,可同时合并韧带附着处骨皮质撕脱骨折以及内侧半月板和交叉韧带的损伤,引起关节积血。内侧副韧带完全撕裂时可出现膝关节异常外翻。

陈旧性内侧副韧带撕裂可出现内侧副韧带钙化,钙化出现在内侧副韧带附着的股骨内侧髁处,多在损伤后 2 个月出现。患者表现为上楼梯时膝内侧疼痛。

2. 超声表现　膝关节内侧副韧带起自股骨内侧髁,止于胫骨内侧髁,由 3 层结构组成。长轴切面呈条索样的双层高回声结构,中间夹以薄层低回声带,该低回声代表韧带深浅层间滑囊。韧带浅层宽扁,直接与皮下脂肪层接触,纤维走行在胫骨平行方向及倾斜方向上均有分布。深层与内侧半月板的周缘关系密切,互相延续。

内侧副韧带撕裂超声表现为韧带肿胀,回声不均匀。不完全撕裂主要累及股板韧带,声像图表现为形态不规则,回声减低,由于出血可出现不规则的无回声。当超声表现不典型时,应注意与健侧比较观察。合并股骨内侧髁撕脱骨折时,肿胀韧带内可见骨质碎片,呈强回声伴声影。完全撕裂时,韧带连续性中断,断端裂口处可见无回声积液或血肿。陈旧性内侧副韧带撕裂主要表现为韧带近端股骨附着处韧带内出现大小不等的不规则钙化强回声伴声影。

3. 鉴别诊断　内侧副韧带撕裂局部出现明显积液时,近端应与收肌腱滑囊炎,远端应与鹅足腱滑囊炎鉴别。超声可同时判断有无合并膝关节积液,但对于伴发的交叉韧带损伤,诊断敏感性差,需进一步行 MRI 明确。

4. 临床价值　超声检查侧副韧带撕裂是非常可靠的诊断手段,为临床是否采用手术治疗提供参考,也可作为治疗后复查的手段。但是有时单纯超声检查不易区别完全撕裂与不完全撕裂,超声检查时应注意与健侧对比,并注意判断有无合并关节积液以及半月板损伤。

第四节　骨、软骨及关节疾病

一、解剖概要

骨主要由骨组织构成,具有一定的形态和结

构,外被骨膜,内容骨髓。全身的骨借关节相连,构成骨骼。关节也称骨连结,分纤维连结、软骨连接和滑膜关节 3 种形式。纤维连结和软骨连结的两

骨相连部分之间分别借结缔组织和软骨相连,无腔隙,具有一定的弹性和坚固性,但活动度小。

滑膜关节一般称关节,基本结构包括骨关节面、关节腔和关节囊。构成关节的 2 个关节面彼此形态一般相适合,表面覆盖薄层关节软骨。关节软骨为透明软骨,其形状与骨关节面一致,主要作用是将不平的骨关节面变为平滑,减少运动时的摩擦;缓冲运动时的震荡与冲击。

关节囊附着在关节面的周缘及附近的骨面。外层为纤维囊,厚而坚韧,由致密结缔组织构成。某些地方增厚形成韧带。内层为滑膜,薄而松软,由疏松结缔组织和滑膜细胞构成,滑膜有丰富的血管网,可分泌滑液,润滑关节,减少摩擦并营养关节软骨。

关节腔为关节软骨和关节囊滑膜共同围成的密闭腔隙,内含少量滑液,正常状态下为负压,以帮助稳定关节。

某些关节在关节凹面周缘可附着纤维软骨形成的软骨环,形成关节唇,以增大和加深关节窝。在一些关节面之间还夹有纤维软骨板,即关节盘。关节盘的周缘附着在关节囊上,将关节腔分为两部分。膝关节的关节盘呈半月形,称关节半月板。

二、超声检查技术

1. 患者准备　一般患者无须特殊准备。带既往 X 线片以及其他影像资料,以便参考并相互印证。

2. 体位　根据不同关节扫查的需要和便于操作,而取不同体位。必要时采用不同角度的屈曲、内收、外展、抬高或内外旋(翻)位等。伸直位便于纵向扫查。

3. 仪器　首选 5～13.0MHz 高频线阵探头,对于深部软组织、骨及关节(如髋关节)以及关节屈侧声窗受限时可选用 3.0～5.0MHz 凸阵探头。

4. 检查方法　采用直接接触法扫查。对骨性突起及边缘隆起明显的关节,探头与皮肤间可多敷耦合剂凝胶或水囊。

关节的检查应围绕关节由内、外、前、后各方面,纵横有序地进行多方位分段扫查。

三、正常超声表现

各关节形态不同但有共同声像图表现:关节面表面被覆的透明软骨为均匀薄层低回声,完整连续、厚度一致,其厚度在成年人指关节 0.4～

1.4mm,膝、髋关节 2mm 左右。关节面骨皮质为光滑的强回声。关节间隙或隐窝可含少量关节液呈无回声,关节囊壁为条带样高回声,其内滑膜层甚薄不易被超声显示。关节隐窝脂肪组织及关节内脂肪垫为高回声。关节周围均有各自的肌腱、韧带和肌肉包裹。

超声很难完全穿透正常骨组织,不易得到完整的超声图像。在成人仅可见浅表的骨皮质回声,内部骨髓结构与正常骨膜不能显示。正常骨皮质连续性良好、平直光滑,呈致密的强回声带后伴声影。骨的骺端膨大,皮质较薄。透明软骨、软骨性骨骺及骺板显示为低回声,骨化或钙化时可见内部强回声结构,纤维软骨呈中等回声或高回声。

婴幼儿骨组织未发育成熟,骨化不完全,有时可显示部分骨髓。小儿关节的骺软骨,不同年龄厚度不同,其骨化中心为高回声。

四、关节积液与滑膜增生

1. 病理与临床　各种原因引起的关节炎症病变均可引起关节腔内液体量增加,其基本病理变化主要累及 2 个方面:①关节滑膜的渗透性改变,各种外界刺激,如创伤、细菌、非特异炎性因子等情况下,关节滑膜及纤维囊立即出现充血、肿胀等反应,关节滑膜内毛细血管丛渗透性增加,关节腔内的液体量增加,造成关节积液。②关节内的代谢紊乱,表现为关节液内的糖和黏蛋白含量紊乱,进而关节滑膜增生,滑膜增厚。

关节积液的性质和数量取决于关节滑膜反应程度和致病原因。关节积液可以浑浊、稀薄,抽出后可以发生凝结,白细胞计数增加等。按照关节积液生化检查的结果可以将关节炎症分为 4 类:非炎症性,包括创伤性,出血性;结晶性,如尿酸结晶沉积后的刺激;炎性,如类风湿关节炎;感染性,如化脓性关节炎。

近端指间关节和掌指关节积液是类风湿关节炎的典型表现。出现关节积液和滑膜增生时,患者多表现为受累关节肿胀,活动受限以及伴随活动的疼痛。根据病因不同,可出现多个关节积液及其他全身症状。

2. 超声表现　关节积液的共同声像图表现为关节腔内液性无回声区增加,当积液量较少时,液体多聚集在关节隐窝。由于病因不同,关节积液内可能含有点状或絮状中等回声。在液体的衬托下,关节滑膜可见增厚,形态各异,甚至漂浮在液体内呈水草样或结节样。CDFI增厚滑膜上可见血流信号。

主要关节积液的超声检查方法和表现如下。

(1)肩关节积液液体受重力影响主要分布于肱二头肌长头腱鞘、后隐窝和腋下隐窝。因此,腋下隐窝检查肩关节积液最为敏感。腋下关节囊附着于外科颈,正常肩关节外展时该隐窝内无液体,当关节出现少量积液,腋下隐窝即分离。二头肌腱鞘与盂肱关节交通,当关节出现积液,液体可流入二头肌腱鞘内。正常情况下二头肌腱鞘内有少量液体,位于腱鞘远端内侧隐窝内,厚度<2mm,在液体增多时,包绕肌腱周围呈环形低回声晕,同时内侧隐窝液深增加。在冈下肌与后盂唇之间为盂肱关节后隐窝,正常冈下肌深层纤维与盂唇之间深度<2mm,液深>2mm表明关节积液。

(2)肘关节由前部或后部探查积液,将肘关节保持在45°屈曲位可使积液由滑膜囊的前部间隙移至鹰嘴隐窝,利于积液的观察。关节积液的超声表现主要为:①在骨表面和关节囊之间超过2mm的无回声液性暗区;②前脂肪垫移位(肘伸展位最易观察);③后脂肪垫移位(肘屈曲位最易观察);④积液衬出脂肪垫的形态;⑤在关节陷窝内出现有回声物,代表滑膜炎或碎片。脂肪垫的形态和移位程度与积液量相关,也取决于关节囊的扩张程度和囊内压力。

(3)髋关节积液首先出现在关节前隐窝,即关节囊股骨颈附着处。关节积液时,髋关节前面长轴切面显示关节囊与股骨颈间距离增宽,在成人尚无一致标准,一般认为>8mm或双侧对比超过2mm有意义。

(4)膝关节积液多首先出现在髌上囊内,髌上囊在股四头肌腱远端的深方与股骨之间,其远段位于髌上脂肪垫与股骨周围脂肪垫之间。常用的检查途径是膝关节屈曲30°~40°,自关节前方扫查髌上囊。正常髌上囊呈薄层低回声,于2个高回声脂肪垫之间部分最易显示,正常人可见少量积液,液深<2mm。在关节腔积液时可见髌上囊积液与关节腔相通。超声检查髌上囊时应避免过度加压,防止少量积液被推挤而造成假阴性。

(5)踝关节积液主要扫查踝关节前隐窝,患者采取仰卧或坐位,足底平放在检查台上。探头观察胫骨与距骨间的关节隐窝形态,注意不要将距骨顶部呈低回声的正常软骨误认为关节积液,而前陷窝处有1~3mm的积液也属正常。

当超声评价关节积液,并判断存在滑膜炎症增生表现后,还要注意其他的病理改变,以缩小鉴别诊断的范围。①游离体:肘关节是发现关节游离体的常见部位,仅次于膝关节。超声可明确诊断,并可帮助确定游离体的位置、数量、大小及移动性。游离体的声像图特点为局灶性强回声,与骨完全脱离并被积液包绕。动态观察是否具有移动有助于与关节囊及韧带钙化或骨化鉴别。在周围积液少而导致诊断困难的病例,可以通过向关节腔内注入生理盐水使关节囊扩张来更好地观察游离体的位置和移动性。在实时扫查时轻轻晃动肘关节可以帮助关节囊内液体移动至后隐窝内,以便更清楚地显示关节腔内的游离体。②骨质侵蚀:在常规的放射学检查中容易明确诊断,表现为骨表面的不规则。超声也可在受侵蚀区域内观察到关节血管翳病灶。③关节周围滑囊炎:表现为滑囊扩张,内部充满液体及多个低回声结节,即关节血管翳病灶。

3. 鉴别诊断　超声检查关节积液敏感性很高,对于少量积液应注意双侧对比才可能明确。关节囊积液可能的病因包括反应性、损伤性、炎性、感染及出血等。积液可以是单纯性的,混合性的或血性的。液性暗区内的高回声可能是由于出血、感染、痛风或关节内游离体导致。多普勒超声有时可显示关节囊的血流信号增多,但这一表现亦无特异性。鉴别滑膜血管翳和积液并不困难,因积液是无回声且很容易被压瘪,而滑膜增生是实性的低回声结构,它不能完全从关节陷窝处被挤压移开。如果怀疑积液伴有感染,抽吸积液并行实验室检查仍然是明确诊断的唯一方法。如果超声未发现关节囊积液,则提示感染的可能性小。关节抽液时应在超声引导下进行,以避免损伤周围软组织。

4. 临床价值　关节疾病最早出现的表现是关节积液,尤其在滑膜受累时。在滑膜出现肉眼可见的增生之前,超声就可发现关节腔积液。引起关节积液和滑膜增生的病因很多,需要注意的是,虽然超声探查滑膜炎关节积液的准确性很高,但声像图的表现对于最终确诊关节炎不具特异性,定性诊断尚需与放射学检查、临床及实验室结果相对照。当临床怀疑关节炎但传统的放射学方法无法探到关节积液时,超声检查最为有用。

此外,超声除检查关节积液外,还可明确有无并发症,如肌腱撕裂或复合感染;对病因不清者,可引导滑膜活检或关节积液抽吸;亦可引导介入性治疗,如激素封闭注射;对于临床治疗的患者还能够

评价治疗效果,如积液量程度或滑膜血管翳大小的变化

五、关节软骨损伤

1. 病理与临床 除急性创伤性病变外,关节软骨损伤都继发于关节炎症及退行性变。在类风湿疾病,关节软骨受累总是继发于滑膜炎症,有些病例滑膜细胞与软骨直接接触,而另一些病例则通过滑膜产生的酶类物质作用在软骨细胞,引起软骨破坏。在滑膜与软骨交界区,增生滑膜向深部软骨浸润,形成早期的边缘侵蚀。增生滑膜形成血管翳,干扰关节软骨摄取营养,最终引起软骨坏死。类风湿疾病最常见的受累关节依次为手、腕、膝等。临床上以女性为多,可以表现为多关节疼痛及肿胀。早期可以出现低热、乏力等全身非特异症状。

人体应力不均发生的退行性骨关节病最早累及关节软骨。关节软骨首先失去弹性,暴露软骨内的胶原纤维,在关节活动时发生磨损。磨损最大处的关节表面软骨完全消失,而磨损较小的周围部分软骨出现增殖和肥厚,在关节缘形成软骨缘,通过软骨内骨化,形成骨赘。退行性骨关节病多累及膝、髋等下肢关节。临床主要症状为关节疼痛,关节活动障碍。

2. 超声表现 以手腕部类风湿关节炎为例,该处受声窗限制超声不易显示腕关节间的关节软骨以及指间关节软骨,但无论从掌侧或背侧均可清晰显示掌指关节处的透明软骨。从背侧扫查时,手指向掌侧轻度屈曲(15°~20°)更有利于关节软骨的显示。掌指关节软骨的平均厚度为 0.8mm(0.4~1.4mm)。

膝关节的髁间软骨超声扫查时需嘱患者最大限度屈曲膝关节,探头置于髌骨上缘,切面呈冠状面方向,正常髁间软骨呈均匀一致的低至无回声结构,厚度均匀一致。

关节软骨破坏时超声表现为软骨表面不规则、变薄,软骨内骨形成。严重者软骨回声消失。

3. 鉴别诊断 对于能够显示的关节软骨,声像图可清晰显示软骨结构的缺失。需要注意,关节软骨的回声可极低,类似无回声,不要误诊为关节积液。

4. 临床价值 大部分关节软骨无法被超声充分显示,进一步的 MRI 检查确属必要。

六、关节周围囊肿与滑囊炎

1. 病理与临床 滑膜囊肿及腱鞘囊肿是手、腕、膝、踝部最常见的肿物,常贴附于肌腱、肌肉或关节囊旁。一般认为滑膜囊肿源于关节囊、腱鞘、滑囊等结构,而腱鞘囊肿源于软组织的退行性变。也有理论认为关节滑囊向外疝出增大,呈囊状突出至关节附近,由于此时囊肿内表面为滑膜层,因此,称为滑膜囊肿。当囊状疝出逐渐增大后,逐渐与关节滑囊脱离,内含液体则吸收浓缩,囊壁滑膜细胞退行性变,此时则形成腱鞘囊肿。病理上二者的主要区别在于滑膜囊肿囊壁上内衬滑膜上皮,囊腔内多为滑膜液;而腱鞘囊肿囊壁由纤维组织形成,无上皮被覆,腔内为无定形的黏稠胶状物。

滑膜囊肿及腱鞘囊肿好发在腕关节背侧、掌侧及手指关节的掌侧、膝关节周围、踝关节前面、足面,邻近肌腱和关节。囊肿大小差异很大,体积过小者,临床触诊不清称为"隐匿型腱鞘囊肿",仅靠超声检出。一般临床表现为局部硬韧肿物,病程可数月甚至数年,肿物体积变化不大,按压后可有轻度不适。囊肿如位于神经附近,可引起神经压迫、刺激症状。

关节附近,肌腱周围的滑囊受外伤、反复摩擦、类风湿等系统性疾病累及时,滑囊内液体聚集,滑膜增生形成滑囊炎。有些滑囊与关节腔相通,关节腔内的炎症及积液也可波及滑囊。临床上多表现局部软组织肿胀,出现红、肿、热、痛等炎症症状。慢性及反复摩擦引起者,症状可不典型而仅表现为局部肿物。

2. 超声表现

(1)腱鞘囊肿:声像图表现与囊肿的发生时间和位置有关,新近形成的囊肿表现为囊壁光滑的无回声,内部无分隔或分隔纤细。陈旧囊肿内部回声增多,可见粗大的分隔,部分腱鞘囊肿可类似实性肿物回声。腱鞘囊肿质韧,探头加压仅部分被压缩,而滑囊积液和腱鞘积液则容易挤压变形。可疑腕背部隐匿型腱鞘囊肿时,手腕过屈位有利于超声显示。

(2)腘窝囊肿:又称 Baker's 囊肿,属于滑膜囊肿,为腓肠肌内侧头与半膜肌之间的滑囊积液形成,多与膝关节腔相通。成人腘窝囊肿的最常见原因是膝关节的骨关节炎,而儿童和青少年则主要为特发性青少年关节炎,一般可自愈。

无论腘窝囊肿的外形、位置及内容物如何,囊肿总有一颈部自腓肠肌内侧头与半膜肌之间突出,这是超声诊断的关键。体积较大的腘窝囊肿可发生破裂,超声表现为囊肿失去圆钝饱满外形,破裂

处局部凹陷,探头追踪扫查常可见液体外渗至腓肠肌与比目鱼肌之间。

由于腘窝囊肿破裂,囊液外渗导致周围组织继发炎症反应,引起小腿肿胀、疼痛,临床表现类似急性深静脉血栓形成。同时,较大腘窝囊肿压迫静脉回流又会引起深静脉血栓。因此,超声检查腘窝囊肿应常规扫查小腿深静脉。

(3)滑囊炎:超声诊断主要根据其解剖位置。急性期超声表现为滑囊扩张,囊内充满积液,CDFI显示囊壁上血流信号丰富。慢性滑囊炎时滑囊内液体减少,滑囊壁增厚,超声表现类似实性肿物。

膝关节髌前及髌下滑囊位于关节前面,超声易于显示。髌前滑囊炎超声显示为髌骨与皮下组织之间扁平的低至无回声区。髌下浅囊位于胫骨近端与皮下组织之间,发生炎症时声像图显示为局部积液,边界欠清晰。正常髌下深囊内可有少量液体,只有液体量较多,局部出现临床症状时才考虑存在滑囊炎。

超声检查时探头加压引起疼痛是诊断滑囊炎的一个阳性体征,但注意不要过度加压,以免液体被挤开造成假阴性。

3.鉴别诊断　关节周围囊性病变或含液性病变的超声显示简单易行,但是明确诊断关键是判别病变的解剖位置与形态。腱鞘囊肿形态多饱满,位于关节附近。滑囊炎则位于特定的位置,如肌腱附近。

4.临床价值　超声检查不但可以明确诊断腱鞘囊肿与滑囊炎,还可通过超声引导下的囊液抽吸进行诊断和囊内药物注射治疗。

七、骨骼侵蚀及骨折

1.病理与临床　骨骼侵蚀见于多种关节炎。

侵蚀是由于增生滑膜和肉芽组织的直接机械作用所致。早期的骨侵蚀表现为关节皮质消失,主要分布在关节的边缘,即邻近关节囊附近。外来机械性压迫也可加速高应力区的骨侵蚀。类风湿关节炎可导致3种类型的侵蚀,即边缘性、压迫性和表面侵蚀。多见于掌骨头。

骨折主要发生在爆力冲击下发生,骨皮质的连续性中断,根据严重程度不同出现轴线异常,周围软组织伴随损伤等。

2.超声表现　超声能够早期发现类风湿关节炎所引起的骨质侵蚀。声像图表现为骨皮质局部缺损,外形不规则。在腕关节最常见的受侵部位是月骨、三角骨和头状骨以及尺骨茎突。在掌指关节更常见破坏掌骨头而非指骨底,典型的部位是第二掌骨头桡侧面。

骨折的超声表现为骨皮质强回声线的连续性中断,断端可见血肿形成。

3.鉴别诊断　超声诊断类风湿关节炎引起的手、腕部骨质侵蚀破坏应注意假阳性发现,即将正常骨表面切迹凹陷误诊为皮质侵蚀。解剖切迹通常位于第2～5掌骨头背侧及第5掌骨头尺侧,几乎不出现在掌骨头桡侧及指骨底。与骨侵蚀不同,骨表面切迹在任何切面上均表现为边界清晰的局部凹陷,骨皮质外形规则。

4.临床价值　超声检查发现类风湿引起的骨侵蚀破坏早于X线检查,有助于临床早期诊断。超声并非骨折的常规检查方法,但是超声检查可以对骨折合并的软组织损伤进行敏感和准确的评价,是X线检查的重要辅助工具。同时,对于X线不显影的软骨骨折超声检查具有不可替代的优势。

第五节　与肌肉骨骼系统相关的常见软组织肿物

一、解剖概要

软组织指体内非上皮性的、骨外组织结构的总称,但不包括各器官的支持组织和造血/淋巴组织。包含了纤维组织、脂肪组织、骨骼肌、血管和淋巴管以及外周神经系统。软组织多源于中胚层,唯外周神经由神经外胚层发育而成。

大部分软组织病变的超声检查属于骨骼肌肉系统超声检查的范畴,如关节周围的肌腱、韧带,骨骼肌。除运动相关性病变外,软组织肿物是最常见的超声检查项目。

二、超声检查技术

1.患者准备　软组织肿物超声检查前无须特殊准备,检查时充分暴露检查部位,可先触诊获得肿物位置和深度的初步印象,以便更准确的选择适当的探头频率和扫查条件。

2.体位　检查处肢体自然放松,平置于检查床。

3.仪器 软组织肿物位置表浅,一般使用高频或宽频线阵探头,频率至少≥7.5MHz。有时肿物过于表浅,探头频率应选用14MHz或更高,甚至于涂布过量耦合剂或垫付导声垫来增加近场距离,使浅表肿物位于声束聚集区。某些情况下,肿物位置较深或体积较大,为明确肿物边界及范围,可选用5MHz凸阵探头。

4.检查方法 软组织肿物的超声检查除要求多切面观察病变结构外,更重点强调对比扫查和动态扫查:对比扫查即肿物与肿物周围正常区域比较,患侧与健侧比较;动态扫查包括探头加压观察肿物的可压缩性,改变肢体位置观察肿物的形态变化以及肢体运动过程中肿物与周围结构有无粘连。

软组织肿物的超声检查中应特别注意判断病变的局部解剖层次关系。很多软组织占位性病变具有相似的声像图表现,最终的诊断往往根据其解剖位置确定。此外,进行浅表软组织肿物内血流信号检测时,探头应尽量减少压迫,保持探头刚好和体表接触。

三、正常超声表现

软组织涵盖范围广泛,自皮肤深方与骨之间均为软组织结构。人体皮肤由表皮及真皮组成,不同部位皮肤厚度不同1.5~4.0mm。临床研究表明,20MHz以上的超高频探头可以分辨表皮与真皮。但目前临床应用的高频探头尚不能分辨二者,声像图表现为均匀一致的高回声。

皮下组织也称皮下脂肪或浅筋膜,由含有脂肪的疏松结缔组织构成。将皮肤连接于深部的深筋膜或骨。皮下组织的厚度随脂肪含量的多少而不同。声像图表现为较均匀的低回声,内部可见网状分布的线样强回声,代表结缔组织分隔。分隔走形大部分与皮肤平行或略倾斜。轻置探头,被压瘪的皮下浅静脉能够被显示,呈位于分隔内的椭圆形或长条形无回声结构。当探头频率足够高(>12MHz)的情况下,仔细分辨可见浅静脉旁的细小皮下神经断面结构,呈筛网状表现。正常情况下,结缔组织分隔内的淋巴管不能被显示。

骨骼肌、肌腱与韧带 见前述。

外周神经 外周神经纵断面声像图表现为多发的相互平行的低回声束,其内可见不连续的强回声分隔;横断面表现为多发小圆形低回声束,周边为强回声线包绕形成网状结构。对应的组织学检查表明:低回声束代表神经结构中的神经纤维束,强回声线为包裹在神经纤维束周围的神经束膜。这种束状结构在大多数的外周神经均可见到,探头频率越高,其束状结构越清晰。当探头频率较低、神经受挤压(如穿越神经孔、骨纤维管等狭窄空间时)、神经位置深在或神经较纤细时,这种束状结构可变得模糊不清,甚至仅表现为带状低回声。

四、常见软组织肿物的超声诊断

(一)病理与临床

软组织占位性病变包括肿瘤和瘤样病变,所含病种繁多。患者多以扪及肿物前来就诊,病史可长可短。有些肿物可合并疼痛、肌肉萎缩、关节活动障碍等表现。

(二)超声表现与鉴别诊断

1.与皮肤层关系密切的肿物

(1)皮脂腺囊肿:非真性肿瘤,为皮脂腺排泄受阻形成的潴留性囊性病变。好发于皮脂腺分布密集的部位,如头面及背部。囊肿内为皮脂与表皮角化物聚集的油脂样豆渣物。根据病程的长短,囊肿大小可由数毫米至数厘米。部分患者有挤压排出豆渣样物病史。

声像图表现:边界清晰的圆形或椭圆形病变,多数有完整包膜伴侧边声影,内部为较均匀的点状低回声,后方回声增强。由于皮脂腺位于真皮层毛根旁,开口于毛囊,所以高频超声显示皮脂腺囊肿的位置有3种类型:病变完全位于皮肤层;病变主体位于皮肤层,部分凸向皮下脂肪层;病变主体位于脂肪层内,但有一蒂样结构与皮肤相连。探头勿加压,仔细扫查,多数皮脂腺囊肿浅层可见一纤细低回声延续至皮肤表面,代表毛根区。CDFI显示皮脂腺囊肿内无血流信号,除非合并感染。

(2)表皮样囊肿:一般认为是由明显或不明显的外伤导致表皮进入皮下生长而形成的囊肿。多见于易受外伤或摩擦的部位,如臀部、肘部、胫前、注射部位。囊肿壁由表皮组成,囊内为角化鳞屑。

声像图表现:边界清晰的圆形或椭圆形低回声病变,边界清晰。由于表皮不断生长角化,典型者内部呈"洋葱皮"样特征或见环形钙化。体积较大者可合并破裂及感染,探头加压内部可见流动征象。合并感染时,周边组织水肿增厚,回声增强并可见血流信号。

(3)钙化性上皮瘤:又称毛母质瘤,约40%发生于头颈部,生长缓慢,一般无自觉症状,少数有压痛感。本病可发生于任何年龄,以青少年最为多见,是 20 岁以下青少年最常见的皮肤实性肿瘤。钙化性上皮瘤目前多认为来源于毛乳头,钙化是继发性改变,因而瘤体起源于真皮质。

声像图表现:边界清晰的圆形或椭圆形肿物,常见于面、颈部及上肢。瘤体生长缓慢,多数直径<3cm。瘤体主要位于皮肤层内,内部回声欠均匀,以低回声为主。约85%的病变内可见钙化灶,为本病典型的声像图特征。CDFI部分肿物内可见丰富血流信号。

2. 皮下组织肿物

(1)脂肪瘤与脂肪肉瘤:脂肪瘤是最常见的软组织肿瘤,浅表脂肪瘤占全部软组织肿瘤的16%～50%。脂肪瘤通常位于皮下脂肪层内,但也可位置深在,源于深筋膜、肌间隙以及肌肉内部,深在的脂肪瘤体积较大。浅表脂肪瘤质地软,易于推动,体积很少超过5cm。最好发于上背部、颈部、肩部、腹壁和四肢远端,大多数无任何症状。

声像图表现:脂肪层内实性结节,质地软,可压缩。大部分脂肪瘤边界清晰,外形呈圆形或椭圆形。典型的脂肪瘤为等回声或稍高回声,内部可见多发的条索样强回声,长短不一,这些条索的长轴与皮肤平行。由于瘤体内结缔组织、脂肪、水等成分的构成不同以及一些脂肪瘤的变异类型,如血管脂肪瘤、成脂细胞瘤的存在,导致脂肪瘤的回声多变。

深部脂肪瘤可以位于肌肉内或肌间隙,较皮下脂肪瘤少见。肌肉内脂肪瘤常见于四肢较大肌肉内,如股四头肌。按生长情况可以分为边界清晰和浸润生长两类。边界清晰的肌肉内脂肪瘤,脂肪组织挤压肌纤维生长,声像图表现为肌肉内边界清晰的卵圆形肿物,内部回声与浅表脂肪瘤相似或呈等回声。当受累肌肉收缩时,可更为突出。浸润生长的肌肉内脂肪瘤,脂肪组织沿肌纤维分布,声像图表现为边界不清晰,内部回声呈强弱交织分布。此类脂肪瘤并非代表恶变,MRI脂肪成像有助于确诊。

脂肪肉瘤在所有软组织肉瘤中居第二位,好发于50～70岁年龄段男性。临床通常表现为无痛性肿块,病程较长,肿块可非常巨大,晚期出现压迫症状。病理类型可分为高分化型、黏液型、圆细胞型、多形型和去分化型。除四肢肌肉和肌间隙外,尚见于腹膜后。声像图表现:瘤体巨大,呈椭圆形或分叶状,内部回声很难与脂肪瘤区别。一旦 CDFI 显示病变内血流信号,则应考虑脂肪肉瘤的可能。黏

液型脂肪肉瘤由于瘤体内混合较多的黏液组织,多呈较均匀的低回声,后方回声增强;多形细胞型、圆形细胞型以及去分化型脂肪肉瘤易侵犯邻近骨和发生转移,瘤体内脂肪成分很少,没有特异性的声像图表现。

(2)血管瘤:分为真正的肿瘤,即血管瘤和血管畸形两大类。血管瘤存在内皮细胞增殖,是儿童常见的肿瘤,存在增生期、稳定期和消退期。大部分血管瘤随年龄增大而最终自行消退。常见于面颈部皮肤及皮下组织。血管畸形属于先天性的脉管系统发育异常,无内皮细胞的增殖。按组成成分可分为毛细血管型、静脉型和动静脉型,各型有所重叠和交叉。血管畸形随患者年龄增大而成比例增大,青春期、妊娠、外伤时体积可迅速增大。

静脉型血管畸形,习惯上称为海绵状血管瘤是最常见的血管畸形,病变主要由充满血液的血窦和薄壁静脉构成。在四肢、躯干均可发生,自皮肤至皮下脂肪层、肌肉层,甚至于骨、关节都可累及。海绵状血管瘤质地柔软,可压缩。病变肢体下垂后肿瘤体积可增大,即体位试验阳性,具有重要的诊断价值。瘤体内可形成血栓,机化后导致钙质沉着形成静脉石。主要声像图诊断要点包括:边界不清晰的混合回声区,内部可见多发网格样或不规则的低至无回声区,部分可见到静脉石强回声伴声影。探头加压后比较,肿瘤体积明显压缩。病变处下垂受重力作用,瘤体体积增大。由于瘤体内血流速度缓慢,彩色多普勒超声常不能显示病变内血流信号。当探头反复加压动作时,瘤体内的无回声区内可见液体流动产生的彩色血流信号。

(3)神经纤维瘤及神经鞘瘤:来源于外周神经鞘膜及间质细胞的肿瘤。多为单发结节,生长缓慢,早期常无明显症状,当瘤体增大压迫神经时,则可出现受累神经供应区的感觉异常或疼痛,并向该神经的末梢区放射。两者共同的典型声像图特点为椭圆形肿物、边界清晰光滑、内部为低回声(部分伴有囊性变)、后方回声增强,CDFI 内部可见血流信号,但这些表现并不具有特征性,只有在肿物一端或两端发现与神经相连时,方能与其他软组织肿瘤相鉴别。因此,熟悉外周神经走行路径有助于诊断。但是当肿瘤生长于细小的皮神经或其上、下两端的神经被骨骼遮挡时,超声明确诊断则较为困难。

3. 肌肉及肌肉层深方肿物 肌肉层的肿瘤少见,原发肌肉的肿瘤包括横纹肌瘤和横纹肌肉瘤,

其中横纹肌肉瘤多见。

(1)肌肉内黏液瘤:是一种缓慢生长的良性病变,瘤体内含有大量黏液和纤维母细胞。40～70岁的老年女性较为多见,主要累及四肢较大肌肉,如大腿和上臂。声像图表现为肌肉内边界清晰的低回声肿物,后方回声增强,内部可见裂隙样或囊状无回声区,代表瘤体内黏液成分。肌肉内黏液瘤的特征性超声表现为"脂肪帽",即瘤体上、下两极处由于少量脂肪包绕显示为三角形的强回声。此征也见于神经源性肿瘤,通过发现肿物与神经相连可与本病鉴别。

(2)韧带样纤维瘤:是来源于深部结缔组织,主要是肌肉内结缔组织及其被覆的筋膜或腱膜的纤维母细胞性肿瘤,瘤体内除纤维母细胞外,还有致密的胶原纤维。肿瘤呈侵袭性生长、易复发,但无转移。虽然在形态上表现为良性,但呈低度恶性的特点,故又称非转移性纤维肉瘤。此外还有称其为肌肉腱鞘瘤样增生、腹壁外纤维瘤病。

本病少见,呈散发性,部分有家族性聚集,病因不明。可发生于任何年龄段,但20～40岁为高发。发生部位以肩颈部、胸背部、骨盆及大腿多见,但是可发生于任何部位。病变常局限于肌肉内或与筋膜相连,边缘浸润肌肉组织,有时侵入骨皮质引起骨侵蚀样改变,似骨韧带样纤维瘤,10%～15%的患者可表现为全身多发病变。临床主要表现为深在缓慢生长的无痛性肿块,质硬,界限不清,大小不等,多为5～10cm,大者超过20cm。部分病人因肿瘤广泛侵犯周围重要的血管、神经、韧带等组织而出现不同程度的周围神经症状。

声像图表现为较大的团块状或分叶状低回声肿块,沿深筋膜长轴方向分布并包绕肌纤维,肿块边界可清晰,也可模糊不清。内部回声多均匀,致密胶原纤维成分可表现为纤维层状结构伴后方声衰减。若包绕肌腱,内部可出现高回声团;若侵袭骨膜,可出现骨膜增厚,骨皮质不光滑。CDFI检查多数肿瘤内仅可见稀疏点状血流信号。

腹壁韧带样纤维瘤主要发生于腹直肌和腹外斜肌,与口服避孕药、妊娠、腹部手术及外伤明显相关。

(3)弹力纤维瘤:因好发于背部,故开始将其命名为背部弹力纤维瘤。病变由大量增生肥大的弹力纤维构成。目前较为一致的认识是它并非真性肿瘤,而是增生性瘤样病变,多因反复创伤或摩擦造成弹力组织增生退变所致。弹力纤维瘤生长速度缓慢,目前尚无恶变报道。

本病好发于50岁以上老年人,女性多于男性,常位于肩胛下角,多为单发。最典型的发病部位是背部肩胛下角区的前方,6～8肋水平,在前锯肌、背阔肌和菱形肌的深层,与胸壁紧密粘连。此外尺骨鹰嘴沟下方也是较多发的部位。

由于增生纤维与周围组织交织分布,故声像图表现为边界不清,无包膜的肿块。内部有条索状的高回声和低回声,为瘤体内的纤维组织和脂肪组织。CDFI检查多无明显血流信号。

弹力纤维瘤无特异性的声像图特征,超声诊断主要依据其特殊的发病部位和病变层次:肩胛下角区肌肉层深方。

4. 关节、肌腱周围常见肿物 腱鞘囊肿与滑膜囊肿、滑囊炎见前述。

(1)腱鞘巨细胞瘤:本病与色素沉着绒毛结节性滑膜炎为同类病变,病因尚不清楚。目前认为与炎症、局部创伤有关。多数学者认为本病是由局部肿瘤增生或反应性滑膜炎引起。腱鞘巨细胞瘤好发于30～50岁,通常累及手部特别是第1～3指屈肌腱鞘。临床表现为生长缓慢的无痛性肿物。

声像图表现为边界清晰的低回声肿物,主要位置特点是紧邻肌腱。较大的肿物可压迫局部指骨形成皮质破坏。通常病灶内可见少量血流信号。

(2)血管球瘤:源于皮肤中的血管球组织,可发生在全身各处,最好发于手指甲床下。主要表现为刺痛或烧灼样痛,局部按压或寒冷刺激可诱发。超声表现为甲床下低回声结节,局部指骨皮质可被侵蚀破坏。CDFI结节内血流信号丰富。

(3)骨软骨瘤:好发于长骨骨端,瘤体逆向关节面生长,表面覆盖软骨帽。声像图表现为肌肉层深方的强回声肿物伴声影,强回声表面光滑,动态扫查可见颈部与邻近骨皮质延续。强回声长轴方向逆向骨关节面,表面可见低回声软骨回声。

(三)临床价值

许多病变具有相似的声像图表现,超声检查以及CT、MRI等影像学手段都很难作出明确诊断。但是,与其他影像学检查方法不同,超声扫查时医师与患者之间可直接交流,超声医师能够获得相关信息来帮助诊断。如病变的软硬度、病程的长短、有无合并疼痛等,很多时候超声诊断并非完全基于声像图特征而是结合临床信息获得。因此,对于软组织病变的超声诊断,超声医师应首先掌握相应的临床知识并有意识在扫查过程中询问病史等情况。

此外,现代高频超声能够清晰的区分皮肤、皮下脂肪层等层次结构,因此,多数情况下可以判断病变的组织层次来源,这对诊断也很有帮助。

（崔立刚　王金锐）

■ 参考文献

[1]　曲绵域,于长隆.实用运动医学.4版.北京:北京大学医学出版社,2003.

[2]　马维义.局部解剖学及解剖方法.北京:北京医科大学,中国协和医科大学联合出版社,1998.

[3]　王金锐,刘吉斌,Rethy K. Chhem,等.肌肉骨骼系统超声影像学.北京:科学技术文献出版社,2007.

[4]　Beaman FD, Kransdorf MJ, Andrews TR, et al. Superficial soft-tissue masses: analysis, diagnosis, and differential considerations. Radiogaphics,2007,27(2):509-523.

[5]　江凌,崔立刚,王金锐,等.弹力纤维瘤的声像图表现及其病理基础.中国医学影像技术,2008,24(9):1442-1444.

[6]　Ostlere S, Graham R. Imaging of soft tissue masses. Imaging, 2005,17(3):268-284.

第 26 章

介 入 超 声

第一节 介入超声技术概述

介入性超声(interventional ultrasound)即由超声引导完成各种诊断和治疗,如穿刺活检、液体引流、局部注药治疗等,作为现代超声医学的一个分支,介入性超声于1983年在哥本哈根世界介入性超声学术会议上被正式命名。其主要特点是在实时超声的监视下或引导下,针对体内的病变或目标,通过穿刺或置管技术以达到进一步诊断和(或)治疗的目的。与其他介入诊治方法比较,介入性超声具有无辐射、操作简便、费用低廉等优点,可在门诊、床旁、手术室等场所完成诊治。介入性超声已经成为微创治疗最重要支撑技术之一,临床应用发展迅速,应用广泛,并以此为基础,不断衍生出诸多全新的诊断和治疗技术。

一、介入性超声适应证和禁忌证

1. 适应证

(1)诊断性介入性超声包括:①穿刺抽液化验检查;②穿刺抽吸细胞学检查;③穿刺切割组织病理检查;④穿刺和置管后注药行X线检查等。

(2)治疗性介入性超声包括:①抽液(注药或不注药);②引流(单纯、清洗或加注药);③药物注入(乙醇、抗生素、血凝药、抗肿瘤药及免疫制药等);④物理能量导入(射频、微波、核素、冷冻、激光、高强聚焦超声等)。

2. 禁忌证

(1)灰阶超声显示病灶或目标不明确、不清楚或不稳定者。

(2)严重出血倾向者。

(3)伴大量腹水者。

(4)穿刺途径无法避开大血管及重要器官者

(粗针及治疗性穿刺更列为禁忌)。

(5)化脓性感染病灶,如脓肿可能因穿刺途径而污染胸膜腔或腹膜腔。

二、介入性超声术前准备

1. 超声医师在术前必须详细了解患者的病史,明确目的。然后,用超声诊断仪仔细观察病灶或靶目标,研究穿刺引导是否可行。同时结合具体适应证和禁忌证,确定患者是否适宜施行介入性超声,并告知患者手术的获益和可能出现的风险,签署知情同意书。

2. 化验与器械准备

(1)检查血常规和凝血功能,必要时检查心功能、肝功能及肾功能。

(2)治疗前1周停服抗凝药(如阿司匹林等)。

(3)操作前禁食8h,腹胀明显者应事先服用消胀药或清洁灌肠。

(4)做好患者及其家属的术前谈话,并签署知情同意书。

(5)完成超声引导探头及穿刺针、导管等介入操作器械的清洁、消毒。

3. 介入超声室的基本要求

(1)操作间实用面积不<20m²,易于清洁、灭菌,保持低尘,入室换鞋、戴帽、戴口罩。

(2)要求图像清晰、分辨力高的超声诊断仪,并配备有专用超声引导穿刺探头及引导架。后者须清洁、消毒灭菌。

(3)麻醉设备需备有局麻针、局麻药(皮试)。开展介入治疗的介入超声室宜请麻醉科医师来建立全身麻醉及相关心肺功能监护系统。

（4）针具导管及辅助物品需备有穿刺针、活检针、导管针、导丝、引流管、自动活检枪、负压吸引器等。

（5）治疗设备需备有激光治疗仪、微波治疗仪、射频治疗仪、高能聚焦超声治疗仪或冷冻治疗仪等。

第二节　介入超声的技术原则

一、影响穿刺精确度的因素

介入超声技术的关键是在超声引导下将诊疗器械准确导入靶目标。根据需要和操作者的习惯，可以使用穿刺导向装置（如穿刺架），也可以徒手操作（free hand）引导穿刺，两者各有利弊。

（一）超声仪器因素

超声切面所显示的图像是一定厚度声束内组织信息的叠加图像即"容积效应"，受此影响，声像图所显示的位置与实际位置可稍有误差，当穿刺针接近靶目标时，易出现刺中假象，这是导致超声引导穿刺小病灶或管道发生偏移的重要原因之一，要重视此效应对操作者的误导，并从多方向观察确认针尖位置予以纠正。

目前，新型高档仪采用了全程聚焦，改进了性能，使不同深度的声束厚度减小，图像分辨力得到了显著的提高，特别是最近研发的实时三维超声导向技术，使穿刺的准确性得到显著提高。

（二）影响穿刺准确性的其他因素

1. 引导装置不匹配　开展该项技术前首先需验证超声引导穿刺系统是否准确，可做水槽实验进行校准。具体做法是在平底水桶或水盆中放置数个青霉素瓶塞，水深度为 8～12cm；探头及引导穿刺架置于水浅层，保持水面平静下引导穿刺针沿监视屏引导线刺达瓶塞，反复练习超声引导技术，若排除操作不当原因后，仍不能准确刺中目标中心点，多为穿刺引导装置不匹配所致，应进行调整。

2. 麻醉不足或呼吸造成移位　应禁止患者做深呼吸。在准备进针或出针前均要求患者平静呼吸，取材时嘱患者屏气，故穿刺前应训练患者控制呼吸。完全无法控制呼吸动作的患者属相对禁忌穿刺对象，技术娴熟者可在患者呼吸中暂停的瞬间迅速进针出针完成穿刺。另外，需重视皮肤至腹膜层的充分麻醉，这样可减少因疼痛引起的肌肉痉挛和靶目标移动。

3. 穿刺造成的目标移位　穿刺针接触至靶器官时，器官可能会发生移位因而产生穿刺偏离。使

用锋利的穿刺针和掌握熟练的穿刺操作可以减少这一影响，日常肌内注射常用的快速加压进针是可参考应用的技巧。

4. 组织过硬　22G、20G 的活检针细长、有弹性，用于经皮穿刺较安全。但遇到阻力大的组织，如腹壁以及痉挛的肌肉、较硬的韧带或管道结构等，可引起针弯曲变形而发生穿刺针偏移靶目标。对此，采用 16～18G 的粗引导针穿刺皮肤和腹壁，通过引导针穿刺以避免较软的细针偏离引导线。对 14～17G 较粗的针则应先用小尖刀在皮肤上切一小口至肌层或筋膜层，以确保穿刺针顺利通过，防止穿刺针偏移。

二、提高穿刺精确度的操作技巧

在对人体行超声引导穿刺时，由于受到呼吸、心跳等干扰，能获准确刺中的靶目标直径至少应达5mm，但近年来采用可变聚焦的仪器，实验证实，超声引导可刺中直径 2～3mm 的靶目标，准确的穿刺仍需依靠精确的引导方法和娴熟的操作。

为了使超声引导穿刺更为精确，操作中要力求使探头声束轴线通过被穿刺目标。当声束未与靶心相交时，容积效应易造成伪像，导致穿刺偏移目标。正确的做法是将探头在靶心点上做小幅度的侧动，向左、向右（或上、下）侧动探头，反复 3～4 次微调后，回到正中清晰显示目标靶心，然后，固定探头将穿刺引导线定位在靶目标的中心区域，在靶目标图像显示最清晰状态下实施穿刺即可准确命中；该引导技巧对深部小肿瘤穿刺尤为重要，随着引导技术提高和经验积累，穿刺定位操作过程一般可在10 余秒之内快速完成。

三、穿刺器具选择

由于穿刺探头及活检针的不断改进，使得肿瘤穿刺引导更加精确，经皮活检可达到最低程度的组织侵害并获得明确诊断。普遍认为除常规应用的21G 细针以外，18G 针做经皮穿刺活检仍然是安全的。特别是弹射式自动活检枪的应用，使取材更为简便，即使较硬的或很小的肿瘤，亦能取得质量好

的组织标本,从而大大提高诊断准确率,已成为临床常规应用的活检方法。

(一)超声仪器

目前常用高分辨率实时超声仪为引导穿刺的理想仪器,可监视操作过程,直观性好,定位准确,能实时显示重要脏器、血管、肿块位置以及穿刺针移动过程和针尖的确切位置,彩超仪可观察穿刺途径的血流状况,便于避开较粗大血管,从而可更安全引导穿刺。

(二)探头及引导装置

超声引导穿刺探头种类繁多,用来满足不同部位穿刺的需要。通常,第一类为专用穿刺探头,探头的中部设有供穿刺针具出入的槽沟及控制穿刺方向的引导穿刺架。另一类是在普通探头端侧安装可拆卸引导穿刺架,构成穿刺探头。常用的肝穿刺活检探头为凸阵探头、相控阵探头等,性能不同各有特色,各类穿刺探头功能如下。①电子相控阵探头:探头小、灵活、图像较清晰、引导准确。②小凸阵探头:探头小巧灵活、视野宽且图像清晰,超声盲区小,有利于显示膈下肿瘤,为最佳选择。③大凸阵探头:视野宽、图像较清晰,应用较广泛。④线阵探头:视野宽、图像好,为浅表部位穿刺首选,但定位不便。⑤机械扇形探头:针尖显示好、准确性高、图像欠清晰稳定。

目前,多数采用普通探头端侧安装可拆卸穿刺引导装置进行穿刺操作。使用超声穿刺引导器并配备不同规格的针槽,可以保证穿刺针沿预定的穿刺线路和深度,在实时超声监控下准确刺中靶目标。超声穿刺引导器的进针角度一般固定为5°、10°、25°、30°、45°等,也有可调试,有助于从不同角度穿刺进针。

由于超声成像的局限性,使得学习超声成像对解剖结构的识别与CT和MRI相比更难。因此,要在介入过程中获得最佳介入路径到达观察目标,可采用影像融合导航系统,即将超声得到的图像和CT/MRI断层扫描得到的图像融合到一起。这套系统可以很好地在短时间内帮助提高超声操作技巧。操作者可以同时并且连续地比较超声扫描的图像和CT/MRI扫描的图像,从而使得操作者更容易理解解剖结构并进行准确的定位引导。

(三)穿刺针和引导针

1. 穿刺针　常用穿刺活检针的国际和国内型号与实际粗细比较,见表26-1。

表26-1　穿刺针规格型号比较

国际型号(G)	22	21	20	18	16
外径(mm)	0.7	0.8	0.9	1.2	1.6
内径(mm)	0.5	0.6	0.7	1.0	1.4
国产型号	7	8	9	12	16

由于22～20G针较细软,均需配大一号的短粗针(如18G)作为引导针,引导针先刺达腹壁下,以保证细针穿刺过程中不发生偏移,准确刺达目标。

活检针依其使用方法可分为手动、半自动、自动3类。手动活检针利用手动负压切割抽吸获取组织及细胞学标本。自动活检装置又称活检枪,是将穿刺活检针放入自动弹射装置,完成定位后按动扳机,穿刺活检针自动发射,快速切取组织标本。半自动活检指活检针上设有弹射活检装置,活检针进入预设目标后,人工开启弹射装置获取组织。各种方法各有长处,手动活检针一次取材量常多于同型号其他针,成本较低。自动活检装置切割组织速度快,适合切取较硬肿瘤组织。由于半自动活检针与自动弹射装置结合为一体,增加了活检成本,现较少被采用。

根据长期临床应用经验,推荐选择穿刺针如下:①首选手动细针活检,可多次取材并了解靶目标软硬度,方法安全。②取材不满意或肿瘤较硬时改用自动活检针。③良性病变或细针活检诊断不明确者可选用18G针活检。④淋巴结、肝硬化组织选用16～18G针。⑤疑囊性病变先用手动细针试穿,可根据手感接注射器抽吸。⑥腹部脏器穿刺推荐采用手动/自动细针活检。

穿刺针的选择取决于靶器官和临床穿刺目的。如脏弥漫性病变和肝硬化患者需使用18G或16G针穿刺才能获得准确病理诊断,肝肿瘤活检一般选取21～18G活检针。患者出凝血时间、血小板指标符合穿刺活检基本条件,多数是安全的。

2. 引导针　能通过活检针的短粗针,其尖端锋利,便于刺入腹壁、胸壁,以保证活检针准确刺中病灶;尤对20～23G细活检针更为重要,不可忽视。其粗细以刚能通过穿刺针为最佳,否则易造成穿刺方向偏移目标。

四、穿刺物品准备及探头针具消毒

(一)穿刺物品的准备

1. 穿刺包内物品　弯盘1个,20cm钢尺1把,纱布数块,治疗巾3块,镊子1把,无菌钳1把,滤纸(长 2cm,宽 1cm)数枚,消毒套、无菌瓶。射频包内需准备刀柄 1 把、钳子 3 把、治疗巾 5 块。以上均高压消毒灭菌。

2. 其他物品　不同规格类型之穿刺针,载玻片数张(细胞涂片用),装有 10%甲醛溶液的小瓶多个(浸泡组织用),局麻药物(2%利多卡因),一次性注射器(5cm 及 10cm 各 1 支),消毒皮肤用碘伏、75%乙醇,邦迪创可贴。如为抽液或置管引流者应事先备好引流瓶。灭菌耦合剂。

(二)探头消毒

探头消毒方法,禁忌浸泡及高压蒸气消毒,亦尽量不采用乙醇、碘酒及碘伏等消毒液频擦,因易损伤探头表面,常用的消毒方法有以下几种。

1. 气体消毒法

(1)穿刺前,将探头取下,放入密闭的器皿中,其内放置还氧乙烷或甲醛气体,熏蒸 12～24h(探头接口的金属部分用橡胶或塑料套包裹为宜)。

(2)为了避免交叉感染,穿刺时将无菌塑料薄膜或普通外科手套套在探头外面,探头面与包裹物之间涂以灭菌耦合剂。

(3)穿刺完毕将穿刺架卸下,用乙醇擦净,然后放入戊二醛或其他消毒液中浸泡 10～20min,即可再用。

2. 消毒包裹法　将特制的无菌消毒塑料套将探头包裹,其间涂以消毒耦合剂或适量消毒盐水,排尽塑料套与探头间气体,使之良好接触。

(三)穿刺器具的消毒与处理

1. 目前超声引导穿刺多数采用国外进口的一次性针具,使用后由相关部门负责销毁处理。

2. 自动活检枪内装有不锈钢弹簧,一般不易生锈,但为了保持弹簧的润滑性,穿刺时穿刺枪不进行消毒,但操作时切记注意无菌操作。

3. 预备药品常规抢救药品,抗过敏药物,止血药物等。

4. 氧气、负压吸引器。

(四)术前准备及术中配合

1. 检查血常规和凝血功能,必要时,检查心功能、肝功能及肾功能。

2. 治疗前 1 周停服抗凝药(如阿司匹林等)。

3. 操作前禁食 8h,腹胀明显者应事先服用消胀药或清洁灌肠。

4. 做好患者及其家属的术前谈话,并签署知情同意书。

5. 完成超声引导探头及穿刺针、导管等介入操作器械的清洁、消毒。

6. 观察皮肤有无感染灶,帮助患者摆好体位,将穿刺部位充分暴露,并询问有无药物过敏史。

7. 向患者解释穿刺过程,取得患者的配合,精神过度紧张者可给予适量镇静药。

8. 皮肤消毒,常用 2%碘伏,消毒范围要求尽量大,相当于外科较小手术的常规皮肤消毒。

9. 取材成功后,将标本推至滤纸片上,并迅速浸泡于 10%甲醛溶液中。

10. 观察标本满意程度(大小、质地),取出的标本外形呈细条状,突出于滤纸面;最好将标本集中堆积在滤纸表面,浸泡后观察,若为血肿、坏死、破碎的组织或组织块太小均不能得到满意的病理结果,需再次取材。

11. 细胞片制作,首先应擦净载玻片,并涂少量蛋清甘油,起到固定作用。涂片时将 2 张载玻片重叠,而后轻轻拉开,切忌用力挤压。而后固定于 95%的乙醇或 10%甲醛溶液中。

12. 穿刺毕,将穿刺部位擦净,常规包扎伤口。如为甲状腺穿刺患者,为避免术后出血,可用绷带加压包扎或嘱患者自己压迫 5～10min。

13. 术后应注意观察患者有无出血、气胸等合并症,需常规留观 1h。

五、超声引导穿刺操作原则

1. 遵守无菌操作规则,皮肤消毒范围较临床常规腹穿、腰穿更广泛。

2. 重视局部麻醉,一般达壁侧腹膜、胸膜层。

3. 穿刺针进达胸腔腹腔时,嘱患者屏气,避免咳嗽及急促呼吸。

4. 切取组织动作要敏捷、准确,手动负压吸取组织可在病灶范围内上、下提插 2 次。

5. 密切注视针尖位置,为防止进针过深,可测量距离并在穿刺针做标记。

6. 自动活检枪在穿刺针刺入肿瘤表面方能打开保险,确认针尖部位后方能按动切割开关。

7. 避免在一个针点反复穿刺,以减少并发症发生的可能性。

8. 除避开主要脏器和大血管以外,常用 CDFI 技术观察穿刺途径,以避开异常、较粗的血管,并避开血供丰富区域。

9. 对边界清晰、回声均匀的弱至无回声肿块,需用 CDFI 技术除外动、静脉瘤。

10. 在患者屏气状态下出针,尤其是自动活检枪切割组织,需快速出针,以减少并发症。

11. 穿刺活检后常规进行超声检查,观察有无出血及气体、液漏等征象。

12. 穿刺时无菌病例在前,感染病例在后;穿刺过程中发现感染者,为防止交叉感染,应暂停其后的穿刺病例。

第三节 穿 刺 方 法

一、穿刺方法选择

以往细针穿刺活检多采用手动抽吸或切割式,操作者把穿刺针刺入肿瘤表面,拔出部分针芯后再刺入肿瘤内摄取组织,其幅度和摄取组织范围均由操作者掌握控制。此方法优点为通过手动可以了解被穿刺肿瘤或组织的软硬度等,并可在肿瘤范围内多次提针切取(2~3 次),以获得较多的组织。其操作方法为穿刺活检的基本技术,有必要掌握。

自动式活检法则是把针刺入肿瘤表面,利用自动活检枪内的弹簧装置,把针弹射进肿瘤组织内进行组织切割,其摄取范围为 1.5~2.2cm,摄取肿瘤或组织由自动枪快速切割完成。此方法的优点为操作简便、易掌握、损伤小、取材成功率高。自 20 世纪 90 年代传入国内,已被超声医师接受,并随着穿刺枪的技术改进深受欢迎而普及。但此针的前端有 5mm 盲端,并且不易了解被穿刺物的软硬度等不足,故穿刺中须重视方法选择。

1. 对较小或较硬的肿瘤(如含纤维结缔组织多或骨性肿瘤),手动抽吸式活检针常不易获得满意的材料,宜采用凹槽式针及自动活检枪(20G 或 18G),可大大提高取材率。

2. 对深部小肿瘤,尤后方有重要血管或脏器时,手动抽吸式活检较为适宜;用自动活检枪须谨慎或精确计算距离,防止误伤后方组织。

3. 对弥漫性肝癌或肝硬化背景下肿瘤边境不清晰时,首先采用手动式穿刺,根据手感了解肿瘤或可疑肿瘤的大体位置,继而再采用自动式活检,可有效提高取材成功率。

4. 一般先采用手动抽吸式切除组织,然后再行自动枪切割,多数患者采用此两种方法互补,提高了穿刺取材成功率,并减少了穿刺次数。

5. 以上两种方法分别均能获得一针两用的效果,即取出组织条后,针管内的残留液可做细胞学检查,但自动枪尤需仔细并注重取材操作技巧;材料不足时,可在相同部位再取一针。

二、提高穿刺成功率、诊断率的方法

1. 充分解释,消除患者紧张心理,以获得更好的配合。

2. 用金属把针芯前端磨粗糙或划痕,可提高针尖的显示率而提高命中率。

3. 针尖仍显示不满意时,尤重视异常手感,必要时出针行再次穿刺,以防止刺中重要血管脏器。

4. 腹肌紧张收缩易造成细针偏移,除加强局麻或安慰患者外,必要时可调整引导针深度。

5. 对位置较深的小肿瘤,须清晰显示方能进针,以防止探头的厚度效应造成针尖偏移:除侧动探头选择最佳清晰度进针外,多方向的立体定位、不同方向多点穿刺亦可提高准确性。

6. 重视取材部位选择,避开中心部强回声坏死区,肿瘤边缘坏死较少,原发癌宜多点取材。

7. 重视一针两用,即组织、细胞学互补应用,有助于提高诊断率。

8. 肉眼观察固定液中标本,突出纸面的条状肿瘤组织较理想,须排除血液、血块及坏死散渣。

9. 手动式穿刺取材 2~3 次,若病理标本不满意,可再度穿刺。

10. 部分血管瘤若不能取得满意材料而作出组织学诊断时,应重视结合声像图、CT 等检查结果并用超声随诊观察进行判断。

第四节 超声引导穿刺组织学检查及细胞学检查

对于体内的某些深部病变,在超声引导下行细针组织活检。活检部位包括肝、胰腺、胃肠、腹膜后、肺、纵隔及其他部位。结果表明,对某些深部占位病变,该方法准确可靠且简便、安全。但不同部位、不同组织学类型的病变,检查效果有所不同。此外,取材、制片、诊断为影响检查效果的三要素,介绍如下。

一、标本处理和切片制作

切片制作满意是正确诊断的重要条件。细针穿刺标本较小,取材成功者呈细条状。应根据这一特点,采取与大标本不同的标本的处理和切片制作方法,才能保证切片质量,并能加快出片速度。将穿刺组织标本贴附在滤纸上,及时固定于10%中性甲醛溶液,固定时间以30~40min为宜。用无水乙醇脱水10~20min。进蜡10min,蜡温勿超过60℃。二甲苯透明5min。将石蜡包埋组织标本外形的完整,即保持细条状。24h内即可出片,并能保证切片质量满意。

每例同时做细胞涂片,半干时固定,固定液可用95%乙醇或10%中性甲醛,HE及Giemsa染色。

当然,首先是取材成功才能做出质量满意的切片和准确的诊断。下面几种情况会导致不能作出诊断:标本全为坏死组织,组织块过小、破碎,仅取肿瘤的纤维被膜等。理想的标本应是组织块足够大,取自最有代表性的部位,外形呈凸出纸片的细条状。

二、不同部位、不同类型病变的组织学检查效果

1. 不同部位的检查效果　穿刺组织活检和针吸细胞学的取材成功率均以肝病变为高,胰腺最低。穿刺组织活检和细胞学确诊率以肝最高,胰腺和胃肠病变较高,腹膜后病变较低。

2. 不同类型肿瘤的检查结果

(1)癌瘤包括各种类型肝细胞癌、腺癌、鳞癌,小细胞未分化癌,各器官的原发性和转移癌,穿刺组织学活检对恶性的确诊率达90%以上,对组织学类型的确定也较为准确,后者较细胞学检查明显优越。

(2)软组织肉瘤的确诊率最低,70%左右,尤以梭形细胞肿瘤(纤维、神经纤维、平滑肌源性肿瘤)的确诊率最低。这些组织的肿瘤,要观察较多的视野,根据核分裂象的多少和总体的分化程度,才能比较准确地划分低度恶性肿瘤还是生长活跃的良性肿瘤。另外,这些肿瘤的组织形态也有相似之处,靠小块组织确定其组织学类型颇为困难,取材达到诊断程度的比例也相对较低。以上也是腹膜后肿物确诊率较低的重要原因。所以,这种肿瘤在

超声引导下细针穿刺活检诊断的局限性比较大。其他类型的软组织肿瘤(如脂肪瘤、脂肪肉瘤等),则多数可得到满意的诊断结果。

肿大淋巴结对于高度反应性增生与恶性淋巴瘤区分有困难者,手术活检标本亦感困难,穿刺活检则更为困难。淋巴组织制片过程中易发生组织抽缩,产生人工假象,穿刺活检标本更易发生这类问题,要注意避免。

三、细针组织活检的主要特点

某些细胞学诊断困难病例,组织活检标本由于保留组织结构特征,有利于病理诊断。另外,石蜡包埋的组织块还可做特殊染色或免疫组化染色,均为细胞学诊断所不及。免疫组化染色在穿刺活检组织病理中的应用,能提高病理诊断水平。

以下病变组织活检优于细胞活检。

1. 非均匀脂肪肝　超声有时与占位病变鉴别困难,细胞学检查仅能诊断未见恶性细胞,不能明确肝脂肪变。但组织学检查一般都可获得明确诊断。

2. 肝细胞腺瘤　组织活检根据细胞和组织结构特征可进行诊断,细胞学仅能确定为良性病变,不能明确类型。

3. 胃壁胰腺异位　超声检查发现胃壁占位,穿刺活检在胃壁中见有成熟的胰腺组织,具有小叶结构,符合胰腺异位。

4. 胰岛细胞瘤　组织学标本见瘤细胞较小,大小、形态较一致,血管丰富,诊断为胰岛细胞瘤。

总之,细针穿刺组织活检使80%以上的病例得到准确、肯定的诊断,从而免于手术探查活检。本方法还具有简便易行、安全、损伤小等优点,对于体内深部肿瘤,不失为一项较好的检查方法。当然本法不能取代手术探查活检,有些病例仍需手术探查活检。有些病例的穿刺活检诊断效果优于细胞学检查,有些病例则不如,所以不能完全取代细胞学检查。两项方法应该互相补充,使确诊率高于其中任何一项单项检查。应该指出的是穿刺组织活检确实能够解决细胞学所不能解决的一些问题。

四、超声引导下内脏及体表肿物针吸细胞学检查

(一)临床意义

在超声引导下的细针针吸细胞学检查,用细针抽取少数细胞,制片、染色,在显微镜下作出诊断,

该方法具有患者痛苦小、简便易行、准确率高,速度快的优点。可以大大缩短确诊时间。为胸、腹诸脏器肿物及体表肿物的细胞病理诊断提供了有效的新手段。

1. 优、缺点及存在的问题

(1)准确率在 82%～95%(以 591 例肝针吸为例)。突出的价值在于大部分病例可以达到确诊水平。

(2)操作方法简便、安全、快速、易于被患者接受。

(3)超声引导下针吸细胞学检查是诊断内脏肿物良、恶性的最好方法之一。

(4)可用于普查,有助于发现早期恶性肿瘤。

(5)缺点是存在一部分假阴性。

2. 临床应用

(1)因胸、腹腔肿物入院患者,当超声针吸细胞病理学诊断为阳性时,可及时进行手术治疗。

(2)门诊患者在超声针吸细胞病理诊断为阳性时,可及时入院治疗,为挽救患者生命赢得了时间。

(3)用于普查,经其他方法筛选后确认有问题或可疑恶性患者,可施行针吸确认。

(4)超声引导下针吸时下列情况有特殊意义:①临床上不适宜手术的患者,针吸检查确诊后,即可进行相适应的化疗、放疗、介入治疗等。②给术前需做放疗、化疗、介入治疗的患者以明确诊断。③区分炎症性病变及肿瘤性病变。④囊性病变与恶性的鉴别诊断,在诊断基础上部分可得到治疗。⑤对于恶性肿瘤患者,在术前明确诊断,手术时可省去冷冻活检的环节,既省时又能减少患者的焦虑与痛苦。⑥对于良性疾病,也可提供明确的诊断,便于确定治疗方案。

(二)针吸涂片方法及注意事项

1. 针吸完毕,将针头取下,针筒内充上空气,再将针头接上,把针头内吸出物打在玻片上,这样重复几次,以保证能完全得到吸出物。

2. 用针头轻轻地把吸出物均匀的向一个方向抹在玻片后 2/3 的位置上。可以涂片、拉片,但不要推片。恶性细胞体积大,会被推向一边,易被推挤变形,影响诊断。

3. 待涂上细胞的玻片自然干燥后,及时放入固定液中固定。

(1)使用的玻片要干燥、干净、无油。

(2)固定液配制:95%乙醇;②1:1纯乙醇与乙醚。

(3)固定时间:10min 以上。

4. 染色方法 常规染色方法:姬姆萨与 HE 染色两种,每个部位的片子均需两种染色。

5. 制片方法与注意事项

(1)制片时需轻涂、均匀,片子不宜过厚。

(2)涂片后及时分别固定,防止交叉污染,然后染色、封片。

(3)做好三查、三对工作。

三查:查针吸部位、查超声编号、查片子张数。

三对:对细胞编号与超声编号、对片号与片数、对前后报告。

6. 对填写申请单的要求

填写申请单时,病史清楚,穿刺部位要准确,吸出物形状描述贴切,这些都是诊断的重要参考依据。

(三)细胞学诊断标准

1. 分级标准 细胞学诊断按巴氏 5 级分级法。

(1)Ⅰ级(良性细胞):①各脏器组织的正常细胞;②各种炎症,包括非特异性炎症及血液中的细胞。

(2)Ⅱ级(包括Ⅱa、Ⅱb):①Ⅱa,细胞在各种原因的刺激下,它的形态、结构、染色质发生了轻度的良性范围内的变化;②Ⅱb,细胞在各种原因的刺激下,它的形态、结构、染色质、排列等发生了较明显的变化。这时染色质可变粗;核仁较明显、数目增多;排列紊乱;体积增大;畸形。但是,细胞排列的极性仍然存在,仍属于良性范围。可是,在临床上要复查,严密观察,不可轻易放过。需要强调一个非常重要的问题,这部分患者中有些为假阴性,占10%～20%。造成假阴性的原因,取材问题或诊断问题。

(3)Ⅲ级:Ⅲ级是可疑癌,可疑恶性。细胞在某一个或两个方面上有恶性特征。可是这些恶性特征不足以定性。在临床上一定要追查。

(4)Ⅳ级:高度可疑癌、高度可疑恶性。细胞在某些方面具备了恶性特征,但仍不能十分肯定。有时是因为细胞分化好;恶性细胞数量少;细胞体积小不典型等,均报Ⅳ级。Ⅳ级报告内定为阳性,病理证实均为阳性。

(5)Ⅴ级:癌细胞、恶性细胞,肯定为恶性。

2. 癌细胞的诊断标准

(1)涂片中细胞量丰富,多数病例涂片中布满癌细胞。

(2)细胞分布弥漫;排列紊乱;成团,成片互相重叠;有时有噬入现象。

(3)细胞明显增大,胞浆常不明显或裸核,大者可形成瘤巨细胞,有时是小细胞型的。

(4)核大小不一致,常相差2倍以上。

(5)核形态多种多样,呈多形性,边缘不规则,核膜增厚不均匀。

(6)核深染,染色质粗,呈网状、块状、凝块间为透亮区,各种细胞染色质性状深浅不一,一个细胞核内常有染色质不均匀,或半明半暗,核内可有空泡。

(7)核仁明显增大,可达$5\mu m$以上(稍小于红细胞)。核仁数目增多,达5个以上有诊断价值。

(8)出现异常核分裂象,有突出的诊断价值。

(四)针吸细胞学检查与患者的预后

必须明确指出,针吸细胞学检查所用的针头为细针,属于微小损伤穿刺。无论针吸活检或者其他检查,甚至用力触摸,在理论上都可能造成损伤及血液转移。为此,许多人都进行过详尽的随访研究,其结论都一致认为针吸活检并不影响患者的生存率及存活率。

目前,公认的观点是虽然针吸必然造成损伤,但与其他各种活检方式(包括切取、切除)比较,损伤最小,癌细胞溢出转移机会也更少些,不会比其他方式的危险性更大。

长期以来,认为穿刺会导致肿瘤扩散及转移的传统观念影响很大,使得许多人对针吸望而生畏,几乎把它从肿瘤诊断中排斥出去。实践证明,因穿刺检查而导致扩散机会是微乎其微的。

第五节　超声引导穿刺的腹部应用

一、常规超声引导肝病变的穿刺活检

超声能显示肝内1cm左右的占位病变,但小占位的声像图特征往往不典型,良、恶性定性诊断困难。自20世纪70年代初Holm和Goldberg同时发明穿刺探头以来,实时超声引导下经皮穿刺抽吸细胞学检查成为临床诊断肝恶性肿瘤的首选方法。北京市肿瘤防治研究所自1980年开展该项工作,证实该方法安全、简便、准确性高,并能迅速获得细胞学检查结果,但一般难以作出组织学诊断,故存在局限性。1981年Isler首先报道改进针尖和穿刺技术用细针做组织活检获得成功。由此细针活检技术突破了细胞学的限制,推进到组织学诊断的高度。近年来,细针组织活检在肝病变的应用取得较满意的效果,不仅能够作出良、恶性病变的鉴别诊断,并能够报告恶性肿瘤的组织学类型和分化程度以及良性病变的组织病理改变,活检针的改良、在取得组织学诊断的同时,亦能获得细胞学诊断,这大大提高了诊断的可靠性。

(一)适应证

凡超声显像发现或疑诊肝占位性病变,临床要求明确病理性质皆为适应证。以下情况尤为适用。

1. 疑肝细胞肝癌需确诊者。

2. 肝恶性肿瘤,须明确是原发或继发者。

3. 肝晚期恶性肿瘤,为非手术治疗须确诊并了解肿瘤的组织学分型及分化程度者。

4. 疑诊肝良性病变但恶性肿瘤待排除者。

5. 介入治疗前明确诊断,治疗后疗效评价者。

本方法无绝对禁忌证。相对禁忌证同针吸细胞学检查。临床疑诊为各型肝炎患者或肝硬化等肝良性弥漫性病变时,因细针活检的标本过小,往往难以满足组织学诊断的要求,宜选用粗针活检。

(二)方法及穿刺要点

1. 负压抽吸活检法

(1)用普通探头扫查病灶,并选择穿刺途径。

(2)按穿刺部位选择适宜体位,右叶肿瘤常采用右前斜位。

(3)常规消毒皮肤,铺上治疗巾。

(4)换上无菌穿刺探头及引导装置,再度确认穿刺点、途径;可用彩超引导以避开血管。

(5)局麻注射2%利多卡因3～4ml。

(6)把引导针注入壁侧腹膜或胸膜层。

(7)选择适宜的活检针刺入肝内肿瘤表面。

(8)拔起针栓针芯后刺入肿瘤内,并在上、下范围内提拉2次,然后旋转拔针(需保持负压)。

(9)推进针栓针芯以推出针管内组织条,置于纸片的1cm范围内,尽量保持组织条完整集中,并立即固定于甲醛溶液中。

(10)取出针芯,针管接上注射器,加压反复推2～3次,尽可能把残留在针管内的液体推在玻片上,立即固定染色。

2. 无负压活检针穿刺法　操作步骤基本同上。

但取样操作不同,如秦氏多孔针,则带着针芯插入肿块内,拔出针芯后在肿块内来回提插3～4次,最后拔针,再用针芯将组织块推出,标本处理同上。

3. **槽式自动活检法** 方法基本同负压抽吸法,选用 Tru-cut 内槽针,接可调试活检枪,其针芯前段有 1.5～2cm 长、0.2mm 宽的切割槽。活检时带着针芯刺入肿块表面,根据肿块大小确定射程长度;继而打开保险阀,按动开关取材;拔针后从针芯凹槽中取出组织条,并取出针芯,外套管接注射器反复推,亦可获得满意的细胞学诊断。标本处理同上。

细针组织活检可常规在门诊进行,术后留观1h,注意患者的脉搏、血压以及腹部情况,无异常即可离去。

(三)注意事项和并发症

1. **注意事项**

(1)肝内肿块细针活检,选择途经正常肝组织再刺入肿块,以减少出血可能。

(2)穿刺活检在患者屏气状态下进行,操作者须动作灵敏、准确。

(3)肝表面较大肿瘤须谨慎,彩超引导避开血管尤为重要。

(4)引导粗针达肝表面时,呼吸易造成肝表面划伤或出血,应注意避免。

(5)取材不当为假阴性产生的主要原因。对于较大肿块不同回声区或是多发性肿块应分别多点取样,尤其要注重对实性低回声区取样;中心区多为坏死组织。

(6)对肝高位近膈面肿块应当避免损伤胸膜腔。有时难免穿过肋膈角,须避免损伤肺底以防发生气胸。

(7)肝血管瘤病例中约50%可以获得成功的组织病理切片;其余50%病例效果则与针吸取样相似。至于囊肿、脓肿、血肿以及其他液性成分为主的病变仍以细针吸取细胞的诊断效果为佳,不必用组织切割针。

(8)根据穿刺取材决定穿刺次数,一般为2～3次;若取材满意有时一次也可获得诊断。

2. **并发症** 尽管经皮腹部病变细针穿刺活检这一技术是安全的,但不等于无并发症发生,也有发生严重甚至致命并发症的可能。所以,穿刺前应严格掌握穿刺活检的适应证和禁忌证。Smith 等多个学者在 1983－1987 年间进行了 4 次问卷调查,结果显示,在10 766～66 397次穿刺活检后死亡率为 0.006%～0.031%,在 33 个死亡病例中,21例为肝病变穿刺,6 例为胰腺穿刺,21 例肝穿刺中有 17 例为继发出血,6 例胰腺穿刺中有 5 例为胰腺炎;穿刺活检后针道种植发生率为 0.003%～0.009%。另有其他腹部穿刺活检的大样本研究结果显示,1 060～3 500 次穿刺活检后死亡率为 0.028%～0.096%,但无针道种植发生。穿刺活检后引起出血的发生率较低,在 0%～1%。而脾穿刺后出血发生率在 1%～2%,略高于其他腹、盆腔器官穿刺。Gazelle 等采用 14～22G 的 Chiba 型穿刺针对麻醉猪的肝和肾进行穿刺活检,结果显示,在进行肝穿刺时粗针出血量多于细针,在进行肾穿刺时 18G、20G 和 22G 之间出血量比较无统计学差异,肾活检较肝活检出血量多,故肾活检宜采用更细针。Chang 等采用 Tru-cut 活检针和 end-cutting 活检针进行活检,针道种植发生率为 0.76% (8/1 055),使用 Tru-cut 活检针的 433 例患者无 1 例发生针道种植,发生种植的 8 例均系采用 end-cutting 活检针。Chapoutot C 报道 150 例经超声引导下肝肿瘤穿刺的患者中有 4 例发生针道种植,发生率为 2.66%,但随访发现患者生存期并不受针道种植影响。总之,穿刺操作者应意识到穿刺活检能够引起包括死亡在内的严重并发症,应严格掌握穿刺适应证并具备合理的预防措施;穿刺时应尽可能减少穿刺次数;对于有出血倾向并有恶性可能的肝病变进行穿刺活检时应仔细扫查、尽可能采用细针并减少穿刺次数,避免直接穿刺位于表面的病变,经过正常肝组织穿刺病灶可以减少出血。

(四)临床意义

细针组织学活检比细胞学活检具有以下优点。

1. 对恶性肿瘤能明确组织类型及分化程度。

2. 对某些良性病变可作出具体的组织病理诊断。

3. 组织学活检标本经石蜡包埋后除做光镜检查外,还可用作组化或免疫组化等特殊检查,以使诊断更精确。

总之,超声引导经皮细针组织学活检比细胞学检查更优越,它克服了粗针做组织学活检的并发症和危险性,使细针活检突破了细胞学诊断的限制,推进到组织学水平,值得在肝病变尤其是局限性实性占位病变的诊断中应用。在对液性、血性或坏死成分为主的病变取样不满意时,细胞学检查仍值得作为一种补充方法,两种方法结合互补,诊断正确率高于其中任何一项单独检查方法。此外,某些弥漫性肝病,如慢性肝炎、肝硬化等,细针所取标本难于满足组织病理诊断的要求,18G 稍粗针组织活检仍然是较安全的确诊方法。

二、超声造影引导下肝病变的穿刺活检

随着超声(Ultrasound,US)、计算机体层成像(Computed tomography,CT)和磁共振成像(Magnetic resonance imaging,MRI)等影像技术的飞速发展,诊断正确率逐渐增高,但仍没有达到 100%,必要时还需进行经皮穿刺活检。因此,影像引导下的经皮穿刺活检对病变的诊断仍起着至关重要的作用。影像技术的发展使得肿瘤穿刺引导更加精确,使组织的经皮活检达到小型外科手术所不能达到的最低程度的侵害,虽然手术切除活检仍适用于一些病例,如乳腺和脑肿瘤,但经皮穿刺活检已经成为全身大多数肿瘤的诊断标准,与手术切除相比,经皮穿刺活检的优势在于节省时间和金钱并减少并发症。超声引导经皮穿刺活检是目前临床获得肝肿瘤组织病理学诊断最常用的方法,也被确定为鉴别肝良、恶性占位病变的金标准。文献报道,穿刺活检的敏感性为 86.0%~95.1%,特异性可高达 100%,诊断正确率为 88%~93.0%,但取材不足发生率可达到 10%~15%,必要时需二次穿刺活检。曾报道大约 10% 的穿刺活检结果是不确定的或是假阴性的。

由于肿瘤过大或过小、位置不佳、合并变性坏死、取材部位不当或操作者经验等原因,穿刺活检存在假阴性或诊断结果与 CT、临床诊断不符者。Schlottmann 等报道将超声造影应用于 12 例肝肿瘤或囊肿患者,认为超声造影有助于对二维超声不能检出的病灶进行活检;Bang 等报道了 3 例超声造影引导穿刺活检,指出在超声造影确认的血供丰富区域取材可以获得准确诊断。对超声造影引导下肝病变穿刺活检进行的对照研究结果亦显示超声造影可有效提高经皮穿刺活检的诊断率并减少穿刺次数。超声造影引导下肝病变穿刺活检确定为鉴别肝良、恶性占位病变的金标准。

(一)造影方法

1. 超声造影剂 采用 SonoVue(Bracco,Milan,Italy)超声造影剂,造影微泡为磷脂微囊的六氟化硫(SF_6),微泡直径平均 2.5μm,pH 4.5~7.5。用生理盐水 5ml 溶解造影剂冻干粉,震荡混匀后每次造影量 2.4ml(浓度 5mg/ml,SF_6 有效成分计每人 12mg)经肘部浅静脉用 2~3s 快速注入人体。

2. 超声造影方法 先用常规二维超声(基波)扫查肝,记录病灶的位置、大小、数目及回声特征;启动造影程序,根据病灶深浅度及患者胖瘦调节声功率输出,达低机械指数状态。在注射造影剂同时启动超声仪内置计时器,实时观察病灶的增强灌注变化;在获得实质期有诊断意义的时相后,快速扫查全肝以便发现由于造影剂退出而呈弱回声的新灶结节。造影后,根据录像资料详细记录病灶的大小及位置,确认病灶内的强化区和非强化区的部位及毗邻关系,灌注时相及消退时间以及周边的血管分布情况等,以供穿刺活检参考。

(二)穿刺方法

1. 穿刺前准备 穿刺前常规检查血小板,出凝血时间及凝血酶原时间,如有明显异常需纠正后再行穿刺或改用其他诊断方法。

2. 穿刺针 一般采用 21G 手动抽吸活检针(Hakko Medical CO. LTD,Japan)及 20G 自动活检针(Bard,Crawley,UK),取材不满意或需再次穿刺采用 18G 自动活检针。

3. 穿刺方法 穿刺尽可能途经正常肝组织穿刺病灶(包括表浅病灶)以减少针道种植,如周围无正常肝亦可采用 21G 细针穿刺并减少穿刺次数;位于肝内的病灶选择最短途径;先彩超扫查,尽可能避开肝内大血管、异常增粗的动脉;避开胆囊、肋膈角、肺、胃等相邻脏器结构以减少并发症。常规皮肤消毒、铺巾,2% 利多卡因局麻。实时观察穿刺全过程,固定探头,先用引导针刺入腹壁,再采用适宜管径的手动或自动活检针进行穿刺活检,在进针与出针时嘱患者屏气。目前一些高档超声仪器配备实时双幅谐波灰阶超声造影软件,可同时显示组织谐波成像模式和造影谐波成像模式。启动程序后,造影谐波成像几乎看不见肝的灰阶图像,只能接收来自造影剂的二次谐波信号;而组织谐波成像仍可显示肝及病变的情况,可监视穿刺过程。注射造影剂并启动内置计时器后,根据造影显示的病变异常增强或退出区域,在造影同时进行穿刺活检,组织谐波成像可清晰显示病变和穿刺针的位置,使穿刺活检更加准确。如超声仪器未配备实时双幅谐波灰阶超声造影软件,可在造影后即刻在常规超声引导下行穿刺活检,针对增强区域或可疑恶性区域穿刺取材。

根据摄取的标本量及肉眼外观颜色、实体感等,决定穿刺次数,取材不足则需增加穿刺次数。穿刺结束行超声检查,观察有无出血等并发症,留

观 1h,4h 后进食。详细记录病灶不同增强区域取材标本特征。送病理科由 2 名有经验的病理医师行组织学和细胞学检查。

研究显示,超声造影可明显降低常规超声引导的假阴性率,超声造影在确认恶性肿瘤的活性区域、变性或坏死区域以及发现微小肿瘤的基础上引导穿刺活检,可准确获取有病理诊断意义的组织,从而有效提高经皮穿刺活检的诊断率,并减少穿刺次数,成为鉴别肝良、恶性占位病变的金标准。

三、肝囊肿穿刺诊断及治疗

(一)诊断、治疗原则

1. 诊断性穿刺适用于超声显示的肝囊性占位病变,尤其对声像图不典型或囊肿形态不规则,囊壁厚而不光滑或有乳头状突起,囊腔内有异常回声等。对临床诊断发现其他恶性病变时,超声显示肝内囊性病灶需进一步穿刺明确诊断。

2. 肝囊肿影响患者日常生活或出现继发症状时需进行介入性治疗。

3. 治疗前必须明确病变性质为良性。

(二)适应证

1. 有症状的>5cm 单发或多发的较大单纯性肝囊肿。

2. 肝囊肿合并感染。

3. 患者迫切要求治疗,但不适合手术的肝囊肿。

4. 对于多囊肝,虽然本方法的疗效不太显著,但可以缓解因囊肿压迫周围脏器所致的腹胀以及胆道和胃肠道的梗阻。

5. 肝包虫囊肿的诊断及治疗。

(三)禁忌证

1. 乙醇过敏者。

2. 囊肿与胆道有交通者。

3. 囊肿位于穿刺不易到达的部位或穿刺途径难免损伤邻近脏器及大血管和显著扩张胆道者。

4. 肝、肾衰竭,有严重出血倾向,合并其他严重疾病,精神高度紧张及不合作者。

(四)方法

1. 先用普通探头选择穿刺目标,确定穿刺途径。以囊肿离皮肤较近,并穿过一定厚度的肝组织,而又避开邻近脏器和大血管及胆管为最适宜的穿刺途径。

2. 常规消毒穿刺部位,铺巾后,以消毒的穿刺探头再次确定穿刺点和穿刺径路。

3. 局麻穿刺点,放置穿刺探头,当囊肿显示清晰后固定探头。实时超声监视下,患者屏气,沿着确定的穿刺引导线进针。当针尖到达囊腔中心时,患者可恢复平静呼吸,拔出针芯接上注射器抽液。将最先吸出的一部分囊液留做常规、生化和细胞学以及细菌学等检查。如仅做诊断性穿刺,抽液后即可拔针。对囊肿硬化治疗,则继续抽吸,充分抽尽囊液,直至声像图上显示囊腔塌陷,液性无回声区基本消失。

4. 再次确认穿刺针仍在囊腔内后,向囊腔注入硬化剂(无水乙醇、四环素等)。

5. 注入量为抽出液的 1/3 或稍多;巨大囊肿抽出液>500ml 可适当减量;若乙醇注入量超过100ml,应根据患者对乙醇的耐受能力酌情增减或分次治疗。

6. 注入后拔针,保留约 30min,反复翻身、改变体位,其后再进针抽净。

7. 再次从囊肿抽出液体应少于或等于注入量,抽出液体增多时,一般治疗效果欠佳,应再次注入硬化剂。

8. 注入乙醇引起疼痛时适当注入利多卡因。

9. 数周后观察,经治疗后囊肿一般缩小,若囊肿仅轻度缩小或无显著缩小者,数月后可再次治疗。

(五)常见并发症

本疗法有不同的轻度不良反应和并发症。注入乙醇后治疗结束拔针时,可出现剧烈的上腹痛,采取拔针前注入少量利多卡因,推净针管内残留乙醇的方法,可明显减少腹痛发生。患者术后发热,可自动退热。肝功能一过性增高,1 个月内可恢复正常;少数患者出现过敏、感染,老年患者偶见嗜睡。

(六)注意事项

1. 穿刺进针时嘱患者屏气,抽液、注药时患者平静呼吸,以免划伤脏器。

2. 注入硬化剂前,需确认针尖位于囊内,以免损伤周围肝组织。

3. 防止乙醇外漏,发生腹膜炎。

4. 巨大囊肿可分几次进行治疗。

(七)临床意义

肝囊肿可分为先天性和获得性两种。先天性只有少数伴有症状,如腹部肿块、肝大、腹痛和黄疸。获得性肝囊肿有寄生虫(包虫病)性、外伤性、炎症性和肿瘤性,这些患者大部分有症状。有时单凭声像图鉴别困难。文献报道,超声引导细针穿刺有助于良恶性肝囊肿及其他含液性肝病变的诊断与鉴别诊断,特别对于临床高度怀疑恶性病变的不典型肝囊肿更有价值。本方法简便、经济、有效,不良反应小,值得进一步推广。

四、胆系介入性诊断及治疗

(一)胆系肿块穿刺活检

1. 意义 明确胆系肿瘤的性质,尤对疑诊为胆囊癌和胆管癌者作出良、恶性鉴别并获得明确的病理诊断。

2. 适应证 超声能够显示的胆系肿块,例如胆囊癌、肝外胆管癌、肝门胆管癌,均是穿刺适应证。

3. 禁忌证 肝门部或肝外胆管癌肿块不明显,仅表现为壁增厚型;胆囊肿块较小,穿刺入路不满意,穿刺活检均较困难。患者一般状况差,不宜穿刺,如大量腹水,严重出血倾向等,均为穿刺禁忌证。

4. 操作方法及胆系肿块细针活检的特点

(1)胆囊肿块活检时穿刺针入路应经肝胆囊床,注意系膜胆囊(即游离胆囊)。

(2)胆囊肿块穿刺取材点宜选择胆囊壁增厚最显著处且着重在黏膜层附近取样。

(3)肝门胆管癌可经肝实质穿刺肿块。

(4)远离肝门的肝外胆管癌一般可选择自腹壁直接进入肿块的穿刺途径,但应注意避免损伤胆管、胆囊及大血管。

(5)穿刺到肿块,抽液量较多时往往是混入胆汁。可将所取液体离心后用沉渣涂片镜检。

5. 注意事项及并发症

(1)胆囊癌常见胆囊腔内合并胆泥、凝血块、泥沙样结石等,易误认为"肿块"的伪像,而引起穿刺的假阴性。

(2)胆系的高分化腺癌细胞恶性特征不明显,鉴别诊断须特别慎重,应结合细针组织学、细胞学进行诊断。

(3)常见并发症为胆汁性腹膜炎、胆汁漏,应特别重视穿刺入路的选择,取材手法和穿刺次数。其余并发症同其他部位穿刺。

(二)超声引导下经皮经肝胆管引流(Percutaneous transhepatic cholangial drainage,PTCD)及经皮经肝胆囊胆汁引流(Percutaneous transhepatic gallbladder drainage,PTGBD)

1. 适应证 胆系梗阻不能或不宜立即手术者,均适做 PTCD。例如阻塞性黄疸,不能切除的癌肿,胆石症合并黄疸,胆管炎等。胆道低位梗阻时,可行 PTGBD。例如胆总管下端梗阻,急性化脓性胆管炎等。

2. 禁忌证 绝对禁忌证很少,有以下相对禁忌证:严重出血倾向者;大量腹水;肝多发转移癌。

3. 操作方法和技术要点

(1)普通探头扫查,选择穿刺的胆管支。原则上选择扩张显著且距肝门有一定距离的胆管。左支穿刺较方便。PTGBD原则上选择经肝胆囊床进入胆囊的穿刺途径。

(2)于穿刺点常规消毒铺巾。

(3)用无菌探头再次显示欲穿刺胆管支或胆囊,确定皮肤穿刺点。

(4)2%利多卡因局麻。

(5)在皮肤进针点用小尖刀戳一深达肌层小口。

(6)将穿刺针放入小口内,调整探头,确认穿刺路径。

(7)患者平静呼吸,当胆管壁最清晰时,嘱患者暂停呼吸,探头固定不动,穿刺针沿引导线方向迅速进针达胆管内。胆囊引流时须经肝胆囊床进针。

(8)达胆管壁时,可有突破感。

(9)拔出针芯后,有胆汁溢出或负压吸出胆汁。

(10)将导丝沿穿刺针置入胆管胆囊内。导丝进入胆管内留置长度>5cm。

(11)固定导丝,抽出穿刺针。

(12)顺导丝方向置入扩张管,扩张至肝实质。

(13)几秒钟后,拔出扩张管。

(14)将引流管沿导丝方向插入胆管(或胆囊)。

(15)拔出导丝,调整引流管。

(16)胆汁引流畅通后,缝扎固定。

注:以上为两步法 PTCD;一步法无导丝,操作简便。

4. 注意事项及并发症

(1)常见并发症为胆汁漏、胆汁性腹膜炎。另外,还可出现胆管出血、腹腔出血、败血症、膈下脓肿等。

(2)为减少并发症可能,尽量减少进针次数,避免误伤大血管。重新穿刺时不必退出肝被膜外。

(3)常规应用抗生素。

5. 临床意义 PTCD 减轻黄疸的效果不逊于手术。在胆系急症和晚期恶性梗阻中临床应用价值已获得公认。超声引导下 PTCD 直观性强,引导准确,提高成功率,降低并发症。

PTGBD 是一种应急措施,常用于危重而不宜剖腹探查者。超声引导 PTGBD 成功率高,可应用于临床。

(三)超声引导下经皮经肝穿刺胆管造影(Percutaneous transhepatic cholangiography,PTC)

1. **意义** PTC 能仔细全面地显示胆道系的病理改变,诊断准确率达 90% 左右,已成为临床胆道系统疾病诊断不可缺少的重要方法。应用超声引导 PTC 使该技术操作变得较容易,更准确、并发症更少,减少患者、操作者所受的 X 线辐射,深受临床医师及患者的欢迎。

超声引导下 PTC 成功后,各类病变有其特征性表现。可对胆石症、胆系恶性肿瘤、胆管良性狭窄、胆道蛔虫等疾病作出诊断。

2. **适应证**

(1)阻塞性黄疸为明确病因,了解梗阻部位和病变范围。

(2)胆管结石,尤肝外胆管结石,了解结石数量、分布,胆管有无狭窄。

(3)胆道畸形。

(4)胆系术后,仍有梗阻症状者。

(5)传统 X 线造影失败,ERCP 不能确诊,疑为胆系疾病者。

3. **禁忌证**

(1)过敏。

(2)出血倾向。

(3)大量腹水,肝、肾衰竭。

(4)胆管扩张<4mm 或不扩张,超声引导 PTC 成功率低。

4. **操作方法及技术要点**

(1)用普通探头扫查,选择穿刺胆管支,确定皮肤进针点,原则上选择扩张显著,靠近腹壁的胆管支,左支或右前下支效果较好。

(2)消毒皮肤、铺巾。

(3)更换消毒探头,装好引导器。再次显示欲穿刺的胆管支,确定具体穿刺点,使穿刺引导线位于选定的胆管支。

(4)穿刺点 2% 利多卡因局麻。

(5)18G 引导针插入腹壁,针尖位于腹膜前。

(6)21G 穿刺针置入引导针内,嘱患者屏气不动。

(7)当胆管壁最明显、清晰时,探头固定不动,

穿刺针沿引导线方向迅速进针。

(8)达管壁时,有突破感,此时见针尖位于胆管内。

(9)拔出针芯后有胆汁溢出或负压吸出胆汁。

(10)抽出一定量的胆汁后换针管缓慢注入稀释为 20%~30% 的造影剂,避免混入气泡。

(11)X 线透视下观察胆管病变情况,显影满意后拍片、拔针。

5. **注意事项及并发症**

(1)常见并发症有胆汁漏,胆汁性腹膜炎,腹腔内出血,胆系感染致败血症。

(2)阻塞性黄疸患者,尤其是梗阻重或合并感染时,原则上先行 PTCD,再行造影检查。这样可减少胆汁漏和败血症的发生。

(3)为预防感染,合理应用广谱抗生素。

五、脾细针活检

脾是网状内皮系统中最大的器官,原发性疾病较少见,脾穿刺活检的目的主要为良、恶性病变的鉴别诊断。

(一)适应证和禁忌证

1. **适应证**

(1)各种影像学检查发现的脾占位病变。

(2)淋巴瘤或血液病患者需了解脾浸润情况。

(3)疑有疟疾或黑热病而血液、骨髓病原学检查未能证实者,可做脾脏细针活检,寻找诊断依据。

(4)脾含液性病变(如脾脓肿),需抽液或置管引流。

2. **禁忌证**

(1)凝血机制障碍及出血倾向者。

(2)淤血性脾大伴有脾功能亢进者。

(3)传染病的急性期患者。

(4)脾周有大量积液者。

(5)脾边缘病变无法借助正常脾为穿刺路径者。

3. **穿刺前准备及术后注意事项**

(1)检查血小板计数、出凝血时间和凝血酶原时间。

(2)穿刺前谈话,向患者及家属告知并发症的可能性,签署知情同意书。

(3)必要时穿刺前应用止血药。

(4)术后患者应禁食 3~4h,留观 2h,密切注意生命体征。

（二）操作方法

1. 体位　多为平卧位或右侧卧位,抬高左臂。

2. 穿刺针　应选择20～21G手动或自动活检针(枪)。

3. 细针组织活检及细胞学抽吸　常规消毒、局麻,在实时超声引导下,嘱患者暂屏气,迅速将穿刺针沿引导线穿刺入病变区切取组织及抽吸细胞。

4. 脾液性病变抽吸和置管引流　脾脓肿穿刺置管引流的操作与肝脓肿置管引流操作相同。

（三）注意事项及并发症

1. 注意事项

(1)脾活检多经肋间隙,探头应与肋骨走向平行,沿肋骨上缘进针。

(2)脾上极病变活检时,进针处应在肋膈角以下2～3cm,避免损伤胸肺组织。

(3)穿刺应避免在脾边缘较薄处进行,防止脾撕裂伤。

2. 并发症

(1)因脾实质较脆,且血供丰富,脾破裂出血是穿刺活检最严重的并发症。但严格掌握脾穿刺的适应证、禁忌证,选择细针穿刺,严重并发症出现率极低。

(2)脾肿瘤较大伴液化坏死时,易引起肿瘤破裂出血。

（四）临床意义

1. 脾肿瘤针吸活检的临床应用和研究　在超声引导下对脾内肿块针吸有助于肿瘤性质的确诊,尤其是组织细针活检对肿瘤的组织类型、分化程度的诊断能为临床治疗提供根据。脾是恶性淋巴瘤最常侵犯的腹部实质脏器。在恶淋患者尸检中,脾受累率高达75%。本病初期脾受累比率为34%～42%。对于恶性淋巴瘤患者,当怀疑脾受侵时,可经超声引导下细针穿刺活检获得诊断依据。恶性淋巴瘤细针组织学活检优于细胞学检查,前者有助于对脾内恶性淋巴瘤浸润程度进行分析,但目前应用细针对恶淋的组织分型尚有一定困难,因此,有必要结合浅表淋巴结手术活检对疾病作出全面诊断。

2. 脾肉芽肿及感染性疾病的诊断和鉴别诊断

脾肉芽肿和部分感染性疾病在声像图中与肿瘤不易区别。为避免此类疾病被误诊为脾肿瘤而做脾切除术,术前超声引导穿刺活检显然十分必要。脾脓肿和脾结核属于脾感染性病变,其声像图表现有时易与肿瘤混淆。超声引导穿刺抽吸则有助于诊断和鉴别诊断。

3. 脾含液病变的诊断和处理　脾内含液性病变有单纯性囊肿、囊性淋巴管瘤、血肿、脓肿、结核和包虫性囊肿,偶有脾内假性胰腺囊肿。超声引导穿刺抽液做常规和特殊化验;细菌学或病原学检查有助于疾病性质的确诊。对脾囊肿、脓肿穿刺抽脓或置管引流有良好的治疗效果。

六、介入性超声在胰腺、腹膜后病变的应用

由于医疗仪器设备的不断改进,胰腺和腹膜后区域介入性超声的应用范围也随之扩大,目前包括超声引导针吸活检（ultrasonographically-guided aspiration and biopsy,USAB）、引导液性病变置管引流、内镜或腹腔镜超声(针对胰腺)、超声引导经皮肝穿胆道造影及引流、介入治疗等方面。然而最为常用的仍然是USAB,故是本文详细阐述的内容。超声引导引流除需放置引流管和适应证外,术前、术中及术后的方法与USAB基本相同。内镜或腹腔镜超声则主要应用于胰腺的检查及外科领域。介入治疗的内容较为复杂,很多方法尚未常规应用,如肿瘤内注药、腹腔神经丛阻滞止痛等,暂不在此详叙。

（一）适应证

主要是占位性病变,包括慢性胰腺炎(尤其是局限型胰腺炎)、肿瘤及肿大淋巴结。胰腺的实性、囊实性或囊性肿物,均为穿刺活检的适应证。目的在于通过组织病理学和(或)细胞学定性诊断。当胰腺病变本身的USAB结果为阴性或不满意时,而临床上或影像学又疑诊恶性肿瘤时,周围淋巴结的定性诊断就显得尤为重要。

（二）禁忌证

急性胰腺炎、慢性胰腺炎急性发作、其他急腹症、有严重出血倾向者、大量腹水者、难以避开大血管者均不宜进行USAB。

（三）术前准备

术前需要检查血小板记数、出凝血时间、凝血酶原时间,必要时查血淀粉酶。禁食、水12h,当日早晨尽可能排尽大便,便秘者应清洁灌肠。术前先行腹部超声检查以及其他影像学检查。

（四）操作方法

1. 仪器及用具　通常采用弹枪式或手动式穿刺针,细针为20～22G,粗针为17～18G,长度为15～20cm;原则上胰腺应使用细针,腹膜后病变和淋巴结应使用粗针,后者主要为能够获得满意的组

织,从而作出准确的定性诊断,乃至进一步进行肿瘤的分类和分型。

应尽可能使用彩超诊断仪,从而能够显示血管、避开血管,探头频率常为 3.0～5.0MHz,使用引导器和引导针,这样既能较好地固定穿刺针又可以防止皮下、腹膜外脂肪及腹膜的针道种植转移。

2. 操作方法

(1)穿刺中一般采取仰卧位或斜位,腹膜后病变有时可取侧卧或俯卧位。

(2)消除患者紧张情绪,训练合适的呼吸幅度和屏气程度,必要时使用镇静药和(或)止痛药。

(3)常规消毒铺巾,选择能避开血管和胆胰管、避开腹白线,最短穿刺行程的进针点,予2%利多卡因局麻至腹膜壁层。

(4)再次确认进针点,用探头适当加压以尽可能推开胃肠。

(5)通过引导器将引导针穿刺至腹膜壁层。

(6)让患者适当呼吸后屏气,迅速将穿刺针穿刺达靶部位。必须先使针尖显示清楚再进行穿刺活检。

(7)采用手动活检针时需旋转、提拉穿刺针数次后再拔针,以使前端组织断离。

(8)将组织集中置于滤纸片上并放入10%甲醛溶液中,做病理组织学检查。随后用10ml注射器推注穿刺针针套,将其内容物推注于玻片上,放入95%乙醇溶液中固定,送细胞学检查。

(9)最后消毒皮肤穿刺点,用创可贴包扎。

(五)并发症

USAB 大多数患者无并发症,少数患者有轻微疼痛不适,一般无须特殊处理,仅做30min观察即可。穿刺后6h可进食流质或半流质。极少数患者可有严重的并发症,如引发急性胰腺炎、胰瘘、出血、感染等,此时应予住院对症治疗。针道种植发生率极低。

(六)注意事项

胰腺恶性肿瘤周围常存在炎性区域,应对肿块较深的不同部位取材2～4针,取材时避开液化坏死区域,在实性部位取材,取材满意后,尽量减少进针次数。自动穿刺枪与手动穿刺针各有优势,自动穿刺枪适合较硬的肿瘤或炎症,较为常用;手动穿刺针适用于软硬适中的组织,同样针型一次取材量较多;无论使用哪种穿刺针均建议一针两用,即同时做组织学与细胞学检查,结果互补。建议选用扇扫或凸阵探头,利于加压排开气体。

胰腺囊性病变介入治疗时应注意,当明确病灶为良性(假性、真性囊肿)后可做抽吸或引流。多房分隔囊肿,引流效果不佳。当囊壁厚、有乳头状隆起、疑诊恶性或性质不明时,为穿刺引流禁忌,否则可导致广泛转移。

(七)临床意义

胰腺 USAB 有重要的临床意义,对可能切除的胰腺病变作出明确的术前诊断,晚期胰腺癌可避免不必要的开腹探查。胰腺 USAB 的取材成功率达90%左右,腹膜后病变约为80%。和其他任何一种诊断方法一样,均有其不足或局限性。在胰腺方面,突出的问题是胰腺癌的假阴性为5%～10%,主要原因是肿瘤周围有明显的炎性反应和纤维组织增生,肿瘤内部间质也较多,可能未穿刺到癌组织所致。弥补的方式只能是再次 USAB,或者予密切追踪,每隔1～2个月复查及 USAB 各1次,连续2次。当超声和其他影像学表现、肿瘤标志物强烈疑诊为癌时,可选择手术治疗。

对于腹膜后病变,主要问题同样也是假阴性,在软组织肿瘤约为20%,在淋巴结约为30%,然而成因与胰腺癌不同,主要是由于穿刺获取的组织或细胞对于软组织肿瘤、淋巴结病变的诊断来说相对偏少,另外肿瘤的组织框架在穿刺时或由于内部发生明显坏死而遭到破坏,从而加大了组织病理学诊断的难度,即定性困难或分型困难,这在淋巴瘤尤为多见。弥补的方式也可采取再次 USAB,但如果影像学检查判断其仍可切除,则可选择手术治疗,对不能切除而有探查指征者,也能在探查术中获得较大组织块进行活检而最终确诊。

七、肾穿刺活检及治疗

(一)肾占位性病变穿刺活检

1. 适应证

(1)实性肾肿瘤的鉴别诊断(声像图不典型或与其他检查结果矛盾者)。

(2)囊性占位不能除外肿瘤者:非典型肾囊肿(出血性肾囊肿、多房性肾囊肿等)、肾囊肿合并肿瘤可能者。

2. 禁忌证 凝血功能障碍、全身状况不良不能配合者。

3. 操作技术及要点

(1)根据病变部位取俯卧位或侧卧位,局麻下进针;进出针均在患者屏气状态下进行。

(2)穿刺点选择肿块显示清晰处。采用纵断、横断切面做立体扫查定位。

（3）穿刺细胞学诊断采用 22G 或 23G 细针，或 20～2lG Sure-cut 针。取组织并可达到一针两用，同时获得组织学和细胞学检查。

（4）用彩超引导避开大血管。

（5）以最短穿刺途径并直接刺入肿瘤。

（6）具体操作详见肝穿有关内容。

（7）囊性占位抽出囊液肉眼观察后送检（生化、细胞、细菌学检查）。如有必要注入 60％泛影葡胺做 X 线造影，明确以下两点：①是否与肾盂、肾盏相同，以便与肾盂源性囊肿或不典型肾积水鉴别；②囊壁是否有乳头样突起，是否有肿瘤可能。

4. 注意事项及并发症

（1）细针穿刺小肿块时，尽量采用垂直角度穿刺，以减少肾皮质损伤。

（2）采用细针活检较为安全。

（3）为保证细针准确刺中较小肿块，须采用引导针，穿达腰背筋膜，但不进入肾，然后插入细针活检，以避免细针偏移。

（4）注意避免损伤肾盂、肾盏、肾门结构及周围重要脏器、血管，如肺、肝缘、胆囊等。

（5）并发症一般无；少数患者一过性血尿，数天内可消失。

（二）肾囊肿穿刺硬化治疗

1. 适应证

（1）单纯性肾囊肿有以下情况者：①出现症状、体征者，如腰痛、腰胀、血尿、腰部包块等；②有并发症，如囊肿压迫，引起肾积水或因碰撞、推挤引起血尿者；③囊肿过大，＞5cm；④患者或临床要求。

（2）肾盂旁囊肿已压迫肾盂、肾盏，造成肾积水，应及早硬化治疗。

（3）多发性肾囊肿和含胆固醇结晶肾囊肿。

（4）出血性肾囊肿和多房性肾囊肿经检查排除肿瘤后可进行硬化治疗。

（5）感染性肾囊肿抽脓后注入抗生素治疗。

（6）囊壁钙化性肾囊肿和胶胨样肾囊肿硬化治疗不易成功，一般不做。

2. 禁忌证

（1）多囊肾一般不做硬化治疗。因硬化剂注入过多损害肾单位，降低肾功能，且易再生。

（2）肾盂源性囊肿和钙乳症肾囊肿，因硬化剂损伤尿路上皮，禁忌注入硬化剂。

（3）肾较大包虫囊肿易播散而禁忌。

（4）肾囊肿合并肿瘤。

（5）重复肾输尿管异位开口，合并上方肾盂积水。

（6）肾功能损害。

（7）出凝血机制不良。

3. 操作方法及技术要点

（1）硬化剂选择：①乙醇（浓度为 95％、98％）；②其他：50％葡萄糖、Aethoxysklerol 合剂、磷酸铋、四环素也曾经用于硬化治疗，但目前已极少使用。

（2）操作方法：①患者侧卧或俯卧位，常规消毒铺巾。②选择进针部位。要求避开肺、肝、肠等脏器，必要时允许穿过肾实质、肾盂、肾盏。通过后两者时宜采用 22G 细针，防止硬化剂损伤集合系统。当液体稠厚时可试用 18G 针。③穿刺角度尽量垂直于皮肤为宜。深度以针尖达囊肿后 1/3 处为佳。穿刺针进皮后于患者屏气状态下插入肾。针尖于囊液中显影，尤以拔出针芯后更清晰。④抽出囊液。针尖尽量保持在囊腔中心，以利顺利抽液。⑤于囊液抽净后注入硬化剂。⑥硬化剂注入量：乙醇注入量一般为抽出囊液量的 1/5～1/4，最大量不宜超过 50ml。⑦注入乙醇保留 5～10min，使囊壁上皮固定后全部抽出（抽出量≈注入量）。⑧当抽出量明显大于注入量时，说明注入乙醇被未抽净的囊液稀释，不能达到硬化目的，需抽净囊液后再次注入乙醇。⑨穿刺结束，敷料包扎。观察 15min，防止并发症。

4. 注意事项

（1）注入硬化剂前务必抽净囊液，否则稀释硬化剂浓度，影响疗效。

（2）避免空气进入囊腔而影响疗效，一经发现，应于注乙醇前抽净。

（3）年轻患者肾上极囊肿需排除重复肾盂积水后注入硬化剂。采用蛋白定性试验，蛋白明显阳性为肾囊肿，阴性为肾积水。少数病例可例外。

（4）穿刺肾囊肿，尽量应避免经过肾盂、肾盏，不能避开时以 23G 细针为宜，拔针后不保留乙醇，并嘱患者当日禁忌仰卧以免硬化剂损伤尿路上皮。治疗后用生理盐水冲洗囊腔可避免损伤发生。

5. 并发症 常见有腰痛、发热、一过性血尿、醉酒征。

6. 临床意义 治疗 1 周后囊肿大多重新出现；1 个月后半数囊肿开始回缩，余半数继续增大，均未达治疗前水平；3 个月后全部囊肿回缩；半年以上囊液吸收，囊肿消失。适应证选择、穿刺注药水平与疗效密切相关。一般需连续多次治疗，疗程 3～4 周，每周 1 次。

第六节 肝恶性肿瘤的介入性治疗现状

一、概 述

原发性肝癌(Hepatocellular carcinoma,HCC)及转移性肝癌是临床最常见的预后很差的肝恶性肿瘤。已证实放疗及化疗等常规治疗效果欠佳。手术切除可能取得治愈效果,但临床上只有不足20%的患者可接受手术治疗;有报道,术后5年存活率仅为20%~40%,多数患者死于肝癌复发和病情进展的肝衰竭;术后1~3年复发率分别为42%、62%和81%。因此,很有必要寻求一种有效的、可随肿瘤复发及时反复治疗的微创技术。

局部微创介入治疗使肝癌的治疗理念发生变化;其中超声显像(含彩超及超声造影)是广泛用于引导治疗和监视消融治疗的影像学方法。其具备以下特性:①携带性好,易于移到治疗室或手术室实施治疗;②方向性好,可精确地引导穿刺针或治疗针进入肿瘤或小器官;③可有效地实时监控各种消融的治疗过程;④可在 CDFI 引导下,对肿瘤内血供较丰富区域加强局部消融治疗程度,有利于提高灭活率;⑤可采用不同切面,充分利用超声窗,避开重要脏器结构及大血管,从而使局部治疗更为安全;⑥可灵敏发现微小病灶,同时灭活,减少复发;⑦可确认界定肿瘤浸润范围,有助于整体一次性灭活;⑧在治疗中、治疗完毕及时发现并发症并进行处理。综上,超声所具有的优点使其成为最广泛应用于临床进行局部治疗的理想引导手段。

对不适宜外科手术治疗或手术后反复复发、转移的局灶性肝恶性肿瘤,临床常采用安全和有效的原位灭活病灶的微创替代疗法,以控制肿瘤进展,并可避免外科手术相关的并发症;对非外周区域小肝癌更能达到快速微创的原位灭活效果。局部肿瘤较成熟的介入性治疗方法大致可分成两类:物理消融和化学消融。前者包括热消融(射频消融、激光治疗、微波凝固治疗、高强度聚焦超声和热生理盐水注射)和冷消融(冷冻破坏疗法);后者主要为化学溶液注射(无水乙醇、醋酸等)。

理想的局部肿瘤经皮微创治疗应具有以下优点:①可反馈消融热场区温度,以保证有效杀死肿瘤;②可控制治疗范围,准确引导避开重要脏器;③操作简便、易行并具可重复性;④安全、价廉、可在手术室以外的区域进行;⑤对肝功能损伤小,有利

于患者体能恢复并获高生活质量;⑥能获得不低于其他治疗方法的灭活效果及生存率等。能够获得良好效果的重要策略是正确选择适应证并建立规范化治疗。

二、射频热消融治疗

近年来,随着射频仪器性能的完善及显著的消融疗效,医学界对射频消融(Radiofrequency Ablation,RFA)治疗的兴趣及热情已经远远超过了其他方法,国内外亦已有大量临床应用的报道。

(一)RFA原理

RFA 系统由电发生器、电极针及皮肤电极组成,通过患者将电极针与皮肤电极形成一闭合环路。目前应用的国内外生产的仪器种类较多,其中消融电极针多分为两种:一种为 14G 套针,内套针顶端有 7~9 根细电极针,刺入肿瘤内展开呈伞状可形成一个 5cm 大小球形消融区;另一种为 18G 单电极针或三根单针组合的集束电极针可产生 3.5cm×3.0cm 及 6.0cm×5.5cm 热凝固灶。这些装置可在电流发射中通过循环的冷水,避免针尖周围炭化而产生满意的消融凝固效果。通电后交变电流使电极针周围组织发生离子震荡,摩擦生热并传导至邻近组织,产生一个球形消融区,其大小与交变电流的强度及持续时间成正比,与肝血流程度成反比。达 70℃以上的温度可使活体组织产生凝固性坏死。紧邻电极的组织被加热到大约100℃,以确保热消融区达到预定范围,如果组织温度上升过快或紧邻电极针周边的组织温度远高于100℃,使组织快速干燥或炭化将阻滞热能传播而影响消融治疗效果。

(二)适应证和禁忌证

肿瘤越小完全消融灭活的机会越大,临床不宜手术切除或不能耐受 TACE 者。

1. RFA 适应证

(1)肝癌单发肿瘤≤7cm,或 2~3 个肿瘤,最大径≤5cm。

(2)肝多发转移癌,肿瘤数目≤5 个,最大肿瘤直径≤3~4cm,可行分批治疗。

(3)肝肿瘤位置不佳或位于两叶或侵犯血管。

(4)<2cm 的微小肝癌或癌前病变。

(5)肝肿瘤切除术后复发不宜再手术者。

（6）多次 TACE 肿瘤未灭活，肝功能不佳者。

（7）肝内单发转移癌在其原发癌手术切除前治疗。

（8）肝转移癌不能耐受全身化疗或局部其他治疗、放疗疗效不显著者。

2. RFA 禁忌证

（1）弥漫性肝癌。

（2）广泛门静脉瘤栓。

（3）严重的全身衰竭或抵抗力下降（白细胞$<3\times10^9/L$）。

（4）活动性感染。

（5）不可纠正的凝血功能障碍（血小板$<50\times10^9/L$，出凝血时间明显延长）。

（6）装有心脏起搏器及严重的大动脉瘤患者应慎重，必要时在专科医生监护下进行。

（三）操作方法及程序

1. 术前准备

（1）术前做增强 CT 检查，确定病灶大小、部位、数目。

（2）肝功能及血常规、AFP 或 CEA 等检查。

（3）查询患者病史、体检，有心脑血管疾患及糖尿病者需了解病情，做好用药准备。

（4）充分向患者解释治疗过程、并发症等，征得患者及家属同意并签字。

（5）患者空腹 6h 以上，行镇痛安定麻醉及局麻，以便患者更好配合。

（6）静脉点滴液体，补液并便于麻醉止血等给药。

2. 手术操作程序

（1）对照 CT 检查结果行超声造影扫查，测量肿瘤最大径，明确数目及确认与邻近结构的关系。

（2）治疗>3.5cm 肿瘤，须行多点重叠消融。

（3）根据肿瘤大小、位置及形状制定治疗方案和消融定位模式、程序，设计消融范围应包括肿瘤及周围 0.5～1.0cm 安全范围。

（4）充分局部麻醉从皮肤至消融区肝被膜（2％利多卡因 10ml）。

（5）超声引导下，把针刺入定位点并推开内套针，通电开始消融。

（6）用探头从多方向、多部位观察电极针在肿瘤的位置，以便及时纠正和补针。

（7）按治疗方案进行逐个球灶消融，完成肿瘤及安全范围的整体消融灭活治疗。

（8）达到消融的温度、时间及阻抗后，设置射频针温度达 70℃以上即可缓慢拔针。

（9）治疗完毕后常规超声扫查，观察肝周及腹腔内有无积液、积血，以便及时发现并发症。

（四）规范化治疗方案

1. 大肿瘤治疗方案

（1）类球体肿瘤：根据球体覆盖原理建立数学模型，计算出直径 3.6～6.5cm 类球形肿瘤重叠消融的最少布针次数和最佳消融定位模式，并设置布针消融程序，为 RFA 术前方案设计提供了参考依据。用 5.0cm 消融灶治疗 3.5cm 以上肿瘤，3.6～6.5cm 大小肿瘤的消融次数需 2～12 次。消融定位模式为 3.6～3.9cm 肿瘤在距瘤体中心点 0.5cm 处设三点重叠消融；4.0～4.3cm 肿瘤用正四面体法至少消融 4 个点；4.4～5.6cm 肿瘤用正棱柱法至少消融 5～8 个点，5.7～6.5cm 的肿瘤用正十二面体法（三层重叠法）至少消融 12 个点，方能达到较彻底覆盖灭活肿瘤的效果。详细治疗方案设计见表 26-2。

表 26-2　数学计算 RFA 治疗类球体肝癌术前方案设计*

肿瘤直径（cm）	治疗范围（cm）	定位模式	消融灶数目	消融程序
3.6～3.9	4.6～4.9	三点重叠	3	1/1/1
4.0～4.3	5.0～5.3	正四面体	4	3/1
4.4～4.6	5.4～5.6	正三棱柱	5	3/1/1
4.7～5.1	5.7～6.1	正四棱柱	6	4/1/1
5.2～5.4	6.2～6.4	正五棱柱	7	5/1/1
5.5～5.6	6.5～6.6	正六棱柱	8	6/1/1
5.7～6.5	6.7～7.5	正十二面体（三层重叠法）	12	3/6/3

*．采用 5.0cm 消融灶

（2）椭球体肿瘤：按不同形状主要以扩展应用类球体的方法进行治疗，椭球体的 2 个短轴＜4cm时，用 5cm 消融球沿其长轴重叠消融；对 2 个短轴≥4cm 的椭球体，可按球体应用正棱柱法或三层重叠法消融，但其所需的消融灶数目一般少于同样大小的类球体。

（3）不规则体肿瘤：对不规则体肿瘤主瘤体设其外切球或椭球体扩大治疗，其不规则外凸部分，则用小球体补充治疗。

2. 特殊部位个体化治疗方案　根据肿瘤部位不同，邻近肠管、膈肌、胆囊的肿瘤由于消融安全范围受限，需制定个体化治疗方案，即重点针对相邻区域的消融方案。

（1）设置进针方向垂直于胆囊、肠管、膈肌等相邻结构。

（2）首先预测扩展的针尖与相邻结构的距离、范围，设置多个 2～3cm 小灶重叠消融。

（3）再扩针至相邻结构处时，采用提拉式扩针，其后小范围反复提拉扩展的伞针同时嘱患者呼吸以确认消融针未刺入相邻结构后开始消融。

（4）邻近膈肌的肿瘤消融范围不足或因肿瘤较硬，扩针受限致深部区域消融不足时，多采用"追加消融法"进行弥补，即消融 4cm 或 5cm 灶后回收伞针，继而向长轴方向（深方）进针 1cm，直接开伞达5cm 完成椭球体消融，应用的仪器条件及消融时间与从 4cm 扩展到 5cm 相同。

（5）胃肠旁区域肿瘤消融多采用右前斜位，使消化管向左侧足侧下移，有利于横结肠胃小弯等与肝分离。治疗中患者加大呼吸幅度，避免肠管等局部区域持续接受高温，治疗后输液并延长禁食时间达 24～48h 等措施预防肠穿孔。

（6）完成相邻区域的消融后，余肿瘤参照上述原则及计算方案治疗。

（五）疗效

1996 年，Rossi 等报道了他们 7 年内治疗 50 例肝癌的经验。39 例 HCC 结节的长径均＜3cm，11例肝转移结节长径均＜3.5cm，射频治疗 1～8 次，平均随访时间为 22.6 个月。已报告的 1、2、3 及 5年生存率分别是 94%、86%、68% 及 40%。41% 的HCC 患者肝肿瘤复发，肝转移患者仅有 2 例无癌生存，未见与治疗相关的并发症。1999 年 Livraghi等报道了 86 例 112 个＜3cmHCC 射频及乙醇注射的对比研究，术后至少 4 个月增强 CT 评价结果，显示射频组 52 个肿瘤中 47 个（90%），乙醇注射组

60 个肿瘤中 48 个（80%）呈完全坏死。证实射频治疗更优于乙醇注射（PEI）消融。2000 年 Livraghi等报道射频消融治疗 1 组较大肝肿瘤，126 个 HCC平均大小 5.4cm（范围 3.1～9.5cm），随访 5～30个月，3.1～5.0cm 肿瘤的完全坏死率为 61%（49/80），＞5cm 肿瘤的完全坏死率仅为 24%（11/46），因此，确认不同大小肿瘤的局部疗效具有显著差异（$P=0.001$）。2001 年 Solbiati 等报道了 117 例179 个结直肠癌肝转移射频消融治疗，平均大小2.8cm，随访 6～52 个月，平均生存期为 35.4 个月，不同大小肿瘤局部复发存在差异，≥4.1cm 的 19个肝肿瘤局部复发高达 68.4%。北京大学肿瘤医院治疗 446 例 HCC（平均大小 3.6cm±1.4cm），规律性随访时间 3～119 个月。1 个月总体灭活率为97%（803/828 灶），复发率为 7.2%（60/828 灶）。总体 1 年、3 年、5 年生存率分别为 85.3%、61.3%、47.0%。

（六）并发症

近年来，随着 RFA 方法的广泛应用和治疗病例的增加，有关 RFA 治疗引起的并发症的报道也逐渐增多，主要包括介入性操作引起的机械性损伤、热消融治疗导致的热损伤以及其他原因引起的感染等。文献报道，射频治疗肝肿瘤的严重并发症发生率为 2.2%～8.9%，病死率为 0.09%～1.6%。

1. 出血　腹腔内出血包括肿瘤邻近肝被膜或肝实质撕裂、针道出血、肝内血肿或肿瘤破裂、肝动脉假性动脉瘤延迟破裂等，发生率为 0.46%～1.6%，其中病死率为 0.05%～0.09%。经皮治疗与腹腔镜或开腹术中 RFA 治疗引起出血的发生率分别约 0.8% 和 0.3%。

2. 邻近组织及脏器损伤　包括邻近消化道、膈肌、肾及血管、胆管系统损伤，最常见者为胃肠道穿孔。Livraghi 等报道的 2320 例中，7 例发生胃肠道穿孔，发生率为 0.3%（7/2320），其中 2 例死亡。7例穿孔者肝肿瘤均位于距肝包膜 1cm 以内并邻近胃肠腔，其中 6 例既往有结肠切除病史，术中可见胃肠道与肝之间存在纤维粘连，导致肠管的正常蠕动和远离肝的移动消失，容易受热造成灼伤。由于结肠位置相对固定，而壁较胃为薄，蠕动较小肠弱，故结肠较胃和小肠更易发生灼伤穿孔。

3. 脓肿　肝脓肿是射频术后较常见的严重并发症。发生率 0.2%～0.66%，并可引起败血症、感染性休克甚至多器官衰竭、死亡。

4. 门静脉或肝静脉栓塞 RFA 可使直径＜3mm 的血管闭塞,但＞4mm 的血管很少出现栓塞。节段性门静脉栓塞可无临床症状。

5. 电极板灼伤 在早期研究中多见,当射频输出能量较高、治疗时间较长或仅使用单个电极板时容易发生电极板处皮肤灼伤,可致轻度至Ⅲ度皮肤烧伤,发生率约 0.2%。

6. 胸部并发症 包括血性胸腔积液、气胸、肺栓塞等,发生率约 0.2%。血性胸腔积液多见于经肋间穿刺途径,可能由于肋间血管被刺破所致。超声引导下发生气胸多见于肿瘤位置较高时。Livraghi 等报道 1 例肺栓塞和 1 例对侧气胸。de Baere 等报道 4 例射频治疗后自限性低氧血症,发生原因尚不明,可能与术后全身炎性反应引起细胞因子过度表达导致急性肺损伤有关。

7. 针道种植转移 发生率最高可达 12.5%,但多数研究报道,仅为 0.2%～2.8%,造成差异的原因尚不明。针道转移多见于未进行针道消融的病例,肿瘤位于肝表面或呈低分化时常见。回收射频电极针时对针道进行消融可有效灭活黏附于电极针上的活性肿瘤细胞,减少针道转移的发生。Livraghi 等报道 12 例(0.5%)针道转移,为治疗后 4～18 个月发现,其中 9 例肿瘤位于肝表面,3 例位置较深的低分化肿瘤虽然进行了针道消融,但仍发生针道转移。

术后轻微并发症包括腹痛、胆囊损伤、肩痛(膈肌损伤)、发热、肝功能异常等。不同程度的腹痛 3～7d 可得以缓解,一般无须服或少量服止痛药物;但癌灶位于近肝膈肌,可致膈肌灼伤疼痛,以右肩痛显著,适当口服止痛药。术后发热也较为常见,通常不超过 39℃,若体温超过 39℃ 或发热时间过长,需取血标本进行培养,以排除菌血症并进行相应的治疗。

三、微波热消融

(一)原理

微波被定义为波长为 300MHz～600GHz 的电磁波。若频率超出 10GHz,则其能量不足以穿透组织,因此,不能用于高热研究。医疗最常用的频率是 433MHz、915MHz 及 2450MHz。这些频率均可用于加热组织。如温度超过 50℃,组织即被凝固。微波加热组织有 3 个不同的生物学过程:离子震动、原子及分子的偏震和持续存在的双极子偏震。这 3 个过程均可导致摩擦生热。

(二)适应证

微波消融治疗以≤3cm 肿瘤为主,其他同射频消融。

(三)设备

关于微波的大部分文献来自于日本,所有设备外形相似。目前使用的微波设备主要是 150W 电子发生器,发生频率为 2450 MHz(Mirotaze,Heiwa,大阪,日本),与之相配的是 17cm 长、14G 套针以及 25～30cm 长、15G 同轴电极针。电极针是直的,在针末端 1cm 处有一双极部件。已公开发表的研究均使用超声作为引导技术。

(四)技术

微波消融治疗仅需局部麻醉。在皮肤做一小的切口,在超声引导下将 14G 套针插入肿瘤。拔出针芯,将 15G 微波电极通过套针插入肿瘤。发生器与电极通过可弯曲电缆连接。发生器功率设置为 60W,时间定为 60～120s。消融结束后,将电极退出过程中,针道也被凝固。与射频消融类似的是微波消融在治疗区域产生许多微气泡,通过超声易于识别。单独 1 次消融可在电极尖端周围产生直径 1.6～2.4cm 热毁损区。＜2cm 的肿瘤可 1 或 2 次消融。更大的肿瘤需多点重叠消融。

(五)疗效

1994 年 Seki 等报道了 18 例不能手术切除的 HCC 患者使用微波消融的结果。所有肿瘤均＜2cm。作者使用 Mirotaze 消融产品。采用静脉内给予镇静药及局麻药进行治疗。每次消融的参数为 60W,120s。≤1.5cm 的肿瘤用 1 或 2 次消融治疗,1.5～2.0cm 肿瘤用 3 或 4 次消融。消融治疗后 11～33 个月的随访 CT 显示,所有患者的肿瘤均得到完全消融。在随访时间内,3 例患者出现了新的肿瘤,但远离消融区。未见严重并发症报道。大约 1/2 的患者在治疗后有低热和一过性疼痛。

Murakami 等在 1997 年的另 1 篇报道中,详细报道了使用微波治疗 24 例 HCC 及转移性肝癌患者的经验。与先前的研究一样,在微波治疗前大部分患者均进行了动脉插管肿瘤栓塞。使用仪器与前相同。每一消融的参数为 60W,60s。每一肿瘤进行了 1～12 次消融,但每次治疗不会超过 4 次消融。退针时,每一针道均被烧灼。使用 CT 来判断已治疗肿瘤的生长或萎缩。60% 的 HCC 及 57% 的转移性肝癌被完全杀死。作者发现,与＞3cm 肝癌相比(53% 灭活),较小肝癌(＜3cm)疗效满意(70% 灭活)。在判断 HCC 分化级别时,作者发现分化良好的 HCC 85%被完全杀死,中等分化的 HCC 25%被完全杀死,分化差的 HCC 对消融治疗无反应。所有治疗过的患者中,83%在 1 年时存活,69%在 2 年时存活。

国内董宝玮等报道治疗原发性肝癌 396 例 705 个结节的疗效:肿块平均直径 3.6cm±1.6cm。经增强 CT 或增强 MRI 检查证实,肿块完全坏死率达到 90%,5 年生存率达到 55.01%。主要不良反应及并发症是发热、右上腹痛、反应性胸腔积液、针道皮肤烫伤以及肝被膜下血肿,均不严重,多自行愈合。Lu 等报道超声引导经皮微波凝固治疗肝细胞肝癌 50 例 107 个结节,≤2cm 的 46 个结节用单电极,>2cm 的用多电极消融治疗,结果技术性成功率分别为 98%和 92%,1 年、2 年及 3 年生存率为 96%、83%和 73%。

四、激光热消融

(一)原理

高能光可用于加热及毁损活体组织。低强度光可加热组织,光强度增加后,间质及细胞内水分被蒸发而使细胞死亡。高强度光可产生瞬间气化及靶组织毁损。医疗上目前使用 3 种激光,包括 10600nm 的二氧化碳激光,488 及 514nm 的氩激光,1060nm 的 Nd:YAG 激光。此 3 种激光均可在靶组织中产生凝固性坏死,但 Nd:YAG 激光更适合于深部组织的热毁损。使用 Nd:YAG 激光时,若功率为 5W,时间为 20min,则可产生 2.5cm× 3.0cm 热毁损灶。

(二)适应证

激光消融肝肿瘤的临床适应证与微波消融治疗相似。

(三)仪器

Nd:YAG 激光发生器与纤维光学电缆相连,电缆外部直径为 800nm,内部石英纤维芯为 400nm。在激光纤维的设计上略有不同,有些人使用裸露光纤维,另一些人在纤维顶端装有扩散器。与无扩散器顶端的纤维相比,使用纤维顶端装有扩散器的研究者认为,该特点可在纤维顶部周围产生更大的坏死区。有报道裸露光纤维可产生 1.6cm 的坏死区,顶端装有扩散器的纤维可产生直径 2.4cm 的毁损区。也有人同时用多根纤维产生更大的毁损区。一些研究者正在使用的是呈正方形分布的 4 根光纤维,这些纤维之间彼此相隔 1.5cm。用此仪器,他们可创建出直径 4cm 的毁损区。

(四)技术

用一根 18G 针进入肿瘤,针末端定位于需要治疗的肿瘤位置。激光纤维通过套针进入,其裸露端置于套针的末端。将套针退出以避免针道加热。开始消融前,将另一些针插入到肿瘤周边。每根针末端有一热敏电耦来探测所治疗肿瘤周边的温度。全部针到位后,开始激光治疗,功率设置为 2~ 10W,直至组织温度升高于 60℃以上或高于 45℃并维持 15min。到达靶温度的时间依正在被加热的组织血供状况而不同。报道中的消融时间为 5~ 45min。

(五)疗效

Nolsoe 等 1993 年发表了他们治疗 11 例结肠癌患者的 16 个肝转移结节的经验。肿瘤平均大小为 2.6cm(1~4cm)。使用 Nd:YAG 进行激光消融 (Flexilase,活体组织技术公司,Glasgow 市,苏格兰),波长为 1064nm。研究者使用顶端装有扩散器的光纤维,参数为 4~8W。每次消融时间为 5~ 45min。随访的影像学资料显示 16 个转移结节中 12 个完全消融。此技术在治疗较大肿瘤时常失败。大约一半的患者有一过性疼痛及发热。

Amin 等在 1993 年报道治疗 21 例患者的 55 个转移结节的经验。大部分肿瘤原发灶在结肠,大小为 1~15cm。1/2 以上的患者在激光消融之前或之后进行化疗。所有患者在治疗过程中均使用静脉内镇静药及抗生素。研究者使用 Nd:YAG 进行激光消融(Flexilase,活体组织技术公司),每根纤维的参数为 2W,每次消融约需 8min。使用 19G 的 2~8 根穿刺套针,套针之间相隔 1.5cm。2~4 根光纤维同时工作。治疗后 CT 扫描显示,38%的肿瘤为 100%坏死,在另外的 44%患者中,至少有 50%的坏死。因随访资料不全,故不能判断局部肿瘤复发率或存活率。无严重并发症。1996 年,Parcella 等报道了 14 例 20 个转移肿瘤的临床经验(原发肠道肿瘤数目为 14 个,乳腺癌数目为 5 个,肺癌数目为 1 个)。平均肿瘤直径为 2.9cm。所有消融均使用 Nd:YAG 激光及标准石英光纤维。纤维通过 18~21G 的套管针进入肿瘤。功率设置为 5W,消融持续 5~6min。用 CT 评价消融是否完全。平均随访时间为 6 个月。直径<3cm 的肿瘤均获得了完全坏死,但>3cm 的肿瘤仅有 44%完全坏死。

Vogl 等回顾分析激光消融肝肿瘤 2132 个结节,严重并发症:死亡 3 例(0.11%),胸腔积液需要胸腔穿刺 16 例（0.8%），肝脓肿需引流 15 例（0.7%），胆管损伤 4 例（0.2%），叶段梗死 3 例（0.1%），出血需引流 1 例（0.05%）。一般并发症：发热 710 例（33.3%），胸腔积液（轻）155 例（7.3%），肝被膜下血肿 69 例（3.2%），皮下血肿 24 例（1.1%），气胸 7 例（0.3%）及出血（轻）2 例（0.1%）。

五、经皮高温生理盐水瘤内注射

经皮热生理盐水注射治疗（Percutaneous Hot Saline Injection Therapy PSIT）可作为 HCC 消融治疗的一种方法。PSIT 引起靶区的损害是通过热凝固坏死，而不是蛋白质变性。因为热生理盐水在冷却后变成生理性的，因此，没有乙醇和醋酸那样的毒性。Veltri 等人发现用热生理盐水治疗较大肝细胞性肝癌病灶不良反应小，其研究报道显示，热生理盐水治疗肝细胞性肝癌效果满意。

（一）操作技术

将生理盐水加热到最高温度（沸腾）时，用 21G 穿刺针经皮注入病灶内，其温度达到瘤内一般可保持在 80℃ 以上。每次治疗分 1～2 次注入 8～30ml，治疗时用超声监视肿瘤局部呈强回声改变的过程，当显示高温生理盐水流向肝外或血管、胆管时，应停止注射或采用乙醇注射的同样措施。

（二）并发症

在总共 59 次的治疗中，无严重的需要特殊处理的并发症发生。多数有中度的烧灼痛、20%（12/59）有发热，5%（3/59）发生了少量的右侧胸腔积液；有时穿刺部位产生局部皮肤烫伤。

（三）疗效

每次注射 10ml 沸腾水可造成约 2.0cm 类圆形坏死区，1 组 20 例 23 个<3cm 的 HCC 病灶在超声引导下进行 PSIT 治疗，均在门诊局麻下进行。经影像、肿瘤标记物和组织病理学检查对治疗后的患者随访 2～36 个月，半数患者≤12 个月。CT 表现为低密度区，在治疗后随访至少 6 个月的患者中，病灶均有所缩小。有 4 例治疗前、后均做了血管造影，其肿瘤染色均消失。在治疗前 AFP 水平高者均下降。8 例做了穿刺活检和 1 例手术切除的标本均显示为坏死，无存活的肿瘤。经 2～36 个月的随访，无局部复发现象，但有 3 例在肝的其他部位有新病灶发生。由于一半的患者仅随访了 1 年或少于 1 年，因此，不能总结出生存率的情况。

该方法在某些方面优于乙醇注射，在瘤内容易弥散，并且对肝组织无损害，故适用于肝硬化严重肝功能差的患者。但在操作中有些不便，易发生误伤而限制了推广应用。目前，该技术已很少在临床使用。

六、乙醇注射治疗

经皮乙醇注射技术（PEI）在 1983 年由日本的杉蒲等首次报道可单独用于治疗小肝癌。从那时起至今，已有广泛的临床应用报道。

（一）适应证

PEI 用于治疗不能切除以及复发的 HCC。此外，也用于治疗转移性肝肿瘤，尤对结直肠癌的肝转移治疗和其他肿瘤。PEI 还适用于多发小结节型肿瘤分布于肝多个区域不宜手术切除者或严重肝、心、肾功能不全以及肿瘤浸润大血管、膈肌等重要结构而不易手术切除者；凡是超声能够显示的肝内局限性肿瘤均适宜 PEI 治疗。

（二）禁忌证

1. 晚期巨大肝癌、弥漫型肝癌或合并门静脉癌栓者。

2. 不可控制的凝血性疾病。

3. 不可控制的顽固性腹水、肝功能严重损害、黄疸和较广泛的肝外转移。

（三）作用机制

乙醇弥散到细胞内，引起蛋白质的变性，细胞脱水，从而导致凝固性坏死。随后发生的纤维化和小血管血栓也可引起细胞死亡。其作用仅限于注射区域，对远处转移灶无效，也对病灶周围的正常肝组织和机体无损伤；因此，对肝功能不全者的治疗优于经导管动脉化学栓塞治疗（TACE）和肝部分切除术。

（四）治疗方法

1. **注射剂量计算** 使用的乙醇为浓度 99.5% 以上的纯乙醇。每个病灶的乙醇注射总量要根据球形体积公式计算。Shina 等人建议在计算乙醇注射总量时应将肿瘤体积加其周围 0.5cm 的安全带。其计算公式为：$V = 4/3\pi(r+0.5)^3$，V 是肿瘤体积所需的乙醇容量，r 为肿瘤的半径，半径加上 0.5cm 是足够剂量的乙醇，能够杀死肿瘤及周围肝组织（即安全带），以保证肿瘤的完全灭活。治疗点数及每点注入的乙醇剂量一定要根据肿瘤的体积计算。

2. **乙醇剂量**

（1）应用 Shina 公式，3cm 的病灶需要 30～35ml 的乙醇。当 1 个点注射治疗时，使用该剂量；

2 个点治疗时每点为 15～20ml。

（2）4cm 大小的瘤灶所需的乙醇量为 65ml，5cm 大小的瘤灶所需的乙醇量为 113ml，可分成 3～4 个点注射。

（3）Ebaro 等报道不同大小肿瘤的乙醇注射量约为 1cm 者 8ml，2cm 者 15ml，3cm 者 25ml。

3. 注射方法

（1）当使用多点治疗时，一定要密切监测乙醇的弥散区，以保证整个肿瘤得到覆盖和凝固治疗。

（2）最初，研究者们对每个病灶限制 1 个或多个穿刺点注射的乙醇量为 2～10ml。病灶的大小、数目和患者的耐受程度都影响乙醇注射的剂量。

（3）林礼务等报道一组动物实验，A 组为足够量乙醇每天注射 1 次，B 组为足够量每 10d 注射 1 次，C 组为半量乙醇每 10d 注射 1 次；结果为 A 组肿瘤坏死面积＞80％者占 89.5％，B 组肿瘤周边可见癌细胞残留与少量炎性细胞与纤维组织，C 组周边癌细胞生长旺盛并有纤维束形成。结果证实，乙醇量化与间隔 3～5d 注射 1 次的方法对提高疗效有重要意义。

4. 麻醉 通常多次穿刺 PEI 治疗需要做局部麻醉，也可以局麻配合镇痛药或镇静药，如咪达唑仑（midazolam）和酚酞尼（fentanyl）。治疗前后一般不需要抗生素。虽然接受小剂量治疗者可在门诊治疗，但术后要观察患者 3h 左右。接受单次大剂量治疗者则需要住院治疗，并且需要全身麻醉。

5. 疗程

（1）江原等的研究表明，≤3cm 的病灶，每周注射 2 次，每次 2～10ml，共注射 4～6 次。

（2）＞3cm 的病灶，每次乙醇的剂量达到 30～40ml 时仍很安全。

（3）＞5cm 的病灶或多发性小病灶的实性结节每次注射间隔时间是 1 或 2 周，一般需要 4～12 次治疗。

（4）根据患者 CT 及甲胎蛋白等追访结果，确定追加治疗的次数，对≥3cm 肿瘤笔者常采用追加疗程以巩固疗效。

（5）Livraghi 等在全身麻醉下，一次性治疗大病灶或多发病灶的乙醇平均剂量为 49～75ml，最多可用到 210ml。

6. 注意事项

（1）如果在注射乙醇时沿着针道发生过多的逆流应减缓注射速度；患者发生不可缓解的腹痛时应停止注射。

（2）注射阻力较大时可上下稍移动针尖或旋转针尖斜面方向，缓解压力。

（3）乙醇进入到胆管、血管或周围正常肝组织内时应立即停止注射，可小幅度调整针尖的位置或方向后再进行注射。

（4）避免直接用玻璃注射器推药，可用延长的尼龙管连接注射器及注射针，以控制注射压力及速度。

（5）在注射结束时，穿刺针应在原位停留 1～2min，位置较深时可采用分段拔针以减少乙醇沿着针道逆流而引起腹膜刺激症状和疼痛。

7. 操作技术

（1）肝区域体表广范围消毒，在穿刺点行局部麻醉。

（2）在超声引导下将 18G 粗细的引导针刺入腹壁层，继而将 20～21G 带针芯的套管针插到病灶的深部边缘。

（3）确认针尖位置后缓慢注射纯乙醇。观察到乙醇从针尖向肿瘤周围弥散或包绕肿瘤后，可在同点继续注射。

（4）由深部开始，逐渐向肿瘤中心及肿瘤浅部缓慢边退针边推注 0.5～1ml，此时可观察到乙醇扩散至肿瘤不同深度和范围。

（5）为了使乙醇弥散至整个肿瘤，往往需要通过多个穿刺点多方向进针，或一次进针后多方位布针注射。

（6）大肝癌中心部多合并坏死，故尤需重视肿瘤周边范围充分注射。

（7）有必要在注射前后应用彩色多普勒观察肿瘤内血流信号；注射完毕后观察仍有血流信号可局部追加治疗。

（五）疗效

多数≤3cm 小肿瘤经 PEI 治疗后可达到完全性坏死，较大肿瘤也可控制肿瘤生长，甚至灭活。Ebara 报道 1 组 272 例小肝癌的治疗效果，其中≤2cm 占 60％，2.1～3.0cm 占 40％；完全性坏死的病例复发率较少。累积局部复发率 3 年仅为 6.1％。与其他方法治疗不同的是肿瘤即使发生完全性坏死也有不立即显示缩小，而仅在 CT 显示不增强者。林礼务报道 1 组 122 例 HCC 的治疗结果，≤3cm 64 例中 1 年、2 年、3 年、4 年生存率分别为 94％、85％、72％和 63％；＞3cm 的 58 例的生存率分别为 84％、64％、58％和 52％。

(六)并发症

1. 发热、疼痛和乙醇的毒性反应是最常见的并发症,持续较短暂,可经非手术治疗缓解。重视把局麻药注射达肝包膜,推注乙醇及拔针时缓慢,可缓解疼痛。

2. 少数患者可发生节段性化学性门静脉血栓形成,在1~6个月血栓可自动吸收。

3. 多次PEI治疗早期并发症包括胸腔积液、气胸、腹水,血细胞比容下降、血红蛋白尿、血管迷走神经反射、一过性低血压、血性胆汁、胆管炎、腹膜腔出血、肝脓肿、脾脓肿和所治疗的肿瘤内或邻近部位的节段性肝梗死等,发生率较少。

4. 迟发性并发症更为少见。有报道REI 1年以后发生右胆管狭窄伴局部胆管扩张和肝萎缩的病例;1例近肝门部的5cm肿瘤在3次注射后出现门静脉主干狭窄,出现大量腹水及肝功能明显损害、黄疸,停止注射后,2个月逐渐恢复。

5. 少数有肿瘤种植的报道。

七、经皮醋酸注射

1. 适应证　经皮醋酸注射可以作为PEI的替代方法对小肝肿瘤(<3cm)进行治疗。引起组织坏死的机制与乙醇相似,利用强酸作用使组织脱水和蛋白质发生凝固变性。适应证主要是对于单发小肝癌患者。

2. 技术　Ohnishi等在对人体的试验中使用50%的醋酸溶液治疗单发小HCC。在局麻和使用镇静药后,用20G、10~15cm长度的穿刺针插入病灶内,注入50%的醋酸溶液。注入的醋酸量按肿瘤大小而定。直径1~2cm者每次注射1.4ml,直径2~3cm者每次注射用量3.4ml。对直径1~2cm和2~3cm的HCC平均治疗的次数为2.4次和3.4次。

3. 疗效　由于注射到瘤内的醋酸多数能渗透穿过肝癌的纤维间隔,在瘤内弥漫分布,故疗效优

于PEI。由CT、血管造影和活检证实所有患者首次治疗均可产生坏死。在随访中,有48%的肿瘤显示不清,其他可显示的肿瘤也见缩小。在治疗前AFP>200μg/L者,AFP水平明显下降。随访无局部复发,有4例在肝的其他部位发生了新病灶。有2例患者在经皮醋酸注射治疗后6个月和20个月时进行了手术切除,其病理标本均呈现完全性坏死。治疗1年后有6例进行了穿刺活检均无存活肿瘤,而是凝固性坏死和纤维化。未手术者治疗的小肝癌1年、3年、5年、9年生存率分别可达96%,79%,54%,34%。复发率均在3%以下,效果与其他局部治疗相似。

4. 并发症　最常见的不良反应是在注射时多数患者出现局部疼痛和超过38℃短暂性发热,不超过3d。血清转氨酶、胆红素或肌酸酐仅有轻度升高。

目前,该技术已很少在临床使用。

八、冷冻消融技术

冷冻技术已在临床使用,为手术切除提供了另一个补充手段。冷冻的主要问题是冷冻电极针较大,不能用于经皮治疗,因此,开腹术是标准途径。此外冷冻术的并发症率及死亡率均较高,该技术较射频消融及微波消融应用局限。

九、总　　结

毫无疑问,对那些手术不能切除的肝肿瘤,超声引导下介入治疗是可选用的微创性技术,其特点为简便易行、价廉、并发症低、不需要常规的治疗前的住院,并可取得存活率与外科切除相似的疗效,已显示其优越性和较高的临床应用价值。我国肝肿瘤发病率居世界之首,重视推广普及该领域技术,实施规范治疗、积极培训等措施,将提高我国原发肝癌和肝转移癌的整体治疗水平,并有益于改善患者的生存质量。

第七节　胸部疾病介入性超声

胸肺疾病的穿刺活检,临床常采用在X线及CT引导下进行。超声因受肺气体及骨骼的影响,一度被认为诊断价值有限。但近年来随着超声对肺胸疾病的应用研究显示,超声能较好显示肺周围型占位病变,在超声引导下可对1cm大小肺周占位

病变进行穿刺活检,其对良恶性病变诊断价值已得到临床公认。近年来,仪器性能的提高及扫查方法的改善,通过无气肺或胸腔积液,超声显示肺中心型较小的肿瘤也已成为可能,从而为中心型肺肿瘤的穿刺提供了依据。此外,对胸壁、胸膜病变及纵

隔肿瘤的穿刺活检、胸腔穿刺抽液、置管引流等亦已在临床常规应用。

一、胸壁、胸膜及肺周围型占位病变

(一)适应证

1. 经 X 线、CT 发现胸壁、胸膜及肺周围占位病变,经超声检查能显示肿块者,均为适应证。

2. 外周性病灶的良、恶性鉴别诊断及恶性肿瘤的组织学类型确定。

3. 胸壁、胸膜增厚>1cm,肺肿块大小达 1cm或以上,能较好控制呼吸者。

4. 表面有少量肺气体覆盖而隐约显示的肺肿块,有经验术者亦可施行。

(二)禁忌证

1. 肿块大,内有较粗大支气管气相,位于肺表面者应谨慎避开或列为禁忌。

2. 肿块较小,患者不能控制呼吸者应列为禁忌。

3. 彩超检查见胸膜内动脉血流丰富、高速,穿刺时不易避开者为禁忌。

(三)操作方法及技术要点

1. 穿刺途径以穿刺针直接穿入肿块内为佳。取材方法同肝肿瘤。

2. 参照 CT 片定位,选择病变显示良好的捷径。对声窗较小或病变隐约显示者,可参考 CT 定位,测量深度,并尽可能保证一针取材成功。

3. 局部麻醉重视肋间肌及神经麻醉,同时试探穿刺入路。从肋骨上缘进针。

4. 采用 21G 手动组织切割活检针,取材不满意可改用 18G 同类活检针。

5. 取材部位选择,应避开坏死区,较大的肿瘤以周边部位取材为宜。

6. 拔针后先摄取组织,继而把针腔内残留液体做细胞学检查;或把抽吸的内容液做细胞学检查或细菌培养。

7. 重视手感。若为无气肺或肺炎实变,穿刺时多感无阻力;穿过囊壁时有突破感;遇实性肿瘤则有实物感。

8. 感觉针下不是实体时,可拔出针芯,接注射器抽吸常可吸出内容液而避免穿刺失败。

9. 穿刺次数为 1～3 次,一般为 2 次。

10. 脓疡应尽可能抽净脓液,经冲洗后可注入抗生素,以期早日恢复。

(四)注意事项

1. 穿刺在患者屏气状态下进行,操作者须灵敏快速。

2. 麻醉注射进针太深易造成气体外漏,病灶显示不良。

3. 穿刺须避开含气支气管相,以减少气胸并发症。

4. 正确判读图像,识辨实变的无气肺与肿瘤,并重视穿刺手感,可提高位于无气肺深部肿瘤的穿刺成功率。

(五)并发症

可能出现的并发症有咯血和气胸。咯血的主要原因为病灶较小,穿刺时针尖显示不良,尤炎性实变常手下无阻力感等原因致使穿刺部位过深而致。经观察 1～2h,血痰逐渐减少,色减淡而自愈;气胸多因超声窗小,病变显示不清而致。轻者无须治疗,重者需请外科会诊。

(六)临床意义

临床诊断中 X 线、CT 能灵敏地显示肺周占位性病变的部位及大体形态,但良、恶性鉴别有时困难;而支气管镜检查有时不易取到满意的病理结果。因而临床上有相当一部分病例不能得到及时确诊而延误治疗。而超声检查则在 X 线及 CT 片的定位下,能较迅速地显示贴近肺胸膜的病灶。超声引导细针活检对较小肿瘤的确诊具有较高的优越性。本方法操作简便,可避开含气肺准确穿入肿瘤,并可避开坏死区及空洞、含气支气管等结构,因而安全、有效,为患者提供了治疗依据,亦避免了不必要的手术;其临床实用价值高,已成为必不可少的确诊手段之一。

二、中心型肺肿瘤

(一)适应证

1. 经 X 线、CT 检查见胸腔积液、肺实变,并发现或疑诊中心部有肿瘤者。

2. 经痰培养、支气管镜检查未能取得确诊者。

3. 高龄等原因不适宜做支气管镜的肺占位患者。

4. 超声通过实变肺能显示中心部肿瘤,肿瘤大小达 1.5cm 以上者。

(二)禁忌证

1. 病变较小,不能屏气者。

2. 肿瘤周围扩张肺动脉及粗大支气管气相难以避开。

3. 肿瘤小位置过深,<1~2cm 则不易穿中,应慎重。

（三）操作方法及技术要点

1. 根据 CT 片选择最佳穿刺角度、途径。

2. 彩超观察肿瘤周围血管,并避开大血管。

3. 合并大量胸腔积液可先抽出适量胸腔积液再穿刺活检。

4. 取材方法同肝肿瘤。

5. 高度重视手感及针尖位置,尤其对较小肿瘤。

6. 对中心型较小的肿瘤强调用 21G 手动负压抽吸组织活检细针,并尽可能减少穿刺次数(1~2次)。

7. 其他同肺周占位病变。

（四）注意事项

1. 通过无气肺或胸腔积液刺入肿瘤,尽可能避开血管、心脏及含气肺。

2. 穿刺针尖的确认尤为重要,当针尖显示不良时,有必要拔出针再次穿刺,以保证准确刺中小肿瘤。

3. 穿刺次数原则上仅限于 2 次,第 2 次穿刺应稍改变方向、部位。

4. 重视手感,尤对边缘、范围不清晰或针尖显示不良时,手感是非常重要的参考因素。

5. 避开脓肿或坏死区取材。

6. 其他参考肺周占位病变。

（五）并发症

并发症同肺周占位病变。

（六）临床意义

临床对肺中心部肿瘤的组织病理学诊断主要依靠支气管镜检查。对支气管镜取材不满意,诊断仍不明确以及因高龄等原因不能行支气管镜的患者可进行超声穿刺活检,该方法具有以下优点。

1. 超声对软组织的分辨能力高,因此,摄取肿瘤组织的成功率高。

2. 穿刺一次同时能获得组织学、细胞学诊断,有助于提高诊断率。

3. 通过无气肺实时显示针尖位置,便于避开心脏、大血管及大气管,故并发症少,方法较安全。

4. 方法简便,患者感觉较支气管镜检查痛苦小。故已成为临床及患者欢迎的确诊方法之一。

三、纵 隔 肿 瘤

（一）适应证

1. X 线或 CT 检查发现纵隔区增大或有肿块

者为超声检查对象。

2. 超声检查在胸骨旁或胸骨上窝、锁骨上缘、背部扫查,显示上、前、后纵隔肿瘤,并确认为实性肿瘤者,原则上可施行。

3. 需了解实性肿瘤病理诊断,以确定治疗方案者。

4. 良、恶性肿瘤鉴别困难者。

（二）禁忌证

1. 肺心病、严重的肺气肿、心肺功能不全者。

2. 血管性疾病(异常扩张之动静脉)。

3. 难以避开肿瘤内丰富高速血流。

4. 剧烈咳嗽,不能控制者。

（三）操作方法及技巧

1. 超声清晰显示肿瘤,穿刺途径以直接刺入肿块内为最佳。前纵隔肿瘤常采用胸骨左侧缘肋间穿刺;后纵隔肿瘤常采用右肩胛旁穿刺;上纵隔肿瘤多采用胸骨上窝穿刺。

2. 彩超扫查,以避开肋间及肿块内血管丰富高流速区域。尤胸骨上窝穿刺注意避开大血管。

3. 取材方法同肝肿瘤活检,须重视避开坏死液化区。

4. 较小的肿瘤采用 21G 手动组织切割针,较大的肿瘤可采用自动活检枪,更易取到足量的病理组织。

5. 穿刺中发现不是实性肿块时,应拔出针芯,换上注射器抽吸液体,并注意引导针勿进针太深,以免损伤囊壁致液体外漏。

6. 进针与出针在患者屏气状态下进行。

7. 其他同肺周占位病变。

（四）注意事项

1. 防止严重并发症发生最为重要,重视患者的选择,严格掌握适应证、禁忌证。

2. 操作灵敏准确,尤较小肿瘤的穿刺应由一定经验的医生执行。

3. 穿刺点的选择采用彩超扫查避开大血管。

4. 注意测量深度,防止进针过深。

（五）并发症

并发症主要为气胸、咯血。文献报道,气胸发生率可达 3%,其原因多为肺心病的老人,呼吸不配合,术中咳嗽及操作者不慎造成。国内胡氏提出误刺入肺静脉致空气栓塞造成严重并发症应引起重视,并提出如疑有气栓产生应让患者取头低足高位,使气泡远离右心室流出道而进入右心室、右心房,必要时立即进行复苏术,予以高压氧治疗。

（六）临床意义

X 线或 CT 发现的纵隔肿块，多数能为超声显示，但定性诊断均较困难。尤超声检查受胸骨、肋骨、肺气体等影响，常不能显示肿块全貌。超声引导穿刺活检对实性肿瘤术前获得明确组织学诊断的同时，超声可观察到肿瘤与周围大血管、肺的界限和运动状态，对浸润和粘连可作出某种程度的诊断，从而为手术方案的选择提供参考依据。超声引导纵隔穿刺活检操作简便，定位准确；加用彩超便于避开大血管，为一安全可靠、诊断率高的确诊方法。

四、胸部囊性病变的穿刺及液体引流

（一）适应证

1. 胸腔积液中少量，超声引导下穿刺抽液，做细菌学或细胞学检查，确定胸腔积液性质。

2. 大量胸腔积液、脓胸抽吸液体或置管引流。

3. 脓胸或肺脓疡抽吸脓液注入抗生素治疗。

4. 癌性胸腔积液抽液并注入抗癌药。

（二）禁忌证

少量积液或超声观察积液不明显时应视为相对禁忌证。

1. 大叶性肺炎（下叶肺实变）或合并极少量积液（反应性胸膜炎）。

2. 胸膜增厚占优势的包裹性积液，积液已基本吸收。

3. 巨大的胸膜间皮细胞瘤合并极少量积液。

4. 叶间胸膜炎伴有叶间积液，经体表超声检查定位困难者。

（三）操作方法及技术要点

1. 确定胸腔积液的范围、流动性和包裹情况。

2. 少量胸腔积液可采用坐位，腹侧朝向椅背并双臂置颌下。年老病重者可采用半卧或侧卧位。

3. 穿刺点宜选择积液区的下部或液层最厚部，穿刺前测量确定进针深度。

4. 常规消毒、麻醉。

5. 超声引导下将穿刺针刺入囊液中，液体浓稠时选用较粗针。

6. 少量液体抽吸中缓慢向外边退针边抽吸，以便抽净胸腔积液。

7. 肺脓肿或脓胸在尽可能抽净脓液后，用盐水反复冲洗抽吸，然后注入抗生素。尤对肺脓肿，穿刺、抽脓、冲洗、注药宜 1 次完成，以免污染胸腔。

8. 置管引流为保持引流通畅，引流置管于脓液的低水平位。

9. 其他参考肝脓肿穿刺或膈下积液置管引流（略）。

（四）注意事项

1. 注意进针方向，尤少量积液者防止误伤肝、脾、肾、横膈。

2. 进针、出针应在屏气状态下进行，穿刺中出现剧咳时应立即拔针，防止并发症，待平静后再进针。

3. 进出针及抽吸中换注射器时，均应封堵针管或及时插入针芯，以防止气体进入胸腔。

4. 大量胸腔积液一次不宜抽净或引流净。一般首次不超过 500～1 000ml，留置导管可抽至 800ml 后休息 5～10min。在无不良反应下继续引流 800ml。如此重复引流直至肺张充气或抽不出水为止。大量积液抽吸时，可利用三通阀以简化操作。

5. 抽液中应不断用超声监视，发现胸腔积液量减少、肺张充气时，应适当退针，以免划伤肺表面而产生气胸。

6. 癌性胸膜炎的穿刺抽液，穿刺点应选择胸膜光滑平整或正常部位，避开胸膜增厚或有隆起的转移部位。

7. 患者如有出冷汗、头晕、血压下降等表现，应立即拔针，平卧，必要时注射 0.1% 肾上腺素 0.3～0.5ml。

8. 置管引流应注意引流液的性质，并保持引流管通畅。

9. 穿刺的并发症主要为气胸、出血、误伤其他脏器，重视以上操作要点及注意事项，有助于克服。

（五）临床意义

超声能灵敏地显示胸膜腔积液以及包裹性积液；大体估计液体量，观察有无分隔及其流动性；对胸腔微量胸腔积液的判断优于 X 线，有助于胸膜肿瘤良、恶性的判断。由于超声对水和软组织的分辨能力较高，因此，当 X 线或 CT 诊断为胸腔积液时，超声可客观的判断是否为胸腔积液或增厚的胸膜及其他。超声引导下的胸腔积液定位准确、穿刺成功率达 95% 以上，不仅应用于抽液治疗，并对胸腔积液的性质迅速作出判断。超声引导经皮穿刺置管引流治疗脓胸或肺脓肿较其他方法简便安全，可获得较好的治疗效果。

第八节 浅表器官的超声引导下穿刺活检

一、临床意义

1. 根据细胞学和（或）组织病理学诊断，明确病变性质以及肿瘤分型分类。

2. 穿刺抽吸物细菌培养。

3. 辅助治疗，主要指淋巴结、甲状腺或甲状旁腺高功能腺瘤的乙醇局部注射治疗。

二、适应证及禁忌证

1. 适应证 乳腺、颈部（包括甲状腺、甲状旁腺、腮腺、颌下腺、淋巴结、软组织等）、腋下和腹股沟淋巴结、躯干四肢浅表软组织的炎症、肿瘤、术后改变等。

2. 禁忌证 一般无禁忌证。少数患者由于病变太小（尤其是＜1cm者），而不能确保穿刺准确时或者病变离大血管较近，而难以避开的，均导致不能穿刺。另外有严重出血倾向者不能穿刺。

三、器 械

1. 超声仪器 通常采用具有高频（6～10MHz）线阵探头的彩色多普勒超声诊断仪。可不配备引导器。

2. 仅做细胞学检查时采用 4～7cm 长、21～22G 细胞学吸引针，有侧孔者较好。

3. 组织切割活检时采用 9～15cm 长、16～20G 自动活检枪，同时使用 16～18G 引导针。

4. 穿刺消毒包包括弯盘 1 只，镊子 1 把，弯钳 1 把，小碗 1 个，无菌套 1 个，纱布数块等。

5. 穿刺探头的消毒可用固体甲醛熏蒸消毒或用碘伏、乙醇擦拭，亦可在探头外套无菌套。

四、术 前 准 备

1. 检查血常规和凝血三项。

2. 一般无须禁食，但尽量少进食。

五、操 作 方 法

（一）穿刺体位

取能使穿刺部位面向穿刺者并能较好伸展的体位。甲状腺一般取头部轻度后仰位。

（二）术前扫查

注意观察病变的内部结构，应注意囊实性，回声是否均匀，内部血供情况以及周边和前方的血管。

（三）穿刺部位和途径的选择

1. 对于实性为主的肿块尽量选择回声较均匀的部位，应避开坏死囊变区。

2. 尽量避开病变内及前方血管。

3. 穿刺针射程要尽可能包括在病变内，以便取得足够数量的组织。

4. 估计进针角度，测量穿刺部位的深度。

（四）操作步骤

1. 局部消毒铺巾。2％利多卡因溶液局部麻醉；除较深的病变以外，单纯细胞学检查因针较细，损伤较小，可不用麻醉。组织活检时，用引导针先穿透皮肤达皮下，使皮肤有一定的松懈度，以利穿刺针顺利通过。

2. 进针方法有以下几种（不用引导器时）。

（1）侧斜法：将要穿刺的病变扫查致探头扫查层面中央，穿刺针从探头侧面中央倾斜进针，进针角度同病变深度有关，病变越深，进针角就越小或越趋向于垂直。此法针尖显示较清晰，但针道显示稍差。

（2）端斜法：从探头一端中央倾斜进针，以15°～45°为宜，进针角度同病变深度和大小有关。此法针道、针尖均显示较清晰，但较小、较浅的病变由于穿刺针的倾斜度过大而不易穿刺到靶部位。

（3）垂直法：确定病变中央切面后移开探头，于此处垂直进针，探头再在针旁探查针尖位置。国外报道，认为此法效果较好。

3. 取材方法

（1）细胞学：当看到针尖已进入要针吸的部位时，即可提拉针芯，保持在 5～10ml 的负压状态下进行吸取，可来回提拉 2～3 次，同时在病灶内做小幅度上、下移动 2～3 次后拔针。

（2）组织学：针尖刺入病变周边部即可穿刺活检，用自动活检枪时，须选好取材长度（10～22mm 不等），一般不宜过长，以免穿透病变造成周围组织的损伤。若病变较小，小于穿刺针弹射取材最小的距离，而且后方有重要器官时，应把不能缩短的弹射距离留在肿块前方，但需注意避免偏离方向。

（3）细胞学和组织学同时取材是最常用的方法，一般先取组织学标本，随后用 10ml 注射器推注穿刺针针套，获得用于细胞学检查的液体。

4. 将抽吸物推置于玻片上，适当涂抹后固定于 95％乙醇中或不做固定即送细胞学检查。组织条附于滤纸上，固定于 20％甲醛溶液中送组织学检查。

5. 一般穿刺 2～3 针。

六、价值及局限性

（一）价值

主要体现在高成功率（约 90％），其决定因素有如下几点。

1. 在超声实时监视下穿刺活检，可以观察到针道和针尖，确保了针尖准确到达穿刺部位。例如，对于囊实性或伴有较明显出血变性坏死的肿物，可以在超声实时监视下准确穿刺到实性部分或肿瘤周边的活性组织。

2. 穿刺前用 CDFI 预先检查，可有助于避开肿物前方、边缘、内部血流丰富的区域，减少出血。

3. 与 CT 或 MRI 引导穿刺活检相比，超声引导在浅表部位具有操作简捷、几乎无不良反应或并发症以及费用低的特点。

4. 取样少，对组织损伤小；皮肤没有切口，不会产生永久性瘢痕。

（二）局限性

1. 对于＜1.0cm 的病变，取材成功率较低。

2. 某些病变，如淋巴瘤侵及之淋巴结，取材成功率略低而易造成假阴性，或取材量不足难以进行肿瘤的分型分类。

七、并　发　症

偶有出血，在穿刺血供丰富的部位及穿刺技术不熟练时易发生，局部压迫后易止血。

八、注意事项和要点

1. 进针时务必用手固定肿块周围的皮肤，防止肿块的滑动，尤其对于甲状腺和乳腺肿块。

2. 注意进针方法的选择和进针角度。

3. 必须先观察到针道和针尖再行取材。

4. 细胞学检查提拉套管时，注意不要改变针尖位置。

5. 用活检枪时，注意不要损伤周围重要脏器，如气管、食管、颈部大血管、肺等。注意活检枪弹射深度不要超过深侧的骨骼，以免针头弯曲和折断。

九、乳腺介入性超声

除超声引导下乳腺病变穿刺活检外，乳腺介入超声还包括以下 3 个方面：乳腺囊肿或脓肿穿刺抽液；术前放置定位针；真空辅助乳腺切除术。其中真空辅助乳腺切开术临床应用趋于广泛，其适应证为普通穿刺活检难以明确的病变。通常使用 11G 的穿刺针；用于病变的治疗性切除时，也可用 8G 的穿刺针。其优势为：①每次取样可以提供 5 倍于普通穿刺的组织；②取样针无须穿过病变区，把针放在邻近部位就可得到满意的标本；③对于小簇不确定的微钙化和普通穿刺活检难以达到的部位尤其有效；④取样针可以灵活地旋转 360°，能更轻松地获得广泛的组织；⑤对于较小的良性病变，可以彻底切除。

第九节　介入性超声并发症和处理

对介入性超声安全性的认识问题是阻碍其技术普及和发展的最重要原因之一。在讨论介入性超声并发症之前，我们有必要首先指出，任何一种医学诊疗手段，即便是非创伤性技术其安全性始终也是相对的。大量的国内外文献和研究资料证明，由于介入性超声采用高分辨率、实时超声显像仪作为监护和（或）引导装置，已极大地提高了经皮穿刺诊疗操作的准确性和安全性。但是，作为一项创伤性诊疗技术，在许多情形下产生某些并发症有时仍是难以避免的。

一、介入性超声并发症主要因素

介入性超声并发症的诱因通常具有多样性。它们既有临床因素，又有解剖因素，既有器械因素还有操作因素。介入性超声的并发症可能非常轻微，不需临床处理，但也可能是致命性的。因此，术者不可以掉以轻心。了解和熟悉这些可能发生的并发症，及时采取相对应的治疗措施，对保证介入性超声技术的正常开展和推广应用具有十分重要的意义。

1. 严格筛选适应证　介入性超声诊疗技术必

须严格筛选适应证。如肝表面的血管内皮肉瘤或脾较大肿瘤都不是穿刺的适应证。

2. 临床因素 指对介入性超声诊疗技术的适应证和禁忌证原则掌握不当。选择病种、病例过于轻率,术者对可能发生的并发症认识不足,未采取必要的预防措施或者出现并发症后未予以重视,未及时采取有效的对策引致的各种并发症及并发症的恶化。

3. 解剖因素 指对介入性超声诊疗术前未充分认识到患者已经存在的生理或病理解剖变异以及因个体原因、病理变化致使超声图像显示质量下降,未达到足够清晰度,所造成误伤重要器官等并发症的发生。

4. 器械因素 指介入超声诊疗过程中,对所用器械性能和特点缺乏认识,选用器材类别、规格不当或者器械本身质量问题引起的并发症。

5. 操作因素 指术者不具备扎实的超声诊断基础,导致对声像图的理解判断错误引起的误穿刺;或术者对介入器械的使用不熟练和违反有关操作规程(包括用力过大等)引起的并发症。严重并发症的发生率与术者的操作经验直接相关。

6. 药物因素 指术者在使用药物中存在治疗剂量、治疗部位错误,违反配伍禁忌证问题和药物本身不良反应所引起的并发症。

二、介入性超声常见并发症

引起并发症的原因多种多样,患者体质条件各不同,因此,同一并发症的临床表现和临床转归也可能是迥然不同的。认识各种类型并发症以达到事前预防和事后给予及时有效处理的目的。

1. 发热 发热可能是感染性因素引起,也可能是非感染性因素造成,后者抗生素治疗无效。术后所致的低热可以不予特殊处理。但是,组织活检和非感染性良性病变的穿刺诊疗术后,引起的发热应保持必要的警惕。

2. 出血 穿刺部位有微量出血是正常的。此处出血是指临床具有明显体征和(或)医学影像技术检测到穿刺后出血、血肿证据者。据统计,细针经皮穿刺引起的出血发生率为 $0.04\% \sim 0.05\%$。因其发生率极低,有学者认为可以忽略不计。但是,有文献资料分析认为,粗针经皮穿刺的出血发生率高于细针穿刺,应引起术者重视。

3. 感染 穿刺部位的皮肤和皮下组织可以有红、肿、热、痛等炎性表现,多数非常轻微,可自行消失。在脏器深部穿刺诊疗区也可以发生感染,严重者局部形成脓肿,如肝脓肿等。感染的发生多由于穿刺器械被污染或其他消毒隔离措施不当所致。如果遵守诊疗常规,这样的并发症是可以避免的。

4. 低血压 经皮穿刺治疗术后,可有轻度血压减低。究其原因可能,一是迷走神经反射所致,尤其是在操作时间过长的病例中容易发生;二是药物、血容量不足等引起。并且,可能还是某些严重并发症的先兆。

5. 脏器损伤 多因所用的穿刺针外径过粗,穿刺路径中未能有效避让邻近脏器或大血管等,刺入脏器表面不果断或在同一穿刺点反复多次穿刺所致。可以造成器官误伤、穿刺局部血肿形成、内出血、动静脉瘘形成等。

6. 血栓形成 血栓形成的主要原因有:①误伤血管;②对血管穿刺和插管操作时间过长;③血管插管使用的导管口径过大、过硬和表面粗糙。

7. 胆汁性腹膜炎 主要发生于胆系介入操作,PTCD 穿刺不顺利时较易发生,尤肝硬化患者穿刺中胆汁易漏到肝外;另外行 PTGBD(经皮经肝胆囊穿刺引流)时,由于较粗的穿刺针直接刺入胆囊或因胆囊张力较大,胆汁经针道溢漏到腹膜腔内引起致剧烈腹痛,血压下降,甚至休克发生。

8. 胰腺炎或胰瘘 主要发生于胰腺肿块穿刺活检后,当穿刺针穿通扩张的胰管时,胰液可渗漏至胰腺周围,形成胰瘘。

9. 药物反应 造影剂和局麻药都可引起过敏反应(如碘化油等)。尽管发生这种并发症的概率不高,但来势可能十分凶险,后果有时非常严重。因此,使用此类药物之前应当严格按使用要求进行必要的试验。另外在使用化疗药物过程中,也可出现造血系统、消化系统和肝、肾、心功能的改变,比较常见的有白细胞下降、食欲缺乏等。

10. 针道种植转移 针道恶性细胞种植转移的发生率极低,据统计为 $0.003\% \sim 0.009\%$。一般认为针道种植转移的发生主要与下列因素有关:①肿瘤细胞类型;②多次重复穿刺;③穿刺针口径过大等。

三、介入性超声并发症的预防

随着介入性超声诊断和治疗技术的不断推广和普及,在许多疾病的诊断和治疗过程中都会经常使用到本技术,为了保证这种技术在医疗实践中安全开展,给更多的患者带来诊疗方便,我们应当十分重视介入性超声并发症的预防。

1. 出血的预防

(1)术后应立即测定并记录患者的生命体征,例如心率、呼吸、血压等,并注意腹部体征,做到早发现、早处理。

(2)一般性门诊穿刺治疗术后,平卧观察时间不应少于 2h。对粗针穿刺和经皮置管引流或灌注化疗的病例,原则上应一律留院观察,加强医疗监护措施。

(3)在满足诊断及治疗要求的前提下,穿刺针和引流导管的选择应坚持"先细后粗"的原则,防止粗针、粗导管在经皮穿刺术中的滥用。

(4)穿刺过程中当针尖抵达脏器表面时应要求患者短暂屏气,术者立即果断进针,使穿刺针迅速通过脏器包膜,防止因进针犹豫使针尖斜面对脏器包膜形成切割样损伤。

(5)严格掌握穿刺适应证和禁忌证,对凝血机制有异常的患者应谨慎,在纠正后再安排穿刺诊疗术。采用减少穿刺次数、必要时注射酚磺乙胺等措施。

(6)对搏动性肿块进行穿刺时需注意用彩超观察肿瘤与周围动脉的关系而避开大血管,对动脉瘤及血栓应列为禁忌。

(7)减少粗针穿刺次数,胆囊穿刺应途经肝胆囊床,防止通过腹膜直接进入胆囊,迅速减压等措施,有助于减少胆汁性腹膜炎的发生。

2. 感染的预防

(1)穿刺诊疗室应有良好通风条件,并保持内环境干燥和整洁。

(2)重视穿刺过程中各个环节的无菌操作观念,所有穿刺用具、敷料均需严格消毒。诊疗操作符合无菌要求。

(3)穿刺诊疗术中尽量减少室内人员走动。污染与非污染物品应分开摆放。

(4)为防止发生逆行感染,在对病灶未予彻底引流时,避免在病变区域注入过量造影剂或灌入过量清洗药液。

3. 血栓的预防

(1)对血管插管要注意操作方法,严格执行操作规程。

(2)必要时术前 3～5d 口服适量阿司匹林或者穿刺前静脉滴注右旋糖酐 500ml。

(3)插管用具,如导管、导丝等保持清洁,无破损。这些用品在使用前、使用中和使用后应严格按要求进行肝素化处理。

4. 脏器损伤的预防

(1)穿刺目标、穿刺路径解剖结构和穿刺针尖显示不清时应立即停止进针。

(2)注意采用正确的穿刺技术和使用适当的穿刺器材。

(3)熟练掌握穿刺针针具的使用要领和性能特点。

(4)避免对同一目标在同一穿刺点旁做反复多次穿刺操作。

(5)对不能配合经皮穿刺手术的病例应慎重对待,原则上不采用本法诊疗。

(6)对深部微小病灶且邻近脏器边缘或重要解剖结构的病例,应谨慎使用自动活检技术。

5. 针道恶性细胞种植转移的预防

(1)尽可能采用细针穿刺,应减少穿刺次数。

(2)穿刺针进入病灶区退出体外后,不应在未经消毒处理情况下,再次经皮刺向病灶。

(3)穿刺前若估计到需反复进退针,最好同时使用引导针进行穿刺诊疗术。这种方法可有效减少因反复进针而引起恶性肿瘤细胞沿针道播散种植的机会。

(4)对病灶活组织检查尽量采用自动活检装置进行活检,文献资料表明,采用这种自动活检可有效减少针道种植转移发生率。

(陈敏华 吴 薇)

■ 参考文献

[1] Gazelle GS, Goldberg SN, Solbiati L, Livraghi T. Tumor ablation with radio-frequency ablation energy. Radiology, 2000, 217: 633-646.

[2] Bleicher RJ, Allegra D, Nora DT, et al. Radiofrequency ablation in 447 complex unresectable liver tumors: lessons learned. Annals of Surgical Oncology, 2003, 10: 52-58.

[3] 陈敏华, 刘吉斌, 严 昆, 等. 超声引导射频消融治疗肝脏恶性癌灶. 中华超声影像学杂志, 2001, 10: 404-407.

[4] 吴 薇, 陈敏华, 付 颖, 等. 466 例肝细胞癌射频消融治疗远期疗效. 北京大学学报(医学版), 2010, 42: 716-721.

[5] Chen MH, Yang W, Yan K, et al. Protocol for radiofrequency ablation of large liver tumors and its clinical application in 110 patients. Radiology, 2004, 232: 260-271.

[6] Chen MH, Yang W, Yan K, et al. Treatment strategy to optimize radiofrequency ablation for liver malignancies. J Vasc Interv Radiol, 2006, 17: 671-683.

[7] Livraghi T,Meloni F,Goldberg SN,et al. Hepatocellular carcino-ma:radio-frequency ablation of medium and large lesions. Radi-ology,2000,214:761-768.

[8] Solbiati L,Livraghi T,Goldberg SN,et al. Percutaneous radio-frequency ablation of hepatic metastases from colorectal canc-er:long-term results in 117 patients. Radiology,2001,221:159-166.

[9] Livraghi T,Solbiati L,Meloni MF,et al. Treatment of focal liver tumors with percutaneous radio — frequency ablation:complica-tions encountered in a multicenter study. Radiology,2003,226:441-451.

[10] Rhim H,Yoon KH,Lee JM,et al. Major complications after radio — frequency thermal ablation of hepatic tumors:spectrum of im-aging findings. Radiographics,2003,23:123-134.

[11] Wei Wu,Min-Hua Chen,Shan-Shan Yin,et al. The Role of Con-trast-Enhanced Ultrasound Prior to Percutaneous Focal Liver Le-sions Biopsy. American Journal of Roentgenology, 2006, 187 (9):752-761.

学习培训及学分申请办法

一、《国家级继续医学教育项目教材》经国家卫生和计划生育委员会（现更名为国家卫生健康委员会）科教司、全国继续医学教育委员会批准，由全国继续医学教育委员会、中华医学会联合主办，中华医学电子音像出版社编辑出版，面向全国医学领域不同学科、不同专业的临床医生，专门用于继续医学教育培训。

二、学员学习教材后，在规定时间（自出版日期起1年）内可向本教材编委会申请继续医学教育Ⅱ类学分证书，具体办法如下：

方法一：PC激活

1. 访问"中华医学教育在线"网站 cmeonline. cma-cmc. com. cn，注册、登录。
2. 点击首页右侧"图书答题"按钮，或个人中心"线下图书"按钮。
3. 刮开本书封底防伪标涂层，输入序号激活图书。
4. 在个人中心"我的课程"栏目下，找到本书，按步骤进行考核，成绩必须合格才能申请证书。
5. 在"我的课程"–"已经完成"，或"申请证书"栏目下，申请证书。

方法二：手机激活

1. 微信扫描二维码 关注"中华医学教育在线"官方微信并注册。
2. 点开个人中心"图书激活"，刮开本书封底防伪标涂层，输入序号激活图书。
3. 在个人中心"我的课程"栏目下，找到本书，按步骤进行考核，成绩必须合格才能申请证书。
4. 登录PC端网站，在"我的课程"–"已经完成"，或"申请证书"栏目下，申请证书。

三、证书查询

在PC端首页右上方帮助中心"查询证书"中输入姓名和课程名称进行查询。

《国家级继续医学教育项目教材》编委会